PRINCIPES

D'AGRICULTURE

ET

D'HYGIÈNE VÉTÉRINAIRE.

IMPRIMÉ CHEZ PAUL RENOUARD.
Rue Garancière, n. 5.

PRINCIPES

D'AGRICULTURE

ET

D'HYGIÈNE VÉTÉRINAIRE

PAR J.-H. MAGNE,

PROFESSEUR DE BOTANIQUE,
D'AGRICULTURE ET D'HYGIÈNE A L'ÉCOLE ROYALE VÉTÉRINAIRE D'ALFORT
EX-PROFESSEUR A L'ÉCOLE ROYALE VÉTÉRINAIRE DE LYON,
MEMBRE DE LA SOCIÉTÉ VÉTÉRINAIRE DU DÉPARTEMENT DE LA SEINE,
ETC., ETC.

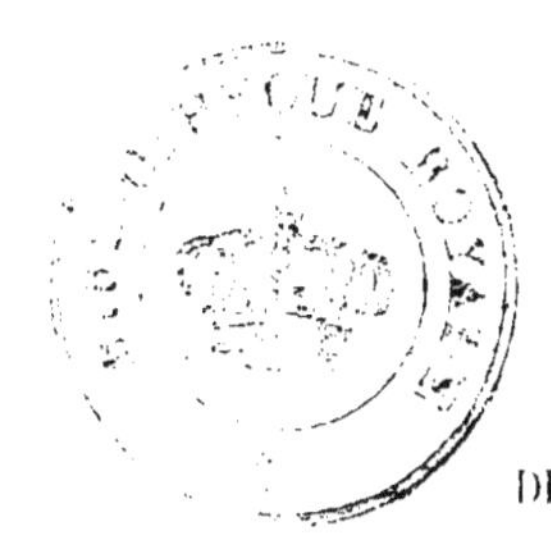

> Des alimens en plus grande abondance et de meilleure qua-
> lité, un peu de ménagement dans le travail... L'introduction
> des prairies artificielles, le perfectionnement des instrumens
> aratoires... Le bon entretien des chemins... peuvent faire
> plus pour la prospérité de la race chevaline que l'emploi de
> nouveaux étalons...
>
> A. YVART, Inspecteur général des écoles vétér.

DEUXIÈME ÉDITION REFONDUE

PARIS.

CHEZ LABÉ, LIBRAIRE,
Place de l'École-de-Médecine, 4.

LYON.

CHARLES SAVY JEUNE, LIBRAIRE-ÉDITEUR,
Quai des Célestins, 48.

1845.

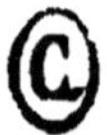

PRÉFACE.

—

Si les branches des sciences vétérinaires, qui ont pour but la guérison des maladies, peuvent être apprises et pratiquées sans connaissances agricoles, il n'en est pas de même de celles qui traitent de la conservation des animaux et du perfectionnement des races.

Par leurs études spéciales sur le bœuf, le cheval et le mouton, par leurs connaissances dans les sciences physiques et naturelles, les vétérinaires sont, il est vrai, les hommes les plus capables de s'occuper de l'amélioration des espèces domestiques; d'un autre côté, appelés à vivre dans les campagnes, à visiter les fermes, ils peuvent apprécier nos divers animaux, indiquer les modifications qu'il conviendrait de leur faire subir, et dans quelles circonstances il est avantageux ou d'améliorer les races indigènes par elles-mêmes, par le régime, ou de les croiser, ou d'en acclimater d'étrangères.

Mais pour traiter ces questions avec fruit, pour donner aux hommes qui leur accordent de la confiance des conseils utiles et réalisables, il faut qu'ils connaissent quelques parties de l'agriculture et de l'économie rurale, qu'ils sachent quelle est la valeur alimentaire des divers fourrages, leur prix et la manière de les cultiver.

Malheureusement, les praticiens ont été jusqu'ici peu encouragés à s'occuper de ces questions. Les hommes voués à l'hygiène et à la médecine des animaux ne jouissent pas dans l'armée et dans l'administration des haras de l'autorité qu'ils méritent par leurs études, et qui leur serait même nécessaire pour rendre leur savoir aussi fructueux qu'il pourrait l'être. Nous voyons le vulgaire, et souvent des personnes, d'ailleurs *il faut*, mais étrangères aux études scientifiques et peu capables de comprendre l'exactitude de l'art de guérir, ne pas distinguer le vétérinaire instruit du maréchal qui sait pratiquer des saignées et administrer des breuvages.

Déjà cependant la position des nos confrères militaires vient d'être améliorée, grâce à la sollicitude pour l'armée de l'administrateur illustre qui dirige le département de la guerre; le gouvernement nous promet aussi, sur l'exercice de notre profession, une loi dont le projet doit être présenté aux Chambres dans une des prochaines sessions. Cette mesure législative sera, nous en sommes persuadés, plus utile aux propriétaires de bestiaux qu'aux vétérinaires; mais nous désirerions qu'il ne bornât pas sa protection aux animaux malades. Pourquoi ne s'occuperait-il pas aussi de ceux qui sont en bonne santé et travaillent pour nous? N'est-ce pas une grande imprévoyance d'abandonner à la merci de l'ignorance une des parties les plus intéressantes de la fortune publique? de laisser sans contrôle, à la brutalité des propriétaires, des êtres aussi utiles que le cheval et le bœuf? Et d'ailleurs, une loi qui réprimerait les mauvais traitemens envers les bêtes aurait la plus heureuse influence sur les mœurs publiques; car, ainsi que le dit **M. C. Paganel**, secrétaire général du ministère de l'agriculture et du commerce, on ne devient pas les bourreaux d'animaux inoffensifs sans étendre plus loin et plus haut ces odieuses habitudes : espérons, avec l'honorable député, que la législation française ne restera pas long-temps en arrière de la législation anglaise, qui depuis long-temps a remédié à ce mal.

Toutefois, il ne faut pas tout attendre d'une obligation législative; car, quand on voit les rhabilleurs, les médecins des urines, capter la confiance de tant de malades quoique « le gouvernement » ait, depuis long-temps, « pris des mesures pour arrêter le brigandage des charlatans » (1), nous ne pouvons guère espérer de voir cesser immédiatement les comparaisons peu flatteuses auxquelles nous sommes exposés; mais nous pouvons compter sur l'influence d'une instruction de plus en plus répandue et d'habitudes qui deviennent journellement plus douces; et pour contribuer aux changemens que nous désirons, nous devons, par notre exemple, enseigner à traiter les bêtes avec la bienveillance qu'elles méritent; démontrer l'influence que les travaux agricoles exercent

_____

(1) Cabanis, *Coup-d'œil sur la réforme de la médecine.*

sur les animaux ; traiter les questions relatives aux diverses branches de l'hygiène vétérinaire ; faire connaître l'action du régime et des exercices militaires sur les chevaux de troupe, etc. Que les vétérinaires dignes de leur diplôme s'occupent chacun, dans sa localité, à résoudre ces questions, et en donnant des preuves des connaissances profondes et variées que nécessite l'exercice de leur profession, ils rendront service à leur pays, s'attireront de la considération, et se distingueront des empiriques plus sûrement qu'en traitant une maladie, qu'en opérant la queue à l'anglaise ou la castration, opérations qui, bien faites, supposent incontestablement du mérite, mais que le guérisseur pratique maintes fois avec autant de succès que l'homme de l'art le plus habile.

Alfort, 28 septembre 1844.

PRINCIPES

D'AGRICULTURE ET D'HYGIÈNE VÉTÉRINAIRE.

AGRICULTURE. — L'agriculture nous apprend à diriger les exploitations rurales de la manière la plus avantageuse. Elle n'enseigne pas seulement à retirer des fermes les produits les plus abondans ni même les plus chers, mais encore elle indique les moyens de faire rendre à la terre les denrées qui ont le plus de valeur, relativement à ce qu'elles coûtent et à l'épuisement qu'elles occasionnent au sol : maintenir l'exploitation en état de donner de riches produits, est une condition sans laquelle il n'y a pas de bonnes opérations agricoles ; car acheter une récolte aux dépens des récoltes suivantes, en épuisant la fécondité de la terre, est toujours une mauvaise spéculation.

On divise l'agriculture en économie rurale et en agriculture proprement dite. La première est souvent confondue avec la seconde ; cependant « elle en est distincte, dit M. de Morogues, comme une partie l'est du tout. » L'économie rurale étudie l'administration des fermes. Elle recherche les moyens de tirer le meilleur parti possible des ressources dont on dispose, selon les circonstances dans lesquelles on se trouve. Elle doit régler, guider l'aménagement des diverses productions agricoles : c'est d'après des opérations d'économie rurale, c'est en ayant égard à la valeur des terres, au taux du loyer, de la main-d'œuvre, des impositions, à la forme des baux, aux débouchés qu'offre le pays, qu'il faut choisir le mode d'exploitation auquel il convient de soumettre une ferme.

Considérée comme science, l'agriculture a les rapports les plus intimes avec la physique et l'histoire naturelle; et comme le démontre M. de Gasparin (1), on serait un agriculteur fort incomplet si l'on ne possédait que la science de l'agriculture : il serait, en effet, impossible de l'étudier avec fruit sans notions préalables sur la chimie, l'hygrométrie, la géologie, la botanique et la physiologie animale. Elle emprunte encore des secours aux mathématiques, à la géographie, à l'astronomie, pour la confection des instrumens aratoires, pour la connaissance des climats, et pour l'étude des points du globe où prospèrent les différens végétaux. Il est même important, pour réussir en agriculture, de posséder des connaissances très profondes dans ces diverses sciences ; car il ne suffit pas de savoir les élémens de la physique, de la chimie, de l'histoire naturelle, de la mécanique, et de l'économie politique, il faut de plus, être assez avancé dans l'étude des lois de la nature, non-seulement pour concevoir les phéno-mènes décrits par les auteurs, mais pour expliquer les actions et les réactions diverses dont on est le témoin.

De ce que l'agriculture est pratiquée depuis un temps immémorial sans le secours de la science, beaucoup de personnes pensent, que l'étude des théories est inutile; aucuns se persuadent même que la lecture des livres est nuisible, parce qu'on a souvent vu échouer l'entreprise des améliorations agricoles les plus recommandées par les auteurs. Il est bien reconnu que celui qui veut étudier l'agriculture sans avoir des connaissances suffisantes dans les sciences physiques et naturelles, ne peut acquérir que des notions superficielles, presque toujours plus nuisibles qu'utiles, et que la pratique la plus routinière est souvent préférable à un demi-savoir. Les systèmes suivis depuis long-temps sont, en général, plus avantageux que l'introduction d'une méthode nouvelle, quels que soient les avantages qu'elle ait produits ailleurs, si l'on ne sait pas apprécier les modifications qu'elle doit subir selon les circonstances où l'on est.

L'agriculture comprend l'art et la science, et ces deux parties ne sont pas moins dignes d'étude l'une que l'autre; car, s'il im-

____

(1) *Cours d'agriculture.*

porte de pratiquer souvent les opérations manuelles pour savoir de quelle manière elles doivent être faites, il n'est pas moins intéressant de pouvoir les raisonner et de savoir dans quelles circonstances il convient de les faire d'une façon plutôt que d'une autre. Il est peu d'exploitations agricoles, même des moins importantes, qui puissent être bien dirigées sans la théorie; rarement les terres doivent être cultivées deux années de suite de la même manière; et sans le secours de la science il faudrait à un homme une grande perspicacité et une bien longue expérience, pour apprendre toutes les modifications à faire subir aux assolemens, aux labours, aux défoncemens, etc.

Du reste, les bons théoriciens ont toujours reconnu la nécessité de réunir l'art à la science: « Celui qui, avec de simples connaissances théoriques, dit Yvart, se croit suffisamment instruit, se trompe grossièrement. Il est un grand nombre de connaissances que la pratique seule peut donner, que l'œil et l'esprit saisissent aisément, que la force de l'habitude peut aussi communiquer, mais que la tradition transmet difficilement.

« Celui qui n'a que la connaissance pratique est plus près du but, sans doute; il opère, du moins, tandis que le premier conjecture ou décide. Ses idées sont plus fixes, sont assises sur une base plus solide, son expérience; mais indépendamment des écarts, des erreurs et des fautes auxquelles le manque absolu de théorie l'expose inévitablement, ses connaissances, circonscrites dans la sphère étroite de la routine, lui refusent d'amples moyens de comparaison, rendent sa marche lente et pénible, et, pour arriver, il est forcé à des détours que des connaissances préliminaires lui eussent épargnés (1). »

Selon les végétaux que l'on cultive et les produits que l'on veut obtenir, l'agriculture se divise en viniculture, en sylviculture, en horticulture; elle embrasse aussi la médecine des animaux, car elle traite de tout ce qui se rapporte aux productions d'une ferme: l'hygiène vétérinaire forme même une de ses branches les plus importantes: il est un grand nombre de travaux agricoles proprement dits qui ne peuvent pas être exécutés à propos

____

(1) Yvart, *Cours d'économie rurale.*

à moins de tenir compte des règles de l'hygiène ; de même l'art d'entretenir, d'améliorer les animaux, doit le plus souvent être subordonné aux lois de l'économie rurale ; enfin, les agens qui, comme l'atmosphère, le sol et les saisons, intéressent le plus l'agriculteur, doivent aussi être connus de quiconque s'occupe de la conservation, de la multiplication et du perfectionnement du bœuf, du cheval, du mouton, etc.

Dans tous les cas, s'il est possible en théorie de séparer la science agricole de la médecine des animaux et réciproquement, l'agriculture et l'hygiène vétérinaire ne peuvent être *pratiquées* avec fruit qu'en vue l'une de l'autre ; car si, comme le dit M. de Morogues (1), le bon fermier doit avoir grand soin de régler la nourriture des bestiaux, de l'approprier aux âges et aux espèces, de la varier selon les saisons et l'état du troupeau, d'engraisser les animaux destinés à la boucherie, et de tenir les autres en bon état sans les engraisser, le vétérinaire, de son côté, doit considérer l'art de gouverner les animaux, de les multiplier, d'en améliorer les races, comme ayant pour but principal sinon exclusif, de rendre la culture des terres productive par la transformation en fumier, en travail, en viande, et en lait, des racines, des herbes, des fruits qu'on ne peut, ni utiliser directement, ni changer en argent, et qu'on est cependant obligé de cultiver dans les terres qui ne peuvent plus donner des récoltes susceptibles, comme le blé, le chanvre, d'être livrées à la consommation de l'homme et à l'industrie ; il doit considérer que pour transformer avec avantage les plantes en produits animaux, il faut premièrement chercher à créer, au plus bas prix possible, des fourrages abondans, variés et salubres, connaître l'art de les bien préparer et de les administrer, savoir les dispositions que présentent les principaux instrumens aratoires, et la manière de les employer, afin d'apprécier les efforts qu'ils nécessitent de la part des animaux, et l'influence qu'ils exercent sur leur santé ; il doit considérer qu'il faut pouvoir balancer la valeur des bestiaux avec le prix du fermage des terres et avec les frais de la culture des plantes fourragères ; qu'il faut comparer les résultats donnés par

____

(1) *Cours complet d'agriculture*, T. II, p. 80.

les diverses espèces domestiques, et déduire de la comparaison l'étendue des soles qui doivent être cultivées en trèfle, en luzerne, en betteraves, en pommes de terre....; et par suite les modes de culture qu'il convient de suivre, les races de porcs, de moutons, de bœufs qu'il faut entretenir de préférence, et les denrées qu'il faut tirer de ces animaux. Il ne suffit pas de bien entretenir, ni même d'améliorer les cheptels, il faut encore le faire économiquement, et surtout avec profit.

HYGIÈNE VÉTÉRINAIRE. — Le mot hygiène, dérivé du grec, ὑγίεια, *santé*, désigne, dans le langage ordinaire, la branche des sciences médicales qui a pour but la conservation de la santé ; mais en économie rurale vétérinaire, il n'a pas exactement la même signification ; suivi de l'adjectif *vétérinaire*, il exprimera pour nous la science qui traite des moyens de multiplier, d'élever, de dresser, de perfectionner, d'entretenir et de gouverner les animaux domestiques de la manière la plus avantageuse aux propriétaires.

Non-seulement l'hygiène vétérinaire ne cherche pas exclusivement à maintenir les animaux dans la plénitude de leurs facultés, mais elle tend souvent, selon l'exigence de nos besoins, à les priver de quelques organes, à ralentir quelques-unes de leurs fonctions, à donner à certains appareils une prédominance qui ne serait pas long-temps compatible avec la vie : nous cherchons à conserver en santé les bêtes de travail ; nous amputons les oreilles, la queue, sous le prétexte d'embellir le chien et le cheval ; nous paralysons la matrice par l'ablation des ovaires, les testicules par la torsion du cordon qui supporte ces glandes, pour rendre les animaux plus dociles et plus faciles à engraisser ; nous activons extraordinairement la sécrétion du lait, la production de la graisse, pour augmenter les produits des femelles et rendre la chair meilleure ; nous affaiblissons la constitution en rendant débiles les bêtes à laine pour que la toison en soit plus fine ; nous déterminons même quelquefois des états maladifs, nous produisons dans les bêtes à l'engrais une véritable obésité pour en rendre la viande savoureuse. Enfin, l'hygiène des animaux s'occupe des races et des espèces, enseigne à les conserver, à les améliorer, à en importer d'étrangères, à les ac-

climater, à apprivoiser celles qui vivent à l'état sauvage, et à en
créer de nouvelles.

Mais se bornât-elle à enseigner les moyens de maintenir la
santé, qu'elle serait encore de la plus grande utilité; car elle offre
le plus puissant moyen d'assurer et d'accroître même l'immense
valeur représentée par les animaux domestiques. On peut dire
que l'importance de cette science est proportionnée au prix de
ces animaux qui, sous l'influence de l'esclavage auquel ils sont
soumis, privés du grand air, des alimens que la nature leur avait
destinés, ne peuvent être conservés que par des soins particuliers.

Il est d'ailleurs bien reconnu qu'on évite les maladies plus sûrement et avec plus de facilité et d'économie, qu'on ne rétablit la
santé. Il y a toujours perte à laisser devenir malades les animaux, à cause du temps, des dépenses qu'exige le traitement, et
de l'incertitude de la guérison ; souvent même il y a plus d'avantage à sacrifier un animal malade et à épargner le traitement,
la cure fût-elle certaine, qu'à essayer de le guérir.

Dans tous les cas, en supposant même que le rétablissement pût
être parfait et économique, il vaudrait mieux conserver la santé
que traiter la maladie; car, comme l'a dit Daubenton, il y a plus
à espérer de l'animal qui n'a pas été malade, que de celui qui a été
guéri.

L'hygiène vétérinaire peut aussi rendre de grands services en
enseignant l'art d'améliorer les animaux ; c'est-à-dire de les rendre plus productifs, d'augmenter leur valeur, sans accroître, dans
le même rapport, le prix de ce qu'ils consomment, et des soins
qu'ils exigent.

Elle est aussi d'un grand secours pour la connaissance des maladies. En étudiant l'influence des agens extérieurs, de l'exercice,
de l'atmosphère, et de la nourriture, sur les fonctions ; en appré-
ciant l'action des organes les uns sur les autres, pour en déduire
les conditions d'une bonne santé, cette science nous fait connaître
les causes qui produisent les maladies. Sous ce rapport, on peut
considérer l'hygiène comme une introduction à la science pathologique.

L'hygiène est même fort utile à la thérapeutique : en nous faisant apprécier les causes morbifiques, elle nous indique le moyen de les faire cesser, et exerce ainsi, quoique indirectement, la plus grande influence sur le rétablissement de la santé ; car, la première indication dans le traitement des maladies, c'est de détruire les causes qui les produisent. Mais, en outre, elle contribue d'une manière directe à la guérison des affections morbides : c'est par des moyens hygiéniques, par un bon régime, par l'assainissement des habitations, que l'on prévient et que l'on fait cesser presque toutes les épizooties.

La plupart des affections internes des animaux disparaîtraient par l'usage seul des soins hygiéniques, tandis qu'il en est très peu qui cèdent aux agens médicinaux, appliqués sans le concours des ressources de l'hygiène ; ce n'est même souvent que par les secours de cette science qu'on obtient la réussite des opérations chirurgicales, et, par suite, la guérison de maladies qui, en raison des moyens chirurgicaux qu'elles réclament spécialement, semblent complétement indépendantes des soins hygiéniques.

On définit généralement l'hygiène, la science qui enseigne l'art d'entretenir et de gouverner les animaux domestiques, et on appelle *éducation, éléve* la partie de la science qui traite des règles d'après lesquelles il faut multiplier, élever le cheval, le bœuf, et le mouton. Pour nous, le mot *hygiène* comprend tout ce qui se rapporte à l'art de loger, de nourrir, de soigner les espèces soumises à la domesticité, quel que soit le but que l'on se propose ; cette science ainsi entendue se divise en plusieurs branches, selon que l'on veut spécialement multiplier, élever, dresser, entretenir les animaux. Ainsi nous appelons *multiplication* la partie qui traite de la propagation des espèces. Le mot *élève, élevage* a quelquefois la même signification ; cependant il s'applique plus particulièrement à l'art de nourrir, d'*elever* les jeunes animaux. L'*éducation* ou *dressage* a pour but la manière de gouverner les élèves, de les diriger, de les dresser, de leur donner un bon caractère, et de développer leur intelligence. Les animaux destinés au travail ne sont pas les seuls dont nous devons surveiller l'éducation : il faut les habituer tous à obéir à la parole, accoutumer les troupeaux à se laisser diriger par les chiens, à ne pas franchir les barrières, à respecter même les terrains non clos, qui sont en défens, à se rendre volontairement dans les parcs ou dans les habitations à certaines heures ; les oiseaux de basse-cour ne doivent pas s'éloigner de la ferme, ils doivent se rassembler quand on les appelle, pondre dans le local qui leur est destiné. Toutes les femelles doivent être patientes, familières, s'attacher à leur progéniture, et se laisser téter même par les petits des autres mères; se laisser traire , sans faire de résistance, par la première personne venue , et donner leur lait sans faire de difficulté. L'éducation des animaux a même de l'influence sur l'engraissement des bêtes âgées ; car celles qui ont été traitées avec douceur, reçoivent les caresses de l'homme avec reconna sance, et profitent de tous les soins qu'on leur donne. L'*entretien* se rapporte plus particulièrement aux individus formés ; il comprend les règles de l'hygiène d'après lesquelles il convient d'entretenir, de loger, de nourrir les animaux , pour les faire travailler et pour en obtenir des produits.

Les diverses branches de l'hygiène vétérinaire ont entre elles de nombreux rapports, et les trois premières surtout sont souvent pratiquées simultanément, et désignées par l'une ou par l'autre des dénominations que nous avons définies. Mais, en théorie, il est facile de saisir les différences qui les distinguent, et même dans la pratique nous les voyons souvent exercées isolément: ainsi, dans les départemens des frontières du nord, beaucoup de cultivateurs s'occupent exclusivement de la multiplication des chevaux, et vendent les poulains à des marchands qui les conduisent près des rives de la Seine; là ces animaux sont élevés jusqu'à l'âge où ils peuvent travailler, revendus alors ou dressés par les nourrisseurs, et quelquefois, surtout si ce sont des chevaux de prix, placés chez des écuyers qui les dressent, et en complétent l'éducation.

Dans le canton de la Mure, de Corps, de Mens, département de l'Isère , et dans les Hautes-Alpes on importe de la Lorraine des poulains de dix-huit mois à-peu-près, et on les garde jusqu'à l'âge de trois ou quatre ans. Ces animaux paient leur entretien par le travail qu'ils font, et l'augmentation de valeur qu'ils acquièrent est tout bénéfice. D'après M. Jamiel ces chevaux doublent de prix. Des marchands de la Provence viennent les acheter aux foires de Gap, de Corps pour les emmener dans le midi.

Il y a aussi dans la Gironde beaucoup de propriétaires qui s'occupent exclusivement de la multiplication des solipèdes ; les poulains sont importés dans le Poitou. On évalue à quinze mille le nombre des élèves qui tous les ans sont exportés de la Bretagne en Normandie, dans le Poitou, dans le Perche. Il y a même dans la Bretagne certains cantons où l'on ne fait que produire, et d'autres où l'on ne fait qu'élever.

Les cultivateurs des montagnes du département du Doubs, où les pâturages sont plus communs que les fourrages d'hiver, trouvent de l'avantage à vendre les poulains à la fin de la belle saison ; les éleveurs du département de la Haute-Saône les achètent alors, et n'ayant pas à surveiller les jumens poulinières, ils les soignent et les nourrissent avec profit, dans les prés principalement; mais ils sont obligés de les vendre à l'âge de trois ans au plus tard, pour prévenir le développement de la fluxion périodique des yeux. Alors les jeunes chevaux sont conduits dans le nord, où ils procurent de bons bénéfices à des agriculteurs qui les revendent, après les avoir fait travailler pendant un an, dix-huit mois, et les avoir nourris largement avec des grains et de bons fourrages.

L'élevage et l'engraissement des porcs et des bêtes à laine sont souvent pratiqués par des cultivateurs qui ne s'occupent pas de la multiplication de ces animaux. Le Périgord, le Quercy produisent beaucoup de jeunes porcs, qui à l'âge de trois ou quatre mois sont conduits dans le Rouergue, où on les élève pour les engraisser quand ils ont acquis leur accroissement.

Dans les parties maigres de la Sologne on n'entretient des bêtes à laine que pour en multiplier l'espèce, les moutons encore jeunes sont emmenés de ce pays dans la Brie, dans le Gatinois, où on les garde quelques années pour les soumettre ensuite à l'engraissement; enfin, nous avons en France quelques vallées qui s'occupent exclusivement d'engraisser les bêtes à cornes, et des montagnes où l'on s'adonne surtout à la multiplication et à l'élevage des génisses et des taureaux.

Cette division des diverses branches d'une même industrie peut être rationnelle, et offrir de grands avantages ; chaque localité ne s'appliquant qu'à la partie qui lui convient spécialement, retire de grands bénéfices des animaux. Si l'on se débarrasse par la vente des poulains à l'âge de huit, dix mois, on peut donner tous les soins aux mères; tous les animaux de la ferme étant soumis au même régime, il faut peu d'étables, et la distribution des fourrages est facile. Dans les pâturages, on n'a pas à craindre le mélange des mâles et des femelles; il faut moins de gardiens, les frais de garde sont moindres, et de nombreux accidens sont évités. On peut d'ailleurs mieux profiter des avantages de chaque localité : il y a des pays qui sont très propres à multiplier les chevaux, les bœufs, les moutons, mais qui ne peuvent ni les élever ni les engraisser; ailleurs, la multiplication mettrait l'agriculteur en perte, tandis que l'élevage donne des bénéfices à cause des qualités que le pays communique aux jeunes chevaux de trois à cinq ans : on peut ainsi élever des animaux dans des contrées où leur entretien est plus facile, et où ils acquièrent plus de valeur que dans leur pays natal.

Considéré sous ce point de vue, le déplacement des jeunes animaux peut offrir de très grands avantages. Jusqu'à cette époque il a été généralement pratiqué sans qu'on se soit rendu compte de ses effets. M. Texier nous a démontré (1), en élevant dans le Poitou des chevaux nés dans le Limousin, les bons résultats qu'on peut en obtenir; les jeunes animaux acquièrent dans leur nouvelle patrie de la taille, de l'ampleur dans les formes, de l'épaisseur dans les membres, etc.

On reproche aux sages que nous examinons de favoriser l'esprit de maquignonage : les agriculteurs, plutôt marchands que producteurs, ne cherchent, pour augmenter leurs bénéfices, qu'à vendre et à acheter; près des frontières, le commerce s'exerce sur des poulains introduits de l'étranger; les propriétaires qui vendent les jeunes chevaux, à l'âge où les formes ne sont pas dessinées, ne les vendant que d'après le volume, ne cherchent qu'à produire de grands animaux, et n'ajoutent aucune importance ni à la race ni aux qualités des reproducteurs.

____

(1) *Clinique vétérinaire*, *Journal de médecine et de chirurgie comparées*, Janvier 1843.

Ces inconvéniens sont réels, mais ils ne détruisent pas l'avantage qui résulte pour la société, du bon emploi du travail et des fourrages ; ils sont d'ailleurs faciles à prévenir : le plus grave serait celui qui résulterait de la négligence à choisir de bons étalons ; mais les acheteurs savent bien reconnaître aux formes des poulains ceux qui *promettent*, c'est-à-dire ceux qui, descendant de bons reproducteurs, pourront s'ils sont bien soignés donner de grands bénéfices.

Dans la production des animaux, la multiplication, l'élevage, l'éducation, l'entretien, doivent également être l'objet d'une grande attention ; car il ne suffit pas de renouveler les individus, ou même de les multiplier, il faut aussi les soigner pour conserver en eux les améliorations que possède la race, et pour leur communiquer les qualités qu'ils peuvent encore acquérir. Dans la multiplication, on doit bien choisir les reproducteurs, nourrir, ménager les femelles pleines, d'après les principes de la physiologie, et les règles enseignées par l'expérience. Dans l'élevage, il faut chercher à diminuer les défauts des jeunes animaux et à augmenter leurs qualités qui dans la jeunesse ne sont souvent, les uns et les autres, que des germes que nous pouvons facilement faire avorter ou développer. L'éducation elle-même a de l'influence sur le perfectionnement des races ; car les améliorations imprimées au caractère, aux habitudes des individus, se transmettent par la génération. Enfin l'entretien des animaux employés à la reproduction ne doit pas être négligé, si l'on tient à les améliorer en les propageant ; il faut, pour avoir de bons reproducteurs, les soigner convenablement, soit qu'on les fasse travailler, soit qu'on les entretienne uniquement pour multiplier l'espèce.

Lorsque la multiplication, l'élève, l'éducation, l'entretien des animaux se correspondent et sont bien dirigés, on opère sans frais, sans perte de temps, sans courir des chances malheureuses des améliorations toujours lucratives et le plus souvent durables.

L'hygiène vétérinaire forme donc par le nombre et par la diversité des objets qu'elle étudie, une science très vaste et fort compliquée. Elle comprend deux parties, dont l'une traite de l'eau, du foin, des grains, et de tout ce qui se rapporte aux divers animaux

domestiques, et dont l'autre s'occupe seulement des règles particulières d'après lesquelles il faut entretenir, multiplier le cheval, le
bœuf... La première comprend les principes de la science, l'hygiène générale; et la seconde, l'hygiène spéciale, les règles de la
science appliquées à chaque espèce domestique.

Nous ne traiterons dans cet ouvrage que de l'hygiène générale,
et des principes d'agriculture qui s'y rapportent. Nous diviserons
notre travail en trois parties. Dans la première, nous parlerons
des agens qui, comme le sol, l'air, les climats, modifient les plantes et les animaux; dans la deuxième, nous étudierons les plantes
qui intéressent le vétérinaire et la manière de les cultiver; dans
la troisième enfin, nous nous occuperons des animaux domestiques et des soins qu'ils exigent.

PREMIÈRE PARTIE.

AGENS QUI MODIFIENT LES PLANTES ET LES ANIMAUX.

SECTION PREMIÈRE.

TERRAINS CONSIDÉRÉS SOUS LE RAPPORT DE L'AGRICULTURE ET DE L'HYGIÈNE.

CHAPITRE PREMIER. — PROPRIÉTÉS, INFLUENCE DES TERRAINS.

Le mot *terrain* ou *sol* désigne des parties du globe terrestre limitées et caractérisées par la nature des élémens qui les constituent et par la direction de leur surface : ainsi l'on dit, un sol argileux, pour désigner une terre ou l'argile prédomine ; un sol en pente, pour exprimer un lieu dont la surface est inclinée à l'horizon.

Le sol influe sur les plantes et sur les animaux par son épaisseur, par ses propriétés physiques et sa nature, par la direction, l'élévation de sa surface et par sa situation.

§ 1. — PROFONDEUR, PROPRIÉTÉS PHYSIQUES DES TERRAINS.

PROFONDEUR.—Les sols profonds sont les plus plus favorables à la végétation. Ils absorbent l'humidité en plus grande quantité, la retiennent plus long-temps, et se trouvent par là même moins exposés aux inconvéniens de la sécheresse. Les plantes y enfoncent profondément leurs racines, et résistent facilement aux grandes

chaleurs ; cependant elles ne souffrent pas des pluies trop abondantes, car dans les terres à grande profondeur, l'eau, pénétrant
le sol avec facilité, s'écoule vers le centre du globe à mesure
qu'elle tombe, de sorte qu'elle stationne rarement à la surface en
assez grande quantité pour nuire aux récoltes : ajoutons que les
plantes ont moins à craindre du froid dans les bonnes terres, où
elles poussent de profondes racines ; qu'elles sont alors fortes,
vigoureuses, et ne se laissent que difficilement soulever par la
gelée ; enfin que plus les racines s'enfoncent avant dans la terre,
moins elles s'étendent horizontalement, et plus elles permettent
de semer épais.

Les récoltes sont sensiblement en proportion avec la couche de
terre arable jusqu'à une épaisseur de 30 centimètres. Au-dessus
de 15 à 30 centimètres, la valeur d'une terre augmente, d'après
Thaer, de 30 p. 0/0 pour chaque décimètre de profondeur et elle
diminue selon la même proportion de 15 à 8. Au-delà de 3 décimètres une plus grande profondeur a moins d'importance, car
elle profite peu aux céréales, dont les racines ne dépassent pas,
en général, 33 centimètres.

On doit avoir soin de mettre des récoltes à racines courtes,
traçantes, dans les sols qui ont peu de profondeur, et de conserver pour les betteraves, les carottes, les turneps, les terrains
où ces plantes peuvent se développer complétement dans tous
les sens.

Volume des matières qui constituent les terrains. — Le sol
est généralement formé de terre, de sablon, de sable, de gravier et
de pierres. La terre est composée d'oxydes métalliques et de substances organiques réduites les unes et les autres à l'état presque
moléculaire. Le sablon, le sable et le gravier ne diffèrent que
par la grosseur : ils sont tantôt à base de chaux, tantôt siliceux,
et tous les sols en contiennent plus ou moins. Les pierres ne se
trouvent pas dans tous les sols, ou du moins ceux qu'on considère
comme les meilleurs en renferment peu, et presque accidentellement.

Ces diverses substances peuvent être utiles à la composition
des sols : les matières impalpables, pour lui donner de la consistance, retenir l'humidité, et contribuer à la nutrition des plantes,

et le gravier, pour le rendre perméable à l'eau, à l'air et aux racines. Une terre exclusivement formée de molécules très ténues, fût-elle siliceuse, serait compacte, imperméable, peu propre à la végétation; le sable fin, seul, se réduirait en bouillie lors des grandes pluies, manquerait de consistance, et, d'un autre côté, du gravier seul n'offrirait aucune des conditions sans lesquelles un sol ne donne pas de récoltes. Les pierres elles-mêmes ont souvent leur utilité, au moins, dans les terrains légers : elles les préservent de la sécheresse, ombragent en été les racines des plantes, et les garantissent en hiver du froid. Cependant, comme elles sont toujours nuisibles aux travaux, on doit les enlever des terres franches où elles sont inutiles. Les pierres plates produisent de meilleurs effets que celles qui sont rondes, aussi a-t-on conseillé en Angleterre de casser les cailloux qu'on veut laisser dans les terres arables.

TÉNACITÉ, CONSISTANCE.— Les terres doivent être peu tenaces, peu consistantes, se diviser facilement quand on les travaille, sans adhérer aux instrumens aratoires, et se laisser soulever, pénétrer, par les semences qui germent; cependant il faut qu'elles aient assez de consistance pour presser les racines, les préserver du froid, et maintenir les plantes droites. La plupart des végétaux offrent, par leurs feuilles nombreuses, beaucoup de prise au vent, et dans les momens d'orage, ne peuvent être maintenus debout que par une force très puissante. De la ténacité du sol dépendent en partie les propriétés suivantes.

FACULTÉ D'ABSORBER ET DE RETENIR L'EAU. — Les sols ont un pouvoir hygrométrique variable, selon le volume de leurs particules et leur composition chimique. Schübler, qui a fait des expériences à cet égard a trouvé que :

100 parties de sable siliceux en contiennent 25 d'humidité.

—	— calcaire	— 29
100 parties de glaise maigre		— 40
—	— grasse	— 50
—	d'argile pure	— 70
—	de terre calcaire fine	— 85
—	de terre de jardin	— 89
—	de terreau	— 190

La magnésie carbonatée en contient, selon le même auteur, plus de quatre fois son poids (1) ; dans les terres composées, l'hygroscopicité varie selon la nature et les proportions des principes composans.

Un sol hygrométrique est favorable à la végétation : il peut absorber et retenir la rosée, la pluie, les vapeurs, que les nuits condensent près de la terre, et fournir aux plantes les principes et l'humidité nécessaires à leur accroissement:

CAPILLARITÉ, FACULTÉ DE CONDUIRE L'EAU. — Très développée dans le sable et dans la terre qui ne peut ni se lier ni former pâte, cette propriété existe à peine dans le sable grossier, dans le gravier, les cailloux ; elle diminue à mesure que le volume des corps augmente. La capillarité contribue, s'il tombe une légère pluie, à faire pénétrer le liquide jusqu'aux racines des plantes ; et lorsque le soleil, l'évaporation, dessèchent la surface de la terre, elle fait remonter l'humidité et les matières fertilisantes des couches inférieures. C'est elle encore qui, dans les irrigations par infiltration, fait arriver l'eau jusqu'aux plantes.

La faculté de conduire l'humidité diminue quand, par des binages, on interrompt la continuité de la terre : aussi en été, les sols bien ameublis se dessèchent-ils plus lentement que ceux qui sont foulés, durs.

FRAÎCHEUR DU SOL. — La terre doit être poreuse, perméable ; elle doit absorber, retenir l'humidité, les gaz, et cependant se laisser facilement traverser par l'eau, par l'oxygène et par l'acide carbonique. Lorsqu'elle présente ces conditions, elle est rarement trop sèche ou trop humide, car si elle reçoit beaucoup d'eau elle en perd à proportion, si elle en reçoit peu, elle la retient, et reste toujours fraîche : les plantes qui y plongent leurs racines trouvent à-la-fois l'humidité qui neutralise l'action desséchante du soleil, et les gaz nécessaires, soit à la décomposition de l'humus et du fumier, soit à l'accroissement du tissu végétal. D'après M. de Gasparin (2), les terres qui retiennent habituellement, à 33 cen-

(1) *Recherches sur les propriétés physiques des sols*, traduit par M. de Gasparin ; Mémoires de la Société centrale d'agriculture. 1827, T. I, 231.

(2) *Cours d'agriculture*, T. I, p. 167.

timètres de profondeur, une quantité d'eau s'élevant de 15 à 23 centièmes de leur poids, sont réputées terres fraîches; celles qui, après huit jours de sécheresse dans le mois d'août, en retiennent moins de 10 centièmes sont des terres sèches, car au-dessous de cette quantité l'herbe commence à jaunir; enfin il faut, pour que la terre soit saine, que deux ou trois jours après les plus fortes pluies elle ne renferme pas plus de la moitié de sa capacité hygroscopique d'eau.

Retrait des terres. — C'est la diminution de volume que les terres éprouvent en se desséchant. Les terres qui, comme le terreau, la tourbe, la magnésie, les argiles, diminuent beaucoup par la dessiccation, se crevassent, dilacèrent les racines des plantes, laissent perdre l'humidité, sont impénétrables à l'oxygène, à l'acide carbonique, aux vapeurs aqueuses, retardent l'action des engrais, pressent les plantes au collet de la racine, et s'opposent à la circulation de la sève. On prévient ces effets en divisant légèrement la couche du sol après les pluies, en y mêlant un peu de sable, de la chaux, ou d'autres substances pulvérulentes, dont la retraite par la dessiccation est presque nulle.

Faculté d'absorber et de retenir le calorique. — La température des terres dépend de la faculté qu'elles ont d'absorber les rayons solaires et de retenir le calorique. Celles qui ont une couleur foncée, qui contiennent des composés ferrugineux, s'échauffent rapidement, quand elles sont éclairées par le soleil, et celles qui sont blanches comme la craie, l'argile pure, absorbent beaucoup moins facilement la chaleur.

M. de Gasparin a trouvé que la faculté de retenir le calorique est dans les terres en rapport direct avec leur pesanteur spécifique, et en raison de la grosseur des particules (1).

On appelle terre chaude celle qui ne réfléchit pas le calorique; qui absorbe et retient les rayons solaires. Les terres froides sont celles qui, formées d'argile, de carbonate de chaux, sont grasses et plus ou moins fortes; les sols humides sont toujours frais, car l'eau, en s'évaporant, enlève le calorique qu'envoie le soleil.

Les récoltes sont précoces dans les terres qui absorbent et re-

(1) *Cours d'agriculture*, **T. I**, p. 178.

tiennent la chaleur, et on peut hâter la maturité des plantes en couvrant le sol d'une couche de suie ou de tout autre corps noir. Les terrains colorés sont précieux dans les contrées froides et humides ; mais ils sont exposés à la sécheresse dans les pays chauds.

§ 2. — COMPOSITION DES TERRAINS.

Les agriculteurs divisent la couche du globe qu'ils ont le plus d'intérêt à connaître en deux parties : l'une profonde, formée de substances compactes, et en général d'une composition simple, est appelée *sous-sol ;* l'autre superficielle, plus ou moins meuble, d'une composition plus compliquée, contenant beaucoup de substances organiques, forme le *sol* proprement dit.

ART. I. — Sous-sol.

C'est la couche du globe placée au-dessous de la terre que nous labourons. La composition des sous-sols est variée. D'après leur consistance, leur nature, on dit qu'ils sont terreux ou en roches.

1⁰ LES SOUS-SOLS TERREUX sont formés de sable, de limon, de cailloux roulés, de glaises, de marnes. Dans quelques localités ces terrains semblent remonter à l'époque du dernier bouleversement qui a changé la surface du globe et dans d'autres ils sont le résultat d'alluvions, d'éboulemens, arrivés dans les temps postérieurs.

Les sous-sols sont, en général, durs, dépourvus de terre végétale ; les racines y pénètrent difficilement et les plantes y prospèrent peu. L'action qu'ils exercent sur la fécondité du sol est très diverse. Les sous-sols sablonneux, formés de couches de gravier, de sable, superposées, sont perméables à l'eau et aux racines ; ils facilitent la réussite des récoltes lorsqu'ils sont sous des sols argileux, et lorsqu'ils recouvrent une terre humide ou une nappe d'eau ; mais si la couche superficielle est siliceuse, le terrain est trop aride, et les récoltes n'y réussissent que dans les années pluvieuses.

On trouve quelquefois sur les montagnes des sous-sols sablonneux, et alors il est assez difficile de les rendre fertiles ; mais lorsqu'ils sont sur le bord des rivières et des fleuves, on peut y creuser des puits, et pratiquer avec facilité des arrosages artificiels très favorables à la production des fourrages.

Les sous-sols argileux sont assez communs, et la couche de glaise qui les forme a une épaisseur très inégale ; en général ils maintiennent l'eau et rendent le sol humide ; dans quelques cas, il peut être avantageux de les rompre s'ils ont peu d'épaisseur.

Il est facile d'établir des étangs dans les localités dont le sous-sol est argileux ; mais, ainsi que la Dombes nous en présente un exemple, le pays est alors peu salubre.

Il est souvent avantageux que les propriétés des sous-sols diffèrent de celles des sols. Ainsi, dans un lieu en pente, sous un sol sablonneux, une couche d'argile peut être utile : les parties de glaise que les charrues détachent amendent le terrain, et l'eau que retient la couche inférieure diminue l'aridité de la surface, et facilite la végétation, sans être cependant assez abondante pour nuire à la santé des animaux.

En général, les sous-sols marneux rendent les pays riches. La couche que les labours profonds en soulèvent, augmente la fécondité de la terre labourée.

2° Sous-sols en roches. — Les roches superficielles ont une composition très variée : celles qui contiennent beaucoup de silice résistent long-temps aux agens chimiques et fournissent une terre peu féconde formée de silice et d'un peu d'alumine ; cependant, si la silice y est unie à la potasse, et que celle-ci s'y trouve en grande quantité, comme dans le feldspath, la décomposition de la roche est plus prompte, et le sol qui en résulte en reçoit plus de valeur. Les roches calcaires, celles qui contiennent de la chaux, de la potasse, de la magnésie, des acides sulfurique, phosphorique carbonique, fournissent les meilleurs terrains.

Parmi les roches, les unes ne se réduisent en poussière que par l'action des agens mécaniques ; d'autres sont divisées par la pluie, par le soleil, les froids, et par l'action chimique qu'exercent l'air, les plantes, le terreau.

Les roches sont quelquefois tout-à-fait superficielles, d'autres fois elles sont immédiatement couvertes par le sol, ou séparées de celui-ci par un sous-sol terreux.

Les roches étant en général insolubles, sont peu propres à la nourriture des plantes : nous rencontrons seulement sur celles qui sont superficielles quelques chétifs lichens vivant uniquement aux dépens de l'air, de la pluie et des substances transportées par le vent. Mais ces cryptogames, par leur présence, par leurs excrétions, par l'humidité qu'ils retiennent, ramollissent le rocher. A leur mort, ils se décomposent sur la place où ils ont vécu, et y forment une couche de terreau où des plantes plus parfaites viennent ensuite, et trouvent un sol plus approprié à leurs racines et plus riche en principes alimentaires. Ainsi, à la longue, les roches les plus dures peuvent se couvrir d'une couche de terre fertile et d'une belle végétation.

Si elles sont horizontales, peu de terre suffit pour y donner d'abondantes récoltes : les inégalités de la surface conservent l'eau et facilitent la croissance des végétaux; les arbres y acquièrent quelquefois une très grande vigueur, leurs racines, suivant les fissures des roches où règne toujours une certaine humidité, ne souffrent jamais beaucoup de la sécheresse. Les fromens prospèrent sur les terres qui reposent sur des roches calcaires ; ils y donnent des grains de bonne qualité et une paille excellente.

Les roches sont disposées par bancs ordinairement inclinés et variant quant à l'étendue. Les eaux, dont la nature diffère selon la composition des terrains qu'elles parcourent, coulent dans les fissures qui séparent les bancs ; elles sont toujours rares du côté culminant, tandis qu'elles abondent sur le coteau où se trouvent les bords inférieurs des couches.

Les localités où les roches sont peu profondes sont ordinairement montagneuses, sèches et favorables à la santé ; mais les plantes y sont petites, grêles, rares, et quoique sapides, bien nutritives, elles ne peuvent généralement alimenter que des bœufs, des moutons et des chevaux de petite stature ; toutefois, comme l'air des montagnes est pur, vif, et l'humidité rarement excessive, les animaux y sont robustes et agiles.

ART. II. — Sols proprement dits.

Les sols ont pour base une substance de la nature des sous-sols, excepté dans les localités où ils ont été apportés par les courans d'eau, par les éboulemens. En général, cependant, leur composition est plus compliquée que celle des terrains qu'ils recouvrent; presque toujours ils sont formés de plusieurs substances minérales mêlées en diverses proportions et ordinairement unies à de la terre végétale provenant de la putréfaction d'êtres organisés. On donne aux terres des dénominations qui en indiquent l'état, les propriétés, les qualités; on les appelle sablonneuses, graveleuses, fortes, légères, terres à froment, terres à seigle; mais le plus souvent on les divise, d'après leur nature, en calcaires, argileuses, argilo-calcaires.

1° Sols calcaires. — C'est le nom des sols où les substances à base de chaux sont en plus grande quantité que l'alumine, la silice. Quoique généralement peu solubles, ils le sont cependant assez pour contribuer à la nutrition des plantes par l'effet du travail, des gelées, de la végétation, par l'action des engrais et des agens atmosphériques. S'ils ont une fraîcheur convenable, ils sont surtout propres à la culture du froment et des légumineuses. On appelle *crayeux, craie*, les sols riches en carbonate de chaux, et *gypseux, gypse*, ceux qui contiennent du sulfate de la même base.

Sols à base de carbonate de chaux. Si on les traite par un acide fort, il se produit aussitôt une vive effervescence. Ils absorbent rapidement l'eau et en retiennent une grande quantité; cependant ils sont légers, peu tenaces, aisés à travailler, et même facilement soulevés par la gelée; sous l'influence des pluies ils se ramollissent extraordinairement, et par la chaleur ils se dessèchent: dans les deux cas ils laissent beaucoup souffrir les récoltes. Ils sont froids et peu féconds surtout dans le midi.

Les sols calcaires sont formés de terre ou de sable; ce dernier, s'il n'est pas en trop grande quantité, les rend plus consistans, et en augmente la fécondité.

Sols gypseux. — Ils sont assez rares; on trouve beaucoup

de terres qui renferment du gypse, mais ce sel s'y rencontre généralement en trop petite quantité pour leur imprimer ses caractères.

Les terrains où le gypse prédomine présentent les défauts des précédens : ils sont peu tenaces, se dessèchent facilement, et sont généralement peu féconds. Dans les pays méridionaux, dit M. de Gasparin (1), la sécheresse du climat rend complétement stériles les terrains gypseux s'ils ne peuvent être arrosés ou s'ils ne possèdent pas un réservoir d'eau peu profond. Le plâtre est peu soluble, et cependant nous verrons qu'il contribue beaucoup à nourrir les plantes, surtout les légumineuses.

On améliore les sols trop calcaires avec des marnes argileuses, des limons, des dépôts. On doit y mettre des engrais froids, y enfouir des récoltes vertes.

Les eaux des terres calcaires sont ordinairement sélénitcuses; avant de les donner au bétail, il faut les agiter, les saturer d'oxygène, et les abandonner au contact de l'air, pour qu'elles laissent déposer les substances salines qu'elles renferment en excès.

2° SOLS ARGILEUX, TERRES GLAISES. — Ce sont des terrains dans lesquels l'alumine prédomine; ils sont encore appelés *compactes, forts, humides, froids...* Diversement colorés par de l'humus ou par des oxydes métalliques, tenaces, humides, ils semblent onctueux, retiennent l'eau, sont difficiles à travailler, et si on les remue lorsqu'ils sont mouillés, forment une pâte qui adhère aux instrumens aratoires; quand ils sont secs, ils sont durs et présentent à la surface une croûte imperméable aux agens fertilisans de l'air et même à l'eau : la pluie qui tombe rapidement et qui dure peu de temps les traverse à peine. En été, il arrive souvent que cette surface se crevasse, déchire les racines des plantes et les expose au contact de l'air.

Les terres glaises sont plus ou moins siliceuses : les unes sont tenaces, grasses, et les autres sont maigres, sans consistance. Les glaises doivent être travaillées avant l'hiver, car elles sont rendues meubles par les gelées; la jachère d'été est même, si le sol est très fort et très adhérent, de temps en temps nécessaire

(1) *Cours d'agriculture*, T. I, p. 101.

pour diviser la terre, à moins que celle-ci ne soit soumise à de bonnes cultures sarclées, souvent renouvelées. En général, les argiles doivent être fréquemment labourées et soumises à l'action des herses et des scarificateurs.

Un sol argileux horizontal, ombragé, exposé au nord, est peu propre à la culture : les semences sont exposées à y pourrir, et les récoltes y sont tardives ; les graminées y sont plus riches en paille qu'en grain et celui-c petit, a beaucoup d'écorce et peu de farine ; il est exposé à l'ergot et la paille est souvent rouillée. Même en prairies, ce sol donne de mauvais produits : l'herbe, composée de joncs, de carex, de roseaux, est fibreuse, dure, coriace, insipide, peu nutritive. Les bonnes espèces de plantes y sont elles-mêmes pauvres en principes alibiles.

L'alumine n'entre dans la composition des végétaux qu'en très petite quantité, mais elle est très utile par ses propriétés physiques. Mêlée aux autres terres, elle leur donne de la consistance et les rend propres à entretenir une végétation vigoureuse. Les fèves, l'avoine, les turneps, le rutabaga, les chous-raves, la luzerne, le trèfle, le colza, la moutarde, les vesces...., réussissent dans les sols où l'argile est mêlé à de la chaux et à de l'humus ; mais, si elle s'y trouve en grande quantité, il est difficile d'en extirper les mauvaises herbes, et les récoltes-racines, les betteraves, les pommes de terre, y sont aqueuses, peu nutritives.

Les animaux qui vivent sur les terrains argileux sont dans des conditions peu favorables à la santé, et donnent peu de produits. Ils ont souvent un abdomen volumineux, des muscles grêles et des os saillans, sont faibles, mous, d'une constitution débile, et prennent difficilement de la graisse.

Les glaises grasses peuvent être assainies, amendées avec des marnes calcaires, du sable, de l'oxyde de calcium, de la tourbe qui est restée long-temps exposée au contact de l'air, et surtout avec du gravier calcaire : ces substances les rendent friables, moins compactes, perméables à l'eau, à la lumière, à l'air, aux engrais liquides, faciles à travailler et propres à recevoir les racines des plantes. Les cendres agissent aussi comme des amendemens ; mêlées à du fumier, elles produisent de très bons effets. Les engrais pailleux, les herbes enterrées divisent la terre et amendent les argiles ; mais , sous ce rapport, leur effet a peu de durée; pour faciliter leur décomposition, il faut les mêler à du fumier chaud , à des cendres , à de la chaux. Ces derniers agens sont surtout nécessaires si le fumier doit être enterré dans les couches de la terre où l'air pénètre avec difficulté, et où la putréfaction est lente; mais si le sol est peu profond et bien exposé, les engrais non consommés et les récoltes enfouies vertes se décomposent suffisamment pour fumer la terre. Les terrains forts exigent une grande quantité de matières fertilisantes , mais ils le conservent long-temps, car ils ont la propriété d'absorber et de retenir les gaz ammoniacaux.

Les amendemens seuls peuvent difficilement assainir les lieux fortement argileux situés dans les plaines. Presque toujours on est obligé d'y pratiquer des saignées, d'y faire des aqueducs pour donner écoulement aux eaux.

3° Sols siliceux. — On désigne ainsi les sols où la silice, acide silicique, prédomine. Ils constituent des terrains légers , faciles à labourer, et pouvant être travaillés dans toutes les saisons; rapidement traversés par le calorique et par l'eau , ils retiennent la chaleur et perdent facilement l'humidité ; leurs défauts sont surtout marqués si la silice s'y présente sous forme de sable pur et grossier : les terrains sont alors légers , arides , sans plantes.

Dans les terres siliceuses arables, la silice est mêlée à un peu d'argile qui la rend plus compacte , moins perméable à l'eau, et susceptible de mieux retenir les engrais.

Les quantités relatives de silice et d'alumine nécessaires pour former un bon terrain, varient selon les climats, l'état de l'air et la situation des lieux. A Turin , où les pluies sont abondantes, les bons sols ont jusqu'à 80 % de silice, et à Paris, où il pleut beaucoup moins , ils n'en ont que 40 %. Les terres fortement siliceuses sont en général fertiles sous le climat humide de l'Angleterre.

Il faut remuer avec précaution les sols siliceux exposés à la sécheresse, et les nettoyer avec soin pour ne pas être obligé de sarcler trop souvent les récoltes durant l'été. Il est rarement nécessaire de herser les sables; mais on doit les plomber et même les soumettre à la pression de forts rouleaux.

Les récoltes souffrent souvent de la sécheresse dans les terrains légers; elles n'y réussissent que dans les années pluvieuses et sous les climats humides. Les semailles de l'automne, comme celles du printemps, doivent être hâtives, afin que les plantes aient acquis avant les froids de l'hiver ou les chaleurs de l'été, le développement nécessaire pour couvrir le sol, et pour résister aux extrêmes de température.

Généralement peu soluble, la silice peut, dans certaines circonstances, se dissoudre et être absorbée par les végétaux; elle est même nécessaire à la formation des plantes, et entre pour une grande partie dans la composition des prêles, du seigle.

Le seigle, l'orge, le sarrasin, la lupuline, le mélilot, les pois, les carottes, le sainfoin, les fourrages graminés, peuvent être cultivés dans les lieux siliceux. On conseille, pour former des pâtu-rages sur ces terrains, la fétuque ovine, l'ivraie vivace, la pimprenelle, le trèfle rampant. Les pommes de terre y donnent de bons produits, mais remarquables plutôt par leurs bonnes qualités que par la quantité; le turneps est recommandé par Bosc ; la cameline, la gaude, y prospèrent aussi; les chênes, les châtaigniers, y sont communs, si, du reste, le climat leur est favorable.

Les prés sont rares et médiocres sur les sols sablonneux, mais l'herbe en est fine, et le foin passable, plus propre à l'entretien des bœufs de travail qu'à l'engraissement. Les pâturages naturels y sont peu fertiles ; on y trouve beaucoup de bruyères, de landes.

On remarque, en général, que les pays siliceux, granitiques sont salubres, si le sous-sol est de même nature que la surface. L'eau de source y est pure, agréable comme boisson, mais peu propre à activer la végétation.

Les animaux s'y font remarquer par la bonne santé, l'énergie, la sobriété, plutôt que par la taille : « les chevaux y sont fins et vifs : voyez ceux du Limousin ; les bœufs ardens au travail : voyez ceux de l'Auvergne ; les moutons y ont la chair savoureuse : voyez ceux des Ardennes. » Bosc.

Quelques contrées siliceuses entretiennent de bonnes races de petits moutons; le gland, la châtaigne, y fournissent une ressource précieuse pour l'engraissement du porc ; les lapins y prospèrent; d'après Sinclair, les coteaux sablonneux donnent plus de profit en garenne que par la culture.

Les terrains que nous étudions peuvent être amendés par les terres grasses, les marnes argileuses, la vase des rivières, des étangs, des marais. Les fumiers froids, ceux qui retiennent l'humidité, les récoltes vertes enfouies comme engrais, y produisent de bons effets. Le parcage des bêtes à laine leur est favorable : le piétinement des animaux raffermit le sol, l'amende. En général, on doit fumer souvent les terrains légers.

Sinclair recommande trois règles pour la culture des sols siliceux : ne pas épierrer ; établir souvent des herbages et les faire pâturer ; employer des fumiers réduits à l'état de compost.

4° TERREAU. — On appelle *terreau, humus, terre végétale*, la substance terreuse qui provient de la décomposition des êtres organisés.

Il est formé d'un principe particulier nommé *acide ulmique*, et de substances minérales. On sépare l'acide ulmique en traitant le terreau par un alcali, et en faisant agir sur l'ulmate un acide minéral.

Le terreau est léger, perméable à l'eau, hygrométrique ; il attire l'humidité, et se dessèche difficilement ; mais en se desséchant il diminue beaucoup de volume, et se boursoufle ensuite quand il pleut ; il est noirâtre, très carboné, gras, insoluble, mais susceptible de devenir soluble, et de se transformer, par l'action de l'air, des racines et des alcalis, en gaz acide carbonique qui est absorbé par les plantes. C'est par l'humus que les semences et les autres parties végétales qui ne peuvent pas absorber l'acide carbonique ambiant prennent le carbone nécessaire à leur développement. Peut-être même, le terreau contribue-t-il indirectement à la nutrition des plantes en faisant passer, par l'acide carbonique qu'il dégage, les carbonates neutres de chaux, de magnésie à l'état de bi-carbonate, et en rendant ces sels solubles dans l'eau et susceptibles d'être absorbés par les racines. M. de Gasparin suppose même que le terreau peut rendre les silicates solubles. Ce corps, éminemment poreux, peut aussi absorber les gaz ammoniacaux, et les mettre en rapport avec les plantes.

Mêlé à l'argile, à la silice, c'est lui qui rend les terres arables fertiles. La fécondité d'un champ est presque toujours en rapport avec la quantité d'humus qu'il renferme.

Quelle que soit la composition d'une terre, dit M. de Villeneuve, elle devient foncée, et doit être classée parmi les bonnes terres de jardin dès qu'elle prend 10 pour 0/0 d'humus.

L'humus varie par ses propriétés ; nous en trouvons dans les sols en quantités très diverses. Uni à la chaux, et principalement à la silice, il constitue la terre de bruyère, en général très bonne pour l'horticulture, la poterie, mais peu propre à la culture en grand, aux récoltes qu'on ne peut arroser : cette terre est légère et se dessèche rapidement ; les plantes qui poussent parmi les bruyères sont rares, chétives, forment des pâturages maigres, qui ne peuvent servir qu'aux bêtes à laine, et encore aux plus petites races.

Mais si, au lieu d'être uni à la silice seule, l'humus est mélangé en grande quantité avec la chaux et l'alumine, il constitue des sols excessivement féconds : les alluvions qu'on trouve dans les vallées de la Seine, de la Loire, du Rhin, et qui sont si productives, qui fournissent ces riches pâturages appelés *embouches*, *herbages*, nous en présentent des exemples. Là, on peut élever les chevaux les plus lourds, entretenir et engraisser les plus fortes bêtes à cornes.

La couche de terre noire que recouvrent les vieux gazons contient aussi beaucoup d'humus ; elle est très propre à produire des plantes ; mais il faut la cultiver, en user avec modération, surtout dans les sols maigres, où elle a mis quelquefois plusieurs siècles à se former : il suffirait souvent de lui faire produire consécutivement trois ou quatre récoltes épuisantes pour rendre complétement stériles des sols qui rapportent annuellement un beau revenu en prés ou en pâturages.

Nous rapportons encore aux sols où le terreau prédomine, les chenevières, les bons jardins, les terrains que les Anglais appellent *loams* : ce sont des terres artificielles qui ont été formées par une fumure abondante et par une bonne culture long-temps continuée.

C'est tantôt l'argile, tantôt la chaux ou la silice, qui prédomine dans les loams ; mais, quelle que soit la substance minérale qu'on y trouve en plus grande quantité, c'est toujours l'abondance de terreau qu'on y rencontre qui les rend perméables aux corps répandus dans l'atmosphère, qui leur donne la propriété d'attirer l'humidité de l'air et de la retenir, et qui les empêche d'être resserrés par l'action du soleil : les loams conviennent aux céréales, aux herbes fourragères, et aux racines ordinairement cultivées en grand.

5° SOLS TOURBEUX ET MARAIS. — Le séjour de l'eau en nappes minces à la surface du globe, provient de causes très diverses, et la nature du sol des marais est fort dissemblable ; mais, en général, de même que la vase des étangs, le limon gras des égouts, il renferme beaucoup d'humus. Il arrive presque toujours, lorsque les marais sont anciens, que les herbes qu'ils produisent se carbonisent en partie, se recouvrent de terre, et forment de la tourbe. La tourbe contient presque tous les principes de l'humus ; mais elle en diffère beaucoup par ses propriétés physiques ; elle est moins propre à produire des plantes. Les sols tourbeux sont fortement acides, se dissolvent difficilement dans l'eau, se dessèchent rapidement à la surface, et se crevassent par l'action du soleil et du froid ; ils absorbent peu d'eau, et une petite quantité de ce liquide les rend très aqueux.

Il est fort difficile d'écarter les mauvaises plantes des lieux marécageux et d'y propager les bonnes. Les marais exercent par leur humidité, par leur sol, comme par les fourrages qu'ils produisent, une action nuisible à l'économie animale ; leur surface couverte d'une légère couche d'eau, dans laquelle naissent, vivent, meurent et se décomposent une foule d'êtres organisés, dégage, surtout dans les temps secs et chauds, des émanations morbifiques.

Les animaux qui vivent sur les terrains où l'eau est stagnante ne prennent pas de graisse ; ils sont faibles, mous, peu propres au travail, souvent affectés de maladies organiques. Les femelles donnent un modique revenu en lait. Les moutons y contractent la pourriture.

Les poulains qu'on y élève présentent rarement de belles formes : ils ont la tête grosse, lourde ; l'encolure chargée de crins ; le ventre volumineux ; les yeux mauvais, exposés à la fluxion périodique ; les os gros ; les membres peu dégagés, velus ; les pieds grands, plats, à corne molle; les tissus flasques; les muscles mous et sans énergie.

On trouve assez souvent des lieux dont la surface sablonneuse n'indique pas une terre à retenir l'eau, et qui offrent cependant tous les caractères des marais, et agissent de même sur les animaux. Presque toujours, en ce cas, une couche de sable cache un lit d'argile imperméable, et l'on peut soupçonner la composition du sous-sol à la stagnation de l'eau dans les enfoncemens, aux carex, aux joncs, qui poussent et contrastent avec l'aspect aride de la superficie du sol.

On doit travailler les lieux humides à-peu-près comme les terres argileuses. On rend les couches tourbeuses solubles en les exposant au contact de l'air par de fréquens labours, en les mêlant à la chaux, aux cendres; il faut les fumer avec des engrais chauds. Les fumiers longs peuvent aussi agir en divisant la terre, mais il faut les associer aux alcalis afin d'en hâter la décomposition.

On améliore les fonds tourbeux en y pratiquant des saignées, et en y portant du sable, de la chaux.

6° Sols mixtes.—Nous appelons ainsi ceux qui, étant formés de deux ou de plusieurs substances presque en égale quantité, ne peuvent être rapportés à aucune des espèces précédentes; ils sont même les plus communs et, sans contredit, les meilleurs.

A. *Sols argilo-calcaires.*—Les sels de chaux, unis, en certaines proportions, à l'argile, qu'ils rendent moins compacte, plus facile à travailler, composent les meilleures terres arables : ces deux substances s'amendent réciproquement, et convenablement mélangées, se travaillent bien et conviennent à toutes les plantes; les légumineuses y viennent spontanément, et, de même que les raves, le froment, l'orge, elles y prospèrent beaucoup quand on les y cultive.

On observe dans toutes les contrées que les récoltes de ces terres, les grains comme les fourrages, sont de bonne qualité: les premiers rendent beaucoup de farine, et les autres, toujours sapides et éminemment nutritifs, peuvent servir à l'engraissement des herbivores. Les animaux qui vivent sur les montagnes argilo-calcaires sont beaux, forts; leur lait est butireux et riche en caséum.

C'est l'union de l'argile à la chaux carbonatée qui constitue la marne. Cette substance retient fortement l'eau : les semis y périssent souvent, et les plantes même y souffrent de l'humidité ; mais nous verrons qu'elle est très propre à amender les autres terres.

B. *Sols argilo-siliceux.* — L'argile y prédomine souvent, et ils présentent alors les avantages et les inconvéniens des terres glaises. Les récoltes y craignent les pluies abondantes, et y souffrent de la sécheresse. Une petite quantité de chaux exerce sur ces sols des effets extraordinaires, et les rend propres à produire le froment, les crucifères et toutes les légumineuses.

C. *Sols argilo-ferrugineux.* — Le fer se rencontre, dans la plupart des terres arables, à l'état d'oxyde ou à l'état de sel, et en proportions très diverses. On le considère, en général, comme peu propre à la végétation, cependant nous verrons que même le sulfate de ce métal est favorable aux récoltes s'il n'est pas en trop grande quantité. Le fer entre dans la composition des plantes, et tous les végétaux en renferment plus ou moins : il contribue à leur nutrition, non-seulement par sa propre substance, mais encore par la propriété qu'il a de condenser les composés ammoniacaux, et de mettre l'azote en rapport avec les pores absorbans des racines.

Diversement colorés, les composés martiaux modifient les propriétés physiques des terres ; ils les colorent de diverses nuances, les rendent compactes, tenaces, disposées à absorber les rayons du soleil et à s'échauffer. Celles qui contiennent beaucoup d'oxyde de fer sont presque impropres aux cultures dans les pays méridionaux ; le seigle même a de la peine à y épier : mais dans le nord, cet oxyde favorise l'échauffement du sol, et rend propres à la culture des terres qui sans sa présence seraient stériles. M. de Gasparin rapporte (1) que dans les terres blanches, froides, où le fer est en très petite quantité, les plantes à fleurs rouges produisent souvent des variétés à fleurs blanches ; que les vins ordinairement blancs qu'on y récolte ont moins d'alcool, plus de mucilage que ceux qui viennent dans les terrains colorés, et qu'ils ne se c n ervent pas facilement.

(1) *Cours d'agriculture.*

Les terres argilo-ferrugineuses contiennent le fer en petites proportions, offrent les caractères des sols argileux, manquent de chaux, et peuvent être améliorées par les composés calcaires. Les os pulvérisés y produisent de très bons effets.

D. Les terres sont dites *franches* lorsqu'elles offrent en quantités convenables la chaux, l'alumine et la silice : si elles sont profondes, elles sont fraîches, assez consistantes, et propres à la culture par leurs propriétés physiques comme par leur nature ; mais, leur composition doit varier, cependant, selon les climats : Ainsi un léger excès de sable, qui forme en Angleterre les sols de première qualité, est nuisible en France, surtout dans le midi, en raison de la sérénité de l'air.

M. de Gasparin appelle loams toute terre qui contient de la chaux, de la magnésie en quantité appréciable, et qui renferme au moins 10 centièmes de silice et 10 centièmes d'argile. Il cite pour exemple une alluvion formée par le Rhône, où l'on trouve : terreau, 4 parties ; carbonate de chaux, 43,5 ; argile, 32,5 ; et silice libre, 20 ; et une terre de la vallée de Tiviot, citée par H. Davy, qui contient : alumine, 42 ; silice, 42 ; carbonate de chaux, 4 ; oxyde de fer, 4 ; matières organiques, 8. Quoique variant beaucoup par leur composition, ces deux terrains peuvent, en raison du climat où on les trouve, produire à-peu-près les mêmes récoltes ; le premier, riche en chaux carbonatée, et ayant peu de silice, convient au ciel de la Provence ; tandis que le second est plus essentiellement approprié à une atmosphère humide : il rentre dans les loams des Anglais en raison de la grande quantité de terreau qu'il contient.

§ 3. — **DIRECTION ET ÉLÉVATION DE LA SURFACE DU SOL.**

Si le sol est horizontal, il n'est pas exposé à être dévasté par les orages ; il est en général profond, fertile ; mais si le sous-sol est imperméable, l'eau séjourne à la surface, et forme des marais ; s'il est franc, arrosé par des eaux courantes, et que l'air soit agité, on a des plaines fécondes et salubres, où l'on peut cultiver les plantes les plus succulentes, et employer les instrumens aratoires les plus perfectionnés.

Une légère inclinaison favorise beaucoup l'assainissement et la

culture du sol; elle facilite la dérivation des rivières, les irrigations, et au besoin, les desséchemens. Mais si la pente est rapide,
les terres tendent sans cesse à descendre par l'effet des cultures
et par l'action des eaux : le sol est, en général, peu profond, les
travaux agricoles sont difficiles, et les plantes manquent de vigueur.

Si l'exposition en pente raide est au sud, les rayons du soleil
y arrivent plus rapprochés de la perpendiculaire, et en plus
grande quantité pour une surface donnée; la chaleur y est forte,
la sécheresse à craindre. On doit y mettre des récoltes hâtives
qui puissent parcourir la plus grande partie de leur végétation
avant les fortes chaleurs. Un coteau bien exposé peut être utile
pour avoir des fourrages précoces, et pour fournir aux jeunes
animaux un pâturage pendant les premiers beaux jours du printemps.

Dans l'exposition au nord, les terres sont toujours plus froides
que ne le comporte la latitude, et, en général, elles sont plus humides. Les plantes y sont assez vigoureuses, les arbres beaux, les
herbes longues mais étiolées, fades, peu nutritives, ayant beaucoup moins de valeur pour l'alimentation des herbivores que celles, moins abondantes, qui croissent au midi.

Les coteaux inclinés à l'est ou à l'ouest tiennent le milieu entre
les précédens pour les effets qu'ils exercent sur la végétation
et sur la santé des animaux. Nous ferons seulement remarquer
qu'en France les vents d'ouest sont presque partout humides, et
plus malsains que ceux qui viennent de l'est.

Pour apprécier un lieu sous le rapport de l'agriculture et de
l'hygiène, il ne faut pas oublier l'influence des contrées environ-
nantes. On voit quelquefois, sous certaines inclinaisons, des coteaux réfléchir les rayons solaires sur une plaine voisine, et élever la température au-delà du degré que comporte la position
géographique du lieu : d'autres fois des montagnes arrêtent les
courans de l'atmosphère, préviennent les vents froids ou les vents
chauds, et modifient le climat. Toutes les plaines situées au midi
de nos montagnes sont beaucoup plus chaudes que celles qui
sont au nord. Cette observation peut être faite non-seulement
pour les Alpes, pour les Pyrénées, mais pour les montagnes de la

Loire, pour celles de la Lozère, du Rhône, de Saône-et-Loire, etc.

Il arrive souvent que les montagnes modifient l'état sanitaire des lieux, soit qu'elles arrêtent des vents insalubres, soit qu'elles produisent dans l'air un état de calme qui favorise la stagnation des principes délétères, et diminue les conditions de salubrité.

A mesure qu'on s'élève au-dessus du niveau de la mer, l'air devient froid, sec, pur ; le vent l'agite sans cesse, et en forme un tout homogène ; les hautes montagnes étant granitiques l'eau y est claire, fraîche et en général pure.

Sous le rapport de la température, l'élévation produit le même effet que le rapprochement du pôle, mais elle agit plus ou moins selon les contrées. En Angleterre une élévation de 60 mètres équivaut à la distance de 1 degré de plus vers le nord ; tandis que l'on compte en France que 100 mètres de hauteur équivalent à 1 demi-degré de latitude, et causent un changement de température analogue (1).

La différence s'explique par la position particulière de l'Angleterre. Cette île doit à son atmosphère humide une température plus douce que ne le comporte sa latitude ; mais l'influence des eaux se fait sentir principalement au niveau des mers, d'où il résulte que l'élévation des lieux produit, pour une hauteur donnée, plus d'effet que sur le continent.

Après une certaine élévation qui varie selon les latitudes, la neige ne fond jamais. Sous l'équateur, sur les Andes du Pérou, la glace fond jusqu'à 4,000 mètres d'élévation, et les montagnes d'Europe, qui sont seulement à 3,000 mètres au-dessus du niveau de la mer, sont des glacières permanentes.

La situation des lieux agit sur les êtres organisés de même, que sur la température, par la latitude et par l'élévation au-dessus du niveau de la mer : les habitans des montagnes situées entre les tropiques ressemblent à ceux des contrées plus septentrionales mais ayant la même température, et les plantes précoces, grasses, succulentes des plaines disparaissent, pour faire place à des végétaux chétifs, tardifs à mesure qu'on s'élève sur les monts, comme lorsqu'on se rapproche des régions

____

(1) *Maison rustique du dix-neuvième siècle*, T. I, p. 13.

polaires. En Angleterre, le froment ne vient pas à 180 mètres au-dessus du niveau de la mer, et si on cultive cette céréale à une pareille hauteur, on obtient assez de paille, mais le grain est petit, léger. Toutes les autres céréales manquent au-dessus de 260 mètres (Sinclair) ; tandis que « dans les Alpes maritimes et auprès d'Alais M. De Candolle a trouvé le seigle cultivé à la hauteur de 2000 mètres, et le froment à celle de 1700 (1).

Fine, sapide, mais en général peu abondante, l'herbe des montagnes est assez nutritive. On doit la faire consommer par des animaux petits, qui puissent prendre leur repas en peu de temps, qui soient assez agiles pour parcourir les lieux escarpés, et assez robustes pour résister aux intempéries. C'est dans les collines boisées et rapprochées des glaciers que les variations de température sont brusques et étendues. Du reste les animaux qui conviennent pour les pâturages montagneux sont aussi les plus propres à exécuter les labours des terres en pente, et à traîner le tombereau dans les mauvais chemins.

Les animaux des pays élevés ont bien quelquefois la taille, le volume de ceux qui vivent dans les lieux bas, mais ils en diffèrent toujours par plusieurs caractères. Les chasseurs qui habitent au pied d'une grande montagne reconnaissent en hiver, au pelage, à la forme trapue du corps, à la brièveté des membres, les lièvres que le froid a forcés de descendre dans les plaines.

On ne se trompe guère, dit Buffon, sur le pays naturel des animaux en les jugeant par ces rapports de conformité ; leur vraie patrie est la terre à laquelle ils ressemblent, c'est-à-dire à laquelle leur nature paraît être entièrement conformée.

« Les cerfs de plaines, de vallées ou de collines abondantes en grains, ont le corps beaucoup plus grand et les jambes plus hautes que les cerfs de montagnes sèches, arides et pierreuses : ceux-ci ont le corps bas, court et trapu ; ils ne peuvent courir vite, mais ils vont plus long-temps que les premiers ; ils sont plus méchans, ils ont le poil plus long sur le massacre ; leur tête est ordinairement basse et noire, à-peu-près comme un arbre rabougri dont l'écorce est rembrunie, au lieu que la tête des cerfs de plaines est

______

(1) *Maison rustique du dix-neuvième siècle.*

haute et d'une couleur claire et rougeâtre, comme le bois et l'écorce des arbres qui croissent en bon terrain. L'influence des lieux sur les animaux domestiques est moins marquée que dans les espèces sauvages, mais elle est de même nature et facile à constater. Les solipèdes, les bêtes bovines de montagnes diffèrent de celles des mêmes espèces qui vivent dans les lieux bas, par des caractères semblables à ceux qui distinguent le cerf de plaines de celui qui vit dans les lieux escarpés. »

Les contrées montagneuses, pauvres en foin, qui n'ont que de maigres pâturages, doivent s'adonner à l'élevage et à l'entretien du mouton et des bêtes à cornes. La multiplication du bétail est une industrie précieuse pour ces pays, lorsque, la plus grande partie de l'année, les mères et les élèves peuvent vivre passablement dans des terrains qui ne pourraient pas recevoir de meilleur emploi. En ajoutant à la nourriture prise dans les champs, quelques fourrages de médiocre qualité pour hiverner les génisses et les taureaux, on obtient à bon marché, des vaches et de jeunes bœufs, qui donnent un bénéfice assuré.

§ 4. — **SITUATION DES LIEUX.**

Le voisinage des eaux, des mers, des forêts, influe sur les terres, indépendamment de la direction que présente la surface du globe. L'intérieur des continens est froid en hiver et chaud en été ; les bords des mers, des fleuves et même des grands lacs sont toujours couverts d'une atmosphère humide qui, en été modère les ardeurs du soleil et en hiver prévient les très grands froids ; à Moscou la température d'été diffère de celle de l'hiver de 27°, et de 10° seulement à Édimbourg, quoique ces deux villes soient à égale distance de l'équateur ; et de même, bien que nous soyons plus au midi que l'Angleterre, il ne serait pas possible de voyager chez nous, toute l'année, sur des voitures découvertes ainsi qu'on le fait de l'autre côte de la Manche ; nous ne pourrions pas non plus, sous notre beau ciel, laisser les bêtes à laine exposées l'été aux ardeurs du soleil, et l'hiver à la rigueur du froid ; faire d'un champ de raves, une bergerie et un pâturage d'hiver. L'expérience de Daubenton a prouvé que nous ne devons pas en cela imiter les Anglais.

Il tombe beaucoup plus de pluie sur les rivages des mers et dans les pays chauds, qu'au centre des continens, et dans les contrées froides. L'atmosphère des lieux voisins des grandes masses d'eau est toujours favorable à la végétation. Personne n'ignore que le sol et le climat de l'Angleterre sont beaucoup plus appropriés à la production des pâturages, et à l'entretien des animaux que ceux de la France. On trouve près des mers, le long des grands courans d'eau des herbages qu'on doit laisser en pâture, les anciens gazons craignant beaucoup moins les inondations que les récoltes annuelles. Les animaux y prospèrent, sont bien constitués. On recherche les bêtes de boucherie, engraissés avec l'herbe sapide des pâturages salés des bords de la mer.

Les brouillards qui s'élèvent des rivières, des fleuves, de la mer, des lieux enfin où l'eau est courante ou en très grande quantité, adoucissent l'atmosphère sans communiquer les propriétés malfaisantes des émanations marécageuses ; mais ils nuisent aux récoltes céréales, ils rendent le grain petit à écorce épaisse, et font rouiller la paille.

Les contrées boisées sont en général salubres ; les arbres absorbent les principes malsains que les marais, les animaux, la fermentation, répandent dans l'air ; sous l'influence du soleil ils pompent l'acide carbonique, le décomposent, s'approprient le carbone et dégagent de l'oxygène et de la vapeur d'eau ; ils purifient ainsi l'atmosphère et en rendent la température modérée ; pendant l'hiver les bois servent d'abri et arrêtent les grands courans d'air.

Le voisinage des villes doit être pris en considération : les eaux y sont moins pures, et les engrais plus communs que dans les campagnes isolées ; l'atmosphère, chargée de vapeurs, de fumées, de miasmes, est favorable aux plantes, mais elle est plus ou moins nuisible à la santé des animaux. Les fourrages ont une grande valeur près des cités populeuses, et l'engraissement, l'élevage du bétail, y sont toujours en perte. Le prix élevé du lait et du travail, peut seul permettre d'y entretenir des vaches laitières et des chevaux.

Les lieux exercent une grande influence sur la production des végétaux et des races animales, mais il n'est pas toujours facile de l'apprécier : ainsi nous voyons très souvent deux provinces, deux vallées peu éloignées l'une de l'autre, et en apparence dans les mêmes conditions atmosphériques, avoir néanmoins des bœufs, des moutons, des blés, des vins, qui n'offrent entre eux aucune ressemblance. Cependant, le plus souvent, la nature du sol, la qualité des eaux, l'élévation et l'exposition des lieux, expliquent les différences que l'on observe.

On a remarqué aussi, sans pouvoir en assigner la cause, que l'étendue des lieux habités par les espèces animales a de l'influence sur le volume de ces dernières ; les poissons, comme les animaux terrestres, sont plus grands s'ils habitent de vastes espaces que dans des lieux limités, ainsi qu'on peut s'en convaincre en comparant les quadrupèdes des continens à ceux des îles, et même, en comparant les uns aux autres ceux des différens continens. On rencontre toujours les plus grands cétacés dans les plus vastes mers.

CHAPITRE II. — AMÉLIORATION DES TERRAINS.

L'aptitude du sol à produire des plantes, et l'influence qu'il exerce sur l'économie animale, dépendent de sa situation, de ses propriétés physiques et de sa nature ; de sorte que, pour améliorer les terrains sous les rapports de l'agriculture et de l'hygiène, il faudrait souvent pouvoir en changer la composition et modifier le climat.

§ 1.—MOYENS DE REMÉDIER AUX CAUSES D'INFÉCONDITÉ ET D'INSALUBRITÉ DES TERRES PROVENANT DE L'AIR, DE LA SITUATION DES LIEUX, ETC.

Nous avons peu de moyens capables d'agir sur les phénomènes météorologiques, et de neutraliser les mauvais effets des froids trop intenses, des chaleurs trop fortes, des pluies trop fréquentes, et des sécheresses trop long-temps continuées ; et, en général, au lieu de chercher à modifier la température, l'état de l'atmosphère, nous devons choisir les plantes et les animaux qui conviennent selon les eaux, le climat des contrées que nous habitons.

Cependant, nous pouvons sinon modifier, assainir les climats, du moins en neutraliser les mauvais effets par la formation de clôtures et d'abris qui conservent près du sol, et malgré les vents, des couches d'air immobiles, préservent les récoltes des froids excessifs, et préviennent les fortes sécheresses en retenant l'humidité de la terre et en interceptant les rayons du soleil.

Du reste, l'expérience le démontre, les changemens qu'éprouvent assez fréquemment la température, l'état hygrométrique des lieux, dépendent souvent du mode d'exploitation des terres, du défrichement des bois, de la quantité d'eau qui recouvre le sol ; de sorte, que nous pouvons agir sur l'état de l'atmosphère et sur la fertilité des terres par des procédés de culture, par les desséchemens et les irrigations dont nous allons traiter ici.

ART. I. — Desséchemens.

On réserve cette dénomination au *desséchement* des marais, et l'on appelle *assainissement, égouttement,* le desséchement des terres cultivées au moyen des *billons*, des raies ouvertes, des rigoles, etc.

Tout en rendant les terres susceptibles d'être cultivées, le desséchement améliore le produit des herbages et assainit l'air, en détruisant la source d'émanations méphitiques. Il n'est pas moins intéressant, sous les rapports de l'hygiène que de l'agriculture. Pour le pratiquer, il faut, autant que possible, rechercher les causes qui produisent la surabondance d'humidité. Si l'eau provient d'un lieu élevé, si elle coule à la surface de la terre, on la détournera avant qu'elle soit parvenue au lieu où elle reste stagnante ; le plus souvent, il convient, dans ce cas, de la retenir en pratiquant des réservoirs qui servent ensuite aux irrigations.

Si elle provient de la pluie ou de sources qu'on ne peut pas détourner, il faut chercher à la faire écouler : à cet effet, on agit différemment selon que l'excès d'humidité dépend de la nature ou de la position du sol. Dans le premier cas, on emploie les amendemens, les billons; dans le second on ajoute à ces moyens les fossés, les puits perdus, l'élévation du terrain.

Fossés.— Les fossés doivent faire le moins possible des contours, afin de conduire l'eau directement du lieu où ils la prennent à celui où ils doivent la déposer; il faut, en outre, qu'ils aient une inclinaison convenable, car une pente trop douce y ferait séjourner l'eau, et augmenterait ainsi le mal auquel ils devaient remédier, et une inclinaison trop forte donnerait à l'eau un mouvement rapide qui pourrait entraîner les terres. Les fossés sont ouverts ou couverts.

Les fossés ouverts, les *tranchées*, ont une profondeur et une largeur diverses; la terre qu'on enlève en les creusant doit être de suite répandue afin d'élever le sol inondé et de débarrasser les bords des tranchées. On fait ordinairement les fossés étroits au fond, et on rend les bords plus ou moins inclinés, selon que la terre est plus ou moins sablonneuse. Dans le sable, on donne même aux bords une pente assez douce pour 'pouvoir y semer des fourrages.

On appelle *coulisses* les fossés couverts : ce sont des canaux souterrains, des aqueducs remplis de cailloux brisés, de briques faites pour cet usage, de branchages, d'épines, de bruyère, de fougères, etc. Pour les construire, on creuse une tranchée généralement étroite, on la remplit de cailloux, de pierrailles, ou de briques, puis on recouvre ces corps de paille, de feuilles ou de mousse, et on comble la tranchée avec une partie des terres qu'on avait retirées. Les coulisses en pierre durent long-temps : celles qui ont été faites par les anciens en Grèce, en Asie, en Perse, en Syrie, etc., sont encore bien conservées, et remplissent parfaitement leurs fonctions, sans que jamais on soit obligé d'y travailler (1); celles en bois durent de vingt-cinq à trente ans.

La couche de terre qui recouvre les pierres ne doit pas être trop épaisse, afin que l'eau la traverse et arrive facilement au fossé. Il est inutile de dire que les coulisses ne peuvent être faites que sur les sols argileux; elles ne diminuent pas l'étendue des

____

(1) L. Héricart de Thury, *Maison rustique*, T. I, p. 137.

terres, n'empêchent pas les labours et, si elles sont bien faites, ne répandent jamais de vapeurs méphitiques dans l'air, ce qui les rend préférables aux tranchées ouvertes.

PUITS PERDUS, BOIT-TOUT, BETOIRS, GOUFFRES. — On appelle ainsi des conduits verticaux pratiqués au milieu des marais, et par lesquels s'écoulent les eaux qui inondent le sol : ce sont de larges trous, des puisards plus ou moins profonds qui mènent l'eau de la surface dans une couche de sable souterraine, d'où elle s'écoule dans un ravin, dans une rivière.

Les puits perdus sont ouverts ou fermés. Les hommes, les animaux, peuvent se précipiter dans les premiers. Pour éviter ces accidens, on les remplit de pierres brisées, de buissons, de branchages, etc. Le desséchement, par des puits perdus, est infaillible, occasionne peu de frais et n'exige aucun entretien.

DE L'EMPLOI DE LA SONDE POUR LES DESSÉCHEMENS. — Les marais sont quelquefois situés sur de grands bassins de substances imperméables, dans lesquels se trouvent différentes couches de sable et d'argile, d'une étendue et d'une élévation variées. Or, si c'est le liquide de la couche inférieure qui entretient la surabondance d'humidité à la surface, il surgit et forme des sources par l'effet de sa seule pression. Dans ce cas, on ne peut détruire les marais qu'en faisant écouler directement l'eau du réservoir inférieur ; pour cela, quand on a creusé les fossés ouverts, on fait avec une sonde, et dans la partie la plus basse de ces fossés, des trous par où s'écoule l'eau qui surgissait à la surface : c'est ainsi que l'a pratiqué, dans le Warwickshire, M. J. Elkington.

COLMATES, COLMATAGES, TERREMENT. — Le desséchement peut être fait aussi par l'élévation du sol : on le pratique en transportant des terres avec la brouette, le tombereau. Un des plus beaux quartiers de Lyon est bâti sur une presqu'île infecte, qui a été assainie, comblée, de cette manière. On peut produire le même résultat par *atterrissement*, par *terrement*, c'est-à-dire en faisant, au moyen de l'eau, arriver des terres d'un lieu élevé au point qu'on veut exhausser ; cette opération « consiste à transporter les terres d'une élévation qui domine une vallée sur les terres les plus basses, et le plus souvent marécageuses de cette vallée, et à faire, dans ce but, charrier ces terres par des eaux qui, coulant d'un point plus élevé, les entraînent avec elles à leur passage ; on forme ainsi, tant de cette élévation que du bas-fond qui est au-dessous, un plan doucement incliné, qui peut toujours être arrosé à l'aide du canal qui a servi à la conduite des eaux, et auquel, pour cet effet, on a donné, du côté de la pente, une digue, une berge d'une solidité suffisante. L'irrigation de ce terrain peut alors avoir lieu avec d'autant plus de commodité, et d'une manière d'autant plus parfaite que les terres, ainsi char-riées et répandues par le moyen de l'eau, forment une surface plus ou moins inclinée, plus unie qu'on ne peut la rendre par le travail manuel (Thaer). »

Pour colmater un terrain, on l'entoure de digues et on y con-duit l'eau à laquelle on fait charrier la terre qu'on veut déplacer. « Le succès de l'emploi de la méthode des colmates tient princi-palement à la promptitude avec laquelle on expulse du terrain qu'on se propose d'exhausser par alluvion les eaux limoneuses qui y ont été introduites, lorsque ces eaux, ayant déposé leur limon, sont devenues claires (1).

Les rivières torrentielles, les fleuves sont employés avec avan-tage pour colmater. Nous avons en France des étangs, des ma-rais, qui étaient jadis des causes d'infection, et qui ont été assainis et rendus à la culture par colmates. Les alluvions qui se forment à l'embouchure des fleuves, alluvions qui comblent les mers, nous démontrent assez que ces moyens pourraient produire les plus grands effets.

AVANTAGES DES DESSÉCHEMENS.—Les desséchemens rendent à la culture des terres qui étaient stériles, assainissent des sols, où les semences et les racines étaient exposées à pourrir, rendent les labours faciles, les moissons, le fanage des foins aisés, aug-mentent la quantité et la qualité des grains ; dans les prés, dans les pâturages, ils raffermissent le sol, le rendent capable de résister au piétinement des animaux, font disparaître les végé-taux aquatiques, améliorent les bonnes plantes et en font pa-raître de nouvelles ; comme l'a démontré Sinclair (2), ils sont

---

(1) *Maison rustique*, T. I, p. 132.
(2) *Agriculture pratique et raisonnée*, p. 354.

favorables aux bois, aux climats, peuvent faciliter l'établissement d'usines, d'irrigations, etc.

Avant de procéder au desséchement, il faut prévoir si l'opération est possible en prenant exactement tous les niveaux nécessaires ; il faut ensuite calculer si les avantages pécuniaires paieront les travaux, examiner s'il convient de dessécher la totalité du marais, ou si l'on doit conserver des réservoirs d'eau, soit pour abreuver les animaux, soit pour arroser la partie qu'on veut dessécher ; quelquefois il peut convenir de laisser le sol humide pour y établir une prairie permanente.

Lorsque le desséchement est effectué, on a mis à nu une vase, une tourbe, qui perdent leur eau avec rapidité, diminuent de volume, sont fermes à la surface, se crevassent, et ne peuvent pas produire de récoltes ; il peut arriver aussi que les fonds des marais soient, pendant quelques années, plus nuisibles à la santé qu'avant l'écoulement des eaux ; il en est même qui ne sont devenus insalubres que lorsque la charrue a eu déterminé la putréfaction des matières souterraines, en les mettant en contact avec l'air atmosphérique.

On doit donc, aussitôt après le desséchement, faire des travaux pour rendre la vase féconde et salubre, en exposant à l'air les mottes et la tourbe, en faisant des brûlis, en écobuant, en employant enfin les amendemens nécessaires pour rendre la terre meuble, pour détruire les matières organiques, pour saturer l'acidité de l'humus, le rendre soluble, et susceptible de nourrir les plantes.

ART. II. — Irrigations.

Les irrigations forment, pour une grande partie de la France, un puissant moyen d'améliorer les terres, et d'augmenter les récoltes ; elles sont pour nous beaucoup plus importantes que les desséchemens, car nous avons moins de marais que de terres improductives faute d'eau.

Au moyen de l'irrigation, nous rendrions fertiles les sols du midi qui, par leurs propriétés physiques et leur nature, sont propres à la végétation, mais qui manquent d'humidité ; nous charge-

rions de limon les vastes parages graveleux, les sables arides, les
coteaux crayeux, plus ou moins étendus que nous rencontrons
dans presque tous nos départemens ; nous pourrions même augmenter la puissance de nos meilleures terres, et les rendre compactes, tenaces, fermes, capables de produire le chanvre, le lin,
et toutes les récoltes que nous considérons comme les plus riches ;
car l'eau, même la plus limpide, transporte des molécules calcaires, argileuses, très ténues, qui, à la longue, modifient la
composition et les propriétés du sol.

Les irrigations seraient favorables à notre climat ; elles modi-
fieraient l'aspect aride d'une grande partie de nos coteaux, les cou-
vriraient de verdure, et, plus de vapeurs aqueuses étant répandues dans l'atmosphère, nous verrions diminuer les variations si
grandes et si brusques qu'éprouve notre température ; les gelées
blanches du printemps seraient plus rares, les chaleurs de l'été
moins fortes, et les froids de l'hiver moins rigoureux. Il est inutile d'ajouter que le climat plus doux, plus uniforme, les herbages moins secs, du moins en septembre, les eaux moins rares,
meilleures comme boissons en été, seraient plus favorables à la
santé des animaux, et rendraient les épizooties plus rares.

Il est aussi important de considérer que les irrigations diminueraient les ravages des inondations. Nos coteaux bien arrosés
et garnis de verdure, seraient recouverts d'une couche spongieuse
qui retiendrait, pendant un certain temps, une partie de l'eau
des pluies ; ensuite, les canaux d'irrigation alimentés par les
fleuves et par les rivières en aval des localités qui auraient reçu
les orages, retiendraient ou du moins retarderaient une partie
d'autant plus considérable des eaux tombées, que chacun voudrait
profiter, pour les arrosages, du moment où elles seraient limoneuses.

Indépendamment des effets que nous venons d'indiquer, l'eau,
convenablement distribuée, dissémine uniformément les engrais
répandus sur la terre, dissout les matières nutritives, et les charrie dans les organes des plantes ; elle remplace l'humidité que
les feuilles perdent par la transpiration, et contribue elle-même
à la formation des tissus végétaux, car les herbes en contiennent
de 70 à 80 pour 100 de leur poids.

L'eau agit aussi par sa température, celle qui provient des sources, plus chaude en hiver que l'air et que la surface de la terre, échauffe le sol, active la fermentation de l'humus et fait pousser les plantes. On observe toujours, lorsque la température est au-dessous de 0, que la surface des prés submergés et couverts de glace est plus élevée que celle de l'air ambiant. Au printemps, et pendant les temps chauds, l'eau favorise la germination, dissout les principes des cotylédons, des semences, la fécule des tubercules.... ; en été, elle rafraîchit la terre, en absorbe du calorique en s'évaporant, et prévient ainsi les effets du soleil sur les racines superficielles.

Ce liquide chasse et détruit les taupes, les insectes, les vers, etc.; il nuit aux bruyères, à l'ajonc nain, à l'ajonc épineux, aux plantes de la famille des labiées qui croissent principalement sur les côteaux arides, et déprécient souvent les prairies.

L'eau chargée de terre, de matières fécondantes fertilise le sol et chausse les plantes. Nous avons vu, en parlant des colmatages, que l'irrigation donne le moyen de combler les marais, de niveler les sols; nous ferons connaître, en parlant de l'arrosage des prairies, l'influence de l'eau selon les matières qu'elle charrie, et nous indiquerons les moyens d'améliorer celle qui n'est pas naturellement assez fertilisante.

Les irrigations peuvent avoir pour but, si elles sont abondantes, d'enlever du sol des principes nuisibles; leur emploi, sous ce rapport, est efficace toutes les fois que ces principes sont solubles, comme le sulfate de fer, le chlorure de sodium.... ; les effets salutaires que l'eau produit dans cette circonstance nous démontrent la nécessité d'arroser avec modération, surtout si le sol est en pente, afin de ne pas enlever à la terre ses principes fertilisans.

L'expérience démontre les bons effets de l'irrigation. Comparons, dit M. Farnoud, deux territoires dont l'un est soumis à l'irrigation et l'autre en est privé. « Là, tout a prospéré : graines, fourrages, chanvre, lin, marseaux, jardinage, pommes de terre, arbres, etc., rien n'a été au-dessous des récoltes les plus abondantes; ici, au contraire, les végétaux de tout genre ont été prématurément flétris et ont fini par avorter. » Cet auteur estime que l'irrigation quadruplerait le produit de nos terres, et l'on est bien persuadé que cette évaluation est loin d'être exagérée, quand on voit les riches *huertas* de l'Espagne, les campagnes arrosées de l'Italie, les prodiges que l'irrigation a opérés dans les départemens des Alpes, des Pyrénées, dans la Provence, à Châteaurenard, à Avignon, à Salon, à Arles, à Cavaillon, sur les garrigues, les sables arides des bords de la Durance et sur les graviers caillouteux du bassin du Rhône, image de l'Arabie Pétrée, selon l'expression de M. Peyret Lallier.

Les irrigations sont favorables à toutes les cultures : la réputation si bien méritée des melons de Cavaillon, la quantité qu'on en porte tous les ans dans les départemens de la Drôme, de la Loire, du Rhône, en prouvent l'heureuse influence sur les produits de l'horticulture. Les irrigations ne sont pas moins utiles à la production des céréales. « Les blés immergés pour la troisième fois, dit M. A. de Gasparin, après un voyage fait à Cavaillon pendant le printemps, avaient atteint la hauteur d'un homme quand les nôtres épiaient à deux pieds de terre. Ces blés ont vingt fois la semence ; les nôtres n'ont produit que cinq, et dans les années les plus favorables, la pluie, pour eux, ne remplace jamais l'arrosage, car la pluie s'adresse aux fleurs comme aux racines et fait avorter les produits, circonstance qui explique cette fertilité du Delta, qui n'a jamais vu crever un nuage. Mais Cavaillon enlève une seconde récolte de haricots dont la valeur égale celle du blé. Nos terres, brûlées par le soleil, ne peuvent produire de récoltes intercalaires. Ainsi, c'est une valeur de 40 contre 5 qu'on peut obtenir sur les champs arrosés ; ainsi, pour obtenir la même quantité de substance alimentaire, on y cultive huit fois moins de terrain. Sur des sols toujours frais, la culture devient un jeu, et les sept huitièmes des forces employées pour faire le pain de la France, pourraient être employées ailleurs (1). »

Sous le rapport de la production des fourrages, l'irrigation ferait des prodiges en France. Elle contribuerait puissamment à l'amélioration de l'agriculture et à l'augmentation de notre bien-être par les engrais, la viande, la laine et le suif, qu'elle fe-

______

(1) *Du plan incliné comme grande machine agricole.*

rait produire. Nous parlerons des procédés d'irrigation en traitant des prés et des pâturages : l'arrosement des plantes fourragères intéressant principalement l'hygiène des animaux.

Nous dirons seulement ici que notre pays, parcouru en tout sens par des rivières qui descendent de nos montagnes et vont se perdre dans la mer, sillonné par des collines profondes qui se prêteraient avec une merveilleuse facilité à la formation de réservoirs, serait facilement arrosé ; que, cependant, la pratique des irrigations nécessiterait de grands travaux et qu'il faudrait même, pour le faire convenablement, une loi qui réglât plusieurs points relatifs à la jouissance des propriétés. C'est une question dont s'occupe le gouvernement et bien digne de l'attention des hommes qui désirent la prospérité de la France.

§ 2. — MOYENS POUR MODIFIER LES PROPRIÉTÉS PHYSIQUES ET LA COMPOSITION DES TERRAINS.

Pour augmenter la fécondité des terres, pour les amender, il faut, tantôt les rendre plus hygrométriques ou plus faciles à dessécher, quelquefois plus compactes ou plus légères ; d'autres fois, modifier leur composition et leur fournir des principes qui leur manquent.

Il est souvent plus avantageux de modifier les propriétés physiques d'un sol que d'en changer la composition par l'addition d'un amendement : car une fraîcheur convenable, une perméabilité suffisante, une consistance moyenne, une température appropriée sont des conditions sans lesquelles on n'a jamais de récoltes abondantes, tandis que les diverses substances minérales peuvent se suppléer : la potasse, la magnésie, l'alumine peuvent remplacer la soude, la chaux, la silice, sans que la croissance des plantes en souffre beaucoup.

On modifie les propriétés physiques du sol par l'usage des moyens que nous avons examinés dans le paragraphe précédent, ou en employant des corps qui en changent en même temps la composition.

Les agriculteurs appellent amendemens, stimulans, engrais, les substances que nous employons pour améliorer, fumer les terres. Les premiers sont des corps qui, comme le sable, l'argile, modifient la terre sans concourir pour une forte proportion à la nutrition des plantes. Les seconds favorisent la végétation sans qu'on puisse expliquer leur effet, disent les auteurs, ni par la nourriture qu'ils fournissent aux végétaux, ni par les changemens qu'ils impriment au sol; enfin, les engrais fournissent, par leur décomposition, la nourriture nécessaire à l'accroissement des plantes.

Cette distinction était généralement admise quand on croyait que les substances organiques pouvaient seules contribuer à la nutrition des êtres organisés; mais, comme nous l'avons dit pour les animaux, tous les corps qui entrent dans la composition d'un être vivant doivent être considérés comme nécessaires à la nutrition de cet être, et, par conséquent, l'eau, le chlorure de sodium, le phosphate de chaux, le carbonate de potasse, contribuent à la nutrition des animaux et des plantes comme les principes qui résultent de la décomposition du foin, du fumier, etc. Nous savons que le plâtre, par exemple, ne se trouve dans les légumineuses que dans une proportion infiniment petite comparativement au grand développement qu'il fait prendre à ces plantes. Mais il ne faut pas conclure de là qu'il agit simplement comme un stimulant, car un corps alimentaire ne contribue pas seulement à l'accroissement d'un être organisé en proportion de la matière qu'il fournit lui-même, mais en proportion de toute la matière avec laquelle il est mélangé ou combiné dans l'être organisé qu'il concourt à former. Ainsi, si la luzerne ne contient que $\frac{1}{10,000}$ de sulfate de chaux, 1 gramme de ce sel devra être considéré comme ayant produit 10,000 grammes de fourrage, puisque la plante ne se serait pas formée sans l'aliment minéral qui était nécessaire à la composition des tiges, des feuilles, etc.

Les quantités de ces divers agens qu'il convient d'employer, nous prouvent encore que la distinction qu'on admettait n'est pas fondée, et que le plâtre, la marne, les cendres, sont des engrais comme le fumier de cheval, le sang, l'urine (1).

(1) Boussingault, *Économie rurale considérée dans ses rapports avec la chimie, la physique et la météorologie*, T. II, p. 4.

Les substances minérales qui agissent physiquement doivent être employées à hautes doses pour changer les propriétés physiques des terres, et, si des raisons économiques s'opposent à ce qu'on en mette des quantités assez fortes pour atteindre ce but, il faut, selon les circonstances dans lesquelles on se trouve, chercher à en approcher le plus possible. La crainte de faire de trop fortes dépenses empêche seule de mettre dans les sables la quantité de terre glaise et dans les argiles la quantité de sable qui serait nécessaire pour rendre franches les terres sablonneuses et celles qui sont fortement argileuses.

Les doses des substances qui, comme le sel, le plâtre, etc., contribuent presque exclusivement à nourrir les plantes, doivent être calculées d'après d'autres bases ; on doit en mettre seulement la quantité nécessaire à la composition des végétaux, car si l'on dépasse cette quantité, l'excès est perdu et peut même être nuisible aux récoltes.

C'est en cela que les composés salins diffèrent des engrais proprement dits, dont les effets sont généralement en rapport avec les quantités employées ; mais les différences que l'on observe à cet égard ne proviennent pas de ce que les divers agens que nous venons de nommer agissent, les uns d'une manière, les autres d'une autre, que le sulfate de calcium stimule les plantes et que les fumiers les nourrissent ; elles dépendent de ce que ces derniers ayant, par leur nature compliquée, à-peu-près tous les principes minéraux et organiques selon les proportions que les tissus végétaux réclament, peuvent seuls nourrir les plantes, tandis que les stimulans, ne contenant qu'une ou deux substances, lesquelles ne sont même absorbées par les racines qu'en très petite quantité, n'exercent plus aucune action par eux-mêmes et cessent d'agir proportionnellement à leur quantité aussitôt qu'ils dépassent la proportion minime nécessaire à la nutrition des végétaux.

Il est bien reconnu que les stimulans produisent moins d'effet sur une terre qui en a déjà reçu, qui en contient, que sur celle qui en manque complétement et qui renferme beaucoup d'autres principes propres à la végétation.

Quoique toutes les substances que nous allons indiquer contribuent à la nutrition des plantes, nous les diviserons en *amende-mens* et en *engrais*.

ART. I. — Amendemens.

Ce sont des corps qui modifient les propriétés physiques des sols tout en contribuant, dans certains cas, à la nutrition des plantes ; on les emploie presque exclusivement dans le but de changer la consistance et l'hygroscopicité des terres.

AGENS QUI AUGMENTENT LA CONSISTANCE DES TERRAINS. — *Argile.* — Les terres alumineuses grasses, les marnes argileuses conviennent pour amender les sols siliceux, ceux qui ont un excès de sable calcaire et, en général, tous les terrains légers qui manquent de consistance et qui, ne retenant pas convenablement l'eau, laissent périr les plantes, faute d'humidité.

Mais l'argile est difficile à employer ; on ne peut pas la diviser aisément et si on la met en grosses masses, elle se mêle très difficilement au sable ; il faudrait, avant de la répandre, la faire sécher et la pulvériser. Lorsque cette substance est unie à la chaux et qu'elle constitue des marnes, lorsqu'elle a été desséchée, réduite en torchis, l'emploi en est plus facile et les bons effets plus marqués.

Le *carbonate de chaux*, réduit en poudre impalpable, le *ter-reau*, la *tourbe,* les *vases argileuses* produisent les mêmes effets que l'argile, et leur emploi est même plus avantageux en raison de l'influence qu'ils exercent sur la nutrition des plantes.

AGENS QUI RENDENT LES TERRES PERMÉABLES ET QUI FACILITENT LA DÉCOMPOSITION DE L'HUMUS. — Plusieurs moyens physiques , les labours et les sarclages faits à propos produisent ces résultats ; mais, pour amender les sols lourds, acides, on emploie le plus souvent, le sable, la chaux et la marne. L'argile cuite et pulvérisée convient, comme le sable, pour rendre perméables les terres grasses. Nous verrons que l'écobuage peut être aussi un moyen d'améliorer les sols alumineux.

Sable. — Le sable est très propre à l'amendement des terres grasses, froides, lourdes, humides , mais l'emploi en est souvent dispendieux. On doit en faire usage toutes les fois que, formant le sous-sol d'une terre argileuse, il suffit, pour le ramener à la surface, de faire un léger défoncement, un labour profond. On doit aussi utiliser les vieux plâtras, les débris des anciens bâtimens, car la chaux qui se trouve mêlée au sable dans le vieux mortier paie amplement le transport du mélange.

Le sable, de même que l'argile, contribue peu à la nutrition des plantes, et n'agit que comme amendement des terres. On devrait mettre de ces deux substances, si n'étaient les fortes dépenses que l'emploi entraînerait, des doses assez fortes pour rendre tenaces les sols légers et friables les terres fortes.

Chaux.—On appelle *chaudage*, *chaulage*, une pratique qui consiste à mettre de l'oxyde de calcium dans les terres. Cet amendement est plus utile que les deux précédens, et son usage beaucoup plus répandu.

Comme le sable qu'il remplace avantageusement, il diminue la ténacité des sols gras, compactes, les rends perméables, faciles à travailler; mais plus que lui, il les échauffe, favorise la décomposition des fumiers, et entre, pour une plus forte proportion, dans la composition des plantes.

La chaux est très bonne pour amender les marais desséchés, la vase des étangs et des pêcheries; elle agit sur la tourbe, sur l'humus, sature leur acidité et les rend solubles, susceptibles d'être absorbés par les plantes.

« La chaux convient aux sols (1) qui ne contiennent pas déjà en excès les combinaisons calcaires. Tout sol composé de débris granitiques, de schistes, presque tous les sols sablo-argileux, ceux humides et froids de ces immenses plateaux argilo-siliceux qui lient entre eux les bassins des grandes rivières; le terrain sur lequel la fougère, le petit ajonc, la bruyère, les petits carex blancs, le lichen blanchâtre viennent spontanément; presque tous les sols infestés d'avoine à chapelet, de chiendent, d'agrostis, d'oseille rouge, de petite matricaire; celui où l'on ne recueille que du seigle, des pommes de terre et du blé noir; où l'esparcette et la plupart des végétaux de commerce ne peuvent réussir; où cependant les bois de toute espèce, et surtout les es-

(1) Puvis, *Maison rustique*, T. I, p. 61.

sences résineuses, le pin sylvestre, le pin maritime, le mélèze, le pin Weimouth et les châtaigniers réussissent mieux que dans les meilleures terres ; tous ces sols ne contiennent pas le principe calcaire, et tous les amendemens où il se rencontre, leur donneront les qualités et y feront naître les produits des sols calcaires. »

On emploie la chaux de diverses manières ; tantôt on la répand seule, tantôt après l'avoir mêlée à d'autres substances, à de la terre, à des mottes, à du terreau, etc. Le plus souvent, on fait des petits tas qu'on répand ensuite lorsqu'ils ont été assez divisés par l'humidité de l'air ; il est plus convenable de décharger la chaux par tombereau et de la tenir couverte de terre jusqu'à ce qu'elle soit réduite en poudre : on étend ensuite le tout. On doit disséminer la chaux lorsque le temps est sec et calme et qu'elle est pulvérulente ; car, quand elle est en pâte, il est difficile de l'étendre uniformément, et si le vent est fort, il en emporte beaucoup pendant l'opération. La chaux agit peu dans l'eau, on doit la mettre sur un sol sec et la couvrir avant qu'elle ait reçu la pluie. Si la terre est naturellement forte, humide, il faut, pour la rendre perméable, faire précéder le chaudage d'un labour profond.

La chaux en contact avec l'air humide, avec la pluie, avec la terre mouillée se dissout insensiblement, et, se précipitant ensuite sous forme de carbonate de chaux, elle fait adhérer ensemble les corps qu'elle mouille : c'est ainsi qu'elle rend les constructions solides. Le même effet se produit quelquefois dans la terre : après le chaudage, la chaux, entraînée par la pluie, forme au-dessous de la couche labourée une plaque qui s'oppose à l'écoulement des eaux. La chaux est alors plus nuisible qu'utile dans les sols argileux ; pour prévenir cet inconvénient, il faut la mettre à petites doses, l'enterrer peu profondément, et, quelques années après qu'on l'a employée, donner à la terre un labour profond pour rompre les adhérences qu'elle a produites.

La quantité de chaux qu'on doit répandre sur les terres varie selon sa nature et la composition du terrain. Si la chaux est pure, il en faut moins que si elle contient de l'argile, de la magnésie, etc. On doit en mettre de fortes doses, 3, 4, 5 cents hectolitres par hectare, à l'exemple des Anglais, dans les terres froides, alumineuses, siliceuses, dans les tourbières, où elle doit agir comme amendement et comme aliment des récoltes; mais il en faut beaucoup moins, 5 à 10 hectolitres par hectare, sur les terres légères, où elle doit seulement contribuer à la nutrition des plantes, et où elle nuit par ses propriétés physiques.

Dans la Sarthe, on l'emploie tous les dix ans à raison de 10 hectolitres par hectare; on la met sous forme de compost, fait avec une partie d'oxyde de calcium et sept à huit parties de terreau.

Dans la Flandre, on reconnaît les deux rôles que joue la chaux, en pratiquant le chaudage foncier et le chaudage d'assolement: par le premier, on veut modifier le terrain et l'on emploie beaucoup de chaux; par le second, on ne veut que fournir aux plantes la chaux nécessaire à leur composition, et on la leur donne sous forme de bon engrais, qu'on répand sur les prés, sur les pâturages, sur les céréales de mars. D'après la quantité de chaux qu'on met dans le nord et dans le département de la Sarthe, où on l'emploie très judicieusement, on pourrait déduire avec M. Puvis, que la terre, pour soutenir sa fécondité, demande par an 3 hectolitres de cet amendement par hectare.

On ne doit pas enterrer la chaux trop profondément, et il faut la mettre quelque temps avant la semence, afin que la terre en soit imprégnée quand elle devra nourrir les jeunes plantes. Les composts anciens, dont les engrais sont saturés par l'oxyde métallique, agissent avec plus d'efficacité que ceux qu'on emploie immédiatement après leur préparation. La chaux peut aussi être mise, comme nous l'avons déjà dit, sur les récoltes, sur le seigle, sur le trèfle, etc.

La chaux agit donc sur la terre et sur les plantes. Mise à propos, elle produit les meilleurs effets; mais elle exerce une action plus puissante sur les mauvaises terres, à seigle, que sur celles à froment. Par la chaux, les premières passent, d'après M. Puvis, « du produit de 4 à 5 en seigle à 7 à 8 en froment ». Une quantité de chaux qui ne dépasse pas un millième de la couche labourable, dit ce savant agronome, dans son beau travail sur l'emploi de la chaux, suffit pour changer les produits, accroître de moitié les récoltes dans le sol qui ne contient pas les principes calcaires.

L'emploi de l'oxyde de calcium modifie très avantageusement la nature des fourrages : il les rend nutritifs et surtout salubres. Il suffit de mettre de la chaux sur une terre, dont le foin, les racines, la paille donnent aux animaux des poux, la pourriture pour que ces produits deviennent sapides, salubres et alibiles.

Le chaudage détruit les mauvaises herbes, les insectes, fait fuir les animaux nuisibles, rend les grains fins, gros et riches en farine : il est aussi favorable à l'homme qu'aux herbivores.

Mais la chaux épuise-t-elle la terre et fait-elle la fortune des pères aux dépens de celle des enfans ? Employée dans les sols qui en réclament, elle les améliore, et les rend propres à produire, pour une quantité donnée de fumier, de plus fortes récoltes ; mais en même temps, en fournissant à la nutrition des plantes des principes que celles-ci ne trouvaient pas dans la terre, elle fait absorber des matières fertilisantes qui restaient improductives. Elle produit donc deux effets : elle perfectionne le sol, le rend capable d'élaborer une plus grande quantité de fumier, et elle fait transformer en produits utiles l'humus, mêlé à la terre. Or, il est évident que, si l'on néglige de mettre convenablement du fumier, la terre s'épuisera ; mais elle sera propre à produire, et souvent même elle produira moins peut-être que les premières années de l'emploi de la chaux, mais plus qu'elle ne produisait avant le chaudage. Dans tous les cas, on prévient l'épuisement du sol, en lui rendant en fumier l'humus que les récoltes lui ont enlevé. Le chaudage dégrade les terres quand on met en excès de la chaux sèche, magnésienne sur des sols arides, sablonneux ; quand on l'emploie à faire produire des céréales, des plantes industrielles qu'on consomme ou qu'on livre au commerce, et qu'on manque de fourrages pour faire les engrais que la culture réclame. Mais il est améliorant et enrichit le pays, si on emploie la puissance qu'il communique au sol à produire convenablement du trèfle, des luzernes, des pommes de terre, des betteraves, et qu'on fasse consommer ces produits dans la ferme, pour employer le fumier dans les terres qui ont été chaudées.

Par conséquent demander s'il est avantageux de pratiquer le chaudage des terres qui le réclament, c'est demander s'il convient de faire travailler une machine dont on peut se servir indéfiniment sans l'user : il est moins raisonnable de tirer des demi-récoltes d'une terre qu'on pourrait mettre en très bon rapport au moyen de la chaux et de la laisser improductive, dans le vain espoir d'en ménager la fertilité. Du reste, cette pratique, généralement répandue dans les provinces de l'Europe où l'agriculture est le plus florissante, nous prouve assez que l'emploi de la chaux n'est pas nuisible à la fertilité de la terre.

Marne.—La marne est un composé de carbonate de chaux uni à l'argile ou à la silice. Elle se présente sous forme de terre argileuse, de roche, de terrain sablonneux ou d'un gravier plus ou moins gros, et elle renferme de 10 à 80 pour cent de substances calcaires. La *marne coquillière* est un produit différent. On nomme ainsi les *faluns* ou couches de coquilles fossiles, qu'on emploie pour amender les terres.

La marne agit principalement par la chaux qu'elle contient, et son usage produit les mêmes effets que le chaudage, mais à un moindre degré. Il peut cependant lui être préférable, si le carbonate calcaire est uni à l'argile dans des terres sablonneuses, sèches, où la chaux pure ne devrait être mise qu'à bien faibles doses.

Les quantités de marne qu'on étend sur la terre varient de 3,4 à 10,12 millimètres, et quelquefois plus ; si l'on veut amender un sol, il faut en mettre suffisamment, pour changer les propriétés physiques et la composition du terrain ; mais si elle doit agir seulement, en contribuant à la nutrition des plantes, les doses doivent être minimes. Du reste, dans tous les pays, les seconds marnages doivent être moins abondans que les premiers. Il faut toujours employer la marne avec discernement, et d'après les principes que nous avons indiqués, en parlant du chaudage, sauf à avoir égard à la composition et à la consistance de l'amendement que nous étudions.

La marne est souvent répandue seule ; mais il serait presque toujours avantageux de l'unir au fumier, et, à l'exemple des Anglais, de l'employer ainsi sous forme de compost.

On a dit que le marnage diminue la valeur de la terre : cela est vrai, si l'on emploie en excès une marne argileuse sur un sol gras ou une marne graveleuse, siliceuse, sur du sable. Cela peut arriver aussi sur tous les terrains, si, comme nous l'avons dit pour la chaux, on ne fait produire aux sols marnés que des récoltes épuisantes, sans jamais leur rendre en fumier les matières fertilisantes que ces récoltes ont absorbées.

La marne assainit les terres grasses, les rend légères, perméables, prévient le dégagement des vapeurs malfaisantes, rend les fourrages sapides, augmente les récoltes de céréales, et produit un grain bon, quoique gris et à écorce un peu épaisse.

ART. II. — Engrais.

C'est la dénomination que nous donnons aux corps qu'on emploie pour fournir à la terre les principes qui contribuent à la nutrition des plantes. M. de Gasparin, qui les appelle *alimens*, étudie successivement ceux qui fournissent de l'azote, des alcalis minéraux, des sulfates, de la chaux, etc. Nous les diviserons en *engrais minéraux* et en *engrais organiques*.

ENGRAIS MINÉRAUX. — Nous désignons ainsi les corps qu'on considérait comme excitant la vitalité des plantes et qu'on appelait *stimulans*. Ils sont en général plus actifs que les amendemens, et on les emploie à doses beaucoup plus petites. Ils ne modifient pas sensiblement les propriétés physiques des terres, ils en changent légèrement la composition chimique.

Les stimulans agissent peut-être bien, en excitant les plantes; mais ils contribuent principalement à les nourrir, ainsi que le prouve leur présence dans les racines, les tiges, les feuilles, etc. Toutefois, ces agens ne pourraient pas remplacer les engrais organiques ; ils n'en forment que le complément, en fournissant au sol les substances minérales qui ne se trouvent pas dans les fumiers en assez forte proportion, pour nourrir les végétaux. Loin de pouvoir remplacer les matières fertilisantes azotées, ils en font absorber une plus grande quantité, et, comme le conseille M. Payen, il faut augmenter la proportion des fumiers, lorsqu'on en fait usage.

D'après quelques auteurs, les agens minéraux appelés stimulans agissent comme bases salidifiables, saturent les acides des plantes. Selon cette opinion, la chaux, la potasse, etc., peuvent sans inconvénient se remplacer équivalent pour équivalent : il suffit que l'ensemble des bases renfermées dans chaque végétal contienne une quantité d'oxygène proportionnée aux acides de ce végétal. La pratique confirme jusqu'à un certain point ce raisonnement : car le sulfate de soude, le sulfate de fer, le chlorure de calcium peuvent remplacer la chaux, le plâtre, et les mêmes plantes contiennent dans leur intérieur de la silice ou de la chaux, selon qu'elles viennent sur un sol granitique ou sur une terre calcaire ; de la potasse ou de la soude, selon qu'elles végètent dans l'intérieur des continens et loin des sources salées, ou sur les bords de la mer.

Il paraît même que les alcalis végétaux peuvent remplacer les bases salidifiables minérales, et que les plantes qui ne peuvent pas absorber de la chaux, de la potasse, etc., élaborent des principes immédiats susceptibles de saturer les acides. Ainsi, dit-on, les pommes de terre qui poussent dans les caves développent un alcali organique, la solanine, qui ne se retrouve pas dans les tubercules récoltés dans la culture ordinaire ; nous verrons, en effet, que les bourgeons de la pomme de terre, qui ont poussé dans les celliers sont dangereux pour les animaux.

Toutefois, la substitution d'une base à une autre base, de la magnésie à la chaux, ne se fait pas sans inconvénient dans la vie végétale ; chaque plante a sa prédilection ; la vigne et l'oseille absorbent la potasse ; la pariétaire et la bourrache, le sel de nitre ; le seigle et l'orge, la silice : toutes ces plantes, quoique venues dans le même sol, offrent des principes différens, et quand elles végètent sur une terre où elles ne peuvent pas choisir la nourriture qui leur convient, elles se développent moins bien.

Quelle que soit la manière d'agir des engrais minéraux, ils ont une grande influence sur la production des plantes, et peuvent rendre fertiles des terrains d'une composition trop simple pour être féconds. De Saussure a trouvé que des végétaux, qu'il avait fait pousser sur un sable calcaire, avaient la même composition que ceux qu'il avait récoltés sur une terre siliceuse, lorsqu'il employait les mêmes agens fertilisans salins.

Plâtre. — De tous les agens qu'on nommait stimulans, le sulfate de chaux est le plus souvent employé. Il produit des effets prodigieux sur les terres qui n'en contiennent pas, et sur les plantes qui en ont besoin pour se former, notamment sur la luzerne, l'esparcette, les vesces, les fèves, le trèfle. On l'a employé aussi avec quelque succès dans les terres dépourvues de substances calcaires pour le chanvre, pour les graminées, le maïs, le mûrier, la vigne... Il double le produit des prairies légumineuses ; malheureusement en donnant de la vigueur aux plantes, il les rend plus aqueuses et plus sujettes à produire des indigestions venteuses. Le plâtre employé pour faire pousser les pois, les haricots, les lentilles, rend les graines de ces plantes dures, difficiles à faire cuire.

On emploie ordinairement le plâtre à la dose de 2 à 300 kilogrammes, environ 2 hectolitres par hectare, ou à-peu-près un volume égal à celui de la semence en blé qui serait nécessaire. On le répand après une pluie, lorsque le temps est humide, la terre et les feuilles couvertes de rosée. Il faut éviter seulement les grandes pluies, et les vents très forts.

Le plâtre se met le plus souvent sur les récoltes hautes de 10 à 15 centimètres, lorsque les feuilles sont bien développées. On le dissémine aussi quelquefois avec les graines, ou lorsque les récoltes lèvent, et même sur la terre avant les semailles : il est souvent avantageux de le répandre en deux fois sur les prés, une partie au moment des semailles en automne, et l'autre partie après l'hiver.

Après avoir produit beaucoup d'effets sur un champ, le plâtre cesse quelquefois d'agir, et de nouvelles doses restent sans action. Il ne faut remettre du sulfate de chaux sur un sol qui en a déjà reçu avec succès qu'après s'être assuré, que ce sel manque à la terre, et si elle en contient, c'est par l'emploi du fumier, de la chaux, des cendres, qu'il faut chercher à lui rendre sa fécondité. Le sol, dit-on, aime à changer d'engrais comme de récolte ; il serait plus exact de dire que le sol a besoin d'engrais variés contenant tous les principes qu'il doit fournir aux plantes.

Le plâtre n'agit pas toujours également, et ses effets dépendent de sa nature et de la manière dont il a été préparé: M. Payen recommande de ne le chauffer que jusqu'à la température de 300 degrés environ. Nous verrons en parlant des prairies qu'on peut l'employer crû, ainsi que le pratiquent les Américains et même le remplacer par de l'acide sulfurique.

On a voulu expliquer les effets du gypse en supposant qu'il stimule les plantes, qu'il absorbe l'humidité de l'air, et la met en rapport avec les racines, qu'il condense le gaz ammoniac; mais il est simplement absorbé par les plantes, et il concourt à les nourrir; la luzerne récoltée sur une terre plâtrée, en contient plus, ainsi que l'a démontré M. de Gasparin, que lorsqu'elle vient dans un sol où ce composé manque absolument.

Sel marin.—On a dans tous les temps recommandé le chlorure de sodium, comme favorisant le développement des plantes. On le conseille comme pouvant dans certains cas remplacer le plâtre. M. Lecoq dans des expériences faites en Auvergne l'a trouvé favorable à la production du froment, de l'orge et de la luzerne. Mais Mathieu Dombasle le considérait comme inutile, et M. Puvis l'a essayé sans aucun succès sur des prés, sur du maïs, sur du froment et sur des pommes de terre dans différens sols.

Le sel marin ne doit être mis que dans les terres, qui n'en contiennent pas naturellement, et il ne faut pas oublier qu'il s'en trouve souvent dans les fumiers autant que les récoltes en exigent. Quoique la terre puisse en contenir deux centièmes sans inconvénient, on doit l'employer à petites doses, car les plantes en exigent en général fort peu. Lorsqu'il est trop abondant, il fait pousser les plantes marines.

Le chlorure de sodium se dissout facilement dans l'eau: il ne faut jamais le répandre sur les terres par un temps très humide, car les fortes pluies l'entraîneraient hors de la portée des racines.

Sous l'influence de cet engrais, les plantes sont plus sapides, plus salubres; il produit de bons effets sur les végétaux fades, aqueux des prés bas et humides. Les bestiaux recherchent les fourrages imprégnés de sel de cuisine et les digèrent bien. Sur les

pâturages salés les moutons prennent une viande excellente et
les poulains acquièrent une santé robuste.

Cendres. — Nous trouvons dans les cendres qui proviennent
de la combustion des êtres organisés, la plupart des composés
minéraux qui entrent dans la composition des végétaux ; elles
renferment surtout des substances alcalines et, tout en contribuant
à la nutrition des plantes, elles facilitent la décomposition des
substances organiques contenues dans le sol et, partant, l'action
des engrais ; elles produisent beaucoup d'effets dans les terres
qui ne renferment ni soude ni potasse, et dans celles qui sont
riches en humus.

On emploie en agriculture les cendres du bois et des herbes marines ; celles de la houille et de la tourbe ; celles qu'on appelle cendres
rouges, cendres pyriteuses, et qui proviennent de végétaux fossiles.

Les cendres qui ont été lessivées conviennent mieux, à ce qu'on
rapporte, que les cendres neuves ; celles-ci, très riches en potasse, doivent être employées à petites doses. Celles du charbon
de terre, de la houille, sont peu actives, mais on ne doit pas les
laisser perdre.

On emploie les cendres sur les légumineuses, sur le blé noir, sur
les céréales, sur les crucifères, sur les prés, et même sur les pâturages.

On a remarqué que les cendres favorisent la production des
grains, et rendent les fourrages de bonne qualité ; elles font fuir
les insectes, et, sous ce rapport, sont précieuses pour les jeunes
plantes du genre chou.

Il faut répandre les cendres sèches et pendant un beau temps,
car elles produisent peu d'effet s'il y a beaucoup d'humidité dans
le sol ; on les laisse souvent sur la terre, mais il est avantageux
de les enterrer légèrement.

C'est presque toujours au printemps qu'on emploie les cendres
sur les prés, sur les céréales d'automne et de mars ; on les met
aussi, en été, sur les navettes, sur le maïs, sur le sarrasin, et,
en automne, sur l'orge, l'avoine et le blé.

Ordinairement, on répand par hectare 10 à 20 hectolitres de
cendres lavées, de cendres de houille, et de 6 à 12 hectolitres de
cendres vitrioliques. En général, tous ces amendemens pro-

duisent proportionnellement plus d'effet quand on les met en petite quantité.

Suie.—La suie est employée dans les mêmes circonstances que les cendres ; elle produit les mêmes effets sur l'accroissement des végétaux et sur la destruction des insectes nuisibles. Un hectolitre de suie, provenant de la combustion de la houille, agit plus efficacement que la même quantité fournie par le bois ; la première, d'après M. Boussingault, est plus riche en azote.

Vase, sable de mer, cendres de varech.— On trouve sur les bords de la mer des sables, des débris de plantes et d'animaux, qui contiennent des carbonates, des phosphates, des sulfates et du sel marin, ordinairement en très grande quantité. Les cendres des plantes marines sont riches en alcalis.

Ces substances agissent comme amendemens par le sable et la vase qu'elles renferment, comme stimulans par leurs composés salins, et comme engrais par les parties animales et par les débris de végétaux qu'elles contiennent. Les matières fertilisantes que nous retirons de la mer n'exercent tous leurs effets que si l'on a soin de les placer dans les terres où elles conviennent, si l'on met le sable sur l'argile et la vase sur les fonds sablonneux.

Le limon de la mer exerce, sous le rapport de l'hygiène et de l'agriculture, les mêmes effets que le plâtre et le sel marin.

Le *sulfate de fer*, qu'on ajoute au fumier pour en retarder la fermentation, produit, d'après ce qu'on rapporte, les mêmes effets que le plâtre, tout en occasionnant moins de dépenses. Il paraît même, d'après M. Gris, que le vitriol vert a la faculté de ranimer la vie des plantes qui languissent, et qu'on peut l'employer à la guérison de leurs maladies. Ce sel, mis dans la terre se décompose et fournit des oxydes qui colorent le sol et le rendent propre à absorber la chaleur.

Sels ammoniacaux.—Selon les naturalistes de nos jours l'ammoniaque, en fournissant aux plantes de l'azote, joue un rôle important dans l'acte de la végétation, et tous les composés qu'il concourt à former produisent de bons effets, même l'hydrosulfate, qu'on a long-temps considéré comme un poison pour les végétaux. Il y a toujours dans l'atmosphère une certaine quantité de produits ammoniacaux que la pluie entraîne à la surface de la terre, et qu'elle met en rapport avec les racines.

Les *nitrates* ont aussi été recommandés comme produits azotés, celui de potasse a été souvent employé ; on pourrait aussi faire usage de celui de chaux, de soude, qu'on prépare à peu de frais, ou qu'on trouve à bas prix dans le commerce. Ces substances agissent par leur base, et surtout par l'azote de l'acide ; elles sont plus utiles aux graminées, qui n'absorbent pas sensiblement de l'atmosphère, qu'aux légumineuses, dont les parties aériennes ont une grande force absorbante.

Chlorure de calcium, carbonate de potasse, sels magnésiens, phosphates , etc. — Toutes les substances minérales qui se trouvent dans les plantes contribuent à rendre les sols fertiles, quand elles y sont en justes proportions ; on pourrait, dans un cas ou dans l'autre, les employer pour fertiliser les terres, mais il en est plusieurs qui, à cause de leur rareté et de leur prix fort élevé, ne peuvent être fournies au sol que lorsqu'elles se rencontrent dans les engrais.

Écobuage. — On pratique l'écobuage de deux manières : quelquefois on arrache d'abord les genêts, les bruyères, et après les avoir disposés en meules, on ameublit le sol par des labours ; puis, lorsque la terre a été desséchée par le soleil du mois d'août, on la recouvre des arbustes arrachés, et on les brûle dans un moment où le bois et la terre pulvérisée sont fortement échauffés par le soleil. On fait ces brûlis principalement sur les genestières.

Par l'autre procédé, en arrachant les arbustes qui sont sur le sol on enlève le gazon en couches minces, cette opération se fait avec un outil à mains ou avec une charrue particulière, et on dispose les plaques gazonnées de manière à les faire sécher. Lorsqu'on veut faire le brûlis, on arrange de petits fagots de bois bien sec, on les recouvre de mottes de gazon, en ayant soin de tourner l'herbe du côté du bois ; on fait ainsi de petits fourneaux auxquels on ménage des ouvertures pour faciliter la combustion. Le feu mis au bois se communique bientôt au gazon et aux racines qui sont dans la terre. Pendant que les fourneaux (*fourniels*) se consument, on doit avoir soin de boucher les trous à mesure qu'ils se produisent, afin de faire brûler la terre régulièrement de tous les côtés. Ce procédé est pratiqué sur les friches, les landes, les prés, les gazons; on traite aussi les chaumes d'une manière à-peu-près semblable. Après les avoir labourés, on fait sécher les éteules, on les réunit par tas, et on y met le feu; cet écobuage est moins efficace que le précédent.

Dans quelques contrées, aussitôt que les cendres sont refroidies, on les étend et on les couvre par un léger labour; en d'autres localités, on ne les dissémine qu'au moment des semailles, pour les couvrir en même temps que la semence. On doit répandre les cendres le plus tard possible, afin que la pluie n'entraîne pas hors de la portée des racines les sels solubles mis à nu par la combustion; mais, d'un autre côté, il ne convient pas que les fourneaux reçoivent de fortes pluies, et que les cendres soient délavées sur la place où elles ont été formées; on ne pratiquera donc l'écobuage qu'à l'époque où l'on voudra établir la récolte.

L'écobuage modifie beaucoup le terrain : il change les propriétés physiques et la composition chimique des terres, les rend noires ou rougeâtres, pulvérulentes, friables, incapables de former pâte et de se réunir en masse, poreuses, perméables, absorbantes, et disposées à se saturer de gaz; il leur donne même une odeur particulière de brûlé très prononcée; il les imprègne de carbonate de potasse, de carbonate de soude, de chlorure de sodium, de sels calcaires et de phosphates, provenant des silicates, de la fiente et de l'urine que les animaux avaient répandus sur les gazons, et des insectes contenus dans les mottes brûlées.

Ces modifications produisent les plus heureux résultats sur les sols les plus opposés, sur des terres maigres, siliceuses, comme sur des sols argileux. On obtient sur la tourbe les plus belles récoltes après l'écobuage.

L'écobuage est favorable aux graminées, aux légumineuses, aux pommes de terre, aux crucifères, aux arbres forestiers, etc. MM. de Morogues et Baudrillard ont remarqué que les graines des arbres, des pins, des bouleaux, répandues sur une terre écobuée, donnent les plus beaux résultats. On doit aussi recommander cette préparation pour les crucifères, car les cendres éloignent les insectes nuisibles à ces plantes. Les terres écobuées donnent des produits bons, sapides, salubres et très nutritifs.

L'écobuage améliore beaucoup les terres fortes, les marais desséchés, la tourbe; il rend l'argile et la vase, grenues, sèches, très divisées. La partie du sol qui a été brûlée améliore le fonds, le rend léger, perméable. Il n'est presque pas possible, dit Sinclair, d'améliorer les marais et les terrains tourbeux, sans l'aide du feu, et cette opération est d'autant plus rationnelle que l'écobuage des sols tourbeux est facile.

La combustion détruit beaucoup d'animaux nuisibles, les larves, les œufs des insectes; elle brûle les graines de genêt, de bruyère, d'ajonc et de toutes les mauvaises plantes, et donne même un bon moyen de défricher les landes; cette opération doit être renouvelée à de courts intervalles si, après qu'elle a eu lieu, l'ajonc, la bruyère y sont encore en grande quantité.

Ainsi que V. Yvart l'a observé, l'écobuage du vieux gazon peut être très avantageux; il détruit les mousses, rend le sol propre à produire de bonnes récoltes et à donner plus tard, s'il n'a pas été épuisé, un bon revenu en foin.

Les résultats extraordinaires que produit l'écobuage s'expliquent par les changemens que la combustion imprime au sol. Le feu met en liberté tous les composés minéraux contenus dans les.plantes, et ces substances, mêlées à un terrain qui est imprégné de tout l'humus produit par plusieurs années de jachère, détermine la plus vigoureuse végétation; et ce qui prouve que les bons effets qui suivent l'écobuage proviennent de la richesse naturelle du sol autant que des effets du feu, c'est que la moitié des cendres transportées dans une autre terre y produisent une action moindre que sur le lieu d'où le gazon avait été enlevé. Du reste l'écobuage, pratiqué sur un chaume ou sur une terre qui vient d'avoir d'autres récoltes, produit beaucoup moins d'effet que sur un vieux gazon.

On dit que l'écobuage ne rapporte rien aux terres et qu'il les épuise. Il agit comme l'emploi de tous les amendemens et, en outre, il dissémine dans l'espace, sous forme de fumée, beaucoup de produits fertilisans, provenant des animaux et des plantes. En définitive, il améliore les terres grasses, riches, profondes, tourbeuses; mais il doit être pratiqué avec ménagement sur les sols légers, maigres; dans tous les cas, il ne faut pas manquer, si l'on veut continuer de faire produire les sols écobués, de leur rendre, par de bons engrais, l'humus que les récoltes ont absorbé sous l'influence des sels fournis par les cendres.

Engrais organiques.—On appelle ainsi les substances qui sont susceptibles de se décomposer et de fournir les principes nécessaires à la nourriture des plantes. Nous avons démontré que les amendemens, les stimulans, sont de véritables engrais qu'ils contribuent à nourrir les végétaux; pour prouver encore qu'il ne faut pas ajouter beaucoup d'importance à la distinction admise à cet égard, nous dirons que les fumiers agissent, et que tous les engrais organiques peuvent agir, comme des amendemens et augmenter la puissance du sol. Le fumier pailleux mis dans les terres argileuses les divise, les rend légères, et par son volume, et par les gaz qu'il produit en fermentant; tandis que le fumier humide, décomposé et réduit à l'état de beurre noir, augmente la puissance des terres légères.

Si, comme nous l'avons dit, les engrais organiques contribuent à la nutrition des récoltes beaucoup plus que les stimulans, c'est parce qu'ils contiennent ces derniers, et même d'autres principes minéraux, selon les proportions qu'exigent les plantes; et, qu'en outre, ils renferment de l'oxygène, de l'hydrogène, du carbone, de l'azote, et divers composés, qui résultent de l'union de ces élémens.

Les matières qu'on emploie à titre d'engrais sont extrêmement variées, et très nombreuses. On a depuis bien long-temps voulu en expliquer les effets; mais jamais les théories sur la nutrition des plantes n'avaient été aussi nombreuses ni, il faut le dire, aussi approfondies que dans ces dernières années; malheureusement, les beaux travaux scientifiques qui ont été faits à cet égard sont encore presque inutiles à la pratique.

Parce que la terre, qui a nourri le chêne dont les dimensions nous étonnent, ne contient pas un centième du carbone que renferme cet arbre, quelques auteurs ont supposé que les plantes vivent principalement aux dépens de l'acide carbonique répandu dans l'espace; et, parce qu'il se trouve dans l'air des composés ammoniacaux, et que la pluie en entraîne sur la terre plus que les récoltes ne peuvent en absorber, d'autres ont pensé que l'air

fournit aux plantes l'azote dont elles ont besoin pour leur nutrition.

Nous croyons, et l'analogie comme l'observation rigoureuse
des faits le prouve, que les plantes tirent de la terre presque tous
les principes qui les constituent. Sans doute elles vivent en partie
aux dépens de l'air, mais sans en absorber exclusivement aucun
de leurs élémens; et, quoique pouvant prendre certaines substances nutritives par leurs organes aériens, elles se nourrissent
principalement par leurs racines, de même que les animaux absorbent surtout leur nourriture par l'intestin, quoique, dans certains
cas, ils puissent s'en approprier par les pores cutanés.

Dès-lors les engrais ne doivent être formés exclusivement ni
d'azote, ni de carbone, ni d'un silicate, et leur valeur ne peut
pas être évaluée d'après un seul de leurs principes : ils doivent
contenir tous les corps qui se trouvent dans les végétaux, et les
meilleurs sont ceux dont la composition, réunie à celle de l'air, à
celle du sol, a le plus d'analogie avec celle des récoltes que l'on
veut obtenir. Il résulte de ce qui précède, que les effets des
engrais dépendent, en partie du moins, des plantes qu'ils doivent
nourrir. Les substances azotées ont une supériorité incontestable
sur les produits simplement formés d'oxygène, d'hydrogène et de
carbone, surtout pour la production des denrées qui, comme les
graines, les légumes, renferment beaucoup d'azote. L'observation
de tous les jours démontre cette proposition et prouve aussi que
les corps qui renferment du nitrate potassique, du chlorure de
sodium, du carbonate de potasse et des phosphates, sont nécessaires pour former les plantes qui contiennent ces minéraux, de
même que le principe carboné de l'humus est indispensable à
tous les végétaux.

Les effets des matières fertilisantes sont aussi subordonnés
aux influences auxquelles elles sont exposées, aux propriétés physiques et à la nature des terres sur lesquelles on les
place.

Pour agir avec efficacité, les engrais doivent être au contact de
l'air, ou du moins du gaz oxygène : si on les place dans une terre
forte, il faut donc les enterrer peu profondément; il est même
quelquefois nécessaire, surtout si les principes acides prédo-

minent, si l'engrais est froid, d'employer, pour hâter la fermentation, de la chaux, des cendres alcalines, etc.

Une température et une humidité moyennes, favorables à la
fermentation, sont des conditions sans lesquelles les fumiers n'a-
gissent pas; car ils n'éprouvent aucun changement et ne produisent aucun effet sous un froid trop intense, si la température
est à zéro, ou s'ils sont exposés à une chaleur assez forte pour les
dessécher; d'un autre côté, si l'eau est en excès elle délaye les
engrais, entraîne les matières fertilisantes, et aucun effet utile
n'est produit.

Toutefois, la décomposition des engrais ne doit pas être trop
rapide; il faut que les produits gazeux qui se dégagent puissent
être absorbés par les plantes ou retenus par le sol : à cet effet, s'ils
sont prêts à se décomposer, on doit les mettre sur une récolte
déjà levée, ou sur une terre poreuse, primitivement bien ameublie et en état d'absorber tous les produits qui se dégagent dans
son sein.

Les engrais organiques que nous employons sont *végétaux*,
animaux, ou *mixtes*.

ENGRAIS VÉGÉTAUX. — On emploie comme engrais des plantes
marines, des feuilles sèches, des fruits, des arbustes, des branches
d'arbres, et les résidus des fabrications d'huile, de cidre, etc. Mais
on cultive ordinairement dans ce but des plantes herbacées dont
la croissance rapide fournit en peu de temps de grandes quantités
de matières fertilisantes. Le lupin ou fève de loup, le sarrasin, les vesces, le trèfle, le maïs... sont des végétaux précieux
pour être enterrés comme engrais. Quand ils sont cultivés
dans ce but ils doivent être enfouis au moment de la floraison.
Les fougères, les joncs, qui viennent spontanément en tant de
localités, peuvent avec avantage être utilisés pour la fumure des
terres; les débris de certaines récoltes remplissent les mêmes
usages. M. Boussingault recommande les feuilles de betterave,
de pomme de terre et de navet, comme des engrais excellens,
supérieurs en qualité au fumier de ferme (1).

(1) *De l'Économie rurale considérée dans ses rapports avec la chimie, la physique*, T. II, p. 88.

Les herbes fertilisantes cultivées sur place sont très commodes,
et en général fort économiques : toujours plus ou moins aqueuse,
elles sont précieuses pour tous les pays, et conviennent à toutes
les récoltes, mais principalement aux végétaux à racines pivotantes qu'on cultive en ligne. Placés au fond des raies, ces engrais
fournissent par leur décomposition lente et graduelle une humidité et des sucs nutritifs qui font pousser les betteraves, les
choux, pendant les plus fortes chaleurs de l'été.

ENGRAIS ANIMAUX. — Les matières animales ont une composition chimique fort compliquée : elles offrent tous les corps simples
qu'on trouve dans les êtres organisés; à des substances azotées
qui agissent comme le fumier, elles réunissent en assez fortes
proportions des corps qui produisent une action analogue à celle
des stimulans, du sel marin, des sels calcaires. Les débris animaux ne se distinguent pas seulement des engrais végétaux par la
quantité et la variété de leurs élémens, ils en diffèrent encore en ce
que, avec plus d'azote et moins de carbone, ils sont moins consistans, se décomposent plus rapidement et produisent sur les végétaux des effets beaucoup plus prompts.

Les substances animales ont même l'inconvénient de se décomposer avec un peu trop de promptitude, et de produire avec
abondance des gaz, des vapeurs qui, ne pouvant pas être absorbés
par les plantes, se perdent dans l'espace, et répandent des odeurs
infectes et des matières insalubres. On remédie à ces inconvéniens en enterrant profondément les matières très putrescibles,
ou en les répandant seulement après les avoir desséchées par leur
mélange avec des poudres absorbantes ou des terres sèches plus
ou moins calcinées.

On se sert aussi avec avantage de charbon pulvérisé, de charbon d'os pour conserver le sang et les matières fécales, pour en
absorber les gaz fétides qui donnent même aux récoltes une
mauvaise odeur. On trouvera la description des moyens qu'on
emploie dans ce but, dans la *Maison rustique du dix-neuvième
siècle,* où M. Payen les a décrits. Nous renvoyons au travail de
ce savant chimiste.

On peut fertiliser les terres avec tous les produits animaux : le
sang, les débris des triperies, les rognures des peaux, des cuirs, des

5.

ongles, des cornes et des os ; les poils, les crins et les plumes sont
depuis long-temps utilisés ; on commence aussi à faire servir les
cadavres des animaux morts. Cependant nous avons encore beaucoup de contrées où l'on néglige d'en tirer parti. On ne saurait
trop recommander au laboureur de diviser en plusieurs pièces les
bœufs et les chevaux qui périssent dans la ferme et de les enterrer
dans des terres arables peu fertiles. Ces engrais sont très bons
pour activer la végétation des arbres qui souffrent.

Les os, par les matières animales et par les sels qu'ils contiennent, agissent comme stimulans et comme engrais. On les emploie
après les avoir pulvérisés. Les Anglais en font usage depuis long-
temps, et en importent tous les ans de plus en plus ; en 1823,
la valeur déclarée de tous les os introduits dans les Iles-Britan-
niques n'était que de 359,875 francs ; en 1832 elle a été de
1,950,000 fr. ; « et en 1837, la dernière année dont nous connaissions le résultat, cette valeur s'est élevée à 6,365,000 fr. pour la
valeur déclarée ; mais cette somme, dit M. P. Pugey, est encore
bien inférieure à la valeur réelle (1). »

En France, nous avons aussi employé avec avantage les os
pour fumer, mais l'usage n'en est pas encore assez général. Nous
nous servons surtout pour l'agriculture de ceux qui ont été utilisés
dans les fabriques de sucre et de colle. Nous en avons vu répandre
près de Lyon, sur des terres argilo-ferrugineuses de très mauvaise
qualité, auxquelles ils faisaient produire des céréales magnifiques.
On s'en sert en Angleterre pour les récoltes de turneps. Ils sont
faciles à porter, à répandre, coûtent beaucoup moins que le
fumier et leurs effets durent plusieurs années. On emploie dans
les montagnes du Lyonnais de 800 à 1,500 kilogr. de poudre d'os
pour un hectare de terre. On compte qu'un quintal de cette poudre
équivaut à un mètre cube de fumier.

Engrais mixtes. — On appelle ainsi les matières fertilisantes
formées de substances végétales et de produits animaux. Le
fumier est le plus important de ces agens ; il intéresse beaucoup
le vétérinaire ne fût-ce que sous le rapport de sa production.

S'il est favorable à la santé et au bien-être du bétail de renou-

(1) *The journ. of the English agricultural Society*, 1839, p. 10.

veler ou de faire sécher la litière tous les jours, cet usage est préjudiciable sous le rapport de l'économie rurale; on le pratique seulement pour des animaux de luxe et dans quelques lieux où la paille est chère et le fumier sans valeur. Le plus communément, la litière reste sous le bétail quinze jours ou trois semaines; dans quelques localités, on la laisse beaucoup plus long-temps, et l'on a des rateliers mobiles qu'on élève à mesure que la couche en devient plus épaisse. Cette méthode épargne la main d'œuvre et produit de grandes quantités d'engrais sans avoir de graves inconvéniens ni pour la santé des animaux, ni pour la production du lait, ni pour celle de la graisse; car le fumier piétiné par les animaux, privé du contact de l'air par cette foulée, se putréfie beaucoup plus lentement que lorsqu'il est en tas peu pressés.

Le bétail de la Flandre jouit, en général, d'une bonne santé, quoique les cultivateurs de ces pays laissent ramasser dans les bouveries plus d'un mètre de fumier, tandis que les épizooties sont fréquentes dans la Hollande, où l'on tient les habitations des animaux dans la plus grande propreté. Ce n'est pas dans celles de nos montagnes où les étables sont le plus mal tenues que les maladies sont le plus fréquentes. Toutefois, on ne saurait trop recommander la propreté, favorable sous tous les rapports, et la pratique de laisser séjourner le fumier sous les bestiaux ne doit être suivie que lorsque les herbivores sont nourris avec des fourrages secs, peu succulens, lorsque les étables sont grandes, bien aérées, et qu'on emploie assez de litière pour absorber tous les liquides qui ne peuvent s'écouler au dehors, et pour procurer au bétail un lit toujours sec.

Quelques agriculteurs belges nettoient leurs étables tous les deux jours; après avoir enlevé le fumier, ils lavent le pavé et obtiennent ainsi, dans une fosse convenablement préparée, un engrais liquide qui compense ce qu'on peut perdre en faisant fermenter le fumier en plein air.

Beaucoup de propriétaires, dans les pays où les troupeaux mal nourris parquent une partie de l'année, ne nettoient les bergeries qu'une fois l'an; mais, quand ils enlèvent le fumier, il est tassé, sec, souvent moisi; on reconnaît que l'humidité n'a pas été assez abondante, et que la fermentation a été incomplète. Il y a des agriculteurs qui, pour empêcher le fumier de moisir et pour en faciliter la fermentation, l'arrosent de temps en temps. Cette pratique n'a pas, dit-on, d'inconvéniens pour la santé des bêtes à laine.

S'il peut convenir de laisser le fumier sous les animaux, il ne faut jamais le mettre en tas dans les étables, car la fermentation, quand il a été exposé au contact de l'atmosphère, est nuisible aux bâtimens et aux animaux ; on ne doit même faire les fosses ni devant les portes, ni sous les fenêtres des étables, ni dans les cours que traverse le bétail ; car les eaux toujours désagréables qui s'en écoulent, attirent les insectes et produisent des vapeurs et des gaz malfaisans dont il faut préserver les bestiaux. Fromage de Feugré recommande de construire les étables en retour d'équerre, attenant les unes aux autres, et de faire communiquer chacun de ces bâtimens avec la fosse à fumier par l'une de ses extrémités ou par l'une de ses faces (1).

Celle-ci doit être au nord, à l'ombre, et multiple, afin qu'on puisse placer le fumier dans différentes places qu'on vide ensuite successivement ; avec cette disposition on n'est pas obligé de prendre dans un tas dont la partie supérieure est encore pailleuse, tandis que la base est à l'état de beurre noir. Quelques agriculteurs conseillent de placer les fosses sous une toiture. Si l'on suit cette pratique, on doit y laisser la quantité d'urine et d'eau nécessaire à la fermentation. Mais l'exposition à l'air libre n'a aucun inconvénient, si l'on ramasse les eaux qui s'en écoulent pendant les pluies, et quand les animaux prennent de fortes quantités d'alimens aqueux ; car si dans quelques cas l'engrais est un peu délavé, on obtient toujours un liquide qu'on peut employer avec profit et qui sert à arroser le tas dans les temps secs. Mais les fosses seront toujours disposées de manière que les eaux des toitures et des pompes ne les traversent pas pour se perdre ensuite.

De quelque manière que le fumier soit disposé, on doit l'arroser avant qu'il soit sec ; celui des vaches est en général assez humide pour éprouver, sans arrosage, les phénomènes qui doivent l'amé-

(1) Correspondance.

liorer ; mais celui des chevaux a besoin de plus d'humidité qu'il n'en peut recevoir par l'urine de ces animaux. Si l'on néglige de l'arroser, il se dessèche et perd de son poids et de ses qualités ; mais convenablement humecté, il produit une quantité de fumier à demi consommé, de meilleure qualité, et égal, au moins en poids, à celui que donnent les vaches (Perrault). Il en est de même de celui des bêtes à laine.

M. de Dombasle conseille d'arroser le fumier : « Dans les communes où il existe une pompe à incendie, dit-il, il est fort utile de l'employer ainsi, parce que, au moyen de cet usage périodique, on est assuré de la trouver en bon état au moment du besoin. »

Les Suisses cherchent même à délayer le fumier pour obtenir une grande quantité de purin : cet engrais liquide est très propre à favoriser la première pousse des plantes, par conséquent, la production des fourrages.

La fermentation qu'éprouve le fumier avant d'être étendu diminue la cohésion, l'agrégation des matières organiques, commence la putréfaction et rend l'action fertilisante plus prompte, tandis que le fumier disséminé frais sur les terres se dessèche souvent et se conserve ensuite très long-temps. La fermentation en tas détruit les mauvaises graines, prévient la naissance, dans les récoltes, de beaucoup d'insectes nuisibles, et permet de conserver le fumier jusqu'au moment où l'on peut, sans nuire aux autres travaux de la ferme, le transporter dans les soles. En laissant fermenter le fumier dans la fosse, on ne l'emploie qu'au moment où les récoltes le réclament, et, comme il a beaucoup diminué de poids, le transport en est moins dispendieux. Le fumier humide qui a fermenté est particulièrement approprié aux sols légers.

Mais ces avantages sont compensés par des pertes considérables : pendant la fermentation le fumier diminue en poids et en qualité par les vapeurs et par les gaz qui se répandent dans l'atmosphère. Celui qui s'est réduit à l'état de terreau par la fermentation a perdu les neuf dixièmes de son poids, et ne contient, d'après M. Boussingault, que 1 pour cent d'azote au lieu de 2,7 qu'il en avait à l'état frais. Dans les circonstances ordinaires, la décomposition est moins avancée et la déperdition moindre ; cependant, selon M. Payen, 600 kilogrammes de fumier répandus frais sur la terre, couverts d'un léger labour et d'un coup de rouleau, produisent deux fois autant d'effet utile qu'une égale quantité de celui qui aurait été pendant quatre mois en tas exposé à l'air. Ce professeur pense que l'action du premier serait plus que triple de celle du second, si le temps était favorable ; qu'elle pourrait même être quadruple sur une terre forte, et pour une récolte qui, comme la pomme de terre, demande un sol léger, et dont les racines ne craignent pas le contact de l'atmosphère.

Divers moyens sont pratiqués pour prévenir les grandes déperditions qu'entraîne la fermentation du fumier laissé en tas à l'air libre. M. Gazzeri a même conseillé de le faire sécher et de le conserver à l'état sec. Sans parler de la perte des produits évaporés pendant la dessiccation, cette méthode offrirait encore de trop grands désavantages d'exécution, lors même qu'on emploierait des corps secs, avides d'eau, pour absorber les liquides. En Suisse, en Alsace, dans la Toscane, on jette dans la fosse au purin et sur les tas de l'acide sulfurique, du sulfate de fer ou du plâtre en poudre. M. Ridolfi, M. Chatlemmann saupoudrent chaque couche de fumier qu'on met dans la fosse avec du plâtre cuit pulvérisé ; M. Kulmann met des acides dans les eaux qui proviennent de la fabrication des gaz de l'éclairage. L'acide sulfurique et les sulfates ont pour but de transformer le gaz ammoniac et le carbonate d'ammoniaque qui se produisent et qui tendent à se perdre dans l'air en sulfate fixe qui reste dans la masse.

A ce moyen, il faut ajouter la précaution de placer le fumier dans des fosses imperméables à l'eau, de le mettre en couches de 1^m, 60 à 2 mètres d'épaisseur au plus, de l'arroser convenablement, et surtout de le presser fortement et d'une manière uniforme pour le priver du contact de l'air et prévenir la fermentation.

Le moyen le plus simple serait de porter le fumier dans les champs au moment où on le retire des étables ; mais alors il faut le mettre sur des terres bien disposées, l'enterrer par l'avant-dernier labour qui précède les semailles, afin de faire germer les graines des plantes parasites. Cette méthode a l'avantage d'imprégner la terre des vapeurs fertilisantes propres à nourrir les jeunes plantes quand elles commencent à lever. C'est surtout dans les récoltes sarclées qu'il faut mettre le fumier ; car les feuilles larges de la betterave, de la pomme de terre, absorbent des gaz qui se perdraient sur une jachère, et les sarclages détruisent les herbes, les larves d'insectes, et mêlent intimement le fumier au sol.

Dans le choix des assolemens, on doit, autant que possible, conserver la facilité d'étendre les engrais toute l'année ; si l'on n'a pas une récolte sarclée à établir, si l'on est hors de la saison des semailles, on le placera sur une jachère ou bien l'on fumera dans ce moment, ainsi que le conseille M. Ridolfi, les vignes, les oliviers, et nous ajouterons les prés et les jardins. Thaër trouvait même avantageux de laisser le fumier récent et pailleux étendu pendant l'hiver sur les terres, jusqu'au labour du printemps. Cette pratique fait pousser l'herbe, rend le sol meuble et fertile, dit l'illustre agriculteur. Mais il est, en général, plus convenable d'enterrer le fumier avec la charrue, et même de donner un coup de rouleau de suite après l'avoir répandu, afin de prévenir la perte des gaz. Il importe, dans tous les cas, de ne pas laisser le fumier en petits tas sur les terres.

Le fumier qui a fermenté en tas peut être employé comme le fumier frais ; mais il peut aussi être mis en couvertures, après les semailles, si la terre est sèche, bien divisée pour absorber les sucs aux premières pluies. Cette méthode conserve toujours plus ou moins la fraîcheur du sol, ce qui est quelquefois avantageux, mais elle présente l'inconvénient de fouler les terres et de nuire souvent aux jeunes récoltes.

Dans l'emploi du fumier, il faut distinguer le fumier chaud et le froid, le long, le court et le liquide, avoir égard aux animaux qui l'ont fourni, à la nature du sol où on veut le placer, aux plantes qu'on veut cultiver et aux produits qu'on désire obtenir. Le fumier du cheval est sec et chaud ; il convient surtout, s'il est pailleux, pour les terrains forts ; il fermente rapidement, produit un effet prompt, mais de courte durée ; il contient, en général, beaucoup de graines de mauvaises plantes, et il ne faut l'étendre que lorsqu'il est décomposé. Celui des bêtes à cornes, en général gras et humide, doit être réservé pour les terres légères : s'il agit moins promptement que le précédent, son action dure plus long-temps. Les moutons donnent un très bon fumier, qui fermente rapidement, échauffe le sol, pousse la végétation, et convient surtout aux terres froides. Les opinions varient beaucoup sur la valeur du fumier des porcs ; il paraît que les propriétés de cet engrais dépendent de la manière dont on l'aménage et des alimens consommés par les animaux. Il est, d'après Arthur Young, aussi bon que celui des pigeons si on le tient à couvert. Le fumier de porc fait fuir, dit-on, les rats et les taupes, ce qui le rend précieux pour fumer les carottes, et, en général, les terres ravagées par ces animaux.

Si l'on a des terres qui réclament l'un ou l'autre de ces fumiers, on les emploie séparément ; dans le cas contraire, on les mêle en les retirant des étables : ceux qui sont humides humectent ceux qui sont secs, et l'on obtient un produit moyen approprié à la plus grande partie de nos besoins.

Quel que soit le fumier dont on dispose, si le terrain est gras, fort, on le portera sur les terres au sortir des étables ; les pailles et les gaz qui se développent pendant la putréfaction divisent le sol et en augmentent la puissance ; mais si le terrain est léger, siliceux, le fumier frais, humide, compacte est le plus convenable.

Pour faire lever les petites graines, pour faire pousser les parties herbacées des plantes et par conséquent les fourrages, il faut employer des engrais dont la décomposition soit bien avancée, et surtout ceux qui sont liquides et qui agissent promptement ; tandis que si les récoltes doivent occuper le sol long-temps, si l'on tient principalement aux graines, aux fruits mûrs, on fumera avec des substances dures qui agissent lentement, et restent long-temps dans le sol avant d'être entièrement décomposées : le fumier pailleux, long convient pour cela ; il est très bon aussi pour les plantes à tubercules, à grosses racines, pour les parmentières, les choux, le maïs, etc.

Nous ne devons pas traiter de la manière dont il faut fumer chaque récolte ; nous dirons seulement ici qu'il faut combiner le fumier avec les amendemens et les labours, de manière que les récoltes ne versent pas ; qu'il convient de le mettre surtout sur les cultures qui, comme celle des choux, du trèfle, des vesces, sont destinées à être fauchées en vert et ne craignent pas de verser.

La masse de fumier que produisent les animaux varie beaucoup selon les saisons, la nature et la quantité des alimens et des boissons consommés. M. Boussingault a calculé (1) qu'à la ferme de Bechelbronn, où il exécute ses beaux travaux, plus de 100 k. de sels alcalins arrivent tous les ans au fumier par l'eau que boivent les animaux. On compte généralement que la nourriture sèche et la litière doublent de poids en se transformant en fumier. Selon M. de Dombasles, 7,300 kil. de fourrages secs, consommés par des chevaux, du 1ᵉʳ juillet 1829 à la même époque 1830, ont donné 16,200 kil. de fumier : 100 kil. de fourrage ont fourni 222 kil. d'engrais. L'illustre agronome faisait employer assez de litière pour absorber toutes les urines. Dans le bœuf, la même quantité de foin produit 347 kil. de fumier, les bœufs ne sortant pas de l'écurie, et consommant plus de litière. 100 kil. de foin , pris par des moutons, ne forment que 164 kil. de fumier, quoique ces animaux passent plus de temps dans les habitations que les chevaux, ce que l'auteur explique par la plus grande décomposition du fumier de mouton quand on le sort de la bergerie (2).

On trouve dans l'*Agriculture pratique et raisonnée* de Sinclair (3), qu'un *ton* de paille, lorsqu'elle se pourrit mélangée avec l'urine et les excrémens solides du bétail nourri avec des turneps, produit quatre *tons* de fumier, pourvu que le procédé de préparation ait été bien suivi.

On a remarqué que la quantité d'engrais formé dépend de l'âge des animaux et des produits qu'ils rendent : les vaches laitières, les femelles pleines, dont la sécrétion mammaire et la nutrition du fœtus absorbent une grande partie des composés azotés et des sels contenus dans la nourriture, donnent beaucoup moins de fumier que les bœufs de travail, et les bêtes à l'engrais. Il

(1) *Economie rurale*, T. II, p. 252.
(2) *Annales de Roville*, T. VII.
(3) T. I, p. 390.

est probable aussi que les élèves, s'assimilant une partie des élémens les plus fertilisans des fourrages, fournissent, ainsi que le pense M. Boussingault, un fumier moins bon que celui des animaux adultes.

M. Nivière a observé que deux animaux pesant, l'un, 500, l'autre, 400 kil., ne donnent pas, pour un poids donné de fourrage, la même quantité de fumier (1). Mais la différence se fait-elle observer toutes les fois que l'on compare deux individus de taille différente? Cela est peu probable s'ils sont nourris proportionnellement à leur poids : ce qui est positif, c'est que la disposition des animaux, l'activité relative de leurs diverses fonctions, doivent exercer une grande influence, et que le cheval entier, vigoureux, à poitrine large, qui perd beaucoup en liqueur séminale, en produits exhalés par les bronches et par la peau, rend moins d'engrais que celui dont les urines sont abondantes, azotées, et dont les sécrétions muqueuses des intestins sont copieuses.

SECTION II.

ATMOSPHÈRE.

La masse aériforme qui enveloppe notre globe est connue sous le nom d'atmosphère ; elle s'élève jusqu'à la hauteur de soixante-dix à quatre-vingts kilomètres, et pénètre dans toutes les excavations de la terre.

Indispensable à l'existence des êtres vivans, l'atmosphère agit sur les animaux par sa composition chimique, par ses propriétés physiques, par le déplacement des fluides qui la forment, par les météores aqueux qui se produisent dans sa masse, et par les fluides impondérables qu'elle renferme.

(1) *Annales de la Société d'agriculture de Lyon*, T. I, p. 113.

CHAPITRE PREMIER. — COMPOSITION CHIMIQUE DE L'ATMOSPHÈRE CONSIDÉRÉE SOUS LE RAPPORT DE L'AGRICULTURE ET DE L'HYGIÈNE.

§ 1. — ATMOSPHÈRE DANS L'ÉTAT NORMAL.

L'atmosphère est formée, dans toutes les circonstances, de 21 parties d'oxygène et 79 d'azote, de quelques centièmes d'acide carbonique, de vapeur d'eau et de fluides impondérables. Assez souvent on y rencontre, en outre, des émanations aériformes et des corpuscules solides provenant de la surface de la terre.

L'oxygène et l'azote constituent l'air atmosphérique proprement dit ; ils forment les quatre-vingt-dix-huit ou quatre-vingt-dix-neuf centièmes de la masse gazeuse qui entoure notre globe. On les y trouve toujours dans les proportions que nous venons d'indiquer : une plus grande quantité de l'un ou de l'autre de ces gaz rendrait l'air impropre à l'entretien de la vie des animaux.

L'acide carbonique s'y rencontre aussi constamment, mais en quantités très diverses : l'atmosphère qui en serait complétement privée favoriserait la santé des animaux, mais nuirait à la végétation.

La vapeur d'eau est toujours en grande quantité dans la partie de l'air la plus rapprochée du sol. Il s'en trouve moins dans les couches élevées de l'atmosphère. Elle est nécessaire à l'entretien de la vie, les animaux et les plantes ne pouvant pas exister dans un air complétement sec.

Le fluide aériforme qui enveloppe la terre exerce sur les êtres organisés une action chimique subordonnée à sa composition. Dans les animaux, il agit principalement par son oxygène ; introduit dans les bronches, il rend le sang veineux plus rouge , plus consistant et plus fibrineux. Le chyle n'est propre à servir à l'accroissement et à l'entretien des organes que lorsqu'il a subi l'action de l'air dans l'appareil respiratoire. On ignore les phéno-mènes qui ont lieu dans l'acte de la respiration pour la transformation du sang veineux en sang artériel ; mais on connaît les altérations éprouvées par l'air : on sait que ce fluide, introduit dans la poitrine, diminue pendant la respiration ; qu'il perd trois ou quatre centièmes de son oxygène et qu'aucun autre gaz ne peut remplacer ce dernier ; que la quantité d'azote reste à-peu-près invariable ; que tantôt elle augmente, tantôt elle diminue ; que ce gaz, destiné à modérer l'action de l'oxygène, peut être remplacé dans la respiration par l'hydrogène, sans que la mort des animaux en soit une conséquence immédiate ; qu'à la place de l'oxygène, qui disparaît, on trouve de l'acide carbonique et de la vapeur d'eau ; enfin, que l'air qui a servi à la respiration est impropre à remplir le même usage, et que celui des bâtimens habités doit être sans cesse renouvelé, de manière que les altérations qu'il éprouve soient insensibles.

On sait aussi que la continuation des phénomènes respiratoires est indispensable à la vie ; qu'un animal se passerait plutôt d'alimens que d'air ; que la force, la santé, la vigueur, la chaleur des animaux, sont en rapport avec l'étendue, la perfection de ces phénomènes ; qu'une poitrine ample, des poumons sains, bien perméables, des voies aériennes libres, larges, sont aussi nécessaires à une bonne respiration, qu'un bon air ; enfin, que les effets de l'air sur l'économie animale sont variables selon l'état physique et la composition de ce fluide, et selon l'état des animaux qui le respirent.

L'air légèrement altéré n'entraîne pas la mort instantanée, mais, sous son influence, les principes qui proviennent de la digestion sont moins bien élaborés, le sang est moins nutritif, les humeurs s'altèrent, la constitution se détériore, et les plus graves maladies se déclarent. Ces effets s'observent lors même qu'il ne manquerait à l'air qu'un centième d'oxygène ; or, comme la respiration enlève 3 ou 4 centièmes de ce gaz, un litre d'air respiré en altère, par son mélange, 3 ou 4 autres litres ; de sorte que les nimaux enfermés dans une étable souffrent faute d'oxygène, si un quart de l'air qui les environne a été respiré, l'étable fût-elle assez bien tenue pour que la respiration fût la seule cause des altérations de l'air. Il ne faut pas oublier dans la construction des habitations, pour en fixer les dimensions, que la respiration est un phénomène vital qui varie dans les animaux, selon les services et les produits qu'ils rendent, selon les races, les espèces, la conformation, le sexe, selon que les organes de l'abdomen et du bassin sont pleins ou vides, selon l'activité de la circulation, et enfin selon le genre de nourriture et l'état de l'estomac.

L'air atmosphérique est aussi nécessaire à la vie des plantes qu'à celle des animaux : elles en ont besoin pour respirer et même pour se nourrir, car l'humus et les engrais ne deviennent solubles et susceptibles d'être absorbés que lorsqu'ils sont mis en contact avec ce fluide, ce qui explique la nécessité de rendre les terres meubles et perméables par des façons.

La respiration des plantes est moins active à l'ombre que sous l'influence de la lumière. Lorsqu'elles sont exposées aux rayons du soleil, elles enlèvent à l'air l'acide carbonique, s'approprient le carbone et dégagent l'oxygène. Il résulte de là que l'air altéré par la respiration animale est, ainsi que l'avait reconnu Priestley, purifié par les végétaux, et que les deux règnes organiques sont nécessaires l'un à l'autre.

§ 2. — ALTÉRATIONS CHIMIQUES DE L'ATMOSPHÈRE, INFLUENCE QU'ELLES EXERCENT SUR LES ANIMAUX ET SUR LES PLANTES.

L'air peut être altéré par des gaz, par des corps pulvérulens, par des émanations marécageuses, par des matières provenant des êtres organisés ; ces substances sont produites ou répandues dans l'atmosphère par la respiration des animaux, par la combustion, la fermentation alcoolique, la putréfaction, les marais, les émanations des corps vivans, certaines opérations chimiques, etc.

ART. I. — Altérations de l'atmosphère produites par des corps gazeux.

Les gaz qui altèrent l'atmosphère agissent, les uns d'une manière négative, les autres par des propriétés particulières. Ceux-là nuisent en occupant la place des fluides nécessaires à la vie et produisent l'asphyxie ; les derniers exercent sur l'économie animale une action spéciale, délétère, toxique.

1° GAZ QUI ASPHYXIENT. — Dans cette classe, nous trouvons les gaz qui, répandus dans l'espace en trop grande quantité, occasionnent la mort par privation d'air respirable.

Acide carbonique. — Ce gaz est le produit de la combustion des substances qui contiennent du carbone. Le vulgaire croit que le charbon de bois est le seul corps dont la combustion soit dangereuse ; c'est une erreur qui a eu maintes fois de funestes résultats : elle provient de ce que le charbon dégage, au moment où il commence à brûler, une odeur plus ou moins forte, produite par les substances étrangères que renferme ordinairement ce combustible. Ces substances, plus faciles à brûler que le carbone, disparaissent les premières, et une fois le charbon bien allumé, le produit de la combustion est inodore ; mais, quoiqu'il soit alors sans odeur, il n'en est pas moins dangereux, car il est exclusivement formé d'acide carbonique. La combustion de la braise est au moins aussi délétère que celle du charbon qui s'allume.

La combustion du bois, de la paille, du linge, des substances animales, produit, outre l'acide carbonique, de la vapeur d'eau, de l'acide acétique, de l'huile empyreumatique et du gaz ammoniac. Ces vapeurs sont aussi dangereuses que le gaz provenant du carbone ; mais l'irritation qu'elles déterminent avertit du danger qui résulte de leur introduction dans la poitrine, et force les animaux à fuir le lieu où elles sont répandues. De la combustion de la houille résultent l'acide carbonique, l'hydrogène carboné, et quelquefois de l'acide sulfureux, de l'acide hydrosulfurique, dont l'action délétère est assez connue.

La respiration des animaux et celle des plantes vertes placées dans l'obscurité, la fermentation alcoolique, celle du vin, du cidre et de la bière, donnent lieu à la formation d'acide carbonique.

Le gaz acide carbonique se dégage quelquefois des crevasses que présente la terre, des volcans, de certaines eaux minérales ; il s'amasse dans les grottes, dans les fissures des rochers, au fond des mines ou se perd dans l'espace

L'acide carbonique est un gaz incolore ; il a une saveur aigrelette, mais peu prononcée ; il est plus lourd que l'air, et il occupe principalement lorsque ce fluide est tranquille, calme, les régions inférieures de l'atmosphère ; il rougit légèrement les couleurs bleues végétales et éteint les corps en combustion. Ce dernier caractère est le plus facile à saisir. Toutes les fois qu'une lampe ou une chandelle ne peut pas brûler, que sa lumière pâlit, l'air du lieu où elle se trouve est vicié. De l'eau de chaux, placée dans un endroit où ce phénomène a lieu, se couvrirait, en peu de temps, d'une pellicule dure de carbonate de chaux.

L'acide carbonique, nuisible à l'économie animale, est favorable aux plantes. Respiré à hautes doses, bien que mêlé à l'air, il asphyxie en privant les poumons de l'oxygène nécessaire à la respiration : il détermine l'assoupissement, l'envie de dormir et la mort, sans que les animaux éprouvent aucun sentiment qui les porte à fuir ; mais, sans aller jusqu'à produire la mort, si l'air n'en contient qu'une petite quantité, il exerce une action spéciale sur le cerveau et occasionne des douleurs de tête.

On garantit les animaux de l'acide carbonique en éloignant les causes qui le produisent, en employant de bons moyens de ventilation, en l'absorbant dans les habitations, par la chaux vive, par le chlorure de chaux et en mettant, autant que possible, par des plantations autour des étables, l'air altéré par cet acide en rapport avec des végétaux.

L'acide carbonique concourt puissamment à la nutrition des plantes : absorbé par les radicules et par les pores corticaux, il est décomposé dans leurs tissus. On remarque, en effet, que la végétation est vigoureuse dans les milieux qui en contiennent beaucoup, et il est probable qu'il était plus abondant qu'aujourd'hui dans notre atmosphère, lorsque se sont formés les végétaux gigantesques que nous retirons des entrailles de la terre sous forme de houille et d'anthracite. Toutefois, les plantes ne l'absorbent que sous l'influence de la lumière, et elles en dégagent, tout au contraire, quand elles sont dans l'obscurité.

Azote. — Quoique nécessaire à la respiration, l'azote ne doit pas se trouver dans l'air en trop forte proportion. L'atmosphère qui en contient plus de 81 à 82 centièmes est impropre à la respiration des animaux.

Il est très rarement dégagé à l'état de pureté : il ne devient surabondant dans l'air que par la disparition de l'oxygène qu'absorbent la respiration, la combustion et d'autres phénomènes chimiques : toutes les fois que des animaux sont enfermés dans un lieu bien clos, l'azote y devient en excès.

Le mot *azote* est formé de deux mots grecs, α privatif, et ζων vie. Il n'exerce pas cependant d'action spéciale sur les animaux, mais il produit l'asphyxie en les privant de la quantité d'oxygène qui leur est nécessaire : il agit négativement à-peu-près à la manière de l'acide carbonique.

Il se combine très rarement d'une manière directe avec les autres corps ; il serait difficile de le faire absorber ; on ne peut en prévenir les mauvais effets qu'en renouvelant l'air des lieux où il est en trop grande quantité.

Hydrogène, protoxyde d'azote, oxyde de carbone, composés d'hydrogène et de carbone. — L'hydrogène mêlé à l'oxygène en certaines proportions peut être respiré pendant quelque temps sans qu'il en résulte de bien graves accidens. Le protoxyde d'azote est celui de tous les fluides qui peut le mieux remplacer l'oxygène dans la respiration et dans la combustion. Du reste, ces gaz étant presque toujours le produit d'opérations chimiques, se trouvent très rarement à l'état de liberté.

Les composés d'hydrogène et de carbone, l'oxyde de carbone, sont quelquefois le résultat de certaines combinaisons ; mais ils ne se dégagent, en général, que pendant la combustion des matières carbonées. Ils produisent bien rarement des accidens sur les animaux, à l'exception de l'hydrogène carboné, dont nous traiterons à l'article des marais.

Si l'un de ces gaz se trouvait accidentellement en grande quantité dans un lieu habité, on devrait renouveler l'air, pour en prévenir les funestes effets.

2° GAZ QUI EMPOISONNENT. — Parmi les gaz de cette deuxième classe, les uns agissent comme des irritans, les autres comme des poisons stupéfians, et déterminent la mort quoiqu'ils n'aient été respirés qu'en petite quantité. Les uns et les autres sont nuisibles aux plantes.

GAZ IRRITANS. — *Chlore.* — Le chlore libre est un produit de l'art. On fait dégager ce gaz pour l'employer en industrie ou en médecine. On s'en sert pour blanchir les tissus, la cire, pour opérer la désinfection, et pour traiter certaines maladies.

Lorsque les animaux ne respirent que de petites quantités de chlore, ils éprouvent des irritations dans les voies aériennes qui se dissipent facilement si l'action du gaz irritant a été de courte durée; mais s'ils le respirent long-temps, ils sont atteints de toux violentes, d'inflammations qui passent souvent à l'état chronique et se terminent par la mort. Si le chlore est introduit dans les bronches en grande quantité, il occasionne des irritations très intenses des toux suffocantes, de grandes douleurs et la mort.

Il faut écarter les animaux des lieux où le chlore se dégage, et ne les laisser exposés à son action que le moins de temps possible. A cet effet, on doit établir dans les blanchisseries des courains d'air qui entraînent hors de ces établissemens toutes les particules délétères qui s'échappent des cuves et des appareils. Le gaz ammoniac a bien la propriété de neutraliser le chlore, en se combinant avec lui directement; mais ce moyen ne peut pas être usité en grand, à cause du prix élevé de cet alcali et de l'action qu'il exerce lui-même sur les êtres organisés.

Si le chlore est employé pour désinfecter des étables, il n'y faut remettre les animaux qu'après avoir laissé les portes, les fenêtres, ouvertes assez long-temps pour renouveler complétement l'air.

Dissous dans l'eau à petites doses, le chlore hâte la germination de certaines graines; mais répandu dans l'air, même en faible quantité, il fait mourir les plantes.

Acide chlorhydrique.—Cet acide se produit en grandes quantités dans la fabrication de la soude artificielle, et dans quelques fabriques d'autres produits chimiques; il se présente sous forme de gaz soluble dans l'eau, d'une odeur très forte, et d'une saveur fortement irritante.

Il agit sur les animaux comme le chlore, et il est très nuisible à la végétation. On ne trouve jamais de plantes dans les environs des fabriques où l'on prépare l'acide hydrochlorique.

L'aérage est encore le seul moyen qu'on puisse employer utilement contre cet acide; le gaz ammoniac, qui le neutralise en se

6.

combinant avec lui, peut difficilement être usité dans ce but.

Acide sulfureux et acide nitreux. — Avant la découverte du chlore, l'acide sulfureux était seul employé pour blanchir les tissus. Ce corps est gazeux, blanchâtre, d'une odeur suffocante. C'est lui qui se dégage lorsqu'on brûle du soufre. Il produit sur les organes de la respiration des maladies qui varient par leur intensité, depuis la plus légère irritation jusqu'à la phlegmasie la plus intense.

L'acide nitreux, ou gaz rutilant, est un corps gazeux, rougeâtre et d'une odeur suffocante, qui se dégage toutes les fois qu'on fait agir l'acide nitrique sur un corps combustible ; les ouvriers qui emploient ce dernier acide pour décaper les métaux ou pour polir le cuivre, en produisent fréquemment.

L'acide nitreux, respiré en assez grande quantité, occasionne des phlegmasies très graves, la suffocation, et même la mort. A petites doses, il détermine une sensation fort désagréable et la toux.

On prévient les accidens causés par ces gaz au moyen de l'aérage, et l'on en neutralise les effets par l'emploi des anti-phlogistiques

Le *gaz ammoniac*, encore appelé *alcali volatil*, est un gaz qui se produit toutes les fois que des substances azotées entrent en fermentation. C'est lui qui se dégage dans les fosses d'aisances, dans les bergeries d'où l'on n'enlève le fumier qu'à de longs intervalles : il se reconnaît, s'il est en petite quantité, à son odeur piquante, urineuse, à son action sur les yeux et à l'écoulement de larmes qu'il occasionne.

Ce gaz irrite les organes respiratoires et donne aux membranes muqueuses une teinte rose. Son action continuée produit des ophthalmies, des angines, des bronchites ; une inspiration un peu forte occasionne seulement une sensation très désagréable ; mais, introduit en grande quantité dans les bronches, il donne lieu en peu de temps à la suffocation et à la mort.

Mêlé avec l'atmosphère, dissous dans l'eau à doses minimes, le gaz ammoniac est favorable aux plantes. Selon quelques chimistes, le plâtre répandu sur les légumineuses agit, en condensant l'alcali volatil répandu dans l'air, et en le transformant en sulfate d'ammoniaque, qui peut alors être absorbé par les racines.

Pour prévenir les effets de l'ammoniaque, il faut nettoyer les lieux d'où il se dégage, en enlever toutes les matières azotées susceptibles de fermenter ; si l'on ne peut pas en prévenir la formation, il faut renouveler sans cesse l'air de ces lieux, y répandre du chlorure de chaux, et si c'est possible multiplier les plantes dans les environs.

GAZ STUPÉFIANS. — L'action de tous les gaz compris sous cette désignation n'est pas identique ; mais ils se ressemblent par la faculté qu'ils ont de déterminer la mort, lors même qu'ils ne sont pas absorbés en assez grande quantité pour asphyxier, ni pour produire une grande inflammation.

Hydrogène sulfuré, acide hydro-sulfurique. — Ce gaz est connu des vidangeurs sous le nom de *plomb*, à cause de la promptitude avec laquelle il occasionne la mort.

Il se produit dans les fosses d'aisances et dans tous les endroits où se putréfient des substances renfermant du soufre. M. Savi en a trouvé dans les émanations des marais en Toscane. Selon cet auteur, ce gaz résulte de la décomposition, par des matières organiques, des sulfates contenus dans les eaux et dans la terre, M. Daniel (1) attribue la production de l'hydrogène sulfuré, qu'on trouve sur les côtes d'Afrique, à l'action des matières végétales sur les sulfates des eaux de la mer.

L'hydrogène sulfuré est quelquefois le résultat d'opérations chimiques et de préparations faites en grand. On le reconnaît toujours à une odeur qui rappelle celle qui se fait sentir quand on casse des œufs pourris.

Ce gaz est très délétère : quelques centièmes dans l'air suffisent pour occasionner la mort en très peu de temps ; les animaux qui le respirent en grande quantité tombent comme frappés par la foudre.

Aérer les lieux où il se dégage, déplacer les substances qui se décomposent, sont les moyens qu'on doit employer contre ce gaz. Si des animaux ont été incommodés par son action, il faut les mettre à l'air, leur faire respirer du chlore.

(1) *Philosophical Magazine.*

Le résidu des savonneries, dit *marc de soude*, est nuisible aux animaux, à cause de l'acide sulfhydrique qu'il dégage ; dans le mois d'août 1840, on a vu périr dix-sept poulets qui étaient restés logés pendant quarante-huit heures dans un poulailler placé à 5 mètres de distance d'un tas de résidu de savonnerie (1).

Sulfhydrate d'ammoniaque. — Formé par la combinaison de l'acide sulfhydrique avec l'ammoniaque, ce sel se produit toutes les fois que les deux corps qui le constituent se rencontrent. La putréfaction des substances organiques qui renferment de l'azote et du soufre lui donne naissance. L'hydrosulfate d'ammoniaque est gazeux, incolore, d'une odeur fétide, brûlant avec une flamme épaisse, et laissant déposer du soufre. Il agit sur les animaux comme un puissant stupéfiant : à très petites doses, il produit la mort. Il se rencontre aux environs des voiries, dans les fosses d'aisances, et il contribue à produire les effets terribles connus sous le nom de *plomb*. Injecté à doses très faibles dans le tissu cellulaire, il occasionne la mort en peu de temps.

Nous ne pouvons employer contre ce gaz que de bons procédés de ventilation. Lorsque les animaux l'ont respiré, on doit les exposer à l'air libre, et chercher à les ramener à la vie par l'action des stimulans les plus forts, leur faire respirer le gaz ammoniac, etc.

Hydrogène phosphoré, hydrogène arsénié. — Nous mentionnerons très brièvement l'hydrogène arsénié, gaz excessivement dangereux qu'on prépare dans les laboratoires de chimie ; l'hydrogène phosphoré produit de l'art, mais qui se dégage aussi de certains terrains où se trouvent des matières animales en putréfaction (c'est lui qui constitue les feux follets qu'on voit dans les cimetières). L'aérage est toujours le seul moyen à employer pour purifier l'air des lieux où ces gaz se rencontrent.

____

(1) *Ann. provençales d'agric.*, 1840.

ART. II.— Altérations de l'air produites par des liquides ou par des corps pulvérulens.

Parmi ces altérations de l'atmosphère, les unes agissent mécaniquement comme les corps inertes, et d'autres en modifiant la vitalité des organes.

I. Substances qui agissent mécaniquement. — Il y a fréquemment dans l'air des substances pulvérulentes plus ou moins fines, qui y sont maintenues par leur légèreté spécifique, par l'action du vent qui les déplace, ou par l'effet d'une force qui les projette d'un lieu dans un autre. Parmi ces substances, nous trouvons la poussière fine des routes, celle des pierres qu'on taille, des murs qu'on démolit, le sable, les graviers déplacés par les vents, le poussier du charbon, la poussière répandue dans les greniers, dans les amidonneries, dans les filatures, etc. Ces corps, introduits dans les voies aériennes s'y déposent sur les membranes muqueuses, tendent à les irriter et à produire la toux : lorsqu'ils sont très fins, ils sont moins dangereux ; mais les grains un peu gros, s'ils sont anguleux, déterminent des inflammations et des ophthalmies. La cavalerie française, qui a parcouru des pays chauds couverts de sable, a eu maintes fois occasion d'observer les effets de la poussière sur l'organe de la vue du cheval.

Les jeunes chevaux qui voyagent pour la première fois sont souvent indisposés ; la poussière des routes concourt, avec d'autres causes de maladie auxquelles ils ne sont pas encore habitués, à déterminer les bronchites, les gourmes dont ils sont fréquemment atteints.

Les corps répandus dans l'air peuvent se fixer sur la peau, et occasionner des démangeaisons, des maladies cutanées ; déposés sur l'herbe, ils usent les dents des animaux, et introduits dans les voies digestives, ils en irritent la surface, concourent à produire la pourriture et à former des calculs intestinaux.

On peut diminuer les effets des causes morbifiques que nous signalons, en lavant souvent les yeux et le nez des animaux qu'on est obligé de laisser exposés à la poussière ; en les pansant avec beaucoup de soin, en leur faisant prendre des bains, en les faisant aller, autant que possible, dans le sens du vent. Si plusieurs animaux marchent ensemble, il faut les placer de manière que les uns ne reçoivent pas la poussière soulevée par les autres, et, dans tous les cas, mettre du côté d'où vient le vent les plus faibles et les plus impressionnables. Ces précautions sont surtout nécessaires pour les animaux qui ont toujours vécu dans des pâturages ou dans des écuries. Après les vents secs, il ne faut conduire les troupeaux, du moins ceux de bêtes à laine, dans les pâturages qui bordent les chemins, que lorsque la pluie a lavé les plantes.

II. Substances qui modifient l'organisme. — A. Métaux. — Les métaux, à l'état de pureté, sont sans action sur l'économie animale, de sorte que ceux qui, comme l'arsenic, le mercure, le cuivre, forment les composés les plus vénéneux, pourraient être mis impunément en contact avec les surfaces vivantes, si l'on pouvait les conserver à l'état métallique ; mais tous s'altèrent, passent à l'état de sel ou d'oxyde avec une facilité plus ou moins grande, et presque tous agissent ensuite sur les animaux comme sur les plantes, à la manière des poisons.

Mercure.—Le mercure, abandonné à lui-même, se volatilise à toutes les températures ; il se répand dans l'air, et l'on en trouve dans toute la capacité des vases et des appartemens où on le tient ; mais l'évaporation est plus rapide quand on le chauffe et quand on le déplace. Les animaux qui respirent de l'air imprégné de vapeurs mercurielles ne tardent pas à être incommodés ; ceux qui habitent dans les ateliers des doreurs et des étameurs de glaces, dont l'atmosphère contient presque toujours du mercure, y contractent fréquemment des convulsions, des tremblemens, le marasme, et la mort.

Plomb. — Le plomb, quoique très lourd et très fixe, se répand dans l'espace à l'état pulvérulent, lorsqu'on le travaille pour en faire des balles, du plomb de chasse, et des lames. Les composés de ce métal, le minium, la litharge, les acétates, la céruse, le jaune de Naples, se répandent toujours dans les endroits où l'on prépare ces substances, et dans ceux où on les emploie : ces corps produisent des douleurs intestinales, des coliques connues sous le nom de colique des peintres. On a remarqué ces accidens sur des chevaux employés à tourner les manéges où l'on

pulvérise les préparations saturnines. M. Trousseau (1) a vu le
cornage produit sur des chevaux par le minium, dans une fabrique où l'on préparait ce corps. La respiration était bruyante, et
elle devenait de plus en plus difficile : on était obligé de pratiquer la trachéotomie ; mais, après cette opération les accidens
disparaissaient, et les animaux pouvaient continuer leur service.

Dans la fabrique de Tours où ces faits ont été observés, les
hommes contractent la colique des peintres ; les chats y prennent
des convulsions qui les font promptement périr. Le minium administré à l'intérieur ne produit pas cet effet, et les chiens conservés dans l'établissement n'ont jamais donné aucun signe de
maladie qui indiquât un effet des émanations du plomb. Les rats
des bâtimens où l'on prépare le blanc de céruse ne vivent pas
long-temps : ils deviennent paralysés du train postérieur.

Cuivre.—Tous les composés de cuivre, les acétates, le laiton,
les corpuscules du métal pur, à cause de la facilité avec laquelle
ils s'oxydent quand ils sont en contact avec les liqueurs animales, sont dangereux : ils occasionnent fréquemment des accidens
dans les ateliers des fondeurs, dans les celliers où l'on prépare
le vert-de-gris, dans les boutiques des chaudronniers, etc.

Caractères d'imprimerie.— Les particules répandues dans les
ateliers des imprimeurs, par les caractères d'imprimerie, sont
toujours dangereuses à respirer ; elles produisent sur les ouvriers
des maladies souvent mortelles. Les animaux exposés à ces émanations contractent des affections nerveuses, des convulsions
et meurent dans le marasme.

Arsenic et ses composés. — L'arsenic se volatilise avec une
grande facilité, passe à l'état de combinaison avec l'oxygène, et
forme des composés dont tout le monde connaît les funestes effets.
Les environs des établissemens où l'on prépare les métaux dont
les minerais contiennent de l'arsenic, sont toujours insalubres.

Je mentionnerai encore l'acide arsénieux, les sulfures d'arsenic, qui se répandent dans l'air quand on les pulvérise, et qui
produisent des accidens promptement mortels ; mais la pulvéri-
sation de ces substances est presque toujours faite en petit, et par

(1) *Journ. de méd. vét. et comparée*, 4e année, p. 162.

l’homme, de sorte que les animaux en ressentent très rarement l’action.

Étain, zinc. — Comme les métaux que nous venons d’examiner, le zinc, l’étain..., répandent dans l’air, quand on les travaille, des particules qui peuvent nuire aux animaux.

B. Substances organiques.—Nous mentionnerons dans ce paragraphe la poudre de *cantharides*, celle d’*euphorbe*, les particules de *résine* et de *tabac*, répandues dans l’air. Toutes ces substances sont très dangereuses : elles irritent d’abord la pituitaire, et produisent des inflammations dans les organes respiratoires. Les cantharides agissent spécialement sur les organes génito-urinaires.

III. Précautions hygiéniques. — Il n’y a pas de moyens efficaces pour remédier à l’action des substances délétères introduites dans l’économie animale par les voies aériennes et par la peau. Il faut prévenir les effets de ces causes de maladie, en ne laissant les animaux dans les lieux malsains que le temps rigoureusement nécessaire pour le travail, en établissant des courans d’air qui emportent hors des ateliers les particules nuisibles, à mesure qu’elles sont produites, en changeant la destination des animaux qui, malgré les précautions qu’on peut prendre, présentent des symptômes de maladie. L’albumine, le blanc d’œuf, sont très efficaces contre les empoisonnemens occasionnés par le mercure ou le cuivre, introduits dans les voies digestives ; mais ces contre-poisons n’exercent aucun effet contre les substances absorbées par les inhalans bronchiques et cutanés. Le camphre peut être utile pour combattre les effets des cantharides.

ART. III. — Altérations de l’air produites par les émanations marécageuses.

Marais.—La vase qui forme le fond des marais renferme beaucoup de substances organiques qui, sous l’influence de la chaleur et de l’humidité, se décomposent entrent en fermentation, et donnent alors naissance à divers produits dont les uns restent dans la terre ou se dissolvent dans l’eau, et dont les autres se répandent dans l’atmosphère.

On divise les marais, en *marais d'eau douce*, en *marais d'eau salée*, et en *marais mixtes;* en *marais malsains* et en *marais indifférens* (1); en *marais des pays froids, marais des pays tempérés*, et *marais des pays chauds;* en *marais verts*, ou prés marécageux, en *marais à bruyère*, et en *marais stériles.* Les marais des climats chauds sont dangereux toute l'année. Parmi ceux formés par la mer, les uns, connus sous le nom de marais salans, creusés par la main de l'homme, sont en général peu nuisibles; mais ceux qui se forment spontanément sont le plus souvent très insalubres surtout si l'eau salée se mêle à l'eau douce; car les débris organiques contenus dans les eaux de la mer éprouvent une fermentation plus active lorsqu'ils cessent d'être en rapport avec de l'eau salée pure.

Nous avons, à l'article des terrains, examiné l'influence des marais sur les animaux : nous allons étudier ici les émanations marécageuses et aux articles *pâturages*, *prés*, nous traiterons des plantes qui viennent dans les sols humides.

Les routoirs, les mares, les rizières, les fossés qui contiennent de l'eau une partie de l'année, émettent dans l'atmosphère des substances malfaisantes, et exercent des effets toujours en rapport avec leur étendue, avec la quantité et la nature des matières que l'eau renferme.

Les routoirs sont plus dangereux que les simples mares, que les fossés ; le chanvre y laisse des principes qui dégagent, en se décomposant, une odeur infecte et nuisible à la santé.

Nature des émanations marécageuses. — Les substances qui s'élèvent des marécages sont peu connues. On sait qu'elles sont formées, en grande partie, de gaz hydrogène protocarboné, quelquefois d'hydrogène sulfuré, de gaz ammoniac et de vapeur d'eau contenant une matière organique azotée très putrescible. En regardant l'eau des marais pendant les temps chauds, on aperçoit le dégagement des gaz qui surgissent de la vase, s'élèvent à travers l'eau sous forme de bulles et se répandent dans l'atmosphère. On peut se procurer de ces corps en remuant avec un bâton la bourbe des marécages, et en recueillant sous l'eau les

(1) *Ann. de chimie et de phys.*, nov. 1841.

fluides qui se dégagent. Pour avoir la vapeur d'eau et la matière organique, on expose dans une atmosphère chargée d'émanations un ballon de verre rempli d'un mélange réfrigérant. Bientôt les vapeurs aqueuses et les substances qu'elles contiennent se condensent sur la surface du ballon ; on les fait ensuite égoutter dans une capsule, et l'on fait évaporer à une très douce température. Le résidu est formé du produit cherché.

De quelle nature est cette matière ? Est-ce un acide, un alcali ? sont-ce des animalcules ? On l'ignore ; on ignore même si les émanations des eaux salées sont de même nature que celles des eaux douces. Quelle que soit leur composition, les médecins les désignent sous le nom d'*effluves*, mot qui comprend l'ensemble des produits qui se dégagent des lieux humides, des eaux croupies, des étangs, etc.

Origine, dégagement et propagation des effluves. — Il n'est pas possible d'apprécier directement la production et de suivre la propagation des effluves; on peut seulement supposer la promptitude avec laquelle ils sont produits et disséminés, par les effets qu'ils exercent. Or, on a remarqué que leur action dépend de la température ambiante, du moment de la journée, de l'état hygrométrique de l'air, de la nature des marais, de la situation des lieux, des mouvemens qu'éprouve l'atmosphère, etc.

Des émanations marécageuses se forment toutes les fois que des matières organiques, placées dans un lieu humide, sont exposées à une température convenable. Celle-ci peut être considérée comme la principale cause de la production des effluves; elle agit en faisant évaporer l'eau des marais et en activant la fermentation putride. Une infinité de plantes et d'animaux naissent et meurent continuellement dans les eaux stagnantes; mais si ce liquide est en grande quantité, s'il est agité, les matières putrides n'entrent pas en fermentation. C'est lorsqu'elles ont été concentrées par l'évaporation de l'eau que la putréfaction s'y développe, et devient d'autant plus active que la nappe d'eau est plus mince et plus fortement échauffée par le soleil : toutes les émanations produites dans la vase ne pouvant être dissoutes par le peu de liquide qu'elles traversent se répandent alors dans l'espace.

De ce qui précède, il résulte que l'insalubrité des marais doit augmenter à mesure que l'eau diminue : les effluves ne sont jamais plus abondans ni plus dangereux que lorsque la vase est sèche ; il suffit quelquefois, pour rendre un marais insalubre, de couper les arbres qui l'ombragent et le préservent des rayons solaires.

Le contact de l'air, nécessaire à toute fermentation, facilite la production des effluves. Les matières organiques se conservent dans les terres fortes sans éprouver aucune altération ; mais elles fermentent et dégagent des gaz insalubres si on les ramène à la surface du sol. On a vu d'anciens marais à fond argileux devenir des foyers d'infection à la suite de labours qu'on y a faits.

L'eau n'est pas nécessaire à la production des émanations morbifiques : les terrains non submergés qui renferment des substances salines et des matières organiques, peuvent en émettre lorsqu'ils sont soumis à des alternatives de pluie et de chaleur. Les Toscans disent alors que la terre *bout*; elle fermente et dégage, entre autres produits, de l'hydrogène carboné et de l'hydrogène sulfuré.

Le calorique facilite la propagation des effluves, en augmentant la force dissolvante de l'air et en activant le déplacement de ce fluide : à mesure que les couches inférieures de l'atmosphère sont échauffées, raréfiées par la chaleur, elles dissolvent une plus grande quantité d'émanations et les entraînent dans l'espace ; l'air qui vient occuper la place abandonnée par celui qui s'élève, s'échauffe, se dilate, s'en charge à son tour, et les dissémine ensuite, comme celui qui l'avait précédé sur la surface du marécage.

Les temps froids arrêtent la fermentation putride, diminuent en même temps la force dissolvante de l'air et s'opposent à l'extension des effluves.

Les marais du Nord, qui ne se dessèchent jamais, ne sont pas insalubres ; ceux des Antilles, de l'Inde sont pernicieux durant toute l'année ; et dans notre climat, les eaux stagnantes sont sans action pendant l'hiver, le printemps, et cessent d'exercer des ravages en automne, dès l'arrivée des premières gelées.

Pendant les chaleurs du milieu du jour, les émanations marécageuses se répandent dans l'atmosphère avec abondance, mais élevées dans les régions supérieures de l'air par les mouvemens ascensionnels que le calorique détermine dans ce fluide, elles ne produisent aucun mauvais effet sur les animaux: tandis que le soir, quand l'air perd avec sa chaleur sa force dissolvante, elles se rabattent, retombent et se joignent à celles qui continuent à s'échapper du sol échauffé, et qui ne peuvent pas être élevées par l'air frais de la nuit. C'est donc après le coucher du soleil que le voisinage des marais est le plus nuisible, surtout en automne, quand des soirées déjà fraîches succèdent à des journées très chaudes.

Les pluies abondantes s'opposent à la propagation des effluves, les rendent moins insalubres, en diminuant la température de l'air et en augmentant l'eau qui recouvre la vase des marais; elles humectent l'atmosphère, affaiblissent sa tendance à dissoudre les vapeurs et ramènent même à terre les matières insalubres déjà répandues dans l'espace.

Les montagnes, les forêts peuvent s'opposer à la propagation des émanations marécageuses, en arrêtant les courans d'air. D'après Lancisi, les marais Pontins n'ont exercé des ravages sur la ville de Rome qu'après la destruction des forêts situées entre ces lieux insalubres et la capitale de la chrétienté. Peut-être les arbres décomposent-ils les effluves pour leur nourriture et purifient-ils ainsi l'air marécageux qui traverse les bois.

Au fond des vallons, sur les collines limitées par des bois, les marais sont plus dangereux que sur les lieux élevés et nus : l'air toujours agité des hautes montagnes dissémine les effluves à mesure qu'ils sont produits.

C'est lorsque l'air est tranquille, quand des obstacles s'opposent aux mouvemens de l'atmosphère, que le voisinage des marais est malsain; mais pendant le règne des vents, lorsque l'air circule librement sur les marécages, il y a moins de dangers à y conduire le bétail.

Si le temps est calme, les effluves ne se propagent en assez grande quantité pour nuire, qu'à une petite distance du lieu où ils sont produits : ils s'élèvent plus qu'ils ne s'étendent horizontalement. Les lieux élevés, les coteaux dominant les marais, sont, en général, plus insalubres que les plaines également éloignées de ces foyers d'infection.

Si les mouvemens de l'atmosphère sont rapides , impétueux , irréguliers, les effluves sont entraînés, dispersés, disséminés dans tous les sens et rendus inertes ; mais si un vent régulier ne souffle que légèrement, il peut transporter, à de très grandes distances, et sans les affaiblir, les principes morbifiques élevés des lieux humides. Les effluves des étangs de la Bresse font quelquefois sentir leur influence sur la rive droite de la Saône (1).

Effets des émanations marécageuses. —Les effluves agissent sur la peau surtout si elle est humectée par le brouillard , sur les nerfs , sur la membrane muqueuse des voies respiratoires et sur la sanguification ; ils exercent aussi 'un effet direct sur l'appareil digestif, se mêlent au chyle et altèrent le sang.

Sous l'influence des lieux marécageux, les fonctions organiques languissent, du moins chez tous les animaux des classes supérieures, la digestion est difficile, le chyle peu réparateur, le sang pauvre, aqueux et la lymphe abondante ; l'assimilation se fait mal et les tissus sont mous et pâles ; les herbivores ne prennent ni muscles ni graisse et semblent formés exclusivement de tissus blancs, albumineux ; ils ont la peau épaisse, rude, les productions cornées très développées et la viande fade , peu nutritive. Depuis le dessèchement des marais de la Charente, la chair des bœufs de ce pays a un grain plus fin ; elle est plus courte, plus savoureuse, nourrit mieux et se conserve davantage.

Les fonctions animales languissent sous l'influence des marais : la sensibilité est peu développée, les contractions musculaires sont faibles, les mouvemens lents, difficiles ; les animaux qui vivent dans les pays à marécages ont une constitution faible, débile ; toutes les causes de maladie les influencent ; ils sont souvent affectés d'enzooties, d'épizooties.

Les effets pathologiques des effluves se montrent quelquefois long-temps après que les animaux ont été soumis aux influences marécageuses. On voit même fréquemment des individus soumis long-temps à l'action d'un marais ne devenir malades qu'après avoir quitté le lieu malsain, et présenter cependant des affections

(1) Boltex, *Ann. de la Soc. d'agr. de Lyon*, T. III, p. 284.

analogues à celles qui se développent dans la localité maré-
cageuse.

D'autres fois les effluves agissent presque instantanément.
Pusieurs fois on a vu sous l'équateur des équipages contracter
des maladies pestilentielles pour avoir fait passer leurs vaisseau
à côté d'un lieu marécageux.

Si l'on ne trouve pas de différence dans la nature des émanations des divers marais, on en reconnaît de bien grandes dans
les effets qu'elles déterminent. Les vapeurs qui s'élèvent des eaux
limpides, des rivières, des lacs, des mers, rafraîchissent l'air en
été, le rendent doux en hiver, et humide dans tous les temps,
mais sans lui communiquer des propriétés bien nuisibles. Elles
ne produisent que des rhumatismes, des bronchites, des diarrhées;
elles sont même utiles en favorisant la végétation, si toutefois
elles ne sont pas assez abondantes pour rendre les plantes aqueuses, fades.

Les vapeurs des eaux stagnantes sont plus dangereuses que
les émanations qui s'élèvent des rivières ; elles donnent lieu à des
hydropisies, à la pourriture, à des lésions organiques du foie,
de la rate.

En automne, lorsque les animaux travaillent beaucoup, que
les fourrages sont secs, rares, les boissons malsaines, il se manifeste sous l'influence des marais, outre les affections que nous
venons de désigner, des fièvres de mauvaise nature, des pneumonies très intenses, gangréneuses, et des phlegmons charbonneux. Audoin de Chaignebrun, Petit, attribuent à des marais
des épizooties qu'ils ont eues à traiter. Vicq-d'Azir a vu, en 1779,
dans le vallon de l'Autre dans la Picardie, une péripneumonie
gangréneuse produite par la même cause.

Les marais formés d'eau douce et d'eau salée sont les plus insalubres : dans les climats chauds ils sont pestilentiels et en très
peu de temps ils déterminent les plus graves maladies ; on a
même cru que le typhus contagieux qui a ravagé l'Europe plusieurs fois était dû aux marais de la Hongrie. Cependant les affections atoniques, typhoïdes, sont le plus souvent produites
par des émanations animales.

L'influence des effluves varie selon les animaux. Continuellement courbés vers la terre, les quadrupèdes en ressentent beaucoup l'influence pernicieuse ; ils les inspirent et les avalent avec l'herbe qu'ils brouttent. Vic-d'Azir a vu les eaux stagnantes produire sur l'homme des fièvres et sur le bétail des affections charbonneuses. Lancisi, Bailly ont observé que, dans les pays où l'espèce humaine contracte des fièvres intermittentes, les animaux sont atteints de maladies organiques dans les viscères de l'abdomen. M. Malingié (1) a même fait la remarque que les agneaux élevés en plein air dans la Sologne, deviennent malades au moment où les fièvres attaquent l'homme, et que le mal de ce dernier présente dans son intensité les mêmes phases que celui des bêtes à laine.

Les marais sont plus nuisibles aux ruminans qu'aux autres herbivores ; ils donnent au mouton la pourriture, et au bœuf des affections de poitrine. On leur a attribué aussi la fluxion périodique des yeux chez les solipèdes. Dans les environs d'Isigni, les poulains, âgés de moins de trois ans, contractent dans les pâturages humides une hydropisie qui se manifeste par la tristesse, par l'œdème de la croupe, du bord supérieur de l'encolure, du dessous du ventre, etc. (2).

Le porc, le buffle, les oiseaux aquatiques sont, parmi les animaux domestiques, ceux qui résistent le mieux aux effluves.

Les poissons eux-mêmes les craignent ; quelques-uns ne peuvent vivre que dans les eaux vives ; mais ceux qui supportent le mieux l'influence des eaux stagnantes sont malades, prennent des chairs molles, fades et de mauvais goût, lorsque le liquide diminuant, se charge de principes nuisibles.

Les animaux non acclimatés, ceux qui n'ont pas été encore habitués aux effluves, ceux qui ont été mal nourris pendant l'hiver, ceux qui pressés par la faim ont les vaisseaux absorbans très actifs, souffrent plus de l'influence des marais que ceux qui se trouvent dans des circonstances opposées.

Il ne faut pas oublier que les effluves agissent ordinairement sur des animaux nourris de plantes ligneuses insipides, peu riches en

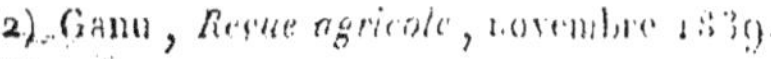

(1) *Société d'agr. de Loir-et-Cher*, séance du 30 août 1840.
(2) Gasu, *Revue agricole*, novembre 1839.

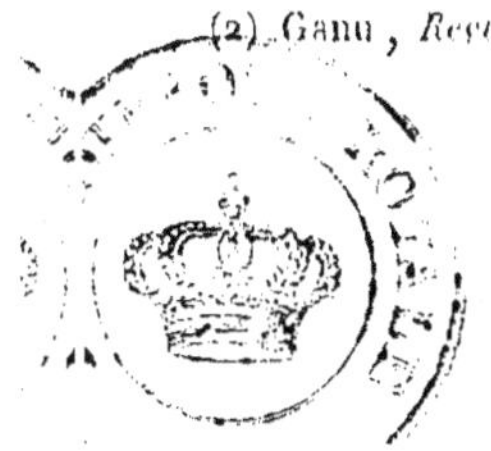

principes alibiles et souvent couvertes de vase. Il serait difficile de distinguer les effets de l'atmosphère d'avec ceux des alimens. Il est probable que l'air et le vivre exercent une action simultanée, et que les émanations occasionnent des effets plus dangereux sur des êtres dont les humeurs sont altérées par une nourriture insalubre.

Toutes les plantes ne craignent pas également les environs des eaux vaseuses. Les céréales en souffrent beaucoup. Les effluves rendent les grains petits, maigres et font rouiller la paille. En général la grande humidité s'oppose à la fécondation de tous les végétaux.

Préservatifs. — Il est inutile de recommander la destruction des marais lorsqu'elle est possible ; mais on ne doit pas la tenter si l'on ne croit pas de pouvoir l'effectuer complétement. Plutôt que d'exécuter des travaux qui diminueraient l'eau il vaudrait mieux alors transformer, au moyen de chaussées, les marécages en étangs, généralement peu insalubres. Les Italiens ont complétement assaini quelques marais très dangereux, formés d'eau douce et d'eau de mer, en empêchant l'eau de la mer d'y pénétrer.

Quoiqu'ils ne soient pas toujours immédiats, les bons effets des dessèchemens ont été souvent démontrés par l'expérience. On a ordinairement vu les épidémies, les épizooties si fréquentes dans les pays marécageux, disparaître après le dessèchement. Les premiers Européens qui ont occupé la Jamaïque, la Pensylvanie, y périssaient en peu de temps d'affections pestilentielles : ces pays sont salubres depuis qu'on les a desséchés et qu'on a défriché les terres. La disparition des marais qui entouraient Bordeaux a fait cesser des épidémies qui, plusieurs fois, avaient obligé le parlement de cette ville à transporter dans un autre lieu le siége de ses séances (1). A Lyon, nous avons vu le dessèchement de Perrache faire disparaître les fièvres qui, jadis, ravageaient cette partie de la presqu'île lyonnaise. Les fièvres ont quitté les parties de la Dombes dont les étangs ont été desséchés. Les villages de Villars, Montribloux, etc., sont moins insalubres depuis qu'on a desséché les étangs qui les avoisinaient (2).

(1) Tourtelle , *Élém. d'hygiène* , T. I, p. 366.
(2) Puvis, *Rapport sur le dessèchement des étangs de la Bresse.*

Si l'on ne peut pas éviter les localités insalubres, il faudra donner aux animaux une nourriture tonique, excitante, faire usage de sel, de vinaigre, de couvertures : ces précautions sont utiles surtout pour les bestiaux qui labourent les sols des étangs et pour ceux qui ont été nouvellement introduits dans le pays. Les habitations doivent toujours être hors de l'influence des marécages : si l'on construit des étables près des lieux humides, on aura égard à la direction des vents, et lors même que les constructions seraient éloignées des foyers d'infection, au-delà de la distance ordinairement parcourue par les effluves, il sera prudent de ne pas faire les ouvertures de ce côté.

On ne doit conduire les troupeaux dans les pâturages qui avoisinent des marais que lorsque le vent et le soleil ont dissipé la rosée ; le soir il faut les rentrer de suite après le coucher du soleil. Le bétail ne doit jamais y aller à jeun, mais seulement quand il a reçu une ration au ratelier ou qu'il a déjà pâturé dans un lieu sain ; car dans les individus à jeun l'absorption est plus active et la force de résistance moindre. Il ne faut pas laisser reposer les animaux près des terres vaseuses, surtout le soir, et principalement s'ils ont travaillé pendant le jour.

Les plantations d'arbres sont utiles quand on ne peut pas opérer le dessèchement : les feuilles des grands végétaux, étalées dans l'air, absorbent les effluves, décomposent les gaz malsains et émettent de l'oxygène. Autant que possible, il faut diriger les plantations de manière que les arbres ombragent les marais sans arrêter les courans d'air. Les plantes herbacées peuvent même diminuer les mauvais effets de l'air insalubre, car l'on voit en Lombardie des cantons préservés des émanations effluviennes par des champs de maïs.

Nous ne pouvons pas établir la ventilation en grand sur les lieux malsains ; mais il nous serait souvent facile d'y faire arriver des courans d'air salutaires, en pratiquant dans les forêts des tranchées dans le sens des vents dominans.

ART. IV. — Altérations de l'air produites par des substances animales.

Les émanations animales qui altèrent l'air, proviennent de substances mortes, en putréfaction, ou du corps des animaux vivans. Nous appellerons les premières émanations putrides, septiques et les autres miasmes et virus.

1° ÉMANATIONS PUTRIDES, SEPTIQUES. — *Nature, origine, propagation.*—Ce sont des matières provenant de substances animales privées de vie, et en état de décomposition. On les a toujours trouvées formées de vapeur d'eau, de gaz ammoniac, d'hydrosulfate d'ammoniaque, d'hydrogène sulfuré, et d'une substance organique qui se putréfie facilement et qui est assez semblable à celle des effluves.

Ces émanations sont abondantes dans les fosses d'aisances, aux environs des voiries, des tueries, des boyauderies, des fonderies de suif, des fabriques de colle, des égouts où l'on jette les débris des cuisines, les balayures, et enfin dans les endroits où l'on a enfoui, à une petite profondeur, des animaux morts : ces dernières localités deviennent très dangereuses, si l'on déterre les cadavres avant leur destruction complète.

Un air chaud, humide, stagnant est favorable à la décomposition des matières organiques, et à la propagation des fluides qui en émanent; il s'imprègne d'émanations putrides, et semble agir ensuite comme un levain qui hâte la fermentation des substances non encore altérées. Le froid arrête la putréfaction ou s'oppose à l'expansion dans l'atmosphère des produits qui se dégagent des corps en décomposition. Un temps sec absorbe l'humidité des substances animales, les dessèche et leur fait perdre la propriété de se putréfier. L'entassement de beaucoup de matières animales est très insalubre; le mouvement de fermentation qui s'établit au centre, en élève la température, et rend les réactions chimiques très actives.

Effets. — Les émanations n'exercent pas toujours des effets en rapport avec l'impression qu'elles font sur nos sens. Les triperies et les fabriques de chandelle, répandent une odeur très

infecte, et cependant ne produisent pas toujours des maladies ;
tandis que d'autres localités, où la pituitaire reconnaît à peine la
présence de matières odorantes, sont très insalubres. Les herbivores, dit M. Grognier, résistent moins que l'homme aux émanations animales ; les chevaux, les bœufs surtout, plongés dans
une atmosphère putride mangent peu, maigrissent ; leur poitrine
s'altère ; ils sont disposés aux maladies adynamiques, charbonneuses, typhoïdes. Si les miasmes ne sont pas très abondans, ils
produisent des fièvres de mauvaise nature ; s'ils sont très concentrés, ils peuvent déterminer la mort instantanée.

Pour prévenir ces accidens, il faut désinfecter les égouts, y
faire passer des courans d'eau qui entraînent et disséminent les
matières susceptibles de se décomposer ; enfouir profondément
les cadavres des animaux, ou mieux les transformer de suite
après la mort en produits chimiques ; on peut également les employer comme engrais, en les découpant en petites parties qu'on
enterre séparément. Il faut placer les voiries, les fonderies de
suif, etc., dans des lieux élevés et isolés de tout ce qui peut s'opposer aux courans de l'atmosphère ; tenir ces établissemens bien
propres, les laver très souvent à grande eau ; bien disposer les
ouvertures pour faciliter l'aérage et les laisser toujours ouvertes,
excepté lorsqu'elles reçoivent les rayons solaires.

Les émanations putrides sont favorables aux plantes qui les
absorbent et purifient ainsi l'air altéré par la putréfaction.

2° MIASMES ET VIRUS. —Tous les animaux exhalent continuellement des principes qui se répandent dans l'espace à l'état ga-
zéiforme, le plus souvent invisible. Ces principes, toujours plus
ou moins insalubres, exercent sur la santé une influence qui
varie selon leur quantité et l'état des êtres dont ils proviennent.
Nous les diviserons en émanations provenant d'animaux non affectés de maladies contagieuses, et en émanations fournies par des
malades dont le mal peut se communiquer : les premières sont
appelées *miasmes*, les secondes *virus*.

MIASMES. — *Origine, nature.* — C'est le nom des émanations
qui proviennent du corps des animaux vivans sains ou malades ;
elles sont fournies par la transpiration cutanée, la perspiration
pulmonaire, les sécrétions, les exutoires, etc.

L'air chaud et humide, les grands rassemblemens d'animaux, sont favorables au développement et à la propagation des miasmes dont l'influence délétère est, du reste, toujours très bornée, car elle se fait rarement sentir au-delà de l'étable où ils ont été produits.

Leur nature est très peu connue. Ce sont des matières organiques en dissolution dans la vapeur d'eau. Les auteurs les ont recueillies en plaçant dans une salle d'hôpital un ballon renfermant un mélange réfrigérant. L'humidité déposée sur les parois du vase a laissé, en s'évaporant, une substance gélatineuse douée d'une grande tendance à se putréfier.

Effets.— Les émanations miasmatiques s'introduisent dans les animaux par les voies respiratoires, par la peau, ou par les voies digestives avec la nourriture.

De quelque manière qu'elles aient pénétré dans le corps, elles se mêlent au sang, sont charriées dans toute l'économie animale, et sans produire des affections spéciales, elles donnent ordinairement naissance à des maladies aiguës, graves, qui se ressemblent par la tendance qu'elles ont à devenir atoniques, adynamiques, putrides, gangréneuses : ces émanations font prendre ces caractères à toutes les maladies dont sont affectés les animaux exposés à leur action. Du reste, leurs effets varient en raison de leur quantité, de la disposition des individus sur lesquels elles agissent, et probablement selon l'état de ceux dont elles s'échappent. L'influence exercée par la disposition de l'animal exposé à l'action des corpuscules miasmatiques est grande : les sujets déjà malades, ceux qui ont été mal nourris, fatigués, surmenés, sont ceux qui en ressentent le plus fortement les effets.

Disséminés dans un grand espace, les miasmes ont peu d'action : leur influence est relative à leur concentration. Toutes les fois que des animaux sont renfermés dans un lieu étroit, non aéré, l'affection des malades qui s'y trouvent devient plus grave. Les bestiaux qui ont été habitués insensiblement à l'action des principes délétères en souffrent moins que les autres; les bœufs de travail, les taureaux résistent moins à l'infection des étables

mal tenues que les vaches (1)? Les bœufs, les vaches qui font de
longs voyages contractent constamment des maladies graves, si
en route ils ne sont pas bien nourris et bien logés. Ainsi s'expliquent les fréquentes épizooties qu'on observe sur les troupeaux
d'approvisionnement qui suivent les armées.

Nous ignorons la différence des effets produits par des miasmes
provenant de divers individus. A peine est-il démontré que les malades, non affectés de maladies contagieuses à virus volatil, répandent des substances plus dangereuses que les sujets sains ; car si
l'atmosphère qui environne les êtres dont la santé est altérée est
plus insalubre, cela peut être expliqué par la quantité plus grande
d'émanations qu'émettent ordinairement les malades dont les
exutoires, les sécrétions, les évacuations, dégagent sans cesse
des principes fétides.

On appelle *infection* l'action des substances délétères et quelquefois les qualités de ces substances. Il y a des vétérinaires qui
donnent aussi le nom d'infection à la propagation des maladies
contagieuses par l'intermédiaire de l'air. Ainsi on dit que le claveau, le typhus, se communiquent par infection et par contagion ; mais il est évident que ce mode de propagation des maladies ne diffère en rien de la contagion immédiate qui a lieu à
l'aide d'un harnais ou d'un instrument ; seulement dans un
cas le principe morbifique est transmis par un gaz, dans l'autre
par un corps solide. Quoique, d'après son étymologie, le mot
infection puisse être appliqué à la production des maladies par
les émanations diverses qui *infectent* l'air, conséquemment par
les virus, nous croyons qu'il doit être réservé pour exprimer
l'effet des émanations délétères non contagieuses.

Les miasmes se répandent dans l'air à l'aide de l'humidité. On
a remarqué que toutes les circonstances qui favorisent la concentration et la production des vapeurs, dans un lieu limité, déterminent la formation des molécules infectes, et en augmentent la force. La chaleur assez intense pour dessécher les corps
organiques, arrêterait la production des miasmes ; mais alors elle
serait assez forte pour nuire à la santé des animaux : on ne la re-

(1) Grognier, *Recueil de méd. vét.*, 7e année.

marque jamais dans les étables ; donc on peut dire que plus la température d'un lieu est élevée, plus elle est favorable à l'infection. L'humidité, l'air calme, la malpropreté, l'entassement de matières susceptibles de s'échauffer, de se décomposer, accélèrent toujours l'action des émanations malfaisantes.

Comme les miasmes agissent en raison de leur quantité, il faut en prévenir les effets en ne mettant dans une habitation qu'un nombre d'animaux, petit relativement à la capacité du local, à la masse d'air que celui-ci renferme, et à l'activité de la ventilation ; on doit moins craindre pour les animaux, le froid que l'encombrement dans les étables. Il faut bien nourrir les troupeaux qui voyagent, leur faire faire de petites journées, les placer sous des hangars plutôt que dans des locaux étroits, et aussitôt qu'il y a un malade, le séparer des bêtes en santé.

Virus. — *Origine, nature.* — Les virus sont des produits morbides susceptibles de donner naissance à des maladies semblables à celles des animaux dont ils émanent. Ils sont solides, liquides ou gazeux. Le même virus peut exister sous les trois états : celui de la clavelée se présente quelquefois à l'état de gaz, car la maladie qui le produit est propagée par l'air à de très grandes distances ; on le trouve le plus ordinairement liquide, et c'est sous cet état qu'on l'emploie pour pratiquer la clavelisation ; enfin, les croûtes des boutons claveleux peuvent communiquer la maladie. Le virus est-il dans les trois cas un corps identique dont l'air, le pus et les croûtes des boutons ne sont que les véhicules ? On l'ignore. On ne sait pas distinguer non plus de la salive des chiens enragés, le virus rabique ; du mucus nasal, le virus de la morve ; du pus des boutons de farcin, le virus farcineux. Il y a des virus qui ne sont pas susceptibles de s'évaporer : ceux de la rage, de la gale, du farcin, etc., sont dans ce cas. Dans quelques maladies, dans le typhus, dans le charbon, les virus n'ont pas de siége déterminé ; ils sont répandus dans toutes les parties du corps, puisque le contact de ces parties peut propager ces maladies. Dans la clavelée, dans la rage, dans la morve, dans les aphthes, les germes de ces affections se trouvent seulement dans les boutons, dans la salive, dans le mucus nasal et dans les ulcères.

Les virus ne proviennent que des malades affectés de quelques maladies particulières, dites contagieuses. Le claveau, le typhus contagieux des bêtes à cornes, le charbon et toutes les affections gangréneuses, le piétin, la gale, la rage, le farcin, la vaccine, la maladie aphtheuse épizootique, la morve aiguë, sont des maladies généralement considérées comme produisant des virus. Plusieurs vétérinaires placent dans la même catégorie la morve chronique, la ladrerie, la péripneumonie gangréneuse et certaines dartres.

On connaît peu les conditions qui sont favorables au développement des virus; on sait que plusieurs maladies ne sont contagieuses que dans quelques circonstances, que d'autres ne le sont qu'à certaines périodes de leur durée.

Conservation. — Les virus privés du contact de l'air et de la lumière, dans les étables fermées, inhabitées, sur le fumier, sur le bois altéré des crèches, sur les murs, dans les toiles d'araignée, dans les placards où l'on enferme les harnais, se conservent très long-temps; Fracastor pense qu'ils peuvent garder leurs propriétés pendant trente ans; la putréfaction des cadavres ne les détruit pas toujours; on les a souvent vus se répandre avec les émanations putrides qui s'élèvent du corps des animaux morts. Mais la rosée, la pluie, le soleil, le froid, le grand air, les détruisent promptement; les vents s'opposent aussi à leur conservation en les disséminant dans l'espace. Pour conserver les virus destinés à l'inoculation, on les prive du contact de l'air, en les plaçant entre deux lames de verre ou dans des tubes capillaires qu'on scelle avec soin.

Contagion. — On appelle contagion la transmission d'une maladie au moyen d'un virus. La contagion est dite médiate, si la transmission se fait par un corps qui porte le virus de l'animal malade à celui qui ne l'est pas; elle est dite immédiate, lorsque la transmission a lieu par le contact de l'animal sain avec le malade. Quelques-uns réservent la dénomination de contagion médiate à celle seulement qui a lieu par l'air atmosphérique.

Tous les corps peuvent s'imprégner de virus et les transporter. Mais les étoffes de laine, les peaux, les fourrages, les quadrupèdes, les oiseaux, les hommes, et, en général, toutes les substances poreuses en sont les véhicules les plus ordinaires. L'air peut aussi transmettre les maladies contagieuses, et le vent en transporte quelquefois les germes à de grandes distances. Sous ce dernier rapport, les virus diffèrent des miasmes que les courans de l'atmosphère neutralisent en les disséminant.

Les virus qui peuvent se volatiliser pénètrent probablement par la peau et par la surface respiratoire ; quelques-uns n'agissent que lorsqu'ils ont été déposés dans l'épaisseur des tissus, sur une partie dénudée de son épiderme, sur une membrane muqueuse.

Effets.—Les virus sont des germes qui se développent seulement dans certaines circonstances particulières ; ils agissent à-peu-près indépendamment de leur quantité, et déterminent une maladie semblable à celle qui leur a donné naissance, ou ne produisent aucun effet. Les dispositions individuelles occasionnent quelquefois l'innocuité des virus, et déterminent des différences dans les symptômes de la maladie qu'ils produisent. Plusieurs virus n'agissent que sur une espèce animale : ceux du typhus, de la clavelée ; d'autres n'affectent qu'une fois le même individu : celui du vaccin. Sous ce rapport, les virus diffèrent beaucoup des miasmes, qui déterminent toujours des maladies différentes, selon leur concentration et l'état des individus soumis à leur influence.

De quelque manière que s'opère la contagion, les virus n'agissent pas instantanément : on appelle *incubation* le temps qui sépare leur introduction dans l'économie de l'apparition des premiers effets qu'ils déterminent. Ce temps varie beaucoup selon les maladies et même selon les individus : le virus des aphthes agit quelquefois en moins de vingt-quatre heures ; celui de la clavelée produit ses premiers effets ordinairement dans l'espace de trois à cinq jours ; celui de la rage manifeste sa présence, tantôt après quelques jours, d'autres fois après plusieurs mois. En général, la chaleur, les conditions défavorables à la santé rendent l'incubation des virus de courte durée.

Les virus produisent des effets qui leur sont communs et des effets spéciaux. Tous déterminent en général un état fébrile plus ou moins marqué qui caractérise la période d'*invasion*. Mais les effets qui suivent varient selon la nature du mal : dans la clavelée, ce sont des boutons qui se montrent à la peau ; dans la maladie aphtheuse, des phlyctènes qui apparaissent à la langue, aux pieds, aux mamelles. L'apparition de ces symptômes constitue ce qu'on appelle l'*éruption*. A cette période succède celle de la *suppuration*.

Les virus et les miasmes sont quelquefois mêlés, soit qu'ils émanent ou non des mêmes animaux. Les individus soumis à cette double influence, à la contagion et à l'infection, sont ordinairement très malades. L'affection contagieuse se complique, presque toujours alors, de fièvres putrides, de charbons ; ce double effet se remarque sur les moutons claveleux, sur les bœufs atteints du typhus, de la péripneumonie maligne, si ces bestiaux sont mal logés.

Les moyens qu'on emploie contre les virus ont pour but de les empêcher de naître, de les détruire, d'en arrêter la propagation et d'en préserver les animaux.

On prévient leur développement en soignant convenablement le bétail menacé d'une affection contagieuse ; en le visitant très souvent, en isolant les malades et en les traitant avec soin aux premiers signes du mal. On doit enfin, si le cas paraît assez grave, si l'on est dans l'impossibilité de bien isoler les animaux, abattre les premiers malades. Si l'on ne peut pas prévenir le développement des principes contagieux, l'isolement rigoureux des animaux est le seul moyen capable de les préserver des affections qui se communiquent.

Les soins hygiéniques contribuent à prévenir l'action des virus. Les individus faibles, malades, convalescens, mal nourris, non acclimatés, sont les plus exposés à la contagion. Lorsqu'une maladie contagieuse règne dans la contrée, il faut bien soigner les animaux de l'espèce qu'elle attaque. Il est avantageux que le régime suivi par le bétail soit tel qu'on ne soit pas obligé de le modifier même en bien : car tout changement d'habitudes, fût-il en mieux, peut devenir nuisible dans ces circonstances. C'est alors qu'il importe de ne pas pratiquer des opérations, car rien ne dispose plus à contracter une maladie contagieuse que les pertes de sang, les douleurs.

Y a-t-il des remèdes propres à préserver de la contagion ?

Dans quelques circonstances, de légers toniques mêlés aux alimens, ou plutôt une alimentation tonique, peuvent être utiles;
et dans d'autres, c'est la saignée, ou un régime diététique et
l'exercice qui doivent être mis en usage. Nous employons souvent
des excitans mêlés à la nourriture, nous en lavons la bouche,
nous en faisons des masticatoires; mais l'efficacité de ces moyens
est loin d'être constatée. Cependant il est possible que les stimulans, introduits dans le corps en petites quantités, fortifient l'é-
conomie animale. Quelle que soit leur manière d'agir, employés
avec discernement, ils ne sauraient être nuisibles; mais leur
emploi ne doit pas faire oublier la nécessité de l'isolement, de la
propreté et d'un bon régime, qui sont des moyens beaucoup
plus sûrs.

ART. V. — Influence des végétaux sur la salubrité de l'atmosphère.

Les plantes émettent par toutes leurs surfaces des corps liquides et des substances gazeuses : les premiers sont formés
d'eau ou d'un produit végétal particulier ; ceux qui ont l'eau pour
base renferment des sels, et des gommes, qui restent sur la
plante à l'état solide, à mesure que le liquide se répand dans l'air
sous forme de vapeurs. Celles-ci humectent, rafraîchissent l'atmosphère et exercent une influence salutaire sur les animaux. En été,
quand les arbres sont couverts de verdure et que l'exhalation en
est abondante, l'air des forêts dont le sol est sain, est frais et
humide. Les plantes ne rendent insalubres que les lieux naturellement chargés d'un excès d'humidité : elles agissent alors par
les vapeurs qu'elles répandent dans l'air et en conservant, par
leur ombre, la fraîcheur de la terre.

Les substances liquides qui n'ont pas l'eau pour base, sont des
huiles essentielles tenant en dissolution des résines et du camphre. Parmi ces substances, les volatiles communiquent à
l'air diverses propriétés; elles le rendent odorant, excitant ou
narcotique ; mais, à moins que la chaleur n'active l'exhalation
des végétaux et que le calme de l'air ne retienne les émanations
près du lieu où elles ont été formées, elles sont rarement en assez
grande quantité pour nuire aux animaux. Ce qu'on raconte des

effets pernicieux produits par l'ombre de quelques arbres est exagéré : dans tous les cas, on ne trouve point dans nos climats des plantes dont les exhalations soient assez actives pour communiquer à l'air des propriétés si nuisibles; cependant il peut y avoir des inconvéniens à se reposer dans une atmosphère fortement chargée de l'arôme des plantes. Dans les lieux enfermés où se trouvent beaucoup de végétaux, les exhalations qu'ils émettent peuvent produire des maladies graves et même la mort.

Parmi les substances gazeuses, se trouvent en grande quantité l'oxygène et l'acide carbonique. Pendant le jour, les végétaux absorbent, comme nous l'avons dit, le dernier de ces gaz, s'en approprient le carbone et en dégagent l'oxygène. Les plantes vertes absorbent aussi les gaz insalubres qui résultent de la respiration des animaux et de la putréfaction.

Dans l'obscurité, les végétaux, ceux qui sont coupés, mais encore verts comme ceux qui sont sur pied, dégagent de l'acide carbonique. Il est dangereux de passer la nuit dans un appartement qui renferme des plantes fraîches. Les parties végétales qui ont une couleur autre que la verte sont les plus dangereuses et sous ce rapport, les enveloppes florales tiennent le premier rang.

Les arbres peuvent nuire à la salubrité de l'atmosphère par l'influence qu'ils exercent sur les propriétés physiques de l'air. L'ombre d'un bosquet ou seulement d'un grand arbre, bien touffu, occasionne quelquefois des maladies aux animaux qui, étant en transpiration, vont y chercher un abri contre les ardeurs du soleil. Les végétaux nuisent aussi dans quelques cas, en s'opposant aux mouvemens de l'atmosphère; il faut alors les élaguer, afin de livrer passage aux rayons du soleil et aux courans d'air.

Mais si les émanations végétales sont en général favorables à l'économie animale, elles sont nuisibles aux plantes, et l'on doit isoler avec soin les uns des autres les arbres et même les herbes que l'on veut voir prospérer, les éloigner surtout des individus de la même espèce.

CHAPITRE II. — Propriétés physiques de l'atmosphère, considérées sous les rapports de l'agriculture et de l'hygiène.

L'air atmosphérique agit physiquement sur les êtres organisés par sa pression, par sa température et par son humidité.

§ 1. — PRESSION ATMOSPHÉRIQUE.

Pesanteur de l'atmosphère.—La pesanteur de l'air, long-temps méconnue, se démontre directement en pesant d'abord un ballon où l'on a fait le vide et en le pesant ensuite rempli d'air : le vase plein pèse à raison de 1,2991 grammes de plus par décimètre cube d'air qu'il renferme.

L'air est élastique. Il agit sur les corps qui le compriment avec une intensité qui est en raison inverse de l'espace qu'il occupe ; de sorte que lorsqu'on le réduit par la pression à la moitié de son volume, il réagit sur le corps comprimant avec une force double. Ainsi, son élasticité est partout proportionnée à la pression qu'il supporte ; comme son poids, elle est plus forte dans les lieux bas, moindre sur les hautes montagnes. Une couche donnée de ce fluide agit avec autant de force sur les corps qui la pressent de haut en bas que sur ceux qui la supportent : un quadrupède en est aussi fortement pressé sous le ventre que sur le dos.

C'est la pesanteur de l'air qui fait monter les liquides dans le vide ; elle élève l'eau à 10 mètres 3 décimètres, et le mercure à 76 centimètres au-dessus de leur niveau. La surface du globe en est donc comprimée comme elle le serait par une couche d'eau de 10 mètres 3 décimètres. Pour avoir le poids de l'air que supportent les animaux, il faut mesurer l'étendue de leur surface : le poids cherché est égal à celui d'une colonne d'eau ayant pour base cette étendue, et haute de 10 mètres 3 centimètres. On sait que le décimètre cube d'eau pèse 1,000 grammes ; par conséquent chaque décimètre carré du corps supporte un poids de 103 kilogrammes. Or, la surface du corps de l'homme étant en moyenne de 175 décimètres carrés, elle supporte un poids de (103 × 175) 18,025 kilogrammes. Tous les animaux supportent, de même, une pression proportionnelle à l'étendue de la surface de leur corps.

Des variations barométriques de l'atmosphère. — L'action de la pesanteur de l'air sur les liquides est générale : ceux-ci s'élèvent toujours, dans le vide, en raison inverse de leur densité ; de sorte que le mercure étant à-peu-près quatorze fois aussi lourd que l'eau, une colonne de ce métal fera équilibre à l'atmosphère, comme une colonne d'eau quatorze fois plus élevée. La grande densité du mercure rend ce métal très propre à faire des baromètres.

L'élévation du mercure, dans le vide, étant due à la pression atmosphérique, varie comme celle-ci, selon la position des lieux, la température et la composition chimique de l'air. Au niveau de la mer, elle est de 76 centimètres ; plus grande dans les profondeurs de la terre, dans les mines, et plus faible dans les lieux élevés ; elle diminue en raison de 1 millimètre par 10 mètres 5 décimètres d'élévation : au mont Saint-Bernard elle ne fait équilibre qu'à 57 centimètres de mercure.

Plusieurs circonstances font aussi varier la pesanteur de l'atmosphère dans la même localité. Lorsque l'air s'échauffe, il se dilate, se raréfie, et devient plus léger, comme lorsqu'il prend une grande quantité de vapeur d'eau. La lune exerce sur l'atmosphère une attraction qui fait aussi varier l'élévation du baromètre. Parmi les causes des variations barométriques de l'atmosphère, les unes sont accidentelles, passagères, irrégulières ; d'autres dépendent des circonstances qui reviennent périodiquement et font régulièrement baisser ou élever la colonne mercurielle.

Effets de la pression atmosphérique. — 1° *Pression moyenne.* — Puisque l'air presse également dans tous les sens, les corps plongés dans son sein ne doivent avoir aucune tendance ni à s'élever, ni à se rapprocher de la terre, ni à se porter de côté ; également comprimés sur toute leur surface, ils tendent à garder leur position. Les mouvemens n'en sont pas même contrariés : la réaction que l'air exerce sur nous quand nous allons en avant, étant égale à la pression qui nous pousse par derrière, nous avançons comme si nous étions dans le vide; de même, quand nous voulons nous élever, l'élasticité de l'air que nous comprimons étant égale à la pesanteur de celui que nous supportons, nous n'avons à soulever que le poids de notre corps.

Mais comment, comprimés dans tous les sens, les animaux ne sont-ils pas réduits à un très petit volume? Le phénomène qui se passe sur l'ensemble du corps a lieu pour chaque partie, pour chaque membrane. Il y a dans l'intérieur de nos organes des fluides qui, compressibles et élastiques comme l'air, font équilibre à l'air extérieur; de sorte que chaque pellicule des corps organisés, également comprimée dans tous les sens, n'éprouve aucun resserrement des pressions qu'elle supporte.

Par la même raison, les animaux qui habitent le fond des mers ne sont nullement comprimés par l'eau; cependant il en est qui vivent à 1,000 mètres au-dessous de la surface des eaux, supportent le poids de plus de 80 atmosphères, et s'y meuvent avec la plus grande agilité; loin de leur être nuisible, cette forte pression est indispensable à leur existence; elle soutient leur corps et contient la force expansive de leurs fluides.

Dans l'état ordinaire, c'est l'élasticité de l'air extérieur et celle des fluides du corps qui soutiennent les organes et les empêchent de peser les uns sur les autres. M. Weber a prouvé (1) que la solidité de l'articulation coxo-fémorale était due à la seule pression atmosphérique. Le bourrelet circulaire et ligamenteux qui entoure la cavité cotyloïde fait fonction de soupape, et empêche l'entrée de l'air dans cette cavité. Si le fémur est tiraillé, il est maintenu en place par le vide qui tend à se faire dans l'intérieur de l'articulation. Le membre sur un cadavre ne descend pas, même d'une fraction de millimètre, lorsqu'on coupe les muscles qui entourent la jointure; tandis qu'il descend lorsqu'au moyen d'un trou pratiqué sans toucher le ligament rond ni la membrane capsulaire, on fait arriver l'air dans la cavité cotyloïde.

2° *Effets de l'augmentation de la pression atmosphérique.*

(1) *Académie royale des scienc.*, 23 janvier, 1837.

— La densité des animaux est toujours en rapport avec la pression atmosphérique qu'ils supportent. Si celle-ci augmente, le sang, la lymphe et les gaz renfermés dans les organes, de plus en plus comprimés, deviennent plus denses; si elle diminue, ces fluides tendent à se dilater, à devenir plus rares, et réagissent plus fortement sur les solides qui les renferment. Si les variations qu'éprouve la pesanteur de l'atmosphère sont peu étendues et se font graduellement, le corps animal se met insensiblement en rapport avec elles, sans qu'il en résulte d'accidens. Tous les changemens qu'éprouve la densité atmosphérique n'ont pas la même influence sur les êtres organisés, l'augmentation en est, en général, plus favorable que la diminution; les animaux soumis à une plus grande pression de l'air sont agiles, forts et toutes leurs fonctions s'exécutent bien; la respiration se fait avec aisance, les inspirations sont rares et faciles, les contractions du cœur lentes mais régulières et aisées; l'air contient alors, sous un volume donné beaucoup d'oxygène, l'hématose se fait bien, le sang est stimulant et riche en particules alibiles, la nutrition est active, les tissus s'assimilent d'abondans matériaux, les chairs deviennent fermes et les maladies atoniques comme les lésions organiques disparaissent. En même temps que les actes de l'appareil nutritif prennent de l'activité, toutes les fonctions vitales deviennent plus étendues, plus développées.

Mais, pour n'être pas trop pénible, l'accroissement de la densité de l'air doit se développer par degrés : si les fluides du corps se trouvaient comprimés sans avoir eu le temps de se mettre en correspondance avec la pression extérieure, il pourrait survenir de graves accidens. Ainsi le plongeur qui, sous sa cloche, descend avec trop de rapidité à une grande profondeur sous les eaux, ressent des douleurs d'oreille qui cessent presque aussitôt qu'il suspend son mouvement vers le fond. Ces douleurs proviennent de ce que les gaz qu'enferme le tympan, et qui n'ont que la densité de l'atmosphère, ne peuvent pas faire équilibre à la pression de l'air de la cloche, dont l'élasticité est augmentée du poids de la couche d'eau traversée. Alors le fluide qui remplit le conduit auditif externe presse, de plus en plus énergiquement, sur la membrane du tympan, qui ne peut opposer une résistance égale en dedans, et éprouve des tiraillemens douloureux. Le plongeur évite ces souffrances en descendant lentement ou en s'arrêtant tous les 2 ou 3 mètres. Alors les fluides du corps ont tout le temps de se mettre insensiblement en rapport avec l'air, de plus en plus condensé au dedans de la cloche, par la pression toujours en rapport avec la couche d'eau traversée.

La densité de l'atmosphère et ses effets hygiéniques ne dépendent pas uniquement du poids qui comprime l'air : Elle augmente à mesure que la chaleur diminue. L'air des montagnes, quoique léger, produit sur les animaux, en raison de sa fraîcheur, de sa pureté, le même effet qu'un autre plus concentré : il contient, à volume égal, autant d'oxygène, et se trouve tout aussi favorable à la santé.

Dans les lieux bas, les bons effets de l'augmentation de densité viennent se perdre sous l'influence d'une température élevée, d'autant plus que presque toujours l'air y demeure calme et tranquille ; en sorte que, chargé de vapeurs et de corpuscules qui le souillent et l'altèrent, il devient à la fin moins avantageux pour la santé que dans les sites élevés où s'agitent les vents et les orages. Toutefois, il est à présumer que l'air des mines profondes, en général assez favorable à la santé, doit ses qualités salubres à sa grande densité qui corrige les effets nuisibles de la stagnation : il éprouve, du reste, peu de variations, ce qui achève d'en expliquer la pureté.

3° *Effets de la diminution de la pression atmosphérique.* — C'est lorsque la pression atmosphérique vient à diminuer d'une manière subite, qu'il est facile de se convaincre des effets salutaires qu'elle exerce, dans l'état ordinaire, sur les êtres organisés : à ce qu'éprouvent alors les animaux, on voit qu'ils ne peuvent pas exister sans l'action physique de cette pression, et sans les phénomènes chimiques produits par l'air sur le sang veineux. Parmi les animaux de mer, il en est d'une consistance beaucoup plus molle que ceux des terres, leur corps ne se soutient et ne se meut qu'en flottant pressé de tous côtés par une force plus résistante que la pesanteur de l'air. Si on les retire de l'eau, leur masse, sans appui qui dès-lors la maintienne dans sa forme, s'affaisse bientôt. D'autres poissons dont le corps est plus ferme, plus consistant, habitués à vivre dans la mer à une très grande profondeur, périssent s'ils sont amenés à la surface : leurs fluides se dilatent, la vessie natatoire se distend, les viscères sortent par les ouvertures naturelles et la peau même éclate par le gonflement des parties intérieures. Quant aux êtres qui vivent sur la terre, la diminution de la pesanteur atmosphérique exerce sur eux des effets moins sensibles, cette diminution étant moins considérable, et les fluides des animaux terrestres moins denses que ceux des poissons ; mais réduisez artificiellement la pression de l'air, élevez-vous dans un aérostat ou en gravissant une haute montagne, et vous éprouvez les mêmes phénomènes que les poissons arrachés des eaux : le corps se gonfle, les liquides et les fluides intérieurs étendent les tissus de dedans en dehors, les forcent, font souvent éclater les vaisseaux, et des hémorrhagies ont lieu par toutes les fissures. C'est encore le même phénomène qui ferait crever le ballon lancé dans les airs, si l'aréonaute n'avait soin d'ouvrir la soupape à mesure qu'il s'éloigne de la terre, pour faire fuir une partie du gaz, et mettre celui qui reste en rapport de tension avec l'atmosphère raréfiée.

Nous avons souvent occasion de constater les effets de la rareté de l'air sur des parties limitées de notre corps : c'est cette rareté qui permet le gonflement de la peau sous la ventouse qu'on y applique, et qui provoque ainsi l'épanchement du sang ; c'est elle qui, sous l'aspiration de la bouche, collée sur la peau, occasionne le gonflement et la rougeur, et qui, sous la succion du nourrisson, fait sortir le lait de la mamelle.

Elle produit sur les animaux des effets chimiques qui ne sont pas moins remarquables : l'air rare ne contient pas, sous un volume donné, assez d'oxygène pour transformer le sang veineux en sang artériel ; la respiration se faisant incomplétement, s'accélère pour regagner en multipliant les inspirations ce qui manque à chacune pour introduire dans la poitrine l'air nécessaire à l'hématose ; le cœur bat avec force, le pouls est fréquent ; la circulation se fait avec difficulté ; les poumons s'engorgent ; tous les canaux sanguins se distendent et des anévrysmes se forment.

L'imperfection des phénomènes respiratoires et le manque de pression qu'éprouvent les organes, sont la cause de la faiblesse que ressentent les animaux en s'élevant sur les hautes montagnes. A mesure que l'air devient léger, il nous paraît plus pesant. Nous avons l'habitude de dire qu'il est lourd quand il est chaud et humide, quoiqu'il pèse moins alors que dans les cas contraires : il soutient moins nos organes, et les parties du corps, affaiblies par une respiration imparfaite et pénible, s'affaissent les unes sur les autres et nous donnent un malaise, une fatigue que nous attribuons à sa pesanteur.

L'air rare des régions supérieures est presque toujours très sec ; il a une grande affinité pour l'eau, dessèche la peau, les membranes muqueuses, et produit une sensation désagréable à la gorge.

Les effets de la rareté de l'air comme ceux de sa densité dépendent en grande partie du caractère, de la nature de ses variations : le passage brusque de l'une à l'autre est souvent dangereux. Tel animal, élevé insensiblement sur les hauteurs pourra y vivre sous une pression barométrique de 38 centimètres, à 4,900 mètres au-dessus du niveau des mers, qui succomberait sous cette grande raréfaction instantanément produite sous la cloche de la machine pneumatique.

La pression de l'air, enfin, est aussi nécessaire à la circulation des plantes qu'à celle des animaux ; aussi à mesure qu'elle décroît, voyez-vous les arbres devenir de plus en plus rabougris : on ne trouve que des broussailles sur les hautes montagnes ; les herbes même disparaissent au-dessus de 1,000 mètres. Nous voyons, à la vérité, nos récoltes pousser rapidement au moment des orages, lorsque le baromètre baisse, mais cela s'observe dans des lieux où la pression est toujours assez forte pour faire monter la sève. Cet effet, d'ailleurs, dépend de l'excitation produite sur les êtres organisés par l'état électrique de l'atmosphère.

§ 2. — INFLUENCE DE L'ATMOSPHÈRE CONSIDÉRÉE SOUS LE RAPPORT THERMOMÉTRIQUE.

Thermomètre, son usage, son utilité. — Suivant sa température, on dit que l'air est froid, doux ou chaud. Ces états divers sont déterminés au moyen des thermomètres. Sans ces instrumens on ne peut pas apprécier, même approximativement, les divers degrés de la température ; car souvent une substance nous paraît plus chaude ou plus froide qu'elle ne l'est réellement. Cette différence dépend de la sensibilité, toujours variable, de nos organes et des propriétés physiques des corps. Les thermomètres qui peuvent être utilisés en hygiène sont à l'esprit de vin ou au mercure ; ces derniers sont à préférer aux autres, qui ne peuvent guère servir passé 50 degrés : or, il faut souvent mesurer des températures plus élevées.

1° AIR CHAUD.— L'air est dit chaud lorsque sa température est au-dessus de 20 degrés centigr. + 0. Il peut être plus ou moins chaud ; mais il dépasse rarement, à l'ombre, plus de 40°.

Pour apprécier les effets de la chaleur de l'air sur les animaux et les plantes, il faut avoir égard, pour chaque lieu, au maximum que la température peut atteindre dans quelques cas, et à son énergie moyenne. Le maximum est à-peu-près le même dans tous les pays habités : ainsi, en Sibérie vous rencontrez des journées presque aussi chaudes qu'au Sénégal ; mais ici la chaleur dure presque tout le jour et toute l'année, tandis que là, au contraire, la chaleur n'est très forte que quelques instans du jour et seulement durant l'été. Cette différence entre la chaleur des zones torrides et celle des pôles, fait que la température moyenne est plus forte dans les premières que dans les autres, et que beaucoup de plantes et d'animaux qui prospèrent sous l'équateur ne se remarquent jamais dans les pays très froids.

Effets de l'air chaud.—Considéré sous le rapport de la température, l'air agit sur la peau des animaux, sur les organes de la respiration, sur le système nerveux, sur l'appareil digestif, sur les sécrétions et sur la nutrition. Sous l'influence de l'air chaud, les tissus sont dilatés, les veines grossies, saillantes, la circulation accélérée, le sang porté avec force à la circonférence, la sécrétion cutanée augmentée : elle est activée par le sang qui abonde dans les capillaires des tégumens, par l'excitation que donne la chaleur aux exhalans, et par la facilité de l'air à s'emparer des liqueurs exhalées. Ce fluide possède une grande force dissolvante : il dessèche les bronches, la gorge, et quoique très active, la transpiration cutanée reste insensible; mais si les animaux se placent, à l'ombre, dans un lieu frais où la force dissolvante soit moindre, elle cesse d'être en rapport avec l'exhalation, et la peau est aussitôt couverte d'humidité. L'air chaud ralentit les sécrétions intérieures, rend les urines rares, et diminue ou guérit les hydropisies. Il est raréfié, et se comporte comme celui qui manque de densité. Aussi les animaux ont besoin d'en introduire de grandes quantités dans les poumons pour mettre en rapport avec le sang l'oxygène nécessaire à l'hématose. Il enlève moins de carbone et d'hydrogène : les animaux qui le respirent mangent donc peu, et recherchent des alimens aqueux acidulés et peu nourrissans; la digestion languit, le chyle est peu abondant, l'assimilation se fait mal, et les animaux maigrissent.

Le sang échauffé distend les tissus; il afflue principalement dans les organes mous, peu résistans et détermine la congestion, l'apoplexie. Ces effets sont provoqués surtout par le passage subit du froid à une forte chaleur. Si l'air est chaud pendant long-temps, il devient presque toujours sec, et amène les inconvéniens hygiéniques de l'été.

Nuisible, surtout aux animaux bilieux et irritables, il leur occasionne des maladies nerveuses, le vertige et le tétanos; il est défavorable aussi à ceux qui ont été importés des pays froids; mais il peut être utile aux bêtes jeunes et à celles qui sont affectées de maladies atoniques ou d'hydropisies.

Lorsque la chaleur de l'air est nécessaire, on peut la produire, dans un lieu limité, au moyen du feu et en fermant les fenêtres : mais on voit naître alors les inconvéniens de l'air enfermé, qui est loin d'avoir les avantages de l'air libre. Il est difficile de prévenir les effets de la chaleur ambiante, mais on peut les atténuer, en arrosant le sol des étables et les toitures des magnaneries, en fermant les ouvertures au midi, et en ouvrant celles au nord, en établissant des ventilateurs, en faisant travailler les animaux à la fraîcheur et en les rentrant au milieu du jour, en leur donnant une nourriture substantielle mais rafraîchissante, et des boissons abondantes, salées ou acidulées.

L'air chaud nuit aux plantes qui manquent d'eau, mais celles

qui sont dans un lieu convenablement humide ou qui sont arrosées et exposées à une haute température, donnent toujours des
produits bons et abondans.

2° AIR TEMPÉRÉ. — L'air est tempéré dans nos climats s'il a de
12 à 20° cent. : il exerce alors sur la peau une action agréable;
il la rend fraîche et souple; le derme est ferme et non crispé; le
sang abonde dans les capillaires superficiels dont la tonicité entretient la régularité de la circulation ; la transpiration cutanée
se fait convenablement et n'est pas assez abondante pour affaiblir
l'organisme. L'air à cette température se trouve assez chaud pour
ne pas refroidir, resserrer les exhalans et les absorbans de la surface respiratoire, et cependant assez dense pour contenir, sous
un certain volume, l'oxygène nécessaire pour rendre l'hématose
complète ; l'appétit est bon, la digestion prompte, le chyle abondant ; le sang riche et stimulant est régulièrement distribué ; les
organes réagissent sur ce fluide, l'élaborent convenablement, et
toutes les fonctions s'exécutent bien ; la nutrition est active, les
chairs sont fermes et les animaux forts.

L'air tempéré est favorable aux vieux et aux jeunes animaux,
à ceux qui ont un tempérament lymphatique; il convient moins
aux individus adultes, forts, sanguins, qu'il rend pléthoriques
et prédispose aux inflammations aiguës. Il guérit le farcin, les
maladies atoniques et les affections anciennes, la pourriture.

3° AIR FROID. — L'air est frais ou modérément froid, à une
température de — 8° à + 6°. Il est alors dense et contient beaucoup d'oxygène sous un volume donné. Il stimule moins les organes que l'air tempéré, de sorte qu'il rend la respiration et la
circulation moins actives; il produit sur la peau un sentiment
par fois pénible; il la resserre, la rend épaisse, ferme, diminue
le volume des capillaires tégumentaires, repousse le sang dans
l'intérieur du corps, amoindrit la transpiration cutanée et augmente les urines. Ces effets de l'air frais ne sont pas de longue
durée si les animaux sont vigoureux : bientôt une réaction salutaire se développe, le sang se porte à la circonférence, la peau
devient chaude sans cesser d'être ferme; les membranes muqueuses apparentes sont roses, le pouls est dur et lent. L'action
tonique exercée sur la surface du corps se communique aux

viscères; les animaux mangent avec appétit, digèrent bien, prennent des chairs fermes, et deviennent forts, disposés à faire des courses et à gambader.

Si les animaux sont trop faibles pour que la réaction puisse s'opérer, le sang, repoussé de la peau, se porte dans les poumons et dans les autres viscères, détermine d'abord la dyspnée et l'oppression; si cet état de l'air continue, il amène des pneumonies, des pleurésies, des diarrhées et même des apoplexies. Il agit sur les organes de la respiration, et par le contact qu'il exerce sur les bronches, et par son effet répercussif sur la peau. Il est surtout nuisible aux animaux qui marchent contre le vent.

L'air froid est dense : il contient beaucoup d'oxygène sous un volume donné et rend la respiration aisée; mais il absorbe beaucoup de carbone et d'hydrogène au sang veineux; sous son influence, les animaux prennent une grande quantité de nourriture, recherchent les alimens substantiels et maigrissent s'ils ne sont pas copieusement nourris : aussi l'engraissement est difficile en hiver à moins qu'on ne tienne les animaux dans des étables chaudes.

Lorsque la température atmosphérique est de — 8°, l'air exerce une influence plus marquée, mais de même nature que celle de l'air modérément froid : les animaux ont besoin de plus de force pour y résister, et il rend malades ceux qui supporteraient, sans accident, l'action d'une température fraîche.

Si l'air est très froid, il détermine plus fortement le resserrement des parties extérieures, et occasionne des fluxions sur les viscères, des apoplexies pulmonaires et cérébrales mortelles : il refroidit par son contact les voies aériennes, et ralentit ou même suspend la combinaison entre les principes atmosphériques et ceux du sang : la respiration se trouve ainsi incomplète; il n'y a ni oxygène absorbé, ni carbone exhalé; le sang, imparfaitement hématosé, n'exerce pas sur les organes une stimulation suffisante; l'animal devient triste, sa peau se resserre, et son corps, saisi de tremblement, devient faible et insensible; le sang, repoussé des extrémités, afflue au cerveau, le comprime, et produit la torpeur, le sommeil et la mort.

§ 3. — **INFLUENCE DE L'ATMOSPHÈRE CONSIDÉRÉE SOUS LE RAPPORT HYGROMÉTRIQUE**.

Hygromètres, leur usage et leur utilité. — Les hygromètres sont des instrumens qui font connaître le degré d'humidité de l'atmosphère. Il y a des hygromètres de condensation et des hygromètres d'absorption. Les premiers déterminent, sur leur surface, la liquéfaction des vapeurs aqueuses contenues dans l'air ; les autres s'emparent de ces mêmes vapeurs et augmentent de volume. Ces derniers sont les plus fréquemment employés : ils sont usités en hygiène et en agriculture. L'hygromètre à cheveux de Saussure est le plus universellement adopté.

Ces instrumens ne font pas connaître la quantité d'eau contenue dans l'air ; ils indiquent seulement la tendance de ce liquide à se précipiter sur les corps, et cette indication suffit en hygiène ; car l'air, considéré sous le rapport hygrométrique, n'agit sur la santé que par la facilité avec laquelle il s'empare de l'humidité du corps animal ou lui communique la sienne. La quantité absolue d'eau que renferme l'air est moins importante à connaître ; car quelquefois, bien qu'il en contienne beaucoup, il n'en agit pas moins comme s'il était sec et loin de tendre à la déposer, il absorbe, au contraire, celle des corps qu'il touche.

Considéré sous le rapport hygrométrique, l'air est sec ou humide.

Air sec. — Les effets de l'air sec varient selon qu'il est froid ou chaud ; cependant il est toujours avide d'humidité, et dessèche les corps plongés dans son sein. Ses effets sur les plantes varient selon sa durée ; on neutralise son influence par l'arrosage. Les horticulteurs couvrent avec des cloches de verre les greffes et les boutures pour les préserver du dessèchement ou le retarder.

Air sec et chaud. — Sous l'influence de cet air, la transpiration de la peau est abondante, mais les sueurs sont rares ; l'humidité s'évapore à mesure qu'elle s'exhale. Cet air dessèche les voies respiratoires, la gorge et rend la soif vive.

Il est peu favorable aux maladies de poitrine ; il convient aux animaux dont le tempérament est lymphatique ; il facilite la guérison des œdèmes, de la pourriture et du farcin.

La sécheresse de l'air est utile dans les pays environnés d'eaux croupies. « Les émanations des eaux stagnantes, si meurtrières en Chypre et à Alexandrette, n'ont pas cet effet en Égypte. La raison m'en paraît due à la siccité habituelle de l'air, siccité produite, et par le voisinage de l'Afrique et de l'Arabie, qui aspirent sans cesse l'humidité, et par les courans habituels des vents qui passent sans obstacle. Cette sécheresse est telle que les viandes exposées, même en été, au vent du nord, ne se putréfient point, mais se dessèchent et se durcissent à l'égal du bois (1). » Toutefois, l'air sec et chaud ne produit ces bons résultats que s'il est de très longue durée ; lorsqu'il règne passagèrement il dessèche en partie les marais, produit le dégagement des effluves et ne tarde pas à être insalubre.

Air sec et froid. — L'air sec et froid resserre les tissus, fortifie les organes avec lesquels il est en contact, et agit sympathiquement sur l'estomac ; sous son influence la digestion est activée et l'appétit augmente ; les alimens se digèrent bien ; le chyle est abondant et les fèces sont rares ; la respiration est facile, et donne beaucoup d'oxygène sans exiger de nombreuses inspirations. Cet air rend les animaux gais, vifs, forts et donne de la fermeté à leurs chairs. Il favorise la guérison des maladies atoniques ; mais il peut produire des inflammations aiguës, et il fatigue les poitrines sensibles.

Air humide. — Il est en général peu dense : sous son influence la respiration est accélérée, parce qu'il ne contient pas une quantité suffisante d'oxygène ; il est bon conducteur du calorique et de l'électricité ; il produit sur les animaux la sensation du froid. Quoique léger, ne faisant plus équilibre à la colonne barométrique ordinaire, il paraît lourd. Il peut être chaud ou froid.

Air humide et chaud. — Sous l'influence de l'air humide et chaud, la respiration est pénible, l'hématose se fait mal, le sang devient pauvre, peu stimulant, le cœur le pousse faiblement et le pouls manque de force ; la nutrition languit ; l'animal sans vigueur a des mouvemens lents et pénibles ; la transpiration se dissout difficilement, et laisse la peau couverte de sueur au moin-

(1) Volney, *Voyage en Syrie et en Égypte*, chap. V.

dre exercice. Les tissus se relâchent, la chaleur les dilate, l'humidité les ramollit, et, trop légère, la pression atmosphérique les soutient mal. C'est pendant les temps chauds et humides qu'apparaissent les œdèmes et les hydropisies.

Cet air favorise la stagnation des liqueurs animales, l'augmentation de volume du corps et la production des tissus mous. Sous son influence, les animaux engraissent rapidement, mais ils sont disposés à contracter la pourriture.

Il facilite la germination des plantes, la multiplication des insectes nuisibles, la fermentation des substances organiques privées de la vie, la dispersion des matières putrides et des miasmes; il active la propagation des virus, le développement des maladies vermineuses, des affections gangréneuses, typhoïdes, etc.

Il convient aux constitutions nerveuses, irritables, aux animaux atteints d'inflammations de poitrine; il est nuisible aux sujets jeunes, délicats et à ceux qui sont lymphatiques.

On peut avoir intérêt à produire cet état de l'air dans quelques maladies; on y parvient en plaçant dans les habitations des vases pleins d'eau bouillante.

L'air chaud et humide est favorable à l'accroissement des plantes, mais il les rend molles, fades, aqueuses, peu nourrissantes et capables de produire la pourriture chez les animaux qui les consomment.

Air humide et froid.—L'humidité de cet air toujours débilitant neutralise l'effet tonique du froid : bon conducteur du calorique, il paraît toujours avoir une température peu élevée, et il est froid à $+ 10^0$ ou à $+ 12^0$. Sous son influence les fonctions languissent, la respiration se fait mal, l'hématose est imparfaite, le sang reste fluide, peu vermeil; les organes ne sont pas convenablement stimulés, les contractions du cœur sont faibles, la circulation est embarrassée, l'appétit peu développé, la digestion lente et mauvaise; les déjections alvines sont copieuses; la peau est froide, la transpiration cutanée nulle; les sécrétions, les exhalations internes sont actives; les urines et la sérosité sont abondantes. Cet air est nuisible à tous les animaux, notamment aux vieux, aux jeunes, à ceux qui sont échauffés et qui ont travaillé : il répercute la sueur et produit des phlegmasies internes; il détermine des rhumatismes, le farcin, la morve, des hydropisies, la pourriture et les eaux aux jambes. Il est difficile d'en neutraliser l'influence ; mais on doit en combattre les effets par l'usage des frictions, des couvertures, et par un régime tonique, fortement réparateur.

CHAPITRE III. — VENTS.

Les vents, ou déplacemens des couches d'air qui nous environnent, sont produits par des changemens de température, par la transformation en eau de la vapeur contenue dans l'air, par le mouvement de rotation de la terre, etc.

On divise les vents, d'après la direction de leurs courans, en vents du sud, de l'est, du nord, de l'ouest, du sud-est, du sud-ouest, etc. Les marins en distinguent de soixante-quatre espèces dont le groupement forme ce qu'ils nomment *rumb* ou *rose* des vents. Les vents ont des propriétés différentes, selon les pays d'où ils viennent : celui du sud est chaud et humide, celui d'est, de nord-est, froid et sec ; celui d'ouest, humide. Pour se rendre compte des effets des vents, il faut voir si la direction qu'ils ont dans une localité est leur véritable direction ; car les montagnes et les forêts peuvent déterminer des courans particuliers, espèces de vents locaux. Les vents sont encore distingués en chauds, froids, secs, humides, selon l'état de l'air qui se déplace ; en lents, rapides, forts, impétueux, selon sa vitesse ; en réguliers et irréguliers, selon qu'ils apparaissent ou non à des époques fixes.

Pour apprécier l'influence hygiénique des vents, il faut avoir égard à leur direction et à leur vitesse. Ils agissent, en général, sur les animaux, soit en raison de leur température et de leur état hygrométrique, soit en raison des frottemens qu'ils exercent, soit enfin en raison de la composition de l'air en mouvement.

Quant à leur température et à leur état hygrométrique, les vents produisent les mêmes effets que l'air considéré dans ses caractères thermométriques, et dans les propriétés que lui donne l'humidité ; mais ces effets sont plus marqués, en raison de la quantité plus considérable de gaz qui est en contact avec le corps des animaux : ainsi, l'air agité, toujours plus froid que le corps animal, le refroidit beaucoup plus, à égale température, qu'en plein calme. Lorsqu'il est en repos, la portion qui entoure cet animal, une fois échauffée, ne lui enlève plus de calorique; au contraire, comme elle conduit mal ce fluide, elle lui forme une enveloppe qui le préserve de l'action réfrigérante des couches voisines. Mais si l'atmosphère est agitée, la peau se trouve en contact avec un air qui renouvelé sans cesse, est toujours également prêt à soutirer sa chaleur. Parry a observé, dans un voyage aux mers glaciales, qu'on supporte plus facilement — 36° quand l'atmosphère est tranquille, que — 18° lorsqu'elle est agitée. De même le vent sec, dessèche les corps plus rapidement que l'air en repos qui est au même degré hygrométrique.

Les vents du nord sont souvent nuisibles à la santé : ils peuvent déterminer le lombago, la paralysie, la métrite, sur les vaches qui viennent de mettre bas, le tétanos sur les chevaux nouvellement châtrés. Le vent du sud, d'ordinaire violent dans le midi de la France, est souvent très funeste à l'agriculture : en traversant une immense étendue de mer pour y arriver, il se charge généralement d'une grande humidité. C'est à son action qu'un de nos premiers agronomes attribue en partie les fréquentes inondations du Rhône.

D'après M. Rainard (1), sous l'influence de l'air du sud, les vaches avortent, et l'avortement est fréquemment suivi de la chute et du renversement de la matrice.

Les vents froids et humides exercent une action très souvent pernicieuse sur des sujets en sueur. Beaucoup de rhumatismes, de maladies de poitrine, qu'on observe dans les temps chauds, ont pour cause des vents qui descendent de montagnes couvertes de neige, ou du moins très élevées et très froides.

Les frottemens produits par l'air déplacé excitent la peau, déterminent un effet qui se répète sympathiquement sur les organes intérieurs et rend les fonctions vitales plus actives ; mais

_____

. (1) *Traité de pathologie et de thérapeutique générales.*

les vents rapides sont nuisibles aux animaux qui vont contre les courans de l'atmosphère ; ils produisent sur les organes de la respiration un frottement désagréable qui suscite des angines, des bronchites et même des pneumonies. Ces effets du vent sont plus fréquens quand l'air est chargé de poussière.

Les vents produisent sur les couches d'air une action en général très favorable : ils enlèvent celles qui ont été altérées par la respiration, la combustion et la putréfaction, les disséminent dans l'espace et mettent à la place l'air pur des régions élevées ; ils forment sans cesse, de toute l'enveloppe aérienne du globe, un gaz partout semblable, parfaitement sain, les parties insalubres, dispersées dans la masse générale ne formant que des atomes imperceptibles, si du reste elles ne sont pas détruites par la pluie, la gelée et la respiration des plantes. Sans les vents, l'air des marais, des étables, de nos habitations et des rues, corrompu par tant de causes d'altération, serait bientôt impropre à la respiration des animaux, et nous péririons asphyxiés par l'acide carbonique, ou empoisonnés par des corps meurtriers pour nous, et bienfaisans pour les végétaux qui en demeureraient privés.

Les saisons et les lieux où les vents sont le plus rares sont aussi les plus insalubres. L'air immobile est aux animaux, dit Tourtelle (1), ce que l'eau stagnante est aux poissons d'eau vive. Il est même utile que les vents soient irréguliers et très changeans dans leurs directions ; ceux qui sont constans, réguliers, impriment selon leur nature, aux climats qu'ils traversent une constitution, ou trop chaude ou trop froide, ou trop sèche ou trop humide, mais, en tous cas, défavorable à la santé. Hippocrate attribue la salubrité de l'Europe aux variations qu'y présentent, dans leur direction et leur intensité, les mouvemens des couches aériennes, et l'insalubrité de l'Asie aux vents constans et modérés qui soufflent sur cette partie du monde.

Les vents exercent sur les plantes des effets qu'il importe de ne pas oublier. Ils facilitent la fécondation, en portant la poussière fécondante des fleurs mâles sur les pistils ; et, selon leur degré d'humidité, ils donnent de l'eau aux végétaux ou leur en re-

____

(1) *Élém. d'hyg.*, T. I, p. 302.

tirent. Le vent du midi échauffe, dessèche les fourrages verts, et les dispose à éprouver, quand une fois ils sont dans l'estomac, la fermentation qui produit les indigestions venteuses.

Il peut arriver que les mouvemens de l'air soient défavorables à certaines localités : par exemple, quand le vent souffle long-temps du même côté, et lorsqu'il charrie des principes insalubres : qu'il propage les maladies contagieuses et en dissémine les germes ; qu'il porte au loin les émanations délétères des marais et les matières putrides : il occasionne alors des épizooties et des enzooties. Mais ces funestes effets ne se font guère sentir que lorsque les courans de l'air sont peu rapides, qu'ils suivent des collines, des vallées étroites et enfermées par des montagnes ou par des bois.

Pour prévenir les mauvais effets des vents, il faut abriter, couvrir les bestiaux et conduire ceux qui ont été échauffés par le travail dans des pâturages abrités ; il faut fermer les ouvertures des étables qui donnent du côté d'où viennent les courans insalubres, etc.

CHAPITRE IV. — MÉTÉORES AQUEUX.

Brouillards. — Les *brouillards* sont des vapeurs d'eau groupées en vésicules infinies, qui troublent la transparence du ciel : on les remarque toutes les fois que l'air saturé d'humidité vient à se refroidir ; ils se forment tantôt dans les régions élevées des couches aériennes, tantôt dans les régions inférieures. Ceux qui prennent naissance sur les marais à la surface de la terre sont souvent malsains, principalement en automne, quand le soleil de l'été a fortement échauffé le sol, la vase des marais, et que les matières putrides sont en pleine fermentation. Le soir surtout, lorsque, par la chaleur, l'air a pompé des vapeurs, et s'est chargé d'émanations délétères, les brouillards sont plus dangereux que pendant le reste de la journée.

Les brouillards refroidissent les animaux par leur température peu élevée, et par la propriété qu'ils ont mieux que l'air sec de conduire la chaleur : par leur humidité, ils relâchent les tissus, débilitent les organes, arrêtent la transpiration et occasionnent des inflammations, des pleurésies, des catarrhes, des affections atoniques, des hydropisies et souvent la pourriture; ceux qui s'élèvent des marais donnent naissance à des fièvres de mauvaise nature, à des maladies adynamiques.

Chargée des principes répandus dans l'atmosphère, l'eau qui constitue les brouillards fertilise la terre et accélère la poussée des plantes : mais elle nuit souvent aux récoltes par sa fraîcheur; elle peut même les faire rouiller. Aussi bien que l'humidité excessive, les brouillards, s'ils durent long-temps, rendent les plantes aqueuses et les fourrages mauvais.

Rosée.— Le soir, les vapeurs répandues dans l'air se déposent sur les corps terrestres privés de calorique par le rayonnement : elles se liquéfient ainsi, et sous forme de gouttelettes limpides, se fixent sur les feuilles, sur le bois, sur les pierres et constituent la rosée. Ces gouttelettes d'eau ont déjà subi une véritable distillation : elles sont à-peu-près complétement privées de substances minérales ; mais elles contiennent de l'air, de l'acide carbonique, et diverses matière élevées avec elles de la surface de la terre, ou répandues déjà dans l'atmosphère.

La rosée agit généralement sur les an aux comme un corps froid et humide : elle produit des inflammations, des coliques, l'avortement et la pourriture; mais, en outre, celle qui contient des effluves, comme cela arrive dans les environs des marécages, donne lieu à des maladies plus graves.

Les fourrages couverts de rosée ont été long-temps considérés comme très sujets à produire le météorisme, en raison de leur humidité; il n'est pas démontré que cette opinion soit fondée. Il y a aujourd'hui de savans agronomes qui n'administrent le trèfle vert à leurs bestiaux qu'après l'avoir arrosé. Si la rosée est insalubre, on doit en attribuer les propriétés nuisibles à sa température et aux substances qu'elle a dissoutes dans 'air et qu'on y trouve toujours en plus grande quantité que dans l'eau de pluie.

La rosée est plus dangereuse le matin que le soir. Il est rare qu'on rentre les troupeaux, à la fin du jour, sans qu'ils aient brouté des plantes humides, et cependant il n'en résulte aucun accident : c'est que le soir les animaux sont moins sensibles, parce qu'ils ont déjà l'estomac plein au moment où ils avalent la rosée ; c'est qu'ensuite l'acide carbonique et les émanations diverses que la rosée dissout se déposent en plus grande quantité la nuit, quand l'atmosphère a été refroidie : il faut ajouter que le matin la température de la rosée et des plantes est beaucoup plus basse que le soir.

Il est inutile d'ajouter que la rosée est favorable aux plantes par son humidité et par les matières qu'elle contient : il est des contrées où il ne pleut que très rarement, et où cependant la végétation vigoureuse trouve dans d'abondantes rosées une compensation suffisante à la rareté des pluies.

PLUIE. — L'eau qui se condense dans l'atmosphère contient de l'oxygène, de l'azote et de l'acide carbonique ; celle qui tombe après une longue sécheresse renferme en outre, selon l'état d'impureté de l'air, des composés azotés, de la poussière, etc. Un kilogramme de pluie, d'après M. Liébig, tient en dissolution 0,032 de nitrate d'ammoniaque et d'ammoniaque. La pluie agit sur les animaux directement, comme corps froid et humide, et indirectement, par l'influence qu'elle exerce sur le sol, sur l'air et sur les plantes : si les pluies d'été sont de courte durée, elles rafraîchissent l'air, abattent la poussière, contrarient les insectes, entretiennent l'humidité de la terre, alimentent les sources, lavent les plantes, les excitent à pousser et ne produisent en général, que de bons effets ; mais si elles durent long-temps, elles rendent l'air humide, les plantes aqueuses et peu succulentes, les retardent, font rouiller les pailles, pousser les mauvaises herbes, déborder les rivières et sabler les prés ; si elles ont lieu à l'époque de la floraison, elles entraînent le pollen, s'opposent à la fécondation, et font couler les fleurs ; enfin sont-elles froides et tombent-elles sur des animaux échauffés par le travail ? elles arrêtent la transpiration, et donnent naissance à diverses maladies. La pluie froide mêlée de neige, qui tombe sur les montagnes avant la saison des frimas, nuit quelquefois beaucoup aux troupeaux.

Les pluies d'hiver, quoique de longue durée, n'ont pas les mêmes inconvéniens que celles d'été ; elles sont même nécessaires pour rendre au sol l'humidité perdue dans la belle saison.

Si les propriétaires ont fait des provisions de fourrage, et qu'ils puissent nourrir convenablement les bestiaux à l'étable, elles sont peu dangereuses. Cependant elles rendent l'air humide et nuisent aux bêtes à laine, surtout à celles qu'on est dans l'habitude de faire pacager toute l'année. C'est par l'usage de bons fourrages secs, de trèfle, de luzerne, de graines et de grains, qu'il faut en combattre les pernicieux effets.

GELÉE BLANCHE, GIVRE, NEIGE ET GRÊLE.—La gelée blanche se forme toutes les fois que les corps terrestres sont assez refroidis pour entraîner la congélation de la rosée. Si le temps est très froid, la vapeur répandue dans l'air peut même se transformer en glace, tomber ensuite, et couvrir le sol de givre, de neige ou de grêle.

L'eau gelée, sous quelque forme qu'elle soit, nuit aux animaux par sa froideur ; introduite dans l'estomac, elle refroidit les viscères, et produit les gastrites, les entérites, les péritonites et l'avortement, qu'on remarque assez souvent chez les herbivores qui ont brouté l'herbe couverte de gelée blanche. La grêle se forme principalement pendant les temps chauds et si elle surprend les animaux en sueur, elle peut occasionner des arrêts de transpiration ; en outre les grêlons volumineux qui s'abattent avec une grande vitesse produisent quelquefois des contusions graves. Les orages qui éclatent subitement nuisent souvent beaucoup aux abeilles, que leur instinct n'avise pas toujours à temps des approches de la grêle. Il est rare que la neige nuise directement aux animaux ; mais quand elle dure long-temps, elle contrarie souvent beaucoup les propriétaires de bêtes à laine ; celle qui tombe au printemps, mêlée à des pluies froides, est quelquefois très nuisible aux brebis nourrices et aux agneaux. La neige peut être utile en hiver ; dans les pays froids, elle préserve les récoltes des fortes gelées, et présage de bonnes années. On la considère comme fertilisant la terre : il est probable qu'en se congelant dans l'atmosphère, l'eau s'imprègne de principes qui agissent ensuite comme engrais.

La gelée est souvent nuisible aux récoltes ; elle augmente le volume d'eau qui humecte le sol et qui se trouve dans l'intérieur des plantes, soulève la terre, déracine les végétaux, et éraille ou

déchire leurs tissus. Aussi c'est surtout lorsque le sol est humide
et les plantes en sève ou mouillées, qu'elle exerce de grands ravages. Les arbres qui végètent toute l'année résistent rarement
aux hivers de nos climats. Les gelées blanches, si nuisibles
au printemps, agissent aussi en dilatant l'eau qui se trouve dans
les bourgeons. Ces effets sont surtout redoutables quand, aux
rayons du soleil, la glace qui recouvre les plantes absorbe pour
se fondre la chaleur de l'intérieur du végétal, et détermine le
refroidissement et la congélation de liquides qui étaient restés
fluides malgré le froid de la nuit. On prévient ces gelées en employant des couvertures, en faisant des brûlis ; mais ces précautions ne peuvent être prises en grand. La gelée est quelquefois
utile à l'agriculture : elle divise les terres fortes, détruit les mauvaises plantes, retarde la végétation des récoltes qui craignent
les gelées blanches, et fait périr beaucoup d'animaux nuisibles.

PRÉSERVATIFS. — On doit chercher à prévenir les mauvais effets des météores aqueux, en gardant les animaux dans les habitations pendant le mauvais temps et en les y ramenant aussitôt après
le travail ; en raclant la peau de ceux qui ont été mouillés par la
neige ou par la pluie pour en faire tomber l'humidité ; en ne les
faisant paître au brouillard et à la pluie froide, qu'après leur avoir
donné, pour les fortifier, une ration au râtelier ; en évitant de faire
parquer les bêtes à laine pendant les temps froids et humides ;
en ayant soin de tenir les animaux près des habitations quand on
craint un orage, afin de les faire rentrer avant qu'il éclate ; surtout en donnant une nourriture saine et bien substantielle. Il faut
conserver pour les mauvais jours du mois d'avril assez de fourrages pour pouvoir retenir alors les bêtes à laine à la bergerie.

CHAPITRE V. — FLUIDES IMPONDÉRABLES.

CALORIQUE. — Le calorique est un fluide impondéré, élastique,
qui a la propriété de dilater les corps qu'il pénètre, de faire passer les solides à l'état liquide, et de transformer les liquides en

9.

vapeurs. Il se meut dans l'espace sous forme de rayons, et se propage de proche en proche à travers les molécules de la matière. Tous les corps, à la même température, ne renferment pas la même quantité de calorique. On appelle *capacité calorique* la faculté qu'ont les corps d'en absorber une quantité plus ou moins grande pour accuser une certaine température; et l'on donne au calorique absorbé le nom de *calorique spécifique*. Tout corps qui change d'état en absorbe ou en dégage : en général, celui qui, de liquide devient gazeux, et de solide liquide, en absorbe; et celui qui de vaporeux, devient liquide, ou de liquide solide, en dégage, sans que ni l'un ni l'autre marque une température différente de celle du corps primitif dont il émane. Ainsi, bien que la vapeur absorbe pour se former 550° de calorique, elle n'annonce que 100°, ni plus ni moins que l'eau d'où elle provient; et bien que, pour devenir liquide, l'eau ait absorbé 77° de chaleur, encore n'indique-t elle que 0° comme la glace dont elle dérive. C'est cette chaleur, absorbée et dégagée dans la transformation des substances, qu'on appelle *calorique latent, calorique combiné*, pour le distinguer de celui qui est sensible, et qu'on appelle *libre* ou *rayonnant*. Cette propriété d'absorber du calorique en changeant d'état nous rend raison des effets de la gelée blanche et de la glace; en effet, quoique ces corps ne soient pas plus froids que l'eau à 0°, si on les introduit dans l'estomac, ils y causent des refroidissemens plus considérables, et y développent des accidens plus graves que le liquide : de même une application de glace sur la peau produit un froid beaucoup plus grand que ne ferait une quantité d'eau correspondante, bien que la glace et l'eau soient au même dégré.

Les êtres vivans ont toujours une température propre, indépendante de celle du milieu dans lequel ils sont plongés. Les expériences les plus précises ont prouvé que les 20 centièmes du calorique dégagé dans les animaux proviennent des phénomènes de composition et de décomposition qui ont lieu dans les organes; et que les 80 centièmes restant sont fournis par la combinaison de l'oxygène de l'air avec le carbone et l'hydrogène que la nourriture fournit au sang. Relativement au corps animal, dit M. Liébig, les alimens sont le combustible.

Ces données sur les sources de la chaleur animale sont confirmées par les faits que nous fournissent la physiologie comparée et la physiologie pathologique. Ainsi, on voit toujours dans les êtres organisés la température propre du corps en rapport avec l'étendue et l'activité de la respiration : dans les oiseaux, dans les mammifères, où cette activité est si remarquable, la chaleur est très élevée ; tandis qu'elle diffère à peine dans les animaux à respiration incomplète, de celle du milieu qui les environne. Les plantes, dont les fonctions respiratoires sont si peu développées, ont à peine une température propre ; elles sont réduites, en général, au calorique apporté par la sève du sein de la terre, et conservé par les couches concentriques qui forment les tiges.

Lorsque, par une cause accidentelle, la respiration ne s'exécute pas convenablement, la chaleur vitale diminue : vous observerez ce phénomène dans les êtres les mieux constitués, si les organes pectoraux fonctionnent mal, ou si l'air est altéré et contient moins de 18 ou de 19 pour 100 d'oxygène : dans ce dernier cas, pour réchauffer les animaux, il peut être plus convenable de leur donner un bon air, fût-il un peu froid, que de les laisser dans un espace clos et resserré.

De quelle manière les animaux perdent-ils le calorique qu'ils produisent sans cesse? Comment, par une respiration continue ne s'échauffent-ils pas sans fin dans une progression toujours croissante? Les animaux perdent une grande partie de leur chaleur par le rayonnement, par le pouvoir conducteur des organes, et par l'évaporation des liquides exhalés à la surface de la peau et des bronches. Les deux premières causes agissent avec une intensité variable, selon la température extérieure. Elles sont beaucoup plus actives lorsque l'air est froid, ce fluide enlevant à la peau et à la membrane muqueuse des voies respiratoires le calorique nécessaire pour se mettre en équilibre avec elles. Les parties grêles, minces, comme les oreilles, la queue, la crête, qui ont beaucoup de surface relativement à leur masse, sont celles qui perdent le plus de chaleur par le contact de l'air, et qui gèlent tout d'abord quand l'animal est exposé à de grands froids. Pour protéger les êtres vivans contre ces causes de refroidissement, la nature les a pourvus d'enveloppes protectrices accommodées aux climats. Les plantes et les animaux de l'équateur ont l'écorce plus lisse, la peau plus unie, la fourrure moins chaude, que les pins et les ours destinés à vivre dans les régions glaciales ; et la mue vient chaque année à propos pour que les animaux aient une fourrure épaisse, un poil long, au moment des rigueurs de l'hiver.

Les causes de refroidissement que nous venons d'examiner sont communes aux êtres organisés et aux corps inorganiques, tandis que l'évaporation des liquides exhalés est propre aux êtres vivans. Cette évaporation se lie à toutes les actions vitales qui développent la chaleur animale, elle en suit toutes les variations, augmente et diminue comme elles : ainsi la température de l'animal s'élève-t-elle, par suite d'une bonne nourriture, d'une santé robuste et d'un exercice forcé, la sueur devient abondante, et absorbe, en s'évaporant, l'excès du calorique produit. D'après les expériences de Seguin, un homme perd journellement, dans les temps ordinaires, 2,500 gr. d'eau par la transpiration : or, si l'on réfléchit à la quantité de calorique que la vapeur absorbe pour se former, on comprendra combien la peau et les bronches doivent être refroidies par l'évaporation de la masse prodigieuse de fluides qu'elles exhalent dans les temps chauds. On démontre directement l'influence de l'évaporation comme cause du refroidissement des animaux : si vous placez dans un four chaud une éponge mouillée et un être vivant, ces corps conservent une température inférieure à celle du milieu dans lequel ils se trouvent ; mais si l'évaporation ne peut pas s'opérer, si l'éponge est sèche, et l'animal dans un bain liquide, ces deux corps s'échauffent également et en proportion de la température qui les entoure.

Ces faits nous expliquent pourquoi, dans les temps humides, les animaux ressentent si facilement la chaleur ; pourquoi nous supportons plutôt un bain d'air sec à 50°, qu'un bain d'eau à 35° et pourquoi, dans un air sec, la peau est fraîche, quoique exposée au soleil. Des considérations qui précèdent, nous devons déduire la nécessité de faire boire souvent les animaux qui travaillent exposés aux fortes chaleurs, afin de leur faciliter d'abondantes transpirations. Franklin rapporte que les moissonneurs de la Pensylvanie ne pouvaient résister aux chaleurs de ce pays qu'en faisant un usage répété de boissons sudorifiques, et que s'ils venaient à cesser de boire souvent, la transpiration s'arrêtait, et qu'ils périssaient suffoqués de chaleur.

Du reste, la production du calorique dans les êtres organisés est subordonnée à leurs besoins : lorsqu'ils sont dans un milieu froid, l'air concentré, riche en oxygène, enlève au sang beaucoup de carbone et d'hydrogène, et dégage une grande quantité de chaleur; tandis que dans un air chaud, dilaté, l'oxygène, moins abondant, restreint à-la-fois l'activité de la respiration et de la production du calorique. Ainsi, pour préserver les animaux du froid, il faut leur procurer un air pur, et leur fournir une bonne nourriture. Du reste, leur instinct nous indique ce que nous devons faire, car en hiver ils recherchent les alimens substantiels, tandis qu'en été ils affectionnent les plantes vertes et aqueuses.

La faculté de produire du calorique est limitée dans les êtres organisés : l'animal cesse de vivre quand la température extérieure étant très basse, il perd plus de calorique qu'il n'en dégage; de même, s'il est exposé à une très forte chaleur, il périt quand l'évaporation ne peut pas absorber tout le calorique développé par le jeu des organes ou fourni par les corps extérieurs.

Les chaleurs extrêmes auxquelles les êtres vivans peuvent résister varient selon les espèces, les habitudes, les âges et une foule d'autres circonstances. Une grenouille meurt dans un bain de $+ 25^0$ ou de $+ 30^0$ de Réaumur, et les sangsues résistent à quelques degrés au-dessous de 0. En 1738, Delisle a observé, à Kirenga, en Silésie, que l'homme et certains animaux pouvaient résister à un froid de $- 70^0$. On ne supporterait pas long-temps une température qui excéderait la chaleur ordinaire, autant que celle de 70° au-dessous de zéro surpasse les froids accoutumés. Les plus fortes chaleurs observées, même au Sénégal, sont rarement, à l'ombre, au-delà du 38e degré.

Chaque espèce organisée vit dans un climat qui lui convient, et d'où elle ne peut guère s'écarter. Le genre humain, certains animaux domestiques et quelques plantes, semblent faire à cette loi commune une exception qui n'est qu'apparente, et qui en confirme la généralité, elle est d'ailleurs fort limitée et fondée uniquement sur des modifications que l'homme a imprimées au plan primitif de la création, en façonnant, dans les espèces qu'il veut rendre cosmopolites, des races, des variétés pour tous les climats. L'habitude exerce aussi une grande influence sur la faculté qu'ont les animaux de résister aux températures extrêmes : nous comprenons par elle, mieux que par la conformation des organes, comment, sur les routes de la Russie un cheval résiste à des froids de 25 à 30° de Réaumur. « Les voyageurs ainsi que les postillons y sont enveloppés de peaux d'ours, les chevaux n'ont d'autres vêtemens que leurs harnais ; partout où l'on s'arrête, voyageurs et postillons se réchauffent dans des appartemens autour desquels circulent des tuyaux de chaleur ; les chevaux sont laissés dehors ; ils passent la nuit au bivouac, sur la glace ou sous de simples hangars (1). »

Le calorique exerce son empire sur les êtres organisés, depuis le commencement de leur existence jusqu'à leur mort. On ne peut pas concevoir la vie sans une chaleur qui entretienne fluides les humeurs dont sont formés les corps vivans. C'est elle qui concourt avec l'électricité, l'air et l'humidité, pour réveiller la vie engourdie dans le germe des plantes, et même des animaux ; c'est elle qui excite au printemps et hâte la végétation, active l'absorption végétale, facilite la décomposition de l'acide carbonique, l'absorption du carbone et le dégagement de l'oxygène. C'est sous son influence, que les fruits croissent et viennent à perfection, et qu'ils acquièrent leur beauté et leur saveur ; c'est dans les sols bien exposés à l'action des rayons du soleil qu'on trouve les alimens les plus savoureux et les plus salubres. Toutefois, les plantes que le calorique frappe trop vivement exhalent beaucoup, et si l'humidité manque aux racines, elles s'épuisent bientôt ; les parties molles, les feuilles, les jeunes pousses, se flétrissent, se renversent et se dessèchent.

Chez les mammifères et les oiseaux, cette influence est moins marquée ; cependant la chaleur du printemps semble les animer d'une vie nouvelle : c'est seulement alors qu'ils ont la force nécessaire pour se reproduire. Si l'homme et quelques animaux domestiques semblent faire exception à cette loi, c'est parce que nous

(1) Groguier, *Cours d'hygiène vétér.*, chap. X.

sommes parvenus, à force d'intelligence et de soins, de ressources particulières, d'abris, de vêtemens et de provisions de vivres à triompher de l'influence qu'exercent sur toutes choses les rigueurs de l'hiver.

L'action du calorique sur le développement du corps des animaux domestiques, sur la production et la multiplication des races est très puissante ; si la chaleur est très forte, l'air est sec, les animaux surexcités perdent beaucoup par la transpiration, et n'acquièrent jamais en volume un très grand développement. Les chevaux des déserts de l'Afrique, ceux des sables de l'Arabie, en offrent des exemples ; les pâturages fertiles et de bons alimens ne produisent même pas sous l'équateur des animaux de forte taille. La race chevaline anglaise dégénère dans les Indes, tandis qu'elle se conserve dans l'Amérique septentrionale.

C'est la température moyenne qui est la plus favorable au développement des quadrupèdes domestiques : assez stimulés sans être épuisés, si étant soumis à une chaleur et à une humidité moyennes, ils ont des alimens abondans, ils acquièrent tout le volume que comporte l'espèce. Enfin, le froid excessif produit le même effet que la chaleur extrême : il rend l'air sec et s'oppose à la végétation et au développement des animaux.

Les effets instantanés de la chaleur sont subordonnés à l'habitude. Quoique la température des caves, des grottes profondes, des mines, soit constamment la même ou à-peu-près, l'air de ces lieux nous paraît chaud en hiver, habitués que nous sommes à la basse température de l'atmosphère, tandis qu'il nous semble frais en été, lorsque nos organes se sont accoutumés aux rayons du soleil. Voilà pourquoi l'eau de source paraît froide en hiver et chaude en été : à la température de $+ 10°$ ou $+ 12°$, seulement elle produit quelquefois sur les animaux échauffés par le travail, les effets pernicieux des eaux glacées de janvier, et détermine même plutôt des angines, des bronchites, des entérites, des péritonites, etc.

La densité, l'état des corps chauds ou froids, la propriété qu'ils possèdent d'être plus ou moins bons conducteurs du calorique, exercent une grande influence sur les effets de leur température.

Les substances denses, et celles qui conduisent bien le calorique, nous semblent plus froides ou plus chaudes que celles qui ont des propriétés différentes. C'est ainsi qu'à la température ordinaire, la laine, la paille, ne paraissent pas aussi froides que les pierres ou les métaux. Dans la pratique, on a souvent occasion de faire des applications de ces principes : ainsi, dans la construction des étables, il est bien de garnir la face interne des murs avec des nattes de paille ou avec des planches ; on doit préférer pour le pavage, aux pierres grandes et épaisses, le bois, les briques, qui sont moins denses et qui conduisent mal le calorique. Une bonne litière en paille fine ou en herbes douces ne procure pas seulement du bien-être, elle préserve encore du froid, et est indispensable pour les bêtes faibles ou frileuses.

Les variations de température sont tout-à-fait favorables à la santé, et contribuent à créer les races fortes et propres au travail des champs, mais elles doivent être douces et se produire par degrés insensibles ; autrement si elles sont brusques elles sont toujours nuisibles : rien, en effet, n'est plus préjudiciable aux animaux que le passage subit de la température chaude et humide des étables, où la peau se couvre de moiteur et se gorge de sang, à l'air humide et froid, à la pluie glaciale de l'hiver. Le froid agit comme un répercussif, il fait porter les humeurs sur les viscères et produit des fluxions et des phlegmasies.

Quand on ne peut pas convenablement préparer la transition, il faut garantir les bestiaux, avec des couvertures ou des harnais au moment où on les expose dehors ; mais le meilleur moyen, c'est de ne pas fermer les fenêtres ou du moins de les ouvrir, ainsi que les portes, une demi-heure avant de faire sortir le bétail, afin que celui-ci s'habitue à la température extérieure, et ne passe pas brusquement de celle du dedans à celle du dehors. Encore ces moyens seraient insuffisans pour des bêtes jeunes, faibles, convalescentes ; pour les garantir complétement de ces subites variations de température, il faudrait les tenir passagèrement enfermées.

Lumière. — L'action de la lumière sur les animaux et sur les plantes se confond, en général, avec celle de la chaleur ; elle pro-

duit pourtant sur l'ensemble du corps animal des effets généraux, et sur l'organe de la vue des effets particuliers qui lui sont
propres.

Sur l'ensemble du corps, elle agit directement par le contact de ses rayons sur la peau et indirectement par l'influence
qu'elle exerce sur les végétaux. La lumière est un stimulant
pour tous les êtres qui vivent ; elle vivifie toutes les fonctions,
notamment les nutritions et les sécrétions ; elle donne de la consistance aux tissus, de la vigueur aux fibres, de la force aux
muscles : sous son impression se forment des races fortes, robustes, des animaux agiles, dont les contractions musculaires
sont énergiques et puissantes ; tandis que loin de ses rayons les
races deviennent lymphatiques, lentes et faibles, les tissus ont
de la propension à se gorger de liquides, et l'engraissement est
prompt et facile.

C'est surtout sur les classes inférieures des êtres qu'on remarque l'action de la lumière. Les vers-à-soie ne prospèrent qu'au
grand jour ; à ce point qu'il faut les éclairer avec des lampes si le
soleil est voilé d'épais nuages.

La lumière facilite la production des matières colorantes dans
tout être vivant. Les plantes et les animaux qui présentent les
couleurs les plus brillantes, les plus variées, vivent sous l'équateur. A Ceylan, les Bedas qui habitent dans les bois sont blancs
comme les Européens des régions les plus tempérées, tandis que
les habitans des terres déboisées sont cuivrés. Les plantes qui
dans nos climats sont privées de lumière sont pâles, insipides,
inodores, aqueuses, fades, peu nutritives, étiolées enfin. Quoique
nous donnions à nos serres la température des régions équato-
riales, nous ne pouvons y produire ces nuances vives, ces aro-
mes suaves, que le long séjour du soleil sur l'horizon des tropiques fait naître dans les plantes de la zone torride. L'herbe qui
croît dans les bois est grêle et mauvaise ; les animaux qui vont
paître dans ces pâturages recherchent celle des clairières, plus
riches en principes amers et odorans, plus alimenteuses que celles
des endroits ombragés.

La lumière est un stimulant qui doit agir sur l'œil avec une
certaine mesure dans son intensité et dans sa durée ; elle excite

toutes les parties de l'organe de la vision, mais son action se porte tout d'abord sur la rétine.

L'excitation que produit sur cette membrane le fluide lumineux peut s'étendre à tout l'organe, et déterminer une surabondante sécrétion de larmes, un afflux de sang sur la conjonctive, sur l'iris : que la clarté soit trop vive, la pupille va se resserrer, les paupières se fermer, et tous les signes d'une ophthalmie très intense vont se montrer. Si le fluide lumineux est en grande quantité, il excite d'abord la rétine ; mais, par une action trop continue, il finit par épuiser la sensibilité de cette membrane nerveuse, et en produit la paralysie. La lumière diffuse est beaucoup moins dangereuse que celle qui part directement d'un corps lumineux, que celle qui est réfléchie par les neiges ou les sables brûlans. L'obscurité trop long-temps prolongée fait dilater la pupille, et rend la rétine si sensible, que l'œil ne peut plus supporter la lumière ; mais rien n'est plus nuisible à la vue qu'un jour éclatant qui succède à de profondes ténèbres : on a vu la cécité produite par des éclairs au milieu d'une nuit sombre. L'obscurité est de temps en temps nécessaire à l'œil ; il faut qu'après une certaine durée d'excitation cet organe reste sans agir ; mais le repos ne doit avoir qu'une durée limitée. Il faudra toujours faire passer les animaux graduellement de l'obscurité au grand jour, pour que la pupille se resserre insensiblement, et que la lumière arrive sur la rétine par des gradations ménagées.

Pour prévenir les effets de la lumière directe, il faut, si les fenêtres sont en face des animaux, les garnir d'auvents.

La lumière nuit aux animaux irritables, à ceux qui sont atteints de maladies inflammatoires, d'affections nerveuses, du tétanos et du vertige. Elle retarde l'engraissement, en augmentant l'activité des fonctions et la déperdition que font les organes. Elle est favorable aux animaux jeunes qui ont un tempérament lymphatique, qui souffrent de maladies atoniques ; elle favorise la guérison des affections vermineuses, des hydropisies, de la pourriture, etc. Les jeunes animaux élevés à la lumière sont robustes, forts, agiles, propres au travail. En devenant ferme, brune, plus vivante, la peau produit, sous l'influence de la lumière, une laine grosse, forte, qui n'est ni blanche ni moelleuse.

ÉLECTRICITÉ. — On appelle électricité, le fluide impondérable, incoërcible, qui produit les phénomènes électriques. Ce fluide est considéré comme l'une des forces générales de la nature qui contribuent le plus à la production de tous les phénomènes que nous observons. Il agit sur toute la matière ; mais les êtres vivans, soumis à une puissance qui leur est propre, la vie, sont en général moins dépendans de son action que les corps uniquement influencés par les forces générales de la nature ; et parmi les êtres qui jouissent de la vie, on remarque que ceux dont l'organisation est le plus compliquée, les mammifères, en sont moins influencés que les autres.

Les phénomènes électriques qui intéressent le vétérinaire sont ceux qui naissent spontanément dans la nature, sous l'influence de l'électricité répandue dans l'atmosphère et dans les nuages qui flottent autour de la terre.

L'air atmosphérique contient toujours de l'électricité, et le plus souvent du fluide positif. Ce fluide provient de l'évaporation de l'eau, des changemens d'état qu'elle éprouve dans l'air, des frottemens de l'atmosphère contre les nuages, contre les arbres et les rochers, des variations de température dans les diverses couches d'air, de l'état thermométrique de la terre, etc. Une journée orageuse, l'air étant chargé de fluide électrique, active la germination, la croissance des plantes et la maturation des fruits, plus que plusieurs jours de temps calme.

A l'approche des orages, l'électricité rend les animaux agiles. Les abeilles, les taons, les oiseaux aquatiques, paraissent alors poursuivis comme d'un besoin extraordinaire d'agitation et de mouvemens. Dans les animaux supérieurs, cette action, pour être moins marquée, n'en est pas moins sensible ; ceux surtout qui ont été atteints de luxations, de fractures ou de rhumatismes, en ressentent, par des douleurs, la pénible influence. Ceux qui sont bien portans même surexcités et inquiets à l'approche d'un orage, se poursuivent quelquefois, et s'assemblent sans cause connue ; d'autres fois, piqués par les insectes, si importunément actifs dans ces circonstances, ils s'échappent des pâturages et se jettent dans les bois.

Accumulée sur un conducteur, l'électricité produit chez les

êtres qui en reçoivent la décharge des effets plus remarquables que ceux qui résultent des variations du fluide électrique de l'atmosphère. Le galvanisme communique aux muscles des animaux morts la faculté de se contracter. On a pu, par un courant électrique, rétablir la circulation, la respiration, dans des individus décapités, et rendre à la tête séparée du tronc certains mouvemens des paupières, des lèvres et de la langue. Le fluide électrique agit aussi sur les fonctions organiques ; il active la circulation, la respiration et les sécrétions. La digestion, interceptée par la section du nerf pneumogastrique, peut être rétablie par la puissance d'un courant de ce fluide, qu'on établit en faisant communiquer l'extrémité du nerf coupé avec un des pôles d'une pile, dont l'autre pôle touche déjà à la région épigastrique.

Dans l'état ordinaire, le fluide électrique de l'atmosphère, s'il n'est concentré au moyen d'instrumens particuliers, détermine à peine des effets sensibles ; mais si des nuages épais parcourent rapidement des espaces où l'air soit sec, mauvais conducteur de ce fluide, celui-ci s'accumule sur les corps qui le produisent. Or, parmi ces corps, les uns peuvent être électrisés d'une manière, les autres de l'autre, et s'ils viennent alors à se rencontrer, les charges d'électricité contraire qu'ils portent se combinent et donnent lieu à des éclairs, au tonnerre : on dit que la *foudre* tombe lorsque des nuages ainsi électrisés se déchargent sur des corps placés à la surface de la terre. Les accidens de la foudre, assez connus, sont le plus souvent irrémédiables. Si les effets n'en sont pas immédiatement mortels, il faut chercher à rappeler à la vie les animaux qui en sont frappés, en les plaçant libres, sans harnais, dans un bon air, et en leur faisant respirer de l'ammoniaque, du vinaigre, etc. Pour prévenir ces accidens, rentrez les troupeaux à l'approche des orages, ne mettez pas de girouettes sur les étables, surtout si elles sont isolées et placées sur des lieux élevés ; si vous êtes surpris dehors, n'abritez les troupeaux ni sous l'arbre le plus élevé, ni sous l'arbre isolé au milieu d'une plaine.

La foudre agit à distance : elle fait tourner le lait et empêche la montée du beurre. Le tonnerre, la frayeur ou la secousse qu'il occasionne, fait avorter les brebis et les vaches, et périr les poussins dans les œufs. Pour prévenir ce dernier accident, les ménagères placent des morceaux de fer dans le nid des couveuses. Le métal agit-il en soutirant l'électricité ?

SECTION III.

CLIMATS , SAISONS.

§ 1. — CLIMATS.

Les climats sont, pour les géographes, des parties de la terre comprises entre deux latitudes ; pour le vétérinaire, ce sont des contrées qui ont une même température, sont également sèches ou humides, et exercent des effets semblables sur les animaux. Toutes les régions de notre globe qui sont sous les mêmes latitudes ne présentent pas des climats semblables, et n'agissent pas également sur la santé : la position des lieux, la nature du sol, le voisinage des eaux, et une foule d'autres circonstances, peuvent rendre certaines localités voisines de l'équateur, plus froides, plus humides que d'autres qui en sont fort éloignées. La même province, si elle présente des plaines tournées au midi et de hautes montagnes, réunit quelquefois des climats très divers

L'action des climats est plus marquée sur les animaux inférieurs, et surtout sur les plantes, sans cesse exposées aux agens aériens, que sur les êtres d'une organisation plus compliquée. Elle est cependant très grande sur le développement et la constitution des herbivores, et elle nous intéresse, tant sous le rapport de la conservation des individus, que sous le rapport de l'amélioration des races. « Le climat est la cause fondamentale, physique, universelle, de la forme, du naturel des animaux, dit Lafont-Pouloti. En effet, les espèces animales qui habitent les régions polaires du sud, quoique appartenant à des genres différens, ressemblent à celles qu'on trouve vers le pôle nord, en même temps que celles des régions tempérées des différentes parties du globe offrent entre elles de grandes conformités, bien qu'elles ne soient pas les mêmes.

Le climat exerce une moindre influence sur l'espèce humaine. Nos vêtemens, nos habitations, nous préservent en partie de l'action des agens extérieurs. La préparation des alimens, l'habitude du travail, tendent à rendre semblables les hommes de toutes les contrées civilisées ; cependant les habitans des divers pays se distinguent facilement encore par de grandes différences dans la taille, la couleur, le caractère, l'intelligence, et beaucoup d'autres singularités. Vous reconnaîtrez, entre deux enfans nés du même père et de la même mère, l'un dans la partie tempérée de l'Europe, l'autre sous l'équateur, de notables dissemblances. Un homme et une femme nés en Angleterre, dit le commodore Byron, et habitant les Indes, engendrent des descendans qui ont la couleur et la physionomie des créoles.

Les climats exercent sur les êtres organisés des effets qui résultent de l'action combinée du sol, de l'atmosphère, de la culture des terres, des alimens, des boissons, etc. ; mais ils tirent principalement la diversité des traits par lesquels ils les différencient les uns des autres, des fluides impondérés, et surtout du calorique. Nous les diviserons donc en climats chauds, en climats tempérés, et en climats froids.

Climat chaud. — C'est le climat des régions du globe où la température ne varie ordinairement que de $+ 20$ à $+ 40$ degrés ; les grandes chaleurs, presque aussi fortes la nuit que le jour, y durent toute l'année. L'influence des saisons y est à peine sensible : du 1er janvier au 31 décembre, le soleil y lance des rayons perpendiculaires qui répandent, pendant 12 heures par jour, des torrens de chaleur et de lumière. Quoique sec en apparence à l'hygromètre, l'air des pays chauds contient beaucoup d'humidité : il tombe sous l'équateur près de deux mètres de pluie par an. Le climat chaud s'étend sur les deux hémisphères, jusqu'au 30e degré de latitude : il n'est pas partout uniforme ; entre les tropiques, nous voyons un climat très chaud, dont la température diminue à mesure qu'on s'éloigne de la zone torride.

Nous trouvons dans les climats chauds des plantes ligneuses

à longues racines, par lesquelles elles se préservent de la sécheresse, des plantes grasses, à écorce fine, à feuilles larges, qui
tirent peu de nourriture du sol, et vivent principalement aux
dépens de la rosée et de l'humidité de l'air. La végétation est très
vigoureuse dans les lieux humides des contrées chaudes ; aussi
les irrigations y produisent-elles de très grands effets : le riz,
l'orge et le froment y prospèrent ; la luzerne, si elle est arrosée,
donne des coupes nombreuses et productives. Les reptiles y acquièrent une grandeur inconnue ailleurs ; les insectes et les oiseaux y brillent des nuances les plus vives. Les mammifères des
pays chauds ont, en général, le système nerveux développé, les
caractères bien dessinés ; ils sont intelligens et souvent susceptibles d'éducation. On n'y donne aux chevaux qu'une petite quantité d'alimens : aussi, en Arabie, en Perse, ils parviennent lentement à leur croissance ; ils sont petits et ont le pied dur, à
corne luisante. On y trouve le couagga et le zèbre, solipèdes dont
le corps est peu volumineux. Mais dans quelques contrées humides de la zone torride, où les vapeurs adoucissent la température de l'air, les herbivores acquièrent une taille aussi élevée que
dans les fertiles provinces des climats tempérés.

Les climats ardens déterminent des affections cutanées, des
maladies nerveuses, des fièvres bilieuses et adynamiques ; si le
sol est sablonneux, si l'air est chargé de poussière, on y rencontre de graves ophthalmies : du reste, ils favorisent la guérison
de la fluxion périodique des yeux ; nos mules conduites en Espagne sont bien rarement affectées de cette maladie ; dans quelques parties chaudes de l'Italie et de l'Espagne, les chevaux morveux ou farcineux sont rares. Le climat chaud agit comme l'air
à température élevée ; mais l'influence en est plus marquée, et les
effets plus difficiles à prévenir ; du reste, les moyens à employer
et les précautions à prendre sont les mêmes.

Climats tempérés. — Ces climats s'étendent, dans les deux hémisphères, du 30ᵉ degré de latitude au 60ᵉ. Le temps y est variable :
en été, à midi, il y fait aussi chaud que sous l'équateur ; mais les
hivers y sont froids ; la température varie de — 20 à + 40°. On y
compte quatre saisons, à peu-près d'égale durée. Les plantes vigoureuses et variées s'y revêtent d'une écorce épaisse, de bourgeons

écailleux qui les préservent des froids et des pluies. Nous y trouvons des racines sucrées, des grains, des graines riches en huile et en azote, qui alimentent des fabriques de sucre, d'amidon et d'huile, et donnent des résidus nourrissans pour le bétail. Les herbivores et les granivores, qui fournissent à l'homme une si bonne nourriture, y acquièrent un grand développement et ont une chair d'un goût exquis. Les animaux de travail y sont un peu mous; mais par la stabulation permanente, par un régime sec et tonique, on peut leur donner de l'en train et de l'énergie, en même temps que suspendre le développement excessif des formes. On peut obtenir dans ces climats des bêtes à cornes, des solipèdes et des bêtes à laine de toutes races, en modifiant par le régime l'action du sol et de l'air. Les plus grands animaux domestiques que nous connaissions se trouvent dans les climats tempérés : les bœufs de la Russie méridionale, de l'Allemagne, de la Normandie, les chevaux belges, hollandais, les moutons flamands, etc., sont les plus gros de leur espèce; on y rencontre pourtant les chevaux d'Espagne, du Limousin, du nord de l'Afrique, des Ardennes, les bœufs d'Auvergne et de la Camargue, les mérinos et les petites races de moutons qui couvrent nos landes, tant il est vrai que l'influence des climats ne dépend pas exclusivement de la situation géographique des lieux.

Les animaux de ces pays, habitués à des saisons courtes, à des variations de toute espèce, supportent facilement tous les autres climats; mais dans les lieux bas, l'humidité y engendre le farcin, la morve et la pourriture. La fluxion périodique des yeux est plus commune dans les montagnes tempérées de l'Auvergne et du Dauphiné, où l'on signale de grandes et fréquentes variations de température, que dans les provinces chaudes des péninsules.

Climats froids. — Au-delà du 60ᵉ degré de latitude commencent les climats froids. Il n'y a, près des pôles, que deux saisons bien marquées, mais fort inégales : un été de quelques mois, dont les jours très longs sont échauffés par un soleil au moins aussi ardent que celui de la ligne, et un hiver de huit à neuf mois, pendant lequel le thermomètre descend à — 50°, et beaucoup plus dans les *climats très froids*, au-delà des cercles polaires. La température, qui, aussitôt après le solstice d'été, s'élève dans les pays froids tout autant que sous la zone torride, ne varie, sous cette dernière, que de 15 à 18°, tandis que dans les climats tempérés elle varie de 60°, et de plus de 100° dans les régions glaciales encore habitées.

Il pleut plus souvent, mais il tombe moins d'eau, dans les pays froids que sous l'équateur; on évalue à 300 centimètres par an les pluies de Saint-Domingue, à 95 celles de Naples, à 53 celles de Paris; mais dans le nord l'évaporation est lente; aussi le sol y est-il humide, couvert de plantes herbacées à racines courtes, d'arbres verts, de lichens, etc. On y cultive généralement les plantes dont la végétation est rapide.

Le nombre d'espèces animales et aquatiques diminue à mesure qu'on s'éloigne de la ligne pour se rapprocher des pôles. Dans les climats très froids on ne rencontre que des mollusques, des insectes et quelques poissons.

L'air des régions polaires, en raison de sa densité, est très riche en oxygène : il produit beaucoup de calorique dans la respiration, mais aussi il enlève au sang quantité de carbone et d'hydrogène. Les animaux résistent peu à la faim, et quoiqu'ils prennent beaucoup de nourriture, ils n'atteignent jamais de grandes proportions. Les bœufs, les solipèdes, sont petits en Islande, en Laponie, comme dans les climats où la chaleur est intense, ainsi que l'avait déjà observé Hippocrate pour les bœufs petits et sans cornes et pour les chevaux chétifs qui traînent les chariots des peuplades des monts Riphéens.

§ 2. — SAISONS.

Les astronomes divisent l'année en quatre parties ou *saisons astronomiques,* nommées *printemps, été, automne* et *hiver.* Les deux premières comprennent le temps qu'emploie le soleil pour aller de l'équateur au tropique du Cancer, et revenir; et les deux dernières, le temps que met cet astre pour parcourir aussi deux fois l'espace qui sépare l'équateur du tropique du Capricorne. Lorsque le soleil traverse l'équateur le 21 mars et le 23 septembre, il est également éloigné des deux pôles de la terre, les deux hémisphères de notre planète sont également éclairés, et les jours ont la même longueur que les nuits : ces deux époques sont dites *équinoxes*. On nomme *solstices*, l'état de repos dans lequel paraît être le soleil, lorsque, arrivé aux deux tropiques, il cesse de s'avancer du côté des pôles pour revenir vers l'équateur.

Les médecins et les vétérinaires divisent aussi l'année en quatre *saisons* qu'on appelle *médicales*. Elles sont caractérisées chacune par diverses particularités que présentent les corps à la surface de la terre. Elles ont une grande influence sur les êtres organisés ; elles en ont une directe sur les animaux, par l'état de l'air et du sol, par la chaleur, la lumière et l'humidité, et une indirecte par les alimens végétaux et par les boissons. Pour étudier les saisons médicales, nous allons supposer qu'elles coïncident avec les saisons astronomiques, quoique cela n'arrive pas toujours dans notre climat.

Printemps. — Le printemps comprend les jours qui s'écoulent du 20 ou 21 mars au 21 ou 22 juin. Il dure à-peu-près 92 jours. Pendant cette saison, les rayons solaires nous arrivent moins obliquement et nous éclairent plus long-temps qu'en hiver. Cependant la terre, vers la fin du mois de mars, ne s'échauffe qu'avec lenteur ; couverte en plusieurs endroits, d'eau et de glace, elle réfléchit dans l'espace une grande partie de la chaleur qu'elle reçoit, et celle qu'elle absorbe devient en partie latente par la fonte des neiges et par l'évaporation de la grande humidité du sol. Mais à mesure que les jours deviennent plus longs, les glaces se fondent, la terre se dessèche, et vers la fin de mai les rayons du soleil nous arrivent plus ardens, plus rapprochés les uns des autres et nous échauffent rapidement. Durant cette saison, la terre fournit toujours beaucoup de vapeurs qui se répandent dans l'atmosphère pendant le jour, se condensent la nuit et forment d'abondantes rosées. Nous voyons même souvent, dans les mois de mai et de juin, d'épais nuages se former tout-à-coup, parcourir l'espace, et des orages terminer des journées dont le soleil, au matin, semblait garantir la sérénité.

Le printemps est une saison favorable à la végétation : la chaleur et l'humidité des premiers beaux jours réveillent les plantes de leur sommeil d'hiver ; les substances nutritives, amassées en automne dans les racines bisannuelles ou vivaces, dans les cotylédons, s'élaborent et se transforment en jeunes pousses ; en même temps les racines commencent leurs fonctions absorbantes, et les feuilles s'étalent. C'est lorsque les chaleurs sont fortes et les pluies fréquentes au printemps, que les prés sont vigoureux et les pâturages riches : l'herbe , quoique abondante, est cependant encore trop jeune, trop aqueuse et peu succulente.

Les chaleurs de cette saison exercent une action directe sur tous les animaux ; elles font éclore les œufs des insectes et développer les larves des années précédentes ; dans les quadrupèdes , la transpiration de la peau devient abondante, et la fourrure hérissée, terne de l'hiver, se remplace par une autre à poils courts, lisses et brillans. Nos herbivores mangent avec moins d'avidité les alimens secs, et si on leur donne sans précautions l'herbe qu'ils recherchent alors, elle agit comme un relâchant. Aux effets qui résultent de la chaleur et des alimens, s'ajoutent, pour les animaux soumis au régime du pâturage, ceux qui sont produits par l'exercice au grand air. Ils deviennent gais, prennent de l'embonpoint ; le lait des femelles augmente, et celles qui ne sont pas pleines témoignent le désir de recevoir le mâle : celui-ci , toujours disposé à propager son espèce , a cependant plus d'ardeur au printemps que dans les autres saisons.

Les maladies du printemps sont causées par les grandes variations de température qu'on remarque principalement dans les mois d'avril et de mai et par le changement de régime ; l'animal qui passe des chaleurs du jour aux fraîcheurs des nuits, qui est exposé aux giboulées de mars, contracte des catarrhes, des maladies de poitrine, des rhumatismes, etc. Le passage subit d'une nourriture sèche, peu abondante, à une nourriture verte et copieuse, détermine d'abord la diarrhée, ensuite la pléthore, et des congestions sur la rate, sur le foie et sur le poumon. Si aux effets d'une alimentation substantielle se joint l'action du soleil, que cet astre lance ses rayons sur la tête d'un animal non habitué à la chaleur, vous observerez alors des fièvres cérébrales et des apoplexies foudroyantes. C'est encore au printemps que se remarque la fourbure, chez des animaux abondamment nourris qui travaillent sur des routes dures et échauffées par le soleil. Enfin c'est vers la fin de cette saison, lorsque les herbivores se nourrissent

de fourrages secs, nouvellement récoltés, que naissent les échaubou-
lures, la raffle, des échauffemens, des indigestions, le vertige, etc.

Le printemps est généralement favorable aux herbivores, surtout aux élèves qui jouissent pour la première fois du grand air,
qui prennent de l'exercice, mangent de l'herbe tendre, et dont
les nourrices sont au vert; il favorise la guérison de la gale, du
farcin, des eaux aux jambes et des irritations chroniques qui
avaient résisté à un long traitement. L'eau, introduite dans le
corps avec les plantes, contribue-t-elle à dissoudre les calculs de
la vessie et des canaux biliaires?

Eté. — L'été astronomique dure environ 93 jours. Il commence
au solstice d'été, le 20 ou 21 juin, et dure jusqu'au 23 septembre.
Au 22 juin, les jours, sans compter les crépuscules, sont de 16
heures, et de 12 seulement à la fin de l'été. Pendant cette saison,
la terre a, relativement au soleil, les positions qu'elle a eues au
printemps, mais elles se succèdent dans un ordre inverse. La
grande différence qui existe entre les effets hygiéniques de l'été
et ceux du printemps, vient de l'influence que les saisons exercent les unes sur les autres. A la fin du mois de juin, la terre a
été déjà échauffée par le soleil, et sa surface desséchée et aride
absorbe le calorique que lui prodigue cet astre. L'évaporation
pendant le jour est peu considérable : l'air est sec, les nuits sont
courtes, chaudes, et la rosée peu abondante, sinon nulle en beaucoup d'endroits.

La végétation est encore en grande activité au commencement
de la saison, mais bientôt elle se ralentit : les racines des plantes commencent à manquer d'humidité ; l'air, avide d'eau, active
la transpiration, les feuilles se rident, se fanent et se renversent.
Dès avant la fin de la saison, beaucoup de plantes herbacées ont
parcouru leur carrière ; toutes sont moins aqueuses, plus fermes,
plus nourrissantes et plus toniques qu'au printemps.

Presque toujours, vers la fin de l'été, les fourrages sont rares
et les herbes dures, couvertes de poussière, peu abondantes,
fournissent une nourriture insuffisante pour des animaux épuisés
par la chaleur et les exhalations. L'appareil digestif, débilité,
fonctionne mal et lentement. Les herbivores, pour suppléer alors
à l'herbe qui souvent manque sur les pelouses, brouttent les jeu-

nes pousses des arbres et contractent des irritations intestinales et des pissemens de sang; les eaux, d'ordinaire rares, et les boissons mauvaises de l'été, altèrent les humeurs du corps et contribuent à produire les inflammations des voies digestives, les fièvres bilieuses, les affections adynamiques qui paraissent vers la fin de la saison.

Les chaleurs, la poussière, les insectes, le travail au soleil, attaquent la peau, le système nerveux, et occasionnent des affections cutanées, des maladies nerveuses, le vertige et le tétanos.

La fermentation de la vase des marais se développe aussi vers la fin de l'été, et la putréfaction des matières animales devient plus active; le pus se corrompt rapidement dans les plaies, où les mouches déposent des œufs bientôt transformés en larves. L'air altéré produit des effets d'autant plus graves, que les animaux affaiblis ont à présenter moins de résistance aux causes morbifiques. C'est à la fin d'août que se montrent les maladies adynamiques, et c'est à cette époque aussi que la contagion sévit.

En été, il faut abreuver souvent les animaux, leur donner de l'eau salée, vinaigrée, n'administrer les boissons froides qu'après les avoir laissé exposées au soleil. Les fermiers, dans les mois de mai et de juin, doivent distribuer les semailles des fourrages, de manière à être pourvus d'alimens verts tout l'été; éviter, dans cette saison, de faire travailler les animaux à l'ardeur du soleil et les préserver de la poussière et des insectes.

Favorable aux individus faibles, disposés aux hydropisies, aux maladies atoniques et vermineuses, l'été est nuisible aux animaux qui sont nerveux, bilieux ou sanguins.

Automne.— Le temps qu'emploie le soleil pour aller de l'équateur au tropique du Capricorne, c'est l'automne. Cette saison dure du 23 septembre au 22 décembre, 89 jours à-peu-près. L'inclinaison du pôle austral vers le soleil augmente à mesure que cet astre s'éloigne de l'équateur. Les rayons solaires qui tombent sur l'autre hémisphère se rapprochent de plus en plus de la perpendiculaire, et de plus en plus s'en éloignent dans nos climats. Le soleil qui, au commencement de l'automne demeurait 12 heures sur l'horizon, n'y reste plus que 8 à la fin de cette saison. Quoique déjà fort éloignés de cet astre à la fin de septembre, nos pays possèdent une température fort élevée ; la terre, échauffée par les grands jours du printemps et de l'été, conserve encore beaucoup de chaleur : elle est sèche, les chemins sont couverts de poussière, et les insectes tourmentent beaucoup les animaux. Les premières pluies d'automne font cesser toutes ces causes d'insalubrité, mais par malheur elles sont rarement assez fortes pour couvrir d'eau toute la surface des marais, pour alimenter les sources et faire grossir les rivières ; elles rendent seulement les rosées abondantes, les brouillards épais et malsains ; en humectant la surface de la terre, elles contribuent beaucoup à produire la fraîcheur de ces longues nuits qui suivent les journées, si chaudes encore, du commencement de l'automne. La nécessité de faire travailler les animaux au soleil pour les semailles, et de les conduire le soir dans les pâturages pour réserver les fourrages secs, occasionne des pneumonies et des gastrites. Comme l'herbe est peu abondante dans les terres pâturées, les animaux, réduits à brouter les feuilles et les jeunes branches des plantes ligneuses, contractent la maladie des bois ; en outre nourris de végétaux durs et excitans, ils prennent en grande quantité des boissons insalubres qui altèrent profondément les humeurs ; les eaux des mares, des sources et même des rivières, étant alors basses, chargées de substances salines ou de matières putrides. Si à toutes ces causes s'ajoute l'action funeste des marais, on observe des maladies du plus mauvais caractère, des péripneumonies malignes, des fièvres muqueuses, adynamiques, des dysenteries. Les affections qui sont ordinairement chroniques résistent alors aux moyens thérapeutiques, et si elles ne font périr les animaux pendant l'hiver elles ne se guérissent qu'au printemps suivant.

Hiver.— L'hiver dure du solstice d'hiver à l'équinoxe du printemps, du 20 ou 21 décembre au 20 ou 21 mars. Dans cette saison, notre hémisphère se rapproche tous les jours du soleil, l'inclinaison du pôle austral diminue, les rayons solaires nous arrivent de moins en moins obliques, et nous éclairent pendant un temps qui, de jour en jour, devient plus long. Cependant la terre, qui depuis la fin de l'été perd plus de calorique qu'elle n'en absorbe, est toujours très froide, les rayons qu'elle reçoit du soleil, dans les mois de décembre et de janvier, encore très obliques et refroidis par la couche épaisse et souvent brumeuse d'air qu'ils traversent, l'échauffent très peu.

En hiver, la plupart de nos herbivores sont nourris à l'étable ; il faut soigner la stabulation et le régime alimentaire. Quand on les fait sortir, on doit avoir égard à la température de leurs habitations et à celle de l'air extérieur : le passage d'une étable chaude à l'air froid occasionne en hiver beaucoup de maladies. Pendant cette saison, les fenêtres des bouveries, des bergeries, doivent être assez souvent ouvertes, et l'on ne doit jamais laisser les animaux exposés immobiles à l'air froid et humide. Les alimens, en hiver, sont généralement secs, ils échauffent et sont peu favorables à l'engraissement ou à la sécrétion du lait. Il faut neutraliser les effets des foins et des grains, en entrecoupant l'usage de ces substances par des choux et des racines fourragères. Les boissons sont abondantes et en général saines ; si elles sont froides il est facile de remédier à cet inconvénient.

L'hiver est nuisible aux animaux faibles, âgés ou exténués, qui n'ont pas assez de force pour réagir contre l'impression de l'air froid sur la peau. On remarque, sur les chevaux qui piétinent la boue des villes, les eaux aux jambes, les crevasses, le crapaud, etc.; le farcin, la morve, les rhumatismes, sont aussi fréquens pendant les temps froids et humides.

Régularité des saisons, nécessité de leur succession. Les saisons astronomiques, déterminées par des phénomènes qui tiennent aux lois générales de notre système solaire, sont invariables ; mais les alternatives de chaleur, de lumière, de végétation et tous les phénomènes qui caractérisent les saisons médicales, quoique subordonnés aux premiers, n'en ont pas la régularité. L'abondance ou la rareté des pluies, les météores, l'influence que les saisons exercent les unes sur les autres, intervertissent souvent l'ordre de leur apparition, et les font devancer ou retarder. Parmi les causes qui peuvent passagèrement faire varier les effets des saisons, il faut placer l'influence des espaces que nous fait parcourir le soleil, en obéissant à l'attraction de quelque étoile éloignée. N'est-ce pas par l'action de ces espaces que nous devons expliquer ces chaleurs excessives, ces froids extraordinaires que nous observons de loin en loin, et même ces grandes épizooties qui résistent à toutes les ressources de la médecine ?

Dans l'examen des quatre périodes de l'année, nous avons étudié les saisons médicales indépendamment des époques où elles se montrent et de l'influence qu'elles exercent les unes sur les autres ; car les effets qui résultent d'une certaine température, d'un état particulier, déterminé de l'atmosphère, sont toujours à-peu-près de même nature, quelle que soit d'ailleurs l'époque où règne cet état ; de sorte que les saisons médicales amènent des résultats qui se ressemblent, soit qu'elles coïncident avec les astronomiques, soit qu'elles arrivent ou plus tôt ou plus tard. Si une saison se présente avec les caractères d'une autre, c'est la constitution médicale de celle-ci qui va régner ; si le même jour il fait alternativement chaud et froid, que nous soyons en été ou en hiver, nous verrons éclore les maladies particulières au printemps et à l'automne. Cependant les saisons *régulières*, celles qui viennent aux époques habituelles et dont la température, d'après la position de la terre relativement au soleil, est telle qu'elle doit être, sont généralement les plus favorables. Les années, disaient les anciens, sont salubres quand l'apparition et le coucher des astres sont suivis des effets qui doivent avoir lieu, quand le printemps est chaud et tempéré par des pluies douces, l'été chaud et sec, l'automne froid et sec, l'hiver froid et humide, et que ces caractères sont tranchés sans être exagérés. Les constitutions annuelles régulières sont aussi salutaires à la santé des êtres vivans que favorables à la prospérité des récoltes : « elles donnent d'amples moissons ; les fruits sont très abondans et de bonne qualité ; les blés et les seigles fournissent beaucoup de farine, les moutons une excellente laine, et les chairs sont on ne peut meilleures et plus sapides (1). » Les saisons irrégulières, celles qui empiètent les unes sur les autres, sont ordinairement dangereuses : il y a toujours des inconvéniens à passer d'un hiver long et tardif à un été précoce et chaud. Un automne qui par sa chaleur, sa sécheresse ressemble à l'été, est également insalubre.

Les quatre saisons ne sont pas également distinctes dans tou-

___

(1) Tourtelle, *Élém. d'hyg.*, T. I, p. 236.

tes les régions du globe. Entre les tropiques règne un été perpétuel, et près des pôles on n'observe qu'un hiver très long et quelques jours de fortes chaleurs. Les zones tempérées jouissent seules des deux saisons les plus favorables, du printemps, qui succède à l'hiver, et de l'automne, qui succède aux ardeurs de l'été, saisons qui produisent les effets les plus heureux, en servant tour-à-tour de transition douce pour aller insensiblement des fortes chaleurs aux froids intenses et des grands froids aux grandes chaleurs.

La succession des saisons, utile à l'économie animale, l'est encore à la durée des végétaux. Elles se tempèrent réciproquement, entretiennent dans le développement des organes, dans l'exercice des fonctions, un état d'équilibre nécessaire à la santé : les maladies que l'une a fait naître sont souvent guéries par celle qui la suit. La succession des saisons n'est pas même toujours assez rapide : elles durent quelquefois assez long-temps pour modifier profondément l'organisme et pour détruire la santé : de là résultent les diverses maladies de printemps, d'été, d'automne et d'hiver. Les enzooties sont presque toujours produites par les saisons : elles se montrent et reparaissent tous les ans aux mêmes époques. Les frimas eux-mêmes sont nécessaires pour suspendre la végétation, pour modérer l'activité vitale des animaux, prévenir leur épuisement, arrêter la fermentation putride, et détruire les insectes nuisibles et les plantes parasites qui dévastent, épuisent les récoltes.

Quoique les saisons soient passagères et qu'elles semblent à peine modifier les individus, elles agissent profondément sur les espèces et contribuent à créer et à modifier les races qu'on observe dans les divers climats. Les froids continus du nord et les chaleurs perpétuelles des tropiques tendent à produire des tempéramens très marqués et des êtres qui diffèrent beaucoup moins les uns des autres que ceux des zones tempérées. « Cette masse de chair et de graisse dont ils surabondent (les Scythes), les rend tellement semblables les uns aux autres, disait Hippocrate, qu'on n'aperçoit presque aucune diversité parmi les hommes ni parmi les femmes. Cela provient de l'uniformité des saisons, qui ne produit aucun changement, aucune modification, ni dans les formes des individus, ni dans le principe qui perpétue l'espèce. »

Ce que le froid produit chez les Scythes nomades des monts Riphéens, des déserts de la Tartarie, de la Sarmatie, dit Tourtelle, l'été permanent des bords du Nil l'opère sur les Égyptiens. Dans toutes les contrées où l'on n'observe qu'une saison, les êtres organisés se ressemblent, tandis que dans les pays tempérés où le temps est variable, les individus diffèrent à la longue, selon les circonstances dans lesquelles ils vivent, et procréent des êtres dissemblables, par l'effet persistant des saisons sur la semence, car celle-ci doit varier même, dans chaque individu, de l'hiver à l'été des temps humides aux temps secs.

DEUXIÈME PARTIE.

PLANTES; CULTURES.

Considérée d'après son étymologie l'agriculture, *culture des champs*, formé une branche de la phytologie, et comprend l'art de multiplier au profit de l'homme les végétaux utiles ; comme nous l'avons dit elle se divise en plusieurs branches ; mais nous n'étudierons ici que l'agriculture en général, en la considérant dans ses applications à la médecine vétérinaire ; nous traiterons principalement des plantes, bonnes et mauvaises, qui peuvent intéresser par les rapports qu'elles ont avec l'entretien des bestiaux, des principaux instrumens aratoires, et des travaux que ces instrumens servent à exécuter ; enfin, de la culture et de la récol e des végétaux employés à la nourriture des herbivores.

SECTION PREMIÈRE.

PLANTES QUI INTÉRESSENT L'AGRICULTEUR ET LE VÉTÉRINAIRE.

Nous devons étudier plus particulièrement les plantes qui servent à la nourriture des animaux, et celles qui nuisent aux prairies et aux pâturages. Nous traiterons aussi de quelques autres qui, quoique cultivées presque exclusivement pour l'homme comme le froment, le seigle, etc., n'en fournissent pas moins des produits à l'hygiène vétérinaire, et qui à ce titre doivent avoir une place dans notre travail.

On doit tenir compte, dans l'examen de la composition botanique d'un herbage, des mauvaises comme des bonnes espèces de plantes qu'il renferme ; mais il faut principalement prendre en considération le nombre que présentent les unes et les autres. Presque toujours il se trouve qu'il y en a plus de mauvaises que de bonnes, mais que ces dernières fourmillent plus enindividus. En Bretagne, dans les prés hauts, 8 plantes sur 32 conviennent au bétail ; dans les prés moyens, à mi-coteau, 17 sur 42 ; dans les bas, 4 sur 29. D'après M. Nicklés, les prairies naturelles de l'Alsace renferment 300 espèces de plantes, dont 111 sont fourragères, 141 indifférentes, et 48 nuisibles. Il y a donc plus d'espèces inutiles que de bonnes ; cependant, l'auteur évalue qu'en masse on trouve 8/16 de plantes fourragères, 7/16 de plantes indifférentes, et 1/16 de nuisibles.

Les cultivateurs appellent indifférentes les plantes dépourvues, il est vrai, de bonnes qualités, mais sans danger d'ailleurs pour les animaux. Cette dénomination est peu fondée : toutes les plantes d'un herbage doivent être utiles, et donner un produit proportionnel en quantité et en qualité à la place qu'elles tiennent : tout végétal qui ne remplit pas ces conditions est par là même nuisible et mauvais.

Toutefois, on ne doit pas considérer comme inutiles toutes les plantes que les auteurs appellent indifférentes, soit parce qu'elles donnent peu de produits, soit parce qu'elles sont dépourvues de principes nourrissans : il en est beaucoup dans le nombre qui sont utiles ; les unes, quoique peu productives en apparence donnent un fourrage abondant en raison de la place qu'elles occupent ; d'autres chargées de principes aromatiques, amers, âpres même, sont, il est vrai, pauvres en substances nutritives, et ont peu de valeur par elles-mêmes, mais mêlées à des espèces alibiles leur communiquent des propriétés excitantes, mettent les animaux en appétit, favorisent la digestion et accroissent la production du chyle. Nous placerons au rang des bonnes plantes certaines espèces qui ne méritent pas d'être cultivées pour elles-mêmes, et qui cependant dans les herbages sont utiles en rendant les mélanges, la composition chimique des fourrages plus variés et plus compliqués.

Nous commencerons l'étude des plantes utiles, pour nous occuper ensuite de celles qui sont nuisibles.

CHAPITRE PREMIER. — PLANTES UTILES.

On divise ordinairement les plantes fourragères en plantes à former les prairies permanentes, et en plantes à former des prairies temporaires. On sépare aussi les graminées céréales des graminées fourragères. Mais, en suivant cette direction d'étude, il faut parler plusieurs fois de beaucoup d'espèces, et en séparer qui ont entre elles les plus grandes conformités botaniques, et qui même peuvent se suppléer et servir d'équivalens comme fourrages. Nous les classerons par groupes, d'après la méthode naturelle, et, autant que possible, d'après leurs ressemblances agricoles et hygiéniques. Cette marche permet de simplifier l'enseignement et la démonstration, en consacrant à chaque famille les considérations applicables à tous les individus qui la composent. Quand une fois nous connaîtrons toutes les plantes que nous pouvons avoir intérêt à multiplier, nous n'aurons plus, en parlant de l'établissement des herbages, qu'à rappeler le nom des espèces qui nous seront utiles, selon que nous voudrons former des prairies permanentes, des pâturages temporaires, etc.

Beaucoup de plantes de nos climats sont propres à nourrir les bestiaux, mais toutes n'offrent pas les mêmes avantages. Dans le choix de celles qu'on veut cultiver, il faut prendre en considération leurs qualités sous le double rapport de l'agriculture et de l'hygiène.

Celles qui, par le nombre et le volume de leurs racines, par leurs feuilles, leur port, leur rusticité, conviennent le mieux à la profondeur, aux propriétés, à l'exposition et à la nature du sol où l'on veut les cultiver, qui rapportent le plus relativement aux soins qu'elles coûtent, à la quantité de principes qu'elles enlèvent à la terre, devront sans contredit obtenir la préférence ; toutefois ne recherchez pas toujours le plus fort produit en poids ou en volume ; attachez-vous souvent, dans le triage, aux espèces qui donnent un fourrage peu abondant, mais sapide, ferme, succulent, bien substantiel, à celles qui s'intercalent facilement parmi d'autres cultures, qui, par les travaux qu'elles exigent servent de préparation aux récoltes à venir, et concourent par là à maintenir le sol continuellement occupé. En choisissant convenablement, on peut admettre dans l'assolement des plantes nouvelles, sans diminuer les soles déjà affectées aux anciennes cultures. L'introduction d'un fourrage nouveau, en augmentant la production des fumiers, permet même quelquefois d'importer des plantes industrielles d'un grand rapport, mais qui ne peuvent être utilement ensemencées que dans les fermes, où une bonne culture fourragère permet de nourrir abondamment beaucoup d'animaux.

On choisira toujours des espèces qui vivent ordinairement un temps égal à la durée que doit avoir l'herbage afin qu'on ne se trouve pas dans la nécessité de rompre un pré avant qu'il ait achevé de donner ses meilleurs produits, ou à le conserver encore quand déjà en partie épuisé, il commence à dépérir; on choisira des plantes peu épuisantes, celles qui vivent principalement aux dépens de l'air, qui débarrassent le sol des mauvaises herbes soit par l'ombrage qu'elles donnent, soit par les sarclages q'elles exigent; des plantes dont la maturité vienne toujours à point pour nourrir les animaux. On semera des végétaux précoces pour le commencement du printemps, des tardifs pour l'arrière-saison, et des robustes en état de résister aux sécheresses pour l'été.

Si l'on veut réunir plusieurs espèces, on les assortira selon le terrain auquel on les destine, et selon qu'on entend former des prairies ou des pâturages, et en ayant toujours en vue de produire, par des mélanges appropriés, une nourriture non-seulement alibile, mais encore salubre et recherchée par les animaux.

Dans toutes circonstances, faites cas surtout des plantes qui, robustes et faciles à multiplier, peuvent résister aux herbes adventices de la contrée, supporter les fortes chaleurs et les froids intenses; de celles qui sont faciles à récolter et à conserver, si l'on veut les convertir en fourrages secs, et de celles qui, douées d'une composition chimique compliquée, renferment de nombreux principes minéraux solubles, et beaucoup de substances azotées. Inutile de dire qu'on ne doit pas cultiver des plantes malfaisantes, et qu'il faut choisir les plus salutaires aux animaux que l'on possède, en n'oubliant pas néanmoins que l'aspect, la nature , les propriétés d'une plante sauvage ne sauraient donner une juste idée ni du volume, ni des formes , ni de la composition, ni de l'action hygiénique qu'elle présentera si on la cultive : le chou , la carotte, la pomme de terre et tant d'autres espèces en offrent des exemples frappans.

Presque toutes les fois que la culture transforme le port d'une plante , elle en modifie à-la-fois la composition chimique et les propriétés : elle les fait varier surtout quand elle change la proportion des dimensions que les organes présentent naturellement : ainsi, la tige du chou-rave et le tubercule de la pomme de terre, bien cultivés, diffèrent, par la composition autant que par le volume , de la tige et du tubercule de ces plantes à l'état sauvage. En général , les produits que l'homme fait naître sont salutaires à la santé ; sous l'influence de ses soins persévérans, l'âcreté de la carotte, l'amertume de la chicorée disparaissent et cèdent la place au sucre et aux principes mucilagineux.

Nous diviserons les plantes utiles des herbages en *alimentaires* et en *assaisonnantes*.

§ 1. — PLANTES ALIMENTAIRES.

Généralement inodores ou peu odorantes , farineuses , douces , sucrées ou d'une saveur peu prononcée , elles sont tendres, recherchées par les herbivores , et renferment des principes que le corps animal peut s'assimiler.

ART. I. — Graminées.

La plupart des plantes de la famille des graminées sont vivaces ; mais toute seule, aucune ne peut former une prairie productive et de longue durée : elles ne peuvent occuper long-temps la même place que lorsqu'elles sont réunies plusieurs ensemble , qu'elles végètent les unes après les autres , et qu'elles vivent les unes des principes que les autres excrètent ou délaissent. Elles aiment en général un sol frais et humide. Pourvues de feuilles minces et étroites, elles tirent peu de l'air, et vivent aux dépens du sol qu'elles épuisent par leurs radicules minces et nombreuses : elles laissent tasser les couches inférieures du terrain, et diminuent sa puissance, en le préservant de l'action du soleil et des agens atmosphériques.

Les graminées ont des fruits d'un volume varié, mais généralement riches en principes alimenteux ; des tiges fistuleuses, peu succulentes, et des feuilles étroites, minces, allongées et médiocrement nutritives. Si, importantes déjà pour la nourriture de l'homme, elles forment encore la base des prairies naturelles comme des pâturages, et quelques-unes entrent dans la composition des prairies artificielles ; enfin le maïs est souvent cultivé en récolte sarclée. Comme toutes les plantes qui ont plus de tiges que de feuilles, les graminées deviennent dures à la maturité ; on doit les faucher à temps : elles sont faciles à sécher, et se conservent bien. Nous allons indiquer les plus intéressantes, et nous traiterons des céréales comme de celles qui se trouvent dans les prés permanens, et qui méritent plus particulièrement la dénomination de fourragères.

ANTHOXANTUM (L.). A. ODORATUM (L.). Seule espèce du genre, la *Flouve odorante* forme, dans les terres en culture et dans les pâturages peu fournis, des touffes de feuilles radicales, courtes, et des tiges presque nues. Peu productive mais précoce, elle n'est difficile ni sur le sol ni sur l'exposition : on la trouve aussi bien sur les coteaux calcaires et sur les sables que dans les plaines argileuses ; elle est très commune dans le plateau de la Bresse, et l'on a voulu mal-à-propos attribuer à l'odeur qu'elle exhale les fièvres qui règnent dans le pays. La flouve donne un pauvre revenu, mais, avec d'autres plantes, elle est utile en ce qu'elle communique au fourrage l'odeur suave qui la caractérise. Très précoce, elle végète fort tard, pourrait fournir plusieurs coupes, et serait mêlée avec avantage à des plantes plus productives, mais fades et inodores.

ALOPECURUS (L.). Les espèces du genre *alopécure, vulpin* fournissent un bon fourrage, et se trouvent dans les bons prés.

A. PRATENSIS (L.). L'*A. des prés* craint la sécheresse et la grande humidité ; mais il est productif et très précoce quoiqu'il mûrisse tard. Le fourrage sec qu'il donne est un peu gros, mais bon s'il a été fauché avant la maturité ; car après, les tiges en sont trop dures. Dans les terrains froids, un peu argileux, le paturin des prés acquiert beaucoup de développement et fournit plusieurs coupes. Il ne peut convenir que pour les prés de longue durée.

A. GENICULATUS (L.). Cette graminée, qui aime les lieux humides, produit un fourrage meilleur que celui de la plupart des autres plantes, qui, comme elle, prospèrent dans les marais. Rustique, elle résiste aux inondations, mais elle est tardive. L'*A. génouillé* se couche et la base des tiges, ainsi que les feuilles inférieures, deviennent jaunes.

A. GERARDI (Will.). L'*A. de Gérard*, rustique et précoce, a des feuilles larges et nombreuses : il donne beaucoup de fourrage. L'épi devient noirâtre à la maturité, comme dans l'A. NIGRICANS, qui forme aussi un bon produit, mais un peu dur.

A BULBOSUS (L.). L'*A. bulbeux* est plus remarquable par la qualité que par la quantité de fourrage qu'il fournit. Il serait assez précoce pour servir de pâturage dès les premiers jours du printemps ; la base des tiges, un peu renflée, est alimentaire pour le porc.

A. AGRESTIS (L.) L'*A. des champs*, ordinairement bisannuel, ne craint pas l'humidité ; mais il prospère assez bien dans les terrains secs, un peu arides. On le trouve dans les champs, dans les vignes. Il forme un bon fourrage précoce. Yvart le faisait entrer dans la composition des prairies artificielles.

A. ARUNDINACEUS (Poir.). Cette plante résiste à l'humidité : elle fournit un aliment médiocre et gros, qu'il faut faucher avant la maturité.

PHLEUM (L.). La *phléole*, *fléau*, fournit un bon fourrage Nous parlerons de quatre espèces.

P. PRATENSE (L.). La *phléole des prés*, *thimothy, herd-grass, queue-de-chat, marsette*, a été d'abord cultivée par les Américains, puis par les Anglais, et ensuite sur le continent, où elle prospère moins qu'en Angleterre : elle peut cependant occuper avantageusement les terres tourbeuses, les lieux bas et marécageux, où elle pousse d'elle-même. On la sème à raison de 20 à 25 kil. par hectare selon les uns, et de 7 à 8 kilogr. selon les autres. Si elle est arrosée, elle donne plusieurs coupes et une grande quantité d'excellent fourrage pour les chevaux. On lui reproche d'être tardive, de fournir un produit grossier, et de durer peu de temps. Au rapport de M. Vilmorin, un hectare de terrain convenable, semé en thimothy, rapporte par hectare de 1,000 à 1,400 bottes de fourrage, pesant chacune 6 kilogr. En la fauchant avant la maturité, et en l'associant à des plantes plus sapides et plus tendres, on peut en obtenir une nourriture de première qualité. On doit la mêler à d'autres graminées, en former des prairies permanentes, d'où elle écarte les mauvaises herbes.

P. ALPINUM (L.). La *P. des Alpes* se trouve dans les pâturages de montagne où elle est d'un excellent produit : elle acquiert par la culture un grand développement.

P. NODOSUM (L.). La *P. noueuse* se trouve le plus souvent dans les lieux humides : elle est rustique, mais tardive, convient pour faire des pâturages et même des prés. La base de ses tiges porte des renflemens que les porcs recherchent avec avidité, et c'est pour les découvrir qu'ils fouillent souvent la terre aux environs des étangs.

P. MICHELII (All.). Cette plante est rustique, précoce, et cependant elle mûrit tard. Elle est gazonnante, et fournit un bon et abondant pâturage. On la trouve sur les montagnes.

PHALARIS (L.). Dans le genre *Phalaris*, nous trouvons le P. ARUNDINACEA (L.), *ruban d'eau;* le P. ORYZOÏDES (L.); le P. PICTA, remarquables par leurs feuilles longues et nombreuses. Ces plantes sont tardives et viennent dans les lieux humides; mais on peut aussi les cultiver dans des terres sèches et médiocres; elles fournissent un fourrage peu sapide et ligneux : il faut les faucher avant la maturité : la dernière, remarquable par ses belles feuilles rayées de blanc, est cultivée comme plante d'ornement; le P. PHLEOIDES (L.), *P. phléole* a des feuilles radicales nombreuses assez longues, mais rudes et des tiges nues, dures; il vient à l'ombre et forme un mauvais aliment. Le P. UTRICULATA (L.), *P. à utricules*, dont on a fait un alopécure, est commun, bon, mais peu productif.

Le P. CANARIENSIS (L.), *alpiste, graîne des Canaries*, est cultivé pour la graîne dans le midi. La paille est très bonne pour nourrir le bétail. Semée épais et fauchée avant la maturité, cette plante donnerait un bon fourrage.

ORYZA (L.). O. sativa (L.). Le *riz*, qui d'après quelques économistes nourrit la moitié du genre humain, fournit à l'hygiène vétérinaire des grains altérés pour engraisser la volaille, des balles excellentes pour les chevaux, et une paille bonne comme litière, et même propre, quoique un peu dure, à nourrir les grands herbivores.

PANICUM (L.). Le genre *panic* renferme des plantes vivaces qu'on trouve dans les prés, dans les pâturages, et des plantes annuelles qu'on cultive pour la nourriture de l'homme et pour celle des animaux.

P. altissimum. Appelé par les agriculteurs *herbe de Guinée*, ce panic se cultive depuis long-temps en Amérique comme plante fourragère ; mais c'est seulement depuis quelques années qu'il a été introduit dans l'agriculture française.

Le *P. élevé* est une plante vivace, qu'on multiplie par plantation et par semis. Pour la planter, on la repique au commencement de mai ; il faut la semer tard car elle craint le froid ; avec cette précaution elle prospère même sous le climat de Paris. L'herbe de Guinée ne donne d'abondans produits qu'à la deuxième année : elle forme alors de grosses touffes de tiges et de feuilles.

Cette plante est nutritive, mais un peu dure si on la laisse venir à maturité et qu'elle soit sèche ; il faut la faire récolter à temps, et même la faire manger en vert.

Le P. dactylon (L.), *Paspalum* (Lam.), *Cynodon* (Rich.), vient dans les sols sablonneux où il fournit un pâturage assez médiocre ; mais dans les bonnes terres, dans les îles de la Marne, il forme de fortes touffes d'une herbe succulente ; ses racines, ou souches souterraines, se vendent sous le nom de *chien-dent*.

P. germanicum (Bauh.). Ce panic est connu sous le nom de *Moha*. Il aime les terres sèches, mais substantielles, bien fumées, plutôt siliceuses que calcaires. On recommande, si le temps est sec, de faire macérer les graines pendant vingt-quatre heures avant de les mettre en terre. On le cultive, ou pour profiter des graines, ou pour profiter des tiges et des feuilles. Dans le premier cas, on sème en lignes assez espacées pour qu'on puisse biner et butter ; on répand la semence à la volée quand on veut le faire consommer comme fourrage. Si l'on a semé assez épais, les tiges sont grêles, assez tendres, et fournissent un fourrage sapide et sucré ; elles donnent surtout quand elles sont vertes, une nourriture excellente pour les ruminans, notamment pour les vaches à lait.

P. ITALICUM (Bauh.). Le *P. d'Italie* a des tiges qui dépassent quelquefois un mètre d'élévation ; il doit être semé à raison de 30 à 40 kil. par hectare.

P. MILIACEUM (L). Le *P. millet* porte des tiges multiples plus grosses, et au moins aussi élevées que celles de P. d'Italie. Ces deux plantes réclament un sol bon et exposé au midi ; elles doivent être semées comme le *Moha*. Elles donnent plus de graines que ce dernier, mais elles sont moins bonnes comme plantes fourragères ; les tiges en sont moins nombreuses, plus grosses et plus dures. Cependant ces panis, semés épais et coupés verts,avant maturité, forment une bonne nourriture pour les ruminans. Le panic millet peut être semé avec d'autres plantes ; M. Pictet l'associait au trèfle incarnat qui fournissait, après la coupe de la graminée, une abondante récolte. Les trois plantes annuelles que nous venons de décrire craignent peu la chaleur, et résistent mieux à la sécheresse que la plupart des fourrages. Précieuses pour mettre à la place des céréales après la moisson, elles remplacent avec avantage les récoltes du printemps qui ont manqué, et donnent un aliment précieux pour l'automne.

AGROSTIS (L.). Le genre *agrostis* fournit des espèces grêles, fines, sapides, nutritives et recherchées par les animaux.

A. STOLONIFERA (L.), *A. S. latifolia* des Anglais. L'*A. stolonifère, trenasse, foin rampant, terre nue, fiorin* est spontanée dans les terres arables, où elle se reproduit par ses graines, et par ses racines traçantes avec une désolante facilité ; elle fournit un bon et abondant fourrage dans les lieux humides, et une assez bonne pâture dans les sols secs. Bonne pour utiliser les terres argileuses, elle « réussit dans de mauvais terrains de diverses natures ; dans les sols tourbeux et sur les sables froids et humides qui conservent l'eau à la surface en hiver » (Vilmorin). Ses tiges végètent même pendant les chaleurs, et conservent leur verdure dans les temps les plus froids; elles conviennent beaucoup mieux pour être pâturées que fauchées. Cette plante est riche en principes nourrissans : elle fournit de 34 à 35 0/0 de foin qui renferme 12 0/0 de matière nutritive.

Très fine, sa graine doit être légèrement recouverte ; il faut en semer de 4 à 5 kilog. par hectare. Les Anglais la multiplient de bouture, ou par marcotte, en recouvrant de deux pouces de terre ses branches entières ou hachées. Il est difficile de nettoyer le sol où elle s'est une fois enracinée.

A. vulgaris (With.). Cette plante diffère-t-elle du fiorin qu'a préconisé M. Richardson? Antoine, d'après ses essais, pense que les différences de port, de coloration, qui distinguent les agrostis et leur véritable valeur fourragère, sont déterminées par le terrain seul. Cependant, l'A. commun est moins glauque, plus précoce, ses tiges, moins longues, sont un peu plus redressées et ses épis plus rougeâtres.

A. alba (L.). L'*A. blanche* fournit un fourrage de bonne qualité et un pâturage abondant dans les lieux humides. D'après le baron Crud, elle réussit bien en prés avec les fétuques, la houlque laineuse, l'ivraie vivace, etc.

A. canina (L.). l'*A. des chiens* talle beaucoup et forme d'excellens pâturages et de bonnes prairies dans les sables humides où elle est très commune ; elle est plus fine sur les montagnes que dans les lieux bas. On l'appelle foin de chien.

A. spica venti (L.). L'*A. épi du vent* commune dans les terres en culture et annuelle, forme de fortes touffes de 5 à 8 décim. d'élévation, et fournit un fourrage abondant, qui ne peut convenir qu'aux grands animaux.

MILIUM (L.). M. paradoxum (L.), *Agrostis paradoxal* (Déc.). Plante à feuilles radicales, larges et nombreuses , le *millet paradoxal* donne, quoique ayant ses tiges nues, des quantités assez grandes de fourrage, bon mais dur.

M. effusum (L.), *agrostis effusa* (Dec.). Le *M. étalé* se trouve sur les montagnes et dans les lieux ombragés ; les bestiaux le broutent lorsqu'il est jeune.

STIPA (L.). S. pennata (L.), *Stipe plumeuse ;* S. juncea, *S. jonc,* sont des plantes des lieux secs, peu productives et dures.

SACCHARUM. S. RAVENNÆ (Murr.), S. CYLINDRICUM (Lam), plantes des lieux chauds et humides, sont peu propres à nourrir les animaux.

S. OFFICINARUM (L.). La *canne à sucre* fournit à l'hygiène vétérinaire le résidu de la fabrication du sucre.

MELICA. Nous citerons la *mélique ciliée*, M. CILIATA (L.) qui, quoique peu nutritive, pourrait être semée sur les terres médiocres et devrait être fauchée avant la maturité ; la *M. uniflore*, M. UNIFLORA (L.) bonne pour être pâturée, produit très pe ; la *M. élevée*, M. ALTISSIMA (L.), plante très rustique, recommandée par M. Yvart pour la force, la précocité de sa végétation et la bonne qualité du fourrage qu'elle produit. La *M. bleue*, M. COERULEA (L.), *Molinia cærulea* (Beauv.), *poa cærulea* (Mer.) *festuca cærulea* (Dec.), se trouve dans les terres médiocres, humides ; elle est très tardive et les animaux recherchent en été ses pousses, encore tendres dans cette saison.

SORGHOM (Desv.). S. VULGARE (Willd.), *Holcus sorghum* (L.). Le *sorgho commun, millet d'Afrique, gros millet* aime les terrains fertiles et les pays chauds ; il est cultivé ou pour le grain, ou pour la fane ; quand on veut récolter la graine, on le sème en lignes et assez espacé pour qu'on puisse passer la binette entre les pieds. On peut aussi le semer à la volée, et arracher une partie des plants à mesure qu'ils poussent : on obtient ainsi une nourriture pour le bétail sans nuire à la récolte des graines. Si l'on veut faucher le sorgho pour fourrage, il faut le semer épais, à la volée, et en faire la récolte avant la maturité. On obtient alors un aliment tendre, sucré, excellent pour être consommé en vert. La graine de sorgho est estimée pour la nourriture de la volaille. On emploie les tiges pour faire des balais.

S. ALEPENSIS (Desv.), *Holcus alepensis* (L.). Cette plante vivace, à graîne allongée et comprimée, se cultive dans le midi de la France pour la fane et pour les graines.

S. BICOLOR (Desv.), *Holcus bicolor* (L.). Cette plante est semée en Afrique pour la nourriture de l'homme. Les oiseaux en mangent la graine, s'en engraissent facilement, et leur viande devient délicate. Les feuilles et les jeunes tiges fournissent une bonne nourriture pour les herbivores

HOLCUS (L.). **H. lanatus** (L.) *Avena lanata* (Dec.). La *houlque laineuse* se trouve assez communément. Elle vient sur les sols médiocres dans les terres sèches, comme dans les lieux humides ; elle est rustique et végète toute l'année : si elle est coupée ou broutée ses feuilles repoussent même pendant les chaleurs. D'après M. Heuzé, les Bretons la sèment avec le ray-grass sur les landes après le défrichement. Quoique ses tiges puissent acquérir un mètre d'élévation, rendre beaucoup de fourrage, et même donner un pâturage frais pour l'été, il ne faut la semer qu'avec d'autres graines, et seulement dans les terres incapables de produire de meilleures plantes, car elle ne fournit qu'un produit médiocre. La *H. molle*, H. **mollis** (L.) et la *H. odorante*, H. **odoratus** (L.), sont inférieures à la *laineuse*.

AVENA. Le genre *avoine* renferme des céréales, et des espèces précieuses, comme plantes fourragères.

A. elatior (L.). L'*A. élevée, fromental, fenasse, ray-grass des Français*, est commune dans nos meilleures prair es et on la cultive comme fourragère. Peu difficile sur la nature du sol, elle est une des graminées qui viennent le mieux sur les coteaux ; mais elle épuise la terre, et quoiqu'elle craigne l'humidité, elle ne donne de bons produits, que lorsqu'elle est fumée tous les deux ou trois ans, ou qu'elle est arrosée avec des eaux grasses.

On la sème seule ou mêlée à d'autres plantes fourragères ; on met de 50 à 100 kilog. par hectare. Comme ses tiges deviennent grosses on doit mettre beaucoup de semence. Un pré de fenasse peut durer d'après M. Moretti de six à douze ans.

Les feuilles en sont larges, longues, tendres, mais les tiges sont creuses et peu succulentes. La plante est pauvre en principes alibiles, et, à poids égal, le ray-grass est plus nutritif d'un tiers au moins. La fenasse sèche rapidement sur pied et le fourrage en devient ligneux si on ne le fauche avant l'épanouissement des fleurs. Dans tous les cas, il est long, médiocre, mais cependant il convient au cheval.

La culture de l'avoine élevée constitue le fermier en perte (1);

____

(1) B. Crud., *Écon. théor. et prat. de l'agriculture.*

cette plante ne peut être avantageuse que semée dans quelques terres médiocres et mêlée à d'autres moins productives mais plus succulentes.

A. BULBOSA (Wild.), *A. precatoria* (Thuil). L'*A. à chapelet* est pourvue d'une tige souterraine très vivace qui présente des nœuds, gros, discoïdes, charnus et fort rapprochés. Son fourrage ressemble à celui de la précédente avec laquelle Lamarck et De Candolle la confondent, elle est moins productive. Le porc et le mouton mangent ses tiges souterraines.

A. PUBESCENS (L.). L'*A. pubescente*, *petite fenasse*, peu difficile sur la nature du sol, croît sur les coteaux, et prospère dans des terres sèches et élevées. On la sème à raison de 59 à 60 kilogr. par hectare ; ses feuilles radicales, ses tiges presque nues donnent un fourrage assez médiocre, mais qui peut convenir au cheval.

A. FLAVESCENS (L.). L'*A. jaunâtre*, *A. dorée*, commune dans les prés secs fournit un fourrage d'assez bonne qualité ; on la sème au printemps pour former des herbages, qui conviennent à tous les herbivores.

A. PRATENSIS (L.). L'*A. des prés* craint la grande humidité ; elle peut occuper les lieux secs, élevés ; elle donne un meilleur foin que la précédente.

A. FATUA (L.). L'*A. folle*, *havron*, *averon* est commune et nuisible même dans les terres cultivées. Les animaux en mangent la fane verte.

A. STERILIS (L.). L'*A. stérile* est plus grande que la précédente ; on la trouve aussi dans les terres en culture. Ces deux dernières espèces donneraient beaucoup de fourrage si elles étaient cultivées dans un bon terrain, mais il faudrait les faire consommer lorsqu'elles sont encore tendres.

A. TENUIS (Mœnch.). L'*A. grêle*, *A. courte* se trouve dans les terres incultes ; elle est rustique et prospère dans les terrains médiocres.

AVOINES CULTIVÉES. Plusieurs espèces du genre *avoine* sont cultivées comme céréales, et quelquefois comme plantes fourragères.

A. SATIVA(L.). L'*A. cultivée commune* présente plusieurs va-

riétés qu'on divise, d'après leur rusticité, en avoine d'*hiver* et
en avoine d'*été ;* d'après leur couleur, en *A. blanche, A. grise,
A. noire, A. jaune, A. rousse.*

A. S. TURGIDA (C. V.). L'*A. patate, A. pomme de terre, A.
d'Angleterre* appartient à cette espèce. Elle a les tiges longues,
douces, les feuilles nombreuses et les grains gros, courts, blancs
et riches en farine ; recherchée des animaux, elle est riche en
principes nutritifs et produit plus que les avoines ordinaires. Il
faut la semer clair. Elle s'égraine.

A. S. GEORGIANA (C. V.) (1). L'*A. de Géorgie*, grosse, vigoureuse, à grain jaunâtre, est aussi une variété de l'*A. cultivée commune.*

A. NUDA (L.). L'*A. nue, A. à gruau* a le grain petit ; elle est
moins productive que la précédente, mais elle est assez rustique
pour résister au froid des climats rigoureux. Cette espèce offre
deux variétés dont l'une est plus grosse que l'autre et fournit un
fourrage beaucoup plus grossier.

A. UNILATERALIS, *A. racemosa, A. orientalis.* L'*A. unilaté-
rale, A. de Hongrie, A. d'Orient, A. à grappes*, est rustique,
robuste, peu sujette à la carie, très productive en paille et en
grains, mais ses produits sont de médiocre qualité. Nous en possédons deux variétés, une blanche et une noire.

A. TRISPERMA. *A. à trois grains.* Cette espèce a le grain barbu
et petit.

Abusant de la propriété que possède l'avoine de donner des
récoltes assez abondantes sur des terres médiocres et sans beaucoup de labours, nous l'avons toujours mal cultivée, et, pendant
long-temps, nous n'avons même pu la produire avec avantage
qu'autant qu'elle venait, presque sans frais, sur les mauvais terrains : mais de nos jours l'immense consommation qu'en font les
chevaux de poste l'a mise, relativement à sa valeur intrinsèque,
à un prix plus élevé que celui de la plupart des autres grains.
C'est peut-être la céréale qui donne les plus grands bénéfices
quand elle est bien soignée ; tandis qu'elle ne paie pas même les

(1) *Le Bon jardinier*, 1844.

frais de sa culture toutes les fois qu'on n'y consacre pas les travaux nécessaires pour en tirer d'abondantes récoltes.

D'ordinaire on place l'avoine après le blé, mais c'est après une récolte sarclée et fumée, ou sur une terre récemment défrichée qu'elle produit abondamment. Les meilleurs agriculteurs sèment même plusieurs avoines successives sur les bois et les prés qui viennent d'être mis en culture, jusqu'à ce que le gazon en ait complétement disparu. Avant de semer le blé sur les champs nouvellement défrichés, Arthur Young faisait succéder plusieurs fois l'avoine aux fèves et réciproquement, tant que le sol n'était pas divisé et que les mottes n'étaient pas entièrement décomposées. M. Pictet a suivi et conseillé la même pratique.

L'avoine mise après une céréale, comme on le fait ordinairement dans l'assolement triennal, donne en général une récolte peu abondante. Si elle fournit 20 hectol. par hectare, elle en donnera 30 au moins après un trèfle, et 60 ou 70 sur le riche terrain d'un vieux pré rompu (de Dombasle). En outre, la terre qui produit deux récoltes successives de grains a souvent besoin après, d'une jachère pour être nettoyée.

Après avoir dit que dans certains pays on sème l'avoine dans les terres fortes, dans d'autres sur les terres maigres, Rosier ajoute : « Il est constant que plus le fonds est fertile, plus l'avoine est belle, sa paille bonne et son grain mieux rempli, plus farineux ; et tout cela dépend beaucoup de la constitution de l'atmosphère pendant l'année, d'où est venu le proverbe : *Mieux vaut un bon temps qu'un bon champ*. Si l'année est pluvieuse, les terrains maigres donneront de bonnes avoines ; si elle est sèche, la récolte sera abondante dans les terres fortes. » En général, l'avoine réussit mal dans les terres dures, fortes ou maigres.

« Cette plante robuste et peu délicate est une de celles qui souffrent le moins de la négligence du cultivateur, qui prend souvent peu de soins pour en assurer le succès. Toute sa culture se borne communément à un simple labour, mais un assez grand nombre de faits démontrent que plusieurs labours sont amplement payés par un accroissement proportionnel de produit, indépendamment du nettoiement du sol (Yvart).» Les soins qu'on donne à l'avoine, la bonne qualité du sol qu'on y consacre, sont toujours payés par l'augmentation de la récolte.

La quantité de semence que nous employons, varie en France de 2 à 3 hectolitres par hectare, tandis qu'elle est, en Angleterre, de 5 à 6 au moins.

On doit mettre l'avoine épaisse pour en faire une prairie, afin que les tiges en restent minces. On la sème en automne ou après l'hiver, seule ou mêlée à d'autres céréales ou à des légumineuses. Mise avec la vesce, elle lui prête un appui favorable, et celle-ci, de son côté, maintient le sol frais.

L'avoine forme de bonnes prairies annuelles, mais pour qu'elle possède toutes ses propriétés nutritives, il faut la faucher peu après la floraison, tandis que le grain est encore laiteux. Verte, l'avoine est très recherchée des animaux, mais il faut l'administrer avec modération, car ils en prennent souvent en excès et contractent le météorisme. Après l'avoir coupée, il est avantageux de la laisser se faner avant de la donner au ratelier ; elle est plus salubre lorsqu'elle a perdu une grande partie de son eau.

L'avoine relâche, purge les animaux et leur donne même la diarrhée, si on l'administre à fortes doses ; coupée et desséchée après que les grains sont noués, elle forme une herbe bonne, nutritive et salubre.

AIRA. Le genre *canche* renferme des espèces, A. COESPITOSA (L.), A. FLEXUOSA (L.), A. CANESCENS (L.), A. JUNCEA (L.), qu'on trouve dans les prés et dans les pâturages. Elles fournissent un fourrage peu abondant, que les animaux mangent cependant, quoiqu'il soit un peu rude ; la première espèce incommode même le bétail qui recherche assez la *Flexuosa*.

ARUNDO. A. PHRAGMITES (L.). Le *roseau à balai* est une plante des lieux aquatiques, dure, ligneuse, mais productive.

A. DONAX (L.). Le *R. à quenouille* spontané dans le midi est cultivé dans les jardins. Il a des feuilles larges, mais ses tiges ligneuses ne peuvent pas servir de nourriture aux animaux.

FESTUCA. Le genre *fétuque* renferme de nombreuses espèces : les unes conviennent pour former des prairies et demandent même un sol humide ; les autres peuvent servir de pâture et prospèrent au contraire dans les terres arides. Les premières ont des tiges fortes et doivent être fauchées de bonne heure : ce sont la *F. des prés*, F. PRATENSIS (Huds.) qui fournit un fourrage abondant et de bonne qualité ; la *F. élevée*, F. ELATIOR (L.) ; la *F. roseau*, F. ARUNDINACEA (Schreb.) dont le produit est toujours dur et peu sapide.

Celles qu'on peut semer sur les coteaux maigres sont la *F. ovine*, F. OVINA (L.), que M. Vilmorin a distinguée de la suivante avec laquelle on la confondait depuis Linné ; la *F. à feuilles étroites*, F. TENUIFOLIA (L.) ; la *F. rouge*, F. RUBRA (L.), la *F. à feuilles variées*, F. HETEROPHYLLA (Vill.), qui sont rustiques, résistent à tous les temps et peuvent être pâturées en hiver. Elles sont utiles quoique raides, peu appétissantes et peu nutritives.

POA. P. PRATENSIS (L.). Le *pâturin des prés* est une plante précoce qui prospère dans les lieux frais, mais qui craint la grande humidité : on la trouve cependant dans des localités exposées à la sécheresse. M. Vilmorin conseille de l'associer au pâturin commun, au vulpin des prés, pour les lieux frais, au dactyle pelotonné, à l'avoine élevée, pour les terres exposées à la sécheresse. On la sème à raison de 18 ou 20 kilog. par hectare ; elle est facile à multiplier ; on lui reproche d'épuiser la terre et d'être difficile à détruire une fois qu'elle est établie dans une terre arable.

P. AQUATICA (L.). Le *P. aquatique* vient dans les marais, sur le bord des lacs, des rivières et dans les étangs ; quoique aimant les lieux humides, il est sapide, nutritif et recherché des animaux ; il peut être précieux pour les terres où l'eau séjourne une partie de l'année, mais il faut le faucher pendant qu'il est encore tendre, même pour le faire consommer en vert.

P. TRIVIALIS (L.), *P. scabra* (Decan.). On trouve le *P. commun* sur les bords des chemins, dans des sols bien divers ; mais il ne réussit très bien que dans les terres humides. Il craint les températures extrêmes et donne un fourrage bon et abondant. Il est précoce sèche rapidement, mais il faut, au plus tard, le faucher à la floraison. 18 kilog. de graines sont nécessaires pour ensemencer un hectare.

P. FLUITANS (Dec.), *festuca fluitans* (L.). La *F. flottante brouille des marais, manne de Pologne, manne de Prusse, herbe à la manne, chien-dent aquatique,* se trouve dans les eaux stagnantes. Sa graine sert de nourriture aux peuples du nord : ils la préparent à la manière du riz, en font des pâtisseries et des bouillies ; les poissons, les oiseaux aquatiques la recherchent avec avidité. Les feuilles et les tiges de la brouille fournissent un fourrage salubre et agréable, quoique grossier, et dont tous les animaux s'accommodent ; mais il faut, si on veut la faire sécher, la faucher avant la maturité. Elle peut être précieuse pour semer dans les sols couverts d'eau une partie de l'année ; elle est abondante dans les étangs de la Dombes et nourrit, en grande partie, tous les bestiaux de cette province pendant le printemps.

Le *genre pâturin* renferme encore beaucoup d'espèces. Nous citerons comme propres à nourrir les animaux, le P. ANNUA qui végète toute l'année, se ressème avec la plus grande facilité et fournit un fourrage fin que tous les animaux recherchent ; il ne souffre pas d'être continuellement piétiné et brouté par le bétail ; le P. ALPINA, qu'on trouve sur les montagnes et même dans les plaines, plante délicate, sapide, que désirent les animaux et que la culture développe ; le P. BULBOSA, le P. NEMORALIS, etc., que les bestiaux broutent également.

BRIZA. La B. MEDIA, *amourette*, recherchée par les bêtes à laine, donne un fourrage fin, très peu abondant. Le foin qui en contient est ordinairement de bonne qualité.

BROMUS. Le genre *brome* renferme plusieurs espèces. Toutes fournissent un fourrage rude, qui incommode par ses barbes. On doit les faucher avant la maturité, et même les faire consommer en vert : elles peuvent convenir pour les plus mauvais terrains ; mais on doit les semer avec des plantes plus succulentes. Elles se propagent avec facilité, et nuisent souvent aux prairies temporaires. Nous citerons le *B. gigantesque*, B. GIGANTEUS (L.) ; le *B. rude*, B. ASPER (L.) ; le *B. droit*, B. ERECTUS (Huds.) ; le *B. des prés*, B. PRATENSIS (Ehrh.), parmi les vivaces ; le B. SECALINUS (L.), le B STERILIS (L.), le B. ARVENSIS (L.), le B. MULTIFLORUS (Dec.), le B. MOLLIS (L,), ce dernier un peu moins rude, parmi les annuels.

DACTYLIS (L.). D. glomerata (L.). Le *dactyle pelotonné* est une plante précoce et rustique, qui croît sur les mauvais terrains, résiste à la chaleur de nos étés ; elle devient dure après la floraison, doit être coupée jeune encore, et même donnée pour être mangée verte : elle est médiocrement nourrissante, et les animaux qu'elle incommode par ses barbes la recherchent peu ; mais elle est utile pour établir des herbages dans des sols peu fertiles. Associée à la houlque, elle convient pour les lieux exposés à la chaleur. A Holkamm, on la sème dans l'assolement alterne, pour remplacer le trèfle, afin de ne pas faire revenir cette légumineuse trop souvent sur la même terre. Elle peut servir à l'établissement de pâturages ; mais il faudrait la semer avec d'autres plantes, en raison de 40 à 45 kilogr. de graine par hectare. Le calendrier du fermier conseille d'en ajouter au trèfle 1 hectol. 50 litres par hectare ; le trèfle est fauché la première année, et l'on possède ensuite un bon pâturage sans frais d'établissement. Le dactyle envahit quelquefois les vieilles luzernières.

CYNOSURUS (L.). Le C. cristatus (L.), *Cynosure à crête*, vient dans les prés et dans les lieux incultes et peu fertiles. Il est bon comme fourrage mais produit très peu.

ÆGILOPS (L.). L'Æ. triuncialis (L.), *Egilope allongée ;* l'Æ. squarrosa (L.), *E. raboteux ;* l'Æ. ovata (L.), *E. ovoïde ;* assez communes, sont peu intéressantes, quoiqu'on ait voulu considérer cette dernière espèce comme la souche des fromens cultivés.

TRITICUM. Le genre *froment* renferme des espèces fourragères et des espèces qu'on cultive presque exclusivement pour l'homme.

T. repens (L.). Le *F. rampant, chien-dent,* est une plante vivace, qui vient dans les bonnes terres, d'où il est très difficile de l'extirper. Il a des tiges souterraines traçantes, et de ses nœuds il élance des radicules et des bourgeons qui s'étendent avec une telle rapidité qu'en une année un pied peut envahir une surface de terrain de plus d'un mètre de rayon. On peut propager ce froment de bouture ; chaque nœud de ses tiges souterraines, divisé et enfoui, produit une plante nouvelle. Ses tiges aériennes sont amilacées, douces et riches en principes alimenteux. Il donne un pâturage très bon ; il est rustique, craint peu la sécheresse, repousse sous la dent du bétail et peut fournir un bon fourrage sec. Vert, il donne aux vaches une grande quantité de bon lait.

Différens moyens ont été préconisés pour détruire le chiendent : quelques auteurs conseillent d'en ramasser les tiges souterraines et de les jeter dans la fosse à fumier ou d'en faire de la litière ; mais, par ce moyen, on manque son but, si l'on dissémine le fumier avant la décomposition complète de la plante. Bosc recommande de les brûler, pour en faire de la potasse ; Helvoët trouve plus avantageux de les brûler et d'en étendre les cendres comme engrais. M. de Dombasle veut qu'on les détruise par des labours exécutés dans les temps secs : trois ou quatre façons bien faites, avec une bonne charrue, suffisent pour tuer une plante, qui devient après sa mort un excellent engrais. Les souches souterraines du chiendent, riches en substances nutritives et exquises pour les chevaux, doivent être employées comme aliment.

Le T. soepium (L.), le T. glaucum (L.), le T. junceum (L.), spontanés dans les haies, dans les berges, fournissent un fourrage assez abondant, mais dur : il faut les faucher avant la maturité.

Parmi les espèces de FROMENS CULTIVÉS pour la nourriture de l'homme, les unes ont les grains nus, libres, les autres renfermés dans les enveloppes florales.

I. Fromens a grains nus.— Ils forment quatre espèces, dont chacune présente de nombreuses variétés.

T. vulgare. *F. commun, froment, touzelle.* Parmi les variétés de cette espèce, les unes ont les épis barbus, les autres mutiques.

Touzelles barbues. T. V. æstivum, *T. œstivum* (L.), *blé commun d'été, blé barbu.* Cette race présente de nombreuses variétés : le *blé de mars barbu ordinaire,* le *blé de mars ordinaire,* la *saissette du midi* (dont on connaît plusieurs variétés, qu'on distingue par le volume et la couleur du grain), le *blé barbu rouge,* le *blé rouge barbu d'Odessa,* le *trémois,* le *blé barbu de Sicile, du Caucase, de Naples, de Toscane,* lui appartiennent : elles ont le grain chauve. Le *blé barbu trémois,* la *touzelle rousse barbue*, dont le grain est velouté, en font également partie. Les *blés de mai*, les *blés hérissons*, qui peuvent être semés au printemps, doivent aussi s'y rapporter.

Touzelles imberbes. T. V. HYBERNUM, *T. hybernum* (L.), *blé d'hiver, Lammas*, offre plusieurs variétés. Nous citerons les suivantes : le *B. de Bohême*, le *B. d'hiver velu*, à grains veloutés et de couleur blanche, rousse ou noirâtre ; le *B. blanc* (*Zée*), le *B. anglais*, le *B. blanc de Flandre*, le *B. de Saumur*, le *B. d'Odessa sans barbes*, qu'on peut semer en automne ou au printemps ; le *B. pictet*, le *B. de Normandie*, le *B. de Brie*, le *B. de Beauce*, le *B. rouge de Hongrie*, le *B. de Rambouillet*, le *B. talavera* et le *B. de mars ordinaire*, dont le grain blanc ou coloré est chauve. Enfin les *blés de Crête* appartiennent au T. V. hybernum.

T. TURGIDUM (L.), *F. renflé, blé rameux, poulard, godelle, pétanielle*, se distingue par ses tiges fortes, pleines ; ses feuilles larges, nombreuses ; ses épis carrés et ses grains renflés. Cette espèce, dont la végétation est vigoureuse, fournirait beaucoup de fourrage dans les bonnes terres ; mais elle devient dure : il faut la faire consommer jeune.

Le *F. renflé* présente deux races principales : les *godelles* et les *blés rameux* offrant l'un et l'autre plusieurs variétés fort productives.

Les *godelles*, T. T. SIMPLEX, ont généralement l'épi carré ; cependant il est légèrement aplati dans quelques variétés, par suite de l'avortement d'une partie des fleurs.

Parmi les *godelles carrées*, nous citerons *la blanche, blé de Sicile, blé du Dauphiné, blé d'abondance ; le poulard ; le blé géant de Saint-Hélène, gros blé, pétanielle rouge, pétanielle noire.* Le *blé de Gascogne* est une godelle dont les épis sont aplatis.

Les *blés rameux, blé de miracle, blé monstrueux, blé de Smyrne, blé de Barbarie, blé d'Egypte, blé à épis rameux*, T. T. RAMOSUM, *T. compositum* (L.) forment, d'après plusieurs auteurs, une espèce particulière, caractérisée par des épis rameux ; mais il paraît que les ramifications ne sont qu'un accroissement extraordinaire et accidentel de quelques épilets que développe une bonne culture, et qui disparaît si la plante végète sur des terres médiocres.

T. DURUM (Def.), *F. dur*, *F. d'Afrique*, *durelle*. Cette espèce se distingue, par sa paille forte, ses grains durs, glacés et longs, par ses épis pourvus de barbes raides et longues. La culture en remonte à la plus haute antiquité. Les blés, qu'on trouve dans les momies d'Egypte appartiennent à cette plante (Seringe), qui réussit surtout en Afrique, en Egypte et dans la Péninsule : elle peut être utile en France comme récolte à semer au printemps quand les blés d'hiver ont manqué.

Le *F. dur* présente de nombreuses variétés, qu'on désigne par des noms qui indiquent ou leur qualité ou le pays dans lequel on les cultive. Nous citerons le *blé dur d'Alger*, *blé de Tunis*, *blé de Barbarie*, *blé d'Andalousie*, *blé d'Espagne*, *blé de Sardaigne*, *blé dur de Sicile*, *Taganroc*, *blé de Xérès*, *blé corné*, *trimeria barbu de Sicile*, etc.

T. POLONICUM (L.). Le *blé de Pologne*, *blé du nord*, *blé de l'Ukraine*, *seigle de Pologne*, se distingue par des épis longs, volumineux, pourvus d'enveloppes florales beaucoup plus grandes que dans les autres espèces. Le blé de Pologne, quoique paraissant être originaire du nord, d'après le nom qu'il porte, craint pourtant le froid. Quelques auteurs le considèrent comme venu de l'Afrique, de l'Egypte : il offre des variétés à épi barbu et d'autres qui sont imberbes.

II. FROMENS DONT LES GRAINS RESTENT ENVELOPPÉS DANS LES BALLES. — Ces fromens forment trois espèces beaucoup moins intéressantes que celles à grains nus. T. SPELTHA (L.), *F. épeautre*, *épeautre*. Cette espèce a les épis longs et lâches ; elle présente des variétés à barbes, l'*E. ordinaire*, l'*E. blanc*, qu'on peut semer en mars ; et des variétés mutiques, l'*É. sans barbes blanc*, l'*É. sans barbes jaunâtre*.

L'épeautre est rustique ; il devance les autres fromens d'hiver de vingt à trente jours. Bon fourrage, mais sans avantage comme céréale, à cause de son grain enveloppé, et de ses épis qui se brisent à la maturité.

T. AMYLEUM (Sering.), *F. amidonnier*. On distingue des amidonniers mutiques, et d'autres qui sont pourvus d'arêtes. Il en est aussi de différentes nuances, l'*A. roux*, l'*A. blanc*, l'*épeautre du Cap*, l'*A. de Tartarie* (Dev.), font partie de cette espèce. On peut les semer au printemps.

T. ᴍᴏɴᴏᴄᴏᴄᴜᴍ (L.). Le *F. locular*, *petite épeautre*, *engrain*, dont les variétés sont à grains chauves ou à grains veloutés, peut être semé sur des terres sablonneuses ou calcaires qui produiraient à peine du seigle ; il serait même susceptible de prospérer sur des sols où l'avoine réussit mal.

Il est rustique ; on pourrait le couper au printemps ; la paille est recherchée par le bétail, mais le grain est dur.

Culture, usage des fromens. Le froment exige de bonnes terres ; il prospère, en général, dans celles qui sont fortes, mais il y souffre dans les années pluvieuses ; il a besoin de bons labours et d'abondantes fumures. C'est une plante épuisante, son grain revient toujours à un prix si élevé que l'on ne peut que rarement le donner aux animaux. L'effeuillage qu'on doit pratiquer avant les chaleurs lorsque les récoltes sont trop drues, procure un fourrage vert, précieux dans les pays bien cultivés où l'on fume abondamment.

On sème certains fromens en automne, d'autres au printemps : ces derniers sont moins difficiles sur la nature des terres, mais les produits, pailles et grains, en sont de qualité inférieure : on doit rechercher pour les semailles de mars les variétés à végétation rapide. Les botanistes négligent de distinguer les fromens d'été d'avec ceux d'hiver : la distinction, en effet, présente peu d'importance pour caractériser les espèces ; car, d'un côté, telle variété qui peut être semée en automne dans le midi, ne doit l'être qu'au printemps dans le nord ; et, d'un autre côté, la plupart de celles d'hiver, quoique semées au printemps, peuvent mûrir à-peu-près à l'époque ordinaire des moissons ; mais les différences, quelque fugaces et quelque peu générales qu'elles soient, n'en ont pas moins un grand prix sous le rapport agricole : comme toutes les modifications utiles créées dans les plantes, ces différences sont le fruit d'une culture particulière, constante, et continuée pendant plusieurs générations ; nous devons savoir profiter des résultats obtenus à cet égard par les soins persévérans des siècles passés. Lorsque les récoltes d'hiver ont manqué, les fromens de mars offrent au cultivateur déçu dans ses espérances le moyen de réparer les dégâts de l'hiver. Du reste, les qualités, les propriétés, sous le rapport du produit et de la précocité, varient selon les climats. Nous recommanderons de bien distinguer les blés imberbes des barbus. La menue paille de ces derniers, toujours pourvue d'arêtes, présente des inconvéniens quand on la donne en nourriture aux animaux.

NARDUS (L.). N. STRICTA (L.). Le *nard serré, poil de chien, poil de bouc*, forme sur les montagnes un gazon court, fin, qui peut servir de pâturage au printemps, mais il est dur vers la fin de l'été, et très peu propre à être fauché.

SECALE (L.). Le genre *seigle* ne présente qu'une espèce, le *seigle cultivé*, S. CEREALE (L.), qu'on trouve à l'état sauvage sur les sables siliceux des bords de la mer Caspienne (Bieterstein).

Si le seigle est bien cultivé pendant plusieurs récoltes successives sur une terre fertile, les épis se ramifient, et l'on obtient le seigle rameux, S. C. COMPOSITUM; on peut aussi en obtenir d'autres variétés en le semant à des époques différentes. Si l'on fait les semailles au printemps, il peut mûrir avant l'hiver, et l'on obtient un grain mal nourri, petit, maigre : c'est le *seigle de mars, trémois*.

Le seigle d'hiver est quelquefois semé dans les mois de juin et de juillet, et l'on obtient alors la variété dite *seigle de la Saint-Jean*. Si vous le semez à bonne heure, et qu'il soit plusieurs fois coupé, pâturé, il devient fort, talle, pousse, plusieurs tiges et constitue le *seigle multicaule*. Le seigle *multicaule* est originaire des forêts de la Bohême; il est supérieur par la longueur de ses tiges aux variétés ordinaires.

Les différences que présentent nos seigles, de même que celles du seigle *vierland*, dont les épis sont gros, les grains jaunâtres et renflés, dépendent de la culture qui les ont produites, et sont plus ou moins persistantes; mais quoiqu'elles ne constituent que des variétés peu constantes, elles peuvent être utiles et nous devons en tirer parti.

Sous nos climats, on sème ordinairement le seigle dans 'es sols légers, sablonneux, dans les terres siliceuses exposées au froid, et dites *ségalas, terres à seigle*, où il donne de bons produits, et où les autres céréales manqueraient presque toujours. Il y aurait avantage à étendre sa culture pour remplacer l'avoine, car, de calcul fait, une terre ensemencée en seigle donne trois fois autant qu'en avoine.

La préparation du sol où l'on veut semer le seigle n'offre rien de particulier : on fait ordinairement les semailles dans le mois de septembre, plus tôt dans les endroits froids que dans les lieux bien exposés, afin qu'avant l'hiver venu, la plante se trouve assez forte déjà pour résister au mauvais temps. Lorsqu'il est vigoureux, on peut le faire effeuiller par les petits herbivores, et l'on obtient encore une récolte en grains précoce et abondante.

On a beaucoup conseillé, pour mettre à profit les avantages du seigle comme fourrage, la variété dite *multicaule*. En la semant au commencement de l'été, nous pouvons en recueillir une grande quantité d'un excellent produit vert dans une saison où la nourriture fraîche manque aux animaux ; il peut fournir deux ou trois coupes en automne et donner jusqu'à 40,000 kil. par hectare. M. Drouet (1) estime que la culture du seigle multicaule donne, sur celle de la variété commune, un surcroît de bénéfice de 70 francs par 44 ares. Semé en mai dans l'arrondissement de Lorient, à la ferme de Kervignac, il a donné d'abord de belles coupes de fourrage vert, et ensuite une récolte en grains de 120 pour 1, avec une paille longue et souple (2); ajoutons qu'après la fauchaison du fourrage on y avait fait paître le jeune bétail. L'étendue et la profondeur des racines, la rusticité et la vigueur de cette plante, lui font braver la dent des animaux et la rigueur des plus fortes gelées (3).

D'essais comparatifs faits entre les seigles d'été et le seigle commun, il semble résulter que les premiers épargnent un labour et la moitié ou les deux tiers de la semence (Ch. Drouet); qu'ils augmentent les produits de la terre par la faculté qu'ils possèdent de pouvoir être associés à d'autres récoltes; qu'ils sont préférables

(1) *Bulletin de la Soc. d'agric. de la Sarthe.*
(2) *Revue agricole*, février 1840.
(3) *Journ. des Deux-Sèvres*, décembre 1841.

à la variété ordinaire comme plantes fourragères, qu'ils sont plus précoces et rendent davantage.

Mais, très précieux déjà sous le double rapport de l'abondance des produits et de la précocité de son fourrage, le premier qu'on puisse faucher après l'hiver, le seigle commun balance dans l'esprit de beaucoup d'agriculteurs les avantages des races multicaules ; on dit même que ces dernières ne conviennent que pour les terrains légers.

Quand on sème le seigle au commencement de l'été, on l'associe au sarrasin, à l'avoine ou à quelques autres plantes, et l'on obtient la première année, avec une récolte de sarrasin ou d'avoine, un pâturage ou une coupe de seigle. On dit que les feuilles du *polygonum fagopyrum* le protégent contre les chaleurs de l'été. Dans la Bohême, on l'a placé même sur les semis de forêts. Quand on le sème au printemps avec de l'avoine et des graines de pins dans les clairières des bois, on récolte la première année une moisson d'avoine, la seconde une récolte de seigle, et les jeunes pins sont ensuite assez forts pour résister aux intempéries.

Le seigle est souvent semé avec les vesces, auxquelles il sert de soutien. La variété dite de la Saint-Jean, mêlée à cette légumineuse, a présenté de bons produits qu'on a pu faire consommer vert ou transformer en très bon fourrage sec. Si vous voulez faire faner le seigle, il faut le faucher vers l'époque de la formation des épis, ou laisser former le grain pour faire des gerbées ; mais il est toujours préférable de le couper vert pour avoir la terre plus tôt libre.

LOLIUM (L.). Le genre *ivraie* possède des espèces alimentaires, et une espèce vénéneuse, dont nous parlerons en traitant des plantes nuisibles.

L. PERENNE (L.). L'*I. vivace, ray-grass, ray-grass des Anglais, gazon anglais,* commune dans les lieux piétinés, le long des chemins, est cultivée en prairies artificielles, en gazons, en pâturages, dans beaucoup de contrées et sur des terres très diverses ; elle résiste aux inondations, et c'est sous les climats humides et brumeux qu'elle profite le plus. En Angleterre, el e est plus prospère qu'en France, et dans le nord de nos pays plus que dans le midi. On la sème à raison de 40 kilogr. de graine par hectare.

Si elle est en bonne position, elle peut acquérir un mètre d'élévation et procurer en abondance un fourrage très nourrissant, très bon, quoique un peu dur, et qui convient particulièrement aux chevaux et même aux bœufs à l'engrais. Sur les terres médiocres, elle devient jaune, donne peu de produit et n'a qu'une courte durée. Elle est toujours très précoce, et une fois parvenue à maturité, elle sèche rapidement, surtout dans les terrains secs ; les tiges en deviennent ligneuses, dures, et les graines pointues acquièrent aussi beaucoup de consistance ; l'ensemble du fourrage est alors moins recherché par les animaux, qui le mâchent avec difficulté. Toutefois, les chevaux, d'après M. de Saint-Gilles (1), mangent, aussi volontiers que le meilleur foin, la paille d'ivraie battue qui les maintient dans un excellent état.

Après la fauchaison, l'ivraie repousse de jeunes tiges, et si, dans les terres médiocres, elle ne donne pas d'abondantes coupes, elle talle du moins beaucoup, s'empare rapidement du sol, et le couvre d'un très bon gazon ; on la voit recroître et donner des touffes nouvelles sous le pied et sous la dent du mouton ; le pâturage qu'elle forme devient d'autant plus fourni que les feuilles ont été plus piétinées et broutées plus court. Elle gazonne dans les vergers, dans les sols communaux les plus foulés. Si, comme plante à faucher et pour l'abondance des produits, elle ne prend rang qu'après la luzerne, le trèfle, si elle améliore moins le sol que ces légumineuses, elle leur est du moins de beaucoup supérieure comme plante à pâturage.

La précocité de l'ivraie, sa sapidité, ses facultés alimenteuses, la rendent propre à fournir un pâturage printanier pour les brebis et pour les agneaux. Si vous la semez avec le trèfle, avec la luzerne, elle en corrige les mauvais effets et prévient ainsi les indigestions que ces plantes provoquent si souvent. Associée au trèfle rampant, elle procure un pâturage qui entretient parfaitement les bêtes à laine, et qui peut même les engraisser.

Les Anglais ont de nombreuses variétés de ray-grass; G. Witworht

(1) *Le Bon jardinier, pour* 1844, p. 342.

en cultive plus de 60 ; en France aussi nous en possédons plusieurs, mais mal déterminées. On dit que l'*ivraie à nœuds rouges* est plus robuste, plus productive que celle à nœuds blancs.

L. ITALICUM (A. Braun.). L'*I. d'Italie, ray-grass d'Italie*, depuis long-temps cultivée de l'autre côté des Alpes et en Suisse, ressemble beaucoup à la précédente ; cependant elle exige un peu moins d'humidité, et si elle est moins productive dans les terres humides, en retour elle réussit mieux sur les sols calcaires et dans les terres maigres.

On l'a introduite en France croyant qu'elle réussirait dans le midi comme sa rivale dans le nord, mais les résultats n'ont pas complétement répondu à l'espoir qu'on avait conçu à cet égard. Sur un terrain bon, frais, elle s'élève à 10 ou 12 décimètres et pousse des feuilles larges et nombreuses ; sur un sol sec, elle est jaune, faible, maigre, grêle. Si elle n'est pas avantageusement placée, elle ne donne de bons produits que la première année. En somme, l'ivraie d'Italie n'en est pas moins une très bonne plante fourragère ; précoce, elle pousse rapidement, et soit qu'on la destine au fauchage ou à la pâture, elle est également remarquable, et par la quantité et par l'excellente qualité de nourriture qu'elle fournit. Dans le delta de la Camargue, l'ivraie d'Italie a fourni un bon pâturage jusqu'au 2 avril, et donné, avant la floraison une coupe de fourrage très précoce, d'un mètre de hauteur.

Si vous la semez avec des céréales d'hiver, il peut arriver qu'elle les devance, les recouvre et les étouffe (Heuzé) ; associez-la de préférence à l'avoine, à l'orge de printemps ou semez-la seule. M. Bony de Lavergne a obtenu de bons résultats en semant l'ivraie d'Italie seule dans les terres arables qu'il voulait convertir en prairies (1). Dans un terrain exposé à la sécheresse de l'été, le mélange d'ivraie et de trèfle rouge réussit assez bien ; la graminée fournit de bonnes coupes au printemps, en automne, et le trèfle dans le mois de juillet.

L. MULTIFLORUM (L.). L. TENUE (L.). Nous trouvons en France

____

(1) *Moniteur de la propriété*, mars 1841.

plusieurs variétés de ces plantes. Elles sont rustiques : les unes viennent dans les terrains rocailleux de la Provence, où elles nourrissent en hiver les brebis et les agneaux ; les autres dans la Bretagne, sur les terres froides où l'eau séjourne une partie de l'année (Heuzé). On les connaît sous les noms de *margol, margaon des champs, pill de Bretagne*, etc. Elles envahissent quelquefois la place des fourrages cultivés et donnent de très bons produits. Les agriculteurs auraient souvent plus d'avantage à recueillir la graine d'ivraie dans leur localité, sur des plantes sauvages, qu'à l'acheter.

Les ivraies sont faciles à récolter ; elles sèchent rapidement et craignent moins la pluie, pendant la fauchaison, que la plupart des autres plantes fourragères.

ELYMUS. Dans le genre ELYME, nous trouvons l'*E. des sables*, E. ARENARIUS (L.), l'*E. d'Europe*, E. EUROPEUS (L.), l'*E. de Virginie*, E. VIRGINEUS (L.) ; ces plantes rustiques, viennent sur des sols peu fertiles, sont faciles à sécher, mais dures, ligneuses, et peu recherchées des animaux.

HORDEUM (L.). Les *orges* sauvages, H. PRATENSE (Huds.), H. MURINUM (L.), H. JUBATUM (L.), plutôt nuisibles qu'utiles, offrent peu d'intérêt ; mais celles qu'on cultive et que nous allons étudier, sont d'une très grande importance, comme plantes céréales et comme fourragères. Les unes ont les fleurs fertiles disposées sur six rangs, les autres sur deux ; dans les deux divisions, il en est qui ont les grains enveloppés, et d'autres qui les ont nus.

I. ORGES A SIX RANGS. — Dans cette section se trouvent les espèces les plus productives : deux ont les grains enveloppés et la troisième les a libres.

H. HEXASTICHON (L.), *O. hexastique, O. à six rangs* proprement dite, quelquefois *escourgeon, escurgeon, sucrion*. Cette espèce a toutes ses fleurs hermaphrodites, arêtées et ses grains disposés sur six rangs égaux, séparés par des sillons profonds : c'est une plante d'hiver qui cependant peut réussir, quoique semée au printemps.

H. VULGARE (L.). Dans l'*O. commune, O. carrée*, les six rangs de fleurs fertiles étant inégaux, les épis sont carrés. Elle présente d'après sa rusticité deux variétés : celle d'hiver, *H. V. hybernum*, et celle d'été, *H. V. œstivum*.

Il convient surtout de semer la première en automne. Elle est appelée *O. d'automne, escourgeon, escurgeon, O. ordinaire*. Cette variété rustique et précoce exige une bonne terre, mais donne beaucoup de produits ; elle s'égraine facilement. On recommande de la récolter aussitôt que la paille blanchit et que l'épi se penche.

On connaît en Allemagne une variété d'orge carrée qui vient dans les terres maigres, sablonneuses. Elle est délicate, mais dans l'espace de neuf à dix semaines, elle peut, dit Thaer, sortir du sac et y rentrer. On peut la semer fort tard au printemps. On la cultive seulement dans les terres qui ne sauraient produire l'orge d'automne.

Nous avons également en France, dans des contrées où la terre est médiocre, des orges peu exigeantes ; mais la graine en est maigre, pauvre en azote, et peu estimée, surtout des brasseurs.

L'orge commune offre plusieurs variétés : la *noire*, à épis et à grains noirs, bleuâtres et la *tortille* à barbes tordues, en dépendent.

H. COELESTE (Ser.). l'*O. céleste, O. ordinaire*, *nue*, etc., est encore appelée *blé de mai, blé d'Egypte*, à cause de son écorce mince. M. Seringe en distingue deux variétés : l'*H. C. barbatum* et l'*H. C. trifurcatum*.

L'orge céleste exige un sol fertile et une bonne culture ; mais elle est robuste, rustique, talle beaucoup, réussit le plus souvent, donne de bons grains et fournit une paille égale à celle du froment. D'après Thaër, elle donne autant de grain et un tiers de paille de plus que l'orge d'hiver. On peut la semer en automne, la faucher plusieurs fois et en obtenir l'année suivante une bonne récolte.

On a préconisé, il y a quelques années, une orge céleste, comme pouvant donner par an deux ou trois récoltes, dont la dernière forme un très bon fourrage pour l'arrière-saison. Elle est remarquable par ses feuilles larges, nombreuses, et par ses tiges moelleuses.

II. ORGES A DEUX RANGS.—Ces orges ont deux rangées de fleurs fertiles. Nous en décrirons trois espèces, dont la dernière est à grains nus.

H. DISTICHON (L.). L'*O. à deux rangs*, *pamoule*, *paumoule*, *pamelle*, *marsing*, est répandue dans le midi de la France : elle demande un sol bon et bien préparé ; elle est productive, donne un bon grain, mais effrite beaucoup la terre.

H. ZEOCRITON (L.). l'*O. éventail*, *O. à large épi*, a l'épi disposé en éventail : elle est peu répandue.

H. DISTICHON NUDUM (L.), *H. cœlestoïdes*. (Sering.). l'*O. d'Espagne*, *O. de Piémont*, *O. mondée*, *O. à café*, a un grain lourd et riche en farine. On la sème le plus souvent en hiver : elle devient très vigoureuse sur les bonnes terres, et on peut la faire pâturer, mais elle craint la forte humidité et les grandes chaleurs.

La culture des orges ne réclame aucun soin particulier. Ces plantes, sans être exigeantes sur la nature du sol, aiment une terre franche et assez fertile. Elles viennent dans les pays chauds comme dans les contrées glaciales, où elles parcourent leur végétation en très peu de temps.

On sème souvent les orges seules ; mais comme elles épuisent beaucoup la terre, et qu'il est bon de les faire suivre d'une récolte améliorante, on les réunit à une plante fourragère, au sainfoin, au trèfle, à la lupuline. La *paumoule* peut être semée fort tard avec une prairie artificielle qu'elle protége de son ombre.

L'orge est la céréale la plus précoce et, si on la sème de bonne heure, elle laisse la terre libre assez tôt pour recevoir du sarrasin, du maïs, de la spergule, des pois, des raves, etc. Yvart a observé que plus on sème l'orge tard, et plus la terre est froide et humide au moment des semailles, plus la récolte souffre du charbon.

L'orge commune est celle qu'on cultive toujours comme fourrage, et qui sert assez souvent pour faire prendre le vert aux chevaux : on donne le vert d'escourgeon. Elle convient aussi aux autres herbivores. On doit faucher l'orge avant la sortie des épis. Quoique moins nutritive lorsqu'elle est jeune et tendre, elle est plus salubre, et, tout en épuisant moins le sol et en le laissant libre plus tôt, elle produit moins fréquemment l'indigestion et la fourbure.

On fait brouter l'orge qui, placée sur une bonne terre, est vigoureuse, drue; elle fournit ainsi un pâturage utile aux bêtes à laine, sans que la récolte des graines en souffre, pourvu toutefois que le pâturage ait lieu à propos et pendant un temps sec.

L'orge fauchée à temps peut procurer un bon fourrage sec; elle se dessèche facilement et se conserve bien. La paille de quelques variétés est très bonne; le grain, plus riche en fécule que celui de l'avoine, est plus propre à la nourriture de l'homme et à l'engraissement des animaux; il peut même servir à l'entretien des solipèdes.

Beaucoup d'agriculteurs ont conseillé de cultiver l'orge à la place de l'avoine. Une récolte passable de la première a plus de valeur, en effet, qu'une récolte abondante de l'autre : ce changement dans la culture donnerait une quantité beaucoup plus grande de produits.

ZEA. On a long-temps considéré le genre *maïs* comme renfermant une espèce unique qui fournit de nombreuses variétés dépendantes des climats ou des hybridations et des modes de culture. Mais des nombreuses observations recueillies au Chili et sur les rives du Missouri, dans les vallées des Pyrénées, et au-delà des Alpes, ont prouvé (1) que les maïs présentent des caractères permanens, fixes et assez saillans pour en former plusieurs espèces distinctes.

Z. MAYS (L.), *M. commun.* L'espèce de maïs que nous cultivons offre de nombreuses variétés qui se distinguent par leur précocité, par la forme, le volume, la consistance, la couleur des grains, par la grandeur des tiges, l'ampleur des feuilles, etc. M. Mathieu Bonnafous a fait des expériences sur la fixité des couleurs des grains de maïs, il s'est assuré que certaines variétés restaient invariablement blanches, ou rouges, ou jaunes.

M. commun. C'est une variété à grain jaune et gros, qu'on cultive généralement pour le grain, et qui offre plusieurs sous-variétés.

Le *M. de Pensylvanie* a le grain plus gros que le précédent. Il est précieux comme culture fourragère.

M. sucré, M. d'Espagne, a le grain légèrement aplati et gros.

____

(1) *Histoire naturelle du maïs,* par Mathieu Bonnafous.

M. quarantain, précoce, à petits grains, à courtes et minces tiges, propres à nourrir les animaux.

M. à poulet, *M. nain*, plus petit que l'espèce précédente, mais également précoce et aussi bon comme plante fourragère.

M. blanc d'automne. Cette variété a les grains aussi gros que le maïs commun ; d'après M. Bonnafous, elle est plus tardive et plus appropriée aux terres humides que le maïs à grain coloré.

M. blanc des Landes. On cultive dans les Landes un maïs à grains pâles, blancs, qu'on a recommandé dans ces derniers temps.

M. rouge de Bourgogne. Les maïs rouges sont aussi variés que les jaunes ; celui dit de Bourgogne cultivé en grand, diffère peu du maïs commun, quoique un peu plus foncé en couleur.

Le *M. jaspé* est remarquable par ses grains panachés.

Z. ROSTRATA (Bon.). Le *M. à bec* (1) peut être cultivé avec avantage comme plante fourragère à cause de ses tiges minces.

Le maïs aime les terrains légers, fertiles, profonds, bien ameublis, les terrains frais, mais point trop exposés à l'humidité. A moins qu'il ne soit sur des sols très arides, il a le grand avantage de prospérer quand, faute d'humidité, les autres plantes fourragères viennent à manquer. Comme le disait de Dombasle, il n'est pas à désirer que le maïs s'étende vers le nord pour remplacer la pomme de terre, mais pour s'y propager de pair avec cette solanée qui réussit, principalement les années froides et pluvieuses. Aujourd'hui le maïs réalise dans le nord de l'Allemagne la révolution agricole que le turneps a produite en Angleterre (C. Beauvais).

On lui reproche d'épuiser le sol lors même qu'on le récolte avant la maturité : le blé est, en général, médiocre, après les jachères de maïs. Cette considération en arrête la propagation dans le midi de la France et dans l'Italie ; d'après M. Gera, on ne cultive ce fourrage en Toscane que lorsque les autres végétaux alimentaires ont manqué. Mais toutes les plantes qui donnent d'abondans produits en très peu de temps, n'effritent-elles pas le terrain quand on les coupe, qu'on les fait manger à

______

(1) *Annales de la Société d'agriculture de Lyon*, 1842.

l'étable? Le maïs procure des masses de fumier qui dédommagent, et bien au-delà, de l'épuisement qu'il cause, et qui améliorent les fermes où on le cultive ; d'ailleurs les produits qu'on en tire en lait, travail, viande compensent amplement les inconvéniens qu'on lui reproche.

Quand on sème le maïs pour le grain, on le dispose en lignes très espacées; mais quand on le cultive pour la fane, on le sème, soit à la volée soit en lignes, mais épais, afin que les tiges serrées et nombreuses soient grêles, fines et tendres. En lignes, la plante devient plus belle, effrite moins la terre qui se trouve nettoyée par les binages, le buttage que réclame la récolte.

On fait souvent les semailles de maïs après la récolte des céréales d'hiver, de l'orge, du colza, du lin, des pois ; on l'établit ainsi sur des chaumes avec très peu de travaux pour occuper la terre jusqu'au mois de septembre et former des cultures jachères. Du mois de mai au mois de juillet, pendant toute la saison favorable, les cultivateurs font sagement de semer du maïs de quinze jours en quinze jours ; ils ménagent ainsi pour la fin de l'été et pour l'automne un très bon aliment pour l'entretien des bœufs de travail et des vaches à lait.

Le maïs veut être biné et butté. En exécutant ces travaux, on retranche les pieds trop rapprochés les uns des autres.

D'après M. Brunet on peut hâter la maturité du maïs en coupant les tiges au-dessus de l'épi supérieur vers la fin d'août, aussitôt que les fleurs mâles sont fanées, en enlevant les feuilles quinze jours après, et en tordant les tiges vers la fin de septembre, de manière que la pointe des épis pende en bas. Cette dernière opération détruit les vaisseaux, arrête la circulation et hâte la maturité. Mais elle doit être faite avec soin pour ne pas détacher ou endommager les épis.

Récolte. — De tous les produits du sol le grain de maïs est un des plus propres à remplacer le blé ou le seigle, soit pour la nourriture de l'homme, soit pour celle des animaux : la fane et le grain conviennent également aux herbivores.

Quand on cultive le maïs pour les tiges et pour les feuilles, on le récolte aussitôt qu'il a pris un développement convenable : il faut le couper avant qu'il ait acquis trop de consistance ; aussi bien pour la consommation immédiate que pour la conservation en fourrage sec.

Le maïs cultivé pour le grain peut aussi rapporter en tiges et en feuilles des produits utiles. Semez-le toujours un peu épais pour avoir la profitable faculté d'enlever les pieds trop rapprochés aussitôt qu'ils atteignent 15 à 20 centimètres d'élévation. Plus tard on peut encore élaguer des tiges, si elles sont trop près les unes des autre pour bien se développer et mûrir, et quelques épis même, si chaque pied en porte plus qu'il ne convient relativement à la fertilité du terrain. Beaucoup d'agriculteurs, après la fécondation, vont jusqu'à couper la fleur mâle et la tige au-dessus de l'épi femelle supérieur. Cette pratique, ainsi que nous l'avons dit, présente l'avantage de hâter la maturité, et on devrait peut-être la mettre en usage afin d'obtenir une récolte plus hâtive et un fourrage sec, excellent, tout-à-fait du goût des animaux, dût-on par là diminuer un peu la qualité et la quantité des grains.

Les feuilles et le sommet des tiges du maïs en maturité, si on les coupe immédiatement après la récolte des épis, peuvent former un bon fourrage facile à conserver. Les tiges elles-mêmes seules, riches en sucre, renferment 74 pour 100 de principes solubles, fournissent un excellent engrais, et, convenablement ramollies, deviennent une bonne nourriture, pourvu qu'on les ait récoltées aussitôt que les épis ont été assez formés, et avant qu'elles aient été délavées et altérées par les agens atmosphériques.

Le maïs est une plante succulente, chargée de principes solubles, qui contient du zymôme, de la zéine, de l'albumine végétale, de la fécule en grande quantité, assez de sucre pour donner aux feuilles et aux tiges une saveur sucrée bien prononcée, beaucoup de chaux, de magnésie, de silice, de la potasse, un peu de soude et différens acides.

Les plus nutritifs de ces principes, ceux qui renferment de l'azote, se trouvent principalement dans le grain ; mais la fane en est assez riche encore pour former une nourriture excellente, très substantielle et très appétissante, qu'on donne à volonté, verte ou sèche. Le maïs vert est un des fourrages les plus salubres, les plus agréables et les plus alimentaires qu'on puisse trouver pour les ruminans. Il est très bon aussi pour les solipèdes, et jusqu'à un certain point, il leur tient lieu d'avoine ; mais il est meilleur pour les ruminans qu'il engraisse, et qu'il rend dispos et portés au travail. Il donne à ceux qui s'en repaissent un poil poli, luisant, des chairs fermes, des mouvemens souples et vifs : la vache laitière, nourrie au maïs, a beaucoup de lait ; mais selon Dayeux, ce lait est douceâtre, et le beurre, quoique bon, a moins d'arome que celui de certains autres fourrages (Bonafous). On conseille de donner du maïs aux ânesses dont le lait est destiné à des malades.

Les herbivores mangent d'ordinaire le maïs sans aucune préparation ; cependant, par quelques pratiques bien simples, on peut en augmenter les propriétés hygiéniques : ainsi, si vous le faites consommer vert, surtout s'il est vigoureux, récolté en bonne terre, vous aurez avantage à le laisser se faner avant de l'administrer : privé d'une partie de son eau de végétation, il est moins volumineux, relativement plus substantiel, et à ce que rapporte M. Bonafous, il occasionne moins d'indigestions. Les feuilles desséchées du maïs seront encore bien plus exquises pour le bétail, si au lieu de les donner toutes sèches vous les humectez d'eau salée. Dans le Frioul, on leur communique de la saveur en les arrosant avec l'urine fraîche des animaux. La macération dans l'eau bouillante les rend faciles à la digestion. Ces préparations sont surtout nécessaires pour les feuilles du maïs qu'on a laissé mûrir. Les râfles, les tiges vertes, divisées convenablement, sont mangées par les animaux, mais lorsqu'elles sont sè - ches elles sont dures, d'une mastication difficile, d'une digestion longue, et peu recherchées quoique nourrissantes : on les administrera cuites ou après les avoir coupées et écrasées. Buniva les faisait ordinairement moudre. On les écrase au maillet ou mieux avec la meule à huile. L'opération est facile. Aux Etats-Unis on fait cuire à la vapeur les tiges et les feuilles sèches du maïs. Cuites et macérées dans l'eau chaude, ces parties donnent un liquide sucré que M. Bonafous conseille, un peu concentré par l'évaporation, pour nourrir les abeilles en hiver.

ART. II. — Légumineuses.

Les plantes de la famille des légumineuses sont précieuses sous les rapports de l'agriculture et de l'hygiène vétérinaire. Elles tirent leur nourriture à-la-fois de l'air par leurs feuilles et du sol par leurs longues racines, vivant ainsi aux dépens des principes gazeux qui flottent dans l'espace, et des substances solubles que la pluie entraîne dans les couches profondes de la terre ; loin d'épuiser la surface du sol, surtout si elles sont récoltées avant la maturité, elles l'améliorent par les racines qu'elles y laissent, et par les feuilles qui se détachent des tiges. Si elles ont été bien cultivées et récoltées vertes, elles laissent le champ qui les a nourries mieux disposé pour produire des graminées que s'il était resté en jachère ; et quand même elles mûrissent sur place, elles contribuent encore à améliorer les terres de la ferme ; car, à cause de l'azote qu'elles soutirent à l'air, elles produisent toujours beaucoup plus de matières fertilisantes qu'elles n'en ont absorbé pour se former. C'est par la faculté qu'elles ont de s'assimiler l'azote de l'atmosphère, que peuvent s'expliquer les bons effets qu'on en retire comme engrais, quand on les enterre vivantes. De nature à fermenter, elles pourrissent dans le sol et l'amendent presque à l'égal du fumier. Elles exigent moins d'humidité que les graminées et sont d'une culture aisée ; mais celles qui ont de petites graines demandent certains soins pour leurs semailles. Quelques-unes réclament un sol profond, calcaire, argilo-calcaire ; d'autres viennent sur un coteau peu productif, sur une terre siliceuse ; enfin, il en est qui s'accommodent de tous les terrains. En général, les légumineuses ont les tiges succulentes et les feuilles épaisses, tendres et parenchymateuses ; elles sont difficiles à faner et à conserver. Riches en principes azotés, en albumine, en légumine et en caséine, elles sont très nourrissantes et supérieures en ce point aux autres plantes, surtout aux graminées ; leurs graines sont même plus alimenteuses que les grains et mieux que le foin des praires permanentes, celui du trèfle, de la luzerne et d'autres plantes de cette famille, entretient les animaux de travail, pousse les bêtes à l'engrais, et donne

du lait aux femelles. Communes dans les prés et dans les pâturages naturels, elles forment, en totalité ou en partie, la plupart
des herbages temporaires annuels et vivaces.

MEDICAGO. M. sativa (L.). La *luzerne cultivée*, *luzerne*,
est spontanée dans les haies et contre les vieux murs. Originaire
de l'Europe méridionale, elle peut venir sur tous les sols profonds
et prospère dans tous ceux qui, sans être humides, retiennent
cependant assez l'eau pour bien favoriser la végétation ; mais elle
préfère pourtant ceux où l'argile et la chaux, mêlés à des dépôts de terre végétale, prédominent légèrement. Elle craint les
sables arides, les fonds froids et compactes, comme ceux qui sont
formés d'une terre calcaire presque pure. Les jeunes pousses de
la luzerne souffrent souvent du froid, veulent être à une bonne
exposition et loin des arbres. On doit bien ameublir le champ
où on veut la placer et le défoncer s'il n'est pas profond : cependant, il faut ne pas mettre cette plante sur un défoncement nouveau avant que la terre, ramenée à la surface, n'ait été bien améliorée et fertilisée par des cultures qui, comme celles du turneps,
de la fève, des pommes de terre, réclament du bon fumier et
des façons nombreuses. Le sol ne saurait être trop riche pour la
recevoir : on n'a pas à craindre qu'elle verse, car on peut la faucher jeune si elle est trop drue, et elle rend toujours avec profusion ce qu'elle a reçu. Le fumier doit être non-seulement
abondant, mais encore bien incorporé à toutes les particules
minérales ; car tous les jeunes plans périssent s'ils ne peuvent pas
implanter leurs racines dans une terre bien imprégnée de sucs
nutritifs : il leur faut autant de travaux préparatoires qu'au chanvre. On n'emploiera jamais pour établir une luzernière du fumier
non fermenté, contenant de mauvaises graines, et pouvant engendrer ou attirer les insectes nuisibles. Si le sol est compacte,
les amendemens pulvérulens, le plâtre, la chaux y sont fort utiles ; quelle que soit sa nature, il doit être bien nettoyé des mauvaises herbes, qui ne sauraient que diminuer le produit de la
prairie et surtout en abréger la durée. Les graines seront enterrées peu profondément, avec le rateau, avec une herse légère, ou
un rouleau peu pesant. On doit les choisir nouvelles, jeunes, lourdes, luisantes et bien débarrassées de toute mauvaise semence.

13.

Les semailles se font en été, en automne ou au printemps : dans cette dernière saison, elles doivent être tardives, car la jeune plante craint les gelées. On répand la graine de luzerne seule ou mêlée à celle d'autres plantes, et on la met sur un sol nu ou sur une autre récolte déjà établie. Si on la sème sur des végétaux capables de l'abriter, on peut devancer les semailles de quelques jours. Assez rarement elle prospère très bien en prairies composées : cependant on l'associe quelquefois au trèfle qui donne ses produits la première année, alors qu'elle est à peine développée ; mais ensuite quand il disparaît il laisse souvent des vides que sa congénère ne remplit pas toujours, et qui sont occupés par des herbes parasites. On a conseillé d'employer de 20 à 36 kilogram. de graine de luzerne par hectare ; on doit mettre un excès de semence, semer épais, pour ne pas laisser de place libre aux mauvaises plantes. Si d'ailleurs les tiges sont serrées, rapprochées, elles s'élancent fines et tendres, et sont mieux appropriées au goût et au nourrissage du bétail. Transplantée ou semée en rayons, elle donne des récoltes abondantes, mais le produit en est grossier et de médiocre qualité.

Vivace, cette plante peut occuper le sol long-temps, et fournir, même dans nos climats, de cinq à six coupes par an. Mais elle épuise alors le terrain, et pour en obtenir pendant sa durée de bons produits, il faut la fumer plusieurs fois : on commence communément vers la troisième année ou au commencement de la quatrième et l'on emploie dans ce but des engrais consommés, le purin, le plâtre, les cendres, la suie. Quand des herbes adventices se montrent dans la luzernière, il faut les faucher avec la prairie si elles sont annuelles, les arracher si elles sont vivaces, mais dans tous les cas, les détruire avec soin. Un sarclage bien fait peut prolonger de beaucoup la durée de la récolte fourragère : Pline l'Ancien recommande les façons à la main ; de nos jours nous passons la herse à la fin de l'automne, et ensuite au commencement de la belle saison : les hersages arrachent les mauvaises herbes et chaussent la luzerne sans nuire à ses longues racines. L'usage du binet, passé en tout sens, peut aussi être utile. On conseille le fauchage lorsque la plante a souffert du froid ; et s'il y a de trop nombreuses ou de trop larges clairières, on y répand quelques graines, ou l'on y repique des tiges déplantées aux endroits trop épais : la manière dont les prairies sont garnies influe beaucoup sur leur durée. Dans le midi on les arrose quelquefois, ce qui en augmente extraordinairement le produit, mais en les épuisant.

On peut faire consommer cette légumineuse sur pied ou au râtelier ; mais le pâturage, souvent dangereux pour les animaux, est nuisible à la plante : elle souffre du piétinement et de l'abroutissement, et les excrémens que laisse le bétail attirent les insectes pernicieux : on ne livrera donc à la pâture que la vieille prairie, celle qu'on veut rompre. Lorsque, comme c'est l'ordinaire, la luzerne doit être consommée à l'étable, soit sèche, soit verte, il faut prendre garde de la faucher à propos : trop vieille, elle a trop de consistance, le foin en est dur et les grains en se formant ont épuisé les pieds ; trop jeune, elle est aqueuse, trop tendre et la fauchaison nuit à la plante. Il est plus facile de la transformer en foin que le trèfle ; mais elle exige, pour être bien desséchée, plus de soin que l'esparcette.

Bien qu'elle devienne dure en séchant, elle n'en reste pas moins très nourrissante ; elle entretient bien les bêtes de travail, pousse celles qui sont à l'engrais, et donne aux femelles beaucoup de lait. Toutefois, il faut l'administrer avec quelque précaution, et ne la donner que lorsqu'elle a ressué : toute nouvelle, elle échauffe et occasionne la constipation, la raffle, l'échauboulure, et même l'indigestion. Quoique moins nourrissant que le foin de la première coupe, le regain convient mieux aux vaches à lait, aux bêtes à laine et particulièrement aux agneaux. On doit faire manger la luzerne verte, et pour cela on la cultive à côté des étables. Elle devance de quinze jours le trèfle, ce qui la rend très précieuse. On doit en régler les coupes de manière à faire durer son usage le plus long-temps possible. Elle convient parfaitement, quand elle est verte, aux bœufs de travail et à ceux qu'on engraisse, aux jumens poulinières, aux porcs, aux truies qui nourrissent, etc. Pour la production du lait la luzerne « est, quant à la quantité, dans un rapport parfait avec le trèfle ; quant à la qualité, le lait provenant des bêtes nourries de luzerne donne un fromage plus piquant et plus difficile à conserver, que celui provenant de vaches nourries de trèfles (Crud). »

Olivier de Serres avait apprécié le mérite de la luzerne qu'il appelait *sainfoin* : « Le bon mesnager, bien qu'il ait d'autres « prairies à suffisance, dit-il, fera très bien de se pouruoir de « quelques iournées de cette esquisse pasture pour en distribuer « en hyuer à ses bêtes malades, lasses, maigres, recruës, pleines, « à laict ; pour aider à remettre et fortifier les portiéres, et seruir « à l'augmentation du laict des allaictantes. Aussi à ses poulains, « veaux, agneaux, chevreaux, leur en donnant par fois comme « pour les regaillardir (1). »

L'usage, toutefois, pas plus que celui d'aucun aliment, n'en doit être exclusif ; il faut la mêler à d'autres substances alimentaires, ou en entrecouper souvent l'emploi.

La luzerne verte et trop jeune occasionne à des animaux accoutumés au régime sec, un relâchement de peu de durée : admistrez-la toujours avec précaution, car elle produit facilement le météorisme et des indigestions mortelles : ces accidens sont moins à craindre quand elle est un peu fanée. De toutes nos plantes herbacées, la luzerne est la plus productive en fourrage, et l'une des plus précoces ; sa racine peut atteindre 3 mètres de long, et si elle trouve un terrain meuble, fertile, sain et sans cailloux, elle s'enfonce très profondément, et préserve la plante de la sécheresse.

C'est dans les pays chauds qu'elle produit le plus. En France on la fauche, terme moyen, trois fois par an ; d'après Gilbert, elle fournit par hectare : fourrage sec 2519 kilog. à la première coupe, 1476 kilog. à la seconde, et 685 à la troisième, en tout 4680 kilog. Elle donne souvent davantage. « J'ai retiré, dit M. Crud, en une année jusqu'à 16,000 kilog. de foin de luzerne sur un hectare de terrain des bords du lac de Genève, en cinq coupes ; en Italie, à-peu-près de même en six coupes : cette quantité de fourrage me donnait ainsi trente-deux charges de 1000 kilog. d'excellent fumier, indépendamment de l'augmentation qui provenait de la litière. » Comme la culture de la luzerne n'exige que huit charges de fumier, une luzernière peut donc donner en une année vingt-quatre charges de 1000 kilog. d'excellent fumier à consacrer à

____

(1) *Théât. d'agric.*, livre IV, chap, IV.

d'autres cultures. Le célèbre agronome recommande, avec raison, la luzerne comme « une des plantes auxquelles nous devons recourir lorsque nous avons besoin d'une grande quantité d'engrais. »

La luzerne dédommage amplement des soins qu'elle réclame : elle dure d'ordinaire de six à huit ans, mais elle rapporte quelquefois de bons produits pendant vingt-huit, trente ans, tout en n'exigeant qu'un peu de fumier et quelques coups de herse; encore faut-il ajouter qu'elle laisse après elle une fertilité en proportion des soins qu'elle a reçus, et aussi grande au moins que celle qu'elle a trouvée avant de s'établir. Par la culture de cette plante, on obtient donc, et pendant long-temps, abondance de fourrage succulent, grande précocité et amélioration du sol, avantages qui compensent, et au-delà, les soins qu'elle coûte, et l'inconvénient de ne pouvoir être ressemée sur le même terrain qu'après un intervalle de temps égal au moins à celui qu'elle vient d'y vivre. Dans quelques contrées, on a compromis sa culture, et la propagation des prairies artificielles en la replaçant trop souvent et à de trop courtes périodes sur le même sol.

M. LUPULINA (L.). La *L. lupuline*, *L. houblonnée*, *trèfle jaune, minette, minette dorée*, est très commune en France. On peut la cultiver sur les sols médiocres, légers et dans tous les endroits où le trèfle blanc prospère. On la recommande pour occuper, dans les terres à seigle, la place qu'on accorde au trèfle ordinaire dans les sols à froment. Toutefois, elle ne craint pas la fraîcheur et, mêlée aux graminées dans des terres substantielles et profondes, elle contribue à former de bonnes prairies de longue durée et d'un produit fort estimé.

Elle est rustique et résiste à la sécheresse comme aux grands froids; elle enfonce ses racines dans les sols maigres, et y prospère mieux que le sainfoin. Moins productive que le trèfle, elle est aussi nourrissante. Son fourrage, très recherché des animaux, est toujours tendre, et ne produit pas d'indigestion, même lorsqu'il est vert : bien propre sous ce rapport à être pâturée, la minette offre en outre le grand avantage de pouvoir être, sans en souffrir, abroutie et piétinée sans cesse. Sa précocité la rend précieuse pour les bêtes à laine, qui trouvent dans ses tiges grêles, nombreuses et tendres, une bonne nourriture. D'après M. Colombel, lorsque les graines n'en sont qu'en partie formées elle nourrit bien les chevaux.

On sème de 15 à 18 kilog. de graine par hectare. Yvart conseille de la répandre au printemps avec l'orge ou l'avoine ; de s'en servir pour la pâture des moutons à la fin de la première année, et pendant une partie de la seconde ; d'y faire parquer à la fin de cette année les animaux qu'on y a nourris et d'enfouir ensuite la prairie qui peut rendre sur les sols arides le service que rend le trèfle sur les terres fraîches.

Mêlée au sainfoin, la lupuline fournit la première année une bonne coupe, et garnit ensuite la terre ; on peut aussi l'associer à la luzerne cultivée ; elle nuit moins aux plantes vivaces que le trèfle.

L. RUSTIQUE. La *L. rustique* des cultivateurs ressemble beaucoup à la précédente : on la dit moins difficile sur le sol, plus rustique, plus tardive, et talant davantage ; mais elle en diffère fort peu. Elle tient le milieu entre la *L. cultivée* et la suivante. M. Vilmorin soupçonne que c'est la plante désignée dans Person, par le nom de M. MEDIA.

M. FALCATA (L.). La *L. faucille* se trouve dans les terrains secs. Elle a été recommandée pour former des prairies dans les sols arides. On peut la semer avec des graminées de longue durée. Mais elle est rampante. On doit la faucher de bonne heure, car elle devient dure en atteignant la maturité.

Le genre *Luzerne* renferme encore d'autres espèces fourragères. Nous citerons la *L. orbiculaire*, M. ORBICULARIS (L.); la *L. à écusson*, M. SCUTELLATA. (L.), etc. Il y a dans les pays chauds une luzerne ligneuse, M. ARBOREA.

TRIFOLIUM. T. PRATENSE (L.). Le *trèfle des prés*, *trèfle commun*, *grand trèfle*, *triolet*, *tremère*, *clave* et *trèfle rouge* pour le distinguer du trèfle blanc, croît spontanément dans les prés et dans les pâturages. Il est entré dans la grande culture depuis un siècle, et il forme la base de la plupart des prairies qui ne doivent durer que deux ans.

On connaît plusieurs variétés du trèfle des prés. Sous le nom de *trèfle d'Argovie*, les Suisses en cultivent une qui est plus vivace que celle de nos pays. Le *grand trèfle normand* plus tardif que le commun est aussi plus grand et a les tiges plus grosses : on ne le fauche qu'une fois, mais il donne autant de fourrage que ceux qu'on coupe plusieurs fois tous les ans. Les variétés du trèfle se conservent rarement hors du pays où elles ont pris naissance.

Le trèfle craint la sécheresse, et prospère assez médiocrement dans les expositions chaudes ; il ne réussit que dans les sols argilo-calcaires, dans les sables argileux, frais, meubles et profonds. Une fois qu'il a pu prendre racine dans les terres fortes, il y donne de bons produits. Dans le nord, en Angleterre et partout où le climat est humide, on le cultive avec avantage sur les sols légers et sablonneux.

Pour le recevoir, le terrain sera bien fumé et bien ameubli. S'il est fort, on l'amendera par des substances calcaires en poudre et par des labours d'hiver. Dans ces conditions les racines longues et fibreuses du trèfle se développent bien, la plante résiste à la sécheresse et rapporte de riches moissons. Il faut donner au sol toute la fécondité nécessaire pour que le trèfle soit vigoureux. M. Crud a calculé qu'on perd *quatre ou cinq fois la valeur de ce qu'on a voulu gagner* toutes les fois qu'on épargne une charge de fumier ou qu'on étend trop celui qu'on y consacre. Pour qu'il dure long-temps, donne de bons produits et laisse la place en bon état, il faut le placer sur la céréale, qui succède à une récolte sarclée et fumée. Surtout, que la surface du sol soit bien amendée et puisse nourrir les jeunes pousses jusqu'à ce que leurs racines soient assez profondément enfoncées pour résister à la sécheresse ; car elles périraient bientôt après avoir levé, si elles n'étaient pas environnées d'une terre très féconde. Pour avoir de bons produits, on choisira de la graine belle et récoltée dans une contrée où la plante prospère bien.

C'est quelquefois en automne, mais le plus souvent au printemps qu'on sème le trèfle ; dans les pays chauds, c'est dès le mois de février. Il peut même être avantageux de répandre la graine sur la neige : elle arrive à la surface de la terre à l'époque du dégel, et germe aux premières chaleurs (1).

(1) *Cours complet d'agriculture.*

On peut semer le trèfle tout seul ou sur une céréale déjà établie. Thaër recommande de l'associer au lin ou au sarrasin qui en favorise la pousse. Si on le met sur le blé, on le semera assez tôt pour qu'il puisse s'installer avant que la céréale ait envahi le sol et avant les sécheresses.

Il faut de 6 à 20 kilogr. de graine de trèfle par hectare. M. Crud fait la semaille en deux fois : il répand d'abord 10 kilogr. de graine, et les autres six, quinze jours après ; cette pratique en assure la réussite.

Le trèfle, qui croît sur un bon sol, après une préparation convenable, réclame peu de travaux ultérieurs ; toutefois il reste à détruire soigneusement les mauvaises herbes. Dans quelques localités, on fume le trèfle avec des engrais liquides ou avec des substances en poudre. Ces soins, toujours bien payés par la croissante abondance des coupes, augmentent la vertu fertilisante de la plante en la rendant vigoureuse.

Le trèfle contient beaucoup d'eau, de sucre, d'albumine, de gomme et différens sels. Il est très nutritif, et s'administre, tantôt vert, tantôt sec. C'est un fourrage substantiel, sain et bien appété de tous les animaux. On doit en échelonner les semailles et les coupes, de quinzaine en quinzaine, de manière à pouvoir en distribuer pendant toute la belle saison.

Encore vert, on peut le livrer à la pâture sur place ou le faire consommer à l'étable ; mais le pâturage réclame de grandes précautions, car il produit facilement le météorisme. L'administration au râtelier offre moins de dangers à cause de la facilité que l'on a de régler les rations, d'en donner peu à-la-fois, et de le mêler à des fourrages secs. En semant parmi le trèfle un mélange de graminées, d'ivraie vivace, de plantes amères ou aromatiques, on diminue les funestes chances d'indigestion qu'il fait courir aux animaux. Il est plus dangereux au printemps et en été qu'en automne. D'après M. Hygonet ce précieux fourrage « perd (au mois d'octobre) les qualités gazeuses qui causent le météorisme », tandis que la luzerne les garde toute l'année.

Pour faire sécher le trèfle, on doit le faucher quand les fleurs sont épanouies ; on attend même quelquefois que les têtes commencent à noircir. Mais, plus tard, il épuiserait le sol inutile-

ment, car au lieu de gagner il perdrait ; plus tôt, il serait difficile à faner, diminuerait beaucoup au desséchement et si on le
donnait vert, il serait aqueux et peu nourrissant.

Lorsque le trèfle semé avec une céréale, nuit beaucoup à cette
dernière, et quand la céréale trop drue vient à verser, il y a
toujours avantage à faire le sacrifice du peu de grain qu'on ré-
colterait en laissant mûrir la graminée ; on est dédommagé de
cette perte par la quantité de fourrage que l'on obtient.

Le trèfle est difficile à faner, et cependant il doit être bien préparé : s'il n'est pas convenablement desséché, ou s'il reste mouillé,
il moisit ; s'il est exposé alternativement au soleil et à l'humidité,
il se délave, devient insipide, dur, et perd ses feuilles ; s'il sèche
trop rapidement, s'il reçoit une chaleur trop ardente, il devient
dur, friable, et perd ses parties les plus succulentes, ses feuilles et
ses fleurs. Nous verrons que pour l'aménager convenablement, il
faut étendre les andains pendant que les plantes sont encore
vertes, les retourner ensuite le matin, et les charger après le coucher du soleil. Le regain est encore plus difficile à préparer et à
conserver que le foin. On ne saurait trop recommander de le stratifier avec des corps durs, susceptibles d'absorber son humidité.

Administré avec précaution, le trèfle produit un lait abondant,
de bonne qualité, et pouvant former de bons fromages ; cependant, les vaches qui en seraient exclusivement nourries donneraient bientôt un lait d'une saveur peu agréable, et un beurre
médiocre. Il engraisse bien les bœufs et les moutons, mais convient principalement aux bêtes de travail, qu'il garde en bon
état et auxquelles il donne des forces ; on l'administre même avec
avantage aux chevaux qu'il engraisse et fortifie, dit Gilbert.
Une tréflière est très propre à l'entretien et même à l'engraissement des porcs. Viborg, Arthur Yong conseillent d'en établir
une à portée de la porcherie. D'après Gilbert, il faut donner ce
fourrage avec quelque précaution aux truies, car il leur occasionne des coliques et risque de les faire avorter ; mais une fois
qu'elles ont mis bas, il leur suscite beaucoup de lait. Il excite
aussi la sécrétion du lait chez la brebis et rend les agneaux robustes. Très alimenteux, le trèfle sec est salubre lorsqu'il a ressué ; mais tout nouveau, il est échauffant.

Cette légumineuse donne des récoltes très abondantes, dépassant souvent le produit net qu'on doit espérer de nos meilleures plantes épuisantes : elle peut donner 8000 kilog. de bon foin par an sans avoir exigé même un labour ; car on sème le trèfle sur une céréale sans aucune préparation particulière, et en le rompant, par une seule façon, à la fin de sa durée, on rend la terre en état de recevoir du blé. Il nettoie, améliore le sol, et ne le cède en ce point à aucune plante, pas même aux plus estimées d'entre les légumineuses. Il rend meubles, perméables aux agens atmosphériques les terres fortes et argileuses où il est établi : à cet égard on lui reproche même de rendre les sols légers ; mais il est facile de remédier à cet inconvénient par le parcage, par un pâturage ou par un coup de rouleau. Il laisse la terre qui en a produit plus féconde que celle qui a été jachérée, et assure les récoltes du froment. Il a produit la plus heureuse révolution dans les assolemens des contrées où on l'a introduit, par l'abondance de son fourrage, la facilité avec laquelle il est cultivé et placé entre les autres récoltes. Il rend l'alternation aisée, et facilite la suppression de la vaine pâture sur les prés et les bons pâturages; mais il ne faut le faire revenir sur le même champ que tous les cinq à six ans : sous ce rapport il ne fait pas exception au principe de l'alternat. D'après M. de Père le cinquième ou le sixième d'une ferme peut lui être réservé.

On doit rompre le trèfle à dix-huit mois, car si on le conserve plus long-temps il devient faible, est envahi par les mauvaises herbes, et laisse ensuite le sol mal disposé à recevoir une céréale. Il est, en général, avantageux de faire le sacrifice de la dernière coupe, toujours de peu de valeur et difficile à faner : enterrée ou pâturée par les moutons, elle produit un bon effet sur les récoltes suivantes. Le trèfle d'Argovie, trèfle perpétuel, peut durer de quatre à cinq ans.

Le trèfle manque rarement, mais il peut être dévoré par les insectes, étouffé par la céréale ou détruit par la sécheresse. Sa destruction est un accident grave pour les fermes où sa culture occupe un grand espace. On doit le remplacer par la vesce d'été, le ray-grass, le sarrasin, le millet, selon la saison et la nature du sol ; un mélange de trèfle incarnat et d'orge, semé en au-

tomne, peut donner, le printemps suivant, un produit équivalent
à celui qu'aurait donné durant tout l'été, un trèfle ordinaire semé
sept ou huit mois avant ces deux plantes fourragères.

T. INCARNATUM (L.). Le *T. incarnat, T. du Roussillon, farouch, farouche, T. annuel,* prospère dans les terres à seigle
et dans celles à froment ; mais il préfère les sols légers. Communément on répand la graine sur les chaumes après un simple
labour, ou sans travail préalable ; on le met ordinairement seul,
car les céréales lui nuisent ; cependant il a été semé avantageusement avec le millet, les vesces, le maïs, l'avoine ou le lupin qu'on
fauche avant l'hiver. On a conseillé dernièrement le farouch pour
l'assolement de quatre ans. Les soles réservées à la prairie seraient
divisées en deux parties, dont l'une serait semée l'automne ou le
printemps en trèfle commun, et l'autre l'été en farouch ; de cette
manière ces fourrages ne reparaîtraient sur les mêmes soles que
tous les huit ans, bien que l'assolement ne fût que de quatre.

Le trèfle incarnat est très précoce, devance la luzerne de huit
ou dix jours, et le trèfle commun de trois semaines ; il vient dans
un moment ou les animaux sont avides d'alimens verts, et fournit une nourriture précieuse. Dans l'opinion générale, il forme
vert ou desséché un fourrage inférieur à celui des autres trèfles :
les animaux le recherchent moins, et il donne moins de lait aux
vaches. Dans les Pyrénées, on le fait pâturer par les agneaux et
les brebis pendant les mois de novembre et de décembre ; ordinairement nous le donnons au râtelier à la fin de l'hiver, à une
époque où les fourrages sont rares, et où le bétail, dégoûté de la
nourriture sèche, le prend avec avidité. Nous le transformons
rarement en foin ; cependant, il y aurait peut-être avantage à en
cultiver pour cette destination. D'après un cultivateur de la
Normandie, le trèfle incarnat épuise très peu le sol qui doit recevoir une céréale, et contient beaucoup de matières nutritives ;
mais il faut le faire consommer au moment où la presque totalité de la graine est formée. Or, comme il s'égraine facilement,
il faut le couper bien à point, le faire sécher, le mettre en javelles et l'emmagasiner avec précaution. Du reste, la gousse avec
sa graine remplace l'avoine pour les chevaux, et convient surtout
pour engraisser le mouton.

Le trèfle incarnat donne deux fois autant de produits alimentaires que l'avoine, et n'exige que très peu de frais pour son établissement : il s'intercale facilement entre les autres cultures, épuise très peu le sol, l'occupe peu de temps, et le laisse libre à une époque où l'on peut y mettre des pommes de terre, du maïs, des raves. On connaît, dans le midi, une variété du farouch plus tardive que celle qui est généralement cultivée (1).

T. REPENS (L.) Le *T. rampant, T. blanc, petit trèfle de Hollande*, est une plante très vivace, à racines pivotantes que nous trouvons dans les prés et les pâturages. Il a été d'abord cultivé en Hollande, d'où s'exporte encore beaucoup de graine. Il se cultive aujourd'hui en beaucoup de localités. On le sème à raison de 7 à 12 kilog. par hectare. C'est dans les terres légères calcaires ou siliceuses, qui produisent peu de trèfle commun qu'il réussit principalement. Dans un sol peu profond, il se nourrit par ses racines caulinaires ; néanmoins il donne aussi de très bons produits dans les terres humides. M. Vilmorin l'a trouvé très vigoureux dans des prés où prospère le poa fluitans.

Il recouvre bien le sol et le tient frais ; il exige moins d'engrais que le trèfle commun, mais ses racines nombreuses et peu profondes profitent mieux et plus rapidement de ceux qu'il reçoit. Après une fumure convenable, il envahit en peu de temps le terrain, au point d'en chasser les autres plantes et les graminées même en partie : la chaux, les poudres alcalines, les cendres surtout, développent toutes ses forces productives. On peut convertir le trèfle blanc en foin, mais il est plus avantageux de le donner vert. Le pâturage ne lui est pas nuisible, car plus il est foulé par le rouleau, brouté, piétiné par les animaux, surtout par les bêtes à laine, plus il s'étend, s'épaissit et devient vigoureux ; il offre, en été, lorsque les graminées ne fournissent aucune ressource, un gazon vert, touffu, succulent et très propre à nourrir le mouton, et même à l'engraisser, sans avoir l'inconvénient de produire des indigestions. Très convenable aussi pour les vaches, il est fort usité dans quelques parties de l'Allemagne ; et, quand on veut laisser une terre en jachère, on fait très bien d'y semer

(1) *Journ. des haras*, mars 1843, p. 192.

cette légumineuse. Le trèfle blanc donne de bon beurre aux
vaches, et il est généralement considéré comme une plante salubre, quoique d'après M. Powers il cause des diarrhées aux
grands ruminans et qu'il les fasse dépérir (1).

T. HYBRIDUM (L.). Le *T. hybride*, spontané dans quelques prés
humides, est cultivé en Suède. D'après le recueil de l'Académie
d'agriculture de Stockholm (2), il acquiert, jusqu'à 2 mètres
d'élévation, se ressème lui-même et fournit annuellement pendant douze ou vingt ans jusqu'à 20,000 kilogr. de fourrage par
hectare. On peut faire les semailles au printemps, mais si on les
fait en automne la plante prend bien racine, car les neiges la protégent contre le froid. Les terres fortes lui conviennent le mieux.
Il peut être pâturé avec avantage, car il pousse encore de nouvelles tiges quand déjà les anciennes mûrissent leurs graines.

T. RUBENS (L.). Le *T. rouge*, assez commun sur les vieux gazons ne doit pas être confondu avec le trèfle commun; il est
grand, a des tiges fortes, des folioles allongées, et fournit un bon
fourrage, même sur les pelouses très peu fertiles.

Le T. PROCUMBENS (L.), *T. couché;* le T. ALPESTRE (L.),
T. alpestre; le T. ALPINUM, *T. des Alpes;* le T. MONTANUM (L.),
T. des montagnes, etc. qui se trouvent dans nos prés et dans nos
pâturages fournissent un fourrage nutritif et recherché des animaux.

MELILOTUS. M. OFFICINALIS. Le *mélilot officinal*, très commun, vient sur des terrains plus que médiocres, et résiste, par
ses profondes racines à la sécheresse, en sorte qu'il reste vert
au milieu de l'été. Les animaux le pâturent sans bien le rechercher et il occasionne fréquemment des indigestions accompa-
gnées de météorisme. On peut le faire sécher, mais il est rampant,
difficile à faucher, et il faut le récolter au moment convenable,
car trop tôt il diminue beaucoup par la dessiccation, trop tard,
c'est-à-dire après la floraison, il devient dur et ligneux; il pourrait être cultivé sur des terrains peu fertiles. Il prospère en général partout où peut être cultivée la lupuline, et produit même

(1) V. Rendu, *Agriculture du département du Nord.*
(2) *Journ. des haras*, janvier 1841.

plus que cette dernière. On doit le mêler à des plantes faibles et minces, qui puissent en corriger les mauvaises qualités ; de son côté, il leur communique sa bonne odeur, et leur sert de soutien.

M. ALBA (Lam.). Le *M. blanc*, *M. de Silésie*, aime les terres meubles et un peu fraîches ; on le sème à raison de 12 à 15 kilogr. par hectare. Il résisterait mieux que le trèfle à la sécheresse et à la pauvreté du sol. Comme il est bisannuel, on peut l'employer lorsque la rotation de culture commande un herbage de peu de durée. On peut le semer avec la vesce qu'il soutient et qui, de son côté, le presse, l'affaiblit et concourt à former un fourrage délicat, tendre et succulent. Tous les animaux le pâturent, et en mangent le foin et les graines avec plaisir et profit ; mais on doit faucher ses tiges, encore plus grosses que celles du précédent, pendant qu'elles sont jeunes et tendres.

M. CÆRULEA (Lam.). Le *M. bleu* est assez productif pour former des prés annuels. Il est recherché en Allemagne à cause de sa rusticité. Il fournit un fourrage médiocre ; ses tiges grosses et droites ont peu de feuilles. Les abeilles aiment à butiner sur les fleurs des mélilots.

ONOBRYCHIS. O. SATIVA (Lam.), *hedisarum onobrychis* (L.). L'*esparcette cultivée*, *esparcette*, *sainfoin* est cultivée depuis long-temps comme plante fourragère. Elle vient sur les terres peu fertiles, calcaires ou siliceuses, et se plaît sur les sols légers qui n'offrent pas assez de consistance pour le trèfle ou la luzerne. Ses racines s'enfoncent entre les pierres, s'insinuent à travers les fissures des rochers et y bravent la sécheresse. On doit la semer de préférence sur les coteaux que les labours, les pluies dégarnissent de terre. Elle est très propre à fertiliser la plupart de nos terres naturellement peu fertiles, et surtout celles qui sont calcaires, élevées et arides ; elle convient, dit Yvart, pour lier et retenir par l'entrelacement de ses racines pivotantes, qui se bifurquent assez souvent, les terres meubles et en pente des coteaux crayeux sur lesquels elle jouit de la précieuse faculté de résister au froid et à la sécheresse plus qu'aucune autre des plantes que nous cultivons d'ordinaire en prairies artificielles, et où elle prévient les éboulemens qu'occasionnent si souvent les cultures annuelles. Elle prospère mieux sur les terres

en pente, bien exposées et bien ameublies, que dans les terres à
froment, où elle se laisse souvent envahir par les mauvaises herbes. L'esparcetière, qui doit durer plusieurs années, paie toujours les soins qu'on met à l'établir, et l'on gagne à lui donner
un sol propre, bien ameubli, régalé, passé au rouleau ou au
rateau et abondamment fumé. On met de 250 à 500 litres de graine
par hectare. On doit semer épais les esparcetières destinées au
mouton ; on fait les semailles en été, en automne ou au printemps : celles d'août réussissent ordinairement et ne craignent
guère qu'une excessive sécheresse ; celles d'automne prospèrent
aussi, mais, si on les établit avec une céréale, le sainfoin fleurit par
fois avant celle-ci, et les deux récoltes se nuisent réciproquement:
l'établissement de l'esparcette au printemps n'a pas cet inconvénient, et c'est celui qu'il faut préférer dans les bonnes terres,
en prenant la précaution de semer tard, afin que la jeune plante
ne soit pas exposée au froid ; mais dans les sols peu fertiles où la
sécheresse est à craindre et où la végétation n'est jamais luxu-
riante en semant dans le mois d'octobre, on devance généralement la prairie presque d'une année et l'on a une récolte beaucoup plus assurée.

On sème le sainfoin tout seul ou avec une autre graine. Seul,
il s'établit bien et la prairie dure long-temps ; mais comme il ne
donne jamais un grand produit la première année, il est avantageux de le sursemer à une récolte qui paie les frais des premiers
travaux, à un blé, à un seigle d'automne ou de printemps, ou à
la vesce. Ses graines doivent être aussi profondément enterrées
que celles des céréales.

Il faut bien choisir la semence de l'esparcette, la prendre
grosse, lourde, bien nourrie, récente et purgée de mauvaises
graines. Comme elle se détache de la plante facilement, ceux
qui la vendent la lèvent presque toujours avant la maturité ; et
puis elle ne germe que lorsqu'elle est nouvelle : cette double par-
ticularité, en expliquant en partie pourquoi les semailles de sainfoin manquent si souvent, montre qu'on doit, autant que possible, en recueillir soi-même la semence. Il est prouvé qu'une
récolte de graine ne nuit pas sensiblement à une sainfoinière,
elle lui est même souvent salutaire, car les graines qui tombent

pendant la récolte regarnissent la prairie. Un hectare de pré fournit assez pour ensemencer deux hectares de terre.

Il faut débarrasser, par des sarclages, les sainfoinières des
mauvaises herbes qui les détruisent souvent, et au besoin regar-
nir par repiquage ou par graine les clairières qui s'y forment. On
ne fauchera ces prairies et surtout, on ne les fera pâturer pour
la première fois que lorsque l'esparcette sera grande et bien enracinée ; dans aucun cas, à moins qu'on ne veuille les rompre ou
les sacrifier pour améliorer par le parcage une terre légère, on
ne les fera pâturer qu'autant que les feuilles et les tiges seront
assez longues pour préserver la racine : elles souffrent toujours
d'être coupées ras de terre.

Les engrais en augmentent de beaucoup les produits quand
elles sont en plein rapport ; ils sont surtout favorables à celles qui
se trouvent épuisées.

Récolte. On ne doit pas attendre pour faucher l'esparcette, la
complète floraison. Il vaut mieux perdre sur la quantité du foin
en devançant cette époque et gagner sur la qualité. On rattrape
sur la coupe suivante plus productive et plus précoce, ce qu'on
n'a pas laissé croître à la première. Si l'esparcette doit servir de
pâturage pour les bêtes à laine, il faut les y conduire avant que
les tiges soient dures.

Le fanage exige beaucoup de précaution : il faut, autant que
possible en fauchant dans un moment favorable, préserver l'esparcette de la pluie ; la remuer le moins possible, et avec ménagement afin de ne pas détacher les feuilles et les fleurs. Elle
doit être séchée à point : si elle l'est trop vous perdez la partie
la plus nutritive et il ne reste que des tiges ligneuses ; si elle
ne l'est pas assez votre fourrage moisit, devient noir et occasionne ensuite des maladies putrides aux animaux qui le consomment. La stratification avec des pailles est un moyen préservatif qu'on ne doit pas négliger lorsqu'il est possible. M. Plauche
qui a bien démontré les avantages de cette plante pour le midi
de la France, conseille de la mettre en bottes à mesure qu'on la
coupe. Il s'opère au centre de chaque botte un commencement
de fermentation qui rend la plante sapide et l'accommode au goût
des animaux. Par le bottelage, on ne perd aucune partie de la

plante et on craint peu la pluie dont on prévient les accidens en
mettant les bottes en petits tas aussitôt qu'on en est menacé.
L'esparcette occasionne rarement des indigestions ; elle entretient bien les animaux, les rend forts, vigoureux, les engraisse
et donne beaucoup de lait aux femelles.

Olivier de Serres en avait bien reconnu les qualités. L'esparcette, dit le patriarche de notre agriculture (1) , « est une herbe
fort valeureuse, non de beaucoup inférieure à la luzerne. Elle
rend abondance de foin exquis, bien que gros, appétissant et
substantiel, propre pour nourrir et engraisser toutes sortes de
bestes à quatre pieds, jeunes et vieilles ; mesmes pour agneaux
et veaux, faisant abonder en laict leurs mères. L'esparcette produit aussi du grain chaque année, seruant d'auoine au bestail,
pour engraisser la poulaille, et pour la faire facilement ouer ou
pondre. Vient gayement en terre maigre, et y laisse certaine
vertu engraissante à l'vtilité des blés qui y sont semés en suite,
dont elle est d'autant plus recherchée. Ne désire l'arrousement.
Craint la morsure des bestes, sa délicatesse les y attirant de telle
sorte, qu'en ayant une fois gousté, de deux lieües la vont paistre
à sa ruine, si le lieu n'est bien fermé. »

On peut faire pâturer le sainfoin sans aucun inconvénient pour
les animaux ; il est même très salutaire aux bêtes à laine. Il procure « presque en tout temps, dit Yvart, un pâturage très sain et
singulièrement approprié à la nourriture d'été et d'hiver de nos
bêtes à laine superfine qu'il n'a jamais l'inconvénient si redou-
table de météoriser. » Sans cette précieuse ressource, ajoute
l'habile agriculteur, il nous eût été impossible « d'entretenir en
aussi bon état des troupeaux nombreux sur une exploitation
aussi ingrate par la nature de la terre, par son morcellement,
par la sécheresse et par les débordemens auxquels elle est alternativement et si souvent exposée. »

Le pâturage du sainfoin ouvert à propos, n'est pas nuisible à la
plante. Il augmente même le produit des prés qui vieillissent
quand il ne prend pas les plantes trop ras de terre. Dans le midi

(1) *Théâtre d'agriculture* , livre IV, chap. V.

14.

après la première coupe, on le commence et on le continue toute l'année.

Mais diminuât-il la durée de l'herbage qu'on devrait y sacrifier en partie celui-ci ; car le pâturage est aussi favorable aux terres qu'aux animaux : c'est surtout par la dépaissance que les esparcetières augmentent la fertilité des terres légères. Le sainfoin est précieux principalement à cause du grand avantage qu'il a de former de très bonnes pâtures sur des terres crayeuses, crétacées où on ne peut pas le faucher, mais où d'autres plantes ne donneraient aucun produit. Le pâturage qu'il fournit a une grande valeur relativement aux qualités des terres dont on ne saurait d'ailleurs tirer aucun parti profitable.

Tous les agriculteurs en effet ont reconnu que le sainfoin est par excellence, la plante améliorante des sols arides : elle transforme en terres à froment des terrains siliceux et maigres, où le seigle vient à peine. C'est le plus précieux des fourrages pour les départemens méridionaux. M. Plauche pense que cette légumineuse doit occuper le tiers des soles pour répondre et satisfaire au besoin que les fermes ont de fumier. Cet habile agronome ne croit pas que sans cette plante la grande culture puisse réaliser des bénéfices. Il évalue que le revenu qu'elle donne est à celui du froment comme 125 est à 75, 55 ; elle procure donc sans embarras, sans nécessité d'avances considérables, un avantage de 49,45.

Le sainfoin fume le sol par ses racines, par les tiges et par les feuilles qu'on enterre. Pour profiter de ces engrais, on rompt la prairie par des labours peu profonds, et l'on y sème une céréale qui se nourrit aux dépens des parcelles dont la décomposition se développe le plus promptement ; mais l'année suivante on laboure profondément, et l'on confie à la terre une plante qui, par ses longues racines, puisse aller chercher les principes fertilisans dégagés par la décomposition plus tardive des racines. D'après M. Crud 1 hectare de sainfoinière fournit par an 14 charges fumier, de 1000 kilogr. chacune, à consacrer à d'autres terrains. Le même agronome estime que le sainfoin donne, terme moyen par hectare, 6,600 kilogr. de fourrage sec.

Les esparcetières durent plus long-temps sur les coteaux calcaires que sur les sols fertiles, mais humides. On doit ne les rompre que lorsqu'elles cessent de donner des produits passables, car plus elles restent, plus elles améliorent les terres ; il est bon d'en avoir une autre toute prête à remplacer celle qui vient d'être enfouie, et de n'en faire revenir sur la terre laissée libre qu'après un temps égal à la durée qu'elle a eue : on la laisse ordinairement de quatre à six ans ; il est toujours avantageux de faire le sacrifice de la dernière coupe en faveur des récoltes qui doivent y succéder.

Il y a une variété de sainfoin dite *sainfoin chaud, sainfoin à deux coupes* qu'on cultive dans les plaines fertiles, dans les terres à luzerne ; les feuilles en sont plus larges et les produits plus abondans et plus précoces que dans le précédent. On a essayé de le semer sur des sols arides, mais il n'y conserve que peu d'années les caractères qui le distinguent. Les animaux le recherchent avec avidité quoiqu'il soit dur.

L'O. caput galli (Lam.), *hesidarum caput galli* (L.), *E. tête de coq*, l'O. crista galli (Lam.), *hesidarum crista galli* (L.), *E. crête de coq*, plantes des terres sèches qu'on trouve dans le midi; l'O. saxatile (Lam.), *H. saxatile* (L.), *E. des rochers* qui vient sur les coteaux et dans les plaines peu fertiles des pays chauds ; l'O. montana (Dec.), l'O. supina (Dec.) qui croissent sur les montagnes, sont, comme les autres espèces du genre, des plantes sapides et nutritives ; les animaux les recherchent et s'en trouvent bien ; elles pourraient être semées avantageusement sur nos terres peu fertiles.

HEDYSARUM. H. coronarium (L.), *le sainfoin à couronnes, S. d'Espagne*, peu connu en France comme plante fourragère, exige un sol bon et bien préparé. Il forme dans la Calabre des prairies très productives, qu'on cultive souvent en céréales ; il se resème de lui-même et l'herbage se rétablit spontanément après la moisson. Ses tiges épaisses, succulentes, mais dures, forment pour tous les animaux une nourriture substantielle, même quand elles sont sèches.

L'H. humile (L.), l'H. obscurum, sont des plantes fourragères de nos montagnes, trop peu productives pour être cultivées.

LATHYRUS (L.). Le genre *gesse* offre des espèces à tiges

anguleuses, faibles et grimpantes, à feuilles tendres et nombreuses ; ces plantes ne supportent guère d'être pâturées, mais
elles sont succulentes et recherchées des herbivores.

L. PRATENSIS (L.). La *G. des prés* est très appétée par tous
les animaux, et c'est avec raison qu'Arthur Young la donne
comme un des meilleurs fourrages. Précoce et de longue durée,
elle brave la gelée, pousse de grandes racines vivaces et traçantes, des tiges très rameuses, beaucoup de feuilles et une
grande quantité de vrilles qui fournissent un fourrage fin très
nourrissant soit en vert soit en sec : elle s'étend beaucoup et
s'accroche aux plantes qui l'environnent ; elle serait bien avec
des végétaux à tiges droites, fermes et capables de la soutenir.

L. TUBEROSUS (L.). La *G. tubéreuse* doit le nom qu'elle porte
à des renflemens que présentent les extrémités de ses radicules.
Elle est commune dans les prés et dans les terrains cultivés ; c'est
un excellent fourrage dont les animaux sont avides : verte ou
sèche, elle les nourrit très bien, et les tubérosités qui la caractérisent sont alimentaires. Les deux espèces qui précèdent sont très
vivaces, et il est difficile de les détruire quand elles ont envahi
un terrain.

L. SYLVESTRIS (L.). On trouve la *G. sauvage* dans les bois,
dans les prés de montagne. Plus fourragère que les précédentes,
en raison de ses plus grandes dimensions, elle pourrait être
avantageusement cultivée avec une graminée ; le mélange donnerait des produits plus abondans, plus recherchés, plus friands
pour le bétail, et plus nutritifs que le foin pur de l'avoine élevée,
des brômes, etc.

L. LATIFOLIUS (L.). La *G. à larges feuilles, pois vivace,*
donnerait une grande quantité de fourrage, mais un peu dur. Il
faudrait l'associer à des plantes tendres, fines et la faucher avant
la maturité. Les graines qu'elle renferme en si grande abondance sont propres à nourrir la volaille, et les abeilles en recherchent les fleurs.

L. PALUSTRIS (L.). On trouve la *G. des marais* dans les prés
humides ; il serait à désirer qu'on pût l'y multiplier, car elle se
distingue entre les autres végétaux des marais par sa sapidité et
par ses facultés alimenteuses.

Les gesses qui précèdent sont vivaces, ainsi que la *G. recour-bée*, L. INCURVUS (L.), et la *G. à feuilles variées*, L. HETERO-PHYLLUS. Elles peuvent être cultivées; les animaux en mangent les fanes.

L. SATIVUS (L.). La *G. cultivée*, *pois carré*, spontanée en France, réussit assez bien sur les terres maigres et donne d'abondans produits sur celles qui sont bien cultivées, fertiles et fraîches, sans être humides. On la sème le plus souvent au printemps, quelquefois en automne, et si elle peut passer l'hiver elle donne alors une plus riche récolte. D'après quelques agronomes, elle ne résisterait au froid des mauvaises saisons que dans les pays chauds, et selon d'autres, elle serait plus vivace que les fèves, les vesces, les avoines, les orges, les navettes et le colza. Il en existe plusieurs variétés, la blanche et la grise.

On doit faucher cette plante au moment où commence la maturité, où elle se met à jaunir; plus tôt, elle est difficile à sécher et à conserver, et provoque la diarrhée, à ce qu'assure M. de Père; plus tard elle serait trop dure. Coupée de bonne heure, elle donne plusieurs coupes et fournit un très bon pâturage.

Tous les animaux sont avides de la gesse, et elle est pour tous une nourriture très substantielle: elle convient, dit-on, mieux que la vesce aux bêtes à laine et les échauffe moins, surtout quand elle a été coupée un peu avant d'être mûre. Excellente pour les vaches, elle les engraisse et active en elles la sécrétion du lait. Les semences que l'homme mange en grains ou mieux en purée, sont généralement recherchées de tous les animaux.

L. CICERA (L.). La *G. ciche*, *petite gesse*, *gessette*, *jaroutes*, *pois breton*, *jarosse*, croît spontanément dans le midi et dans le sud-est de la France. Elle donne d'abondantes récoltes sur des terres assez médiocres, où il ne serait pas possible d'avoir des plantes fourragères vivaces; elle craint l'humidité de l'hiver et réussit volontiers sur les terres calcaires, légères ou fortes.

Dans le midi, la petite gesse est fort utile : c'est une des plantes annuelles les plus propres à suppléer aux prairies trop rares dans les climats secs. Elle fournit d'assez bons revenus en améliorant beaucoup le sol quand on la récolte avant la maturité, et sans en diminuer la fertilité alors même qu'elle porte graine. On la sème en septembre, car rarement elle souffre de l'hiver, et si, par extraordinaire, le froid en tue une partie (le tiers, la moitié), ce qui reste talle beaucoup, se développe bien et par compensation donne de grands produits. Semez à raison de 2 à 3 hectolitres de graines par hectare, et dans la poussière plutôt que dans la terre humide.

On la cultive pour la fane et pour le fruit. Si vous y cherchez un fourrage, fauchez-la à la floraison et engrangez-la avant qu'elle soit complétement desséchée, crainte qu'elle ne se brise; si vous en voulez cueillir la graine, vous l'arrachez justement au point de maturité où la graine est assez mûre pour ne pas se rider, mais pas assez pour tomber et se perdre.

Le fourrage de la petite gesse convient surtout aux ruminans; il les nourrit bien et les engraisse rapidement. On le réserve généralement pour les bêtes à laine, dont il est très recherché. Les porcs sont avides aussi de cette plante, quand elle est verte, et s'en engraissent. On doit la faire consommer avant la maturité, car sa graine peut occasionner des accidens.

L. ANGULATUS (L.). La *G. anguleuse*, qui vient dans les lieux incultes, et dans les céréales est assez recherchée des animaux. L. HIRSUTUS (L.). La *G. velue*, plante rustique, est cultivée dans le nord, où, d'après M. de Wall, on la sème en automne. M. Vilmorin l'a trouvée très fourrageuse, mais moins hâtive que la vesce et le pois d'hiver. Elle donne moins de produits que la G. cultivée et sous ce rapport, la *G. articulée*, L. ARTICULATUS (L.), nous paraît lui être supérieure; la *G. annuelle*, L. ANNUUS (L.), très productive; la *G. sans feuilles*, L. OPHACA (L.); la *G. de Tanger*, L. TINGITANUS (L.); la *G. odorante*, L. ODORATUS, sont assez communes et peuvent servir à nourrir les animaux qui les recherchent avec avidité.

VICIA. Les *vesces*, sous tous les rapports, ressemblent aux gesses. Comme ces dernières, elles sont les unes vivaces, les autres annuelles.

La *V. des haies*, V. DUMETORUM (L.); la *V. des bois*, V. SYLVATICA (L.); la *V. voyageuse*, V. PEREGRINA; la *V. cracca*, V. CRACCA (L.); la *V. bisannuelle* V. BIENNIS (L.), prospèrent dans les lieux secs et pourraient être mêlées avec avantage aux graminées qui viennent dans les mêmes sols. Thouin voulait associer la dernière au mélilot de Silésie.

V. VILLOSA (Roth). La *V. villeuse*, originaire du nord, résiste au froid de nos hivers ; elle a une végétation très vigoureuse, mais il faut la semer avec une plante qui puisse en soutenir les tiges flexibles.

V. SATIVA (L.). La *V. cultivée* présente deux variétés : celle d'été et celle d'hiver. La vesce d'été peut être cultivée dans toutes les terres, et elle donne un produit, sinon très abondant sur les sols maigres et dans les années de sécheresse, du moins plus considérable que celui qu'on obtiendrait des autres plantes fourragères ; mais c'est dans les sols un peu forts qu'elle prospère le mieux.

Elle est précieuse comme plante annuelle ; on la sème après les récoltes d'hiver, après le colza, la navette, les céréales précoces, etc. ; elle occupe la terre qu'elle n'épuise pas sensiblement en attendant les semailles d'automne. Cette plante est fort utile pour remplacer les fourrages que la sécheresse des mois de mars et d'avril ont détruits.

La *V. d'hiver* est une plante rustique, cultivée en grand dans la Flandre. Elle est peu difficile sur la nature du terrain, pourvu qu'il soit sain, car elle craint l'humidité. Elle donne, lorsqu'elle réussit, jusqu'à 12,000 kilog. de fourrage sec par hectare.

Elle est précoce, et peut être donnée aux animaux au moment où les provisions d'hiver sont finies, et avant que le trèfle et la luzerne puissent être fauchés. Elle laisse le sol, qu'elle a occupé l'hiver, libre assez tôt pour qu'il puisse recevoir une autre récolte. Comme plante annuelle, la vesce d'hiver est souvent préférable au trèfle incarnat, et son produit plus assuré est même plus hâtif.

La vesce donne un fourrage aussi sain que productif : ses tiges sont fines, souples, sapides, de digestion facile et très nutritives, soit qu'on les donne en vert, soit qu'on les transforme en foin. On peut même, en prenant quelques précautions, faire pâturer cette légumineuse ; car elle occasionne beaucoup moins facilement des indigestions que la luzerne et le trèfle.

Les vesces ne sont pas seulement utiles pour remplacer les

trèfles qui ont manqué ; elles doivent fournir la base de la nourriture verte des bestiaux, d'après le conseil de Mathieu de Dombasles, depuis le milieu de mai ou le commencement de juin, époque où l'on fauche ordinairement les vesces d'hiver, jusque dans le courant d'octobre ; pour cela, on doit en semer de mars en juillet toutes les deux ou trois semaines ; cependant comme la réussite des dernières semailles est toujours chanceuse, il est très utile de se réserver une ressource dans d'autres prairies artificielles.

Les vesces conviennent à tous les herbivores ; elles fournissent un fourrage fin pour les bêtes à laine, et nourrissent bien les animaux de travail, mais on doit ne les donner aux vaches que mélangées à d'autres fourrages, car seules, si l'usage en est continué pendant long-temps, elles communiquent au beurre un goût huileux fort désagréable (1).

Nous verrons, en parlant des gerbées, qu'il n'est pas avantageux de laisser parvenir les vesces à leur maturité. Toutefois, si le foin est destiné à des solipèdes, on peut attendre que les cosses soient en grande partie formées avant de faucher : la fanaison sera plus facile et le fourrage meilleur pour ces animaux que s'il avait été coupé plus jeune.

FABA (Tourn.). Ce genre a pour type la plante que Linné appelait *Vicia Faba.*

F. VULGARIS, *Vicia Faba* (L.). La fève ordinaire est annuelle ; elle a une racine pivotante ; on la cultive pour la nourriture de l'homme et pour celle des animaux. Nous en connaissons plusieurs variétés :

La *F. grosse des marais,* F. MAJOR : c'est la variété la plus grosse, mais rarement la plus productive.

La *féverole, F. des champs,* F. MINOR, F. EQUINA, est plus petite, a le fruit âpre, presque cylindrique. Elle fleurit tard, mais donne beaucoup de produits.

Ces deux variétés offrent diverses sous-variétés, dont les plus intéressantes sont la *grosse fève de Windsor,* à graines larges et aplaties, qui est très cultivée en Angleterre ; la *féverole de*

______

(1) *Journ. d'agric. prat.,* T. V, p. 130.

Héligoland très productive, apportée d'Angleterre par M. Vilmorin.

Les fèves viennent dans tous les sols moyens; elles aiment les
terres fraîches, et réussissent dans des localités qui seraient trop
argileuses pour d'autres cultures; mais elles craignent la grande
humidité à l'égal des fortes sécheresses. On peut les semer dans
des sols où le trèfle réussit mal.

Dans les pays où elles peuvent passer l'hiver, c'est en automne ou en décembre qu'on en fait l'ensemencement, et dans
les contrées froides, c'est au commencement de la belle saison :
il faut toujours qu'elles soient assez fortes pour résister aux
grands froids de janvier et aux fortes chaleurs de la fin du printemps. Si, avant de les confier à la terre, on a la précaution de les
faire gonfler dans l'eau, elles restent moins de temps à lever et
sont moins exposées à être mangées par les rats. Les Anglais qui
ont depuis long-temps reconnu les avantages des fèves, en sèment
beaucoup, travaillent et fument bien les champs pour les recevoir, et y donnent beaucoup de soins. Nous avons cependant remarqué qu'elles n'exigent pas en France une terre excessivement
meuble; nous les semons avec avantage après un seul labour;
comme l'avoine, elles réussissent très bien sur un gazon rompu.

Vous semez les fèves en lignes et vous les cultivez comme
une récolte sarclée quand vous recherchez les graines; mais
vous les semez à la volée et épais, car elles ne tallent pas, quand
vous les cultivez pour les faner.

Pour les transformer en foin, on les fauche ordinairement à la
floraison : alors les tiges, les gousses sont, il est vrai, épaisses,
charnues et difficiles à sécher, mais plus tard elles seraient dures
et la plante ne repousserait plus; tandis que si la première coupe
est faite bien avant qu'elle soit mûre, on peut ensuite faucher
plusieurs fois ou avoir un pâturage bon et substantiel.

La sommité des fèves cultivées pour les graines, coupée avant
la maturité, fournit une ressource précieuse. Cette sorte de déca-
pitation augmente la quantité et la qualité des grains, avance
leur maturité et débarrasse la plante des pucerons qui se logent
principalement au sommet des tiges.

Parvenues à maturité, la paille et les graines des fèves forment un fourrage (des gerbées) qui peut, dit-on, pour les chevaux, remplacer le foin et l'avoine. Les tiges sèchent alors plus rapidement et sont plus faciles à conserver que coupées plus jeunes : cependant, comme elles sont grosses et charnues, elles ont assez de tendance à retenir l'eau, et si on les met en javelles, il faut avoir soin que celles-ci se trouvent minces.

Dans quelques départemens, on mêle les fèves à la vesce, au pois, à la lentille, à la gesse et même à des graminées. Ces mélanges peuvent être fauchés verts ou après la formation des graines ; on obtient, dans les deux cas, un fourrage substantiel et très salubre. Les fèves, quoique dures, conviennent à tous les animaux, les entretiennent en bonne santé et engraissent même les moutons.

Il n'est pas indispensable de les semer en automne ou à la fin de l'hiver ; elles « peuvent faire le même service que les vesces ; les mélanges des unes et des autres avec le seigle et l'avoine, dans la proportion de quatre à un, composent un excellent fourrage, qu'on peut semer à diverses époques, avant et après l'hiver pour en jouir en mai, juin et juillet ; ce fourrage peut tenir lieu aux chevaux et aux moutons de foin et d'avoine » (De Père). Si les produits de ce mélange ne doivent être consommés qu'après la formation des épis, la proportion de la graminée doit être infiniment plus faible.

La fève est une très bonne plante ; elle donne des fourrages salubres et abondans, n'épuise pas le sol, l'occupe peu de temps et le nettoie des mauvaises herbes, soit par les sarclages qu'elle réclame, si on la sème en lignes, soit par l'ombre qu'elle produit, si on la répand à la volée.

ERVUM. Le genre *Ers* renferme quelques espèces qui nous intéressent.

E. LENS (L.). L'*E. grosse lentille*, *lentille commune*, *lentille blonde*, aime les terres légères et craint l'humidité. Réservée ordinairement pour la nourriture de l'homme, on la sème en lignes ; cependant on la cultive aussi comme fourrage, seule ou mêlée à des graminées, à des fèves, etc. Elle fournit une nourriture de première qualité, très recherchée du bétail et très alimenteuse.

« Si on la fauche aussitôt que les cosses sont formées, dit M. de Dombasles, c'est peut-être le plus nourrissant de tous les fourrages, soit en vert, soit en sec. Il y a de l'inconvénient à en donner trop aux bestiaux, même en fourrage sec, parce qu'elle contient trop de substances nutritives sous un petit volume : il est préférable de la donner en mélange. »

E. L. MINOR (L.). L'*E. petite lentille, lentille rouge*, est le plus souvent cultivée pour les bestiaux, sous le nom de *lentillon*. Elle est peu difficile sur le sol : on la sème à la volée dans des terres médiocres qu'elle occupe pendant l'année de jachère ; elle ne donne qu'un produit peu abondant, mais qui forme une des meilleures nourritures connues.

On sème rarement la lentille seule. La variété d'automne est semée ordinairement avec le seigle ; celle du printemps avec l'avoine. Ces graminées, qui entrent pour un quart dans le mélange, lui servent de soutien. Le plus souvent on fauche le lentillon à l'époque de ses fleurs et on le donne vert ou l'on en forme du foin. Yvart trouvait avantageux de le faire pâturer par les moutons pour améliorer les terres. Ces deux variétés ne craignent pas la sécheresse. Parmi les légumineuses cultivées pour la graine, ce sont celles qui viennent le mieux sur les terres siliceuses ou calcaires, mais ce sont aussi celles qui épuisent le plus le sol quand on les laisse parvenir à une pleine maturité.

E. ERVILLIA (L.). L'*E. ervillier, lentille ervillier,* craint peu la chaleur et vient sur des terres médiocres. On la sème en automne et épais, si on recherche la fane et non la graine ; dans ce cas, en la fauchant avant la maturité, on obtient une nourriture bonne, mais qu'on ne doit donner qu'avec précaution. Elle est très utile à Alger et en Égypte.

E. MONANTHOS (L.). L'*E. à une fleur, lentille d'Auvergne,* est cultivée pour la nourriture de l'homme et pour celle des animaux. Elle vient sur des terres siliceuses très médiocres où ne prospéreraient ni les fèves ni les pois (Vilmorin). On la sème seule ou avec une graminée qui la soutient ; elle est tendre, délicate, très substantielle, et très recherchée des animaux.

E. HIRSUTUM. L'*E. hérissée* se trouve dans les terres cultivées ; le bétail a pour elle un goût marqué. Les lentilles ont des tiges molles et difficiles à dessécher ; il est à désirer qu'on ait la facilité de les stratifier avec des végétaux ligneux qui les dessèchent et qu'elles améliorent.

PISUM. Le genre *pois* renferme plusieurs espèces qui, bien que cultivées en grande partie pour la nourriture de l'homme, ne laissent pas que de fournir aussi des ressources à l'hygiène vétérinaire.

P. SATIVUM (L.). Le *P. cultivé* présente un grand nombre de variétés. Le *P. gourmand*, *P. goulu*, *P. sans parchemin*, est celui dont la gousse est charnue, bonne à manger ; le *P. commun*, *P. à écosser*, *P. à parchemin*, est celui dont on ne mange que le grain. Chacune de ces deux variétés présente des sous-variétés *à rames* et des sous-variétés de pois *nains*. Ces pois, réservés pour l'homme, et dont le grain est très nourrissant, sont très recherchés du bétail. Les fanes peuvent servir de fourrage dans l'hiver, surtout celles du pois à rames, qu'on a soin de hacher. Si vous les cueillez un peu avant la maturité, les grains diminuent, se retirent, se rident en séchant : vous perdez alors en quantité, mais vous gagnez en bonté ; car ils sont de beaucoup meilleurs et les tiges en sont plus tendres, plus succulentes et beaucoup plus alimenteuses.

P. ARVENSE (L.). Le *P. des champs*, *P. gris*, *P. de brebis*, *P. de mouton*, *P. à cochon*, *P. à pigeon*, est considéré comme le type des pois cultivés. Il vient spontanément dans les champs : la culture en a développé deux variétés : l'une dite d'hiver, et l'autre d'été.

La première, très rustique, convient aux pays exposés à la sécheresse. Quand on la sème en automne, elle se trouve tout établie l'année suivante avant les fortes chaleurs et donne de bons produits, même dans les terres à gravier, où les récoltes du printemps ne résistent pas au soleil d'été. On la récolte ordinairement assez tôt pour mettre à la place une récolte jachère, comme pommes de terre, raves, navets, etc.

Le *P. du printemps* offre deux sous-variétés : l'une hâtive, qui se sème en mars, et l'autre tardive, dans le mois de mai seulement. Elles prospèrent dans les terres à froment, et préfèrent les sols de consistance moyenne ou un peu argileux où elles réussissent sans beaucoup de labours et sans engrais. On la sème épais pour prévenir les dégâts des oiseaux et afin que la récolte touffue tienne le sol frais, le fertilise de ses nombreuses feuilles qui tombent avant la maturité de la plante et étouffent les mauvaises herbes.

Les graines et les fanes des pois peuvent être placées parmi les substances végétales les plus alimentaires et les plus recherchées du bétail. Les pois verts conviennent à merveille pour engraisser les ruminans et les porcs, pour nourrir les chevaux et les vaches laitières, mais surtout pour entretenir les bêtes à laine et élever les agneaux. Si on les coupe un peu avant la maturité complète, et qu'on y laisse la graine, on obtient une nourriture très succulente, sans nuire au terrain ; si on attend qu'ils aient parcouru toute leur végétation, on épuise le sol, on risque de perdre les graines et d'avoir une fane tout-à-fait ligneuse : le plus sage est de faucher aussitôt que les premières gousses commencent à être mûres, même pour faire des gerbées ; mais si l'on ne tient pas à la graine, si l'on veut transformer la récolte en foin, on la fauchera lorsqu'elle sera en fleurs, plus tôt même si elle a versé, et on la fera sécher avec soin. Pour faire consommer en vert, il faut aussi récolter quand les gousses commencent à se former.

CICER. C. ARIETINUM (L.). Le *ciche bélier*, *pois ciche*, vient spontanément au midi de l'Europe et en Orient. On le cultive en France pour l'homme et les animaux. M. Devaux en a décrit plusieurs variétés parmi lesquelles nous citerons le *ciche café*, *C. A. édule*, dont le grain torréfié sert à préparer une infusion assez agréable. Le *pois ciche* est très substantiel et très difficile à faire cuire : le plus souvent on le réduit en farine. Il est très rustique ; supporte mieux que les pois la sécheresse et tout aussi bien le froid. On le sème en automne, même dans le nord. Si on le fait brouter en hiver, ses tiges, raccourcies sous la dent du bétail, deviennent rameuses, et la récolte en grain, loin d'en souffrir, n'en est que plus abondante.

On fauche le *ciche* plusieurs fois pendant le printemps ; on le fait manger aux vaches qui en sont très friandes et auxquelles il donne beaucoup de lait ; il offre aussi une bonne nourriture pour le mouton. Si on le laisse mûrir, il épuise beaucoup la terre, mais la paille équivaut à un bon fourrage.

LOTUS (L.). CORNICULATUS. Le *L. lotier corniculé* est une plante indigène très commune qu'on trouve sur des terrains secs, arides, pierreux et dans des lieux humides. Il est rustique, pourvu de longues racines, résiste au froid comme à la sécheresse, et végète depuis les premiers beaux jours jusqu'à la fin de la belle saison, malgré les chaleurs de l'été.

C'est dans les bons terrains que le lotier acquiert tout son développement ; il s'élève de 8 à 10 décimètres et fournit une grande quantité d'excellent fourrage, soit qu'on le transforme en foin soit qu'on le fasse pâturer ; les herbivores le recherchent. Associé à la lupuline, au trèfle et à des graminées il forme de bons prés dans les lieux humides.

L. VILLOSUS (Thuill.). Cette plante qu'on a voulu considérer comme une variété du *L. corniculatus* forme une espèce partilière : d'après M. Vilmorin, elle se plaît dans les lieux humides ; plus élevée et plus fourragère que la précédente, elle garnit bien le terrain, et à l'avantage de durer long-temps, mais elle est tardive.

L. ULIGINOSUS (Schk.). On considère aussi le *L. des marais*, comme une variété du *L. corniculé* produite par les sols un peu gras. Le *L. uligineux* s'élève sous l'influence de l'humidité de 8 à 10 décimètres, et acquiert dans toutes ses parties un grand développement. Parmi les légumineuses, il est le seul, avec le trèfle blanc, qui prospère dans les étangs desséchés, et qui réussisse bien dans ces terrains, mais il est plus productif que le trèfle et plus du goût des animaux ; il donne un lait de première qualité et un beurre jaune excellent, surtout quand la plante est en fleur.

Il est vivace mais il dure rarement plus de deux ans. Après ce temps il est chassé du sol par des graminées. Sprenger le sème avec le *Poa sudetica*, le *Poa aquatica*, le *Poa fluitans ;* il donne de riches récoltes avant que les graminées aient eu le temps d'envahir le terrain.

L. ORNITHOPODIOIDES (L.). Le *L. pied d'oiseau* est une petite plante annuelle dont les tiges acquièrent de 2 à 4 décimètres d'élévation ; il est peu productif, mais il fournit un bon fourrage.

Le genre CORONILLA renferme quelques espèces fourragères qui présentent peu d'intérêt.

C. minima (L.). La *petite coronille* vient sur les pelouses arides et sur les rochers ; préservée de la sécheresse par des racines profondes, elle peut concourir sur les mauvais sols, à composer des pâturages artificiels. Du reste les animaux en paraissent avides.

C. varia (L.). La *C. variable* est une plante des prés et des pâturages secs.

SECURIGERA. La *sécurigère* que Linné avait classée dans les coronilles forme le type d'un genre : elle est annuelle et fourragère.

PHASEOLUS (L.). Le genre *haricot* renferme plusieurs espèces et la culture en a formé de nombreuses variétés : les unes à rames, les autres à tiges courtes. Leurs feuilles se détachent aisément, et elles n'offrent après la récolte des graines, que des valves, des gousses et des tiges peu recherchées des animaux.

TRIGONELLA. T. foenum grecum (L.). Le *trigonelle fenu grec, foin grec, senegré* s'est acclimaté en France où nous le trouvons en croissance spontanée. On le cultive plutôt pour la graine que pour le foin. Il vient dans des terres maigres, sablonneuses et ne réclame aucun soin particulier ; mais si on le fume et qu'on le place sur une terre substantielle il donne alors les plus beaux produits.

On le sème en automne et au printemps, soit en lignes, soit à la volée ; en automne il pousse plus de branches, porte plus de graines, mûrit mieux et six semaines plus tôt, mais il souffre quelquefois du froid. On le fauche au moment de la floraison. Le foin du *fenu grec*, déjà connu dans l'antiquité égyptienne et grecque, n'est pas très abondant, mais il est très substantiel et très sain. Il entretient la vigueur, la santé et l'embonpoint des animaux. M. de Dombasles recommande cette plante comme pouvant servir d'engrais.

ORNITHOPUS. O. perpusillus (L.). L'*ornithope pied d'oiseau* se trouve dans les lieux sablonneux et couverts. Quoique annuel, il a une racine pivotante qui descend à 4 ou 5 décimètres de profondeur et nourrit, pendant la sécheresse, de nombreuses tiges gazonneuses. On le sème dans le sable avec d'autres plantes ; tendre, ferme, peu aqueux, très succulent, désiré par le bétail, il contient à l'état vert 16 pour 100 de matière nourrissante et 4 pour 100 de ligneux.

HIPPOCREPIS. H. comosa (L.). L'*hippocrépide en ombelle* est commune mais petite et très peu productive ; les animaux la pâturent avec plaisir. Nous avons dans le midi d'autres espèces de ce genre qui sont annuelles et nourrissantes mais d'un pauvre revenu.

ANTHYLLIS. A. vulneraria. L'*anthyllide vulnéraire* se trouve dans les terrains secs, sur les sables où elle forme des touffes pâles que les animaux aiment à pâturer.

LUPINUS. L. albus (L.). Le *lupin blanc* vient sur les sols les plus maigres, argileux ou graveleux, mais il réussit mal à l'humidité et sur les terres calcaires. Il est peu rustique. Dans les pays exposés au froid, il faut le semer au printemps ou à la fin de l'été afin qu'il soit en hiver assez fort pour résister aux gelées. Il ne craint pas la sécheresse et, conjointement avec le maïs, il forme les meilleures prairies des lieux secs et transformerait, a-t-on écrit, la Provence en une Normandie.

Le *lupin* est peu couru par les animaux ; cependant les bœufs en mangent les tiges sèches écrasées. Il forme, encore vert, un pâturage pour les bêtes à laine et d'après M. Rodat (1), un excellent préservatif contre la cachexie aussi bien que les graines administrées crues on cuites. Il est très propre à être enterré vert comme engrais dans les sols arides où il croît facilement.

L. angustifolius. Le *L. à feuilles étroites* se trouve dans les terres sablonneuses du midi ; on le cultive dans les environs de Dax.

OROBUS (L.). Le genre *orobe* renferme l'O. vernus (L.), *O. printanier*, l'O. tuberosus (L.), *O. tubéreux*, l'O. niger (L.), *O. noir*, l'O. sylvaticus (L.), *O. des bois*, l'O. luteus (L.), *O. jaune* que nous trouvons dans les bois et dans les pâturages, et qui contribuent à nourrir les herbivores. Le *printanier* est très

____

(1) *Cultivateur Aveyronnais*, p. 157.

précoce, et la racine du *tubéreux* est douce et nutritive. Les abeilles aiment à butiner sur les orobes.

ONONIS ou BUGRANES. Les plantes de ce genre ont des racines vivaces et des tiges dures et ligneuses. Nous en comptons plusieurs espèces : l'O. NATRIX (L.), *O. natrix*, l'O. PRATENSIS (L.), *O. des prés*, l'O. REPENS (L.), *O. rampant* que les animaux mangent, et qui, bien que dures, fourniraient un bon fourrage, si on les fauchait assez à temps.

O. SPINOSA (L.). L'*O. épineux, bugrane* est appelé *arrête-bœufs* parce que ses racines grosses, longues et tenaces, arrêtent les bœufs au milieu des sillons. Les tiges de cette plante forment sur les gazons et dans la première jeunesse un assez bon fourrage ; mais aussitôt que les épines dont elles sont hérissées deviennent ligneuses, sèches, dures, elles rebutent les animaux. Difficile à détruire elle est mauvaise dans les terres arables et dans les prés. Elle durcit au moment de la fauchaison et nuit au foin que les animaux rejettent avec les épines et le fourrage est ainsi perdu sans profit.

GENISTA. Dans le genre *genêt* nous trouvons des arbustes à feuilles simples très petites, mais dont les jeunes pousses sont tendres et peuvent servir de nourriture.

G. TINCTORIA (L.). Le *G. des teinturiers* se trouve sur les pelouses peu fertiles et vient très bien dans les clairières des bois, dans les prés argileux : il est précoce et les moutons le broutent.

G. PILOSA (L.). Le *G. velu* vient dans les terres les plus arides; ses racines sont longues et vont chercher la nourriture et l'humidité à une grande profondeur; aussi cette plante ne craint-elle ni froid, ni sécheresse; elle améliore par ses feuilles et par ses rameaux la surface du sol. Ce genêt qui végète toute l'année est celui que les bêtes à laine préfèrent; il leur est même salutaire, peut-être à cause du principe amer qu'il contient. Il ne nuit ni au trèfle, ni aux graminées. Sa graine lève facilement et les jeunes plants réussissent toujours. Sprengel veut qu'on le sème au printemps sur un seigle, ou avec une autre plante fourragère.

G. SCOPARIA (Wild.). *Spartium scoparium* (L.). Le *G. à balai* est pâturé par les moutons qui en mangent la fleur au printemps et les branches en hiver. Cette plante fortifie les bêtes à laine, les

15.

échauffe même si elles en prennent en trop grande quantité, et leur donne l'hématurie ou le pissement de sang ; elle produit peu de lait, et ne devra s'administrer que comme complément ou comme accroissement à la nourriture, en hiver quand le pays est couvert de neige, ou en été quand les gazons sont desséchés par le soleil.

Dans les années de disette de fourrage, on l'a employée à nourrir les bestiaux ; mais elle a rarement été favorable à la santé, ce qui provenait peut-être de ce qu'on la donnait en excès à des animaux mal nourris d'ailleurs.

ULEX. U. europeus (L.). L'*ajonc d'Europe, A. épineux* appelé *lande de Bretagne* prospère beaucoup dans les climats humides de l'ouest, dans les terres légères et schisteuses du département de l'Aveyron ; il est également très commun en Angleterre. C'est dans les landes, les bruyères, les champs arides qu'on le rencontre, et plusieurs labours suffisent à peine pour en débarrasser entièrement le sol qu'il a une fois infesté ; il impose même certaines rotations agricoles en ne reparaissant que tous les trois ou quatre ans, car tous les trois ou quatre ans on est obligé de laisser les terres en friche pour adopter pendant quelques années un régime pastoral. Il n'exige que peu de soins, mais il n'a guère été bien cultivé encore qu'en Bretagne. On y sème la graine de l'ajonc avec du seigle, et l'hiver qui suit les semailles on le fauche comme un pré. Le docteur Anderson le semait avec une orge.

Cette plante peut vivre long-temps : on laisse celle qu'on a semée quatre, cinq, six ans et quelquefois trois ou quatre fois autant. On la fauche lorsqu'elle a de 30 à 35 décimètres, et on la refauche toutes les fois qu'elle rattrape cette hauteur. La première fois on la coupe à ras de terre, afin que les tronçons des tiges restés sur place n'empêchent pas de faire les coupes suivantes. Souvent on laisse grandir la dernière pour l'employer comme matière à brûler. La valeur de l'ajonc est en rapport avec la nature du sol : sur terrain maigre, vous le voyez petit, épineux et très dur ; tandis qu'en terrain fécond, il montre sa tige agrandie et ses jets tendres quoique gros et longs de 5 à 13 décimètres ; il fournit alors une récolte aussi productive que trois coupes de trèfle.

Toutefois, malgré les qualités précieuses qu'il présente, la culture s'en étendra difficilement hors de la Bretagne. On craint les épines dont il est armé, et les hommes qui n'y sont pas habitués ne se livrent qu'avec répugnance aux·préparations qu'il doit subir avant de pouvoir être administré. Cette considération en suspendra la propagation jusqu'à la découverte d'une machine pour le couper et l'écraser d'une manière facile et peu coûteuse. Les contrées de l'Angleterre et de la France où il vient de lui-même ne cherchent pas même à en tirer parti quoique, en général, elles manquent de fourrage la plus grande partie de l'année; et pour en purger les terres où il gêne, où il empêche le pâturage du mouton, on se contente quelquefois d'y mettre le feu. Pourtant cette plante est une des plus alimenteuses que nous possédions; car, d'après les expériences de M. Heuzé, 250 kilog. d'ajonc équivalent à 100 kilog. d'avoine et à 144 kilog. de foin; 1,500 grammes ou 6 litres d'ajonc nourrissent aussi bien, d'après M. de La Boisière, que 1 kilogr. de foin (1).

L'ajonc marin pilé forme une excellente nourriture qui, pour les poulains, vaut mieux, après le sevrage, que le foin ou l'herbe, disait Querbreat Calloet : il les tient brillans, dispos, leur fait une bonne poitrine et les préserve de la pousse. Les chevaux le préfèrent au meilleur foin; il les nourrit, les entretient très bien et leur donne de l'ardeur pour le travail; les animaux de labour peuvent en vivre exclusivement : il les rend frais, vigoureux, forts, leur donne le poil lisse et les chairs fermes. Mais il ne peut pas former ainsi la nourriture exclusive d'un cheval employé aux messageries; il paraît même qu'à raison de 15 kilogram. par jour, il échauffe un cheval de peine, et lui fait tomber le poil (2).

La lande convient mieux, a-t-on dit, aux solipèdes, aux moutons qu'aux grands ruminans. Cependant, en Bretagne, on nourrit des vaches et des bœufs avec cette légumineuse et des feuilles de houx pilées. Le docteur Anderson, qui recommande l'ajonc pour faire des clôtures, le trouve aussi propre à l'engraissement des bœufs que les navets. Déjà, en 1666, Calloet avait remarqué qu'il donne en hiver aux vaches et aux brebis plus de lait que le foin.

(1) *Moniteur de la propriété*, janvier 1841.
(2) *Ibid.*

M. Vincent pense que la *lande* peut avoir en hiver l'importance du trèfle en été; elle dure long-temps, reste verte toute l'année, et ne craint ni le froid ni la chaleur, ni la pluie ni la sécheresse.

Pour faire consommer l'ajonc on le pile « avec des maillets de bois garnis à leur extrémité de grosses têtes de clous, dans des auges en granit, ou, à défaut, dans des auges en bois, dont les meilleures se composent de plusieurs billots équarris, réunis, le bois debout résistant mieux à la percussion. » Avant d'écraser la lande on la coupe avec une hache : ces opérations se font pendant les mauvais temps, ou durant les longues soirées d'hiver, et reviennent ainsi à un prix modique. La nourriture de chaque cheval composée d'ajonc pilé ne revenait à M. de La Boissière qu'à 25 ou 30 centimes par jour. Un homme peut en piler journellement pour cinq chevaux. A la ferme de Grand-Jouan on donne 1 fr. 40 c. pour en faire cueillir et broyer 100 kilog. L'ajonc pilé pourrait facilement être mêlé aux substances alimentaires, fluides et aqueuses, dont il augmenterait la consistance.

Il n'est pas seulement intéressant sous le rapport de l'hygiène : il améliore les terres sèches et arides qu'il occupe, et sert à former des haies. A cet effet, on le sème en lignes sur les bords des propriétés ; si on veut l'empêcher d'envahir l'intérieur des terres, on place la graine sur une éminence de terre qu'on sépare par un fossé de la propriété à clore. Ces clôtures s'élèvent rapidement, et fournissent tous les ans de quoi chauffer le four ou nourrir les animaux. Les graines qui se développent au centre des haies suffisent toujours, en se resemant, à repeupler ces clôtures à mesure qu'elles se dégarnissent.

L'ajonc se recommande comme combustible, et le désir que nous aurions d'en voir propager la culture, ou du moins de voir utiliser celui qui infeste tant de nos terres, nous engage à citer les lignes suivantes.

« Il n'est peut-être aucun arbre ni arbuste qui fournisse, sur la même étendue, autant de chauffage que celui-ci. Un de nous fit semer en avoine, à la fin de février 1822, 12 ares sur lesquels il fit jeter, avant l'émottage, 4 livres de graines d'ajonc.... Dans l'hiver de 1825, il fit couper une partie de cet ajonc, et successivement le reste dans les deux années suivantes. Il a dans ce moment (1828) des repousses d'un an, de deux ans et de trois ans. Il a voulu connaître le produit particulier de chacune de ces années. En conséquence, à la fin de septembre dernier, il a fait couper quelques mètres carrés dans chaque partie, et le produit en a été exactement pesé. La repousse de trois ans a pesé 17 livres par mètre carré; celle de deux ans 13 livres; celle d'un an 8 livres et demie. Ce résultat semble accuser une diminution graduelle de produits pour la deuxième et la troisième année. Mais comme en vieillissant les poussées, d'abord herbacées, deviennent annuellement plus ligneuses, il y a tout lieu de croire que le produit de trois ans, qui n'est en poids que le double de celui de la première année, n'en a pas moins une valeur plus de trois fois égale pour le chauffage. Quoi qu'il en soit, à 17 livres par mètre, l'hectare produirait 170,000 livres en trois ans. A cet âge les épines sont tombées ; mais soit que la quantité diminue de 40 p. 100 par la dessiccation, il reste encore plus de 1,000 quintaux de combustible sec, égal au produit de 1 hectare de taillis de chêne de douze ans. » (1)

Bosc a observé qu'il donne plus de chaleur qu'aucun autre bois indigène. Il n'a fallu que 650 fagots pour cuire une fournée de tuiles qu'on ne pouvait obtenir avant à moins de 1500 fagots des autres espèces de bois. En Espagne il devient presque un arbre.

L'U. PROVINCIALIS (Dec.). Quoique différent de celui qui précède, peut remplir les mêmes usages. On trouve les deux espèces réunies du côté de Rieupeyroux (Aveyron).

U. NANUS (Smith). L'*A. nain* est très nourrissant; les brebis en recherchent la fleur au printemps ; mais les épines repoussent les animaux, et mêlé au foin il fait perdre beaucoup de fourrage. On cultive cet ajonc dans quelques jardins comme plante d'ornement : tous les pieds ne fleurissent pas à la même époque, et quand on les a groupés, ils forment des massifs qui durent en fleurs les deux tiers de l'année.

L'*A. marin*, U. ACULEATUS, qu'on a préconisé comme le *nec*

____

(1) *Recueil agronomique de Tarn-et-Garonne*, 1840.

plus ultra des clôtures, n'est probablement qu'une variété de l'espèce précédente.

ART. III. — Crucifères.

Les *crucifères* sont intéressantes sous le rapport de l'agriculture, de l'hygiène, de la médecine et de l'industrie. On y trouve à l'état sauvage des propriétés excitantes, une odeur et une saveur bien marquées qui les rendent peu propres à servir de nourriture aux animaux; mais les plantes de cette famille, qui sont plus particulièrement employées comme fourrages, ont été profondément modifiées par la culture, et sont devenues tendres, succulentes, d'une odeur beaucoup moins forte et presque douces. Elles conviennent principalement pour les ruminans.

BRASSICA (Dec.), *Chou*. Originaires d'Europe et rustiques, les choux trouvent dans nos climats la température qui leur convient, et poussent spontanément dans presque toutes nos terres. Cultivés depuis un temps immémorial, ils ont éprouvé de grandes modifications dans leurs caractères et dans leurs propriétés : les changemens de forme qu'ils ont subis constituent des variétés nombreuses souvent difficiles à caractériser, mais dignes d'être étudiées à cause de leur utilité.

Plus difficile sur la nature du sol que les crucifères sauvages, le chou cultivé, pour perdre ses propriétés irritantes, et transformer ses parties dures et fibreuses en substances charnues, tendres et succulentes, veut une terre fraîche et profonde ; et pourtant, parmi les plantes propres à fournir des fourrages frais pendant l'hiver, c'est lui qui va le mieux aux terrains neufs et pauvres en sels calcaires. Vivant aux dépens de l'air à l'aide de ses larges feuilles, et aux dépens des couches profondes du sol par ses racines longues et pivotantes, il l'effrite peu, quoiqu'il donne beaucoup de produits. M. Rieffel, qui en a fait l'essai en grand, recommande sa culture aux fermiers qui défrichent des landes : ils doivent s'en tenir à ces plantes en attendant que l'influence fertilisante des labours, de l'air, du soleil et des engrais ait assez préparé la terre pour les légumineuses.

Parmi les espèces du genre chou, les unes se conservent facilement pendant l'hiver, les autres peuvent fournir un pâturage printanier très précoce. On peut les donner aux nourrices, aux élèves, aux bœufs de travail et aux bêtes à l'engrais ; mais ce n'est qu'avec modération, et après les avoir mélangées dans de sages proportions, avec d'autres fourrages, qu'il faut les administrer aux animaux dont les produits sont destinés à la nourriture de l'homme ; car elles communiquent facilement au lait et à la viande l'odeur et la saveur qui les distinguent.

Les cultivateurs et les botanistes sont peu d'accord sur la nomenclature des plantes cultivées qui appartiennent au genre *brassica*. Il serait cependant fort important, sous le rapport de l'agriculture, de s'entendre à cet égard. C'est dans ce but que nous allons, à l'exemple de quelques agronomes qui en ont écrit dans ces dernières années, rapporter aux cinq espèces admises par Decandolle les diverses variétés dont nous avons à parler.

B. OLERACEA. *B. sylvestris* (Dec.). Le *C. sauvage* est spontané dans plusieurs contrées de l'Europe. Modifié par la culture, il a, d'après Decandolle, et selon la direction ou le développement des tiges et des feuilles, formé les races suivantes.

1° B. O. BOTRYTIS (Dec.). Le *C. fleur* a les branches courtes et en rayons, avec des fleurs disposées en corymbe. Il offre deux variétés principales, le *C. fleur* proprement dit et le *brocolis*, cultivées pour l'usage de la cuisine.

2° B. O. BULLATA (Dec.) Le *C. cloqué*, *C. de Milan*, offre dans nos jardins potagers des variétés à tiges courtes, à feuilles bullées, pommées dans leur jeunesse. Le *C. de Savoie*, le *C. de Hollande*, le *Milan ordinaire*, le *Milan doré*, appartiennent à cette race et sont fort intéressans pour l'horticulture.

3° B. O. CAPITATA (Dec.) Le *C. cabus*, le *C. pommé*, le *C. déprimé*, le *C. ovale*, le *C. pain de sucre*, le *C. cœur de bœuf*, intéressent l'agriculteur et le maraicher.

Les premiers surtout sont très productifs et donnent, lorsqu'ils réussissent, quantité de fourrage : quelques individus parviennent au poids de 15 à 18 kil. ; leur culture ne réclame aucun soin particulier, mais il faut les repiquer au printemps, dans un moment où les bras sont quelquefois fort occupés, et les récolter en automne, lorsque les travaux des fermes pressent le plus.

Les choux craignant le froid, la récolte doit s'en faire avant l'hiver : on ramasse d'abord les feuilles extérieures, étalées et qui jaunissent ; on fait ensuite consommer les choux qui n'ont pas pommé, et l'on conserve les meilleurs, les plus durs, pour la fin de l'hiver. Leur conservation est difficile en raison de leur volume et de la grande place qu'ils occupent. On les placera dans un local sec et assez vaste pour n'être pas obligé de les tasser. Dans quelques contrées, on les conserve en les enterrant ou en les mettant les uns contre les autres et la racine en l'air, sur un sol abrité ; on les recouvre d'une couche de paille et de feuilles.

4° B. O. CAULORAPA (Dec.). Le *C. rave* a des tiges pourvues, au-dessus du collet, à l'origine des feuilles, d'un renflement oblong et charnu. Il présente deux variétés : le *C. R. commun* et le *C. R. crépu ;* dans la première, on distingue le *blanc* et le *violet.* Ce chou peut servir à la nourriture des animaux, mais quand il est cultivé en grand, sur des terrains médiocres, sans soins particuliers, sans arrosage, il est souvent dur et ligneux.

5° B. O. ACEPHALA (Dec.). Le *C. sans tête, C. cavalier, C. chèvre, C. en arbre, C. vert, caulet,* est celui qui diffère le moins du *C. sauvage.* Il présente plusieurs variétés : le *C. cavalier commun* qu'on cultive le plus ordinairement ; le *C. branchu,* remarquable par les ramifications de ses tiges ; le *C. du Poitou,* cultivé en grand dans la province dont il porte le nom.

Les choux sans tête sont plus rustiques que les pommés et moins difficiles sur la nature du sol ; les uns et les autres, cependant, aiment des terrains francs, riches, ameublis, plutôt trop forts que trop légers : ils réussiraient bien dans les sols frais, mais comme ces sols sont ordinairement humides en hiver, la récolte risque d'y périr pendant les temps pluvieux. Bien soignés, ils fournissent beaucoup de fourrages, sont très goûtés des grands ruminans, et, quoique peu nourrissans, n'en forment pas moins un aliment précieux en hiver.

On les sème en pépinière vers la fin de l'automne, et on les plante au printemps. On fait les semis du *C. vert, C. vache,* en mars, pour le transplanter en juin ou au commencement de juillet. On peut le placer dans de mauvais sols, mais il faut alors, pour en tirer de bonnes récoltes, employer à propos et selon la nature du terrain ou la chaux ou le fumier gras.

On commence à faire consommer les choux aussitôt qu'ils ont acquis un assez grand développement. En septembre, vous pouvez enlever d'abord les feuilles qui commencent à jaunir et vous continuez les cueillettes, selon les besoins, pendant l'hiver, jusqu'à la récolte définitive, que vous fixez au moment où les tiges ont poussé. Chaque chou est alors très haut et très large. Si, secondé des pluies tombées à propos, vous avez fait la plantation en un sol propice, 66 ares en choux vont suffire, d'après M. Jolly (1), à la nourriture de dix bêtes à cornes, depuis la fin de septembre jusqu'en avril. Ces plantes fournissent cinq fois autant que les navets ou les turneps; et bien que le produit en soit très irrégulier, on peut cependant l'évaluer en moyenne, par hectare, de 12 à 15,000 kilogrammes de fourrage vert.

Les choux préparent la terre pour une récolte d'orge, ou de haricots, ou de chanvre; ils pourvoient la ferme d'une bonne nourriture pour la saison froide, produisent beaucoup de fumier de bonne qualité, donnent même de bon lait et engraissent les animaux s'ils sont convenablement mêlés à d'autres fourrages.

B. CAMPESTRIS. Le *C. champêtre* présente trois races.

1° B. C. OLEIFERA (Dec.). Le *colza*, principalement cultivé comme plante oléagineuse, fournit encore à l'hygiène vétérinaire les résidus de la fabrication de l'huile et la paille, dont nous parlerons ailleurs. Il est aussi cultivé comme plante fourragère, et, dans ce cas, on le sème vers la fin de l'été, pour y trouver au commencement du printemps, une nourriture fraîche qu'on fait le plus souvent consommer sur place : ce procédé, usité surtout en Angleterre, équivaut à une abondante fumure. Le colza peut aussi être administré au râtelier; il donne plusieurs récoltes, même lorsqu'on le coupe au moment où il est près de fleurir. Après avoir été fauché ou avoir fourni un pâturage en automne et en hiver, il peut encore offrir une récolte médiocre de graine.

____

(1) *Annales de la Société d'agriculture d'Indre-et-Loire.*

Recommandé principalement pour sa précocité, il convient aux vaches laitières, aux bêtes à laine et aux porcs.

2° B. C. PABULARIA (Dec.). Le *C. à faucher* peut être coupé plusieurs fois, et sert à nourrir les animaux.

3° B. C. NAPO-BRASSICA (Dec.). Il offre deux variétés :

a. N. B. COMMUNIS. Au *navet commun,* à racine blanche ou rouge, mais jamais jaune, se rapportent le *C. vert rouge* et le *N. blanc* qui comprend, d'après quelques auteurs, la plante suivante.

Le *C. de Laponie, de Sibérie,* a des feuilles qui ressemblent à celles de la rave. Yvart le semait sur chaume, à raison de 3 kilog. de graine par hectare, et, au printemps suivant, lorsqu'à peine les autres fourrages avaient commencé de pousser, l'effeuillage fournissait une bonne nourriture pour les troupeaux.

b. N. B. RUTABAGA (Dec.). La racine du *rutabaga, navet de Suède*, est « souvent orbiculaire, rarement fusiforme, mais beaucoup plus compacte, plus pesante d'un quart environ, moins aqueuse, plus délicate au goût, plus nourrissante, et surtout bien plus rustique et plus convenable pour la nourriture des hommes et des animaux, que la rave ou le navet ordinaire, quoiqu'elle soit généralement moins productive en volume (Yvart). » Le ruta-baga est depuis long-temps cultivé en Angleterre, où l'on est d'accord que 50 kilog. de ce fourrage ont plus de valeur que 100 de turneps. Introduit en France vers 1789, sa culture s'y étend tous les jours de plus en plus. Considéré comme un hybride du navet jaune et du chou, ou du colza et de la rave, le rutabaga forme une variété sans fixité, qui montre toujours une grande tendance à dégénérer : on ne peut le conserver avec ses caractères distinc-tifs qu'en apportant des soins particuliers dans le choix de la semence. Pour se procurer de la bonne graine, vous prenez des racines jaunes, bien nourries, ni trop grosses, ni trop précoces, d'un sol fertile, et vous les plantez sur une bonne terre, à l'abri des intempéries, et éloignées des autres plantes en fleurs du genre *brassica*.

M. Rieffel regarde comme un avantage du rutabaga la faculté de résister à l'humidité, qui le rend précieux pour les sols im-perméables des landes. Il prospère dans les terres médiocres mieux que les choux, donne dans les sols légers plus de produits que la pomme de terre, et doit être préféré à la betterave dans les climats où il pleut souvent. Comme aux crucifères en général, il lui faut une terre bien préparée et profondément labourée, pour que ses racines fortes et pivotantes puissent s'y développer à l'aise : elles profitent toujours des facilités qu'elles rencontrent, y proportionnent leur croissance, et ne donnent d'abondantes récoltes que sur les terres bonnes et bien fumées.

On sème le rutabaga sur place ou en pépinière : au premier cas, on emploie de 2 à 3 kilog. de graine par hectare ; mais il est presque toujours préférable de suivre la seconde méthode. A cet effet, vous choisirez, pour les semailles une terre très fertile, que vous diviserez convenablement aux premiers beaux jours du printemps, et vous y répandrez la graine, que vous enterrerez ensuite au rateau. M. Rieffel recouvre les semis de balles de céréales ou de menue paille, afin d'éviter le tassement par les pluies. Quoi qu'il en soit, il est bon de ne pas répandre toute la semence à-la-fois, de la diviser en deux parties, d'en semer une d'abord, et l'autre quelques jours après : avec cette précaution, on est à-peu-près certain d'avoir des chances favorables, et le travail de la plantation s'ajustera ensuite plus facilement avec les autres occupations de la ferme.

Jusqu'à ce qu'elles aient leur quatrième feuille, les jeunes plantes sont très exposées à être dévorées par les pucerons (*altica oleracea*). On éloigne ces insectes en couvrant exactement tous les plançons de cendres non lessivées. M. Rieffel recommande de porter le plus grand soin à cette opération, qu'on pratique le matin, avant que la rosée soit levée. Si on la néglige, il suffit quelquefois d'une journée de beau temps, pour que tout le semis soit dévasté. L'*altice bleue* ne sort que pendant les beaux jours.

Pour pratiquer le repiquage, M. Rieffel fume, ameublit et régale bien le sol d'abord ; il fait ensuite tracer des lignes à 85 centimètres l'une de l'autre, et il fait placer les plants espacés de 40 centimètres. Il emploie à cette plantation plusieurs ouvriers : l'un raccourcit la racine si elle est trop longue, et entrepose la jeune plante à côté du point qui lui est assigné ; l'autre fait le trou, et y engaîne le jeune rutabaga ; enfin le troisième saupoudre la racine d'une pincée de noir animal, et la recouvre avec le plantoir. Ces trois ouvriers, en un jour, peuvent ainsi planter 9,000 pieds.

Quand on veut semer sur place, sans transplanter, on doit, du 1er mai au 15 juin, répandre la graine, et assez épais, dans la prévoyance que les insectes pourraient dévorer une partie des jeunes plants, sauf ensuite à arracher au premier binage les pieds trop rapprochés.

Pour l'époque de la plantation, il faut se guider sur l'état de l'air et sur l'état de croissance plus ou moins avancé des plantes : on choisira un temps pluvieux, et le moment où les tiges ont à-peu-près la grosseur du doigt. L'opération réussit généralement sans aucun autre soin ; cependant, dans certains cas, quelques arrosages pourraient être très utiles pour tasser la terre et la rafraîchir.

Les navets de Suède, très rustiques de leur nature, peuvent tenir en place jusqu'au mois de février ; car, non-seulement ils se conservent bien, mais encore ils grossissent toujours et ne paraissent avoir acquis toute leur maturité qu'au milieu de l'hiver (Rieffel). Cependant il est toujours prudent de rentrer au moins une partie de la récolte avant les grands froids. Pour conserver les racines de rutabaga, M. Rieffel ménage dans ses palliers des voûtes de 2 mètres d'élévation ; il en jonche ensuite le sol d'une couche de paille de 40 centimètres, sur laquelle il range les racines de manière à ne pas en remplir complétement tout l'emplacement voûté, et à laisser dans les meules un espace libre par où peut circuler un courant d'air qu'on arrête lorsque le froid est trop intense.

En Angleterre, on fait consommer le rutabaga sur place ; mais en France, les bêtes à laine, auxquelles il est si favorable, résisteraient mal aux intempéries. Yvart a d'ailleurs observé que son écorce coriace, sa chair ferme et serrée, usent promptement les dents des petits ruminans.

Un hectare de cette plante fournit de 25 à 125,000 kilogr. de nourriture verte, selon la fécondité du terrain, selon le soin qu'on y a apporté, et enfin, selon les climats : cette surface de terrain peut produire de 30 à 50,000 racines, pesant en moyenne 15,000 grammes, sans compter les feuilles.

Le rutabaga fournit un fourrage vert très nutritif, et qui profite beaucoup ; car, s'il faut 5 kilogr. de choux pour former l'équivalent de 1 kilogr. de foin, il n'en faut que 3 de rutabaga ; de sorte que l'hectare de terre qui donne 30,000 kilogr. de ce dernier, rapporte un produit égal à 10,000 kilogr. de bon foin. Il faut ajouter que la racine de crucifère entretient bien les animaux, les rend vigoureux, et donne aux femelles quantité de lait, dont le beurre est très bon. Sous ce rapport, elle est préférable à la rave, au chou, à la pomme de terre, et même à la betterave.

B. RAPA. Cette espèce présente la ravette et la rave proprement dite :

1° B. R. OLEIFERA (Dec.). La *ravette, rave sauvage*, ressemble complétement aux raves par son feuillage. Decandolle la considère comme le type sauvage de l'espèce. On la cultive en Dauphiné comme oléagineuse. Si, d'un côté, elle est moins productive que le colza, de l'autre, elle est plus rustique et moins difficile sur la qualité du sol.

2° B. R. ESCULENTA. La *rave* présente des modifications nombreuses, qu'on peut rapporter aux deux types suivans :

a. B. R. E. DEPRESSA. La *R. déprimée, rave, R. du Périgord, R. du Limousin, grosse rave, turneps* offre au-dessous du collet un disque charnu d'où partent supérieurement les feuilles, et inférieurement une racine grêle pivotante. Elle renferme plusieurs variétés distinguées, d'après la couleur, en *blanche*, en *verte*, en *rouge*, en *jaune*, en *noire;* sucrée, celle-ci est estimée pour la nourriture de l'homme.

b. B. R. E. OBLONGA. En général plus petite que la précédente, cette rave a une racine oblongue qui va en diminuant insensiblement vers la partie inférieure.

Les raves aiment les terres fertiles, légères, granitiques, profondes, bien ameublies, et ne réussissent bien que sous une température moyenne et dans un climat un peu humide.

Quelquefois on les sème entre deux céréales ; d'autres fois à la suite d'une récolte de printemps, et elles occupent le sol pendant l'année de jachère. Elles peuvent résister aux grands froids, mais le plus souvent on les retire de terre au commencement de l'hiver, et on les conserve dans des celliers où on les dispose en couches minces, ou dans des silos munis de soupiraux ; en Bresse on les entasse sur un coin du champ et on recouvre les monceaux d'une couche de terre, de manière à les abriter des fortes gelées ; en Flandre, on les laisse sur place et on les couvre de leurs feuilles et d'un peu de terre pour les préserver des grands froids. On doit toujours prévoir les momens où les mauvais temps empêcheront d'en récolter pour les usages journaliers.

Plus ou moins sucrée, mais contenant, surtout dans l'écorce et à des degrés divers, l'odeur et la saveur des crucifères, la rave est médiocrement alimenteuse : un animal, pour s'entretenir convenablement, devrait en manger par jour le tiers de son poids, car 50 kilogr. n'équivalent, d'après Thaer, qu'à 11 de foin ; mais elle est favorable à la santé des ruminans qui en sont avides, et active plutôt la sécrétion du lait qu'elle ne favorise la production de la chair. Cependant, en France comme en Angleterre, on l'emploie à l'engraissement : le beurre des vaches qui s'en nourrissent devient de qualité inférieure si elles en prennent en trop grande quantité. On l'administre lavée, séparée des radicules et divisée en tranches minces. En Bretagne, quelques domaniers veulent qu'on la frotte seulement avant de la hacher ; ils prétendent qu'un peu de terre est nécessaire pour empêcher qu'elle n'affaiblisse et ne *dévoie* les animaux (1).

On reproche à cette plante de ne réussir que sous l'influence d'une atmosphère humide et de pluies fréquentes, d'exiger un sol dès long-temps cultivé et bien amendé, d'offrir un revenu mal assuré, d'être souvent dévorée par les insectes, et enfin, d'entraîner à de grands frais de récolte et de transport, quand on ne la fait pas consommer sur place.

B. NAPUS. Le *chou-navet* de Decandolle renferme deux races :

1° B. N. ESCULENTA, navet proprement dit, qu'on distingue d'après sa couleur en *jaune*, en *noir*, et en *blanc;* les uns sont secs, les autres tendres, mais tous sont plus sucrés et moins âcres que la rave.

(1) *Journal d'agricult. pratique,* mai 1840.

2° B. N. oleifera (Dec.). La *navette d'hiver* diffère du navet par une racine grêle, de la grosseur de sa tige ; elle est moins productive que le colza et plus que la navette d'été. Comme plante oléagineuse, on la sème avant l'hiver et l'on en fait la récolte le printemps suivant ; et comme plante fourragère, on l'installe après une récolte d'été, le plus souvent sans autre préparation qu'un labour ou une façon à la herse de fer. Elle commence à fournir un pâturage en automne, donne ensuite au cultivateur qui a su en régler sagement la dépaissance une ressource pour l'hiver, un fourrage pour le commencement du printemps et plus tard une bonne récolte d'huile ; si on la met en défens, elle peut être en fleurs dès le mois de février, et devancer, au moins de quinze jours, les fourrages les plus hâtifs : elle est alors fort utile pour les animaux qui réclament du vert. Moins productive que le colza, elle est en revanche plus précoce, plus rustique et plus nourrissante ; elle est aussi moins aqueuse et moins difficile sur les qualités du sol. Ses fleurs jaunes ou violacées sont odorantes et recherchées des abeilles. On la sème quelquefois en lignes, mais toujours à la volée si elle doit être pâturée, et dans ce cas on prodigue un peu la semence : on la répand à raison de 3 à 4 kilogr. par hectare. Après qu'elle a fourni un bon aliment pendant l'hiver, elle laisse la terre libre assez à temps pour une autre récolte.

B. precox. La *navette d'été, quarantaine,* semée au printemps, donne déjà en été des feuilles pour nourrir les animaux. Elle est peu productive, mais en compensation peu difficile sur la nature du sol, et peut être précieuse pour remplacer d'autres plantes qui ont manqué. Si on la destine à devenir un fourrage, on la sèmera deux fois aussi épais que si on la cultive pour en retirer l'huile.

SINAPIS. S. alba (L.). La *moutarde blanche*, annuelle, rustique, d'une venue rapide et commune dans les terres cultivées, n'est pas exigeante sur la nature du sol. On peut la semer depuis le mois de février jusqu'à la fin d'août, et lui faire occuper la terre entre deux autres récoltes. Après les moissons, si on la sème en raison de 100 kilogrammes par hectare, elle fournit une bonne nourriture qui peut servir jusqu'à la fin de décembre. La moutarde est saine et nutritive ; elle augmente le lait des vaches, et produit un beurre de très bonne qualité, ce qui l'a fait nommer *plante à beurre.*

S. NIGRA (L.). Généralement cultivée pour la graine, la *M. noire, seneve, sauve,* a des tiges et des feuilles qui peuvent servir d'aliment pour les animaux ; elle infecte les terres de ses graines qui tombent facilement et se conservent long-temps. Il faut de 4 à 5 kilogr. de semences par hectare.

S. ARVENSIS (L.). La *M. des champs* se comporte souvent comme une plante parasite. Elle peut servir de nourriture au bétail ; mais on fera bien de la donner avec modération ; car, en trop grande quantité, elle irrite la bouche et détermine une abondante sécrétion de salive.

ISATIS. I. TINCTORIA (L.). Bisannuel, assez rustique pour résister même à tous les temps, le *pastel des teinturiers, guède, vouède,* vient dans les terrains maigres ; mais il ne donne d'abondans produits que dans les sols riches et bien travaillés. Les terres calcaires sont celles qui lui conviennent le mieux. Il doit être semé avec la pimprenelle, la chicorée, etc.

Non-seulement il résiste au froid des hivers, mais encore il continue sa pousse, et peut déjà fournir un bon pâturage au commencement de la belle saison, quand les autres végétaux, encore engourdis, ne donnent pas signe de vie. Daubenton et Yvart l'ont recommandé pour l'hiver comme une excellente nourriture à faire consommer sur pied ou au ratelier. M. Vilmorin a trouvé que c'est la plante fourragère qui a le mieux résisté au froid de l'hiver 1839-1840.

Sain et alimenteux, le fourrage qu'il fournit nourrit bien les animaux, quand une fois ils s'y sont accoutumés, ce qu'ils font facilement. Il a été employé avec grand avantage, pour engraisser des agneaux.

BUNIAS. B. ORIENTALIS (L.). Le *bunias d'Orient,* acclimaté dans nos pays, précoce, résiste à la sécheresse, croît rapidement et donne des récoltes abondantes sur les terres profondes, saines et un peu légères.

RAPHANUS. Dans le genre *raifort,* nous rencontrons deux espèces, le *R. cultivé,* R. SATIVUS (L.), utilisé sur nos tables, et propre , en outre, à nourrir les vaches auxquelles il donne beaucoup de lait ; le *R. sauvage* , R. RAPHANISTRUM (L.), commun dans les lieux cultivés où il nuit souvent aux récoltes. Ces plantes peuvent servir de condimens.

ART. IV. — Solanées.

La famille des solanées renferme des plantes , en général vénéneuses ; mais il en est quelques-unes qui, par la culture, deviennent propres à la nourriture des animaux. Une seule doit nous occuper.

SOLANUM. S. TUBEROSUM (L.). La *morelle tubéreuse , pomme de terre, truffe, patate, parmentière ,* de Parmentier qui a rendu de si grands services en cherchant à la propager, est originaire du Pérou. Long-temps cultivée comme plante rare , elle s'est étendue insensiblement et a si peu attiré l'attention des cultivateurs, qu'on ignore même le nom de l'homme qui l'a importée en Europe.

Quoique connue sur notre continent dès le milieu du XVIe siècle, la pomme de terre n'a été cultivée en grand que vers 1790. D'abord on a dù craindre qu'elle ne partageât les propriétés vénéneuses de la famille à laquelle elle appartient. Depuis long-temps cependant, on avait reconnu ses facultés alibiles, et on la recommandait comme une ressource précieuse pour la nourriture du pauvre et pour celle des animaux ; mais en voulant la conseiller exclusivement sous ces rapports, on nuisit à sa propagation. Parmentier, convaincu de ses précieuses qualités, sut adopter le seul moyen capable d'en étendre la culture et l'usage économique : il chercha à la mettre à la mode dans les hautes classes de la société, persuadé qu'une fois en usage dans la cuisine des grands, elle deviendrait rapidement la ressource des pauvres. Le résultat a complétement confirmé ses prévisions, et comblé ses généreuses espérances.

La pomme de terre, telle que nous la possédons, semble plutôt un produit de l'art agricole qu'une création de la nature : on dirait qu'elle n'appartient à aucun climat en particulier, car on la voit prospérer dans les contrées froides du nord comme sous

16.

l'équateur d'où elle est originaire. Très nombreuses et caractérisées par la couleur, la consistance, le volume, la forme, la précocité, la saveur des tubercules, ses variétés sont peu fixes et mal déterminées; la plupart se modifient même, changent continuellement, tandis qu'il s'en produit sans cesse de nouvelles soit par l'effet du climat et de la culture ordinaire, soit par l'effet de la multiplication par graine.

Dans le choix de la pomme de terre, ayez égard au climat, à la nature du sol, aux besoins de la localité, etc. Pour une terre légère, recherchez une variété qui s'enfonce profondément dans le sol et ne craigne pas la sécheresse; pour un terrain argileux une variété dont les tubercules se forment près de la naissance des parties aériennes et soient faciles à arracher.

Il n'est pas toujours avantageux de cultiver celle qui donne la plus grande quantité de produits bruts. Près des villes, la variété hâtive, quoique peu abondante en produits, rapporte en général les plus grands bénéfices; dans les fermes où l'on veut consommer les tubercules, on donnera la préférence à celle qui rendra la plus grande quantité de matière nourrissante, eu égard aux frais qu'elle coûte. La plus productive en poids et en volume n'est pas toujours la meilleure; M. de Dombasles a trouvé 36 1/2 p. $^{0}/_{0}$ de matière sèche dans la pomme de terre hâtive, couleur rose clair, et seulement 22 1/3 p. $^{0}/_{0}$ dans la grosse patraque rose. Or, si la valeur nutritive est proportionnée à la quantité de substance sèche, ce qui est probable, la variété la plus volumineuse, rapportât-elle en poids presque deux fois autant que l'autre, serait loin d'être la plus avantageuse à cause des frais de récolte, de l'encombrement et des embarras de conservation qu'entraîne un volume trop considérable de produits; et surtout parce que les variétés qui donnent le moins en poids, et qui semblent rapporter le moins, sont le plus souvent fermes, peu aqueuses et salubres.

La morelle tubéreuse prospère dans tous les sols comme sous tous les climats. C'est la racine fourragère qui convient le mieux à la plupart de nos terres, si peu fertiles; mais, du reste, sa récolte varie en quantité et en qualité, selon la nature du sol et le degré d'humidité de l'air. Dans les terrains sablonneux, cal-

caires ou siliceux, ses produits, peu abondans les années de
sécheresse, sont farineux, sapides et nutritifs ; mais les plantations doivent y être précoces, afin que les tubercules soient bien
formés à l'époque des grandes sécheresses ; car, si le manque
d'humidité en arrête la croissance, ils sont peu abondans, avor-
tés et mauvais. Les pluies tardives diminuent très peu cet inconvénient : au lieu de raviver les produits déjà formés, elles en font
naître de nouveaux, et à la récolte, on ne trouve que de vieilles
pommes de terre épuisées par la végétation, et de nouvelles,
encore aqueuses, fades, incapables de se conserver et nuisibles
même à la santé du bétail. Dans les terres argileuses, fortes, elles
sont aqueuses, molles, de saveur peu agréable, insalubres, difficiles à nettoyer et à conserver ; elles ne s'y développent même
qu'incomplétement lorsque la sécheresse trop forte resserre et
fait crevasser la surface du sol ; si elles sont tardives, il arrive
souvent, dans le nord surtout, qu'elles n'ont pas le temps de mûrir dans les terres grasses, et sont encore vertes au moment des
gelées blanches d'octobre ; elles ne forment alors qu'une misérable
récolte, autant à cause de la nature du sol qu'en raison de ce que la
plante n'a pas eu le temps d'élaborer les principes absorbés. Elles
se plaisent particulièrement dans les sols mixtes, un peu exposés
au sud et au levant, riches en terreau et en substances minérales
solubles.

La culture en est facile : elles réussissent en général sur les dé-
frichemens. Pour les multiplier, on plante les tubercules ou bien
on fait des semis, mais on n'a recours à ce dernier mode que
pour obtenir des variétés nouvelles. Quoique le plus souvent on
les cultive seules, elles peuvent néanmoins s'associer au maïs, au
pois et à d'autres plantes sarclées. Elles s'accommodent bien, et
surtout dans les sols sablonneux, d'engrais frais qui peuvent tenir
la terre humide en été. On ne doit pas négliger de les sarcler, car
les sarclages qui leur sont si favorables, sont utiles pour les récoltes qui doivent suivre ; on doit même les renouveler plusieurs
fois dans les terres herbeuses, afin de ne pas y laisser s'égrener
les végétaux parasites, mais il faut avoir soin qu'au pied de chaque plante, la façon, bornée à la superficie du sol, ne contrarie ni
la naissance, ni le développement des tubercules. Le buttage assez

communément usité, rend la récolte superficielle, facile à arracher et peut être utile dans les terres grasses ; mais on ne doit le pratiquer qu'une fois, et seulement lorsque la plante est encore jeune, afin de ne pas déranger la naissance des tubercules.

On avait conseillé de couper la fane de la morelle tubéreuse pour nourrir le bétail, mais M. Morellat a prouvé le peu de profit de cette pratique ; en effet, si vous coupez les tiges avant la floraison, une surface déterminée de terre vous donnera 4,300 kilogrammes de tubercules ; si, aussitôt après que les fleurs viennent de passer, 16,330 kilogr. ; si, un mois plus tard, 30,700 kilogr. ; et si enfin, deux mois après la fleur, 41,700 kilogrammes ; or, à quelque époque qu'on fixe la récolte de la fane, elle ne sera jamais d'un prix à balancer la valeur des tubercules qu'on a sacrifiés pour la cueillir. Il faut attendre, pour arracher la pomme de terre, que la fane soit en partie desséchée ; la fécule en est alors bien formée, et les tubercules possèdent toutes les qualités qu'on en peut espérer ; tandis que si on les tire avant leur maturité, ils sont aqueux, peu sapides, mal nourrissans et diminuent beaucoup après la récolte : quelques-uns ont pensé même, qu'il serait bien de les laisser en terre jusqu'au moment de les consommer, mais dans nos climats, où règnent souvent des froids rigoureux et des neiges parfois si longues, il est moins aventureux de les arracher ; seulement il faudra le faire aussi tard que possible, excepté dans certains cas exceptionnels où il est nécessaire de devancer la maturité et même de sacrifier en partie la récolte ; c'est quand on craint des froids, des pluies continues, ou qu'on a besoin de rendre la terre libre pour l'ensemencement de l'année qui va suivre : dans cette extrémité, on doit, en automne, faire consommer les tubercules prématurément cueillis. Dans tous les cas, il faut faire la récolte par un beau temps : lorsque la terre est bien égouttée et l'air sec, l'extraction est facile et moins dispendieuse ; le sol se travaille bien, les mauvaises herbes se flétrissent et périssent, les tubercules se nettoient, se conservent ensuite sans altération et peuvent être administrés sans avoir été lavés.

Qu'on arrache les pommes de terre à la main ou à la charrue, ce qui est beaucoup plus expéditif, on doit avoir soin de les enlever toutes, car celles qu'on aurait négligées seraient détruites par le froid ou dévorées par les bêtes sauvages, ou bien elles germeraient l'année suivante et infecteraient les récoltes nouvelles. On doit ne pas blesser celles qu'on veut conserver, crainte qu'elles ne viennent à se gâter et à communiquer leur pourriture aux autres. Il serait bien, si le temps le permettait, de les étaler sur le sol et de les y laisser sécher au moins quelques heures, afin de pouvoir les nettoyer facilement. On les conserve dans des caves, dans des celliers ou dans des silos. Mettez-les, autant que possible, à couvert dans un lieu sec, frais, obscur et peu aéré, car l'humidité, la chaleur forte, la lumière et l'air libre les font germer, dessécher ou pourrir. Le froid au-dessous de zéro forme, dans la chair de la pomme de terre, des glaçons qui la désorganisent et la prédisposent à la fermentation putride, sans toutefois en changer la nature ni en altérer la fécule.

Dans tous les cas, si elles viennent à geler en magasin, à germer, à fermenter ou à pourrir, il faut se hâter de les faire consommer crues ou cuites, ou de les transformer en fécule ou en eau-de-vie. Si l'altération est peu avancée, encore au début, ou qu'elle paraisse tenir au lieu ou à l'amoncellement trop épais, on pourra les déplacer, les mettre en un endroit plus sec, plus frais, mieux fermé, et les disposer en couches minces. Le changement de place est toujours avantageux quand on veut conserver longtemps les tubercules, pourvu qu'il soit fait sans les meurtrir.

Il résulte de recherches faites par les agronomes en France, en Prusse, en Angleterre, en Saxe, sur les produits de la pomme de terre, qu'elle donne par hectare, de 96 à 550 hectolitres, en moyenne de 260 à 280 hectol. de 80 kilog. l'un. Dandolo a trouvé que la surface de terrain qui rapporte, en Italie, 1000 kilogr. de pommes de terre, en fournit seulement 104 de froment, 116 de seigle et 90 de maïs ou de haricots, et que le pré de plaine qui fournit 300 kilogr. de foin, en donne 1200 kilogrammes.

La pomme de terre ne redoute pas les intempéries, et en choisissant pour la planter un sol et une saison propices, on peut, dans les années de sécheresse aussi bien que de pluie, s'assurer des récoltes au moins passables.

La culture doit en être considérée comme améliorante. Elle augmente l'activité, la puissance du terrain, en le rendant perméable à l'air ; en même temps qu'elle le divise par les racines, par les tubercules, et surtout par de nombreuses façons, elle l'émonde et le nettoie, autant par un sarclage obligé qu'en étouffant les mauvaises herbes sous l'ombre de ses tiges. Si même, plusieurs années durant, on continue cette culture nettoyante sur la même terre, les dernières récoltes sont peu dispendieuses; mais il faut avoir soin de réparer les pertes que fait le sol et de lui rendre ses engrais à mesure qu'il les prodigue, ce qui est d'autant plus facile, que la pomme de terre contribue beaucoup à augmenter le fumier de la ferme. Schwertz estime que les alimens qu'elle fournit par hectare forment 13,230 kilogr. de fumier, tandis qu'elle-même n'en exige que 8,000; en outre elle s'accommode de la vase des étangs et des mares, du purin, de l'urine, de la gadoue et de divers composts ; de sorte qu'elle donne le moyen de transformer en bon fumier de ferme, des substances fertilisantes d'une médiocre valeur pour la plupart des plantes.

On lui reproche de ne pas laisser le fonds bien à point pour le blé qui, d'ordinaire, ne réussit pas après elle ; mais il faut remarquer que l'insuccès, dans ce cas, tient le plus souvent à ce qu'on arrache les tubercules si tard qu'il ne reste plus ensuite assez de temps pour disposer le sol à l'ensemencement des céréales. Rudolphi a fort bien démontré que, comme servant de préparation au froment, la parmentière est préférable au maïs si cultivé dans certaines contrées ; du reste le trèfle qui réussit très bien après elle, laisse la terre très propre à produire du froment.

La pomme de terre contient dans son parenchyme celluleux peu serré, de la fécule, beaucoup d'eau, des atomes d'albumine, et une matière narcotico-àcre qui s'y trouve dans des proportions différentes, selon la variété à laquelle la plante appartient, le sol où elle est venue, le point de maturité et la saison où elle a été recueillie. Par exemple, les tubercules sont plus fermes, plus salubres en automne qu'au printemps; la narcotine est en plus grande quantité dans les tiges, les racines jeunes qui se forment, que dans ces mêmes parties mûres; le principe vénéneux est surtout abondant dans les jets qui naissent de tubercules non enterrés : on rapporte que les germes pâles, étiolés, qui poussent dans les caves, dans les celliers, ont quelquefois déterminé

des coliques, des diarrhées et même la paralysie du train de derrière, mais nous avons pu les donner impunément à des porcs.

Les expériences de Vauquelin sur la pannification et sur les
propriétés nourrissantes de la pomme de terre, comparées à celles
du froment, ont démontré que 250 kilogr. de l'une nourrissent
autant que 100 de l'autre ; qu'un hectare de terre cultivé en
parmentière donnerait en substance nutritive deux fois et demi
autant qu'ensemencé en blé. M. Crud estime également qu'il faut
à l'homme 266 kilogr. de pommes de terre pour le sustenter autant que 100 kilogr. de froment. Malheureusement, ces tubercules sont moins nutritifs pour les animaux, car ces 266 kilogr.
n'équivalent en foin qu'à 130 kilogr.; et quand on compare la valeur du foin à celle du froment, on voit qu'il y a, comme le dit
M. Crud, « une disproportion absolue entre la valeur des pommes
de terre employées à la nourriture du bétail, et le même produit
employé à la nourriture de l'homme (1). »

Les facultés alimentaires de cette plante diffèrent selon ses
nombreuses variétés, selon le sol où elle a été récoltée, l'abondance des pluies pendant sa végétation, et l'époque à laquelle on
l'a employée. On admet en moyenne que deux parties forment
l'équivalent d'une partie de foin.

Convenablement administrées, les pommes de terre maintiennent les animaux en santé. En même temps qu'elles sont nutritives pour l'homme, elles animent heureusement, a-t-on dit, ses facultés intellectuelles, et le rendent spirituel, gai, léger. Toutefois
elles sont nuisibles aux personnes qui s'en nourrissent presque
exclusivement. Les animaux même qui en prennent en trop
grande quantité deviennent mous, sans énergie, et ne tardent
pas à éprouver un relâchement dans l'appareil digestif, des
diarrhées fétides, une enflure dans les membres, et des indigestions qui peuvent aboutir à la mort. Parmi ces mauvais effets, les
uns ne se montrent le plus souvent qu'après l'usage du tubercule continué pendant plusieurs jours; mais il en est qui se
manifestent aussitôt après un repas trop copieux. La cuisson en
dissipe ou du moins en affaiblit beaucoup le principe délétère,

____

(1) *Écon. théor. et prat. de l'agriculture*, § 228.

et en augmente les ressources alimentaires. 86 kilogrammes de pommes de terre cuites nourrissent autant que 98 kilogr. de crues. D'une digestion plus facile, les premières sont surtout plus propres à l'engraissement, mais elles produisent moins de lait. On les fait consommer seules ou mêlées à d'autres alimens. M. Favre conseille de les donner crues après les avoir écrasées et privées, par une forte pression, de l'excès d'humidité qu'elles renferment. Il est très avantageux de les administrer crues ou mieux cuites, écrasées et mêlées à de la menue paille, à des fourrages secs hachés, à des graines de foin, ou à des feuilles sèches : elles ramollissent, surtout si on les fait fermenter, ces substances les rendent sapides, de facile digestion et nourrissantes. Par ces mélanges, on crée un régime aussi économique que salubre. On peut aussi les donner avec des poudres amères, des farines résolutives, des glands, des marrons d'Inde, des féveroles, des pois moulus, qui en neutralisent les mauvaises propriétés ; on a même proposé de corriger les effets nuisibles de la pomme de terre par la poudre de gentiane, par du tan et des baies de genièvre ; mais il faudrait supprimer l'emploi de ce tubercule s'il mettait les animaux dans un état à réclamer l'usage de ces agens pharmacologiques.

Les parmentières gelées peuvent être consommées par le bétail ; cependant il paraît qu'elles ne doivent être données qu'avec précaution. M. Leddinghen a observé qu'administrées concurremment avec *d'autres semences*, elles étaient, malgré leur détérioration, une nourriture à-peu-près aussi saine et aussi profitable que lorsqu'elles se trouvent en bon état de conservation ; tandis que seules et sans assaisonnement ni accessoire, elles produisaient chez les vaches des symptômes d'ivresse qui disparaissaient à la vérité sans avoir de résultats fâcheux (1).

La pomme de terre alimente de précieuses industries qui la transforment en fécule, en alcool et qui donnent des résidus d'une grande valeur pour la nourriture du bétail.

Quand on introduit l'usage des pommes de terre, il faut d'abord les donner à petites doses, en former le quart ou le tiers de

____

(1) *Mémoire de la Société d'agriculture de Boulogne-sur-Mer*, 1840.

la ration, et, si c'est possible, les mêler à d'autres fourrages ; puis, si ces quantités produisent de bons effets, elles seront augmentées par degrés jusqu'à former la moitié, les deux tiers, et même les trois quarts de la nourriture donnée aux animaux. Ce qui précède s'applique aux herbivores, car les porcs peuvent être exclusivement nourris avec des pommes de terre cuites. Elles servent à l'engraissement et à l'entretien des animaux; on les administre cuites, fermentées, presque toujours mêlées à beaucoup de farine pour engraisser le bœuf, le mouton, le porc et la volaille.

Usitées depuis long-temps pour entretenir les grands ruminans, elles les tiennent en bon état et donnent, d'après M. Crud, un lait plus riche en caséum qu'en beurre. Elles peuvent même nourrir les bêtes qui travaillent. Les trappistes de la Milleray ont prouvé (1) que les chevaux qui en reçoivent toutes les vingt-quatre heures trois rations, peuvent, sans un grain d'avoine, suffire à de pénibles travaux. M. Villeroy (2) les emploie à la nourriture des mêmes animaux depuis une vingtaine d'années ; ce qui prouve qu'elles sont plus nutritives qu'on ne l'avait cru, dit-il, c'est qu'elles donnent la force de résister à un travail pénible, non-seulement aux attelages employés à l'agriculture, mais même aux chevaux de poste. Plusieurs fermiers du département de la Somme, selon M. Bazin, donnent journellement de 10 à 12 kilogr. de pommes de terres crues à leurs chevaux qui, quoique occupés tout l'hiver à de rudes travaux, se trouvent très bien de ce ré · gime. M. Bazin l'a adopté et le suit avec succès : il a d'abord donné les pommes de terre mêlées à 2 kilog. de son, dose qu'il a diminuée successivement : ses chevaux recevaient par jour 25 demi-kilogr. de tubercules avec 8 ou 10 de luzerne. Cette manière de vivre engraisse les animaux employés aux postes et aux diligences. La nourriture du cheval avec la pomme de terre cuite, prix de main-d'œuvre et combustible compris, ne coûtera pas moitié de ce qu'elle coûte, suivant le régime ordinaire, dit

(1) *Journ. d'agric. des Pays-Bas,* 1830.
(2) *Journ. d'agric. pratique,* 4ᵉ année, p. 172.
(3) *Bull. de la Soc. d'agric. du département de l'Oise,* 1835.

M. Bazin, et un arpent de terre produira assez de tubercules pour la nourriture annuelle de trois chevaux ; tandis qu'il faut trois arpens en avoine pour nourrir un cheval. M. Guérin assure que cette plante fournit pour les chevaux, sur une surface donnée de terrain, six fois plus de substance alimentaire que l'avoine.

ART. V. — Chénopodées.

BETTA (L.). B. VULGARIS (L.). La *blette, bette, poire, carde,* a des feuilles douceâtres, peu nourrissantes qui servent à divers usages, et sont quelquefois données au porc. Profondément modifiée par la culture, elle a formé la betterave, que nous allons considérer, en raison de son importance, comme une espèce particulière.

B. RAPA. La *betterave,* depuis la fin du siècle dernier, a été cultivée très en grand pour la fabrication du sucre et pour la nourriture des animaux. Elle présente plusieurs variétés qui diffèrent les unes des autres par le volume, la forme, la saveur, la composition chimique, la consistance et la couleur des racines.

B. R. CAMPESTRIS, *B. campestris* (L.). La *betterave champêtre, disette, racine de disette,* cultivée pour le bétail, se distingue par ses feuilles rougeâtres, sa racine allongée, grosse, marbrée, aqueuse et en partie hors de terre.

B. ALBA. La *B. blanche de Silésie,* moins grosse que la précédente, mais plus sapide, plus ferme, plus substantielle, renferme à proportion beaucoup plus de sucre, et c'est d'ordinaire pour en tirer ce produit qu'on la cultive en grand. On en compte plusieurs sous-variétés qui, toutes à-peu-près, réunissent les mêmes qualités.

B. RUBRA. La *B. rouge,* de moyenne grosseur, à chair ferme et sucrée, se trouve assez caractérisée par son nom : on la cultive pour la cuisine.

B. LUTEA. La *B. jaune* se fait également remarquer, plutôt par la bonne qualité que par la quantité de produits qu'elle donne. Sa saveur tire un peu sur le doux.

Ces plantes présentent des sous-variétés mal déterminées et

peu constantes. Le mérite de chacune varie, du reste, selon les localités et selon le but dans lequel on les cultive.

Les unes sont hâtives, les autres tardives ; les plus fermes et les plus sucrées deviennent grosses et aqueuses dans les terres fortes et dans les années pluvieuses ; tandis qu'en terre sèche et dans les pays chauds, celles que nous considérons ailleurs comme moindres en qualité, et qui presque toujours sont les plus volumineuses, se montrent plus petites et plus riches en principes sucrés.

M. Bailly recommande la sous-variété de la jaune, dite *jaune d'Allemagne*, comme aussi productive et de meilleure qualité que la disette ; elle est beaucoup plus nourrissante et plus propre à l'engraissement des bœufs.

M. Perrault donne la préférence à la rose qui, peu exigeante pour le sol et pour la profondeur des labours, demande, selon M. Puvis, peu de soin et donne des produits considérables qui la rendent précieuse, tout inférieure qu'elle soit, d'ailleurs, aux autres variétés par ses propriétés nutritives. M. de Dombasles et le baron Crud préfèrent la blanche de Silésie. Le premier la trouve presque aussi productive, plus sucrée, de meilleure qualité pour le bétail, et moins sensible à la sécheresse et à la gelée que la disette. Elle doit ces deux qualités à ses racines profondes qui, d'un autre côté, la rendent difficile à arracher et à nettoyer. En général, on s'attachera aux variétés qui donnent un produit de bonne qualité, plutôt qu'à celles qui sont grosses, mais aqueuses. Les premières, moins chères à récolter, plus faciles à conserver, plus substantielles et plus salubres sont, en fin de compte, d'un meilleur rapport que les autres, quoique moins productives en volume.

La betterave ne se développe bien que lorsque sa grosse racine trouve un sol fertile, meuble et profond pour se nourrir et s'étendre. Autant elle craint les terres fortes où elle pénètre difficilement, et celles qui sont humides où elle devient aqueuse et souvent creuse dans le milieu, autant elle se plaît dans les sols d'alluvion, dans les loams convenablement ameublis et bien fumés. Chaptal en a recueilli jusqu'à 60,000 kilogr. par hectare dans un pré nouvellement défriché. Elle réussit encore fort bien en un sol où domine l'argile, s'il est riche d'ailleurs et pourvu d'engrais bien incorporés. M. Crud veut qu'on le prépare comme pour le chanvre, qu'on fume abondamment, et que si l'on a peu d'engrais, on l'étende dans les raies.

On répand la graine de betterave à la volée ou en lignes, soit à la main, soit au semoir; en lignes, la plante est plus facile à sarcler. On doit semer épais, sauf à arracher une partie des plants à la première façon. Pour avoir une récolte plus hâtive, les semailles doivent être faites aussitôt que les gelées ne sont plus à craindre; il peut même convenir de hâter la germination des graines en les faisant tremper quatre ou cinq jours avant de les mettre en terre. Ces précautions sont surtout utiles pour les localités exposées à la sécheresse, afin que les jeunes plantes soient déjà avancées au moment des fortes chaleurs. Si le champ qui leur est destiné n'est pas libre au mois d'avril, on les sèmera provisoirement en pépinière, quoique le repiquage ait souvent des inconvéniens, soit parce qu'on coupe ou qu'on replie l'extrémité des racines, soit que le temps trop sec rende l'opération chanceuse. On pratique le repiquage au piquet ou à raie découverte. Si l'on met du fumier frais au fond des raies, le dernier mode réussit assez communément; dans tous les cas, il faut tenir en réserve des plants pour garnir les clairières.

On a même essayé de semer la betterave dans les premiers jours d'octobre pour la repiquer au printemps. Beaucoup de plantes ainsi traitées montent vers le mois de juin; mais nonobstant ce, elles donnent de bonnes racines si l'on coupe les tiges quand elles commencent à se former. Cette pratique peut être bonne dans un sol sujet à souffrir de la sécheresse. Le semis d'automne doit, en tous cas, être fait dans un lieu bien abrité, où les jeunes plantes puissent résister à l'hiver.

La betterave veut être bien sarclée. Il faut arracher avec soin les mauvaises herbes et tenir la terre meuble, car plus le sol est travaillé, plus la racine devient grosse et les feuilles amples. On n'est pas d'accord sur la nécessité du buttage; quelques-uns affirment l'avoir pratiqué avec succès, tandis que d'autres recommandent au contraire de déterrer légèrement le collet de la racine : l'utilité de ces opérations dépend sans doute des circonstances particulières, des localités. Dans le nord, on cultive la betterave avec le chou, et on butte ce dernier avec la terre qu'on retire en déchaussant la première.

Un effeuillage, même modéré, quand les feuilles sont encore jeunes et vigoureuses, diminue de beaucoup la récolte en racines, sans donner en compensation un fourrage d'une importante valeur. M. de Dombasles estime même qu'il y aurait profit à abandonner sur la terre les feuilles qu'on coupe en enlevant la récolte, et en effet l'analyse chimique a prouvé qu'elles sont très fertilisantes ; toutefois, en été, quand la nourriture fraîche est rare, vous pourrez sans inconvénient ramasser celles qui se renversent en dehors et commencent à jaunir. Gilbert et Yvart ont prouvé qu'il n'y avait à cela aucun danger, pourvu qu'on ait soin de les détacher sans endommager la plante. Dans l'arrière-saison, les feuilles doivent rester en place fort tard, afin de préserver les racines du froid.

La récolte a de l'influence sur la conservation et les qualités des betteraves. On recommande de choisir un temps sec et de laisser essuyer à l'air les racines sorties de terre, avant de les rentrer. Et ce conseil doit en général être suivi, autant dans l'intérêt du sol que pour avoir un produit facile à nettoyer ; mais l'expérience prouve que, dans certains cas, les récoltes emmagasinées mouillées, couvertes de terre humide, sont celles qui, sous tous les rapports, se conservent le mieux.

La composition chimique des betteraves varie selon l'époque de leur végétation : jeunes, elles sont aqueuses, le sucre s'y développe ensuite pour faire place plus tard à du nitrate de potasse. Ces variations successives ont lieu plus tôt dans le midi que dans le nord, et en magasin comme en pleine terre si la chaleur est assez forte pour entretenir une végétation latente. Quoique ces variations soient moins nuisibles pour les betteraves destinées au bétail que pour celles dont on veut faire du sucre, comme ce produit est nourrissant, il est convenable d'en prévenir la disparition en arrachant les racines au moment où les feuilles commencent à se flétrir.

On peut arracher les betteraves à la main, à la bêche ou à la charrue. De quelque procédé que l'on use, il faut éviter de blesser les racines ; celles qui sont entamées, meurtries, se conservent peu de temps et font pourrir les autres.

Sous le rapport de la fabrication du sucre, il serait d'un grand intérêt de conserver long-temps les betteraves sans altération, afin de pouvoir exercer cette industrie toute l'année ; mais malheureusement on ne connaît encore aucun moyen satisfaisant, et on est obligé de précipiter la fabrication immédiatement après la récolte, et de laisser chômer un matériel considérable la plus grande partie de l'année.

La conservation des betteraves destinées aux animaux est moins difficile : il suffit surtout, pour l'hygiène vétérinaire, de les empêcher de pourrir, de germer ou de geler, et l'on obtient ce triple résultat, en les plaçant en lieu sec et frais, comme cellier, cave, silos, où l'air se renouvelle lentement, et où la température est toujours à-peu-près uniforme. On les garde ainsi jusqu'après l'hiver : à la vérité, elles perdent du sucre et se dessèchent en partie ; mais, pour avoir diminué de poids, elles n'en forment pas moins une bonne nourriture. Pour les garder un peu tard, il faut, après les gelées, les changer de place, et les mettre dans un autre lieu sec et toujours frais. Avec cette précaution, on les conservera jusqu'à la fin de mai. On a proposé de les couper en tranches minces qu'on fait sécher au four. Ce moyen permet de les réserver en bon état pendant plusieurs années ; mais il est malheureusement trop dispendieux.

La betterave, une des plantes fourragères qui font rapporter le plus à une certaine surface de terrain, présente l'inappréciable avantage de prospérer dans les années de sécheresse, lorsque tous les autres fourrages manquent. « Dans les années où les foins sont peu abondans, dit M. Puvis (1), où la sécheresse ôte aux fourrages la moitié de leurs produits, la betterave, transplantée sans arrosement au milieu de la sécheresse, donne encore un produit presque égal à celui des années ordinaires, et ce produit, porté à la valeur du fourrage, qu'il représente, est double, au moins en moyenne, de celui des bons prés. »

La betterave permet de multiplier les animaux, rend leurs

____

(1) *Journal d'agric. prat.*, 3e année, p. 98.

excrémens plus mous, augmente ainsi la quantité et la qualité des fumiers, et accroît la fertilité des terres, tout en les débarrassant des mauvaises herbes par les soins particuliers qu'elle exige. Il est vrai qu'elle est épuisante, ce qu'explique facilement la quantité de ses produits; mais la richesse d'engrais qu'elle accumule excède de beaucoup la masse des matières fertilisantes qu'elle absorbe.

Depuis long-temps on a évalué qu'elle peut donner par hectare 60,000 kilogrammes de racines : cette évaluation ne paraîtra pas exagérée, si l'on réfléchit que l'hectare peut en contenir de 60 à 65,000 plants, d'un kilogramme au moins chacun, poids qu'on ne saurait taxer d'excessif, puisqu'il s'élève en moyenne à 1,500 grammes, et qu'on en voit souvent de 10, 12 kilogrammes et même plus. Mais, en supposant que l'hectare ne rendît que 50,000 kilogrammes, ce serait encore à-peu-près l'équivalent de 20,000 kilogr. de foin. Lorsque les betteraves ont été transplantées, comme seconde récolte, après le colza, le trèfle rouge ou le seigle, elles produisent moins : elles ne donnent alors que de 15 à 20,000 kilogr., mais ce revenu est encore remarquable, car il égale celui des bons prés, quoique la terre n'ait été occupée que pendant très peu de temps, et que tous les travaux dont elle a été l'objet la préparent pour la récolte suivante.

M. Perrault de Jotemps a calculé que 2 kilogr. de betteraves équivalent, en substance alimentaire, à 1 kilogr. de foin. Il a remarqué que toutes les fois qu'il remplaçait une quantité donnée de ce fourrage par le double en poids de betteraves, les moutons et les vaches étaient au moins aussi bien nourris. Cette observation prouve que ces racines étaient de bonne qualité et administrées à propos.

Mais généralement elles ne soutiennent pas si avantageusement la comparaison, et les appréciations du baron Crud sont communément plus voisines des résultats pratiques : « D'après une expérience à laquelle je donnai des soins assidus, dans l'hiver de 1810 à 1811, et d'après les inductions que j'ai tirées des résultats de l'emploi de cette racine à la nourriture du bétail et particulièrement des vaches à lait, je la crois saine, engraissante et laiteuse; le lait que rendent les bêtes, de la nourriture desquelles

les betteraves font partie, est d'un goût agréable ; enfin , à poids égal, cette racine est, au foin, dans la proportion de 1 à 2 1/2 ; c'est-à-dire qu'il faut 250 à 254 kilogr. de racines de betteraves pour faire l'équivalent de 100 kilogr. de bon foin de prairies naturelles. Après vingt-six ans d'expériences et des épreuves sans nombre , je crois pouvoir donner cette proportion comme certaine ; mais je dois prévenir que dans les quatre ou cinq mois qui suivent sa récolte, cette racine diminue en poids, de 15 à 20 %, et que c'est à la suite de ce déchet ou du moins en hiver que mes expériences ont été faites. »

Salubre, la betterave nourrit bien les animaux, les rafraîchit, et se trouve très propre à combattre les mauvais effets d'une nourriture sèche ; elle prévient les constipations, les affections cutanées qu'occasionnent les foins et les pailles, ainsi que les pléthores , les coups de sang sur le foie ou sur la rate, que causent aux ruminans, et surtout aux bêtes à laine, les grains pris en trop grande quantité. Toutefois, il faut la donner avec modération, principalement si elle est crue, car l'excès amène la diarrhée, dégoûte les animaux, et rend, en outre, du moins chez le mouton, les membranes muqueuses pâles, fait naître la jaunisse, et peut donner la pourriture. Du reste, elles conviennent très bien pour l'engrais et pour l'entretien de tous les ruminans, donnent aux vaches beaucoup de lait et sont très favorables à la santé des brebis et de leurs nourrissons. Dans le Palatinat, on les donne même aux chevaux qui travaillent.

En général, on les fait manger crues après les avoir nettoyées et coupées ; en les faisant cuire, on les rendrait, il est vrai, plus nourrissantes et plus salubres, mais il n'est pas prouvé que le prix de cette préparation ne dépasserait pas les avantages qu'elle offrirait. Quand on introduit ce fourrage dans le régime des animaux, il faut y mettre quelques ménagemens. Souvent après en avoir reçu à profusion et mangé avec avidité , ils le prennent en dégoût. On doit en varier la ration suivant ses qualités , les saisons et les fourrages secs auxquels on l'associe : quelques mois après la récolte, on peut en donner à de plus hautes doses qu'à la fin de septembre ; les variétés fermes et sapides peuvent être données en plus grande quantité que celles qui sont aqueuses ;

mais, dans tous les cas, il est avantageux de les administrer avec modération en commençant, d'en donner d'abord le quart, le tiers et enfin la moitié, et même les trois quarts de la ration, si les animaux ne reçoivent en outre que des fourrages secs : inutile de recommander d'en observer les effets et de diminuer la dose si elles cessent de bien nourrir, et surtout si elles occasionnent quelque dérangement dans les voies intestinales.

« Je puis affirmer, dit M. Crud, avoir, durant quatre mois, fait nourrir sous mes yeux 160 bêtes à cornes, deux tiers avec des racines de betteraves et un tiers en foin ; je dois même ajouter que durant les deux derniers mois, les betteraves étaient complétement gelées, et que, pour les faire dégeler, on les laissait dans les étables durant une douzaine d'heures avant de les donner aux bêtes. » Il appartient à une exploitation sage de composer la nourriture ordinaire du bétail, le plus qu'il est possible, avec ce fourrage, l'un des plus économiques que nous possédions.

ART. VI. — Ombellifères.

Les plantes à fleurs disposées en ombelles, se ressemblent beaucoup par les caractères botaniques, mais elles diffèrent par la manière dont elles agissent sur l'économie animale : les unes sont des poisons violens et les autres excitent la vie, et peuvent avec avantage être employées comme condimens. Par la culture, on peut modifier les propriétés des ombellifères, et communiquer même à quelques-unes des substances sucrées, albumineuses, qui, réunies à leurs composés aromatiques, forment une bonne nourriture.

DAUCUS. D. CAROTTA (L.). La *carotte cultivée*, quelquefois *racine jaune, pastanade*, présente plusieurs variétés : on distingue, d'après la couleur, la *C. rouge*, la *violette*, la *blanche* et la *jaune*. Les deux premières sont principalement cultivées pour l'homme, et l'on préfère en général pour les animaux, les jaunes, les blanches, et, en Angleterre comme en Allemagne, quelques variétés de la rouge. La valeur des récoltes en carottes dépend plutôt de la fécondité du sol, des engrais et du climat, que de la variété cultivée.

17.

Les carottes veulent un sol de premier choix, profond, substantiel, bien ameubli, très fertile de sa nature ou abondamment fumé, et avec des engrais consommés, car les fumiers récens répandent des mauvaises graines, multiplient les herbes nuisibles et rendent les sarclages dispendieux. Leur produit est toujours en rapport avec la fertilité de la terre, et leur culture est ruineuse si on les met dans un lieu mal préparé. Elles réussissent très bien après les pommes de terre qui ont été bien soignées ; cependant Billing, qui les a cultivées en grand le premier, a eu de belles récoltes à la suite du froment. On les sème, ou sur une terre disposée pour les recevoir, ou sur une récolte d'automne. Les semailles se font quelquefois à la volée, mais mieux en lignes et de manière à rendre les sarclages faciles. On peut, après le dernier labour, mettre les graines au fond des raies qui restent ouvertes, et les couvrir en passant le rouleau en travers du champ. A la volée, on pourrait répandre, sur un hectare de terrain bien uni, 4 ou 5 kilogr. de graine. Comme il en est toujours qui manquent, d'autres qui sont dévorées par les insectes, on doit, pour ne pas voir ensuite de grandes places vides, semer épais, sauf à arracher lors des binages les pieds trop pressés. Pour faciliter la dissémination régulière des graines, il faut, avant de les répandre, les froisser entre les mains afin d'en émousser les barbes, et si l'on tient à avancer la récolte, faire germer les semences dans l'eau avant de les mettre en terre.

Les carottes levées ne réclament d'autres soins que des sarclages, mais des sarclages bien ménagés. Un engrais liquide répandu sur celles qui sont en culture dérobée, après qu'on a enlevé la récolte principale, est d'un très bon effet. L'effeuillage rend la plante épuisante, nuit à la croissance des racines et le produit qu'il donne n'a presque pas de valeur.

Loin d'épuiser le terrain autant que la betterave et la pomme de terre, l'ombellifère que nous étudions le fertilise par les feuilles qui s'en détachent : un hectare de terre cultivé en cette plante produit, d'après les observations de M. Yvart, assez d'engrais pour en fumer deux ; elle augmente aussi la puissance du sol par ses longues racines qui tiennent en activité la couche épaisse de terre aux dépens de laquelle elles vivent, et enfin le nettoie

des mauvaises herbes par son ombre et par les sarclages qu'elle
exige. C'est une des plantes qu'on peut avec avantage cultiver
plusieurs années de suite sur le même sol; les dernières récoltes même exigent moins de frais de sarclage et donnent plus
de profit que les premières. Du reste une céréale qui vient
après cette récolte est plus belle que celle qu'on obtiendrait
sur une jachère. Le célèbre agronome qui a fondé la théorie
des assolemens, et qui, par pratique, a démontré l'utilité de ses
préceptes, dit que « la carotte mérite la préeminence sur le plus
grand nombre de végétaux soumis à nos cultures en plein champ,
si elle ne mérite pas de l'obtenir sur tous comme plante éminemment améliorante et préparatoire pour les autres cultures,
lorsqu'elle est traitée avec tous les soins qu'elle exige et qu'elle
mérite par la quantité autant que par la qualité de ses produits »
(Yvart); elles craignent peu les gelées et ne sont altérées que par
un froid de 7 à 8 degrés, de telle sorte qu'on pourrait souvent
les laisser en terre durant l'hiver pour ne les tirer qu'à mesure
du besoin ; mais il est plus prudent de les emmagasiner avant le
mauvais temps. Toutefois la récolte ne doit pas être anticipée.
On les arrache à la main, ou avec un outil à main ; il faut avoir
soin en enlevant les feuilles de ne pas blesser les racines, car
les plaies les font pourrir ou dessécher ; on les garde facilement
intactes jusqu'au mois d'avril ; ce sont les racines qui se conservent le mieux et l'on doit les faire consommer les dernières.

Cette plante, très productive, rend assez communément par
hectare 500 hectolitres de racines du poids de 70 kilogr. l'un, ou
35,000 kilogr. de fourrage. M. Colombel a obtenu de la carotte
blanche à collet vert 980 hectolitres du poids de 55 kilogr. l'hectolitre ou 53,900 kilogr. par hectare : or comme il en faut 300
kilogr. pour faire l'équivalent de 100 kilogr. de foin, les 53,900
remplacent à-peu-près 18,000 kilogr. de bons produits des prés
naturels.

Tous les agriculteurs reconnaissent, qu'appliquées à la nourriture des bestiaux, peu de récoltes l'égalent ou la surpassent. On
peut s'assurer, dit M. de Dombasles, qu'en général, sur le même
terrain elle produit, comparativement à la pomme de terre, une
récolte double en poids et en volume. La Société d'agriculture

de Nancy estime aussi que cette récolte rapporte sinon le triple, au moins le double de ce que produit la solanée tubéreuse. Quoique n'étant pas très nourrissante, elle convient très bien aux bêtes à l'engrais, à celles qui travaillent et aux nourrices ; elle est très remarquable comme fourrage salubre et recherchée par les animaux : il est bien rare que ceux qui en sont nourris soient incommodés, ou qu'ils s'en dégoûtent, lors même qu'ils en prennent en excès.

C'est un des fourrages racines qui engraissent le plus rapidement : on la donne non-seulement aux herbivores adultes, mais encore aux porcs, à la volaille et même aux veaux qu'elle pousse rapidement, et auxquels elle donne, lorsqu'elle est cuite et écrasée dans le lait, une chair ferme et savoureuse.

Elle forme pour les bêtes de travail, pour le cheval un fourrage avidement recherché et le meilleur qu'on puisse donner en hiver ; elle le tient en très bon état, lui donne de la force, de la vigueur, lui rend la peau souple et le poil brillant. Légèrement aromatique elle peut remplacer l'avoine sinon pour tous les chevaux comme on l'a dit, du moins pour ceux employés à l'agriculture. Les Anglais en donnent 30 kilogr. et plus par jour, avec 4 kilogr. de foin. Elle est très salutaire aux poulains, et ceux qui en mangent prennent une bonne constitution et grandissent rapidement. Elle donne beaucoup de lait à toutes les femelles, et parfaitement appropriée au tempérament du mouton, les agneaux prospèrent lorsque les brebis s'en nourrissent.

D'après Billing, elle donne aux vaches beaucoup de lait et un beurre excellent ; M. Crud dit aussi qu'elle améliore le produit de ces femelles. Tandis que selon d'autres agriculteurs, elle ne vaut pas la betterave, car le lait qui en provient a une saveur nauséabonde si elle a été donnée en grande quantité.

On peut la donner seule, mais il est avantageux de la mêler à d'autres alimens. M. Colombel la mélange à la betterave et à la pomme de terre pour corriger la saveur douceâtre de l'une et l'âcreté de l'autre. Par son arôme, elle rend tous les fourrages meilleurs. Les Anglais la réduisent en poudre, ou la coupent en tranches minces qu'ils font sécher, et la conservent ainsi pour la marine et pour les animaux.

On administre la carotte cuite ou crue après l'avoir nettoyée et coupée. De toutes les racines, c'est celle qui peut le mieux se passer de la cuisson.

PASTINACA. P. sativa (L.). Le *panais cultivé*, *pastanade*, est une plante bisannuelle comme la carotte. On le trouve sauvage dans les lieux incultes et sur le bord des chemins. Par la culture, ses tiges deviennent grosses, ses racines charnues, épaisses, et ses feuilles glabres. On connaît deux variétés de panais, le *P. rond* et le *P. oblong*. Le premier descend moins avant dans la terre, ses racines en retiennent moins et sont plus aisées à nettoyer. Le second, à cause de ses racines divisées, est plus difficile à arracher ; mais du reste le travail qu'il nécessite profite en partie à la récolte suivante.

Quoiqu'il soit moins délicat que la carotte sur la nature du terrain, qu'il réussisse mieux qu'elle dans les terres un peu fortes, il prospère dans des conditions à-peu-près semblables. Il faut surtout à sa racine, pour pouvoir s'enfoncer bien avant, de profonds labours. On le sème à raison de 5 à 6 kilogr. de graine par hectare.

Il est très rustique, et vous pouvez le laisser dans les terres jusqu'au moment de le consommer, en prenant garde de l'arracher avant la seconde pousse qui épuise le sol, et rend la racine ligneuse.

Plus sucré, plus ferme, plus aromatique, moins aqueux que la carotte, le panais donne beaucoup de substance nutritive. La culture en est répandue surtout en Bretagne, où il concourt à nourrir les chevaux si estimés de cette contrée. Il offre aussi une bonne nourriture pour les ruminans, et donne aux vaches beaucoup de lait qui, d'après des remarques faites dans le pays de Vaës, rend une crème épaisse et un beurre d'un goût agréable ; il convient encore pour les porcs à l'engrais, et pour les bêtes à laine.

Il s'administre crû et coupé en tranches ; mais, si vous le donnez cuit, il sera pris avec plus d'avidité.

Les feuilles sont bonnes pour les vaches laitières, et quand on le sème en mars ou en avril, sur une céréale ou sur le lin, il forme dans le courant de l'année une récolte dérobée qui peut devenir fort utile. Parasite dans les prés, il occupe un grand espace et ne donne à la fauchaison que des tiges ligneuses.

HERACLEUM. H. SPHONDYLIUM (L.). La *berce franc-ursine*, *fausse franc-ursine*, *patte-d'oie*, se rencontre communément et la grande place qu'elle tient, la dureté de ses tiges, vers le temps de la fauchaison, en font une plante nuisible pour les prés. Mais cultivée seule ou mêlée à d'autres plantes précoces qui permettraient de la faucher de bonne heure, elle produit, en bon terrain, de grandes quantités de fourrage très propre à nourrir les vaches à lait. Sa racine pénètre profondément et résiste au froid et à la sécheresse ; elle renferme beaucoup d'eau, de l'albumine, différens sels et une si grande quantité de sucre qu'il suffit aux habitans de la Silésie d'en exposer au soleil les tiges ratissées pour qu'elles se couvrent d'une efflorescence sucrée tellement abondante qu'on peut la recueillir. En faisant fermenter cette plante dans l'eau, on obtient une boisson alcoolique agréable si elle a été préparée avec des tiges dépouillées de leur écorce, car celle-ci renferme dans ses couches herbacées un produit résinoïde d'une saveur désagréable, et soluble dans l'alcool.

PIMPINELLA. P. SAXIFRAGA (L.). Le *boucage à feuilles de pimprenelle*, *boucage saxifrage*, vient sur des terres maigres et exposées à la sécheresse. Ses racines s'implantent dans les sols sablonneux, rocailleux, pénètrent dans les fissures des rochers et y pompent pendant les chaleurs les sucs nécessaires à la végétation : c'est pourquoi il reste frais toute l'année et supporte parfaitement la pâture continue. Recherché du bétail pour sa saveur, il est ferme, peu aqueux, nutritif et bon à la santé.

P. MAGNA (L.). Le *B. à grandes feuilles* se trouve sur la lisière des bois. Précoce et pourvu de longues racines, il tient bien contre la sécheresse, dure long-temps, et repousse rapidement après qu'il a été coupé. Par ses nombreuses feuilles, il fournit en grande quantité un fourrage bon, mais moins fin que la précédente, et dont s'accommodent surtout les bêtes à cornes.

ART. VII. — Composées.

Sans renfermer aucune espèce d'un très grand intérêt, les plantes à fleurs composées, en général sapides, et souvent odorantes, ne laissent pas que d'être fort utiles quand on les envisage au point de vue de l'hygiène. Venant spontanément dans les lieux secs, quelques-unes peuvent donner de bons produits sur des terres médiocres. Elles contiennent des fluides albumineux, des sels solubles, et des principes amers ou aromatiques qui les rendent salubres, alimenteuses et principalement propres à servir d'assaisonnement.

HELIANTHUS. H. TUBEROSUS (L.). Quoiqu'il aime les sols féconds, l'*hélianthe tubéreux*, *topinambour*, n'en prospère pas moins dans les sablonneux les plus maigres, et donne des produits dans des terres d'une stérilité à ne pouvoir nourrir aucune autre récolte. On peut le cultiver sur des lisières, des berges et des lieux ombragés. Il vit aux dépens de l'air, et sans épuiser le sol. M. Boussingault a constaté que, dans la culture de cette plante, la matière organique de la récolte excède de beaucoup celle de l'engrais (1). On le plante en lignes comme la pomme de terre, mais bien auparavant, si c'est possible ; si on le laisse passer l'hiver dans le sol, il est convenable de faire les plantations aussitôt après la récolte. Il est d'une culture facile, n'exige aucun soin particulier et résiste à toutes les températures : les longues sécheresses en retardent, mais n'en empêchent pas l'accroissement, et s'il souffre en été, il se développe en automne aussitôt que les pluies sont fréquentes et les nuits longues ; les plus fortes gelées fl rissent seulement ses feuilles.

Les tubercules qu'on peut laisser dans la terre jusqu'après l'hiver, où ils s'améliorent même, d'après M. Couhé, mais qu'on conserve le plus souvent dans un lieu frais, fournissent une excellente nourriture dans le mois de février ; ils sont alors plus fermes, moins aqueux, plus nutritifs, plus sapides qu'en automne et pris avec plus d'avidité par les bestiaux. Ils conviennent à tous les animaux : « J'en donne tous les ans à mes chevaux, aux vaches laitières et aux cochons en mars, avril et mai ; ils s'en trouvent bien » (Hache de la Condamine) (2). Mais ils sont principalement recommandés pour l'espèce ovine, et for-

---

(1) *Économie rurale*, T. II, p. 298.

(2) *Bulletin de la Société d'agric. de la Haute-Marne*, 1840, p. 18.

ment pour le mouton une nourriture fraîche très propre à le maintenir en bon état. Leurs feuilles et leurs tiges mêmes, quand les pâturages sont secs durant l'été, forment une ressource précieuse pour les moutons et les vaches. Cependant, comme tous les fourrages, quand ils sont donnés à trop fortes proportions, qu'ils ne sont pas mêlés à d'autres substances, les topinambours dérangent les organes digestifs. On rapporte qu'ils peuvent rester trois ou quatre mois dans l'eau sans être altérés ; toutefois, selon M. Degorce (1), après y avoir séjourné seulement dix ou douze heures, ils sont échauffans, occasionnent l'ivresse, la fourbure, et le météorisme chez les bêtes à laine.

La culture du topinambour, dont on a reconnu les grands avantages, prend beaucoup d'extension dans quelques départemens. Malheureusement il est très difficile de l'extirper complétement des terres où il a été une fois cultivé ; mais on diminue beaucoup cet inconvénient en le faisant suivre d'une luzerne ou en mettant à profit le privilége qu'il a de prospérer plusieurs années de suite à la même place ; on le cultive huit ou dix ans consécutifs sur la même terre, et l'on met ensuite sur la sole qu'il a occupée une autre récolte sarclée.

H. ANNUUS (L.). L'*H. annuel, tournesol, grand soleil,* après avoir orné nos parterres de sa fleur, fournit une bonne huile de sa graine qui peut servir encore de nourriture aux oiseaux, en même temps que ses feuilles, à ce que dit un agriculteur américain, donnent beaucoup de lait aux vaches, et que ses tiges durcies par la maturité peuvent être utilement brûlées.

CICHORIUM. C. INTYBUS (L.). La *chicorée sauvage,* très rustique, garantie contre la sécheresse par ses longues racines, et ses feuilles larges et nombreuses qui entretiennent la terre fraîche autour d'elle, croît sur les bords des chemins, dans les allées des jardins et autres lieux incultes. Elle ne craint pas les grands froids et sait résister aux orages : elle pousse vite et dure longtemps ; il est même difficile de l'extirper des terres où elle a été cultivée. Elle vient dans des sols variés ; mais elle préfère ceux de consistance moyenne, bien amendés et suffisamment ameublis.

(1) *Recueil*, T. VIII, p. 426.

On la sème d'ordinaire au printemps sur une récolte d'orge et d'avoine, et à raison de 12 kilogr. par hectare. Elle est si précoce, que M. Crété de Paluel en fait (1) une coupe en avril, une seconde en juin, une troisième en août et une quatrième en octobre. Elle se recommande plus par la précocité que par l'abondance de ses produits, tout abondans qu'ils soient d'ailleurs.

La chicorée sèche difficilement, mais elle donne un bon foin ; il faut toujours la faucher jeune encore, car ses tiges devenues grandes sont dures et se dépouillent de leurs feuilles : le plus souvent on la fait consommer en vert. Riche en albumine, en principes amers, en sels solubles, elle est nourrissante, salubre et fortifiante, bien que très aqueuse ; elle excite l'appétit, et se trouve bien accommodée au tempérament lymphatique des moutons auxquels elle peut fournir une pâture très appropriée. Elle entre avec succès dans la nourriture des vaches laitières et du porc, et produit un effet salutaire quand on l'administre aux chevaux soumis au régime du vert. Sous le nom de *scorole*, on la cultive en Sicile pour les mulets. Enfin, elle convient principalement comme condiment à la composition des herbages.

LEONTODON. L. ᴛᴀʀᴀxᴀᴄᴜᴍ (L.). Pourvu d'une racine longue, pivotante, le *pissenlit, dent-de-lion,* va chercher les principes nutritifs dans les couches inférieures des sols les plus durs, pénètre entre les pierres, les cailloux, et ne craint ni le froid ni la sécheresse. Remarquable par sa précocité, il végète pendant les plus fortes chaleurs, et donne de la verdure jusqu'à la fin de l'automne. Dans une terre passable, ses feuilles acquièrent 3 à 4 décimètres de longueur et peuvent être facilement fauchées ; tandis que dans les mauvais terrains elles sont courtes, étalées sur le sol, et d'autant plus propres alors à servir de pâturage qu'elles repoussent sous la dent du bétail. La plante vit par ses longues racines des principes entraînés par l'eau dans les couches profondes de la terre, et améliore la surface du sol. On la sursème ordinairement après l'hiver à une récolte d'automne. Sprengel veut que, pour établir des pâturages propres à tous les herbivores, on la mette au printemps, sur une céréale de septem-

---

(1) *Journ. d'agric. des Deux-Sèvres*, février 1840.

bre, avec du trèfle ou des graminées, à raison de 4 à 6 kilog. de graine par hectare. La dent-de-lion est très nourrissante : toute verte, elle renferme 12 pour 100 de principes nutritifs, et sèche, 82 pour 100, sans compter la fibre végétale. On trouve dans ses cendres une grande quantité des principes minéraux qu'on rencontre dans toutes les bonnes plantes alimentaires ; elle renferme des composés amers et du sel marin qui lui donnent une saveur recherchée par les animaux, et qui, introduits dans l'économie animale fortifient les organes, excitent l'appétit, font faire une bonne digestion et augmentent le chyle : ils agissent comme assaisonnement tout en fournissant des matériaux à la nutrition. Le pissenlit constitue un aliment agréable, sain, et de facile digestion : il donne aux vaches quantité de lait d'un goût exquis, pousse les bœufs à l'engraissement, et prévient la pourriture des bêtes à laine. Son foin, de bonne qualité, est plus favorable à la sécrétion des mamelles que le meilleur trèfle, mais la récolte en est difficile et la dessiccation longue. Pour obvier à cet inconvénient, on l'entremêle par couches avec d'autres fourrages, soit avec des foins dépourvus de sucs, soit avec de la paille ; en le stratifiant ainsi avec des végétaux médiocres on forme une bonne nourriture.

TRAGOPOGON. Les feuilles de *salsifis* forment dans les prés des touffes qui peuvent servir à nourrir les herbivores ; mais difficiles à faner, elles diminuent par la dessiccation, et fournissent un fourrage médiocre. Les racines de ces plantes pourraient être mangées par les animaux, et l'on a même conseillé de cultiver celle du *S. à feuilles de poireau*. T. PORRIFOLIUM, qui n'est pas, cependant, assez productive pour mériter d'être ensemencée.

LACTUCA. L. SATIVA (L.). La *laitue cultivée, L. romaine, L. pommée, L. frisée,* est une plante annuelle dont toutes les variétés fournissent à l'homme une nourriture aqueuse et rafraîchissante : pendant l'été elle maintient en santé les porcs qui sont en bon état. M. de Dombasles la recommande pour ces animaux.

« Dans les exploitations rurales où l'on élève beaucoup de cochons, dit-il (1), il est d'un grand avantage de semer, en di-

(1) *Calendrier du bon cultivateur*, 1840, p. 77.

verses fois, en mars, avril et mai, quelques ares de laitue que ces animaux aiment excessivement, et qui contribue beaucoup à les entretenir en bonne santé pendant l'été. Un sol très riche, meuble, fortement amendé, et situé près des bâtimens de l'exploitation est ce qui convient pour cela. On sèmera, soit à la volée, à raison d'une livre et demie pour 10 ares, soit en lignes à 35 ou 40 centim. de distance, à raison d'une livre de graine pour 10 ares : dans tous les cas on enterre très peu la semence. »

Le *laitron commun*, SUNCHUS oleraceus, le *L. des champs*, S. arvensis, assez communs, sont mangés par les animaux, de même que les laitues : ils sont très aqueux et rafraîchissans.

BELLIS. B. perennis (L.). La *paquerette vivace, petite marguerite*, est très commune et présente plusieurs variétés. Elle croît sur des terrains très divers, pousse des racines profondes, et ne craint qu'une grande aridité ou une humidité excessive. Elle est très précoce, végète jusqu'à l'hiver, ne souffre pas du pâturage, résiste à la fiente des oiseaux, et repousse, sans interruption, à mesure qu'elle est broutée, raccourcie, piétinée. Quand un sol lui convient, ses feuilles deviennent nombreuses, et acquièrent jusqu'à 15, 20 centimètres de longueur. Sprengel l'a trouvée riche en principes solubles; elle est de plus très nourrissante et recherchée par le mouton.

ACHILLEA. A. millefolium (L.). L'*achillée millefeuilles* pousse dans nos terres arables de nature diverse, tout en affectionnant les lieux un peu humides où elle prospère le mieux : assez commune dans les bons pâturages d'où elle fait, dit-on, fuir les mouches, recherchée par tous nos herbivores et par le porc, elle fournit à tous une nourriture saine et agréable, donne aux vaches un lait bon et abondant. Les Allemands en emploient les racines comme fourrage. Par sa propriété légèrement excitante, elle est un excellent condiment, et peut améliorer les fourrages qu'on retire des graminées et des légumineuses.

Cette plante est précoce, dure long-temps, donne beaucoup de produits, reste verte jusqu'à l'hiver, ne craint ni la sécheresse ni l'humidité, et résiste au piétinement comme à la dent des animaux.

HIERACIUM. H. pilosella (L.). L'*épervière piloselle,* très

rustique de sa nature, se trouve sur les roches et sur les terrains les plus arides, ne craint ni les gelées, ni la dent, ni le piétinement des animaux, et végète depuis les premiers beaux jours jusqu'à l'hiver. Ses racines pivotantes résistent aux plus fortes sécheresses. C'est sur les sables arides qu'il faudrait la propager; quoiqu'on ait dit qu'elle est vénéneuse pour le mouton qui en est très friand, elle lui est salutaire en raison du suc amer qu'elle renferme. Les abeilles en recherchent aussi la fleur. L'*E. dorée* H. AUREUM (Vil.), l'*E. auricule*, H. AURICULE, l'*E. des Alpes*, H. ALPINUM, se trouvent dans les pelouses des hautes montagnes où elles doivent être considérées comme des plantes toniques alimenteuses, et contribuent à produire du bon lait et de la bonne viande.

CENTAUREA. Le genre *centaurée* contient des espèces fort communes en France : toutes sont rustiques, craignent peu la sécheresse, poussent rapidement après avoir été coupées ou pâturées, et contiennent des principes amers qui en font une nourriture salubre. Mais elles sont très précoces, se trouvent presque toujours passées à l'époque ordinaire de la fauchaison, et ne fournissent au foin que des tiges ligneuses, refusées par les animaux. Il faudrait donc les faucher prématurément pour profiter de leurs qualités sans souffrir de leurs défauts.

Nous citerons, parmi celles qui peuvent être considérées comme plantes fourragères, la *C. jacée*, C. JACEA (L.), la *C. noire*, C. NIGRA (L.), la *C. amère*, C. AMARA (L.), la *C. de montagne*, C. MONTANA, dont les tiges sont assez tendres et les feuilles nombreuses parmi les vivaces, et la *C. bluet*, C. CYANUS qui est annuelle.

ART. VIII. — Polygonées, cucurbitacées, rosacées, caryophyllées et borraginées.

POLYGONÉES. Les deux genres de cette famille, qui ont des espèces poussant spontanément dans nos pays, renferment des plantes utiles à l'hygiène.

RUMEX. La *petite oseille*, R. ACETOSELLA (L.); l'*O. sauvage*, R. ACUTUS (L.); l'*O. en écusson*, R. SCUTATUS (L.); l'*O. aqua-*

lique, R. AQUATICUS (L.); l'*O. cultivée,* R. ACETOSA (L.), sont
des plantes légèrement acides et rafraîchissantes qui, mêlées à
d'autres végétaux, peuvent convenir à quelques animaux; mais
qui, précoces, doivent être consommées encore jeunes, car à l'é-
poque ordinaire de la fauchaison, elles ont déjà disparu des prés
et ne fournissent alors que des tiges plus nuisibles qu'utiles dans
les fourrages.

R. PATIENTIA (L.). La *patience, patience des jardins, oseille-
épinard,* cultivée d'abord en légume, puis introduite dans la
grande culture à titre de plante fourragère, vient sur des terres
médiocres et sur les décombres. On la sème en septembre ou en
mars, sur place ou en pépinière, pour en transplanter ensuite les
pieds à 50 ou à 60 centimètres de distance. Elle est vigoureuse
et réclame peu de soins : il lui suffit d'un sarclage au printemps.
Précoce et très productive, on peut la faucher cinq, six fois par
an et en obtenir par hectare jusqu'à 200,000 kilogr. de fourrage
vert, qu'on doit récolter bien avant la maturité. Les vaches, les
porcs et les chevaux la recherchent avec avidité. On pourrait la
faire sécher, mais il n'y aurait aucun avantage à le faire.

POLYGONUM. P. BISTORTA (L.). La *polygonée bistordue,
renouée bistorte, bistorte, langue de bœuf,* commune dans les
prés humides, donne dans un bon terrain une quantité passable
de fourrage, qu'on doit faucher avant la maturité pour ne l'avoir
pas trop dur. La langue de bœuf contient un principe amer qui
peut être bon pour la vache et la brebis. Les oiseaux en mangent
la graine; les Russes en préparent des appâts pour attirer des
poissons; et de sa racine, employée en médecine, l'industrie tire
une couleur jaune.

P. OVICULARIS (L.). La *P. oviculaire, renue, traînasse,* est
très commune dans les chaumes, et produit, d'après M. Nicklès,
34 p. %₀ de foin qui contient 66 p. %₀ de principes nutritifs. Les
bêtes à laine la broutent avec plaisir; tous les herbivores, les
oiseaux et surtout les lapins la mangent.

P. FAGOPYRUM (L.). *P. sarrasin, renouée sarrasin.* Le *blé
noir* vient sur les terres sèches, légères, comme sur celles où

____

(1) M. Aubert, *Am. agr. de l'Ariège,* juillet 1841.

l'argile prédomine : c'est la plante des sols meubles siliceux et peu fertiles des montagnes froides. Il est souvent avantageux de le semer sur les landes défrichées où il prospère avec peu d'engrais, pourvu que le terrain ne soit pas humide. Bien qu'il craigne le froid, il peut être ensemencé dans des terres dont la basse température doit faire écarter d'autres récoltes ; car grâce à la rapidité de sa croissance, on peut l'établir fort tard et le moissonner encore avant le mauvais temps. Dans la plupart des expositions de notre pays, on peut en faire les semailles depuis le mois d'avril jusqu'à la fin de juillet, et le voir atteindre tout son développement en 30 ou 40 jours, ce qui le rend propre à remplacer les fourrages qui viennent à manquer. La polygonée sarrasin est une plante précieuse à l'agriculture : les fanes, il est vrai, en sont de peu de valeur ; mais, tout en n'occupant le sol que peu de temps, elle donne en grande quantité un grain salubre, alimenteux et très propre à nourrir les animaux ; elle s'intercale dans tous les assolemens, et peut être mise entre toutes nos récoltes ordinaires.

On sème le sarrasin pour la graine à raison de 40 à 80 litres par hectare, et pour le faucher vert à raison de 100. Il est souvent avantageux de le semer avec des graminées ou des légumineuses. On remarque même que le trèfle, la luzerne réussissent mieux avec lui qu'avec toute autre plante.

Est-il vrai que, lorsqu'il est vert, il produise une éruption à la tête des moutons, des porcs qui s'en nourrissent, et des tumeurs, des rougeurs aux oreilles, à la face, au cou des vaches tachetées de poils blancs, ainsi que l'affirme Schwertz ? Serait-ce, comme le pense M. Chaillon, un insecte qui vit quelquefois sur cette plante et non la plante elle-même qui cause ces affections ? Quoi qu'il en soit, ces accidens disparaissent aussitôt qu'on a fait cesser la nourriture qui en est la cause ou l'occasion ; mais malheureusement le sarrasin ne possède pas assez de qualités pour être considéré généralement comme un bon fourrage. Beaucoup d'animaux, pour le prendre avec plaisir, ont besoin de s'y habituer, ce qu'ils font cependant avec assez de facilité. On a même rapporté (1) que les chevaux le prennent avec autant d'avidité que

____

(1) *Bull. de la Soc. d'agr. de la Haute-Marne*, mai 1841.

le trèfle et la luzerne. Il engraisse les vaches qui en mangent et
leur donne un lait riche et abondant. Il peut être fauché lorsqu'il
est en fleur, mais il sera plus nutritif si le grain est déjà formé.

En certaines circonstances, il peut suppléer aux prairies artificielles : il donne souvent plus de produit que la vesce, peut être
semé beaucoup plus tard et surtout il coûte moins de semence ;
enfin c'est une de nos meilleures plantes pour enterrer verte
comme engrais. Il prospère sur les terres maigres, les améliore
et peut être cultivé avec avantage sur les montagnes où le transport du fumier ne se fait qu'à grands frais.

P. TARTARICUM (L.). Précoce, vigoureuse, productive, à grain
lourd, la *P. de Tartarie* est peu rustique, craint le froid et s'é-
grène facilement.

CUCURBITACÉES. La famille des *cucurbitacées* renferme
des plantes très actives qu'on n'administre qu'à titre de médicament et à très petites doses, et des plantes dont les fruits servent à
la nourriture de l'homme et à celle des animaux.

CUCURBITA. Les seules espèces de cette famille, cultivées
pour l'hygiène vétérinaire, appartiennent au genre *courge*. Les
courges sont mal déterminées et forment souvent des variétés
qu'on ne sait à quel type rapporter, et qui, après quelques générations, reprennent les caractères de l'une des espèces qui a con-
couru à les engendrer. Elles sont cultivées en grand, surtout
dans la Sarthe, l'Anjou, la Bresse et la Franche-Comté. Dans la
Mayenne on place la variété de *potiron*, dite *citrouille à vaches*,
sur des sols sablonneux et légers ; elle prospère aussi dans les
terres à froment. M. Isabeau recommande les courges pour
améliorer l'agriculture dans le midi. Il n'existe pas, dit-il (1),
en parlant de ces plantes et du maïs, de culture plus économique,
si l'on compare les frais aux produits. On les sème quand la
gelée n'est plus à craindre. Elles souffrent de la sécheresse et
prospèrent sous l'influence du terreau humide et des engrais
bien décomposés par la fermentation.

Quoique peu nourrissantes, les feuilles de courge sont utiles
quand la sécheresse fait languir les pâturages. Recueillies avec

____

(1) *Annales provençales*, 1842.

les tiges stériles, avec les sommets des tiges fertiles aussitôt que le fruit est en partie formé, elles fournissent beaucoup de produits sans nuire à la récolte principale. Si d'un côté les fruits craignent le froid, de l'autre ils pourrissent rapidement lorsqu'ils ont été cueillis avant d'être mûrs ; de sorte que, si le temps n'est pas très rigoureux, on fera bien de les laisser sur pied jusqu'à leur complète maturité. On doit, pour les conserver, les mettre en couches peu épaisses dans un lieu sec, et les visiter souvent pour faire consommer d'abord ceux qui commencent à s'altérer.

Le fruit des courges, volumineux, sucré, quoique aqueux et peu substantiel, est utile comme nourriture d'hiver pour les animaux soumis au régime sec ; il les rafraîchit, et tempère l'influence excitante du foin et des grains, prévient les irritations des voies digestives et tient le ventre libre. Selon M. Garriot, les vaches qui en prennent sont peu portées à recevoir le taureau. On a remarqué dans l'ouest que, pendant les mauvais hivers, les cultivateurs qui en font manger perdent moins de bestiaux que les autres. On le donne aux porcs et aux ruminans, et quoique bien peu nutritif, il produit un lait bon et abondant. Les Orientaux en administrent à leurs chevaux. On le livre seul crû et coupé par tranches, ou bien cuit, soit à part, soit avec des choux, du son, des feuilles d'orme ou des fourrages secs. D'ordinaire on a soin d'en tirer les graines qui fournissent une huile très bonne, et qui, cuites avec la pulpe et très nourrissantes par elles-mêmes, engraissent rapidement les porcs. On dit cependant qu'elles ne sont pas bonnes à la santé des vaches.

ROSACÉES. La famille des *rosacées* renferme des arbres dont les fruits un peu acides, sucrés, très aqueux, *prunes, pommes, poires,* sans être communément employés à nourrir les herbivores, peuvent cependant y servir ; et des herbes toniques, amères, alimenteuses, *potentilles, benoites, spirées, tourmentilles, pimprenelles,* qu'on trouve souvent sur les hautes montagnes mêlées à d'autres plantes fourragères avec lesquelles elles forment des gazons sapides et salubres ; quelques-unes sont même cultivées en prairies artificielles.

POTERIUM. P. sanguisorba (L.). La *petite pimprenelle, pimprenelle,* croît spontanément dans les prés secs et les pe-

louses de montagne; elle se plaît surtout sur les terrains calcaires, mais n'en réussit pas moins sur les sols sablonneux et
médiocres. Ses longues racines la préservent de la sécheresse.
Rustique et précoce, elle végète pendant l'hiver sur des terrains
de mauvais rapport, et donne au printemps une bonne nourriture, lorsque les autres fourrages n'ont pas encore poussé. « Le
grand mérite de cette plante, dit M. Vilmorin, est de fournir
d'excellentes pâtures sur les terres les plus pauvres et sèches,
soit sablonneuses, soit calcaires; elle est relativement moins
productive sur les bons fonds, quoique sa végétation y soit plus
forte. » On peut la semer seule ou la mêler, ainsi que le conseille
M. Yvart, à des plantes qui, comme elle, réussissent sur des
terrains crétacés, arides et élevés. Elle sert de condiment à la
salade, et pourrait à ce titre améliorer les fourrages nourrissans
d'ailleurs, mais trop fades des légumineuses et des graminées.

Excitante et alimenteuse, elle est agréable et très bonne pour
le mouton qui en est fort avide; elle convient surtout à former
des pâturages d'hiver et de printemps. Sur un bon terrain, elle
pourrait croître et se développer assez pour être fauchée et desséchée, mais elle ne donnerait qu'un foin dur et très médiocre :
mieux vaut encore profiter de l'avantage qu'elle présente lorsqu'elle est verte, d'augmenter la quantité et la qualité du lait
des vaches, et de nourrir très bien les porcs.

SANGUISORBA. S. officinalis (L.). La *sanguisorbe officinale, grande pimprenelle, pimprenelle des jardins*, vient dans
les sols calcaires, maigres et exposés à la sécheresse; mais elle
ne donne de bons produits qu'en terres fraîches et fertiles où
elle drageonne beaucoup, et fournit plusieurs coupes. Cette
plante réussit, dit Yvart, dans les prairies aquatiques dont elle
améliore le foin, en corrigeant par sa saveur astringente les
effets relâchans des plantes aqueuses. La grande pimprenelle est
plus fourragère que la petite, mais il faut la faucher avant la maturité pour en obtenir un fourrage sec qui soit passable.

CARYOPHYLLÉES. La famille des *caryophyllées* renferme
plusieurs plantes qui, répandues dans les prés, dans les pâturages, contribuent à nourrir les herbivores; nous citerons les
genres DIANTHUS, *œillet;* LYCHNIS, *lychnide;* CERASTIUM, *céraiste;*

ARENARIA, *sabline;* SILENE, *silène;* STELLARIA, *stellaire;* SAPO-
NARIA, *saponaire,* dont quelques espèces pourraient être profitables dans les mauvaises terres. Le *lin,* LINUM, présente dans
les herbages plusieurs herbes utiles, et l'espèce cultivée comme
plante textile fournit dans quelques pays un bon fourrage; la
graine, avantageuse comme oléagineuse, est aussi très propre à
nourrir les animaux.

SPERGULA. S. ARVENSIS (L.). La *spergule des champs,*
spargoute, se trouve dans les lieux sablonneux où elle forme
des touffes rampantes, peu fournies, mais d'un pâturage bon et
substantiel; on peut la mettre en culture dérobée sur des terres
qui n'ont pas encore été améliorées; mais c'est sur les lieux fertiles et un peu frais qu'elle donne ses plus abondantes récoltes.
« Elle se plaît exclusivement, dit M. de Dombasles, sur les sols
dits *terres blanches,* quelle qu'en soit d'ailleurs la consistance. »
On la sème en mars ou après les moissons pour se ménager des
fourrages verts jusqu'à l'hiver. Cette plante est recommandée
comme précieuse en ce qu'elle pousse sur des terres qui ne sauraient nourrir d'autres végétaux; qu'elle y atteint en peu de
temps le terme de sa croissance, s'intercale facilement dans les
assolemens sans contrarier les autres cultures; en ce qu'elle est
recherchée par tous les animaux, qu'elle les entretient bien et leur
donne de bon lait et d'excellent beurre. Quoi qu'on en dise, elle
est fort casuelle, reste souvent très courte et donne généralement
de maigres produits dans la plupart de nos terres.

S. MAXIMA (Richembach). La *S. géante,* originaire de Cour-
lande, diffère de la précédente par ses tiges longues de 10 à 14
décimètres. M. Bossin l'a introduite en France, et les essais qu'il
a tentés ont démontré que, comme la spergule des champs, elle
donne un fourrage vert très bon pour les moutons, les porcs et
aussi pour les vaches, qui y puisent un lait dont le beurre est
excellent. L'introduction de cette plante est un véritable service
rendu à tous les pays de sables frais, dit M. de Colombier; elle
prospère sur les bons terrains sablonneux, mais elle vient aussi
sur ceux qui ont un peu de consistance, pourvu qu'ils soient
bien ressuyés, ameublis et hersés avec soin. D'après M. Bossin,
il faut la semer en avril ou même plus tôt, mais jamais plus tard;

et comme, pendant la floraison, elle végète encore avec vigueur, il y a profit à retarder de la faucher. Elle prépare et nettoie le sol pour d'autres récoltes, car elle croît rapidement, peut être fauchée avant que les mauvaises herbes aient eu le temps de mûrir, de s'égrener et le laisse libre assez tôt pour recevoir les céréales d'automne.

BORRAGINÉES. Les plantes de la famille des *borraginées* rudes et douceâtres sont médiocres comme fourrage ; cependant le genre MYOSOTIS renferme des espèces que les animaux prennent avec plaisir ; le LYCOPSIS qu'on trouve dans les plus mauvais terrains est précoce, pourvu de tiges et de feuilles qui sont utiles au commencement du printemps.

Le genre *consoude*, SYMPHYTUM, dont les espèces indigènes, quoique mangées par les animaux quand elles sont tendres, sont plutôt nuisibles qu'utiles dans les prés, contient deux plantes exotiques qui peuvent rendre de grands services.

S. ASPERRIMUM (Marsh.). La *C. à feuilles rudes,* originaire du Caucase, long-temps considérée dans nos pays comme plante d'ornement, a été pour la première fois cultivée en grand comme plante fourragère, en Écosse et en Angleterre. Elle prospère dans tous les terrains et fournit le moyen de tirer avantageusement parti des coins des jardins, des bords des fossés. On la multiplie par semis ou par éclat : on aura toujours soin de planter ces derniers à 1 mètre de distance l'un de l'autre, car ils se développent beaucoup. Du reste, cette plante une fois établie ne veut, pour tous soins, qu'un buttage en février et quelques binages en été, pour détruire les mauvaises herbes et ameublir le sol foulé par les cueilleurs des feuilles. Elle fournit sans engrais, au rapport de M. Grand, des quantités prodigieuses d'un très bon produit facile à récolter.

« Quelques personnes ont cru y trouver un fourrage supérieur à la luzerne par l'abondance et la précocité de ses produits. Il y a du vrai dans cette assertion, car lorsqu'on plante cette consoude dans un sol riche et profond, ses feuilles succulentes et touffues ont déjà atteint plus de 30 centim. de hauteur, lorsque la luzerne commence à pousser ; elles repoussent très promptement lorsqu'on les a coupées, et l'on peut les faucher quatre ou cinq fois dans notre climat, et chaque coupe donne un produit très abondant (1). » Nulle plante dans nos contrées n'est aussi précoce que la consoude rude: ses feuilles ont 2, 3 décimètres déjà, lorsqu'à peine les herbes les plus hâtives commencent à pousser ; avec ses longues racines, elle craint peu la sécheresse, et peut durer un grand nombre d'années. Ses feuilles conviennent à tous les animaux : les chevaux, les bêtes à laine et les oies peuvent s'en nourrir ; mais c'est aux porcs, aux grands ruminans, et surtout aux vaches qu'il faut les administrer de préférence.

S. ECHINATUM (Ledeb.). La *C. hérissée*, originaire de Russie, cultivée et comparée à la précédente par M. Vilmorin, a paru supérieure sous le rapport de la précocité et de la quantité des produits. Elle peut fournir depuis le milieu d'avril jusqu'à l'automne, un fourrage abondant que les vaches mangent avec avidité.

ART. IX. — Familles diverses.

PLANTAGO. P. LANCEOLATA (L.). Le *plantain lancéolé*, très commun dans des localités bien diverses, offre plusieurs variétés ; il se plaît principalement dans les sols argileux, un peu humides et se sème au printemps avec le trèfle blanc ou avec une graminée sur une céréale d'hiver. Dans les prés, ses feuilles occupent beaucoup trop d'espace relativement à ce qu'elles produisent. Il convient mieux pour établir des pâturages, et on le trouve même en grande quantité dans les terrains renommés pour fournir une bonne pâture. Précoce et pourvu de longues racines, il vit aux dépens du sol profond sans épuiser la superficie, sans craindre ni sécheresse ni froid, et en demeurant vert toute l'année.

P. MARITIMA. Le *P. maritime*, commun dans les gazons salés des bords de la mer comme dans ceux qu'arrosent certaines eaux minérales, comprend plusieurs variétés très nourrissantes qui donnent à la chair des animaux une excellente saveur.

Le *grand P.*, P. MAJOR et le *P. moyen*, P. MEDIA ont des feuilles larges et étalées, beaucoup plus nuisibles qu'utiles, cependant le porc et le mouton peuvent vivre de ces plantes un peu toni-

(1) Mathieu de Dombasles, *Calendrier du cultivateur.*

ques; mais couchées, étendues dans les prés elles échappent à la faux. Les graines des plantains servent à nourrir les oiseaux.

URTICA. Les orties présentent des poils creux, dressés sur une vésicule pleine de liqueur caustique. Lorsqu'un de ces poils est pressé sur la pointe, il comprime la vésicule, en fait sortir le fluide sécrété et le transmet au-dehors. Ces phénomènes se produisent lorsque nous sommes piqués par des orties, et c'est l'introduction de ce liquide dans la piqûre qui nous cause une cuisson très incommode. Mais ces plantes sèches, flétries, écrasées ou mouillées ne piquent plus, ou du moins n'occasionnent aucune sensation désagréable.

U. DIOICA. L'*O. dioïque, grande ortie* très commune, hérisse les clôtures, les bords des chemins, des cours et tous les lieux incultes. Quoiqu'elle soit depuis long-temps cultivée en grand dans certaines parties de l'Europe, nous ne profitons pas même, en France, de celle qui vient spontanément. Elle résiste mieux à la sécheresse qu'à un excès d'humidité, et serait très propre à couvrir de quelques récoltes les graviers stériles et les coteaux arides où elle prévient l'éboulement des terres. Rustique, précoce, elle devance la plupart de nos fourrages, peut être consommée un mois avant la luzerne, végète dans les temps les plus chauds, produit beaucoup et ne manque jamais ; enfin, elle dure long-temps et presque sans soins, car une fumure tous les trois ou quatre ans lui suffit. On la multiplie par semis et par plantation; en lignes elle produit beaucoup.

La plupart de nos animaux la mangent lorsqu'elle est jeune, et y trouvent un aliment sain, nutritif qui augmente la quantité du lait des vaches et le rend gras. Mais ils y prennent moins de goût à mesure qu'elle vieillit : plus âpre, dure et amère, elle possède en été une odeur forte qui leur répugne, et l'on ne doit employer les coupes du mois d'août qu'à faire la litière. On la donne crue après que la fanaison en a dissipé l'humeur âcre et flétri les poils piquans, ou bien cuite, seule ou mêlée à d'autres alimens : elle sert pour les vaches laitières et les porcs. En Suède, après l'avoir hachée on la réunit à l'orge, à l'avoine, aux pois, et l'on donne les mélanges crus ou cuits. Hachée et imprégnée de farine, elle convient aux oiseaux. On doit, surtout quand elle n'est pas jeune la donner avec précaution, ne la faire entrer dans les rations que pour un quart ou un tiers, car elle est un peu échauffante et purgative. Si on voulait la réduire en foin, il faudrait l'entremêler à des fourrages secs pour en dissiper plus promptement l'humidité. Ses feuilles peuvent être employées en guise d'épinards, et ses tiges offrent des fibres tenaces, dont on pourrait faire des tissus grossiers.

Le *houblon*, HUMULUS LUPULUS (L.) de la famille des *urticées*, fournit des tiges, des feuilles et des fleurs dont on pourrait nourrir les herbivores, et qui, plus ou moins amères, agissent comme alimens toniques.

SCIRPUS. S. ARICULARIS (L.). Le *scirpe épingle*, commun sur les montagnes de l'Aveyron, y fournit un bon pâturage ; c'est un gazon touffu « dont la petitesse est proportionnée à la courte dent de la brebis et qui est très commun dans ces parages (sur le Larzac). Il se dessèche facilement à cause du peu de profondeur de ses racines, mais la moindre pluie, la moindre rosée le fait reverdir et la brebis le broutte également dans ces deux états (Limousin-Lamothe) (1). » il entretient bien les brebis dont le lait sert à préparer le fromage de Roquefort.

JUNCUS. J. BOTTNICUS (Wahl.). *J. gerardi* (Mut.), le *jonc bottnique* se trouve dans la Normandie, en Provence, en Alsace, et en Auvergne. Il prospère très bien dans les terres salées, et les bestiaux le recherchent avec avidité.

ASPHODELUS. A. ALBUS (Villd.), *l'asphodèle blanc, bâton royal,* cultivé comme plante d'ornement, croît spontanément en France : ses feuilles et sa racine servent en Bretagne à la nourriture du porc. En Espagne les racines seules, crues ou cuites, ont suffi pour entretenir les bestiaux mieux que le foin et la paille. (Sarcey.)

L'A. LUTEUS (L.), *A. jaune;* l'A. RAMOSUS (Villd.), *A. rameux,* sont des plantes indigènes faciles à multiplier qu'on dit propres à nourrir les animaux.

HEMEROCALLIS. H. FULVA (L.). *L'hémérocale fauve, lis fauve, lis asphodèle,* vient sans culture en France où il fleurit

____

(1) *Revue de l'Aveyron,* 6e année, p. 168.

en juillet. Peu difficile sur le choix du sol où il s'établit, on le voit résister à toutes les intempéries et durer un temps illimité sans aucun soin particulier de culture. Vous pouvez le planter en bordures sur la rive des fossés, dans les coins perdus des jardins ; comme il vit presque exclusivement aux dépens des principes absorbés par les feuilles, il épuise peu le sol. Pour l'établir vous n'avez qu'à en planter quelques pieds, et bientôt tout le sol en sera recouvert. Il est assez nourrissant pour engraisser les bêtes à laine (1) : les porcs et les lapins en sont avides.

Le genre *scabieuse*, SCABIOSA (L.), renferme la S. COLUMBARIA (L.), la S. ARVENSIS, la S. SUCCISA (L.), la S. SYLVATICA (L.), plantes assez communes en France, toutes succulentes et bonnes, mais promptes à devenir dures si on ne les fait consommer avant la maturité ; elles craignent peu la sécheresse et repoussent rapidement quand elles ont été coupées ou broutées.

Dans le genre *mélampyre* nous trouvons le *blé de vache*, MELAMPYRUM ARVENSE que les ruminans mangent avec plaisir et qui donne du lait de très bonne qualité, mais qu'il est difficile de propager bien qu'il soit parasite dans beaucoup de terres.

§ 2. — **PLANTES ASSAISONNANTES**.

Les plantes de ce paragraphe peu alimenteuses, mais savoureuses ou odorantes, imprègnent de leur saveur ou de leur parfum les foins des prés et les herbes des pâturages. On fait bien de les mêler pour communiquer leurs propriétés excitantes à tous les végétaux fourragers bons et substantiels, mais trop douceâtres. Quelques graines de persil, de chicorée, d'achillée ou de pissenlit mises dans une luzernière ou une tréflière, suffisent pour prévenir parfois les plus graves indigestions. Pour déterminer la quantité d'assaisonnement à faire entrer dans un herbage, on constatera non-seulement les espèces qui le composent, mais encore la nature et les particularités des terrains : sur les sols qui sont gras et humides, sur les lieux bas, ne craignez pas de les prodiguer plus que sur ceux qui sont secs ou bien exposés,

_____

(1) *Journ. d'agric. de la Côte-d'Or*, août 1840.

Les condimens excitans doivent être employés avec modération dans les vivres des vaches à lait et des bêtes à l'engrais.

ART. I. — Plantes aromatiques.

Odorantes et douées, quelques-unes du moins, d'une saveur chaude, elles contiennent des huiles essentielles, du camphre et des résines ; elles font participer les herbes fades ou aqueuses de leur odeur et de leur goût et excitent l'appétit des animaux tout en prévenant les indigestions.

OMBELLIFÈRES. Les plantes de cette famille qui croissent sur les coteaux secs et bien exposés sont, en général, aromatiques et stimulantes. Le genre *ache*, APIUM, renferme des espèces qui peuvent servir de condiment.

L'*A. céleri*, A. GRAVEOLENS, cultivé comme plante de cuisine, se trouve encore sauvage dans les prés humides. L'*A. persil*, A. PETRO-SELINUM, cultivé dans tous les jardins potagers, croît spontanément en Provence. Yvart, qui l'a associé à titre de condiment à diverses plantes fourragères, a remarqué qu'il préserve les moutons de la pourriture ; en Saxe et en Moravie, l'on en donne à ces animaux de temps en temps, en automne surtout. Il ranime et active toutes les fonctions, peut être fort utile, principalement dans les pays humides et pendant les années pluvieuses. On sème en mai pour les herbivores le *persil à larges feuilles* mêlé avec les légumineuses et les graminées. Le genre *cerfeuil*, CHÆROPHYLLUM (L.), renferme des espèces aromatiques qui exhalent un agréable parfum et d'autres qui sont fétides, nauséabondes. Parmi les premières, le *cerfeuil ordinaire*, C. SATIVUM, cultivé dans les jardins, nourrissant et stimulant à la fois, peut servir à assaisonner les fourrages. Le *C. sauvage*, *persil d'âne*, C. SYLVESTRE, très précoce, et commun dans les lieux frais, pourrait, malgré son odeur forte, servir à la nourriture de quelques animaux. Le *selin à feuilles de carvi*, SELINUM CARVIFOLIA (L.), abondant dans les prés humides dont il contribue à aromatiser les herbes, concourt à nourrir les quadrupèdes. La *carotte ordinaire*, sauvage et quelques autres espèces du même genre qui poussent spontanément, peu propres avec leur odeur forte, à servir de nourriture par leur feuillage, peuvent être utiles dans les prés comme condiment.

La famille des LABIÉES renferme des espèces d'une senteur plus ou moins forte, mais la plupart sont dures, quelques-unes fétides et toutes peu recherchées des animaux. Nous citerons cependant les genres qui suivent comme pouvant être mis à profit. THYMUS. Le *thym serpolet, serpolet,* T. serpillum, commun sur la pelouse des coteaux un peu arides, est recherché par plusieurs animaux et communique son odeur aux fourrages avec lesquels il se trouve mêlé. Les bergers du Larzac ont soin d'en éloigner les brebis (qui, du reste, en sont fort peu avides); ils savent par expérience qu'il diminue la sécrétion du lait. Les abeilles volent après les fleurs de serpolet, et c'est avec les sommités fleuries de cette plante qu'on frotte la ruche où l'on appelle des essaims. Le *T. des champs,* T. acynos, assez commun dans les friches et les chaumes, est moins odorant que le serpolet et possède à-peu-près les mêmes propriétés. THEUCRIUM. La *germandrée, petit chéne,* T. chamædris (L.), commune dans les pelouses arides, et l'*ivette,* T. chamæpitis, qui vient dans les terres et les gazons secs, sont amères, n'ont guère d'attrait pour les animaux et ne servent qu'à rendre l'herbe tonique. GLECOMA. G. hederacea (L.). Le *lierre terrestre,* commun le long des chemins, plutôt tonique que stimulant, contribue à nourrir le bétail. Souvent, à la suite de la piqûre d'un insecte, il se couvre d'une excroissance qui le rend, à ce qu'on rapporte, vénéneux pour le cheval.

Nous citerons encore l'*origan commun,* ORIGANUM vulgare, très répandu, mais d'un fourrage médiocre; plusieurs *menthes,* MENTHA pulegium, M. aquatica, qui se plaisent dans les lieux humides, et qui, très peu convoitées, pourraient cependant servir à assaisonner les fourrages; les *bugles,* AJUGA reptans, A. genevensis, A. pyramidalis, très communes dans les prés et dans les pâturages, nourrissantes et légèrement toniques; les *brunelles,* PRUNELLA vulgaris, P. grandiflora, P. laciniata, qui ne sont pas rares dans les prés et sur le gazon des montagnes, et qui, quoique stimulantes, ne laissent pas d'accroître la quantité des fourrages.

COMPOSÉES. Beaucoup de plantes à fleurs composées ont la propriété d'activer les fonctions digestives.

Parmi celles qu'on pourrait utiliser dans quelques circonstances, nous distinguerons la *tanaisie commune, herbe aux vers*, TANACETUM vulgare qui, tonique et stimulante, contient un principe amer et une substance odorante : lorsqu'elle a poussé en terre fertile et qu'en séchant elle a perdu sa trop forte senteur, elle peut servir de nourriture aux herbivores. Si on la semait avec des plantes précoces et qu'on la récoltât avant la maturité, elle rendrait de grands services comme condiment et même comme aliment. Yvart a observé que, pour le mouton qui en est très friand, elle est pendant l'hiver un excellent préservatif contre la pourriture. L'*armoise commune*, ARTEMISIA communis, l'*absinthe*, A. absinthium, l'*A. des champs*, A. campestris, odoriférantes et amères, sans affriander les herbivores, n'en sont pas moins mangées lorsqu'elles sont tendres et desséchées. Toutefois, elles ne doivent entrer qu'en très petite quantité dans la composition des herbages, autrement elles repoussent le bétail et communiquent leur amertume au lait des vaches. Les espèces du genre *chrysantème*, CHRYSANTHEMUM, qui peuvent servir d'aliment quand elles sont fraîches, ne sont utiles que dans les pâturages.

CRUCIFÈRES. Nous avons dit que toutes les crucifères sont irritantes, mais que la culture en rend quelques-unes alimenteuses. Parmi celles qui conservent leurs propriétés originaires et jouent dans les prés le rôle d'assaisonnantes, nous citerons la *cardamine des prés*, CARDAMINE pratensis, la *C. amère*, C. amara, très communes dans les gazons frais, et bonnes pour les ruminans ; le *cresson officinal, C. des fontaines*, SISYMBRIUM nasturtium, qui vient dans les fontaines où il a des tiges et des feuilles tendres ; le *velar*, ERYSIMUM officinale, l'*ibéride*, IBERIS, l'*arabette*, ARABIS, le *tabouret*, THELASPI, qui renferment des espèces la plupart sans intérêt, quoique les bestiaux les mangent et que, mêlées à d'autres fourrages, on puisse en tirer parti.

ART. II. — **Plantes amères.**

Inodores et remarquables par leur amertume plus ou moins prononcée, elles font sur la bouche une impression qui engage à prendre de la nourriture.

COMPOSÉES. La tribu des composées renferme des espèces amères et toniques. Outre la chicorée et le pissenlit, dont nous avons parlé déjà, nous mentionnerons encore le *léontodon de montagne*, LEONTODON montanum, le *L. crépu*, L. crispum, le *L. d'automne*, L. autumnale, le *L. hérissé*, L. hirtum, ce dernier commun dans les terres stériles et sur les vieux murs ; le *crépide raide*, CREPIS stricta, le *C. dioscoride*, C. dioscoridis, le *C. vert*, C. virens, le *C. des toits*, C. tectorum, le *C. bisannuel*, C. biennis, le *C. dent de lion*, C. leontodon, salubres et alimentaires.

Dans la famille des ROSACÉES nous trouvons beaucoup de plantes amères et toniques. Les *potentilles*, POTENTILLA verna, P. reptans, P. fragaria; les *benoîtes*, GEUM urbanum, G. montanum, G. rivale; les *spirées*, SPIREA ulmaria (*reine des prés*), S. fillipendula ; les *tormentilles*, TORMENTILLA recta, T. reptans; les *alchimilles*, ALCHEMILLA vulgaris, A. alpina, dont les espèces amères et nourrissantes, communes, surtout dans les lieux élevés, communiquent aux pâturages de montagne des propriétés salutaires et propices à l'excellence de la viande et des fromages.

GENTIANA lutæa (L.). La *gentiane jaune*, *grande gentiane*, de la famille des GENTIANÉES, abondante sur les hautes montagnes, est amère et peu appétissante; cependant les vaches la mangent vers la fin du mois d'août, quand elle a perdu sa force, disent les vachers de l'Auvergne, quand les bonnes plantes sont devenues rares, ajouterons-nous. Elle communique son amertume au lait, rend les urines rouges, irrite les organes digestifs et va même jusqu'à provoquer la diarrhée. La *G. ponctuée*, G. punctata (L.), la *G. ciliée*, G. ciliata (L.), la *petite gentiane*, G. centaurium (L.), toniques, sont moins amères que la grande gentiane et peuvent rendre quelques services si elles ne se trou-

vent dans les pâturages qu'en très petite quantité. *Trèfle d'eau,*
MENYANTHES ᴛʀɪꜰᴏʟɪᴀᴛᴀ. Cette gentianée vient dans les lieux
humides. On ne doit pas chercher à la multiplier, mais si elle ne
se trouve qu'en petite quantité, elle contribue à corriger les mauvais effets des plantes marécageuses.

POLYGALA ᴠᴜʟɢᴀʀɪꜱ. Le *polygala commun, laitier, herbe
au lait,* mêlé aux herbes alimentaires facilite par une action
tonique sur les organes digestifs la nutrition et la production du
lait; l'*euphraise officinale,* EUPHRESIA ᴏꜰꜰɪᴄɪɴᴀʟɪꜱ n'est guère
plus courue des animaux; mais en petite portion dans les bons
herbages elle leur est salutaire.

ᴀʀᴛ. ɪɪɪ. — Plantes acidules.

Elles reçoivent une saveur aigrelette de certains acides ou
de certains sels acides. Les plus importantes appartiennent à la
famille des *polygonées,* et nous en avons parlé. Le genre OXALIS
offre aussi des espèces acides qui jouissent des mêmes propriétés que l'oseille. Les feuilles et les jeunes pousses de la
vigne, VITIS ᴠɪɴɪꜰᴇʀᴀ doivent aussi, lorsqu'elles sont tendres
être considérées comme acidules.

Ces plantes rendent le fourrage rafraîchissant et propre à
faire prendre le vert aux chevaux pléthoriques et à ceux qui
ont des inflammations gastro-intestinales. Les *laitues,* le *laitron*
et plusieurs autres espèces à feuilles très aqueuses sont aussi
rafraîchissantes; mais douces plutôt qu'acides elles ne peuvent
pas agir comme assaisonnantes.

Nous pourrions ajouter, à cette liste de plantes alimentaires
et assaisonnantes, d'autres végétaux utiles dans les prés et
dans les pâturages et dont quelques-uns pourraient être cultivés avec avantage; car, « on ne peut douter que, parmi la
multitude de plantes qui ne croissent encore que spontanément,
il ne s'en trouve un grand nombre qui mériteraient, par des
propriétés spéciales, d'entrer dans le domaine de l'agriculture » (1); mais nous avons dû nous borner aux espèces dont la

____

(1) *Annales de Roville*, T. VIII, p. 192.

pratique a prouvé l'utilité. Nous engagerons les vétérinaires et les agriculteurs à tenter des essais sur celles qui croissent dans leurs environs, afin d'avancer l'époque où chaque localité, assez riche en végétaux propres à toutes les natures de terre, pourra remplacer la jachère par des cultures fourragères qui n'exigeront d'autres labours que ceux nécessaires pour préparer le sol à recevoir les récoltes céréales et industrielles. Il est facile de juger au prodigieux progrès qu'a fait faire déjà le nombre si restreint des plantes nouvellement cultivées, combien de telles recherches pourraient devenir fécondes à l'avenir.

CHAPITRE II. — PLANTES NUISIBLES.

Nous placerons dans cette catégorie toutes les plantes qu'on doit extirper des herbages. Nous les diviserons en *plantes vé-néneuses*, en *plantes parasites*, en *plantes piquantes* et en *plantes inutiles*.

ART. I. — Plantes vénéneuses.

Parmi les plantes nuisibles, nous mettrons en première ligne celles qui sont âcres ou narcotiques et qui empoisonnent les animaux. Mêlées entre elles et réunies à des espèces alimenteuses, ainsi qu'on les trouve dans les herbages, elles sont moins actives, les unes et les autres, que si elles sont mangées séparément. Se servent-elles réciproquement de contre-poison? Il est certain que celles qui sont acides ou excitantes doivent neutraliser les effets des narcotiques ; tandis que celles-ci et les mucilagineuses préviennent les irritations que tendent à déterminer les irritantes. On doit reconnaître aussi que ces dernières, en stimulant l'estomac, neutralisent l'action de celles qui sont fades, émollientes ; il est également incontestable que la grande masse des plantes qui n'ont aucune propriété malfaisante, enveloppe celles qui sont nuisibles et prévient leur mauvais effet, en les empêchant de toucher les organes. Ces circonstances, quoique favorables, ne neutralisent pas constamment l'effet des végétaux vénéneux, et beaucoup de maladies des animaux, dont la cause est inconnue, sont dues à la mauvaise composition des herbages.

1° PLANTES IRRITANTES. — Elles ont la propriété d'irriter les tissus vivans avec lesquels on les met en contact, et agissent avec plus d'intensité sur les membranes muqueuses que sur la peau. Si elles sont prises en grande quantité elles déterminent des gastrites, des gastro-intérites violentes, des dysenteries, des diarrhées, des coliques mortelles ; à moins fortes doses et mêlées à des graminées ou à des légumineuses alimentaires elles occasionnent seulement des irritations lentes, des pertes d'appétit, des gastrites chroniques qui se manifestent par de mauvaises digestions et des ballonnemens que présentent les animaux immédiatement après les repas ; à la longue, elles peuvent irriter la bouche, les glandes salivaires et même altérer les humeurs, la constitution et produire la gale, des affections dartreuses et souvent des maladies putrides. On rencontre cependant assez souvent des plantes âcres dans la nourriture des herbivores, mais elles y sont en si petite quantité qu'elles ne peuvent causer les effets que nous venons de signaler, et n'agissent alors que comme assaisonnemens ; on doit cependant les extirper des herbages, car elles peuvent, en certaines circonstances, se multiplier plus à proportion que les bonnes espèces et produire des accidens.

RANUNCULUS (L.). Le genre *renoncule* renferme des espèces nombreuses que nous trouvons les unes ou les autres dans tous les sols et dans toutes les expositions.

R. SCELERATUS (L.). Très âcre, la *R. scélérate* vient dans les marais et dans les lieux humides. Les animaux la refusent, si ce n'est le mouton qui la mange quand il est pressé par la faim. M. Lunet rapporte avoir vu cette plante déterminer sur les bêtes à laine une enzootie qui a disparu, lorsque le propriétaire du troupeau, suivant le conseil de ce médecin, a cessé de conduire ses animaux dans le pré humide où se trouvait cette renonculacée. R. ACRIS. La *R. âcre, bouton d'or*, commune dans les prés, dans les pâturages, est âcre, caustique et produit, si elle est introduite dans les organes digestifs, des inflammations mortelles.

R. ARVENSIS (L.). La *R. des champs* est annuelle et commune dans les terres cultivées, dont il est difficile dè l'extirper. Les bêtes à laine, les chevaux et les bœufs ne la refusent pas, et cependant elle leur est funeste. « Un troupeau de bêtes à cornes, que j'observai pendant plus d'une heure dans le temps qu'elles paissaient, mangeaient de temps en temps de cette renoncule ; aussi à peine furent-elles établées qu'elles eurent des coliques suivies de tympanite, et de dévoiement.» (Brugnone) (1). Cet auteur a empoisonné des chiens avec le jus de cette plante. La *R. bulbeuse, grenouillette, herbe de Saint-Antoine*, R. BULBOSUS (L.), se trouve dans les terres cultivées, le long des chemins, dans les haies et sur le bord des fossés. La *R. rampante, bacinet, pied de poule*, R. REPENS, est très commune et moins âcre que les précédentes. La *R. aquatique*, R. AQUATILIS, présente de nombreuses variétés. M. Orfila la classe parmi les poisons âcres ; cependant, d'après M. Nestler cité par Decandolle, les Alsaciens des bords de l'Ill retirent cette plante de l'eau, la font sécher et la donnent aux vaches ; ils assurent qu'elle rend le lait plus abondant et le beurre de meilleure qualité. La *R. flammette*, R. FLAMMULA (L.), vient dans les lieux humides ; elle est âcre, caustique et mortelle pour les animaux ; on l'appelle *petite douve*, parce que l'on croit qu'elle peut produire la pourriture. La *R. thora*, R. THORA (L.), offre quelques variétés qu'on trouve principalement sur les montagnes ; elle est caustique : on rapporte que les anciens s'en servaient pour empoisonner leurs flèches.

Nous citerons encore comme des plantes assez communes, la R. GRAMINEA, qui vient dans les terres sablonneuses ; la R. REPTANS, qui est une plante des montagnes ; enfin la R. LINGUA, et la R. ACONITIFOLIUS, qui se trouvent dans les lieux humides.

Les renoncules sont communes dans les pâturages et dans les prés. Toutes, plus ou moins âcres et la plupart, assez corrosives pour irriter la peau quand on les applique sous forme de cata-

____

(1) *Instructions vétérinaires*, T. III, p. 314.

plasme, agissent encore avec plus d'intensité, introduites dans le corps, et mises en contact avec des parties plus sensibles que l'épiderme : en petite quantité et mêlées à d'autres substances, elles déterminent même des maladies mortelles. Cependant toutes les renoncules ne sont pas également dangereuses : la *scélérate*, l'*âcre*, la *lingua,* la *petite douve*, sont les plus actives, et les unes comme les autres le sont plus en hiver qu'au printemps; les plus caustiques perdent en grande partie leur force par la dessiccation : on remarque rarement qu'elles donnent de mauvaises propriétés au foin, et on ne les considère pas comme nuisibles, lorsqu'elles sont mêlées à ce fourrage; cependant, d'après M. Lengerke, lors même qu'elles ne produisent pas l'empoisonnement, elles épuisent les animaux plutôt qu'elles ne les nourrissent. On doit les extirper des herbages, et surtout ne pas donner en vert, l'herbe des prés où elles abondent.

HELLEBORUS. Les *ellébores*, dont quelques espèces sont assez actives, pour être employées comme caustiques, aiment les montagnes, les lieux ombragés et viennent le long des chemins. Ces plantes sont irritantes et généralement refusées par les animaux, qui cependant s'en empoisonnent quelquefois. D'après Brugnone, l'ellébore blanc fait périr tous les ans quelques-uns des poulains qui paissent sur les Alpes ; mais selon M. Brunet, les ruminans mangent ces plantes, sans qu'il en résulte de graves accidens. M. le docteur Lunet a observé, en effet, que du sainfoin contenant des parcelles d'ellébore noir est plus nuisible aux solipèdes qu'aux bêtes à cornes. Donné à une très forte jument de trait et à une génisse, « la jument fut prise de coliques, d'une forte constipation, et de tous les symptômes d'une gastro-entérite intense, et succomba le troisième jour....., » et la génisse éprouva une diarrhée qui dura très long-temps, il est vrai, mais elle ne succomba pas. Le même fourrage, donné à une seconde jument, la fit périr comme la première, tandis que des bœufs qui en firent usage ne contractèrent qu'une gastro-entérite avec diarrhée. Il fut reconnu que ces accidens, d'abord attribués à des indigestions, avaient été produits par la présence de l'ellébore dans le fourrage. Moins aqueuses que les renoncules, les plantes de ce genre ne perdent pas, par la dessiccation,

leurs propriétés malfaisantes ; elles sont même plus nuisibles sèches qu'à l'état vert, car les animaux les reconnaissent moins
facilement.

ACONITUS. Nous citerons l'*A. napel*, A. napellus (L.),
qu'on trouve dans les lieux élevés, couverts et humides ; âcre et
généralement refusé par les animaux, il les empoisonne malgré
l'assertion contraire de quelques auteurs. Selon M. Hugues (1),
mêlé au foin dans la proportion d'un douzième, il détermine
dans les solipèdes l'ivresse et des contractions spasmodiques.
L'*A. tue-loup*, A. lycoctonum (L.), qui se trouve sur les montagnes, est pour le mouton un poison plus actif que le précédent.
Quoique produisant plus rarement des accidens, les autres espèces
du genre, même l'A. anthora (L.) qu'on avait considéré comme le
contre-poison de ses congénères, doivent être extirpées des herbages.

CLEMATIS. Le genre *clématite* renferme des espèces presque
toutes âcres et irritantes. La *C. brûlante*, C. flammula, a été
ainsi nommée parce qu'on a comparé à une brûlure la sensation
qu'elle produit quand on l'applique sur la peau. La C. vitalba,
C. des haies, vigne blanche, herbe aux gueux, est également
très active, et peut être employée pour produire la vésication.
Ces plantes perdent leurs propriétés par la cuisson et par la dessiccation. Dans les environs d'Aigues-Mortes (2), on les fait sécher, on les met en bottes, et les bestiaux les prennent avec avidité. Les paysans du Lyonnais donnent à leurs vaches la clématite
des haies sèche ou cuite, et les Italiens en mangent les pousses
cuites en guise d'asperges.

ACTÆA spicata. L'*herbe de St.-Cristophe, cristophoriane*,
généralement refusée par les animaux, est cependant mangée
quelquefois par le mouton qui s'en empoisonne, et par la chèvre
qui, dit-on, peut la prendre impunément. Mêlée aux fourrages,
même en petite quantité, elle diminue la sécrétion du lait.

Les *anémones* sont des plantes communes, l'ANEMONE pul-
sutilla, l'A. pratensis, l'A. renunculoides, l'A. nemorosa (L.).

<hr>

(1) *Journ. prat. de méd. vét.*, 1827, p. 378.
(2) Merat et de Lens.

sont plus ou moins irritantes ; la dernière donne aux vaches la dysenterie et le pissement de sang (1).

La *populace des marais*, CALTHA palustris, qui se trouve dans les lieux aquatiques, est âcre, vénéneuse, et beaucoup plus nuisible dans les pâturages que dans les prés, car elle est très précoce, et a disparu à l'époque de la récolte.

PHYTOLACCA decandra (L.). La *phytolaque, herbe de la laque*, se trouve sur les roches. Cultivée sur les terrains maigres, et enfouie comme engrais elle pourrait être utile à l'agriculture, mais elle est âcre et classée parmi les poisons irritans.

La *gratiole*, GRATIOLA officinalis, se trouve dans les pâturages humides. Elle est très active, et, conservant ses propriétés après la dessiccation, elle rend le foin irritant et occasionne des entérites ; elle communique même des propriétés purgatives au lait des vaches qui s'en nourrissent.

CHELIDONIUM majus (L.). La *grande chélidoine, claire* est une plante fort commune, d'une odeur repoussante, renfermant un suc jaune âcre, qui détermine des irritations intestinales pouvant devenir mortelles.

NARCISSUS, pseudo-narcissus (L.). Le *narcisse*, précoce et irritant, est passé au moment de la fauchaison et repoussé par les animaux ; mais introduit dans les organes digestifs, il est nuisible et doit être extirpé des prés.

CORIARIA myrtifolia (L.). La *corroyère à feuilles de myrthe, redoux, redoul*, croît dans les lieux incultes. Classée parmi les poisons narcotico-âcres, elle est irritante et dangereuse ; nous lui avons vu produire des indigestions mortelles chez la chèvre. On l'emploie dans les tanneries et pour la teinture.

Les RHUS coriara, R. cotinus, R. toxicodendron, du genre *sumac*, sont de mauvaises plantes. La dernière est appelée *herbe à la gale*, parce que le suc qui s'en écoule quand on enlève une feuille produit une éruption prurigineuse fort désagréable.

Les *fritillaires* FRITILLARIA meleagris, F. imperialis, sont caustiques, et peuvent produire la mort si elles sont introduites dans l'estomac.

(1) *Journ. d'agric. de la Côte-d'Or*, juillet 1841.

EUPHORBIA. Ce genre renferme des espèces qui se distinguent par le suc blanc laiteux, âcre, irritant, qu'elles contiennent.Très communes dans les prés, les terres cultivées, les bois, elles sont en général refusées par les animaux, qui ne les mangent que pressés par la faim, et quand elles se trouvent mêlées à des plantes apétissantes. Quoique inégalement actives, toutes les espèces doivent être détruites avec soin : elles conservent leurs propriétés en se desséchant, et sont aussi nuisibles dans le foin que dans l'herbe. De la même famille, les *mercuriales* (MERCURIALIS), également très répandues, sont assez irritantes pour donner la diarrhée et pour diminuer la sécrétion du lait : on dit même qu'elles sont mortelles pour le porc, mais nous avons observé qu'il peut la prendre impunément et que même, donnée à propos, elle contribue à le nourrir.

ALLIUM. Les aulx contiennent une huile essentielle, irritante et quelques-uns ont une odeur très forte ; appliqués sur la peau, ils produisent la vésication, et introduits dans l'estomac à fortes doses, ils entraîneraient la mort. Ils ne peuvent être mangés qu'en très petite quantité, et mêlés à des substances alimenteuses. Leur principe odorant est difficilement altéré par les forces vitales, car après avoir été introduit dans le corps il s'en échappe avec les fluides et les liquides excrétés. L'*alliaire*, ERYSIMUM ALLIARIA, la *jacinthe* à *bouquet*, HYACINTHUS comosus, dont l'odeur ressemble à celle de l'ail, la communiquent aussi au lait des vaches qui en prennent.

Le *colchique d'automne,* COLCHICUM AUTUMNALE, âcre, irritant, vénéneux, est très commun. Rosier a observé que les bœufs libres dans un pré ne touchent pas à cette plante, même lorsqu'ils sont pressés par la faim, et qu'ils n'ont pas d'autre nourriture ; mais ils la mangent quelquefois au râtelier ; plusieurs faits prouvent que, mêlée au foin, elle est nuisible aux vaches, aux chevaux, aux porcs, et qu'elle empoisonne même après avoir subi la cuisson. Les *vératres* (VERATRUM) se trouvent sur les montatagnes ; ils sont assez irritans pour déterminer des coliques, mais les animaux les refusent.

Les *pédiculaires,* communes dans les gazons humides sont irritantes et déterminent le pissement de sang. On les place parmi les poisons âcres. Les *prêles* sont coriaces, non nutritives, et même irritantes, elles occasionnent des inflammations, le pissement de sang et diminuent la sécrétion du lait. On dit que les Italiens mangent les jeunes pousses de la *P. fluviatile* et que la *P. des marais* augmente la quantité et les qualités du lait des vaches.

POLYGOMUM, la P. PERSICARIA, la P. AMPHYBIUM, la P. HYDROPIPER, sont, surtout la dernière, plus ou moins irritantes, et ne doivent pas se trouver dans les herbages. ALISMA, le *plantain d'eau*, commun dans les lieux humides, est peu recherché des animaux ; cependant on dit qu'il peut leur donner la mort.

2° PLANTES NARCOTIQUES. Nous plaçons ici des plantes qui diffèrent beaucoup les unes des autres par leurs propriétés. Plusieurs pourraient être classées parmi les précédentes, cependant elles agissent toutes plus ou moins sur le système nerveux ; beaucoup sont narcotiques, tendent à diminuer la vitalité des organes ; d'autres sont narcotico-âcres, irritent en même temps qu'elles exercent une action nuisible sur l'encéphale. D'une odeur vireuse et désagréable, elles sont plus dangereuses que les plantes âcres, et, prises avec les alimens, elles nuisent toujours : si elles ne sont pas en assez grande quantité pour déterminer la mort en peu de temps, elles engourdissent les organes, ralentissent la digestion, ou l'arrêtent complétement : quelques-unes produisent à la longue, des maladies nerveuses.

PAPAVER, les *coquelicots*. P. RHOEAS, P. DUBIUM, P. ARGEMONE, communs dans les terres cultivées, dans les herbages artificiels, sont narcotiques, produisent des indigestions, des tremblemens et des convulsions (Schmayer). Selon M. Gaullet, ces plantes ne sont dangereuses qu'après la formation des capsules ; il est plus prudent de ne pas les donner aux animaux, même avant la floraison, et de ne faire consommer qu'avec la plus grande précaution le trèfle, la luzerne qui en renferment, car elles rendent toujours les digestions difficiles. Le *P. des jardins*, P. SUMMIFERUM est encore plus vénéneux que le précédent, quoique ses graines fournissent une huile douce, *huile d'œillette*, bonne pour la cuisine.

Les OMBELLIFÈRES qui viennent dans les lieux humides ou ombragés, sont généralement nuisibles. Parmi les plus dangereuses, nous citerons les suivantes : la *grande ciguë*, CONIUM MACULA-

TUM, dont les feuilles sont d'un vert foncé et parsemées de taches brunes ; la *petite ciguë, ache des chiens*, OETUSA CYNAPIUM, qui vient dans les haies, les bois, les lieux cultivés ; la *ciguë aquatique, ciguë vireuse;* CICUTA AQUATICA (Lam.), *Cicuta virosa* (L.), qui croît dans les lieux humides, toutes plantes dont les propriétés nuisibles sont assez connues ; les *Enantes*, OENANTHE PHELLANDRIUM (Lam.), *phellandrium aquaticum* (L.), OE. CROCATA (L.), OE. FISTULOSA (L.) , OE. GLOBULOSA (L.), plantes vénéneuses et d'une odeur vireuse, pouvant donner au lait et au beurre une saveur amère, désagréable, qui, dit-on, repousse les veaux; elles se trouvent assez communément, mais refusées par les animaux et répandues dans des lieux très humides où le bétail va rarement, elles occasionnent peu d'accidens; les *berces*, SIUM VERTICILLATUM, S. ANGUSTIFOLIUM, qui ont une odeur repoussante, une saveur désagréable, et dont la dernière occasionne aux vaches des vertiges et même la mort (Vallot.).

LOLIUM TUMULENTUM. Le genre ivraie, dont quelques espèces sont si utiles, renferme une plante qui doit être mentionnée : c'est l'*ivraie enivrante*. Son fruit moulu a une odeur nauséabonde, une saveur âcre et amère; elle produit l'ivresse, des vertiges, des vomissemens et la mort; on la donne, mêlée à de la farine, sous le nom de *zizanie*, aux mulets rétifs, pour les rendre mous et dociles. D'après Parmentier, elle perd ses propriétés par la dessiccation. Les animaux libres de choisir leur nourriture la refusent.

HYOSCYAMUS, la *jusquiame noire*, H. NIGRA, la J. *blanche*, H. ALBA, d'une odeur repoussante, se trouvent dans les lieux incultes et dans les jardins et sur les bords des chemins. Les animaux les repoussent généralement; cependant ils s'empoisonnent quelquefois en les prenant volontairement. On dit qu'elles sont sans action sur le porc, mais ce pachyderme ne les mange pas. La *morelle noire,* SOLANUM NIGRUM; la *belladonne*, ATROPA BELLADONNA ; la *mandragore*, MADRAGORA OFFICINALIS; la *pomme épineuse*, DATURA STRAMONIUM; le *bouillon-blanc* VERBASCUM THAPSUS sont aussi des plantes dangereuses dont les propriétés sont assez connues.

La *digitale*, DIGITALIS PURPUREA; la *laitue vireuse*, LAC-

TUCA virosa; la *parisette*, PARIS quadrifolia; le *mouron*, ANAGALLIS arvensis; les *asclépiades*, les *aristoloches*, les *linaires*, qu'on classe parmi les plantes irritantes ou parmi les narcotico-âcres, doivent aussi être éloignées des herbages. Enfin nous citerons encore l'*if*, TAXUS baccata, dont les jeunes pousses sont un poison pour le cheval; et nous renvoyons à l'article suivant ce qui se rapporte aux champignons parasites.

ART. II. — Végétaux parasites.

Nous appelons ainsi les végétaux qui implantent leurs racines dans les plantes utiles, et vivent à leurs dépens. Les uns nuisent seulement en affaiblissant la plante qui les porte; les autres en l'affaiblissant et en lui communiquant des propriétés vénéneuses.

CUSCUTA major, C. minor (Dec.). Grêles, volubles, sans feuilles, les *cuscutes* grimpent sur des légumineuses, y implantent leurs suçoirs, les épuisent, et les font mourir en peu de temps. Elles sont très nuisibles, s'étendent avec une grande rapidité dans les prés où elles apparaissent, et il est presque impossible de les détruire. Pour en prévenir les funestes effets, il faut travailler pendant plusieurs années les terrains où elles se sont montrées; et, quand on veut ensuite renouveler l'herbage, choisir de la graine de trèfle et de luzerne qui n'en renferme pas les germes. Pour nettoyer les semences qui contiennent de la graine de cuscute, il ne suffit pas de les passer dans l'eau; il faut les plonger dans une dissolution alcaline, et les frotter avec soin entre les deux mains. Cette opération détache la graine parasite qui, visqueuse, adhérente, mais petite et légère, s'élève à la surface et peut être rejetée par décantation.

OROBANCHE. Les *orobanches* (O. medicaginis, O. serpilii, O. salviæ) sont nombreuses, et désignées par le nom des plantes qui les nourrissent. Elles se montrent fréquemment dans les gazons, dans les tréflières et les luzernières, nuisent beaucoup à ces herbages, et sont refusées par les animaux. De même que la cuscute, l'orobanche ne communique pas aux fourrages de mauvaises propriétés, mais il n'en est pas ainsi des plantes qui suivent.

UREDO. De la famille des champignons, le genre *Uredo* renferme des espèces parasites qui se montrent sous forme de corpuscules, uniloculaires, globuleuse, sessiles et naissant sous l'épiderme des tiges, des feuilles et des organes floraux, dans les plantes phanérogames. Ces corpuscules, jaune roux, bruns ou noirs, et disposés tantôt en gros tas, tantôt en plaques ou en lignes, grossissent, soulèvent déchirent la couche corticale qui les recouvre, et s'échappent par l'ouverture à bords déchirés qu'ils ont formée.

Rouille. La rouille est produite par l'U. rubigo (Dec.) et l'U. linearis. Le premier se présente sous forme de taches couleur de rouille, qui, d'abord petites, acquièrent bientôt du volume, soulèvent la cuticule, la rompent, et se réduisent en poussière grise et ensuite jaunâtre. On l'observe quelquefois en très grande quantité sur la face supérieure des feuilles du froment et de l'orge. La seconde espèce, formée de pustules ovales et allongées, constitue des croûtes linéaires, résistantes, encore plus marquées que celles de la précédente. Ces deux parasites sont tantôt réunis, tantôt isolés. Ils viennent de préférence dans les terres humides, exposées aux brouillards et surtout les années pluvieuses. Ils altèrent la paille, et donnent aux animaux qui en mangent des affections charbonneuses. Lorsque la rouille s'est montrée sur une terre il ne faut pas de quelques années y remettre les récoltes qui en ont été affectées.

La carie, U. caries (Dec.), naît dans les fruits du froment. Elle constitue une poussière grasse, noirâtre, qui répand une odeur de poisson pourri lorsqu'elle est fraîche. Elle ne change pas complétement la forme des grains qu'elle affecte, mais elle les rend maigres, légers, grisâtres, et les épis bleuâtres, gris, et souvent ébouriffés. La farine du blé carié a une odeur désagréable, fait un pain malsain et pouvant occasionner des démangeaisons. La carie n'attaque ni tous les grains d'un épi, ni tous les épis d'un pied : les plantes malades sont d'abord plus vertes que les autres ; mais elles ne tardent pas à devenir jaunâtres. Elle est très contagieuse ; on peut détruire ses germes au moyen du chaudage. Il peut y avoir de l'avantage à trier les plantes et les épis malades. Les grains cariés sont appelés *boutés*, *mouchetés*, ils ont l'extrémité opposée à l'embryon brune.

CHARBON. L'U. CARBO (Dec.) attaque les enveloppes florales et la surface extérieure des grains. Il se présente sous forme de poudre fine, inodore, noirâtre, globuleuse, vésiculaire, recouvrant les épis. Il attaque la plupart des graminées et des carex, se développe sous l'épiderme de l'ovaire, des glumes, et désorganise les fleurs et le fruit. Il se montre sur tous les grains des épis et sur tous les épis des pieds qui en sont affectés. Il diminue la quantité des semences, et même celles des pailles, mais il est moins actif que la carie.

U. C. ZEÆ. Le *C. du maïs* forme des tumeurs parenchymateuses sous-épidermiques, dans lesquelles se développe une poudre brune, fétide, qui se répand après la rupture de l'épiderme. Il se montre sur la base des feuilles, sous forme de tumeurs mamelonnées, blanchâtres, devenant brunes, et d'un volume très variable, ou sur les panicules mâles sous forme d'excroissances annulaires sessiles; les grains des épis femelles qui en sont affectés, ridés, pâles, rudes, répandent, quand on les écrase, une poudre noire (Bosc.). Ce charbon est peu actif. Les grains charbonnés ont pu être donnés impunément à des poulets, à des poules et à des oies.

On connaît encore l'U. CICORACEARUM, l'U. LEGUMINOSARUM, l'U. PISI; mais ces espèces sont plus rares, et les effets en ont été plus rarement observés.

SCLERATIUM. Le genre *ergot* attaque diverses espèces de la famille des graminées : le S. CLAVUS (Dec.), *Uredo segetum, E. du seigle*, est ainsi nommé à cause de la ressemblance que présentent avec l'*ergot du coq* les grains qui en sont affectés; rayés, recourbés, ayant cinq, six fois leur volume ordinaire, ils sont grisâtres à l'intérieur, et d'un bleu violacé à l'extérieur; d'abord mous, ils sont ensuite friables, d'une odeur particulière et d'une saveur désagréable, surtout quand ils ont été réduits en poudre. On a voulu attribuer cette dégénérescence à la piqûre d'un insecte; mais il est démontré qu'elle est due à une maladie de l'ovaire attaqué par le scleratium segetum. On observe ce champignon sur plusieurs graminées; notamment sur le seigle au printemps, et sur les ivraies vivaces en automne. Le seigle ergoté est très actif : il produit la gangrène de la peau, des doigts, des oreilles et du bec, sur les animaux qui s'en nourrissent; il agit surtout d'une manière particulière sur l'utérus, occasionne l'avortement et facilite le part quand les femelles sont au terme de la gestation. On l'administre dans les accouchemens laborieux. Le seigle ergoté ne produit pas toujours les mêmes effets, et l'on a distingué un ergot malin et un ergot bénin : le champignon jouit toujours des mêmes propriétés; mais il arrive souvent qu'il se détache, pendant la récolte, des grains qu'il a affectés, et ces derniers peuvent alors être pris presque impunément par les animaux : il faut donc récolter avec précaution, avant la moisson et ne pas secouer, les grains ergotés qu'on veut employer en médecine. Inutile de dire qu'on ne doit dans aucun cas faire consommer comme nourriture le seigle affecté de cette maladie. Elle est surtout, commune les années pluvieuses, sous l'influence des brouillards et dans les lieux humides.

S. ZEIMUM (Nob.). *Uredo zeœ, ergot du maïs.* D'après M. Roulin, le maïs ergoté est appelé, dans la Colombie, *maïs peludero*, à cause de la propriété qu'on lui attribue de produire la maladie dite *pelade.* L'ergot du maïs ne produit pas des spasmes, ni la gangrène des extrémités, mais il fait tomber le poil, déchausser les dents, et maigrir les animaux. Sous son influence, les porcs ont le train postérieur gêné, les mules ont les pieds engorgés, perdent les crins, et quelquefois les sabots, les poules pondent des œufs sans coquille, et les singes, les perroquets deviennent ivres, et meurent s'ils en mangent beaucoup. Il agit aussi sur les ruminans, rend les cerfs malades.

MUCOR. Les inconvéniens de la *moisissure* ont été souvent signalés. Linné avait observé ceux de la moisissure du pain, M. CRUSTACEUS (L.); d'après des observations qu'on trouve dans la correspondance de Fromage (1), le pain moisi peut occasionner la mort à des chevaux, cependant Gohier a prouvé que la dose de 1 kilogr. ne produisait aucun mauvais effet sur ces animaux. La *moisissure ordinaire*, M. MUCEDO, qui vient sur les fourrages ,

______
(1) Tome IV, p. 162.

rend les foins, les pailles, les feuilles grisâtres, veloutés, produit des coliques si les herbivores en prennent de fortes quantités, et détermine la maigreur, des affections chroniques et même la mort, si pendant long-temps elle est mêlée au fourrage, n'y serait-elle qu'en petites proportions.

Nous citerons encore le BISSUS, riche en espèces filamenteuses, souvent confondues avec la moisissure, et produisant les mêmes effets ; l'ERYSIPHE, dont les espèces, E. POLYGONI, E. SALICIS, E. FRAXINI sont assez communes ; l'OECIDIUM, qui attaque les chicoracées, le pin, l'ortie et la ronce ; le SPUMARIA, qu'on voit souvent sous forme de matière blanchâtre, floconneuse, sur le dactyle, le sainfoin ; le STERMONITIS, qui affecte les graminées languissantes ; enfin, la TUBERCULARIA et la RETICULARIA, qui viennent sur les végétaux morts comme sur ceux qui sont en vie. Les plantes qu'affectent ces parasites, sont pâles, et souvent ne fleurissent pas ; elles sont peu nutritives, et même nuisibles à la santé si les animaux en prennent de fortes quantités. C'est en cultivant les fourrages avec soin, en ne plaçant que très rarement les mêmes espèces sur chaque sol, en divisant bien les semences, en desséchant à propos les récoltes et en les conservant en lieux secs, qu'on prévient le développement de ces champignons.

PUCCINIA, *puccinies*. Ces champignons, formés d'une plaque gélatineuse à surface inégale, tuberculeuse d'où s'élèvent des vésicules pédicellées simples ou multiloculaires, qui émettent des granules considérées comme des organes reproducteurs, viennent, tantôt à la surface des plantes, tantôt sous la cuticule : ils la soulèvent, la rompent à mesure qu'ils prennent du volume, et restent entourés de ses débris.

P. GRAMINIS. La *P. des graminées* se présente sous forme de pustules compactes, linéaires, ou en plaques ovales, discoïdes, d'abord brunes, mais devenant noires et portées par des pédicules blancs, translucides ; les vésicules sont des loges, et renferment des granules microscopiques. Ce champignon se remarque sur toutes les graminées, sur la tige, sur les feuilles et sur les organes de la fructification ; il est souvent mêlé à la rouille, avec laquelle on le confond, mais dont il diffère par sa nuance. On l'appelle quelquefois *noir*, à cause de sa couleur.

P. trifolii. La *P. du trèfle* se présente sous forme de plaques tuberculeuses variables ; ses vésicules renferment des corpuscules brunâtres, ovoïdes, pédicellés. Elle naît sous l'épiderme des tiges, des feuilles, s'oppose au développement de ces organes, et empêche même la floraison de plusieurs espèces du genre trèfle.

Nous citerons seulement la P. sanguisorbæ, la P. spergulæ, la P. centaureæ, la P. scirpi, la P. menthæ, la P. pisi, la P. umbelliferarum, la P. phasealorum, pour indiquer que les puccinies attaquent un grand nombre de plantes.

RHIZOCTONIA. R. medicaginis (Dec.). Le *Rhizoctone de la luzerne* se montre sur les racines de cette plante sous forme de tubercules gris, et devenant bientôt d'un pourpre foncé, et même noirâtre. Ce champignon se propage facilement, fait jaunir et même périr les plantes qu'il attaque ; il produit des clairières dans les luzernières.

ART. LII. — Plantes piquantes, tranchantes.

Les plantes qui, par leurs épines, leurs aiguillons, par les bords de leurs feuilles, peuvent piquer, inciser un corps mou, sont nuisibles dans tous les herbages. En cherchant à les éviter, les animaux rejettent de bons fourrages, et s'ils les mangent, ils les machent imparfaitement, digèrent mal et contractent même quelquefois des aphthes à la bouche et au pharynx. Elles sont, sous tous les rapports, moins nuisibles vertes que desséchées, surtout si elles ont été fauchées à la maturité. Il en est même que nous avons signalées comme pouvant dans certains cas être cultivées avec profit.

Ainsi les espèces du genre ULEX sont de ce nombre. Elles sont nuisibles si elles se trouvent dans les prés et dans les pâturages ; en parcourant les landes où elles croissent on voit la terre qui les entoure couverte d'herbe qui reste longue, pendant qu'elle est rongée là où la plante épineuse ne la protége pas contre la dent des animaux. C'est l'ajonc nain, qu'on trouve le plus souvent dans les prés, et il gêne beaucoup les manipulations du foin. L'ONONIS spinosa et le GENISTA anglica, le G. germanica, le G. hexonis, sont également nuisibles, quoique moins que les ajoncs. On doit, pour détruire ces diverses plantes, les arracher avant la maturité. L'ulex nanus est le plus difficile à extirper dans les prés, car il reste caché parmi les bonnes plantes; mais si l'on fait pâturer le gazon, on le découvre aisément aux touffes d'herbe longue qui l'environnent.

RUBUS. Pourvues de tiges flexibles, sarmenteuses et radicantes, les ronces s'étendent avec une grande rapidité des haies au centre des propriétés, d'où il est même difficile de les extirper, car elles se reproduisent facilement par leurs racines. Garnies d'aiguillons, elles repoussent les animaux et font perdre du fourrage quand elles se trouvent dans les prés; du reste leurs feuilles amères pourraient servir de nourriture si elles n'étaient pas épineuses.

CHARDONS. — Par ce mot, le vulgaire désigne des plantes appartenant à des familles et même à des classes différentes. Elles se ressemblent toutes cependant, par leurs feuilles piquantes et peuvent, la plupart du moins, pendant qu'elles sont encore jeunes et tendres être consommées comme fourrage.

Le genre *chardon*, proprement dit CARDUUS, renferme le C. MARIANUS le C. NUTANS, le C. CRISPUS, le C. ACANTHOIDES, le C. ERIOPHORUS (chardon aux ânes), le C. ACAULIS, le C. LANCEOLATUS, le C. PALUSTRIS, le C. PRATENSIS, le C. BENEDICTUS, (*Cnicus benedictus*). Une grande partie de ces espèces sont communes dans les prés, dans les pâturages et dans les terres. Elles sont amères, toniques, salubres, nutritives et recherchées par quelques animaux, surtout lorsqu'elles sont jeunes. On a même voulu les multiplier pour les faire consommer en vert. La Billardière (1) rapporte que les chardons lui ont été fort utiles pour nourrir les vaches une année de disette. S'ils sont durs, il faut, avant de les administrer, les écraser, les faire cuire; ils produisent de bon lait et un beurre excellent; si dans les herbages, ils nuisent par leurs feuilles radicales, grandes et étalées qui étouffent les bonnes plantes et repoussent le bétail, ils ont, d'un autre côté, l'avantage de pouvoir être cultivés dans les très mauvais terrains où ils prospèrent beaucoup. Dans

____

(1) *Inst. vét.*, T. VI, p. 374.

tous les cas, il faut les récolter avant la maturité pour prévenir la dissémination de leurs graines nombreuses, légères et ailées que l'air transporte fort loin.

SERRATULA arvensis. La *sarrete des champs, chardon hémorrhoïdal*, trop commun dans les meilleures terres, a des racines vivaces, très robustes, qui s'étendent rapidement et sont difficiles à détruire. Elle nuit beaucoup aux récoltes, rend les moissons pénibles, repousse les animaux, et salit les grains par ses semences. Elle se propage par ses racines et par ses graines ailées que le moindre vent dissémine à de très grandes distances. On doit l'extirper avec le plus grand soin, en travaillant bien la terre pendant la sécheresse ou avant l'hiver, et en coupant très souvent, un peu dans le sol, les jeunes tiges; on peut les donner aux animaux cuites ou écrasées. La *S. des teinturiers*, S. TINCTORIA, quoique moins nuisible, doit être détruite dans les herbages, car elle est dure et piquante à la maturité.

CARLINA ACAULIS. La *carline sans tige* occupe dans les gazons, par ses feuilles radicales, très nombreuses et piquantes, une grande place d'où elle éloigne les animaux. La *C. commune*, C. VULGARIS, quoique pourvue d'une tige, tient moins de place que la précédente, mais elle est presque aussi nuisible. Le CARTHAMUS LANATUS, le *carthame laineux*, repousse les animaux par ses épines, et nuit aux herbages; le *C. des teinturiers*, C. TINCTORIUS, qu'on a conseillé comme plante fourragère très précoce, devient dure à la maturité. Le genre *centaurée*, dont quelques espèces peuvent fournir de bons alimens, si elles sont associées à des plantes précoces, fines et fauchées ou pâturées jeunes, contient des plantes épineuses et coriaces que les animaux refusent constamment. Nous citerons les suivantes : *la chausse-trape, chardon étoilé*, CENTAUREA CALCITRAPA, commune dans les lieux incultes, forme des touffes qui éloignent les animaux; la C. ASPER, la C. CORRIFERA, qui occupent moins de place que la précédente, mais ne peuvent pas servir de nourriture ; *le chardon acanthin, pedane*, ONOPORDUM ACANTHIUM, commun sur les bords des terrains et dans les terres, doit en être détruit. Ces quatre genres sont, comme les chardons, des plantes à fleurs composées.

DIPSACUS ꜰᴜʟᴏɴᴜᴍ. La *cardère*, *carde à foulon*, *chardon bonnetier*, se répand quelquefois dans les terres où elle n'est pas cultivée, et forme une plante épineuse, nuisible, le D. ꜱʏʟᴠᴇꜱᴛʀɪꜱ, *cardère sauvage*, le D. ᴘɪʟʟᴏꜱᴜꜱ, le D. ꜰᴇʀᴏx qui viennent dans les terres, le long des chemins, sont également de mauvaises plantes. ERINGIUM ᴄᴀᴍᴘᴇꜱᴛʀᴇ, le *panicaut des champs*, *chardon Roland*, *herbe aux cent têtes*, est très commun en France. Ces deux genres, quoique n'appartenant pas à la famille des composées, sont confondus souvent avec les chardons, dont ils présentent les inconvéniens.

GALLIUM, le genre *caillelait* renferme des espèces à tiges rudes, communes dans les prés et dans les terres. Quoique moins nuisibles que les précédentes, on doit les détruire avec soin; la RUBIA ᴛɪɴᴄᴛᴏʀᴜᴍ, dont la racine colore en rouge les os des animaux qui en mangent, et la R. ᴘᴇʀᴇɢʀɪɴᴀ, qui vient dans les lieux arides repoussent le bétail. D'après M. Vallot, elles font maigrir et tomber en consomption les herbivores qui en prennent. Quelques BROMES, principalement le *brome stérile*, le *brome rude*, l'*ORGE queue de rat*, même le *dactile pellone*…, et en général toutes les graminées rudes ou à barbes fortes, parvenues à leur maturité, irritent la bouche des bêtes qui s'en nourrissent.

Les plantes dont les feuilles, garnies sur les bords de petites aspérités, peuvent couper les corps mous, doivent être arrachées des herbages. Quoique moins nuisibles que les précédentes, elles font saigner la bouche des animaux, les dégoûtent et occasionnent la perte du bon fourrage. Nous citerons comme végétaux à feuilles tranchantes quelques *méliques*, le *bromus asper*, le *scirpus sylvaticus*, le *schœnus mariscus*, le *carex maxima*, le *C. palustris*, etc.

ART. IV. — Plantes inutiles, indifférentes.

Nous classons dans cette catégorie les plantes qui, quoique n'étant pas vénéneuses, doivent être exclues des herbages parce que les animaux ne les mangent jamais avec plaisir ou qu'elles nourrissent très peu. Les unes sont mucilagineuses, plus ou moins fades, aqueuses; d'autres ont une saveur, une odeur repoussantes; quelques-unes sont dures, coriaces, insipides, non nutritives; quelques autres sont petites, ne peuvent être ni broutées, ni coupées, épuisent le sol inutilement; enfin il en est qui, étant trop précoces, sont dures, ligneuses à l'époque de la fauchaison.

Ces plantes ne doivent pas être considérées comme indifférentes. Dans un herbage tous les végétaux doivent être utiles, et tous ceux qui ne donnent pas un produit alimentaire en rapport avec la place qu'ils occupent, avec les principes qu'ils tirent du sol, doivent être extirpés comme mauvais. Mais il ne faut pas considérer comme tels tous ceux classés par les auteurs parmi les plantes indifférentes : il en est parmi elles qui sont fort utiles, et qui, quoique en apparence peu productives, donnent une grande quantité de matière alimentaire relativement à la place limitée qu'elles occupent; il en est d'autres qui sont aromatiques, amères, âpres même, qui, seules, formeraient de très mauvais alimens, mais qui, mêlées à des plantes nutritives, sont salutaires : elles agissent comme des condimens excitans.

La plupart des plantes herbacées qui n'ont pas encore été indiquées devraient rentrer dans cet article; mais elles n'offrent pas assez d'intérêt pour être examinées en particulier; nous parlerons seulement des familles et des espèces les plus remarquables.

MUSSI. La famille des *mousses* renferme beaucoup de genres dont plusieurs sont très riches en espèces. Ces plantes viennent dans tous les climats, sur les hautes montagnes où les autres végétaux ne peuvent point prospérer; cependant elles recherchent de préférence les lieux ombragés et humides. On les trouve en grande quantité dans certains prés et dans quelques pâturages permanens : elles en envahissent le sol et en étouffent les plantes utiles. On doit toujours considérer comme un gazon de mauvaise nature, quelle qu'en soit la destination, celui où les mousses abondent. Quelques espèces de mousses peuvent servir à faire la litière; elles sont assez abondantes en certains endroits pour qu'on puisse facilement les ramasser et les employer à cet usage.

PTERIS aquilina. *L'aquiline, aigle impériale, fougère,* est très commune dans les terres cultivées, dans les prés et dans les pâturages; elle se propage facilement par ses racines, et il est très difficile de la détruire; cependant, on doit chercher à l'extirper soigneusement des lieux cultivés, car elle nuit aux plantes utiles. Celle qui vient dans les terres incultes doit être récoltée : elle peut faire une excellente litière, et même servir d'aliment pendant l'hiver; ses racines sont riches en fécule. Dans quelques contrées, on les donne aux porcs; elles poussent aussi la volaille à un engraissement prompt.

La famille des FOUGÈRES présente plusieurs autres genres dont les espèces se trouvent dans les pâturages, dans les prés et sur les bords des ruisseaux. Bien que beaucoup moins nuisibles que l'aquiline, elles doivent être détruites.

JONCÉES. Les joncs sont fibreux, coriaces, spongieux, insipides, peu nutritifs et généralement refusés par les animaux. Quoiqu'ils ne soient pas malfaisans, on doit considérer comme mauvais le fourrage qui en contient, car ils prouvent que, récolté dans un lieu marécageux, il est insipide et peu nutritif.

CYPÉRACÉES. Cette famille renferme les genres CYPERUS, SCHÆNUS, SCIRPUS, ERIOPHORUM, CAREX, qui présentent beaucoup d'espèces. Ces plantes ressemblent aux graminées par quelques-uns de leurs organes, mais elles doivent en être distinguées, car elles ont des propriétés bien différentes. En général aquatiques, ligneuses, coriaces, les cypéracées sont d'une digestion difficile et ne fournissent que peu de principes alibiles. Les bestiaux qui s'en nourrissent prennent beaucoup de ventre, deviennent maigres et faibles; les femelles ne donnent qu'une petite quantité de mauvais lait. On doit tenir pour mauvais le foin qui renferme des cypéracées non-seulement en raison des plantes de cette famille qu'il renferme et qui diminuent la quantité relative des bonnes espèces, mais encore parce qu'elles sont une preuve que le fourrage a été récolté à l'ombre ou sur un terrain humide.

Le ruban d'eau SPARGANIUM, les espèces du genre TYPHA, sont aussi de mauvaises plantes des lieux aquatiques.

La famille des COMPOSÉES contient beaucoup d'espèces qui doivent être considérées comme au moins inutiles dans les herbages. Nous citerons les *seneçons* pourvus d'une saveur douceâtre; peu recherchés des animaux qu'ils nourrissent mal; les *tussilages* qui aiment les terrains frais, profonds, et dont quelques espèces occupent un grand espace, sans donner aucun produit utile; les *camomilles*, communes dans les chaumes et remarquables par leur saveur et leur odeur fortes qui repoussent les animaux; les *chrysenthèmes* dont les feuilles, les jeunes tiges sont alimenteuses, mais dures à l'époque ordinaire de la fauchaison.

La *tanaisie*, l'*armoise*, l'*eupatoire*, la *matricaire*, l'*aunée*, l'*achillée*, l'*érigeron*, le *bident*, plantes qui peuvent être utiles comme condiment quand elles sont jeunes, si elles sont en petite quantité, mais qui nuisent ordinairement dans les prés et les pâturages. La plupart des *labiées* doivent être placées dans la même catégorie que les précédentes.

Les espèces aromatiques de la famille des OMBELLIFÈRES quoique pouvant être utiles dans quelques cas, sont nuisibles lorsqu'elles viennent spontanément : ainsi, la *carotte*, le *panais*, la *berce*, la *peucedane*, l'*athamante*, la *livèche*, sont rarement profitables ni dans les prés, ni même sur les montagnes.

Parmi les borraginées, nous citerons la *pulmonaire*, la *vipérine*, la *consoude*, la *cynoglosse*, la *buglosse*, la *bourrache* et l'*héliotrope*, comme nuisibles dans les prés, dans les champs, malgré que certaines soient utiles quand on les cultive seules. Fades, mucilagineuses, les MAUVES doivent aussi être considérées comme mauvaises dans les cultures destinées à nourrir les animaux.

Enfin, nous signalerons comme au moins inutiles dans les prés le *grand plantain* et le *plantain moyen*, la *benoite*, la *spirée*, l'*aigremoine*, la *salicaire*, l'*épilobe*, l'*onagre*, l'*ancolie*, et l'*hièble*; ce dernier d'autant plus nuisible qu'il vient dans les meilleurs fonds, et repousse le bétail par son odeur fétide.

SECTION II.

VOITURES, INSTRUMENS ARATOIRES, LABOURS ET HERSAGES.

§ 1. — **VOITURES.**

Les voitures agissent sur les animaux qui les traînent, selon l'élévation des roues, la largeur des jantes, le jeu des ressorts, la manière dont elles sont construites et chargées, et enfin selon les soins journaliers dont elles sont l'objet.

L'élévation des roues exerce une grande influence sur l'effet produit par la force de tirage : elle doit être telle que le brancard présente une ligne horizontale, afin que la force des animaux s'applique perpendiculairement à l'essieu, et produise tout l'effet qu'on peut en attendre. Si les roues sont trop basses ou trop élevées la puissance agit obliquement et s'emploie en partie, dans un cas, à soulever la résistance, dans l'autre, à la presser contre le sol, et à augmenter les frottemens. L'élévation agit encore en modifiant la résistance que les inégalités de la terre opposent aux mouvemens de la voiture. Si la circonférence des roues est grande, elles portent sur une grande surface, s'enfoncent peu dans les routes (1), les dégradent moins, et surmontent plus facilement les obstacles qu'elles rencontrent ; car, ainsi que M. Morin l'a prouvé, un cylindre éprouve, à rouler sur un chemin, une résistance qui est en raison inverse de son diamètre. Toutefois, si les rayons des roues sont trop longs, la stabilité des voitures est moindre, les chances de verser se multiplient, et les animaux sont écrasés aux descentes par le poids des chargemens.

Selon M. Morin, sur les routes fermes, pavées ou ferrées et bien foulées, la force que coûte à tirer une voiture est indépendante de la largeur des jantes, tandis que sur les chemins nou-

(1) Le projet de loi adopté par la Chambre des Pairs en 1844 accorde le droit d'une surcharge pour les roues d'un grand diamètre.

vellement empierrés, les gazons mous et les terres labourées, cette force diminue à mesure qu'augmente la dimension latérale des bandes. De larges jantes dégradent en général moins les routes, mais cependant, après 12 centim. d'un bord à l'autre, le frottement et le tirage s'accroissent de beaucoup, même sur les terrains mous, et la conservation des chemins n'y gagne presque rien : avec des chargemens proportionnels aux largeurs, ce sont les bandes larges qui les endommagent le plus ; car, comme l'a fait observer M. Dupuis, l'étendue de la force frottante se trouve bientôt, par l'usure des angles, réduite à 6 ou à 7 centimèt., de sorte que la partie comprimée de la route est toujours très étroite, quelle qu'ait été à l'origine la largeur de la jante.

Du reste, les chargemens des voitures doivent varier selon l'étendue des bandes : d'après l'ordonnance du 11 février 1837, les charrettes et voitures à deux roues, dont les bandes ne dépassent pas 11 centim. d'un bord à l'autre, ne doivent pas peser plus de 2900 kilogr., du 20 novembre au 1er avril, et plus de 3400 kilogr., du 1er avril au 20 novembre ; celles dont les jantes ont 17 ou 25 centim. peuvent peser 5000 ou 7000 kilogr. en hiver, et 6000 ou 8400 kilogr. en été.

Les voitures à deux essieux, à quatre roues, s'enfoncent moins dans la terre, et dégradent moins les routes. D'après la même ordonnance, ces charriots, s'ils sont à voies égales et à jantes de 11, 14, 17 ou 22 centim. de largeur, peuvent peser 4700, 5900, 7100 ou 9000 kilogr. en hiver, et 5500, 7000, 8400, 10800 kilogr. en été ; si les voies sont inégales, et si les jantes ont 17 ou 22 centim., les poids peuvent être, en hiver, de 7700 ou 8900 kilog., et de 9100 ou 11700 kilogr. en été (1).

(1) D'après un projet de loi soumis aux Chambres dans ce moment, les voitures à deux roues non suspendues pour le roulage au pas, peuvent porter pour des jantes de 6, 7, 8, 9, 10, 11, 12, 14, 17 centimètres de largeur, 1300, 1900, 2200, 2500, 2800, 3100, 3400, 4000, 4800 kilogrammes en hiver et 1500, 2200, 2600, 2900, 3300, 3600, 4000, 4600, 5600 en été; les voitures suspendues sur des ressorts métalliques peuvent en toute saison porter 1400, 2000, 2300, 2600, 2900, 3200 kilogrammes pour des bandes d'une largeur de 6, 7, 8, 9, 10, 11 centim. Si le diamètre des roues a 1 mètre 85 centim., et au-dessus, il peut être

La législation actuelle ne s'occupe pas des roues pour les voitures à un seul cheval, et elle accorde une augmentation de poids pour les jantes dont la largeur dépasse 17 centim. Si la loi projetée, qui, pour des bandes même de plus de 17 centim., fixe les plus fortes charges à 7800 kilogr., vient à être adoptée, elle apportera peut-être quelque gêne à la liberté de l'industrie; mais, en propageant l'usage des voitures légères, elle aura pour effet de conserver les routes, d'encourager l'élevage des races chevalines à allures rapides, et de favoriser le développement des formes sveltes qu'on cherche en vain à amener par les courses, les prix et les primes.

Les voitures sont suspendues par des ressorts ou supportées par les essieux. Selon les expériences de M. Morin, la résistance de ces dernières est indépendante de la vitesse sur les terrains mous, mobiles, labourés, sur les gazons et sur les routes chargées de gravier fin ; mais lorsque le sol est ferme, parsemé d'inégalités résistantes, elle acquiert une augmentation proportionnelle à celle de la vitesse : en terrains mous, la résistance vient de la pression des voitures sur ce terrain, qui se déplace sous le poids des roues sans les repousser ; tandis que dans les chemins pavés ou empierrés, les obstacles que rencontrent les roues réagissent contre elles, et absorbent une partie d'autant plus grande de la force d'impulsion, que le mouvement est plus rapide et le choc plus fort. Dans la voiture suspendue, les résultats sont différens : la réaction des ressorts communique aux voitures une impulsion qui compense la puissance absorbée par les chocs, et détruit l'effet que l'augmentation de la vitesse tend à produire; de sorte que la résistance au roulement est, en définitive, indépendante de la vitesse. Les voitures suspendues sont, sur nos voies

ajouté, pour les mêmes dimensions, 200 kilogr. aux poids qu'on vient d'énoncer.

Les charriots non suspendus au pas, peuvent porter en hiver 1800, 3000, 3600, 4000, 4500, 5000, 5500, 6000, 6700 kilogrammes, et en été 2100, 3600, 4200, 4800, 5200, 5800, 6400, 7000, 7800 kilogrammes. En toute saison les mêmes voitures suspendues sur ressorts métalliques peuvent porter, pour des jantes de semblable largeur 2000, 3200, 3700, 4200, 4700, 5200 kilogr. Si le diamètre des roues de l'avant-train est de 1 mètre et celui de l'arrière-train de 1 mètre 65 centim. au moins on pourra ajouter à ces poids 300 kilogr.

ordinaires de communication, aussi allégeantes aux animaux que confortables pour le voyageur ; car elles épargnent près d'un quart de la force de traction : trois chevaux attelés à un fourgon suspendu tirent plus de poids que quatre à un fourgon supporté par les essieux.

La construction des voitures peut varier à l'infini. Nous dirons seulement qu'elles sont à quatre ou à deux roues, que les premières, *chars, charriots, carrosses, berlines,* incommodes et difficiles à tourner dans les chemins étroits et mal entretenus des pays de montagne, sont avantageuses dans les plaines ; qu'elles sont moins dommageables pour les routes, car le même poids sur un charriot les dégrade beaucoup moins que sur une charrette ; qu'elles fatiguent moins les animaux, et n'amènent jamais de ces fortes secousses qui ébranlent et éreintent les plus vigoureux limoniers.

Les voitures à deux roues, *maringotes, tombereaux, gondoles, cabriolets,* doivent être contruites et chargées de manière que le centre de gravité corresponde à l'essieu. Le cheval, placé entre les brancards, ne doit être pressé ni sur le dos ni sous la poitrine, afin qu'il puisse appliquer toutes ses forces à tirer; mais quelque précaution que vous preniez d'ailleurs, il ne manquera pas si le chargement est considérable, d'essuyer de rudes secousses : tantôt soulevé, tantôt pressé contre terre, tantôt poussé, rejeté violemment de côté, il devra toujours seul, à la descente, retenir la voiture, et seul, dans les tournans quelquefois très rapides, la traîner et la diriger ; aussi contractera-t-il souvent des efforts aux reins, aux jarrets et aux boulets. Pour éviter ces accidens, multipliez premièrement les attelages, ce qui est aussi profitable au commerce qu'à la conservation des routes et des animaux, car trois chevaux attelés à trois charriots comtois transportent une plus grande charge que cinq à une lourde guimbarde ; ensuite chargez avec discernement, diminuez les balancemens, en plaçant les choses lourdes sur des voitures peu allongées, et en disposant les chargemens de manière qu'ils ne soient jamais trop ·élevés (1). Pour diminuer les chances fâcheuses du manque

(1) D'après la loi, le point le plus élevé des diligences ne doit pas être à plus de 3 mètres au-dessus du sol.

d'équilibre, on aura soin que les voitures soient courtes, sauf à y adapter des cadres des ridelles, des échelles, en bois pour les agrandir en avant, en arrière, ou sur les côtés, quand il faudra transporter des objets légers et volumineux.

Les exploitations rurales doivent avoir des voitures appropriées au transport des terres, fumier, foin, gerbes, bois, etc.

Il serait inutile de recommander de tenir en bon état tous les ajustages des voitures, afin d'éviter les accidens; de graisser même souvent les parties qui frottent les unes contre les autres, pour en prévenir l'usure et pour diminuer la résistance.

Conformément à l'ordonnance royale, les moyeux ne doivent pas excéder de plus de 12 centimètres, le plan qui correspond à la surface externe des roues, et les essieux, dans les voitures à plusieurs compartimens, doivent être écartés de 2 mètres l'un de l'autre, et avoir chacun une longueur égale à l'espace qui les sépare. Cette dimension est surtout nécessaire lorsque les chargemens doivent être élevés, afin d'augmenter la base de sustentation des voitures, et de prévenir les versemens. Il est important que, dans les contrées où les chemins sont étroits, creusés d'ornières profondes, les essieux aient une longueur uniforme, car les voitures, qui *n'ont pas la voie* exactement, malaisées à conduire, fatiguent les animaux et les voyageurs, se disloquent et s'usent rapidement.

§ 2. — **CHARRUES ET LABOURS; BINOIRS ET BINAGES.**

On distingue dans la *charrue* le *soc* destiné à détacher, selon une direction horizontale, la bande de terre à soulever; le *sep* ou pièce à laquelle se fixent le soc, les étançons et souvent le mancheron; l'*âge, haie, flèche,* tige où s'ajuste la force qui tire l'instrument; les *mancherons, manche,* qui servent à maintenir et à gouverner la charrue; les *étançons* qui attachent le sep à l'âge; le *coutre,* ou lame de fer tranchante attachée à la face inférieure de la flèche et conformée de manière à couper, selon un plan vertical, la tranche de terre que le labour doit remuer; enfin, le *versoir, oreille,* dont le but est de soulever cette tranche et de la remuer; le versoir est fixe ou mobile, simple ou double.

L'assemblage des pièces que nous venons d'énumérer constitue l'araire; mais la charrue proprement dite comprend en outre une autre partie dite *avant-train,* qui se compose d'un *essieu,* de deux *roues* égales ou inégales, d'un *palonnier* et d'une *sellette* pour supporter l'âge.

L'avant-train peut servir de *régulateur :* on l'avance vers l'extrémité libre de la flèche ou on le recule selon qu'on veut augmenter ou diminuer l'entrure et rendre les sillons plus ou moins profonds; d'autres fois, on règle l'épaisseur de la bande de terre à soulever au moyen d'une vis qui, fixée à la sellette, peut élever ou baisser la haie. C'est en changeant à l'avant-train le point d'attache des traits, ou bien en rejetant la flèche plus à droite ou plus à gauche de la sellette, qu'on détermine la largeur des sillons. Dans les araires, le régulateur est formé d'une tige verticale fixée à la partie libre de l'âge, et qu'on peut monter ou descendre à volonté pour régler l'entrure du soc et d'une anse ou d'une crémaillère horizontale qui souvent embrasse la tige dont nous venons de parler, et sert à déterminer la largeur des raies. On peut aussi, dans les araires, obtenir un sillon plus ou moins creusé en allongeant ou en raccourcissant soit les étançons, soit les traits.

C'est ordinairement par des traits ou par un timon adapté à l'âge que se tire l'araire; mais quelquefois l'âge s'étend jusqu'au joug et forme ainsi un timon raide auquel les bœufs sont attelés directement. Dans ce dernier cas, les animaux sont moins libres et plus fatigués; ils ont un travail plus lent, moins correct et moins uniforme, car le contre-coup de tous leurs mouvemens se communique au corps de la charrue, fait varier la position du soc, et par suite la profondeur et la direction des raies.

Dans les araires à timon brisé, sans avant-train et sans régulateur, on peut faire mordre le soc plus avant en soulevant le mancheron ou diminuer l'entrure en le pressant. Les étançons doivent, en général, servir de régulateur; mais, s'ils ne permettent pas de mettre la charrue en parfait équilibre, on devrait les disposer de manière qu'il fallût plutôt lever que presser le mancheron; car en levant on affaiblit le frottement qu'exerce le talon sur le fond du sillon, tandis qu'en pressant on l'augmente sans utilité.

Chaque pièce de la charrue peut présenter des différences presque sans nombre; les indiquer ici serait trop long et peu utile. c'est bien rarement sur une description ou sur une figure qu'on peut faire confectionner un instrument. Si l'on veut introduire dans sa ferme une charrue qu'on n'a pas conçue soi-même, il en faut acheter au moins un modèle d'un fabricant expérimenté, et s'estimer heureux si l'on trouve dans sa localité des hommes assez adroits pour faire marcher le nouvel outil tout d'abord et pour savoir le réparer au besoin.

Les avantages des araires et des charrues varient selon leur forme et selon la nature des terres. L'araire est très ancienne; en France même, nous la trouvons encore dans toute sa primitive imperfection, formée d'un soc carré et pointu; de deux versoirs fixes qui, partant presque du même point, s'écartent comme deux ailes vers l'arrière, élargissent le sillon sans renverser la terre, et exécutent un travail aussi pénible que mauvais; d'un sep en bois convexe par-dessous, qui ouvre un sillon triangulaire et laisse de chaque côté de son trajet des bandes de terre qui gardent intactes les racines des plantes vivaces. Mais l'araire perfectionnée, charrue Dombasles, charrue belge, charrue américaine, celle enfin qui, dans toute l'épaisseur du sol, fait un sillon d'une égale largeur, et qui ne laisse pas de *chevets*, est souvent préférable aux charrues proprement dites; deux chevaux peuvent faire avec la première autant de travail que quatre ou six avec les secondes. A la vérité, elle exige un laboureur attentif; car l'âge ni fixé, ni même supporté en avant, se dévie avec facilité surtout dans un labour superficiel et dans un terrain semé de pierres ou de grosses mottes; mais conduite par une main un peu exercée, elle laboure tous les sols et dans tous les temps, fait un sillon très uni et retourne à merveille les tranches détachées.

C'est principalement dans les terres pierreuses, fortes et difficiles à diviser, que la charrue est plus facile à conduire que l'araire. L'avant-train règle l'entrure, uniformise la profondeur et la largeur des sillons; mais celui que seul on employait autrefois et qu'on emploie encore généralement aujourd'hui, en brisant, en changeant la direction de la force qui tire, rend le travail de beaucoup plus pénible pour les animaux.

La ligne de tirage devrait être tout-à-fait droite et s'appliquer directement selon l'axe de la bande de terre qui doit être soulevée, à la résistance qu'ont à vaincre le soc, le coutre et le versoir ; mais malheureusement, il ne saurait en être ainsi et nous sommes réduits à approcher le plus possible de cette condition en disposant l'âge et les traits ou le timon , de manière que la ligne de tirage soit, autant que cela est praticable, parallèle au sol : on doit prendre garde néanmoins de ne pas allonger les traits au-delà de ce qui est indispensable pour le tirage ; car, lorsqu'il y a une grande distance entre le joug et le corps de la charrue, celle-ci éprouve des variations, et le labour devient irrégulier. Ce qui précède nous explique pourquoi les animaux de petite taille sont plus faciles à bien atteler ; et produisent beaucoup d'effet pour une force donnée.

Si, d'après les considérations qui précèdent, nous étudions les effets de l'avant-train, sous le rapport du tirage nous verrons que, par son poids, par les obstacles que lui opposent les inégalités du sol, surtout quand la terre est humide et grasse, il doit toujours accroître la résistance. Mais, pour apprécier cet accroissement, nous aurons à distinguer l'avant-train pourvu de hautes roues, d'une sellette, et adapté à une flèche dressée ou très oblique d'avec celui qui est bas et ne fait que soutenir une flèche presque parallèle au sol ; le premier, brisant la ligne de tirage, divise la puissance, et, par ses roues, en transmet une grande partie à la terre ; tandis que le second ne fait que soutenir la flèche dans la direction des traits, et régularise le travail sans coûter une force sensiblement plus grande.

Eu égard à la ténacité du terrain et à la profondeur du sillon, les bonnes charrues avec ou sans avant-train exigent peu de force de traction, ameublissent le sol sans le fouler et placent la tranche de terre soulevée dans la position qu'elle doit avoir ; mais il faut pour cela que les parties frottantes en soient lisses, unies, et suffisamment allongées ; qu'elles divergent bien graduellement ; qu'elles n'offrent ni creux pour recevoir la terre, ni saillies pour butter inutilement ; que le soc, assez long et convenablement aiguisé, ait un tranchant vif par le côté ; que le coutre ait sa pointe contre l'extrémité du soc, et qu'il soit assez tranchant pour couper ou jeter de côté tous les corps qui pourraient se placer en travers de la gorge de la charrue ; que le versoir qui, malgré ce qu'on croit en général, est très important, très difficile à bien confectionner, soit diversement disposé selon la profondeur des labours et selon le volume des substances que l'on veut enfouir ; qu'il soit toujours bien adapté sur le soc, mais sans former avec le dessus de ce dernier un angle trop prononcé ; que la partie antérieure de sa face frottante ne soit pas bombée ; qu'il soit fixé et contourné de manière que la gorge de la charrue présente une ligne presque tranchante, et que le corps en augmente insensiblement d'épaisseur, de telle sorte que l'oreille frotte uniformément sur toute sa longueur, et offre une surface propre à renverser la bande de terre sans la pousser en avant.

En France, dans les environs de Paris surtout, le versoir est bombé, contourné dans sa partie antérieure ; or, comme la résistance est très grande devant la charrue et que d'ailleurs la terre doit être renversée de côté et non refoulée, cette disposition absorbe beaucoup de force sans aucune utilité.

Pour obvier à ce grand inconvénient, il faut qu'en arrière du coutre la charrue soit aussi mince que possible, afin de pénétrer facilement dans le sol, et qu'elle s'élargisse vers la partie postérieure qui doit jeter dans le sillon déjà creusé la bande de terre soulevée. Toutefois, l'écartement de l'oreille ne dépassera jamais la largeur de la raie pour que le frottement cesse aussitôt que la tranche est tournée, car tout contact ultérieur du versoir contre le sol ne servirait qu'à durcir ce dernier et à fatiguer les animaux.

M. Moll a décrit, dans ses leçons au Conservatoire, une heureuse modification du versoir qui a déjà été réalisée. Nous avons cette année, juin 1844, une charrue construite selon ses principes exposée parmi les produits de l'industrie nationale.

Le sep exerce aussi une grande influence sur le tirage et la perfection des labours : il doit être construit en bois dur et même recouvert de bandes de fer, s'il n'est fait en entier de ce métal, être uni et poli sur sa face inférieure et sur le côté gauche, être ajusté aux autres pièces de manière qu'il frotte seulement d'un côté et contre le sol non labouré. On a proposé de garnir le talon des charrues avec des roulettes pour en adoucir le glissement. Les frottemens contre le fond du sillon usent l'outil, augmentent la résistance, et font un mauvais travail, surtout quand la terre est humide.

La conformation de l'instrument influe beaucoup plus que son poids sur la résistance qu'il offre dans le travail ; car, ainsi que l'a démontré de Dombasles, une charrue pesant 75 kilogr. exige autant de force de tirage que celle du poids de 150 kilogr.; mais si ce poids ne rend pas le labour sensiblement plus pénible, il augmente toujours le frottement contre le fond du sillon, et d'ailleurs les charrues légères sont moins chères et plus faciles à manier.

Labours. — Quelle quantité de matières organiques doit posséder un sol pour donner son maximum de produits? Quelle différence doit occasionner dans la fécondité d'une terre un défoncement de 5 cent.? Dans quel cas avons-nous avantage à augmenter, par des labours profonds, la puissance d'un terrain qui cependant ne possède pas encore toute la fertilité dont il aurait besoin pour donner ses plus abondantes récoltes? Quelle influence exercent sur la végétation, selon les saisons, la composition et l'humidité des terres la lumière, le calorique et l'électricité? L'agriculture comporte encore un grand nombre d'autres problèmes dont la solution devrait être connue pour traiter convenablement la question des labours; mais l'ignorance où nous sommes de tous ces points nous explique pourquoi diffèrent tant les principes recommandés par les plus grandes autorités en agriculture, sur la pratique et les convenances économiques des binages et des défoncemens ; pourquoi les préceptes les plus généraux sont contredits par de si nombreuses exceptions qu'ils semblent ne s'appliquer qu'à telle ou telle classe de terrain et presque n'être vrais que pour une année, pour une récolte.

Les labours ont pour but d'ameublir la terre pour faciliter l'accroissement des racines et l'infiltration des pluies, de la rosée, de l'air et des engrais; de détruire les larves, les insectes nuisibles et les herbes adventices et annuelles, de rompre les racines de celles qui sont vivaces, de les exposer au soleil en été et à la gelée en hiver; de modifier les propriétés physiques d'une terre, d'en augmenter la puissance en la rendant légère, poreuse et perméable, de forte ou lourde qu'elle était; enfin de mettre les engrais en rapport avec les récoltes en couvrant le fumier ou en ramenant vers la surface les substances fertilisantes entraînées par la pluie.

On désigne les façons qu'on donne à la terre suivant l'ordre d'après lequel on les exécute, par le nom de premier, deuxième, troisième labour, et ainsi de suite. On appelle aussi *déchaumer*, l'opération qui a pour but de retourner un chaume et *rompre un pré*, *rompre un pâturage*, labourer pour la première fois un pré, un pâturage. On emploie quelquefois les mots *biner*, *rebiner*, *rebrasser*, pour dire donner le second, le troisième ou le quatrième labour. Le *labour des semailles* est celui qui précède les semailles, ou celui qui les recouvre; ce dernier se remplace souvent par un coup de herse. Les labours sont dits *superficiels*, *moyens* ou *profonds*, selon qu'ils ont dix, vingt ou trente centimètres. On remue rarement la terre plus avant, si ce n'est pour pratiquer de *doubles labours*, des *labours de défoncement*.

C'est d'après la connaissance du sol, et en ayant égard aux récoltes précédemment produites, et aux effets ordinaires des labours qu'il faut déterminer le nombre, l'époque des façons et la manière de les exécuter : le résultat à obtenir, c'est que la terre soit meuble, perméable et préparée de manière à retenir convenablement l'humidité; toutefois, elle ne doit pas être trop divisée, car elle laisserait souffrir les récoltes, de la sécheresse en été, du froid en hiver, et, réduite en bouillie par les pluies abondantes, elle deviendrait impropre à l'accroissement des végétaux, qu'elle ne pourrait pas même tenir dressés contre la force du vent. Quelques mottes de terre retiennent l'humidité pendant les chaleurs, soutiennent le sol quand il pleut beaucoup, et préservent les racines des fortes gelées.

Une épaisse couche de terre arable est toujours favorable à la production des récoltes, et cependant les labours profonds sont loin d'être constamment les plus avantageux. S'il est nécessaire

d'en pratiquer pour bien recouvrir l'herbe d'un pré que l'on travaille pour la première fois, il serait nuisible, à la deuxième ou
à la troisième façon, de pénétrer assez bas pour déterrer les
mottes couvertes par le premier labour. C'est seulement quand
on travaillera la terre pour d'autres récoltes, et après la décomposition des racines enfouies qu'on devra ramener à la surface
les matières fertilisantes provenant de la putréfaction du gazon.
Les travaux doivent toujours avoir pour but de remettre la
couche la plus fertile de la terre en rapport avec les végétaux
qu'on cultive ; ceux qui sont destinés à enfouir les marnes, les
fumiers, le parcage, auront donc une profondeur relative à la
longueur des racines que les matières fertilisantes enterrées
doivent nourrir.

On dit qu'on exécute un *défoncement*, qu'on défonce, quand
on remue une partie du sous-sol pour augmenter l'épaisseur de
la terre arable. On pratique cette opération, soit en creusant à la
main le fond des sillons ouverts avec la charrue, soit en faisant
passer celle-ci deux fois de suite dans la même raie, de manière
à creuser un nouveau sillon au fond du premier, soit en employant exclusivement le travail des hommes, soit enfin en
faisant usage d'instrumens construits à cet effet, et traînés par
des animaux.

Avant d'entreprendre un défoncement, il faut calculer les frais
de main-d'œuvre, avoir égard à la valeur actuelle des terres,
aux revenus qu'elles donnent, et surtout à leur nature et à celle
du sous-sol. C'est d'après ces considérations et ces évaluations
qu'il faut régler la profondeur des défoncemens, et la quantité de
terre à rendre meuble ; qu'il faut voir s'il convient d'élever le
sous-sol à la surface, ou seulement de le remuer, de le rendre
perméable tout en le laissant autant que possible au-dessous de
la couche fertile.

Un fermier ne peut pas toujours faire la dépense nécessaire
pour défoncer un sol : il doit alors, pour y suppléer, soulever
tous les ans une légère couche du sous-sol, par un fort trait de
charrue ou par un double labour.

Avant de pratiquer un défoncement, il faut bien calculer surtout
le fumier dont on dispose, et ne pas oublier que la terre neuve en

exige le plus souvent de grandes quantités, et pendant plusieurs années consécutives, et qu'il faut toujours pouvoir donner, à un sol défoncé, une dose d'engrais proportionnée à la quantité de terre vierge fraîchement remuée; en sorte, qu'on fera bien de s'en tenir aux labours ordinaires si l'on n'a que les fumiers nécessaires pour les soles en culture, à moins que la fertilité du sous-sol qu'on mettrait en mouvement ne puisse suppléer au manque d'engrais. Toutefois on peut en quelques cas, avant même de l'avoir mis en état, tirer bon parti d'un champ nouvellement défoncé en y plaçant des végétaux qui lèvent facilement, et dont les racines vont chercher au loin les matières nourrissantes, ou bien en mettant au fond des raies le fumier, qu'on peut y consacrer, sur lequel on placerait ensuite des végétaux à racines pivotantes.

C'est au premier labour de chaque jachère qu'il faut détacher la couche de sous-sol qu'on veut incorporer à la terre arable, afin de l'exposer, dans les façons suivantes, au contact de l'air, pour l'imprégner d'engrais, la mêler à la bonne terre, et pour, avant les semailles, rendre homogène et propre à la végétation toute l'épaisseur du sol que devront occuper les racines. Les défoncemens sur l'argile doivent être faits, avant l'hiver, afin de soumettre la terre vierge à l'action de la gelée, qui seule peut convenablement l'émietter.

Après plusieurs labours de même profondeur, la couche de terre foulée par la charrue devient souvent dure, ferme et impénétrable à l'eau et aux racines des plantes : elle établit ainsi entre le sol et le sous-sol une séparation plus ou moins complète. Est-il avantageux de rompre cette couche? Sinclair qui, dans les terres dont l'épaisseur le permet, recommande (1) de faire de bonnes façons à deux chevaux, veut que de temps en temps on donne un trait de charrue plus profond avec quatre chevaux. Il ne faudrait pas pourtant suivre ce conseil dans tous les cas : lorsque la couche améliorée repose sur un lit sablonneux, le plancher que forme le frottement des charrues doit être conservé, car il est utile pour retenir l'humidité et conserver la fraîcheur de la surface; tandis que si le sol se trouve épais et un

(1) *Agriculture pratique et raisonnée*, T. II, p. 7.

peu fort, la couche dure, si elle n'était rompue de temps en temps, lui ferait perdre tous les avantages des terres profondes.

Il faut faire tous les labours selon la même direction si l'on emploie de bons outils creusant des sillons unis et plans au fond ; mais si, ce qu'on ne saurait trop éviter, on se sert d'un mauvais instrument, d'une araire qui creuse des raies plus profondes dans le milieu que sur les côtés, il faut faire des labours croisés ; c'est-à-dire suivre, à chaque façon, une direction différente, afin de mouvoir toute la terre de la couche travaillée et de prévenir le séjour de l'eau au fond des rainures.

D'après la manière dont se place la lame de terre soulevée, l'on a le *labour renversé*, le *labour oblique* et le *labour droit*. Dans le premier, on renverse complétement la bande de terre de manière que la face inférieure devienne supérieure ; dans le deuxième, on ne la retourne qu'en partie, et on la couche obliquement. Celui-là est le meilleur pour rompre les gazons et enfouir des herbes, mais il rend le sol trop uni, et mal disposé à recevoir l'influence de l'air. Le second le laisse parsemé de crêtes, de cannelures et l'expose très bien au soleil et à la gelée ; il convient pour bien mélanger la terre et soumettre les racines des plantes vivaces au froid et à la sécheresse. Malheureusement, si la charrue est mauvaise, il a le désavantage de couvrir imparfaitement les herbes, et de laisser les tranchées saillantes ; mais l'on remédie facilement à cela en donnant un coup de herse ou de rouleau. Enfin le labour droit est celui qui place la bande de champ : il a le double inconvénient de recouvrir très mal l'herbe et de laisser la terre plate. La forme de labour dépend en partie du rapport qui existe entre l'épaisseur et la largeur de la bande de terre qu'enlève le soc : si la largeur l'emporte le labour devient oblique.

Considéré dans la disposition des sillons, on distingue le *labour à plat*, le *labour en planches*, et le *labour en billons*. Le premier est celui dans lequel toutes les raies, égales et semblablement espacées, forment un terrain d'une surface uniformément unie ; dans le second, des rigoles, ménagées de distance en distance, et souvent parallèles entre elles, divisent la terre en planches planes et nivelées ; enfin dans le troisième, des traits de charrue laissés vides la divisent également en planches généralement plus étroites que les précédentes, et bombées vers le milieu.

Les lignes creuses qui marquent les planches ou les billons servent à faire égoutter la terre et à conduire l'eau hors de la sole. Elles doivent être rapprochées et nombreuses plutôt que profondes, même dans les terres fortes et argileuses où les récoltes souffrent de l'humidité. Si les *ados* sont bien saillans et les billons bombés au milieu, ils rendent difficiles les hersages, la distribution du fumier, la dispersion de la semence, la fauchaison, le transport des récoltes et l'asséchement des javelles, qui pourrissent même quelquefois dans les raies.

Sur les terres franches, les planches sont plus avantageuses. On les établit par des rigoles qu'on multiplie à volonté, et auxquelles on donne la direction la plus favorable à l'écoulement des eaux; ce qui empêche souvent de faire des divisions régulières et symétriques, car il faut déverser l'eau tantôt au nord, tantôt au sud. Le sol tout uni des planches n'offre pas les inconvéniens des billons : il est facilement hersé, ensemencé, débarrassé des mauvaises herbes; le fumier et la terre végétale, uniformément distribués, donnent une récolte égale dans toutes les parties de la surface; tandis qu'au fond des raies qui séparent les billons, la moisson est toujours mauvaise.

On trace quelquefois les planches après avoir labouré à plat; les rigoles sont alors ouvertes avec une charrue à deux oreilles; mais cette pratique relève la terre de chaque côté de la fausse raie, ce qui retient l'eau dans les sillons toujours imparfaitement fermés.

Sur les terres en pente, les sillons sont perpendiculaires à l'inclinaison du sol ou en suivent la direction : dans ce dernier cas ils facilitent l'écoulement des eaux, mais si la pente est rapide ils sont difficiles à creuser; les sillons transversaux retiennent plus ou moins l'humidité et sont souvent les plus convenables.

La longueur des sillons, du *réage*, doit être telle qu'on ne soit pas obligé de faire retourner les attelages trop souvent. On a calculé que si les raies n'ont que 73 mètres, les tournées répétées font perdre quatre heures et demie sur une journée de huit heures; tandis que, pour le même temps, si les sillons sont longs de 284 mètres, les tournées ne prennent qu'une heure et un quart. Le

temps perdu *au bout de la raie,* quoique toujours considérable,
varie selon l'allure des attelages et l'activité du laboureur ; mais
cette perte n'est malheureusement pas le seul inconvénient des
réages trop courts ; il faut y joindre, sur les bordures des terres labourées, le piétinement et le mauvais travail. Quant à la longueur
de sillon que peuvent tracer les animaux, elle varie selon une
foule de circonstances faciles à prévoir. Remarquez seulement
que s'il est d'une économie bien entendue d'utiliser toute la force
des attelages, il n'est pas moins avantageux de ne pas les sur-
charger, et de leur permettre *de prendre haleine* quand leur
respiration s'accélère outre mesure. Convient-il de mettre plusieurs attelages dans la même terre? Oui, pour faciliter la surveillance, mais chaque charrue doit, le plus souvent, labourer à
part, afin que si l'une d'entre elles s'arrête, les autres puissent
continuer leur travail.

On doit pour labourer choisir la terre au point d'humidité convenable, car si elle se trouve trop mouillée, elle se gâche, et le
talon de la charrue forme au fond des sillons qu'il presse un
plancher où l'eau retenue fait ensuite jaunir les récoltes ; d'un
autre côté si le temps est trop sec, le labour met le sol en poussière ou en mottes dures que les racines ne peuvent percer. Les
bandes de terre que soulève un bon labour sont uniformes et
bien renversées ; les sillons sont bien vidés, partout d'une même
largeur, également espacés les uns des autres, et assez rapprochés pour qu'aucune langue de terre non remuée, aucun chevet,
ne reste entre eux.

En se mettant au travail, le laboureur commencera par ajuster
convenablement son outil, et lui donner l'entrure nécessaire ;
puis, une fois qu'il l'aura réglé, il le fixera solidement. Une charrue, lorsqu'elle est en place et qu'elle marche, doit pouvoir faire,
toute seule, sans dévier de côté, sans s'élever ni s'enfoncer, un
sillon de quelques mètres. Quand elle remplit cette condition, elle
trace des raies uniformes et régulières, n'exige aucun effort inutile,
ni des hommes ni des animaux, et peut même être conduite par
une seule personne sans la fatiguer ; tandis que si elle vacille, si
elle tend à s'élever ou à s'abaisser, elle fait des sillons irréguliers,
et harasse à-la-fois, les animaux par les coups de colliers qu'elle

21.

exige sans cesse, et le laboureur qu'elle oblige à soulever ou à presser continuellement les mancherons pour régler l'entrure, et qui, lassé à la fin, se néglige et ne fournit plus qu'un mauvais travail.

Binots, binets, binoirs et *binages.*— On appelle *binot, binoir* un instrument destiné à donner un second labour, à biner et à rebiner. Les binoirs sont des charrues légères, le plus souvent sans versoir, à un ou plusieurs socs qui creusent du même coup, deux, trois ou quatre sillons. Le binage, si utile pour rompre la croûte qui s'étend à la surface des terres après les fortes pluies et les grandes chaleurs, facilite encore beaucoup, sur les jachères, la destruction des mauvaises plantes et l'émiettement des mottes ; il hâte la maturité des récoltes déjà avancées, en débarrassant le sol des herbes qui interceptent les rayons du soleil ; mais si la sécheresse est forte et le terrain léger, il active la dessiccation de la terre, et peut être nuisible.

§ 3. — HERSES, SCARIFICATEURS, EXTIRPATEURS ET HERSAGES.

La *herse* est un châssis armé, à sa face inférieure, d'une ou plusieurs rangées de dents en bois ou en fer, parfois carrées et pointues, mais le plus souvent en lames de coutre. On nomme *scarificateur* des herses avec ou sans avant-train, mais dont le châssis est pourvu d'un manche et d'un âge pour en varier l'entrure à volonté. Les *extirpateurs* diffèrent des herses, en ce que, au lieu de coutres, ils ont des socs horizontaux à peu près semblables à ceux des charrues : ce sont des espèces de charrues sans versoir et à plusieurs socs. Les dents ou les coutres des herses et des extirpateurs sont invariablement fixés au châssis, ou n'y sont attachés que par une vis. Dans ce dernier cas, on peut en proportionner le nombre au besoin de la culture.

Ces divers instrumens sont carrés, triangulaires, ou en carrés longs ; quelques-uns sont très légers, tandis que d'autres ne peuvent être traînés que par de forts attelages. Ils servent à préparer les terres pour les semences des récoltes, et à donner des façons à ces dernières ; sans remuer le sol à la manière des charrues, ils le fendent, le soulèvent, le brisent, le mêlent et le nettoient.

On les emploie quelquefois avant le défrichement des gazons, afin de briser la surface du sol et de faciliter le passage de la charrue. Sur les terres qui ont reçu un ou deux labours, ils sont d'un service efficace et très économiques pour rompre les mottes, régaler et unir la surface et la disposer à recevoir les semences ; avec une judicieuse application des herses, il est facile de répandre uniformément toutes les espèces de graines et les récoltes s'enracinent facilement ; les plantes souffrent peu de la sécheresse résistent au froid, et les sarclages sont aisés et peu dispendieux.

La façon même que donnent ces instrumens est une préparation qui suffit à certaines semailles, dans les terres bien travaillées les années précédentes. Cette façon n'est pas moins utile, lorsque, dans l'intervalle de temps écoulé entre le dernier labour et l'ensemencement, la terre a formé croûte ou s'est couverte de plantes annuelles ; et enfin elle peut convenir pour couvrir les semences répandues, et lorsqu'elles ont levé, pour rendre le sol propice à la végétation. Les hersages sont profitables aux prés, aux luzernières, et même aux céréales.

Sur des terres mal préparées, la manœuvre du scarificateur ou de l'extirpateur exige de très forts attelages, tandis qu'un seul cheval, une paire de vaches, traînera, soit la herse à dents très courtes, soit le simple châssis, souvent employé pour couvrir les petites graines de luzerne et de trèfle, ou pour rompre la croûte d'une terre nouvellement travaillée mais battue par un orage, ou enfin pour faciliter la levée des semailles tassées par la même cause.

Un seul homme peut faire manœuvrer plusieurs herses à la fois : il conduit le premier attelage, et attache le second cheval à l'un des angles postérieurs de la première herse, le troisième à l'angle de la seconde, et ainsi de suite : les attelages disposés de cette manière hersent dans un seul passage une grande largeur de terrain ; mais le conducteur doit aller doucement aux tournées, afin de prévenir les blessures aux membres des animaux.

§ 4. — ROULEAUX ET PLOMBAGE.

Rouleaux, plombage. — On appelle *rouleaux* de cylindres en bois, en pierre ou en fonte, montés sur des axes, et destinés à être traînés sur les terres. Ils sont unis et nus, ou garnis de cannelures, de barres ou de crochets. Ceux qui sont unis servent à raffermir le sol, à le régaler et à pratiquer le *plombage;* les autres, appelés *brise-mottes*, divisent les gros quartiers de terre, secouent, remuent les racines, et détruisent les herbes. On doit avoir pour plomber les terres des rouleaux de différens poids : gros et courts, ils produisent plus d'effet que longs et minces.

Après les labours, pour écraser les mottes, on passe alternativement le rouleau et la herse; ces passages successifs de l'un à l'autre, sur les terres fortes, qui ont besoin d'être divisées, donnent d'excellens résultats. Après les semailles, et sur les terres légères, le plombage est avantageux; il en retarde l'assèchement, hâte la germination des semences, et préserve les plantes de la sécheresse et de la gelée; il peut aussi rendre de bons services sur les récoltes levées : M. Schattenmann (1) a fait passer sur le froment un rouleau à tasser les chaussées, du poids de 3,100 kilogr., et il a obtenu une bonne récolte dans un sol sablonneux et peu propice. La pression du rouleau sera aussi fort avantageuse aux prés soulevés par les vers, les gelées et les insectes; elle est nécessaire sur les semis des graines fourragères, pour régaler la terre et enfoncer les cailloux dans le sol.

§ 5. **HOUES A CHEVAL ET SARCLAGES; BUTTOIRS ET BUTTAGES.**

Houes à cheval, cultivateurs, sarclages. — On appelle *houe à cheval*, un châssis dont la face tournée vers la terre est hérissée d'une ou plusieurs rangées de socs et de coutres, et dont les socs se terminent en pointe ou en lame large et tranchante, selon qu'on se propose d'arracher des herbes, ou seulement de remuer la terre. Le châssis présente une pièce médiane immobile, qui porte les mancherons, et deux pièces latérales mobiles qu'on fixe au moyen d'une crémaillère régulatrice qui permet de mettre entre les socs ou les coutres l'espace qui convient aux lignes à sarcler. On connaît une houe dont le châssis triangulaire est armé

(1) *Journ. d'agr. prat.*, décembre 1843, p. 252.

de pointes aiguës ou de coutres qu'on peut enlever ou remettre à volonté, selon la largeur des lignes à sarcler.

Les houes appelées quelquefois *cultivateurs* font malheureusement un travail imparfait, mais elles sont très expéditives et très utiles en grande culture, lorsque l'herbe à détruire est encore petite et facile à renverser; seulement, on devra les passer assez souvent pour que le déracinement soit aisé, et employer des femmes et des enfans, pour compléter les sarclages commencés avec les chevaux, pour arracher les herbes parasites restées sur les lignes, pour éclaircir enfin les endroits où la récolte est trop épaisse et repiquer des plants dans les clairs. Ce n'est que quand on saura profiter de l'économie produite par les houes, qu'il sera possible de cultiver avec fruit de grandes quantités de racines sarclées.

Buttoir, buttage. — On appelle ainsi une petite charrue à deux versoirs, et destinée à ramasser la terre au pied des plantes en lignes. Tous les buttoirs sont sans avant-train, mais quelques-uns sont pourvus de sabots. Les deux versoirs, fixés antérieurement à des pivots, sont le plus souvent mobiles de manière qu'on peut à volonté les éloigner l'un de l'autre ou les rapprocher : un régulateur sert à-la-fois à varier l'écartement, et à maintenir les versoirs.

Le buttoir, comme la houe, peut être traîné par une seule bête; mais s'il y en a plusieurs, elles seront attelées au collier ou au joug simple et l'une à la suite de l'autre : si le joug est double, ce harnais devra avoir une longueur telle, que les deux animaux marchent dans les raies que côtoie celle qu'on travaille. Le buttage, en rendant la surface du sol inégale, en facilite le desséchement, et à ce titre doit être repoussé des terres légères ; mais il peut être profitable pour les fonds argileux et forts. Il faut, dans tous les cas, avoir soin de ne pas briser les racines en l'exécutant, et de choisir pour cette façon le moment où le sol est convenablement mouillé, afin de concentrer au pied des plantes une provision d'humidité qui les préserve pour long-temps de la sécheresse.

SECTION III.

CULTURES.

CHAPITRE PREMIER. — DISTRIBUTION DES CULTURES.

On appelle ASSOLEMENT la *succession*, la *rotation*, le *roule-ment*, la *distribution* des diverses cultures auxquelles sont sou-mises les différentes soles d'une ferme. Le but de l'assolement est d'obtenir les récoltes les plus avantageuses tout en conservant la propreté, la puissance et la fertilité du sol.

PROPRETÉ, PUISSANCE, FERTILITÉ ET FÉCONDITÉ DU SOL.— *Pro-preté*, c'est l'état d'une terre qui ne contient pas de mauvaises herbes; *puissance*, c'est l'aptitude de cette terre à favoriser la végétation, à loger, couvrir et soutenir les racines et à mettre les principes alimenteux en communication avec les radicules; *fer-tilité, richesse*, c'est l'abondance des substances nutritives qu'elle renferme ; M. de Voght appelle *fertilité naturelle*, et M. Crud *richesse essentielle*, la portion de ces substances qui existe na-turellement et par opposition, on désigne par le nom de *fertilité artificielle* celle qu'ont amenée les engrais et les travaux de l'homme. La *puissance* résulte des propriétés physiques, et la *fertilité* de la composition chimique. Une terre convenablement hygrométrique, d'une densité moyenne, composée de sable menu, et de parties très fines, perméable à l'air et au calorique, assez meuble pour ouvrir à une grande profondeur un accès facile aux racines, possède une grande puissance ; et celle qui renferme de nombreuses substances, des sulfates, des phosphates, des chlo-rures, des carbonates de soude, de chaux et de potasse, des sels ammoniacaux, des matières organiques putréfiables, mérite d'être classée parmi les plus fertiles.

On désigne par *fécondité* l'effet produit sur la végétation par la puissance et la fertilité combinées. Les deux élémens essentiels de la fécondité n'agissent pas en raison de l'addition des nombres qui représentent en chiffres les divers degrés de l'intensité de chacun ; on suppose qu'ils agissent en raison de la multiplication de ces nombres ; de sorte qu'une sole dont la puissance est figurée par 10 et la richesse par 10 se trouve d'une fécondité égale à 100. Si l'une est 13 ou 14 et que l'autre reste 10, au lieu de 100 la fécondité sera 130 ou 140.

NÉCESSITÉ D'ALTERNER LES RÉCOLTES. — Dans l'état sauvage, les plantes se succèdent les unes aux autres, et même presque toujours la terre nourrit à-la-fois des espèces différentes, graminées et légumineuses, labiées et corymbifères. Dans les bois, chaque espèce a une durée limitée: en Amérique, MM. Michaud et Auguste de Saint-Hilaire ont observé qu'après la destruction d'une forêt de chênes ou de hêtres, le sol se couvrait d'arbres résineux, et réciproquement ; dans nos climats nous voyons le bouleau, le fayard, le chêne, le tremble, le coudrier, les ronces, et quelquefois des plantes herbacées, se succéder à tour de rôle ou suivant un ordre variable ; mais, toutes les fois que le temps ou la main de l'homme détruit une espèce, nous la voyons remplacée par une espèce différente qui, de son côté, cède la place à l'une de celles qui l'avaient précédée.

Ce qui a lieu dans les terres incultes se présente dans celles soumises à nos travaux ; toutes nos plantes cessent de prospérer et sont remplacées par des mauvaises herbes, quand elles occupent trop long-temps le même champ, et quand elles y sont resemées trop souvent. Ainsi, une tréflière, une luzernière sont-elles ou trop vieilles ou trop souvent ramenées sur le même sol, aussitôt la cuscute, le rizoctonia medicaginis, les brômes s'en emparent et se substituent aux bonnes plantes ; les prairies permanentes elles-mêmes ne font pas exception : on peut y voir les espèces se renouveler plus ou moins souvent, et les pâturins y succéder aux phléoles, les fétuques aux avoines, les légumineuses aux graminées, et enfin, les ombellifères et les composées aux bonnes espèces fourragères. Qui n'a pas remarqué d'ailleurs, que les vieux gazons, après avoir long-temps produit de bonnes plantes, ont une grande tendance à se couvrir de mousses, de crêtes-de-coq, de primevères et de sauge ?

Les dispositions du sol à changer de plantes ont dû principalement frapper les premiers agriculteurs qui, en raison du petit
nombre d'espèces utiles qu'ils possédaient, se trouvaient dans
l'impossibilité de varier les ensemencemens; ils avaient même
reconnu l'impuissance de l'art contre les tendances invincibles
de la nature à diversifier ses produits. Mais, au lieu de déduire
de ces premières notions la nécessité d'alterner les récoltes,
d'imiter la nature et de subordonner à ses lois les travaux de
l'homme, ils en avaient conclu que la terre, fatiguée d'avoir
produit, avait besoin de repos, sans prendre garde que livrée à
elle-même elle ne reste jamais oisive; qu'après avoir nourri les
plantes dont nous lui confions les semences, elle se sème seule
plutôt que de ne rien produire, et qu'enfin, ce qu'elle exige, c'est
un changement d'activité et non une suspension.

Du reste, lorsque les habitans du globe étaient peu nombreux
et n'avaient que des goûts simples, la terre, bien que souvent
dans l'inculture, produisait assez pour subvenir à leurs besoins;
ne possédant d'ailleurs que les plantes propres à sa contrée et
quelques espèces qu'avait importées l'émigration, chaque peu-
plade aurait été dans l'impossibilité de varier ses récoltes. Mais
c'est d'une autre manière que nous devons exploiter le globe, à
présent que, grâce à la facilité des relations internationales et à
l'extension que le luxe a donné à l'industrie, nous rassemblons
et utilisons les richesses du monde entier; nous devons chercher
à occuper la terre sans cesse, à mettre à profit la loi qui la porte,
à varier ses produits pour en retirer, d'abord, notre nourriture,
puis, pour multiplier les denrées si dissemblables que réclament
tant de manufactures diverses.

Ainsi que nous l'avons dit, on a cherché à expliquer la nécessité d'alterner les semences en supposant que le sol, après avoir
long-temps nourri la même plante, est épuisé de certaines substances. Il est facile, en effet, de comprendre qu'un hectare de
terre qui vient de fournir au froment la quantité de matière
azotée qui se trouve dans 25 ou 30 hectolitres de cette céréale,
doit être peu propre à la reproduire; de même, le champ qui a
donné au trèfle 50 kilogr. de potasse, 50 kilogr. de chaux, 20
kilogr. d'acide phosphorique, 8 kilogr. d'acide sulfurique, doit

se trouver à la fin dépourvu de ces corps indispensables pour nourrir cette plante et devra immanquablement la laisser souffrir; de sorte qu'après deux, quatre, dix, vingt, ou tel autre nombre de récoltes, selon sa fertilité naturelle, s'il n'est arrosé par des eaux fertilisantes, ou s'il ne reçoit, par des engrais abondans, l'équivalent de ce que lui coûte chaque génération de plantes qu'il nourrit, il ne pourra plus donner que des moissons pauvres et chétives.

Mais pourrions-nous, par l'assolement, conserver sinon augmenter la fertilité des terres? En un mot, avons-nous des récoltes qui puissent restituer les substances nourrissantes qu'enlèvent le colza, le blé et les autres plantes épuisantes? Sous ce rapport, il ne faut tenir compte que de l'effet fertilisant qui résulte du choix et de la distribution des récoltes, indépendamment du fumier qu'elles pourraient produire étant consommées par des animaux; nous devons examiner seulement les effets de la végétation des plantes en elle-même, et voir s'il en est qui améliorent assez la terre qui les nourrit pour qu'on puisse, sans engrais et par l'introduction seule de certaines cultures, entretenir cette terre dans l'état de fertilité nécessaire pour produire des céréales.

RÈGLES DE L'ALTERNAT. — Pour expliquer les faits si nombreux qui prouvent la nécessité d'un changement à terme fixe dans les plantes que nourrit un terrain, on suppose qu'elles l'appauvrissent; qu'elles y épuisent les substances indispensables à leur croissance, et y favorisent, en se renouvelant plusieurs fois de suite, la multiplication des végétaux et des animaux qui vivent à leurs dépens; que chaque espèce végétale rejette des matières nuisibles à elle-même. Du reste, quelle que soit la justesse de ces explications, elles doivent être prises en considération dans la pratique des assolemens; mais il faut de plus tenir compte de la facilité qu'on trouve à écouler les divers produits des fermes, et du prix de la main-d'œuvre aux différentes saisons de l'année.

1° *Nécessité de conserver la fécondité du sol.* — Un des points les plus importans dans le choix des plantes et dans la distribution qu'on en fait dans la culture d'une ferme, c'est, avant tout, de ne pas diminuer la fécondité des terres ; les efforts du fermier doivent, tout d'abord, tendre à élever celles-ci au point où elles donnent le plus grand bénéfice, puis à les maintenir dans cet état ; il en augmentera la puissance en cultivant, selon que le sol est argileux, siliceux ou calcaire, des plantes qui réclament tels ou tels amendemens, qui ont besoin de binages ou de plombages. Le choix et la distribution des récoltes peuvent avoir à cet égard la plus grande influence. Les plantes qui laissent en hiver les terres exposées aux rigueurs du climat, qui en été l'ombragent, celles qui exigent de nombreux sarclages, ou qui divisent la terre par leurs racines, et celles qui reçoivent des amendemens calcaires, améliorent les terres alumineuses ; mais celles qui occupent le même champ pendant long-temps, qui le préservent des gelées, et le laissent en été exposé aux rayons du soleil, nuisent à tous les terrains.

Les agriculteurs ont fait des expériences sur les qualités épuisantes des plantes ; ils ont classé les grains dans l'ordre suivant : l'hectolitre de froment consomme 600 kilogr. de bon fumier ; celui de seigle, 500 ; de maïs, 500 ; d'orge, 300 ; d'avoine, 250 ; de colza, 1000. Les racines, les tubercules et les tiges absorbent moins que les semences ; et le trèfle, selon M. le baron Crud (1), beaucoup moins que la luzerne. Ces données ne doivent être considérées que comme indication de valeurs relatives, et même fort variables, dont l'exactitude est subordonnée au mode de culture, à la nature du sol, aux influences du climat, aux mille circonstances enfin qui peuvent modifier la puissance absorbante des plantes.

Tous les végétaux vivent à-la-fois aux dépens de l'air et aux dépens de la terre ; tous épuisent celle-ci quand, après avoir atteint leur croissance ils sont cueillis en totalité, car alors ils emportent les corps qu'ils en ont aspirés ; tous, au contraire, l'améliorent si on les y laisse pourrir, car elle s'enrichit de ce que ces végétaux avaient puisé dans l'atmosphère tout en retrouvant ce qu'elle-même leur avait fourni.

Ce principe n'offre pas d'exception, mais il produit des résul-

____

(1) *Econ. théor. et prat. de l'agric.*, T. I, p. 190.

tats différens, selon l'organisation des plantes, leur manière de vivre, l'époque à laquelle on les cueille et les parties qu'on récolte. Les végétaux vigoureux qui ont des feuilles larges, épaisses et poreuses, qui, bien fumés, bien cultivés, vivent en grande partie aux dépens de l'atmosphère sont peu épuisans ; tandis que ceux dont les parties aériennes sont maigres, sèches, coriaces et imperméables aux corps gazeux le sont beaucoup ; ceux qui, séchés sur place, sont récoltés en maturité long-temps après que les feuilles fanées et les pores obstrués ont cessé d'absorber les substances aériennes, effritent beaucoup plus le sol que ceux qu'on a recueillis dans toute la vigueur qui précède la floraison ; enfin ceux qui, comme le lin, le chanvre, s'enlèvent en entier sans avoir rien rendu au sol, ou qui, comme les céréales lui laissent seulement quelques racines grêles et quelques bouts de tiges creuses, sont infiniment plus épuisans que le trèfle, la luzerne et l'orge, qu'on coupe verts, et qui laissent à la place où ils ont vécu leurs racines, leurs feuilles radicales et une partie de leurs tiges. Les récoltes qu'on considère comme améliorantes sont celles qu'on enfouit en totalité comme engrais, ou qui tout au moins abandonnent toujours au champ qui les nourrit, avec leurs organes souterrains, une grande partie de leurs tiges et de leurs feuilles ; doivent aussi être considérées comme fertilisantes, si peu qu'elles perdent de leurs parties aériennes, celles à racines profondes qui vivent aux dépens des corps que l'eau entraîne hors de la portée des racines de la plupart de nos plantes.

Pour apprécier l'influence des récoltes sur la fécondité des terres, il faut tenir compte encore de la destination qu'on leur assigne. Si, comme l'expérience le prouve, toute plante est améliorante lorsqu'on la laisse se décomposer sur le sol, toutes celles même qui l'appauvrissent le plus par leur développement, améliorent les fermes quand on les fait consommer par les bestiaux, et qu'on emploie dans l'exploitation les engrais qu'elles ont produits. Ainsi, les pommes de terre, les betteraves, remarquables par la vigueur de leur végétation et par la quantité de matières qu'absorbent leurs racines, doivent être classées parmi les plus épuisantes, si on les vend ou si on les éserve à la nourriture de l'homme, et parmi les plus fertilisantes, si elles servent à nourrir les bestiaux dont le fumier va féconder la ferme.

Ainsi, quoiqu'il n'existe aucune plante absolument améliorante, il serait possible de prévenir, par un assolement bien entendu , l'effritement et l'épuisement du sol.

Mais, malheureusement les récoltes qui bonifient, engraissent les terres, ne servant communément qu'à nourrir les animaux, sont peu productives en argent ; tandis que celles qui les amaigrissent, consacrées le plus souvent à la subsistance de l'homme ou aux manipulations de l'industrie, sont d'un très bon rapport pécuniaire. Il faut donc chercher à tirer de celles qu'on utilise comme fourrage toute leur vertu fécondante, en les faisant autant que possible consommer par les animaux.

L'avantage de l'alternation , sous le rapport de la fécondité de la terre , résulte de ce que toutes les plantes ne s'en approprient pas les mêmes substances, et ne vivent pas aux dépens de la même couche : telle espèce va s'assimiler les sels calcairés, et telle autre la soude; l'une pompe les engrais que l'eau entraîne tout au fond de la couche cultivée, et l'autre ceux qui s'arrêtent à la surface. Il est facile par là d'expliquer comment, en choisissant pour succéder l'une à l'autre des espèces douées de propriétés toutes différentes, on peut maintenir la terre en bon état de fécondité sans en suspendre la production.

En alternant convenablement les récoltes, nous produisons les mêmes effets qu'en laissant reposer la terre : ainsi, en cultivant le trèfle après le froment, nous permettons aux causes fertilisantes naturelles de la ramener aux conditions de fertilité que réclame la céréale, et qu'elle avait avant que cette récolte l'eût épuisée ou affaiblie. Sous ce rapport, une succession bien ménagée de cultures diverses ressemble à la jachère et exerce une influence que les engrais ne sauraient produire ; car ces derniers ne rendent jamais au juste les principes fertilisans dans la proportion qui accommode les végétaux. Il est même probable que l'air, la lumière, l'électricité, la chaleur, la pluie, la neige, les insectes, les vers, les oiseaux et les animalcules qui naissent, vivent et meurent sans discontinuer, et en si grand nombre, impriment au sol des propriétés qu'il n'est pas donné à l'homme de savoir lui communiquer directement.

Pour produire tout son effet, le changement successif de récoltes doit être dirigé de manière à conserver à-la-fois à la terre qu'on y soumet l'élément organique et l'élément minéral. Ainsi, après le seigle ou le froment qui enlèvent beaucoup de substances azotées, il faut placer le trèfle, la luzerne, ou une autre plante qu'on fauche avant la maturité, et qui abandonne après elle des racines grosses et longues, beaucoup de tiges et de nombreuses feuilles riches en albumine; de même, après la betterave et le trèfle, qui ravissent annuellement au sol 89 et 84 kilogr. de potasse ou de soude par hectare (1), il faudra cultiver le froment et l'avoine, qui n'en absorbent que 24 et 26 kilogr. Il faut aussi chercher à conserver la fécondité dans toute l'épaisseur de la couche labourable, et à ramener à la surface les matières que les pluies entraînent profondément. Dans ce dessein, vous ferez suivre les céréales par les carottes, les betteraves, le sainfoin, et autres plantes dont les racines longues vont chercher la vie jusqu'au fond du sol.

2° *Tenir le sol propre.* — Il faut se rappeler aussi, et cela est fort important pour expliquer la nécessité de l'alternat, et pour trouver les moyens de l'effectuer convenablement, que la culture d'une plante quelconque, non-seulement diminue la quantité des alimens qui lui conviennent, mais favorise encore la multiplication des êtres qui lui nuisent; que, par exemple, l'orobanche du trèfle, l'altice du chou, la pyrale de la vigne, l'eumolpe de la luzerne, et tous les parasites, se propagent en proportion de l'extension des récoltes qui les nourrissent, et, sous ce rapport, il est peut-être plus intéressant de différencier convenablement nos cultures, que de le faire en vue de la conservation des engrais; car, remédier à l'appauvrissement d'une terre est plus facile que d'en chasser certaines plantes et certains animaux nuisibles. Toutefois, il ne faut pas seulement chercher à détruire les parasites que nourrissent les plantes utiles, il faut aussi, par des cultures sarclées, nettoyer les sols où l'on a cultivé la luzerne et

(1) Boussingault, *Economie rurale*, T. I, p. 329.

les céréales, des brômes, du chiendent, des coquelicots, de la sherarde, des liserons et des vesces, qui, sans se nourrir de la substance propre de ces récoltes, n'en sont pas moins très nuisibles.

Ainsi, c'est encore en alternant les moissons, c'est en écartant certaines cultures et en multipliant certaines autres, que nous devons chercher à tenir la terre propre. Nous possédons aujourd'hui assez de plantes à grains et à graines diverses, assez à racines fourragères et à tubercules, assez enfin, à foin et à pâturage, pour varier les cultures autant qu'il est nécessaire, pour prévenir ou détruire les herbes adventices, et presque pour supprimer la jachère. Du reste, il suffit souvent de changer la semence du blé et de l'orge, même en conservant les mêmes variétés de ces plantes, pour prévenir la carie et le charbon ; à plus forte raison détournera-t-on les parasites en semant des récoltes de familles et de genres divers, ou seulement d'espèces différentes.

3° *Éviter les conséquences de l'excrétion des plantes.* — Ni l'épuisement des terres, ni la propagation des mauvaises herbes, ne suffisent pour rendre un compte pleinement satisfaisant de ce fait, qu'une sole, après avoir une fois produit du trèfle, par exemple, se trouve mal disposée à en recevoir un ensemencement nouveau : aussi, pour expliquer la nécessité de la variété successive des cultures, Decandolle a-t-il supposé que chaque végétal rend des excrétions nuisibles aux individus de son espèce, et favorables à d'autres ; mais l'excrétion des plantes par les racines n'est pas encore bien démontrée, et l'influence en est contestée par MM. Braconot (1) et Boussingault (2). En effet, si les déjections du trèfle empêchent la réussite d'une seconde et immédiate plantation de ce fourrage sur le même sol, pourquoi le fait ne se présente-t-il pas d'une manière constante? pourquoi, surtout, ne se montre-t-il, pas lorsque la légumineuse a végété sur une terre bonne, abondamment pourvue d'engrais et convenablement amendée, où la prairie vigoureuse devait avoir d'actives sécrétions? Au lieu que c'est principalement dans les mau-

(1) *Ann. de chimie et de physique*, T.   , p. 27.
(2) *Econ. rurale*, T. II, p. 268.

vaises terres que les cultures veulent être diversifiées. Cette observation tend à prouver que les excrétions n'exercent qu'une trop faible influence pour qu'on doive en tenir compte dans la pratique des assolemens. Inutile d'ajouter, que dans ce cas-là même comme dans tous les autres, un changement successif et raisonné dans la nature des récoltes serait le meilleur moyen de prévenir les conséquences de ce que l'illustre botaniste considérait comme une raison péremptoire d'alterner les cultures.

4° *Rapports entre les récoltes qui peuvent être vendues et celles qui doivent former des engrais.* — Après les précautions nécessaires pour maintenir la fécondité des terres, il faut, dans l'étude des rotations agricoles, avoir égard aux débouchés, aux besoins du pays. Il est quelquefois plus avantageux de cultiver les denrées qui se vendent bien, que celles qui produisent beaucoup, mais qui sont moins chères parce qu'elles sont plus communes. Toutefois, avec les premières on est exposé à voir baisser les prix et à faire de mauvaises spéculations.

Près des grandes villes, dans les localités où les communications sont faciles, les frais de transport peu élevés, les engrais communs et à bas prix, on doit rechercher les denrées qui, soit céréales, soit fourragères, soit industrielles, peuvent avantageusement être vendues en nature. Dans de pareilles conditions on n'a pas besoin de tenir des bestiaux pour le fumier, et un assolement régulier devient inutile; l'art du cultivateur, dit M. Boussingault (1), s'y réduit à balancer la valeur des récoltes avec les dépenses en fumier et en main-d'œuvre.

Tout au contraire, dans les campagnes isolées il est d'ordinaire très important d'étendre la culture des plantes fourragères, d'abord, pour se procurer les engrais nécessaires, et ensuite pour produire des substances animales presque toujours plus faciles à faire voyager et à vendre au loin que les denrées végétales. La viande, les laines, et même les produits du lait, si avantageux à cause de la facilité avec laquelle ils se transportent d'un pays en un autre, sont d'autant plus lucratifs, qu'on ne peut les produire sans créer en même temps le fumier, qui seul peut rendre l'agriculture fructueuse.

(1) *Economie rurale*, T. II, p. 260.

Enfin, si l'on est entre les deux positions extrêmes que nous venons de supposer, et c'est ce qui a lieu presque généralement en France, on aura le plus souvent avantage à obtenir du sol le plus de denrées commerciales possibles, et à cultiver seulement les fourrages nécessaires pour entretenir les animaux et pour réparer la perte de substance fertilisante que les récoltes ont occasionnée aux terres. Ainsi, en supposant que le sol possède toute la fertilité qu'il doit avoir, on pourra vendre une partie de la récolte équivalente, en faculté fertilisante, aux matières que les plantes ont reçues de l'atmosphère, de la pluie et des irrigations. Quant aux produits à vendre, ce sera de la graine de colza, du chanvre, du froment, des pommes de terre, ou toute autre plante économique ou industrielle, selon les circonstances commerciales et agricoles dans lesquelles on se trouvera. Mais, ainsi que le recommande Niében, on devra considérer comme commerciales et vendues les substances employées dans la ferme à la nourriture de l'homme, ou à quelque industrie particulière, si les résidus ne doivent pas en être rendus au sol sous forme d'engrais.

Quel est le rapport qui doit exister entre les récoltes qui peuvent former des engrais directement par l'enfouissement, ou indirectement par la formation du fumier, et celles qui, pour nos besoins, peuvent être consommées en nature? La science ne permet pas encore de pouvoir donner, à cet égard, des règles positives, établies d'après la diversité des climats, la quantité des produits qu'on vend, la fertilité des terres, la composition des eaux employées aux irrigations et à l'abreuvage des animaux.

Nous dirons seulement que, dans les assolemens, on ne doit pas laisser la fertilité des terres inactive, car elle représente un capital qui, non-seulement y resterait improductif, mais qui se détruirait lui-même ; que, d'un autre côté, le sol n'est presque par lui-même qu'une machine propre à transformer en denrées utiles les substances fertilisantes ; que celles-ci lui servant de matière première, il ne donne des produits qu'en raison des engrais qu'on lui fournit ; qu'il a besoin pour produire des récoltes d'une certaine fertilité naturelle, et, qu'une quantité de fumier, suffisante pour faire pousser une plante quelconque dans un terrain un peu fécond, ne donnerait que des chétifs résultats sur un sol complétement infertile; que c'est seulement lorsque la matière minérale insoluble est bien imprégnée d'engrais qu'elle laisse libre pour les plantes celui qu'on lui livre encore; qu'ainsi donc, il ne faut pas s'attendre à des produits proportionnés à la quantité de fumier répandue sur les terrains pauvres; enfin qu'on doit constamment tenir les sols d'une ferme en état de bon rapport.

D'après la fécondité, Wulfen divise les terrains en trois classes: en *riches*, en *moyens* et en *pauvres*, qu'il distingue par la quantité de céréales qu'ils donnent. Il croit, comme Keyssig, que, pour obtenir le produit net le plus considérable d'un sol, il faut prendre trois récoltes de céréales sur une fumure; il a reconnu qu'on ne peut obtenir en graminées qu'une récolte égale au poids de matières organiques sèches dont se compose l'engrais déposé dans la terre; que pour tenir celle-ci en état de bonne fertilité, il faut lui rendre en fumier toute la paille, plus une quantité de foin égale en poids au grain. Pour connaître à quelle classe appartient une terre, il en pèse d'abord le fumier, et ensuite la paille et le grain, recueillis dans le cours de trois ans. « Si le poids de paille produit, ajouté à un poids de foin équivalant à celui du grain, *suffit juste* pour produire, après sa consommation par le bétail, un poids de fumier égal à celui consommé par les trois récoltes, ce terrain, suivant Wulfen, appartiendra à la classe *moyenne*... Si le poids de paille obtenu est tel, qu'ajouté à une quantité de foin égale en poids au grain produit, le tout transformé en fumier, soit *plus que suffisant* pour reproduire le fumier consommé, ce terrain appartiendra à la classe *riche*. Le sol *pauvre* sera celui dans lequel la paille récoltée, et l'équivalent pondéral en foin de grains produit, ne suffira pas pour reproduire le fumier consommé (1). » (Nivière).

Selon le baron Crud (2), un terrain qui, dans une année moyenne et avec une culture passable, ne donne pas au moins huit hectol. de froment par hectare en sus de la semence, est dé-

____

(1) *Du choix d'un assolement, de la production et de l'emploi des engrais.*
(2) *Economie théorique et pratique de l'agric.*, T. I, p. 186.

22.

cidément au-dessous du dernier degré de fertilité nécessaire pour que la culture ne soit pas perdue.

Mais il faut savoir aussi, que, même dans les pays où la culture des fourrages est le moins lucrative, si elle doit pouvoir fournir les fumiers nécessaires pour donner aux terres arables la plus grande fertilité ou leur rendre au moins tous les sucs que les plantes absorbent, il n'y a aucun avantage, dans les circonstances les plus ordinaires, à faire plus de fourrages que n'en réclament la production des engrais ; que toutes les fois que l'on a plus de fumier que n'en demande la terre, au lieu de plantes fourragères, il faut cultiver les produits qui, comme le colza, le houblon, le lin, les céréales, la graine de trèfle, peuvent être vendus en nature.

Thaër a résumé d'une manière aussi complète que concise les principes d'après lesquels les cultivateurs doivent établir leurs herbages, régler leur assolement, et diriger leur exploitation, en indiquant le but qu'il faut se proposer dans la culture des fourrages. Admettant que les engrais sont indispensables en agriculture, que les cultivateurs ne peuvent pas s'en procurer d'une manière plus avantageuse que par leur propre bétail, il indique de quelle manière on doit combiner l'entretien des animaux avec la production des plantes qui peuvent se vendre directement. Il fait sentir que la multiplication du bétail élève le produit des cultures en accroissant les engrais, et que le perfectionnement des cultures augmente la rente du bétail par une grande abondance dans les produits destinés à la nourriture des animaux.

L'influence est toujours réciproque, mais dans la plupart des cas, le rôle des animaux est secondaire. Il est de l'intérêt des cultivateurs de n'en tenir que le nombre nécessaire à la plus grande fertilité des terres, faisant en sorte d'avoir les engrais au plus bas prix, et de ne sacrifier que le moins possible des denrées qui peuvent directement se transformer en argent. Le cultivateur parviendra à ce but, dit Thaër, « 1° s'il sait obtenir, de la plus petite partie de son terrain, la plus grande quantité d'alimens destinés à la nourriture du bétail ; 2° s'il y parvient avec le moins possible de travail et de frais ; 3° s'il se procure ses four-

rages de la partie de son terrain qui apporte le moins d'interruption à la culture d'autres produits ; 4° s'il dispose la culture
des récoltes fourrages, de manière que les travaux qui y sont employés tournent à l'avantage des récoltes suivantes ; 5° s'il fait
consommer ses fourrages par le bétail qui peut donner le plus
de bénéfices ; 6° s'il entretient son bétail de manière à ce qu'il lui
donne les engrais les plus propres à ses récoltes ; 7° s'il emploie
ces engrais de la manière la plus avantageuse, soit en leur faisant produire des denrées susceptibles d'être transformées en
argent, quand il en aura en excès, soit pour produire d'autres
alimens et de nouveaux engrais ; 8° enfin, s'il accélère le plus
possible cette rotation. »

5° *Prix de la main-d'œuvre.* — Les frais relatifs des récoltes
forment un point d'un grand intérêt dans la pratique des assolemens. Quoique certaines plantes exigent des façons fort dispendieuses et reviennent à un prix fort élevé, elles n'en doivent pas
moins être cultivées ; car les labours qu'elles demandent nettoient le sol et le préparent à recevoir les récoltes suivantes. Il
importe beaucoup de distribuer les cultures de manière que les
travaux des premières, dans le roulement, profitent aux suivantes, et qu'on puisse épargner une grande partie des labours préparatoires que nous sommes forcés de pratiquer dans la culture triennale. Sous ce rapport, les plantes intercalaires, les
cultures dérobées sont de la plus grande importance ; presque
tout le revenu qu'elles donnent est bénéfice puisqu'elles n'augmentent ni les travaux des terres, ni le loyer des fermes, ni les
impositions.

En adoptant un assolement, il faut avoir égard au prix de la
main-d'œuvre dans les diverses saisons de l'année; il est désirable
que les récoltes viennent toujours à point pour occuper continuellement les ouvriers et n'occasionner, en aucune circonstance,
des embarras dans l'exploitation. L'impossibilité de faire avec les
valets de la ferme seuls, les sarclages d'été et les récoltes d'automne, la difficulté d'avoir, dans ces saisons, des journaliers à un
prix raisonnable, font souvent préférer la jachère complète aux
racines sarclées, quel que soit d'ailleurs l'avantage que présentent ces dernières. C'est ce qui arrive principalement pour les

terres herbeuses, où les buttoirs, les houes à cheval ne peuvent pas remplacer la binette.

6° *Succession des cultures.* — Dans l'étude des assolemens, il ne suffit pas d'avoir égard aux propriétés fertilisantes des végétaux, il faut encore prendre en considération les procédés de culture. A ce sujet nous devons distinguer les cultures sarclées, les céréales, les prairies et les pâturages.

Parmi les plantes sarclées, il faut distinguer celles qu'on destine à l'entretien des animaux et qu'on récolte avant la maturité, de celles qu'on laisse mûrir sur place, et qui servent soit à la nourriture de l'homme, soit à alimenter une industrie. Les premières, nous les avons principalement en vue, se placent d'ordinaire au commencement des rotations de culture, et au milieu, si celles-ci sont longues. On leur donne, le plus souvent, tous les engrais qu'on réserve aux cultures suivantes, et cette pratique offre de grands avantages : les sarclages disséminent régulièrement les matières fertilisantes, détruisent les mauvaises herbes que le fumier fait pousser, nettoient le sol et le préparent à recevoir les récoltes suivantes ; la terre engraissée, amendée, donne pendant toute la durée de la rotation des plantes vigoureuses, et se conserve en bon état, si l'on sait faire succéder, en ordre convenable, les plantes qui améliorent à celles qui effritent.

Les céréales forment en général la base des assolemens. Elles alternent avec les cultures précédentes et avec les prairies ; on cultive le froment, l'avoine, le seigle et l'orge, mais, le plus souvent, les deux premiers dans les assolemens réguliers ; on les répartit d'ordinaire en tel ordre que le froment, comme plus exigeant et plus précieux, occupe la terre au moment de sa plus grande fécondité. C'est l'avoine qui presque toujours termine le roulement ; si après l'avoir récoltée on laisse la terre libre, on a la faculté de sortir pendant l'hiver, l'année d'après, les fumiers réservés à la culture sarclée qui doit recommencer la série.

On sursème, presque constamment, les herbes fourragères à la céréale qui suit la récolte sarclée. Cette distribution est surtout convenable pour les prairies : elle leur donne un sol propre, engraissé et bien ameubli où elles peuvent s'établir vigoureusement, devenir fortes, absorber abondamment les principes de l'air, étouffer les mauvaises plantes, neutraliser l'influence desséchante du soleil, donner d'abondans produits, et, après avoir duré long-temps, laisser la terre en pleine fécondité.

En général, les pâturages n'ont pas en France un rang assigné dans les assolemens réguliers, mais, on les place, quand on veut en établir, dans des rotations de longue durée après la cinquième, la sixième récolte, et on les laisse quatre, cinq, six ans. Tout en fournissant des produits alimentaires d'une grande valeur, ils donnent au terrain le temps de reprendre sa fécondité par l'influence naturelle des agens fertilisans, par le piétinement et les excrémens des animaux.

C'est entre les diverses cultures que nous venons d'examiner, qu'on place le colza, le lin et les autres plantes épuisantes, en leur donnant le plus souvent une fumure. Les prairies annuelles sont communément placées, en cultures dérobées, pour occuper le sol, soit l'hiver, soit l'été, entre deux récoltes principales.

PRATIQUE DES ASSOLEMENS. — La science agricole ne permet pas de formuler en préceptes positifs l'art des assolemens. C'est d'après les considérations qui précèdent, qu'il faut, dans chaque ferme, régler le roulement des récoltes. Les exemples que nous allons rapporter et discuter, ne peuvent donc être considérés que comme des indications générales, qu'il ne faudrait pas imiter sans avoir auparavant bien reconnu l'appropriation, de chacune des cultures qu'ils comprennent, à la terre où elle devrait être cultivée.

Assolement triennal, jachère morte. — Cet assolement est composé de deux années de céréales et d'une année de jachère. Très ancien, il est généralement suivi encore aujourd'hui dans plusieurs localités : inutile de faire observer que dans ce système la jachère revient tous les deux ans nettoyer le sol sali par deux céréales de suite. S'il offre l'avantage de ménager une partie des terres pour pâturage, il nécessite en retour beaucoup de prairies naturelles, et, tous les ans, condamne à un stérile repos le tiers des terres arables : c'est surtout à cause de ce dernier inconvénient qu'on le critique et souvent avec raison.

Cependant, lorsque les capitaux manquent pour une culture active, que les ouvriers rares ne peuvent suffire aux travaux ni à la consommation des produits, que l'engrais est peu abondant et cher, la terre en mauvais état et pleine d'herbes adventices, le système triennal est souvent le plus avantageux; c'était même le seul praticable, alors qu'on ne connaissait, à cultiver en grand, que quelques variétés de céréales; alors qu'on n'avait même pour l'homme que la patate, la pastanade et quelques légumes. Et dans l'assolement même à récoltes alternées, la jachère est encore parfois indispensable, car les demi-jachères, les récoltes jachères, c'est-à-dire les cultures qu'on sarcle sont, dans bien des cas, insuffisantes pour nettoyer convenablement le sol.

On distingue d'ordinaire la jachère d'été et celle d'hiver. La première, qui dure depuis les récoltes du printemps jusqu'aux semailles d'automne, est profitable dans les climats ardens, où les récoltes qu'on établit en juin et en juillet ne résistent qu'à grand'peine à l'aridité du sol; et parfois encore quand les mauvaises herbes ne peuvent être détruites que par des labours fréquens et profonds exécutés dans les fortes chaleurs. Toutefois, dans les lieux maigres, les travaux d'été doivent être faits avec précaution; car, comme le dit Niében, les labours de cette saison facilitent l'absorption de l'oxygène, la pénétration de la chaleur dans la terre, et favorisent ainsi la naissance de corps volatils qui se perdent dans l'espace, à moins que les plantes n'étalent une couche de verdure rafraîchissante et poreuse qui les condense et les absorbe.

La jachère d'hiver se pratique quand on a lieu de craindre que les récoltes ne périssent par le froid, les pluies, les neiges ou les inondations; quand on veut se ménager des travaux pour les saisons où les attelages sont d'ordinaire sans occupation; quand il faut détruire certaines racines vivaces ou ameublir les mottes d'un sol argileux en les exposant aux rigueurs de l'hiver; car aucune façon ne divise aussi bien les terres fortes qu'une succession de gelées et de dégels.

La jachère complète et d'une année est, maintes fois, le moyen le plus sûr, le plus économique de détruire les mauvaises herbes; il ne serait même pas possible de nettoyer certains sols alumineux sans y avoir recours. Quand on veut améliorer un domaine, M. de Dombasles conseille d'étendre la jachère plutôt que de la restreindre pendant les premières années.

L'assolement triennal et la jachère qu'il nécessite doivent être supprimés dans les terres fécondes ou susceptibles de le devenir facilement ; dans les contrées où les denrées végétales ont des débouchés avantageux et paient amplement le travail consacré à les faire venir ; mais, dans les circonstances opposées, un système de culture qui rend de modiques récoltes, mais qui les donne par les seules forces productives de la nature, est le plus avantageux. Combien d'échecs en agriculture sont dus à la suppression de l'assolement triennal et à l'introduction subite d'une culture active qui, malgré ses fruits plus abondans, ne paie pas ses frais.

En général, il ne faut substituer à un ancien système de culture un système nouveau et plus actif que graduellement, et à mesure qu'un changement accompli permet d'en entreprendre un autre. On devra d'abord mettre le fumier sur un espace de terrain assez limité, consacrer à l'établissement d'une prairie artificielle un des meilleurs coins de terre de la ferme, diminuer l'étendue des soles en cultures épuisantes, et laisser, par conséquent, une plus grande surface en jachère morte ; on cherchera ensuite à établir, à mesure que la fécondité, la propreté des terres le permettront, des pâturages artificiels, des cultures dérobées et des récoltes sarclées ; l'on établira ainsi un assolement triennal avec racines et légumineuses sur une partie de la jachère comme cela se pratique déjà presque généralement, et on étendra les cultures à mesure qu'on verra s'accroître le bon état des terres, l'abondance des fourrages, la quantité des engrais, la facilité des transports et la consommation des denrées : enfin, à mesure que les animaux améliorés donneront des produits plus abondans et moins chers, qui permettront d'avoir un cheptel plus nombreux.

Assolemens alternes. — C'est une distribution de récoltes dans laquelle on cultive alternativement une céréale, une prairie temporaire et une plante sarclée, de manière à tenir la terre dans une constante activité et à obtenir d'abondans produits à force de travaux. Ce roulement ne peut être utilement suivi que dans les fermes assez fécondes pour payer la main-d'œuvre qu'on y consacre. Dans cet assolement, la jachère est remplacée par les cultures sarclées, et le pâturage par la stabulation permanente. Nous donnons, comme exemple de ce système pur, l'assolement dit de Norfolk.

Première année : racines, turneps fumé et semé après cinq ou six labours, et autant de plombages. La récolte est consommée sur place par les moutons. Deuxième année : céréale, avoine en automne ; au printemps, trèfle qu'on coupe après la moisson. Troisième année : trèfle qu'on enfouit après deux coupes. Quatrième année : froment.

Cet assolement nous offre le type de la culture alterne ; il présente, selon l'expression de Bosc, cette circonstance heureuse qu'il donne alternativement une récolte pour la nourriture de l'homme, et une autre pour celle des animaux.

Tel que nous venons d'en donner la formule, il pourrait difficilement être appliqué en France. D'abord, comme il nécessite le retour trop fréquent du trèfle sur le même sol, il ne serait praticable qu'à la condition d'un autre fourrage propre à remplacer cette légumineuse : ce qui serait facile à obtenir en divisant la troisième sole en deux parties, dont l'une serait occupée par de la minette, du farouch, du millet, de la vesce ou une graminée, selon les pays, et l'autre ensemencé de trèfle qui, dès-lors, ne reviendrait sur la même terre que tous les six ans. Ce premier obstacle levé, il reste encore qu'on ne peut établir un système de culture sur les raves trop chanceuses dans les lieux secs ; il faudrait donc, le plus souvent du moins, demander à la pomme de terre, à la betterave ou à la carotte, la première récolte du roulement. Enfin, le système de Norfolk obligerait à semer tout le froment presque immédiatement après la dernière coupe de trèfle, et avant qu'on pût préparer convenablement la terre.

Sous le rapport de la production des engrais, on voit, en ne supposant en fourrage que des récoltes moyennes, que l'assolement alterne sans prairies permanentes et même sans herbages artificiels à longue durée, pourrait fournir assez de fumier pour prévenir l'épuisement du terrain ; mais on voit aussi que, dans les circonstances ordinaires, il en donnerait trop peu pour permettre la culture des plantes industrielles ; chaque céréale consommerait à-peu-près l'engrais produit par le fourrage qui l'aurait précédée.

A la vérité, on dit que cet assolement, assez long-temps suivi en Angleterre, a nettoyé le sol, et transformé en terres à froment de médiocres terres à seigle. D'un autre côté aussi, on lui reproche (1) d'avoir épuisé le fonds et diminué les récoltes. Assurément, tel que nous l'avons montré, il a pu améliorer les terrains légers du sud-est de l'Angleterre, grâce au parcage, dans le turneps, qui donne un pâturage aux moutons et une double fumure ; mais il ne serait pas réalisable en France où nous ne pouvons, pendant l'hiver, ni laisser les raves dehors, ni faire parquer les troupeaux.

Beaucoup de formules ont été conseillées en Angleterre et en France pour obvier aux inconvéniens de ce système. Pour parer à l'épuisement qu'il occasionne, le *Journal des Fermiers,* que nous venons de citer, conseille de suivre pour les sols secs l'ordre suivant dans le roulement des récoltes : 1° pois, puis navets ; 2° orge ; 3° trèfle ; 4° blé ; 5° navets ; 6° orge ; 7°, 8°, 9° pâturage ; pour les lieux humides, le même ouvrage veut qu'on établisse : 1° l'avoine ; 2° les navets ; 3° l'orge ; 4° le trèfle ou la vesce d'hiver ; 5° le blé ; 6° les navets ; 7° l'orge ; 8°, 9°, 10° un herbage à faire pâturer.

On peut prévenir le retour trop fréquent des mêmes plantes fourragères, et augmenter la quantité des engrais en introduisant, dans la série, des prairies de longue durée, la luzerne, le sainfoin, et au besoin des mélanges de graminées. On obtient ainsi des assolemens qui peuvent, sans inconvéniens, se continuer pendant long-temps ; et si l'on donne une assez grande extension aux fourrages vivaces, on parviendra même à avoir assez d'engrais pour cultiver des récoltes industrielles. Malheureusement cette distribution entraîne des assolemens d'une trop longue durée, et écarte le trèfle qui, sous beaucoup de rapports, est la plus précieuse de nos plantes fourragères.

Pour obvier à ces inconvéniens, M. Rodat place la luzerne et le sainfoin à part comme un supplément aux prés naturels ; on

____

(1) *Farmer's calendar.*

laisse alors aux plantes fourragères vivaces le temps d'accomplir le cours de leur existence naturelle.

« Ainsi, dit-il, en consacrant à ces prairies artificielles le cinquième ou le quart des terres de la ferme on trouverait dans le fumier qui en serait le produit, les moyens d'établir sur le restant du domaine un assolement court et actif en faisant alterner les récoltes sarclées avec les blés d'hiver et les blés de printemps. On pourrait intercaler de temps en temps un fourrage semi-annuel du farouch, des vesces ou de la spergule. On pourrait adopter pour certaines terres l'assolement de deux ans, fèves et blés, ou maïs et blé. On pourrait, dans une rotation de cinq ans, cultiver : 1° féveroles sarclées, 2° blé d'hiver, 3° colza, 4° betteraves, 5° blé de printemps (1). »

M. Boussingault fait connaître, en ces termes, l'assolement depuis fort long-temps adopté à Bechelbronn.

« 1ʳᵉ année. — Pommes de terre ou betteraves fumées. 2ᵉ — Froment semé en automne de la première année ; trèfle intercalé au printemps. 3ᵉ — Trèfle, deux coupes ; enfouissage de la dernière coupe. 4ᵉ — Froment sur trèfle rompu. Récolte dérobée de navets. 5ᵉ — Avoine.

« La récolte d'avoine qui termine la rotation est généralement assez faible. Le sol est alors revenu à-peu-près au point de fécondité où il se trouvait avant la fumure (2). » Ainsi, cet assolement a absorbé les 49,086 kilogr. de fumier de ferme, à demi consommé, qui avaient été mis sur la première récolte.

Le traducteur de Thaër conseille l'assolement suivant, comme offrant la manière de se procurer beaucoup d'engrais avec peu de ressources, et d'amener des terres incultes à une satisfaisante fécondité. Remarquez quelle place extraordinaire y tiennent les herbages :

« 1° *Betteraves,* que, dans les pays d'un climat chaud et sec, j'envisage comme la plus abondante et la moins casuelle d'entre les récoltes que nous qualifions de récoltes saines, ou bien aussi, sous un climat humide et pluvieux, *rutabagas* ou *navets de Suède.* L'on aura soin que le fumier soit toujours placé en lignes,

(1) *Le Cultivateur Aveyronnais*, p. 206.
(2) *Economie rurale*, T. II, p. 277.

sous les plantes, afin que chaque plante se trouve en contact avec
des engrais ; puisque, sans cela, ces plantes demeureraient très
chétives. Ainsi employé, 32 ou, mieux, 40 charges de 1,000 kilogr. bon fumier suffisent pour un hectare, pourvu que le sol
ne soit pas, d'ailleurs, très épuisé ; 2° *luzerne;* l'on aura soin
de donner au terrain le supplément d'engrais nécessaire pour
bien fumer les espaces qui ne l'ont pas été ; ces engrais doivent
être pris sur ceux qui ont été produits par la récolte de betteraves
de l'année précédente ; 3° *luzerne;* 4° *luzerne* fumée, en automne,
à 24 charges par hectares ; 5° *luzerne ;* 6° *luzerne,* à rompre
avec soin, après la troisième ou la quatrième coupe ; 7° *froment,*
et, après moisson, *millet pour fourrage,* et, parmi, *trèfle incar-*
nat; 8° *trèfle incarnat,* puis *betteraves* transplantées et fumées ;
9° *froment* et *trèfle rouge* par-dessus ; 10° *trèfle* rouge ; 11° *fro-*
ment, et, après moisson, *millet* pour fourrage , et, parmi, *trèfle*
incarnat ; 12° *trèfle incarnat,* puis *betteraves* transplantées et
fumées ; 13° *froment* et *trèfle rouge ;* 14° *trèfle rouge ;* 15° *fro-*
ment, puis *millet* avec *trèfle incarnat.* Un hectare ainsi cultivé
donnerait dans quinze ans, outre ce qui serait nécessaire à la fécondité de la terre, 176 charges de fumier pour les autres sols.

On pourrait, si le terrain était trop sec pour la luzerne, employer le sainfoin, qui ne réclamerait même qu'un plâtrage et
qui, au besoin, durerait long-temps; on pourrait aussi remplacer
la betterave par le rutabaga, si l'humidité était trop grande pour
la chénopodée.

Qu'on puisse obtenir deux céréales consécutives sur le même sol
c'est assez démontré par l'assolement triennal. On connaît même des
pays célèbres par l'abondance du blé, où depuis plusieurs siècles
les terres en produisent tous les ans. Toutefois nous avons abusé
en France, et la routine abuse encore, de la propriété qu'ont les
terres de donner des grains ; mais, d'un autre côté, quelques
agronomes avaient blâmé cette pratique d'une manière beaucoup
trop absolue : or si, d'une part, il importe de ne pas répéter
jusqu'à l'abus un semis qui salit les terres, les épuise beaucoup,
en diminue la puissance, et ne donne de profit qu'autant qu'il
occupe un sol en bon état ; on ne doit pas, d'autre part, se priver
mal-à-propos d'une récolte très lucrative, qui offre souvent le

produit net le plus élevé que nous puissions obtenir. De Dombasles recommande plusieurs formules d'assolement avec deux céréales successives ; nous rapporterons la suivante : 1° jachère fumée ; 2° froment avec trèfle ; 3° trèfle ; 4° avoine ; 5° froment. Il est inutile de démontrer que l'ordre de ce roulement pourrait être modifié de plusieurs manières ; nous rappellerons seulement que celui que nous avons reproduit, d'après M. Boussingault, a, sur celui-ci, l'avantage de commencer par une récolte sarclée, et non par une jachère.

Dans les assolemens de longue durée, on donne des demi-fumures pour maintenir la terre en une convenable fécondité ; on répand d'ordinaire des engrais animaux ou du fumier, du tourteau et de la cendre sur le colza, les fèves, le blé, le tabac, le maïs ou le trèfle, selon les pays ; quelquefois on donne un coup de parc.

Nous terminerons en faisant observer qu'avec des cultures successivement alternées, on peut se passer de prairies naturelles, puisque les récoltes fournissent assez de fourrage et assez d'engrais ; mais nous demanderons si, après un certain temps, une ferme ainsi cultivée ne se trouverait pas appauvrie de substances minérales solubles, si des prés arrosés ne sont pas nécessaires pour fournir aux terres labourées la quantité de ces substances que l'air ne peut donner, et qu'on exporte tous les ans avec les produits vendus ou consommés par l'homme ?

CHAPITRE II. — NÉCESSITÉ ET AVANTAGES DES CULTURES FOURRAGÈRES.

Nous appelons cultures fourragères la culture des plantes qui servent à affourager les animaux. Généralement peu avantageuses s'il fallait en vendre les produits en nature, elles sont pourtant en agriculture du plus grand intérêt ; car c'est par elles seulement que nous obtenons les engrais qui seuls peuvent faire rendre des bénéfices aux terres cultivées. Les frais les plus considérables des exploitations rurales, impôts, labours, loyers, semences et clôtures, tous fixes et proportionnés à la surface cultivée, dévorent tout le revenu lorsque les récoltes sont mauvaises.

Telle céréale qui revient de 18 à 20 francs l'hectolitre, et constitue le fermier en perte quand on épargne trop le fumier, ne revient plus, si on fume convenablement, qu'à 6, 7 francs l'hectolitre, rend un bon revenu et laisse le sol en état de donner d'autres produits. Cette influence de l'engrais est encore plus sensible sur le prix de revient des fourrages que sur celui du blé; car les frais relatifs aux produits, moissons, fauchage, transports, battage et bottelage, toujours peu considérables en eux-mêmes, le sont moins encore pour les foins que pour les céréales. Avec la culture sans fumier, la production des fourrages n'est, par hectare et par an, que de 17 quintaux métriques, revenant à 8 fr. le quintal, et occasionnant, si on les vend, une perte de 4 fr. par quintal; tandis que, par la culture des herbages, *avec engrais suffisant*, l'on obtient 79 quintaux à l'hectare, revenant à 2 fr. 65 l'un, et rendant, par quintal, 1 fr. 25 de bénéfice (1).

C'est par l'emploi de beaucoup de fumier, et par les bénéfices qui en seraient la conséquence qu'on verrait baisser le prix des viandes et du pain; qu'on retirerait du sol une richesse de produits qui permettrait de payer convenablement les ouvriers, et de les retenir dans les campagnes. Nous croyons que c'est à propager la culture des plantes fourragères que doit tendre quiconque veut contribuer aux progrès de l'agriculture, et à l'amélioration des animaux domestiques. En général nos cultivateurs sont pauvres parce qu'ils labourent trop de terre comparativement aux engrais dont ils disposent. En vain cherche-t-on par des travaux bien exécutés, à remplacer les principes fertilisans; on peut, il est vrai, obtenir ainsi quelques bonnes récoltes, mais c'est aux dépens de la fertilité naturelle du sol, au prix de son amaigrissement. Toutefois on ne devrait pas non plus forcer cette fertilité par un emploi immodéré d'engrais, car les récoltes ver-

(1) *Mémoire du Congrès scientifique de France*, 9ᵉ année, T. II, p. 199.

seraient ; c'est en faisant marcher de pair et dans de bonnes proportions les labours, les amendemens et les fumiers, qu'on donne
aux terres, cette fécondité qui supporte d'épaisses semences,
nourrit bien les récoltes et prodigue de riches moissons.

Il est inutile de démontrer que le fumier, produit par des bestiaux nourris des récoltes de la ferme, constitue le moyen le plus
avantageux de faire des engrais : il ne pourrait y avoir exception à cet égard que pour les environs des villes. Mais en général on sera toujours, pour en obtenir, obligé de cultiver des fourrages et de les faire consommer, fût-il démontré que les animaux
ne paient jamais les frais d'entretien.

Remarquons en outre, que les végétaux destinés à nourrir nos
herbivores sont rustiques, qu'ils doivent communément être levés
avant maturité, qu'ils nécessitent souvent des sarclages, prospèrent sur les montagnes où les autres récoltes réussissent mal
comme dans les vallées où les pluies et les brouillards nuisent aux
céréales ; qu'ils engraissent la terre plutôt qu'ils ne l'épuisent,
qu'ils la débarrassent des mauvaises herbes, en augmentent la
puissance, exercent la plus grande et la plus heureuse influence
sur sa fécondité et doivent être considérés comme un moyen de
rendre l'agriculture plus lucrative.

Au double avantage de fournir des engrais et d'améliorer directement la terre, il faut ajouter que dans quelques circonstances, ils sont d'un plus grand rapport que les céréales et les
plantes industrielles ; qu'ils courent peu de chances défavorables,
donnent peu d'embarras et procurent les plus grands bénéfices
qu'on puisse retirer du sol dans les localités où ils peuvent être
vendus en nature pour l'entretien des vaches laitières, des équipages de luxe, des chevaux de roulage, de diligence ou de cavalerie, aussi bien que dans les campagnes montagneuses ou isolées, privées de débouchés où on les transforme en viande, en
fromage, en beurre et en laine.

Du reste les animaux en nombre suffisant pour les travaux et la
production des engrais étant une condition sans laquelle il n'est
pas de bonne agriculture, il n'y a pas à mettre en question la nécessité des cultures fourragères ; on peut seulement rechercher quelle
étendue il faut leur donner et en quoi elles doivent consister.

A l'article *assolemens*, nous avons donné les principes sur lesquels il faut se guider à cet égard; nous dirons seulement ici que c'est à tort qu'on relègue les herbages dans les terres qui ne peuvent pas produire des céréales et qu'on leur sacrifie, tout au plus, quelques coins de bonne terre pour avoir de quoi nourrir les bestiaux que nécessitent les travaux de l'exploitation; nous rapporterons, d'après Arthur Young, qu'on ne doit pas mettre moins d'un tiers de la ferme en prairies, mais que c'est alors seulement qu'il y en a la moitié, qu'elle se trouve exploitée de la manière la plus profitable; que la moyenne déduite de l'examen des exploitations les mieux combinées, selon Antoine (1), est de deux cinquièmes de la surface en prairies naturelles ou artificielles; enfin nous ajouterons que c'est d'après la position des lieux, la composition et la situation des terres, la nature des eaux, la propreté des soles, qu'on fixera l'étendue qu'il faut donner aux cultures sarclées, aux céréales, aux prés et aux pâturages.

CHAPITRE III. — CULTURES SARCLÉES.

Les plantes qu'on cultive en récolte sarclée fournissent des graines et des fourrages frais qu'on peut faire consommer en hiver.

ART. I. — Plantes qui fournissent des fourrages frais.

Avantages. De la plus grande importance sous le rapport de l'économie rurale, de l'agriculture et de l'hygiène vétérinaire, ces plantes fournissent plus de produits que les meilleures légumineuses, et sont indispensables pour établir un bon assolement, comme pour entretenir, avec économie, les bestiaux nécessaires à une exploitation rurale.

(1) *Cours complet d'agriculture*, T. XVI, p. 200.

Quoiqu'elles n'occupent la terre que peu de temps, elles ne laissent pas de donner plus de produits que les autres végétaux cultivés en grand : selon M. de Lonchamp, 1 hectare de terre qui rapporte en avoine 92 fr., en seigle 109 fr., en orge 116 fr., en froment 201 fr., en prairies artificielles 140 fr., en prés naturels 113 fr. produira en pommes de terre 240 fr., et en betteraves 538 fr.; en matière brute, l'avantage n'est pas moins grand, car en admettant, avec Thaër, que les bons prés rendent annuellement 4,800 kilogr. de foin par hectare, on trouve que des racines choisies ne donneraient-elles, que 25,000 kilogr. pour la même étendue de terrain, produiraient deux fois et demi l'équivalent de cette quantité. En tenant compte de la grande valeur nutritive de la luzerne, et en supposant qu'elle produise 6,000 kilogr. par hectare, valant 6,666 kilogr. de bon foin, on trouve encore que la parmentière et la disette fournissent en équivalent 2,000 kilogr. foin de plus. Nous ajouterons qu'en comparant les produits des terres médiocres et des mauvais prés, nous trouverions que la supériorité des cultures sarclées est encore plus marquée.

Elles ont en outre l'avantage d'occuper le sol peu de temps, de craindre moins que les autres cultures les brouillards et la grêle, de fournir le meilleur moyen, par des récoltes supplémentaires extrêmement précieuses, d'assurer notre nourriture et celle de nos animaux, lorsque l'intempérie de l'hiver a détruit les céréales et nui aux diverses prairies. C'est seulement par la propagation de la carotte, de la solanée tubéreuse et de la betterave, qu'il nous sera possible d'entretenir les animaux réclamés par nos besoins, et de nous affranchir du tribut que nous payons à l'étranger pour la viande, la laine, le suif et les cuirs. Ce n'est aussi que dans les ressources qu'elles nous rendent, que nous puiserons de quoi améliorer notre agriculture; car elles seules, peuvent lui fournir assez largement les fourrages nécessaires, et augmenter les engrais, en rendant les excrémens du bétail plus abondans et les urines plus copieuses. Elles soutirent une grande partie de leur nourriture, soit à l'air par leurs feuilles amples, soit aux couches profondes de la terre par leurs longues racines et, quoiqu'elles nécessitent d'abondantes fumures, elles donnent, quand elles sont consommées par le bétail de la ferme, beaucoup plus d'engrais qu'elles n'en absorbent. N'oublions pas qu'elles augmentent la puissance du sol ; que, par la fraîcheur de leur ombrage, elles rendent plus consistantes les terres légères, et qu'elles divisent celles qui sont fortes par leurs racines et par les binages qu'elles demandent.

Enfin, les récoltes sarclées nuisent aux herbes adventices, soit par les grandes feuilles de quelques-unes, soit par les sarclages qu'elles exigent toutes. C'est avec raison qu'on les appelle *récoltes jachères*, car, sans demander plus de travaux que l'improductive jachère, elles réussissent avec presque autant d'efficacité à nettoyer certaines soles, et devront la remplacer toutes les fois que des labours profonds et nombreux ne seront pas indispensables pour détruire quelque mauvaise plante.

Sans elles, tous les bons agriculteurs le reconnaissent, aucun bon assolement n'est possible, quelle que soit d'ailleurs la fertilité des terres. Elles forment la base de la culture à récoltes alternées, et sont essentielles pour purger le sol des herbes adventices, l'ameublir, et le disposer à recevoir les céréales, les plantes destinées à l'industrie, et même les prairies ; car le trèfle, la luzerne et les autres bons fourrages ne donnent de beaux produits que lorsqu'ils alternent avec les pommes de terre et la betterave. Sans ces dernières, il serait impossible même de réduire la jachère.

Les tubercules, les racines et les choux, sans lesquels nous ne pourrions nourrir les animaux que réclament nos besoins, fournissent pour les herbivores, une nourriture fraîche, nécessaire pour varier leur régime, les tenir en bonne santé, et en augmenter les produits.

Choix du sol. — Les récoltes sarclées sont moins difficiles sur la nature du terrain qu'on ne le croit généralement. Beaucoup de cultivateurs pensent encore qu'elles réussissent seulement dans les jardins potagers. Cette opinion, préjudiciable à l'agriculture, est complétement erronée : d'abord, il est bien reconnu que la pomme de terre vient dans tous les sols ; que le topinambour est une des plantes les moins exigeantes de notre Flore ; que la betterave, la carotte et les raves, elles-mêmes, se récoltent en assez grande quantité dans des terres médiocres. A l'article de chacune de ces plantes, nous avons indiqué quel est le sol qu'elle préfère; nous ajouterons seulement ici, que toutes peuvent alterner avec nos diverses récoltes, et qu'en général, il est avantageux de commencer l'assolement par une plante sarclée, afin de détruire les mauvaises herbes et de bien distribuer les engrais.

Préparation du sol. — S'il est vrai qu'il n'y a pas de placement plus fructueux que le travail employé à mettre les terres en état de produire de bonnes récoltes, et que quelques journées peuvent amener de grandes augmentations dans les bénéfices, c'est surtout quand il s'agit des plantes sarclées; car lorsque les parties utiles, qui deviennent ordinairement très volumineuses et croissent en tout sens avec beaucoup de rapidité, se développent dans un milieu mal ameubli, solide ou trop résistant, et qu'elles sont obligées de le serrer ou de le déplacer, elles éprouvent un obstacle d'autant plus empêchant, que les parties qui doivent le surmonter, sont plus tendres et plus molles. Dans un sol mal préparé, la carotte, la betterave et le panais se développent mal, deviennent minces et anguleuses, restent petites, et prennent beaucoup d'écorce pour une faible quantité de substance nourrissante. M. de Woght rapporte que la pomme de terre donne un tiers de plus sur un labour de 42 centimètres que sur un de 28; la perfection du travail pour les récoltes racines peut changer le produit de moitié, et des trois quarts peut-être, en supposant même que la plus mauvaise récolte soit placée sur une terre passablement préparée.

Fumure. — En général, plus on centralise les engrais sur un petit espace, plus est considérable le produit net qu'on obtient des cultures fourragères. Si cependant il est avantageux d'établir des récoltes quand on ne dispose pas d'une grande abondance de matière fertilisante, c'est pour les végétaux qui, nourris en grande partie aux dépens de l'air, doivent être bien espacés et rangés en lignes, et dont les racines, ne craignant pas d'être en contact avec le fumier, permettent qu'on le concentre dans les raies, et même qu'on le mette en petits tas, sur chacun desquels on place une plante : de telle sorte qu'avec une petite quantité d'engrais on peut, sur un sol médiocre, obtenir de très bons produits. Cette manière d'aménager les substances qui doivent féconder le sol a l'avantage, si l'on fait usage de plantes enfouies vertes, de préserver les récoltes de la sécheresse; les choux, les betteraves, dont les racines sont implantées sur des tiges et des feuilles enterrées vertes ont rarement à souffrir des grandes chaleurs; à la vérité le fumier, ainsi réparti, se distribue irrégulièrement, mais les sarclages et l'arrachage remédient en grande partie à cet inconvénient.

Nous avons vu qu'il est avantageux, surtout dans les terres fortes, de mettre sur la culture sarclée qui ouvre l'assolement, la totalité, ou du moins la plus grande partie des engrais destinés aux récoltes qui doivent suivre. Outre tous les bons effets que procurent d'abondantes fumures, cette pratique, appliquée dans ce cas, fait germer les semences des mauvaises herbes disséminées dans le fumier, et donne le moyen de les détruire par les sarclages, avant la semaille des céréales.

Ces résultats d'une fumure anticipée seraient heureux, en supposant même que les fourrages ne dussent pas être sarclés; car les plantes parasites quoique toujours nuisibles sont, en général, plus malfaisantes dans les blés et dans les récoltes industrielles, que dans celles qu'on destine aux animaux.

Choix des plantes. — On donnera la préférence aux pommes de terre, si l'on veut multiplier les produits destinés à la nourriture de l'homme; aux betteraves, aux turneps, si l'on cherche d'abondantes récoltes fourragères pour augmenter les engrais; à la carotte, si l'on vise à une moisson propre aux solipèdes; au topinambour, si les racines doivent passer l'hiver dans la terre; aux crucifères, si le sol est humide; à la betterave, s'il est plutôt sec, etc.

Semailles. — On sème les récoltes sarclées en lignes ou à la volée. En lignes, on a des sarclages faciles, et l'on peut, avec peu de fumier, placé dans les raies, obtenir de bons résultats. On ne doit pas craindre de semer un peu épais même les plantes qui doivent être bien espacées; car si toutes les graines réussissent, on a toujours, au moment des sarclages, la ressource d'en arracher une partie. Souvent on sème les racines sur le sol où elles doivent se développer, mais quelquefois on les fait lever en pépinière, pour les transplanter ensuite, ce qui permet de bien soigner les semailles, de garantir les jeunes plantes des pucerons, et d'assurer le succès des plantes délicates ; ce qui donne aussi la facilité de semer avant que le terrain réservé à la transplantation soit encore libre, et de hâter ainsi la récolte ; on peut même l'avancer extraordinairement en faisant le semis dans un lieu chaud, où la végétation est précoce et rapide, de façon que la plante peut, déjà toute grande, être installée dans le sol qui lui est assigné au moment où, à peine, on aurait pu l'y semer.

La *transplantation* des plantes dont nous examinons la culture se fait d'une manière très économique : on y emploie plusieurs ouvriers chargés, l'un de faire les trous avec un plantoir, le second, de mettre les plantes à leur place, le troisième, de presser la terre contre les racines; et si le temps est sec, et l'eau sous la main, un quatrième ouvrier peut être nécessaire pour arroser. Il serait inutile de recommander un second arrosage si l'économie le permet et si le temps le commande. Il faut avoir soin de transplanter sans couper ni replier les racines. Nous ne parlons pas de la plantation si facile des tubercules ; nous recommandons seulement de ne les mettre qu'à une très petite profondeur dans les terres fortes, et de bien les espacer dans les terres fertiles.

Façons. — Les hersages et les binages sont plus utiles pour les récoltes sarclées que pour les prairies, car si les mauvaises herbes augmentent quelquefois la quantité des foins, elles nuisent constamment à la betterave et à la carotte. Quand les récoltes sont en raies, on peut les sarcler avec le cultivateur ou la houe à cheval; mais l'emploi de ces outils, suffisant pour diviser la surface du sol, ne peut pas toujours détruire toutes les herbes nuisibles : pour compléter le travail, et arracher les plantes adventices qui sont sur les lignes, il faut, le plus souvent, faire donner une façon à la main : on emploie ordinairement, pour cette opération, des femmes et des enfans chargés d'arracher des plants, dans les endroits où la récolte est trop épaisse, et d'en repiquer dans les clairières. Ces divers travaux doivent être renouvelés plusieurs fois, mais ils doivent, autant que possible, être faits dans un moment favorable pour nettoyer le sol; on doit prendre garde cependant de ne pas trop le remuer, surtout quand on est menacé d'une forte sécheresse.

Les façons augmentent la puissance du sol, le rendent perméable à l'air, à la rosée, aux pluies et aux engrais, en même temps qu'elles rechaussent les plantes. La végétation des herbes, aussi bien que celle des arbres, est toujours en rapport avec la facilité qu'ont les racines à s'étendre, et la terre à s'emparer des principes de l'air, à absorber l'eau et à retenir l'humidité.

Indépendamment du nettoiement et de l'amélioration qui dépendent presque exclusivement du nombre de façons qui ont été données, le travail fait à la terre est toujours amplement payé par l'augmentation des produits.

Buttage. — Plus que tout autre façon, il rend le sol meuble et perméable. Beaucoup de cultivateurs le regardent comme nécessaire pour maintenir l'humidité au pied des plantes; mais, en rendant la surface de la terre inégale, par la formation de monticules, il expose les racines à la sécheresse plutôt qu'il ne les tient fraîches. L'expérience démontre qu'il est tantôt nuisible, tantôt avantageux, selon la nature des terres et les plantes que l'on cultive : il peut être utile dans les terres fortes, il en divise la surface et prévient la formation des crevasses ; mais dans les sablonneuses, il facilite l'évaporation de l'humidité et des principes fertilisans ; il est salutaire aux plantes à racines fibreuses et pivotantes, et contrarie celles qui s'étendent peu profondément, et qui portent des tubercules près de la surface du sol.

Récolte. — Les racines nourrissantes appartiennent à des plantes bisannuelles. Elles doivent être considérées comme des réservoirs de matière alimentaire que la nature produit pendant la première année des plantes, pour servir l'année d'après au développement de la tige, des fleurs et des fruits. Ainsi, ni la carotte ni la betterave ne fleurissent la première année ; mais après l'hiver s'élancent, du collet de la racine, des tiges vigoureuses qui épuisent la partie souterraine et produisent les fruits; de sorte qu'à la maturité il ne restera plus que le ligneux de la racine. De cette observation, nous pouvons déduire que l'automne, de la première année, est le meilleur moment pour la récolte des racines.

Arrachage. — Il faut, en arrachant les plantes, en coupant les feuilles, ne pas blesser les parties qu'on veut conserver. Les racines, les tubercules meurtris ou entamés s'altèrent, pourrissent souvent, et communiquent la pourriture aux autres. Les blessures ont, dans tous les cas, l'inconvénient de faciliter le desséchement, et, partant, la diminution de la partie charnue. La récolte est plus facile et plus agréable à faire pendant que la terre est sèche; elle donne aussi des produits plus propres, plus aisés à nettoyer, et qui se conservent généralement mieux.

Il n'est pas sans intérêt de rentrer les racines à l'aide de paniers ou de voitures d'une capacité connue et propres à servir de mesure, afin de connaître au juste la provision emmagasinée. Cette précaution, facile à prendre, peut avoir de grands résultats : elle fera connaître le nombre d'animaux qu'on peut garder, entretenir ou engraisser, et les rations auxquelles il faut les soumettre pour pouvoir leur continuer les racines jusqu'à l'époque des fourrages verts.

Conservation.— Les racines et les tubercules qu'on conserve dans des caves, des celliers ou des silos, seront visités souvent, mais surtout à l'arrivée des chaleurs, vers les mois de mars et d'avril; on introduira le bras par les soupiraux, et si l'on trouve que la température de la masse s'élève, si la couverture des silos s'enfonce, les racines fermentent et la décomposition commence, il faut changer de place tout le tas et enlever avec soin celles qui sont altérées, les séparer d'avec les saines.

ART. II. — **Plantes sarclées à grains et à graines.**

Elles sont nombreuses et variées. Les unes fournissent des produits à l'industrie, les autres, à la cuisine ou à l'hygiène vétérinaire. Nous parlerons seulement de celles qui servent à nourrir les animaux. Elles appartiennent aux graminées et aux légumineuses, diffèrent des précédentes par la manière dont elles végètent, et surtout par les parties qu'elles nous fournissent et par les effets qu'elles exercent sur l'économie animale. D'un côté, comme on les laisse venir en maturité, elles épuisent beaucoup le sol; mais de l'autre, leur culture le nettoie et en augmente la puissance; elles donnent, au lieu de racines et de tubercules sucrés, farineux et tempérans, des grains et des graines riches en gluten, en albumine, en légumine, et qui, loin de rafraîchir, nourrissent beaucoup et échauffent les herbivores. Dans le grand nombre, il en est qui prospèrent sur tous les terrains; cependant les principales aiment les sols forts sans être humides. Quelques-unes, comme les fèves, poussent dans les mottes, viennent très bien après un défrichement et n'exigent que peu de labours; d'autres, comme le maïs, se plaisent sur une jachère d'hiver et sur un chaume de lin ou de colza, et veulent au moins deux ou trois façons.

On répand la graine à la main ou au semoir, en lignes ou à la volée; mais de cette dernière manière les plantes se distribuent irrégulièrement, et les sarclages sont ensuite dispendieux. On sèmera toujours un excès de graine, sauf à éclaircir la récolte trop épaisse, en arrachant, par la suite, une partie des plantes qu'on donne à consommer comme fourrage vert. Pour beaucoup d'espèces même, il est avantageux de mettre plusieurs graines ensemble, sauf à écarter davantage les lignes, afin de rendre les façons plus aisées. Si les mauvaises herbes foisonnent, on donnera une façon pendant que les plantes sont encore jeunes, pour débarrasser le sol et rendre moins dispendieux les sarclages ultérieurs. Ce que nous dirons de la récolte des céréales sur l'avantage des moissons anticipées pour avoir de bonne paille, s'applique, en partie, aux fèves, aux pois, aux haricots et même au maïs.

CHAPITRE IV. — CULTURE DES CÉRÉALES.

Substantielles, salubres et faciles à conserver, à transporter et à administrer, les céréales seraient de la plus haute importance pour la nourriture des herbivores; malheureusement les plus précieuses épuisent beaucoup la terre qui les produit, reviennent à un prix élevé, et sont principalement réservées pour l'espèce humaine. Il en est cependant qui, généralement, sont employées pour l'entretien des herbivores; mais l'état presque général de notre agriculture ne permet pas de consacrer, à cet usage, les plus nourrissantes. Il faut espérer que les cultivateurs, comprenant mieux leurs intérêts, les produiront bientôt à bas prix, et pourront en administrer à leurs bestiaux autant que le réclamera l'hygiène. Il n'est pas nécessaire, pour arriver à ce résultat, de les pousser à étendre la culture des céréales, car généralement ils lui donnent trop d'extension et ne la soignent pas assez pour en retirer du profit; au lieu d'augmenter les terres emblavées, il faudrait, au contraire, les restreindre, ainsi que toutes les cultures épuisantes, défoncer et amender les terres maigres, surtout produire des fourrages avec une partie du fumier et du travail que nous avons, jusqu'ici, consacré au blé; il faudrait enfin, diminuer le pâturage, entretenir un bétail plus nombreux et mieux nourri, ne placer les grains que sur des terres assez bien préparées par des cultures sarclées et par des prairies artificielles, pour donner 30, 32 hectolitres de froment par hectare, au lieu de 8,10 qu'elles en rendent aujourd'hui. En suivant les préceptes de Thaër, et en donnant un grand développement à leurs prairies et à leurs récoltes sarclées, quelques contrées de l'Allemagne nous ont démontré que, pour arriver à ces résultats, et pour pouvoir donner du froment et du seigle au cheval, au mouton et au porc, il faut fonder la rente des fermes sur les produits animaux plutôt que sur les grains.

Choix du sol. — Les céréales viennent, les unes ou les autres, dans presque tous les climats habités et sur tous les sols. Le riz, le maïs, forment la base de la nourriture des habitans des pays chauds, et l'orge prospère dans des régions froides où elle parcourt sa végétation en très peu de temps; le seigle peut être cultivé dans les schistes légers de nos montagnes, et le froment aime les terres argilo-calcaires de nos plaines. C'est dans les lieux d'une élévation moyenne que les grains sont lourds, lisses, gros, riches en fibrine; tandis que sur les hautes montagnes comme le long des rivières, où les brouillards sont fréquens, ils sont petits, ridés, maigres et souvent cariés, ergotés, charbonneux et portés par une paille insipide, peu nutritive, rouillée. Comme toutes les autres plantes, celles qui nous occupent, sont alimenteuses, savoureuses, sur les sols calcaires, en pente vers le sud. D'après M. Sprengel, les terrains où l'on trouve du carbonate et de l'ulmate de fer, produisent des pailles que les animaux refusent.

Préparation du sol.—Elles aiment un sol propre, bien régalé, sur lequel l'eau ne puisse ni croupir ni séjourner ; elles veulent une place ameublie, et si l'avoine réussit sur des défoncemens, dans des mottes volumineuses, elle paie toujours, par l'abondance de ses produits, les labours qui lui ont préparé la place. Du reste, si on les fait précéder de façons nombreuses quand on les met sur jachère, on ne leur en consacre qu'une ou deux si on les sème, et c'est ce qu'on doit faire le plus souvent, après une prairie ou une culture sarclée. Elles demandent des engrais abondans, exempts de mauvaises graines, très divisés, bien unis avec la terre, afin que toutes les radicules trouvent des matières nutritives ; elles en veulent, qui sans être trop résistant, puissent se conserver sept ou huit mois, et favoriser, non-seulement la pousse des premières feuilles, mais la croissance des tiges et la production des grains.

Choix des semences. — Nouvelles, bien conservées, lourdes, lisses et bien sèches, elles proviendront d'une récolte bonne, sans être trop drue, mais bien mûrie. Si l'on a des céréales infestées de mauvaises herbes, si le pays ne leur convient pas, on devra renouveler souvent la semence et la tirer des contrées où la plante prospère naturellement.

Chaulage. — On appelle ainsi des opérations qui, destinées à préserver du charbon, de la carie, de l'ergot, les céréales, consiste à passer, avant de les répandre, les semences de ces plantes dans une dissolution de chaux, de sulfate de cuivre, de sel marin, de carbonate de potasse, de sulfate et de carbonate de soude, d'acide arsénieux, dans de l'urine pourrie, de l'eau de mer, de l'eau de fumier, et même, simplement, dans l'eau pure. Pour pratiquer le chaulage, on doit laver d'abord le grain avec soin, pour enlever la poussière et les graines qui surnagent, jusqu'à ce que les eaux qui servent au lavage soient parfaitement limpides ; on fait ensuite, une dissolution de chaux vive, une espèce de lait de chaux à raison de 20 kilogr. d'alcali pour 100 litres de liquide, on verse le grain dans la dissolution où on le laisse selon les uns, 15 minutes, selon les autres, 24 heures ; on le remue avec soin, on enlève les graines et toutes les impuretés qui surnagent, on le retire dans des paniers pour le faire égoutter, et on l'étend ensuite pour le faire sécher; si on le garde encore long-temps il faut avoir soin de le remuer, de temps en temps, pour empêcher qu'il ne s'échauffe. On dit qu'on pratique le *chaulage par immersion*, quand on met le grain dans un panier et qu'on le plonge une ou deux fois dans la dissolution de chaux pour le faire égoutter ensuite. Le *chaulage par aspersion*, consiste à verser le liquide sur le grain qu'on veut préparer. Enfin il y a le *chaulage à sec,* qui se pratique en mêlant très exactement, à cent parties de grains bien lavés, quatre parties de chaux vive, pulvérisée ou délitée. Le premier procédé, que Tessier appelle par précipitation, est le plus efficace. La chaux éteinte, mais préservée avec soin du contact de l'air, est aussi efficace que la chaux vive; on peut, au lieu d'un lait de chaux, employer une dissolution de carbonate de soude, ou de potasse, ou simplement une lessive faite avec des cendres; mais l'eau chargée de matières putrides, de jus de fumier, d'urine pourrie, doit, lorsque c'est possible, être employée à la place de l'eau ordinaire. Il peut être avantageux de passer les graines dans des liquides contenant diverses substances, mais il faut s'abstenir des corps qui, comme l'arsenic, le sulfate de cuivre, sont vénéneux pour l'homme et les animaux.

Semailles. -- On sème les céréales en automne et au printemps. On doit les semer moins épais qu'on ne le fait généralement, sur les terres pauvres et mal cultivées; mais on mettra beaucoup de semences sur les sols profonds, bien fumés et bien amendés. On les répand à la volée ou au semoir. Ce dernier instrument; qu'on ne peut pas employer dans les sols en pente et pierreux, régularise la semence et l'économise. Quand on l'emploie on obtient, peut-être, plus de grain et la paille est plus belle ou plus grosse, mais, par cela même, moins propre à nourrir les animaux.

Une fois les céréales semées, on les abandonne, presque toujours, à elles-mêmes; cependant les hersages ou les plombages, les engrais liquides ou pulvérulans, employés à propos, peuvent être profitables; il faut surtout avoir soin de tenir ouvertes les raies d'assainissement : si la récolte est trop drue, on peut, vers la fin de l'hiver, la raccourcir à la faucille, ou la faire pâturer par le menu bétail.

Récolte. — Comme celle des plantes fourragères, la récolte anticipée des céréales qu'on destine aux animaux est, sous tous les rapports, avantageuse ; mais en est-il de même lorsque les produits doivent servir à la nourriture de l'homme ? C'est à la maturité seulement que les fruits sont bien formés, et l'embryon développé, que l'albumen et le corps cotylédonaire, possèdent tous les principes alimentaires qui, lors de la germination, doivent nourrir le germe ; plus tôt la fécule, le gluten, la légumine, les huiles, ne sont pas formés. D'après ces considérations, et ne prenant la paille que pour un accessoire toujours bon à faire du fumier, on avait cru qu'il y avait avantage à laisser complétement mûrir les céréales sur pied. Mais cette opinion n'est plus générale. M. Coke soutient, depuis long-temps, que, même les grains destinés à nourrir l'homme doivent être récoltés avant la maturité : des essais ont été faits en Angleterre, en Allemagne, en Belgique, en France dans plusieurs départemens, et il semble démontré que, coupé un peu avant qu'il n'ait parcouru toute sa végétation, le blé donne un grain beau, fin, pâle, à écorce mince, lourd, riche en farine, très propre à faire du bon pain, et offrant une teinte blonde, dit M. Puvis, qui lui donne sur les marchés beaucoup de prix. M. Coke pense qu'à l'époque de la maturité la farine se change en son. Sans admettre cette opinion, on peut concevoir les avantages de couper le froment lorsque le fruit est encore un peu mou, en pensant que pour attendre la maturité de la totalité des épis on perd les plus beaux grains qui sont toujours mûrs les premiers ; tandis qu'en moissonnant un peu plus tôt ils sont conservés et ils compensent l'infériorité de ceux qui ne sont pas encore complétement formés. A la vérité, M. Faure (1) dit que le grain coupé avant la maturité, d'abord gros, lourd, diminue par la dessiccation, manque de lustre et ressemble au blé du Nord ; il devient petit, maigre, a beaucoup de son et peu de farine ; mais cela prouve seulement les incon-

____

(1) *Ann. agr. de l'Ariége*, 1840.

véniens de trop précipiter les moissons, et la nécessité de choisir le moment opportun ; et la moisson anticipée serait avantageuse lors même qu'elle diminuerait un peu les qualités du grain, car elle augmente beaucoup le volume de la paille, prévient en partie l'épuisement des terres tout en les laissant plus tôt libres pour recevoir d'autres récoltes.

Mais en outre, sous le rapport des convenances économiques, le fermier trouve de grands avantages à moissonner avant la maturité ; il peut bien choisir le temps, il est moins exposé à payer les ouvriers très chers, et même à en manquer au moment où la récolte, menacée par des chaleurs excessives, par un vent fort, ne peut pas être retardée d'un instant sans pertes considérables.

La récolte prématurée diminue les chances d'orage, de grêle, de brouillard et de pluie. Les céréales ayant été exposées au vent moins long-temps, sont moins versées, la récolte en est plus facile, on perd moins d'épis, le blé s'égrène moins. On évite ces pertes énormes qu'occasionnent quelques jours de grand vent quand la maturité est complète. Les moissons tardives, dit M. de Leseure, ont causé plus de dommages à l'agriculture que la gelée, le vent, la grêle, et tous les fléaux réunis.

C'est surtout quand la récolte est affectée de la rouille, qu'il importe de moissonner à temps. Si l'on coupe les blés rouillés pendant que la paille est verte et que le grain s'écrase sous les doigts, les effets de cette maladie sont interceptés, la récolte est abondante et belle. J'ai vu (1), dans le même champ, une portion moissonnée le samedi, donner des gerbes excellentes, et l'autre partie, moissonnée le lundi, donner des gerbes misérables ; cependant les épis de cette dernière moisson deux jours auparavant, étaient comme les autres, courbés sous le poids des grains. Toutefois, la moisson ne doit pas être trop anticipée, car le grain qui n'est pas mûr devient petit, ridé, pauvre en farine. Pour saisir le moment propice, on doit souvent visiter les céréales sur pied à l'époque des moissons : c'est seulement quand la paille commence à jaunir qu'on peut apprécier les nuances de matu-

(1) Rodat, *Cultivateur Aveyronnais.*

rité, car lorsqu'elle est jaune de grandes différences ne sont pas sensibles.

On doit procéder à la récolte aussitôt que le sommet et la base de la paille jaunissent, que les nœuds sont devenus blanchâtres, transparens, une partie de la tige, les feuilles et les épis seraient-ils encore verts; aussitôt que la substance du grain est solide, mais avant, cependant, qu'elle ait assez de consistance pour résister à la pression de l'ongle. Il faut considérer, que lorsqu'une partie de la paille est jaune, les vaisseaux qu'elle renferme étant obstrués, les grains ne reçoivent plus de principes alibiles des racines, et la maturité peut se compléter au gerbier. Du reste, le degré de maturité ne doit, sans doute pas être le même dans tous les pays, mais les observations manquent à cet égard; nous savons seulement que ce degré doit varier selon la destination des produits et selon les plantes; qu'il faut laisser bien mûrir sur pied, les graines que l'on veut employer pour semence. L'expérience a prouvé aussi que l'orge ne prend la couleur jaune, la matière farineuse et les autres qualités qui la rendent propre à faire du pain, et si précieuse pour la préparation de la bière, que lorsqu'elle est moissonnée après sa maturité complète. Les brasseurs, dit M. Taylor, préfèrent toujours l'orge la plus mûre. D'ailleurs, si on la récolte trop tôt, il est difficile de faire sortir le grain des enveloppes florales, et le principe amer de l'écorce prédomine et se fait sentir dans le pain; mais le froment et le seigle doivent être coupés avant la maturité, quand on veut les employer à la nourriture de l'homme. Il en est de même pour l'avoine patate, qui s'égrène avec la plus grande facilité quand elle est complétement formée; mais quelques autres espèces de ce genre seraient difficiles à battre si on les coupait trop tôt. Enfin tous les grains, même l'orge, doivent être fauchés avant la maturité, quand on les destine aux animaux; car, si l'on perd un peu sur le grain, on gagne beaucoup sur la paille et l'ensemble a plus de valeur que s'il était parvenu à parfaite maturité.

On récolte les céréales avec la faux, avec la faucille ou avec la sape. Ce dernier instrument, encore trop peu usité en France, coupe facilement les récoltes versées, tourbillonnées; il fait, comme la faucille, des javelles lisses, bien rangées, est peu fatigant, et ne diminue pas les épis. Enfin, à l'égal de la faux, il permet d'exécuter beaucoup d'ouvrage dans un temps donné, scie le chaumes très près de terre, et en ramasse ainsi la partie la plus volumineuse en même temps que les herbes qui rendent la paille si propre à nourrir les animaux.

Dessiccation, javelage.—Les céréales étant presque mûres et peu aqueuses au moment où on les coupe, la dessiccation en est facile; cependant si la récolte est drue, s'il y a beaucoup de mauvaises herbes, que les javelles soient épaisses, il faut, surtout si le soleil n'est pas ardent, les laisser pendant quelque temps sur la terre avant de les lier.

On dit qu'on pratique le javelage quand on abandonne les graminées sur le chaume pendant plusieurs jours, non pas seulement pour les faire sécher, mais dans le but de soumettre le grain à l'influence des agens atmosphériques et de l'humidité du sol. Une légère pluie ne nuit pas pendant le javelage, surtout à l'avoine; sous son influence le grain se nourrit, devient beau, gros, et il conserve ensuite son volume.

Si on moissonne le blé avant la maturité complète, on doit le laisser en javelles ou en petites meules jusqu'à parfaite dessiccation; car le grain qui n'est pas sec, s'altère à la grange ou au gerbier.

La pratique que nous étudions est principalement usitée pour l'avoine: généralement favorable aux grains, elle est cependant nuisible si elle est trop prolongée et si les pluies sont fréquentes. Dans ce cas, le grain s'échauffe, fermente, germe et moisit; il devient douceâtre, noir, terne, lourd et gros; mais, après la dessiccation, il est léger et ridé; les semailles manquent, ou lèvent mal si on le sème; si on le donne aux animaux, il occasionne des maladies qu'on attribue, dit M. Yvart, à toute autre cause. Il peut occasionner le météorisme, des coliques graves, et est d'autant plus dangereux qu'il a été plus long-temps et plus fortement javelé.

L'orge germe avec facilité et se conserve mal en javelle. Cependant Taylor veut qu'on fasse javeler celle qui a été moissonnée avant la maturité; mais il prévient que l'opération est chanceuse, et qu'il est préférable de laisser mûrir la récolte sur pied, et d'en faire, après la moisson, des gerbes qu'on dresse pour les faire sécher.

La paille éprouve plus d'altérations que le grain par un long javelage : exposée à l'action alternative de la rosée, du soleil et de la pluie, elle devient brune, friable, peu nutritive ; quelquefois même, elle pourrit et se couvre de moisissure.

Battage. — On bat la paille en été et en hiver : la première saison est la moins favorable ; la main-d'œuvre est alors très chère, et le dépiquage nuit aux travaux urgens des mois d'août et de septembre ; ensuite, la paille battue et remise en tas s'imprègne de poussière, d'excrémens de rats, et convient moins pour nourrir les animaux, dans les mois de décembre et de janvier, que celle qui est propre et fraîche battue.

Tous les modes de battage ne sont pas également avantageux ; si la paille doit servir de fourrage, il faut, afin de l'écraser, employer préférablement au fléau une machine rotative ou les pieds des animaux ; ainsi battue, elle est plus propre à servir de nourriture, seule ou mêlée au foin, que la paille non écrasée, hachée. En Espagne, les mules ont des fers qui la brisent pendant le dépiquage, et en forment un bon fourrage ; mais, dans nos pays, on met, le plus souvent, trop de gerbes à-la-fois sur l'aire, et l'opération, quoique très pénible pour les animaux, ne divise pas convenablement la paille. Lorsque le battage est incomplet, le peu de grain qui reste dans les épis améliore beaucoup les qualités de ce fourrage, et le rend très propre à la nourriture des bêtes à laine ; mais il doit être administré avec précaution, si les troupeaux sont abondamment nourris du reste, car il peut occasionner des maladies par excès de sang.

Conservation. — On appelle *grange, pallier* le bâtiment destiné à loger la paille. On nomme aussi quelquefois pallier une meule de paille.

Plus que le foin, la paille craint les animaux granivores, et, d'ailleurs, comme elle se conserve bien dehors en meules ; on trouve généralement plus d'avantage à la mettre en plein air qu'à construire des granges où les rats vont s'abriter. Toutefois, des bâtimens sont indispensables à une exploitation rurale pour battre les céréales en hiver, et principalement pour loger les récoltes en été, lorsqu'on est menacé d'un orage.

Nous avons assez généralement l'habitude de botteler la paille, ce qui en rend le transport et l'emmagasinage faciles ; mais, malheureusement, peu de cultivateurs tiennent compte du nombre de gerbes, de bottes qu'ils récoltent : ils perdent ainsi une partie des avantages du bottelage. On ne saurait trop conseiller aux fermiers de noter exactement le poids de chaque qualité de paille qu'ils possèdent : ce n'est qu'en partant de ce nombre, qu'ils pourront savoir la quantité de bestiaux qu'ils devront hiverner et régler la dépense de chaque bête en nourriture et en litière.

Les grains doivent être conservés dans des lieux secs, aérés. Il ne faut jamais les garder très long-temps, car il est difficile de les préserver des charançons ; et il y a plus d'avantage, s'ils sont à bas prix, de les donner aux animaux que de les réserver.

On a conseillé divers moyens de conservation : la ventilation, les changemens de place sont les meilleurs, et par leur efficacité et par la facilité qu'on a de les mettre en pratique.

Les agronomes observent que les grains, les blés surtout, s'altèrent plus tôt aujourd'hui qu'ils ne le faisaient il y a vingt ans. Le grain qui est bien mûr, qui a été récolté sur un sol depuis long-temps amendé, est plus propre à fournir une bonne semence, et se conserve mieux, que celui qui est venu sur une terre nouvellement défrichée et bien fumée.

CHAPITRE V. — PRAIRIES.

On appelle *prairies* ou *prés* des terres gazonnées, dont les plantes sont fauchées pour être consommées à l'étable. On les divise en *naturelles* et en *artificielles :* les premières sont celles où l'herbe vient spontanément, et qui restent long-temps en gazon ; les autres sont le produit de l'art, et sont, en général, de courte durée. Les mots *prés* et *prairies* semblent d'ordinaire présenter le même sens. Cependant le dernier s'applique plus souvent aux prés d'une grande étendue, et à ceux qui ont été établis de main d'homme. Ainsi on dit les prairies de la Saône, pour désigner les vastes terres qu'on fauche sur les rives de cette rivière.

ART. I. — **Définition, division, avantages des prairies.**

PRAIRIES NATURELLES. — *Définition, division.* — La distinction des prairies en naturelles et en artificielles, exacte autrefois, lorsque les premières n'étaient jamais ensemencées, est devenue à-peu-près arbitraire et a perdu sa véritable signification, depuis qu'on a reconnu l'avantage de rompre, de temps en temps, les gazons des terres franches et d'y rétablir ensuite les prés artificiellement ; de sorte qu'aujourd'hui, elle ne sert plus qu'à faire entendre la différence qui sépare le champ où le gazon est formé d'un grand nombre de plantes, d'avec le champ qui n'en renferme qu'une espèce, deux ou trois au plus.

Nous appelons encore *permanentes* les prairies naturelles, quoiqu'elles ne soient, dans beaucoup de cas, que *temporaires :* elles sont formées de plantes qui appartiennent à des espèces, et même à des familles ou à des classes différentes, parmi lesquelles prédomine tantôt l'une, tantôt l'autre, ce qui maintient le sol dans un état de gazonnement qui pourrait être permanent.

D'après la nature et l'exposition du sol, on les divise en prairies basses et humides ; en grasses ou regainables, à deux herbes ; en prairies de coteau, de montagne, prés secs, maigres, ou à une seule coupe.

Les *prés maigres* sont le plus souvent sur des coteaux et sur des montagnes. Ils reçoivent les eaux des pluies et celles, en général peu fertilisantes, de quelques sources. L'herbe en est fine, sapide et aromatique, mais peu abondante. Le foin, facile à récolter, sèche vite et se conserve aisément.

Prairies moyennes. — Elles sont souvent en plaine et, dans les années pluvieuses, donnent en abondance un foin de bonne qualité ; mais dans les années sèches, les plantes à fleurs composées, les scabieuses, y prédominent, et le fourrage est rare et grossier. Le foin de ces prés, généralement bon, convient particulièrement aux grands ruminans.

24.

Prairies grasses. — Nous appelons ainsi celles qui, situées sur un très bon fonds, sont arrosées par les eaux des fumiers, des cours, des étables ou des rues. L'herbe en est longue et même dure; les avoines, les pâturins, les phléoles y foisonnent. La sécheresse y retarde les graminées et les légumineuses, tandis qu'elle y développe rapidement les cynarocéphales, les corymbifères et les scabieuses. Il y a cependant des prés gras qui, situés sur des sols très féconds, donnent constamment, et sans irrigation, des produits abondans. Les *prairies basses* situées sur les bords des rivières, et souvent humides et même marécageuses, produisent une herbe abondante, mais longue, dure et peu sapide, semée de carex, de joncs et fréquemment de pédiculaires, de renonculacées, d'ombellifères et d'autres plantes malfaisantes. Les bonnes espèces y sont même, en qualités, au-dessous du médiocre.

D'après l'*abondance* des produits, les agronomes allemands divisent les prairies en six classes: dans la 1re, la 2e et la 3e, ils placent celles à deux coupes qui, rapportent annuellement par hectare environ 80, 65, 50 quintaux de foin ; dans la 4e, la 5e et la 6e, celles qui ne se fauchent qu'une fois et fournissent 40, 30, 20 quintaux.

Avantages. — Comme elles sont très rustiques, elles ont l'avantage de pousser et d'être verdoyantes, alors que les meilleures prairies artificielles souffrent du froid ; elles végètent, en général, beaucoup mieux, sous la dent des animaux, que les herbages formés d'un petit nombre de plantes ; non-seulement elles peuvent durer indéfiniment, mais, sans exiger de grands soins si elles sont bien établies, elles procurent un produit toujours bon, quoique variable en quantité, et sur lequel le fermier peut compter presque avec assurance.

On les a considérées long-temps comme indispensables à l'exploitation des fermes, et il en était presque ainsi lorsqu'on ne connaissait pas de plantes fourragères propres aux terres sèches. Mais leur importance est de beaucoup moins grande aujourd'hui qu'il est possible, comme nous l'avons vu en parlant des assolemens, d'exploiter une ferme sans posséder un are de terre en gazon.

Voyant combien donnent de produits en trèfle, en luzerne, en betteraves, en pommes de terre et en rutabaga, les bonnes terres qui sont ordinairement en prés, on a conseillé de ne laisser en prairies permanentes que celles qui, par leur position ou leur nature, ne pouvaient recevoir la charrue. Arthur Young a même dit, que la cherté des prés, relativement aux terres arables, est la preuve que l'agriculture est en retard, car elle démontre qu'on ne cultive pas les fourrages artificiels. Le baron Crud croit aussi que c'est par défaut de véritables connaissances en économie rurale, qu'on considère les prairies naturelles comme l'unique base solide d'une agriculture vigoureuse.

Les prairies arrosées et fauchées n'améliorent pas beaucoup le sol où elles sont situées, mais elles bonifient les fermes. Les herbes des gazons font fonction de filtres, enlèvent à l'air et à l'eau des substances qui s'y trouvent disséminées, concentrent et mettent à notre disposition des sels, des oxydes, de l'azote et de l'acide carbonique, éparpillés dans l'atmosphère et dans les rivières en si petites quantités qu'il serait impossible de les utiliser, car les réactifs en démontrent à peine l'existence. Sous ce point de vue, qui avait échappé aux grands partisans des prairies artificielles, les prés permanens sont de la dernière importance, si non tout-à-fait indispensables ; car si les cultures fourragères, les racines et les légumineuses, peuvent entretenir et améliorer le sol, sous le rapport de l'humus et de l'azote qu'elles enlèvent à l'air, elles ne peuvent, ainsi que l'a démontré M. Boussingault, en comparant, par l'analyse, les récoltes avec les engrais dont elles provenaient, lui fournir les matières minérales, et lui restituer les phosphates, la potasse et les sulfates qu'on lui enlève et qu'on emporte avec les grains et les plantes industrielles. Toutefois, les prairies permanentes seraient moins nécessaires, si l'on pouvait acheter des sels fertilisans ou des engrais animaux toujours riches en principes terreux, ou si les eaux prises en boisson par le bétail, ou employées aux arrosages, contenaient ces composés. On devrait tenir en prairies, ne fût-ce que pour diminuer les travaux de l'exploitation, quelques terres de bonne culture, qu'on ne laisserait néanmoins en gazons que pendant un temps court, mais variable, selon les convenances économiques des fermes.

Il faut profiter de temps en temps des couches de terreau que forment à la longue les racines, les tiges et les feuilles des herbes des prés. Rompus, les gazons peuvent, pendant plusieurs années, donner des récoltes magnifiques, d'une valeur de beaucoup supérieure à celles des fourrages, sans que le sol devienne moins propre à donner du foin plus tard ; car, remis en pré après plusieurs cultures, il serait moins exposé à se couvrir de mousses et de sauges et beaucoup plus productif qu'auparavant. L'essentiel est de ne pas épuiser la terre, de jouir sans en abuser de l'engrais puissant que recèle le gazon. « Si on laisse en effet, arriver le moment de l'épuisement, *on a tué la poule aux œufs d'or*, comme dit M. Matthieu de Dombasles ; il ne reste qu'un terrain qu'on ne peut plus mettre en prés, ni cultiver avec profit à la charrue. »

Prairies artificielles. — *Définition*. — Les *prairies artificielles* sont des herbages formés de plantes choisies, toujours ensemencés par l'homme, et destinés à être fauchés. On les appelle aussi *prairies temporaires*, parce que, formées d'un petit nombre d'espèces, elles n'ont qu'une durée limitée par la vie de ces espèces.

Division.—On les divise en *vivaces, bisannuelles, annuelles,* selon leur durée ; en *tréflières, esparcetières, luzernières,* selon qu'elles sont formées de trèfle, d'esparcette , de luzerne…. On appelle *tréflade* un mélange dans lequel entre le trèfle ; *bisaille,* un pré dont les graines servent à nourrir les pigeons; *hivernage,* celui qui doit fournir un produit pour hiverner les animaux; enfin, on désigne selon les pays, par les noms de *dragée, drave, dravie, mélarde, waret, coupage, gravière,* des mélanges divers qui forment des herbages, en général de courte durée.

Avantages. — Il n'est plus nécessaire de démontrer, qu'elles permettent de choisir les plantes les plus convenables à chaque terre, et les plus appropriées à la nourriture des herbivores qu'on entretient, et au profit qu'on veut réaliser sur ces animaux; qu'un bon terrain, cultivé en trèfle, en luzerne, en betteraves, donne quatre ou cinq fois autant de produits que s'il était en pré gazon ; que la proportion est encore plus grande, en faveur des fourrages artificiels, dans les sols médiocres ou mauvais; que c'est par les cultures fourragères qu'il deviendra possible de produire les bestiaux nécessaires à la subsistance de l'homme, à la

bonne culture des terres, aux besoins du commerce et à la production des matières animales, indispensables aux branches les
plus importantes de l'industrie.

Outre ces avantages généraux, les prairies annuelles en présentent de tout particuliers. La plupart ne durent qu'une saison,
un an au plus, et peuvent cependant donner plusieurs coupes.
Elles occupent les terres peu de temps, se mêlent très commodément entre les autres cultures, et rendent les plus grands services
quand les froids de l'hiver ou la sécheresse du printemps ont détruit les fourrages vivaces. C'est surtout dans l'assolement alterne
qu'elles sont précieuses par leur facilité à s'intercaler dans le
roulement des cultures.

Si les fermiers comprennent le prix des prairies artificielles,
s'ils en apprécient toute l'importance, ils ignorent en général les
règles d'après lesquelles il faut les établir, et comme ils ne connaissent pas toutes les plantes qui peuvent prospérer sur les divers terrains, ils ne sauraient en cultiver que sur quelques parties de leurs exploitations. Ces herbages ne sont ni assez variés,
ni assez étendus : certaines terres en demeurent privées, et perdent l'amélioration qu'ils apportent, pendant que d'autres en reçoivent trop souvent ; en sorte que, dans nos fermes, une partie
des terres reste en jachère improductive, tandis que les prés artificiels ne rendent pas, dans celle où on les cultive, tous les services qu'on serait en droit d'en attendre si on les plaçait plus rarement sur les mêmes soles.

ART. II. — Etablissement des prairies.

Choix du sol.—*Prairies naturelles.*—Sur les terrains herbeux
les prairies permanentes s'établissent avec assez de facilité ; mais
le produit de celles qui se forment naturellement est peu considérable les premières années, et reste souvent de mauvaise qualité pendant toute la durée de l'herbage. Quelle que soit la nature
du terrain, et lors même qu'il suffirait de le laisser chaumer une
année pour qu'il se couvrît d'herbes, il y aurait avantage à le
préparer et à n'y semer que des plantes choisies.

Laissez en prairies naturelles les terrains humides qui ne peu vent produire que du foin et ceux qui sont exposés aux inondations ; ceux qui sont éloignés du centre de l'exploitation et qu'on ne pourrait ni faire pâturer, ni travailler avec économie ; ceux qui, situés sur des montagnes ou des coteaux, sont difficilement travaillés à la charrue ; et, enfin, pour six ou huit ans tout au plus et par exception, certains sols dont on tire cependant de meilleurs produits par d'autres cultures ; à la condition, bien entendu, que toutes ces terres seront exposées de manière à recevoir assez d'eau pour former des gazons d'un bon revenu ; car il est rarement avantageux de laisser en pré un sol qui produit moins de 25 quintaux de foin par hectare. Dans ces sortes d'évaluations, il faut souvent tenir compte de la facilité à faire pâturer le bétail sans gardien, du prix de la main-d'œuvre dans chaque saison, de la quantité de produits que donnent le trèfle, la luzerne, les betteraves, les vesces, et d'une foule d'autres circonstances indépendantes de la terre où la prairie doit être établie.

Prairies artificielles.—Toutes les terres de la ferme doivent à leur tour être transformées en prairies artificielles. Il n'y a d'exception que pour celles qui sont complétement stériles et qu'on doit laisser en pâturages, et encore, pour celles qui ne sont propres qu'à former des prairies permanentes, ou qui sont consacrées à quelques usages spéciaux. Ces exceptions deviennent de plus en plus rares à mesure que le sol s'améliore, par le défoncement des terrains maigres, par le dessèchement des marais, et par l'établissement des irrigations.

Parmi les champs susceptibles d'être cultivés, le choix doit donc porter, tantôt sur l'un, tantôt sur l'autre, de manière que dans un domaine, chacun à son tour passe successivement par la culture en fourrage. On désignera chaque année, pour les mettre en prés artificiels, les moins propres à produire des céréales ou des récoltes industrielles, et on établira le genre de prairie qui, tout en donnant les fourrages dont on a besoin selon les saisons et les animaux, préparera mieux le sol pour la récolte qui devra suivre.

Préparation du sol. — On ne doit pas craindre de faire des dépenses pour préparer convenablement les terres destinées aux herbes fourragères. Il faut que les diverses parties des plantes puissent prendre tout le développement possible. Cette condition est surtout importante lorsque les herbages doivent durer plusieurs années. Sur un sol bien travaillé et bien fumé, les végétaux s'installent plus rapidement, et l'on obtient plus tôt de bons produits. Le surcroît de fourrage qu'une belle venue donne, dès la première année, paie les frais d'établissement ; et les plantes pleines d'une abondante sève, pourvues de longues racines, ne craignent ni la sécheresse ni la pluie, vivent aux dépens de l'air par leur vigoureux feuillage, occupent bien le sol, étouffent les herbes adventices, donnent tous les ans, et pendant long-temps, de riches et bonnes coupes, et laissent la terre en pleine fécondité. Les avantages d'une bonne préparation survivent même à la prairie, et s'étendent après elle aux récoltes qui la suivent ; car, les plantes qui prospèrent fertilisent le sol tout en le préservant des mauvaises herbes : ceci explique en partie ce qu'il y a d'utile à mettre sur les fourrages les engrais destinés à la culture qui doit leur succéder. Dans les moissons qu'on doit conduire jusqu'à parfaite maturité, on peut craindre qu'elles ne deviennent vigoureuses jusqu'à verser ; mais cette considération, qui, dans certains cas, doit rendre modéré sur l'emploi du fumier, n'est plus d'aucun poids lorsqu'il s'agit de récoltes fourragères, car on a la facilité de prévenir les accidens de cette nature en les fauchant lorsqu'elles sont trop vigoureuses.

Donnez un grand soin à nettoyer le sol des prairies, car elles craignent beaucoup les mauvaises plantes ; les meilleurs herbages n'ont souvent pas d'ennemis plus nuisibles que les végétaux parasites ; n'épargnez même pas les espèces alimentaires qui s'y rencontrent par hasard : au lieu d'augmenter l'abondance des coupes, ainsi que le croient beaucoup de cultivateurs, elles diminuent en définitive la durée des tréflières et des luzernières. S'il n'est pas toujours possible de préparer d'avance les prairies par deux cultures émondantes, il faut du moins les placer sur la céréale qui suit immédiatement une récolte sarclée et bien fumée.

Sans traiter de la profondeur ni du nombre des labours qu'il convient de donner aux divers fourrages, nous dirons que toute la couche de terre que peuvent traverser les racines doit être bien ameublie, afin que les radicules soient libres de s'y développer à l'aise, et puissent résister plus facilement à la sécheresse. L'ameublissement du sol est, pour les plantes dont la graine est petite, une condition sans laquelle elles ne peuvent ni lever ni s'établir.

Le fumier consommé est le seul qui puisse faire germer les plantes à graine menue, et celles dont la jeunesse peu robuste a besoin de principes nourrissans bien préparés : à ces dernières même, il faut une terre bien imprégnée, dans toutes ses parties, de matières fertilisantes. C'est surtout après les défoncemens que réussissent les prairies artificielles ; mais il faut, avant de les semer, avoir soin d'amender le sous-sol ramené à la surface, par de bonnes cultures et surtout par des amendemens appropriés ; par un emploi suffisant de chaux, de marne, de noir des raffineries et d'os pulvérisés, on peut produire, en une année, des améliorations qu'on n'aurait obtenues, sans l'usage de ces ingrédiens, que par un grand nombre de bonnes cultures.

Les pierres, propres à retenir, sur les sols en pente, la terre que les orages tendent à entraîner, sont moins utiles dans les prés que dans les autres terres ; il faut rejeter celles que la charrue et la herse soulèvent, ou les faire rentrer sous terre en passant une ou deux fois un rouleau court et pesant.

Prairies naturelles. — Destinées à être arrosées, elles exigent, outre les préparations nécessaires à tous les herbages, que le terrain soit uni, bien régalé, de manière que, dans toute son étendue, il présente une pente peu sensible, quoique assez prononcée, pour que l'eau ne puisse séjourner sur aucun point ; car rien ne nuit plus à un pré qu'un niveau mort qui empêche de le dessécher à volonté.

Choix, mélange des plantes. — Il est, en général, avantageux de placer à-la-fois plusieurs plantes sur le même sol, car il y a dans toutes les terres des principes qui conviennent à un végétal et qui sont inutiles à l'autre. Il est reconnu qu'un champ où l'on a semé plusieurs graines donne plus de produits que celui qui n'est occupé que par une seule espèce ; la navette et la moutarde, cultivées simultanément, fournissent, en graines comme en fanes, des récoltes plus abondantes que lorsque chacune d'elles est semée séparément. Nous voyons même tous les jours le trèfle et la luzerne mélangés donner de meilleurs produits, et plus abondans, que si l'on cultivait chacun isolément. De plus, en rendant les herbages plus productifs, les mélanges en augmentent encore la durée. Aucune plante, en effet, ne peut occuper long-temps la même place. Or, si l'on compose une prairie de deux ou de trois espèces seulement, elle pourra, pendant quatre, dix, vingt ans, donner de bons produits; puis après ce temps, les plantes semées, ayant enfin épuisé les principes qui leur conviennent et peut-être aussi imprégné le sol de substances qui leur nuisent, disparaissent, envahies par les herbes adventices qui trouvent à leur place les conditions de leur existence; mais celles-ci sont bien rarement de bonne qualité. L'expérience prouve que les prairies composées fournissent des fourrages plus nourrissans et plus salubres que celles d'une seule espèce de plantes, et que les légumineuses, même celles qui sont le plus sujettes à donner des indigestions, sont très rarement dangereuses lorsqu'elles sont mêlées à d'autres fourrages.

Le mélange des graines doit se faire d'après certaines règles : on choisira d'abord pour le *fond*, pour la *base* de l'herbage, les plantes qui conviennent le mieux au sol. Pour que toute l'épaisseur de terre fertile soit garnie et concoure à la production des principes alimenteux, on unira celles à racines profondes avec celles qui vivent à la surface; on sèmera ensemble celles qui se succèdent à l'état sauvage, afin que, toujours occupés par les végétaux qu'on leur a confiés, les champs ne laissent aucun accès aux herbes étrangères; et pour former des herbages recherchés des animaux, aux plantes molles et un peu sapides, on alliera celles qui sont amères et aromatiques, à titre de *correctif* ou d'*accessoire :* on mêlera le pissenlit, le persil, la millefeuille et la pimprenelle à la luzerne, au trèfle, au ray-grass ou au phléau ; on associera les herbes charnues, à tiges faibles, les vesces et les gesses, avec celles qui sont fermes, faciles à sécher comme l'orge et l'avoine. Dans les lieux qui ne peuvent nourrir de bonnes plantes, on assemblera, quoique médiocres, les végétaux vigoureux qui y prospèrent, et ceux qui, grêles et savoureux, donnent des récoltes peu abondantes, mais d'excellente qualité.

Toutes les herbes d'un pré doivent pouvoir se faucher à la même époque : elles seront donc à-peu-près également précoces ou tardives, à moins que ces dernières ne soient destinées à être fauchées avant leur maturité. On reproche avec justice à nos prairies permanentes, de renfermer à-la-fois des espèces hâtives et des espèces tardives. Sous ce rapport, les herbages formés d'une seule plante seraient préférables à ceux d'espèces variées, s'il n'était pas facile d'en bien associer plusieurs ensemble; mais comme les plantes peuvent, sans inconvénient, différer de plus de dix, quinze jours, sur le terme de leur maturité ; qu'on peut aisément réunir un nombre suffisant d'espèces en harmonie, d'ailleurs, par leurs autres propriétés, dont l'époque de la fauchaison concorde autant qu'il peut être utile, on fera bien de mettre à profit les bénéfices qu'en général présentent les mélanges.

On doit assortir les plantes à la nature, à la profondeur du sol et surtout à son état d'humidité. Ainsi, l'on choisira pour une terre humide et exposée aux inondations, les espèces suivantes :

Agrostis stolonifera, A. vulgaris, 6 kil., *Phleum pratense, P. nodosum,* 12 kil.; *Alopecurus geniculatus, A. arundinaceus, A. pratensis,* 30 kil. ; *Lathyrus palustris, L. pratensis; Lotus uliginosus, L. villosus,* 10 kil.; *Trifolium repens,* 12 kil.; *Pimpinella magna,* 20 kil.; *Melica cœrulea,* 12 kil.; *Festuca elatior, F. arundinacea,* 50 kil.; *Poa aquatica, P. fluitans,* 30 kil.; *Phalaris arundinacea,* 15 kil.; *P. picta,* 10 kil.; *Arundo phragmites,* 15 kil.

Les graminées s'accommodent en général des lieux frais sinon humides toute l'année, et les espèces suivantes doivent être préférées pour une semblable localité.

Alopecurus geniculatus, A. pratensis, 30 k.; *Phleum nodosum, P. pratense,* 12 k.; *Poa pratensis, P. trivialis,* 25 k.; *Lolium perenne, L. italicum,* 80 k ; *Festuca pratensis,* 60 k.; *Bromus pratensis,* 50 k.; *Agrostis alba, A. cumina, A. stolonifera, A. vulgaris,* 6 k.; *Trifolium incarnatum,* 16 k., *T. pratense,* 18 k. *T. repens,* 12 k. ; *Lotus villosus, L. uliginosus,* 10 k.; *Anthoxantum odoratum,* 25 k.; *Cynosurus cristatus,* 35 k.; *Lathyrus pratensis, L. palustris; pimpinella*

magna, 20 k. ; *Spergula maxima*, 10 k. ; *Achillea millefolium*, 10 k.

Il est rare qu'il convienne de faire des prés permanens dans les
terres sèches, qui ne sont arrosées que passagèrement, et dans
tous les cas on devrait y semer les espèces que voici :

Avena pubescens, A. flavescens, A. pratensis, 30 k., *Avena
elatior*, 80 k.; *Anthoxantum odoratum*, 25 k.; *Dactylis glomerata*, 50 k.; *Cynosurus cristatus*, 35 k.; *Bromus pratensis*, 50 k.;
Poa nemoralis, 20 k.; *Holcus mollis, H. lanatus*, 25 k.; *Festuca
ovina, F. rubra*, 35 k.; *Medicago falcata*, 8 k.; *M. lupulina*,
12 k.; *Trifolium alpestre, T. rubens, T. alpinum, T. hybridum,
T. pratense; Lotus corniculatus*, 8 k.; *Poterium sanguisorba ;
Coronilla minima; Onobrychis sativa*, 4 hect.; *Faba vulgaris*,
3 hect.; *Lathyrus sativus*, 2 hect.; *Vicia sativa*, 3 hect.; *Ervum
ervilia*, 60 k. ; *Sanguisorba officinalis*, 25 k.; *Isatis tinctoria*, 10 k.

Nous citerons, comme venant dans des terres fort diverses,
les plantes qui suivent, savoir : *Medicago sativa*, 25 kil.;
M. lupulina, 12 kil.; *Melilotus officinalis*, 14 kil.; *Colza*,
3 kil.; *Cichorium intibus*, 12 kil.; *Synapis* 10 kil.; *Fenugrec*,
6 kil.; *Isatis tinctoria*, 10 kil.; *Plantago lanceolata*, 10 kil.

Telles sont les principales plantes qui conviennent et correspondent aux différens degrés d'humidité de la terre, dont il ne
faut pas oublier de mettre en compte aussi la profondeur et la nature, sans perdre de vue toutefois que sa fraîcheur contribue plus
à la production des fourrages que sa composition chimique. A
l'exception du trèfle des prés, de la luzerne, du froment, et de
quelques espèces encore, qui réclament des composés calcaires,
la plupart des autres prospèrent sur les terrains siliceux aussi
bien que sur ceux qui sont à base de chaux, pourvu qu'elles y
trouvent un climat favorable, des matières fertilisantes, et une
suffisante humidité : ainsi, tous les coteaux calcaires ou siliceux
présentent à-peu-près dans chaque climat la même flore ; et tous
les lieux humides, submergés, d'une contrée, nourrissent à-peu-
près les mêmes plantes, bien qu'ils soient souvent, les uns sablonneux, et les autres d'une vase argileuse.

La quantité de graines que les auteurs conseillent pour les semailles est extrêmement variée ; elle diffère souvent du simple au double, et quelquefois plus. On peut donc, sans inconvénient, s'écarter de la mesure que nous avons donnée ; on devra remarquer que les prés semés épais sont productifs dès les premières années ; qu'ils restent garnis, malgré le piétinement des animaux, et les dégâts faits par la taupe et les insectes ; qu'ils ne laissent pas de place pour les mauvaises herbes, et donnent un fourrage fin et appétissant.

Nous avons donné la quantité qu'il faut de chaque plante pour ensemencer un hectare. Or, pour former un herbage composé, on prend, de chacune des espèces qu'il doit contenir, une mesure de graines correspondante à la proportion qu'on en veut trouver dans le produit de l'herbage. Ainsi, en supposant qu'on veuille sur deux hectares assortir un pré de manière qu'il s'y rencontre *ray-grass* 4/16, *fléau* 4/16, *pâturin des prés* 4/16, *agrostis* 3/16, *millefeuille* 1/16 ; on prendra 40,000 grammes de la première espèce, 6,000 de la seconde, 12,500 de la troisième, 2,250 de la quatrième, et 1,250 de la dernière. Pour avoir ces proportions, on divise le nombre de kilogrammes de graine de chaque plante nécessaire par hectare, par le dénominateur de la fraction qui en exprime la quantité relative ; puis on multiplie le quotient par le numérateur de la même fraction et par le nombre d'hectares à ensemencer. Ainsi, en divisant 80, nombre de kilog. de ray-grass pour un hectare, par 16, dénominateur de la fraction, en multipliant le quotient 5 par 4, et puis le produit 20, par 2, on a 40 ; quote part de graine d'ivraie dans la composition du pré où elle doit entrer pour quatre seizièmes.

Nous recommandons aux agriculteurs de composer leurs prairies principalement avec les graines des meilleures plantes qui naissent spontanément en leurs localités, de les récolter autant que possible eux-mêmes, sur des terres semblables à celles qu'ils voudront faire ensemencer ; sans toutefois se servir jamais du poussier qui se trouve dans les fenils, et en n'essayant en grand que les plantes d'une utilité bien constatée. A cet égard, ils feront bien de se méfier des annonces, et même des observations publiées par les hommes les plus consciencieux ; car, de ce qu'un fourrage a parfaitement réussi telle année et sur tel sol, il ne faut pas en conclure qu'il réussira toujours et partout; de se méfier d'autant plus des premiers essais, qu'on les fait d'ordinaire sur des terres meilleures et mieux préparées que celles des cultures fourragères en grand; nous leur conseillons d'essayer, pour les expériences sur les fourrages, plutôt les plantes qui croissent à l'état sauvage dans leurs contrées, que celles qu'on importe tantôt du nord, tantôt du midi. Dans cette voie, et sans aucune dépense, ils auront plus de chances d'en trouver qui leur pourront être utiles. Nous ferons observer, enfin, qu'il ne faut pas regarder celles-là seulement comme bonnes, qui sont conseillées par les auteurs, mais bien toutes celles que mangent les bestiaux libres dans un bon pâturage; c'est-à-dire la plupart des espèces qui viennent dans les prés et dans les terres cultivées.

Prairies naturelles. — Non-seulement il faut composer ces prairies d'un grand nombre de plantes, mais encore de plantes appartenant à des genres et même à des familles différentes, et pouvant alterner sur le même sol. Le nombre d'espèces qui peuvent concourir à la composition des prés permanens est considérable; nous rappellerons seulement que les graminées y sont très propres, en ce qu'elles aiment les lieux frais, humides. Les auteurs ont publié beaucoup de formules pour la composition botanique des prés. Nous en rapporterons seulement une ou deux, qui pourront servir de modèle, tout en faisant remarquer qu'il est presque toujours essentiel d'en composer une toute particulière, adaptée à la flore et au climat de la contrée, aux propriétés et à la nature du sol, enfin, à la composition des eaux d'irrigation.

Stephens veut qu'on sème, dans les terrains faciles à arroser, la *flouve odorante*, le *cynosure à crêtes*, le *vulpin des prés*, le *pâturin des prés*, l'*agrostis stolonifère à larges feuilles* (pour multiplier celui-ci on hache ses tiges vertes et on les répand sur la terre). Ces plantes donnent peu de produits la première année, et, pour remédier à cet inconvénient, l'auteur conseille d'ajouter à cette formule, de la semence d'*ivraie vivace*. M. Crud trouve économique et profitable de composer les prairies ainsi qu'il suit : *avoine élevée*, 75 kil., *ray-grass*, *vulpin des prés*, *fétuque*, *houlque laineuse*, 20 kilogr. de chacune; *trèfle rampant et minette dorée*, 4 kilogr.

Si le sol est humide, ou s'il doit être arrosé, 4 ou 6 kilogr. *agrosti-de-blanche* (1).

M. Queret (2) sème, sur un demi-hectare : graine de *houlque laineuse*, *d'ivraie vivace*, 7 kilogr. ; de *pâturin des prés*, 3 kilogr., et d'*agrostide*, 2 kilogr. Cette prairie serait précoce et donnerait un très bon foin ; l'auteur ajoute, aux semences que nous venons d'indiquer, 4 kil. de graines de trèfle, et un hectolitre d'orge, il sème en mai et passe le rateau. L'orge abrite les plantes auxquelles elle est associée. En prenant la précaution de ne pas raser le pré trop près de terre, on lève la même année une coupe abondante de regain. Le blé noir et l'avoine pourraient remplacer l'orge, mais le premier exige d'être semé trop tard, et l'avoine verse souvent et épuise le sol.

Prairies artificielles. — Elles durent généralement moins long-temps que les précédentes. Malgré la vertu et les qualités particulières qui recommandent quelques végétaux, et qui sembleraient leur assurer un droit exclusif à former seuls ces herbages, il est néanmoins souvent avantageux de les composer de plusieurs espèces.

1° *Prairies annuelles.* — Pour ces prairies, on doit donner la préférence aux herbes qui n'exigent que peu de travaux préparatoires, à celles qu'on peut semer après un seul labour, ou sur un seul coup de herse ; il en est même dont la graine, petite, si on la sème en temps pluvieux, lève sans avoir été recouverte. Toutefois, s'il ne saurait être prudent de se livrer à de fortes dépenses pour établir un herbage de trois, quatre mois ; on doit cependant le fonder de manière qu'il rende tout ce qu'il peut produire. Pour cela, il faut profiter des fumures et des labours faits pour les autres cultures. C'est surtout en automne et au printemps qu'il faut établir des prairies annuelles, afin d'en pouvoir nourrir les animaux aussitôt après l'hiver et pendant les chaleurs de l'été. Depuis le commencement de septembre jusqu'aux grands froids, comme depuis le mois de mars jusqu'au mois de juillet, on doit donc, de quinze jours en quinze jours, en semer des

______

(1) *Écon. théor. et prat. de l'agr*, T. I, p. 392.

(2) *Ann. de la Société vét. du départ. du Finistère*, 2° année, p. 128.

quantités proportionnées aux bestiaux à nourrir. Le *seigle multi-caule*, le *farouch*, le *seigle ordinaire*, l'*orge*, les *vesces noires*, le *colza*, la *navette* d'hiver, établis en automne sur des terres bien exposées et bien fumées, peuvent être pâturés en hiver, et, dans tous les cas, dès le mois d'avril, garnir les râteliers d'un précieux fourrage. Au printemps et en été, vous semez la *vesce d'été*, le *pois des champs*, le *millet*, le *sarrasin*, surtout le *maïs*, et au besoin la *moutarde*, la *spergule*, le *lupin blanc*, la *gesse chiche*, la *gesse cultivée*, l'*ers*, la *petite lentille*, la *fève*... choisissant les unes ou les autres de ces graines selon le prix de la semence, la nature des terres et le climat.

Nous possédons, pour tous les sols comme pour tous les herbivores, beaucoup de plantes qui viennent dans l'espace de quelques mois et peuvent être semées en cultures dérobées, entre les récoltes de juin et les semailles d'octobre, ou entre les récoltes d'été et les semailles du printemps ; mais, malheureusement, les cultivateurs en connaissent trop peu, et très souvent laissent en jachère le sol dont ils viennent de retirer le colza, les céréales ou le lin.

Pour former les prairies annuelles, l'usage de l'orge, du seigle ou de l'avoine, mêlés à la vesce d'hiver, est fort répandu ; cette dernière grandit, soutenue par les autres, et le mélange fournit un fourrage abondant, de bonne qualité, et assez précoce pour laisser la terre libre à une récolte d'été. On doit toujours, en composant ce mélange, avoir soin que la légumineuse prédomine ; et si le fourrage ne devait être consommé qu'après la floraison des épis, il suffirait même de mettre un quinzième ou un vingtième de la graminée. Dans le département de l'Ain, on sème ensemble le sarrasin, la vesce d'été, l'avoine, le maïs et le millet. Les prés annuels peuvent être très diversement composés.

2° *Prairies bisannuelles.* — Le trèfle en forme la base ; dans quelques contrées, on le sème peut-être même trop fréquemment, ce qui oblige à le faire revenir plus souvent qu'il ne conviendrait sur le même sol. On doit le réserver pour les terres à froment, et le remplacer dans celles à seigle par la *lupuline* et le *mélilot*. Parfois les *ivraies* sont utiles pour les prés de courte durée. A Holkamm, au lieu de trèfle on a employé le *dactyle pelotonné*.

Si le trèfle semé avec une céréale vient à manquer, M. Crud, après la moisson, le resème avec du millet : la prairie peut fournir en automne 3,600 kilogr. de fourrage sec, plus tard un bon pâturage, puis enfin, deux ou trois coupes de trèfle. Si ce dernier manque encore, l'auteur sème, en septembre et en octobre, du farouch avec de l'orge, qui, bien cultivés, produisent en une seule coupe autant que le trèfle commun en toute une année, et laissent la terre libre assez tôt pour recevoir des betteraves.

3° *Les prairies vivaces* durent de trois à vingt ans. Elles sont en général formées d'un petit nombre de plantes, ce qui les distingue surtout des prairies permanentes. Quelques espèces précieuses se sèment même souvent seules, cependant l'habitude des mélanges s'étend tous les jours. Dans le midi de la France, on sème en automne, un mélange d'avoine élevée, d'ivraie vivace, d'ivraie d'Italie et de grande pimprenelle (1). L'avoine donne deux bonnes coupes la première année, et à la deuxième, quand elle a disparu, les ivraies peuvent être fauchées deux et trois fois, si la saison est favorable ; enfin, elles donnent encore de bons revenus la troisième année, et disparaissent dans le quatrième hiver ; puis après, la pimprenelle vient fournir à son tour une bonne coupe et une excellente pâture ; et si en automne elle cesse d'être broutée, elle devient forte, passe l'hiver, et présente encore, au printemps de la sixième année, un bon produit, que les animaux prennent sur pied ; sans compter qu'après cette longue période, la terre, fumée par les racines des plantes, par les déjections des animaux en pâture, est au moins aussi fertile qu'avant les semailles. Dans le Milanais, on forme des prairies avec 5 kilogr. d'ivraie vivace, 3 kilogr. d'avoine élevée, et autant de trèfle des prés.

Quoique la *luzerne*, le *sainfoin*, la *pimprenelle*, le *ray-grass* réussissent très bien seuls, on les sème quelquefois en herbages composés. Assez souvent, on associe le sainfoin à deux coupes au sainfoin ordinaire, ou bien la luzerne au trèfle. Ce dernier augmente le produit de la première année, et fait disparaître les

(1) *Journ. d'agric. pratique pour le midi de la France*, mars 1841.

plantes adventices. Le revenu de ces mélanges, quant à la quantité des produits, varie selon les terres ; mais il est constant, que le fourrage qui en résulte, mangé vert, occasionne rarement des indigestions, et que, sec, il est moins échauffant que le trèfle et la luzerne seuls.

On se sert même quelquefois avec avantage des fourrages annuels pour protéger l'enfance des plantes vivaces : pour cela, avec la *luzerne*, ou avec le *sainfoin*, on sème l'*orge escurgeon*, le *seigle* ou le *brôme doux*, le *brôme seiglin*, la *moutarde blanche*, les *fèves*, etc. Ces herbes annuelles sont un précieux accessoire de la culture principale ; quand elles sont bien choisies, on peut en obtenir, au printemps, deux coupes qui paient largement les frais d'établissement de l'herbage, et qui n'empêchent pas d'avoir dans l'arrière-saison une bonne récolte de la plante principale.

Choix, récolte de la graine. — La graine doit être nouvelle, pleine, lisse, lourde, sèche et bien formée : cueillie avant la maturité, elle est ridée, légère ; mouillée ou mal conservée, elle est humide, terne, couverte de moisissure. Dans ces deux cas, il faut la rejeter, aussi bien que celle dont les germes ont commencé à poindre, ou qui se trouve mêlée à des semences de mauvaises plantes.

Il n'est jamais d'une économie bien entendue, de semer la *fenasse*, ou les graines ramassées dans un fenil : car on s'expose à propager ainsi des herbes vénéneuses ou, au moins, improductives, toujours en plus ou moins grand nombre dans le foin des prairies. Les frais de récolte ou le prix d'achat de quelques hectolitres d'une semence de choix, sont amplement compensés par la qualité et la quantité des produits qui en naissent. Mais, comme dans le commerce, il arrive souvent qu'on est trompé sur la qualité et même sur l'espèce de la graine, nous conseillerons d'en faire soi-même la récolte et d'y mettre les plus grands soins. Pour les semences des plantes cultivées seules, on choisira un coin du pré tout-à-fait pur d'herbes nuisibles, ou bien on arrachera ces herbes, puis on fauchera au point de maturité convenable, et l'on fera sécher la coupe pour retirer la graine. Ce moyen peut être employé pour les prairies permanentes comme pour les tréflieres et les sainfoinières ; seulement, dans les prairies composées, il faut, ou faucher le même jour si l'on veut avoir des plantes de la même précocité, ou à plusieurs reprises et à quelques jours d'intervalle, si l'on veut avoir des graines avec lesquelles on puisse établir des pâturages d'une tendre et fraîche pâture pour toute la belle saison.

Veut-on ensemencer avec une seule ou seulement avec quelques-unes, en petit nombre, des graines d'un pré? On en fait alors, avant la fauchaison, la récolte à la main ; ce qui est facile et peu dispendieux, surtout si les graines sont portées sur des tiges qui dépassent en hauteur le niveau des autres. Dans le cas où l'on ne pourrait, par ce moyen, ramasser qu'une trop petite provision, on la sème, dans un bon terrain, pour créer une pépinière qu'on a le soin de bien débarrasser de toute herbe étrangère. Ce procédé n'est pas expéditif: il veut être employé un an au moins avant l'ensemencement ; mais il assure une graine bonne et parfaitement nette.

SEMAILLES.—C'est le plus souvent en automne ou au printemps que se sèment les herbages. Il faut prendre toutes les précautions convenables, afin que les jeunes plantes soient assez fortes pour résister au froid de l'hiver et à la sécheresse de l'été. En général, dans le midi, les meilleures semailles sont celles d'octobre et de septembre ; tandis qu'au contraire, ce sont celles de mars dans les contrées où les étés sont frais et les hivers rigoureux.

On établit les prairies ou sur jachères ou sur un sol occupé déjà par une plante en pleine végétation ; d'autres fois on les sème en même temps qu'une autre récolte, ou enfin immédiatement après avoir enlevé celle-ci.

On les place assez rarement sur une terre restée en jachère, et préparée tout exprès pour recevoir la graine du fourrage. On les associe presque toujours à une autre récolte, qui les protége et paie même les frais d'établissement.

C'est sur une céréale, et de préférence sur celle qui suit la récolte sarclée qu'on asseoit la plupart des prairies temporaires. Pour épandre la graine de foin, on choisit un moment où la terre est un peu humide et peut être facilement divisée par la

herse : dans ce cas un binage à la main serait toujours aussi profitable au pré qu'à la céréale.

Quand on sème les fourrages avec d'autres récoltes, c'est le
plus souvent avec une céréale : alors, après avoir préparé le sol,
disséminé et couvert cette céréale on sursème la graine de la
prairie et on l'enterre avec la herse. On pourrait jeter les deux
semences à-la-fois, si toutes deux demandaient une égale profondeur, ce qui se rencontre rarement : cette dernière condition
se présente quand on mêle le fourrage au sarrasin, comme
beaucoup d'agriculteurs conseillent de le faire. Il est digne de
remarque, en effet, que presque toutes les prairies prospèrent
mieux avec cette plante qu'avec une céréale. Lorsqu'on tient
beaucoup à la réussite d'une récolte de trèfle ou de luzerne, dit
M. de Dombasles, on ne peut mieux faire que de la semer avec
du sarrasin.

C'est d'ordinaire au printemps, qu'on fonde les prairies simultanément avec d'autres récoltes, car en septembre elles nuisent
souvent aux céréales avec lesquelles elles sont mêlées. Toutefois
si, d'une part, la récolte des semailles d'automne, lorsque le printemps qui suit est pluvieux, risque d'être envahie par le fourrage;
d'un autre côté, les deux cultures réunies fournissent un produit
de nature à compenser la perte de celle des deux qui a souffert ;
et de plus, si les mois de mars et d'avril sont secs, l'herbage protégé contre un hâle desséchant, s'enracine vigoureusement et
donne beaucoup plus de produits que s'il eût été semé au printemps.

On sème souvent les *raves,* la *navette,* la *spergule,* la *moutarde,* sur le chanvre, les haricots, le lin ou les céréales : les
fourrages lèvent à l'ombre des plantes établies et se trouvent
avancés déjà quand le terrain leur est livré.

Quand on veut établir une prairie immédiatement après le
colza, le blé, ou toute autre récolte, il faut donner un labour profond pour ramener la terre fraîche à la surface, la diviser par
un coup de herse ou par le rouleau, et répandre la semence.
L'ensemencement sur un chaume avec la herse et sans aucun
travail préalable, donne en général de médiocres résultats, à
moins d'un temps tout-à-fait propice : les graines lèvent diffici-

lement et ne s'enracinent jamais bien. Cette méthode, en général, ne doit être suivie que pour les prairies de courte durée.

Les légumineuses ont été heureusement employées dans le midi pour bonifier les vignes : ainsi le farouch, semé à l'époque ordinaire et enfoui le printemps suivant, a donné de bons résultats (1), et le sainfoin mis en pré sur des vignes épuisées leur a été salutaire. Il est vrai que, pendant la durée de la sainfoinière, ne recevant d'autre façon que la taille, elles ne rapportaient rien ; mais après sa rupture, elles prenaient rapidement une grande vigueur, et donnaient, pendant long-temps et en abondance, un vin de bonne qualité.

DISSÉMINATION DES GRAINES. — Quand on sème des prairies composées, on ne doit mêler les semences qu'autant qu'elles ont le même volume et la même densité ; car, si on réunissait des graines légères avec des graines lourdes, elles ne tarderaient pas à se séparer : celles-là monteraient à la surface du mélange, et on les répandrait tout d'abord ; tandis que les autres tomberaient au fond et resteraient seules pour la fin. Nous verrons, que non-seulement il faut disséminer séparément les graines de différente grosseur, mais encore les couvrir l'une après l'autre. Lorsque la graine germe difficilement, que les jeunes plantes ont peine à lever, ou sont sujettes à être dévorées par les insectes, on fera les semailles en deux fois, à quinze jours, trois semaines d'intervalle. Il peut même convenir de semer moitié en automne, moitié au printemps.

COUVERTURE DES SEMENCES. — Presque toujours, les semailles se font sans aucun travail préalable ; cependant, il faut que le sol soit bien uni, surtout si les graines sont menues : on le passe alors à la herse ou au rouleau, ou bien on y donne un coup de parcage, selon qu'il est fort ou léger.

Les graines grosses et lourdes veulent être enterrées plus profondément que les petites et légères ; et si l'on veut établir une prairie avec des graines de grosseur différente, on sème d'abord la plus volumineuse qu'on enterre, puis on répand ensuite la moins lourde, qu'on a soin de ne couvrir que légèrement.

(1) *Bulletin de la Soc. d'agr. du Gard*, février 1840.

Par un temps pluvieux, il peut suffire de répandre sur le sol les graines fines et menues, après un simple coup de herse ; on les couvre avec un rouleau ou une herse à très courtes dents, ou un simple châssis, ou enfin avec des buissons traînés par un cheval. Le rateau et la binette rempliraient le même but. M. Voisin, pour couvrir les graines fourragères, s'est servi de l'enrayeur ou chaîne du charriot. Avec cet instrument, appelé *chaîne-herse,* qui travaille à-la-fois sur une largeur de 3 mètres, un cheval de la plus petite taille peut herser quatre hectares en un jour. Comme la chaîne se plie à toutes les inégalités du sol, elle opère exactement sur toute sa surface, s'il a été soigneusement ameubli d'avance. Il est utile, après la semaille, de redonner un coup de rouleau ou de parcage ; car, sur un sol tassé, les graines lèvent aisément, et les jeunes plantes s'enracinent mieux.

Établissement des prairies en lignes.— Témoins des grands avantages qu'offrent les récoltes en lignes, quelques agriculteurs célèbres ont répandu au semoir la graine des prairies ; on a été jusqu'à semer la luzerne en pépinière et la transplanter ensuite. Des essais de ce genre, en France et en Angleterre, ont bien réussi. Malgré la sécheresse de 1835, et quand on aurait ramassé une épingle sur les prés établis à la volée, on a pu, dans le courant de l'été, obtenir quatre coupes d'une luzerne plantée en février, et dont les pieds, privés de l'extrémité des racines et humectés d'une bouillie végétale contenant du noir de raffinerie, avaient été placés à 18 centimètres de distance sur des lignes espacées de 36 centimètres. Du reste, les produits des fourrages en lignes sont grossiers.

On a tenté aussi, pour créer les prairies, la reproduction par marcotte et par bouture ; mais, quoique l'*herbe de Guinée* et l'*agrostis stolonifère* haché aient réussi, ces procédés, dans les conditions de la pratique ordinaire, ne sauraient jamais devenir d'un usage général.

ART. III. — Soins des prairies.

L'entretien des prés demande des soins passagers et des soins continus, qui intéressent également le vétérinaire et l'agriculteur, en ce qu'ils rendent les fourrages plus salubres tout en augmentant les produits du sol.

Façons. — Nos herbages, en général, sont trop négligés, et pourtant peu de travaux seraient mieux payés que ceux qu'on y consacrerait. Les façons à la houe, à la binette et à la herse ne sont pas utiles seulement aux cultures sarclées; elles sont très favorables au sainfoin, à la luzerne, aux céréales, et même aux prairies permanentes. Le binage rompt le gazon, facilite, en quelque sorte, l'infiltration des pluies et des gaz, détruit les mousses, et développe la vigueur des bonnes plantes. On ne pratique pas assez généralement en France le hersage des gazons. Nous avons rajeuni de vieux prés sans autre méthode que la herse passée trois ou quatre fois, en tout sens, pendant les beaux jours d'hiver, surtout dans le temps où ils étaient légèrement couverts de neige (1). Herser plusieurs fois, et semer de bonnes graines, deux conditions pour retirer de larges bénéfices, du moins si elles sont remplies pour des herbages clairs et fraîchement établis.

Le plombage, toujours avantageux, est nécessaire au printemps, et principalement dans les jeunes prés, pour niveler le sol, et détruire les éminences qu'en hiver occasionnent les animaux.

Fumure. — Rarement on fume les prés, et cependant, à l'exception de ceux qu'arrosent des eaux grasses, ils ont tous besoin d'engrais : ceux qu'on ne fait pas pâturer doivent en recevoir au moins tous les deux ou trois ans pour se conserver en bon rapport. Il est bien démontré que le manquement à cette règle de la culture fait perdre en fourrage beaucoup plus qu'on économise en fumier. Nous savons bien qu'autrefois on fumait rarement les herbages ; mais, comme le fait observer M. Rodat, moins que de nos jours la fumure des prés était nécessaire quand on les fauchait rarement, qu'on les faisait souvent pâturer, et que les montagnes couvertes de bois fournissaient aux vallons d'abondantes et fertiles eaux.

Nous avons vu que le fumier facilite beaucoup l'établissement des herbages ; ajoutons que sous son influence les jeunes plantes se développent rapidement ; qu'elles prennent bien racine, se

______

(1) *Journ. des connaissances utiles*, 1840.

propagent, s'étendent, et sont toujours dans la suite d'un bon rapport.

Toutes les espèces d'engrais ne conviennent pas également pour les herbages. En général, ceux qui sont consommés et bien divisés, les liquides, sont les meilleurs pour les gazons, surtout au printemps : le purin, l'urine, détruisent les mauvaises herbes et même la mousse ; le produit des latrines est très actif, mais il communique aux fourrages une saveur et une odeur désagréables ; le fumier de mouton, celui surtout d'un fort parcage, a le même inconvénient : on dit que celui du porc fait périr les prêles.

Les engrais pulvérulens qu'on peut répandre à la main sont avantageux pour les prairies : ils sont faciles à étendre, et disparaissent rapidement de la surface du sol ; la poudrette, en particulier, a, sur la matière dont elle provient, l'avantage d'être inodore.

Plâtrage. — Il active d'une manière extraordinaire la croissance des légumineuses, les rend d'un vert foncé, vigoureuses, mais malheureusement sujettes à donner des indigestions. Il se répand le plus souvent au printemps, par un temps sombre, pluvieux même, et lorsque les fourrages commencent à couvrir la terre. Une commission de la Société centrale d'agriculture de la Seine inférieure (1) a constaté que le plâtre cru est aussi efficace et moins cher que le plâtre cuit ; que le plâtrage du trèfle, au lieu de se faire dans le printemps qui suit l'ensemencement, sera plus profitable, moitié la première année, de suite après les semailles, et moitié au mois d'avril suivant.

On a cherché à remplacer le plâtre, souvent fort cher, et d'un emploi désagréable, par l'acide sulfurique, qui, dans quelques cas, a présenté une grande supériorité : il développe aussi vivement la végétation que le sel calcaire ; il est d'un prix peu élevé, et d'un transport facile, en raison de la petite quantité qu'on doit employer ; il se répand aisément, et pendant la sécheresse tout aussi bien que pendant les pluies. M. Bergis a trouvé qu'un litre du prix de 90 centimes, étendu de 10 hectolitres d'eau, équivaut pour l'effet, à un quintal de plâtre de 2 fr. 50 c. M. Delord a

(1) *Travaux de la Société*, 1840, p. 337.

étendu avec succès l'acide de 800 à 1000 parties d'eau, et il a répandu le mélange à raison de 70 à 100 litres par 30 mètres carrés de trèfle de Hollande, de farouch, de vesces (1). Malheureusement tous les essais n'ont pas été aussi heureux.

Les *cendres* et la *suie* activent la poussée des légumineuses, détruisent les joncs, les carex, et toutes les plantes aigres et ligneuses des lieux à marécage et à tourbe ; elles y font prospérer le trèfle rampant et le lotier villeux ; les Alsaciens, les Hollandais, en font usage pour chasser la mousse. On rapporte que, par un temps sec, le feu ayant été mis à un pré, toute l'herbe avait été consumée ; on croyait le gazon absolument perdu, et le propriétaire allait demander une indemnité, lorsque, après les pluies d'automne, on vit les parties brûlées plus verdoyantes que les autres, et débarrassés de la mousse qui les couvrait.

Les excellens effets de la *chaux* sur les prés humides sont assez connus. On l'emploie seule ou mêlée avec de la terre, du sable. Dans les prés de mauvaise nature, elle change la composition chimique du sol, détruit les plantes mauvaises, aigres et excite la croissance des bonnes.

L'emploi simultané ou successif des engrais organiques et des substances minérales, qui amendent le sol, est avantageux : en répandant alternativement sur le trèfle, la luzerne, et le sainfoin, l'urine avec le plâtre, « on produit sur ces plantes des effets qui paraissent prodigieux ; on obtient, dans des sables presque stériles, d'aussi abondantes récoltes que dans les terres les plus fertiles (2). »

Les *engrais végétaux*, qu'on emploie rarement, seraient profitables aux herbages. Si on laisse pourrir sur place la dernière coupe des prés, on obtient, l'année d'après, des récoltes beaucoup plus fortes qu'à l'ordinaire ; et les feuilles qu'amassent les vents contre les haies, pourvu que la couche n'en soit pas assez épaisse pour étouffer le gazon, sont aussi une très bonne ressource. En Alsace, on laisse tout l'hiver les fanes des pommes de terre étendues sur les prés, et au printemps on ramasse ce qui n'a pas été

(1) *Journ. d'agr. prat. pour le midi de la France,* février 1840.

(2) De Dombasles, *Calendrier du cultivateur.* p. 452.

décomposé, on l'entasse pour le répandre encore l'automne suivant. Lengerke rapporte que ce procédé fait disparaître les mousses, ce qui s'explique par la grande quantité de potasse que renferment ces tiges.

Tous les temps ne sont pas également favorables pour fumer les prés : l'automne est la saison qui convient le mieux, surtout quand les fumiers qu'on répand renferment des pailles ou des matières fétides. Quoique rarement on mette dans les prés les engrais en excès, nous ne devons pas oublier qu'une forte quantité rend les herbes aqueuses, mal nourrissantes, difficiles à digérer, et peu propres à être données en vert.

DESTRUCTION DES MAUVAISES HERBES.—L'arrachage des plantes nuisibles doit se faire avant leur maturité : il est facile et efficace pour détruire la *berce*, le *panais*, la *consoude* et les autres végétaux volumineux; le plus souvent, il suffit même de couper la plante au collet de la racine pour en purger la terre. Cette opération sur les chardons est dite *échardonnage :* elle réussit sur beaucoup de plantes appelées vulgairement *chardons;* mais elle est impuissante, même en insinuant du sel dans la tige coupée, sur la *shérarde des champs* qui se multiplie très facilement par ses racines. Il faut échardonner avant la formation des semences et autant que possible sur une grande étendue ; autrement, les vents rapportent bientôt, dans les champs nettoyés, les graines du voisinage, et rendent vains tous les travaux. Les berges et les francs-bords des routes, des canaux, des rivières et des chemins de fer servent même de pépinière à ces parasites, et l'administration devrait charger les agens voyers d'échardonner ces lieux, ainsi que l'a demandé la Société d'agriculture de la Haute-Marne (1).

Le complément de l'arrachage c'est de semer de bonnes plantes sur la terre qui vient d'être remuée, ou de ne faucher le pré délivré de toute mauvaise herbe, que lorsque les bonnes plantes qui restent sont assez mûres pour perdre, au moins une partie de leur graine.

Thaër recommande simplement le fauchage avant la formation

______

(1) *Bull. de la Soc. départ. d'agric. de la Haute-Marne*, 1841.

des semences, et ce moyen, répété une ou deux fois de suite, peut suffire, mais seulement pour les espèces annuelles ou bis-annuelles. C'est ainsi qu'on en use sur les montagnes pour dé-truire la bruyère, la fougère, l'ajonc et les ronces, qu'on em-ploie à faire la litière ou à chauffer le four; quelquefois même on les brûle sur pied, et les cendres produisent, l'année suivante, les meilleurs effets sur le pâturage. Lorsque ces végétaux vien-nent dans les prés, c'est en les arrachant qu'il faut s'en délivrer, ou en défrichant le sol s'il y en a beaucoup.

Si les herbes nuisibles sont à-la-fois nombreuses et petites, il faut agir sur le sol, le dessécher, l'amender avec de la chaux, des cendres, du sable, le soumettre à de bonnes et émondantes cultures.

M. Lengerke, pour rajeunir les prairies, conseille de les cou-vrir de 20 à 25 centimètres de sable pur ou mêlé à de la chaux. Cette couche étouffe les sauges, le plantain et les autres espèces à feuilles larges et étalées, tandis qu'elle se laisse percer par celles qui sont fines. L'*ensablement* est souvent utile sur les ter-res marécageuses.

Le *défrichement* peut devenir nécessaire pour faire périr les mousses, et il faut surtout y avoir recours si le sol est de nature à être cultivé. Quelquefois de profonds hersages, de bons arrose-mens, avec du lizée ou avec des eaux grasses, suffisent pour faire prendre le dessus aux bonnes plantes. On a aussi conseillé de déplanter le gazon et de travailler la terre avant de le replanter. Les récoltes, remises en place et arrosées, reprennent avec faci-lité et l'on voit bientôt les bonnes plantes, redevenues plus vi-goureuses, vaincre et étouffer les mauvaises. Mais, le meilleur moyen de nettoyer un herbage, c'est de le travailler et d'en tirer des récoltes pendant quelques années; on peut obtenir ainsi, tout en purgeant les prés, des produits qui paient les travaux nécessaires pour les régaler et les niveler convenablement.

Il est difficile de détruire les *cypéracées*, les *joncées*, si sou-vent nuisibles aux prairies, sans dessécher la terre où ils pous-sent. Toutefois, lorsque le desséchement n'est pas possible ou qu'on ne croit pas devoir s'y livrer, on coupera ces plantes plu-sieurs fois par an, aussi ras que possible, et on répandra sur la prairie de la chaux, du plâtre ou des cendres. Ces substances, en même temps qu'elles nuisent aux *joncs,* aux *scirpes,* aux *souchets* et aux *carex,* facilitent la pousse des bonnes espèces et surtout des légumineuses. On dit avoir remarqué que l'hydrochlorate de soude, mis en grande quantité sur les joncs récemment coupés, les fait mourir, et qu'aussitôt que la pluie ou les arrosages ont entraîné l'excès de ce sel, on voit les bonnes plantes naître sur leurs racines détruites.

La *cuscute* est une plante annuelle qui nuit au trèfle, à la luzerne, à la vesce, au lin. Bosc a reconnu qu'elle ne se propage que par graine. On a donc conseillé, pour la faire disparaître, de couper bien ras toutes les tiges qui la portent, et de ratisser même plusieurs fois la place pour s'assurer qu'on n'en laisse pas ; de rompre le pré, ou d'installer d'autres récoltes dans les places envahies ; d'y étendre une couche de paille bien sèche et d'y mettre le feu ; de couvrir le terrain infecté de chaux vive pulvérisée, etc. Ces moyens peuvent être efficaces, mais il faut les employer assez tôt et avec assez de persévérance pour prévenir la maturation des semences. Comme nous l'avons dit, page 296, on évite la cuscute en semant les légumineuses sur un sol qui n'en contient pas, et en employant une semence bonne et choisie.

Les racines de la luzerne sont attaquées par un champignon (*Rhizoctonia medicaginis*). On voit la plante malade jaunir d'abord, puis ensuite se dessécher. Pour détruire ce parasite, on travaille la partie assaillie du pré, et on préserve les parties saines par un fossé.

Destruction des animaux nuisibles. — Les *taupes* nuisent à beaucoup de récoltes et particulièrement aux prairies ; c'est même dans les meilleurs terrains qu'elles exercent les plus grands ravages. L'irrigation est le moyen le plus sûr de les détruire ou du moins de les chasser et d'en prévenir les dégâts, mais elle n'est pas toujours praticable. M. Lengerke conseille de les éloigner par les fumigations sulfureuses de Julliers, c'est-à-dire de faire brûler du soufre, et au moyen d'un soufflet, d'en diriger la fumée dans leurs routes souterraines. Quelques personnes disent aussi qu'on les fait fuir en y plaçant un morceau de hareng saure, une gousse d'ail écrasée, ou des branches de la plante appelée cardiaque (*leonurus cardiaca*) : mais le meilleur moyen de les détruire est une trappe formée d'une pince en fer et à ressort ; seulement, pour se servir efficacement de cet instrument, il faut distinguer, parmi les voies souterraines qu'elles fréquentent, les *passages* et les *galeries*. Les passages ont souvent 1 kilomètre de longueur et quelquefois plus de 3 (1) : ce sont des boyaux, le plus souvent en lignes droites, qui longent les murs, les haies, les tertres, les clôtures ou les berges des fossés, et dans lesquels, plusieurs fois le jour, passe la taupe en allant de son nid ou gîte, au lieu qu'elle exploite et où elle cherche sa nourriture. Ni les chaussées, ni les fossés, ni les routes, ne les arrêtent ; quelques-unes même se creusent des chemins sous des murs de plus de 2 mètres de fondation.

Vous distinguez le passage récemment creusé à la rangée de grosses taupinières alignées, à plusieurs mètres de distance les unes des autres. De ces grandes routes et plus ou moins perpendiculairement, partent les galeries en nombre indéterminé et en général, selon une même direction : vous les reconnaissez à des taupinières disposées en lignes tortueuses, travaux exécutés pour chercher çà et là la nourriture.—Vous placerez les trappes dans les passages bien fréquentés, bien battus, et dont la paroi inférieure lisse et foulée, ne présente aucun monticule de terre.

Les taupinières endommagent toujours les prairies : outre qu'elles empêchent de faucher ras et occasionnent ainsi une perte de foin, elles rendent encore le fauchage long et difficile. Si on les laisse vieillir, elles portent préjudice à tous les herbages, couvrent le sol d'inégalités et font périr l'herbe qu'elles recouvrent ; mais si, au contraire, on a soin de disséminer la terre à mesure qu'on la voit soulevée à la surface, le travail des taupes peut quelquefois n'être pas sans utilité : ainsi, dans les prairies dont le sol est fort et le sous-sol fertile, les galeries mettent en contact avec les racines les principes de l'atmosphère, et la terre qui produisait les taupinières, dispersée, sert comme de fumier ; mais il cause un véritable mal dans les terres légères, où l'air et la pluie s'insinuent et pénètrent facilement, et dont la couche

(1) *Journ. d'agric. prat.*

superficielle repose sur des sables stériles et exposés à la sécheresse.

On étend les taupinières sur les gazons avec un outil à main
ou avec une machine que traîne un cheval et qui se nomme *herse
à étaupiner, étaupinoir*.

Eumolpe, canille, babotte.— On cherche par famine à se dé-
faire de cet insecte qui ravage la luzerne, en fauchant les prairies
bien près de terre et en les faisant, au besoin, pâturer quelque
temps ; mais ce moyen, usité en France et en Espagne, n'est pas
toujours suivi d'un plein succès. M. Bouscaren se sert avec avantage
de la chaux : à peine s'aperçoit-il que les femelles de l'*eumolpe*
ont l'abdomen gonflé, par le nombre immense de leurs œufs, qu'il
fait répandre sur les luzernières, au moment le plus chaud de la
journée, des cendres de chaux récentes ou de la chaux en poudre ;
selon qu'il le juge à propos , il répète cette opération deux ou
trois fois. Avant d'étendre la chaux, il faut l'échauffer à ne pouvoir pas y tenir la main, en l'humectant légèrement pour la réduire en poussière. Les *babottes* ont sur la peau un liquide visqueux qui retient la chaux, et aussitôt qu'elles en sont imprégnées, elles tombent et se chargent d'une quantité de plus en
plus forte en se roulant par terre ; si quelques-unes ont échappé,
on les fait périr après la fauchaison , en traînant un châssis ou
un fagot chargé de pierres, ce qui présente, en outre, l'avantage
de distribuer uniformément l'oxyde de calcium.

La *coccinelle, bête du bon Dieu*, nuit beaucoup à la vesce,
« Elle attaque de préférence les sommités de la plante, et il résulte de ses nombreuses morsures un genre d'empoisonnement
qui, non-seulement empêche la floraison, mais même dessèche et
brûle en quelque sorte la vesce presque instantanément (1) ». Le
seul moyen connu d'arracher une partie de l'herbage aux piqûres de cet insecte, c'est de le faucher aussitôt qu'il est envahi,
quel que soit son point de maturité ; encore le peu de fourrage,
que l'on sauve ainsi d'un dégât général, n'est-il pas même de
bonne qualité.

Les *campanols* portent quelquefois préjudice aux herbages.

(1) Comte de La Villarmois, *Journ. d'agric. prat.*, 5ᵉ année, p. 223.

On peut les faire fuir en dirigeant dans leurs galeries des fumigations sulfureuses, ou selon quelques personnes, en y introduisant des tiges de sureau imbibées d'une huile puante.

Pour détruire les *fourmis*, on conseille d'enlever les fourmilières et de faire du feu sur la place. On peut aussi, dans le temps des irrigations, creuser des trous sur le point qu'occupe une fourmilière, y diriger un courant d'eau et y laisser séjourner le liquide plusieurs jours.

On ne connaît pas de procédé immanquable contre la *courtière:* on a recours, pour la faire fuir, à des tourteaux d'huile, qui font pousser les plantes, mais malheureusement qu'on ne peut employer en assez grande abondance pour en porter l'effet jusqu'aux galeries et aux gîtes des insectes.

Le *ver blanc, larve de hanneton*, mange la racine de la luzerne, le tubercule de la pomme de terre et beaucoup d'autres plantes fourragères. On ne sait pas de moyen pour en délivrer les champs: on ne peut qu'en réduire beaucoup le nombre par des labours faits à propos dans les temps froids; mais au moment où il fait le plus de mal on n'a pas d'autre ressource que de fouiller au pied des végétaux qui se flétrissent et de le chercher le long des racines. Il nuit aux herbages en labourant le sol et en exposant les radicules à la sécheresse ; on y remédie au moyen d'un rouleau en pierre, assez lourd pour tasser le sol, et fermer les passages qu'il a creusés.

Diverses espèces de *sauterelles* ravagent nos récoltes. Elles s'élèvent quelquefois en quantités innombrables, forment des nuages à cacher le soleil, et portent la famine et l'infection dans les lieux où elles s'abattent. Pour s'en débarrasser on a essayé de les prendre: c'est de cette manière qu'en 1840 on en a détruit, en Provence, de prodigeuses quantités. On a conseillé de les faire fuir en faisant un grand bruit (1); mais ce moyen ne peut être employé que sur les bords de la mer.

Le fauchage à propos, et ensuite un long pâturage, est ce qu'il y a de plus praticable pour les faire périr de famine ou les obliger à fuir. Plusieurs oiseaux domestiques et la plupart de ceux

______

(1) *Annuaire du Bureau des longitudes*, 1837.

qui vivent à l'état sauvage, le hérisson, le porc, peuvent rendre de véritables services en délivrant des insectes et des mollusques qui ravagent les récoltes : au lieu donc de tuer les hérissons et les petits oiseaux insectivores, il serait mieux de les protéger et même, à l'exemple des Américains (1), et de certains cultivateurs de France (2), d'en favoriser la multiplication en leur préparant des habitations dans nos terres.

PATURAGE, FAUCHAGE. — Faut-il faucher les prés alors que l'herbe est encore jeune, ou attendre qu'elle soit parvenue à maturité ? Convient-il de les faire pâturer, et par quels animaux ? L'expérience a prouvé que ces questions peuvent impunément être résolues dans un sens ou dans l'autre, et qu'un herbage, bien établi dès le principe, donne de bons produits, soit qu'on le fauche, soit qu'on le fasse pâturer. Toutefois, à cet égard, il y a certaines règles qu'il est avantageux d'observer. D'abord, les grands animaux endommagent les champs récemment travaillés ; ils gâtent les rigoles et les canaux, multiplient les trous et disposent le sol pour les *joncs*, et les *carex ;* il ne faut donc conduire ces animaux dans les jeunes prés qu'en temps secs et lorsque la terre est bien assise. Les moutons, au contraire, sont utiles sur les prairies nouvelles: si la terre est légère et soulevée, ils la raffermissent, la tassent et en préviennent le desséchement ; mais il faut prendre garde, que les jeunes plantes s'arracheraient facilement si elles étaient broutées trop près, et qu'on ne doit laisser que raccourcir les herbes : c'est pourquoi ce pâturage est principalement convenable la deuxième année, lorsque le terrain est ferme et le gazon déjà bien formé ; alors même plus les graminées sont coupées près, plus elles tallent, et mieux elles garnissent ensuite. C'est en général avant la maturité, que doit se faire le fauchage des jeunes prés, afin de ne pas trop épuiser les plantes; il faut même le répéter plusieurs fois l'année. Si cependant l'herbe est très claire et si l'on a lieu de croire qu'elle ne pourra pas assez bien garnir le sol, on fera bien de la laisser mûrir, au risque de la faire souffrir, et de la bien secouer pendant la fenaison, pour en disséminer la graine.

(1) *Journ. d'agric. prat.*, août 1841, p. 67.

(2) *Bon cultivateur de Nancy*, 1841, p. 136.

ARROSAGE. — L'arrosement favorise la production de tous les fourrages, mais il est indispensable à ceux des prairies permanentes ; car, en général, les graminées, qui en sont la base, ne peuvent guère se développer sans humidité. Si dans les prés, l'eau est convenablement distribuée, toutes les plantes sont également longues, l'herbe est touffue, et la fine prédomine ; tandis que par la sécheresse, les *graminées*, les *petites légumineuses* avortent, et les *ombellifères*, les *composées*, les *scabieuses* et les *labiées* envahissent le terrain. Nous pouvons remarquer tous les ans, dans la deuxième coupe, qui pousse au temps sec de juillet et d'août, une plus grande foule de *centaurées*, d'*ombellifères*, et de *chrysanthèmes*, que dans la première coupe du printemps.

Les effets de l'irrigation varient selon la composition des eaux : celles des pluies, celles qui surgissent des rocs granitiques, ou qui ont traversé des sols siliceux, qui sont pures enfin, ou peu chargées de matières terreuses, de débris de végétaux ou de substances animales, peuvent donner de la vigueur à des plantes flétries, mais elles ne sauraient faire pousser des végétaux vigoureux, sapides, nutritifs et salubres ; celles qui découlent de hautes montagnes inhabitées, des glaciers des Alpes, sont plus mauvaises encore ; celles qui s'échappent des marais, qui ont séjourné sur des tourbières aigres et chargées d'acide *ulmique*, font mourir les bonnes plantes et croître les joncs, et ne sont bonnes que lorsque, par le contact avec de la chaux ou des cendres, on les a saturées de substances alcalines ; enfin celles qui tiennent en dissolution des principes métalliques, et qui sont vénéneuses pour les animaux, détruisent toutes les plantes.

Les eaux des bois, a-t-on dit, sont mauvaises, acides, lorsqu'elles sont claires et elles charrient de mauvaises graines quand elles sont troubles ; toutefois l'expérience prouve qu'elles sont souvent très bonnes, et que leur qualité dépend des saisons et des plantes qui peuplent les bois.

Les bonnes eaux sont celles qu'on voit sourdre des sols calcaires, qui sont chargées de chlorure de sodium, de carbonate de potasse, de carbonate de soude, de matières organiques, d'acide carbonique, et de sels ammoniacaux ; celles des rivières sont fécondantes, et entre toutes, celles des rivières qui ont traversé

des pays fertiles ; car, outre qu'elles sont aérées et imprégnées
d'acide carbonique, d'air et de sels solubles, elles renferment
encore, après les pluies principalement, des *détritus* de végétaux, de la vase et de l'*humus* enlevés aux champs cultivés.
En général, celles-là sont bonnes qui coulent à la surface de la
terre après une longue sécheresse ; en lavant les chemins et les
ravins, elles se chargent d'excrémens d'animaux, de cadavres
d'insectes, et de feuilles pourries qui les rendent fécondes ; c'est
pourquoi les ruisseaux, les ravins, alimentés et grossis par les
premières pluies d'automne, sont très propres à faire pousser les
prés. Du reste, les eaux courantes ont, quant à l'agriculture,
des propriétés très variables. Ainsi, celles des rivières siliceuses,
d'ordinaire très peu fertilisantes, le deviennent quand elles sont
troubles, comme l'a prouvé M. Kœclin pour celles du Rhin.
Celles du *Furens*, ruisseau que forment des marais du côté du
mont Pilat, n'ont qu'une médiocre valeur près de leur source, au
lieu qu'elles sont excellentes après avoir lavé les égouts de Saint-
Etienne ; de sorte qu'en amont de cette ville, les prés qu'elles
arrosent ne coûtent que 4 à 5,000 francs l'hectare, tandis qu'en
aval, ils se vendent 14 à 15,000 francs. L'homme peut en tout
temps et en tout lieu communiquer aux eaux courantes les qualités bienfaisantes qu'elles reçoivent des orages et des villes ; il
peut les engraisser en toute saison. Les cultivateurs des Vosges,
de la Suisse et des Cévennes remuent la vase, c'est-à-dire la
bonne terre que recèle le fond des ruisseaux, dont ils amènent et
répandent les eaux sur leurs prés en même temps que le limon
qu'elles charrient. Ils ont tous les avantages des inondations
sans en avoir les inconvéniens : ils fument à-la-fois la terre,
chaussent les plantes, bouchent les galeries des taupes et des
insectes, et facilitent l'arrosage en empêchant l'introduction de
l'eau dans le sol. Les *Annales agricoles* de l'Ariége (1) ont cité
avec éloge Jean Espi qui, faisant arriver sur son pré, avec les
matières fertilisantes du fond d'un ruisseau, les cendres d'un
écobouage, a démontré que l'augmentation de revenu, d'une seule
année, peut payer et au-delà, les frais nécessaires pour améliorer
les herbages.

(1) Juillet 1841.

Pêcheries. — On appelle ainsi de petits étangs où l'on recueille l'eau des sources peu abondantes, pour ensuite, en levant la bonde, la répandre à la fois sur la prairie entière. Malheureusement ces réservoirs sont rarement assez grands pour un arrosement complet, de sorte que l'eau se dissémine et se perd sans laisser d'effet sensible. M. Dumas voudrait qu'on les supprimât, et qu'on dirigeât directement les sources qui les alimentent, aujourd'hui sur un coin du pré, demain sur un autre; mais ils sont nécessaires quand on a très peu d'eau et qu'il faut la conduire un peu loin; d'ailleurs l'eau, et surtout celle qui surgit du sein de la terre, s'y améliore, absorbe de l'oxygène et de l'acide carbonique, se charge de principes fructifians que le vent déplace, ou que lui cède la putréfaction des animaux ou des plantes aquatiques. Près des villages, les réservoirs servent de lavoir, et reçoivent les alcalis employés pour blanchir le linge et le fil; ils élèvent aussi quelquefois, de toute leur profondeur, le niveau de la source qui les alimente, et avec l'eau que fournit ainsi de plus haut l'élacier ou le trop-plein, ils offrent un arrosage pour une plus grande surface de terrain : à la vérité, ils donnent une prise étendue à l'évaporation qui doit occasionner une perte considérable en été; mais cette perte sur la quantité est bien compensée par la qualité qu'acquiert le reste. Si les eaux des pêcheries étaient froides, séléniteuses et crues, il pourrait être utile, pour les corriger un peu, d'y verser, de temps en temps, une voiture de feuilles, de fumier et de chaux, ce qui serait surabondant, si elles avaient délavé les rues d'un village ou d'un chemin fréquenté par beaucoup d'animaux.

Modes d'arrosage. — L'arrosement des herbages se fait par *infiltration,* par *immersion* et par *irrigation.*

Par *infiltration,* quand l'eau humecte seulement le dessous de la terre, et ne parvient aux plantes qu'en s'infiltrant de proche en proche. Il faut, pour cet arrosage, un terrain bien disposé, des réservoirs, des canaux qui entourent et sillonnent les propriétés, et qui permettent à volonté d'élever le liquide presque jusqu'à la surface, et de plus un canal d'écoulement pour donner la facilité de faire varier le niveau. Ce procédé ne doit pas être employé quand on a des eaux riches et fertilisantes.

Par *immersion,* quand, par le flux de la mer, le débordement

des rivières, ou par des écluses, des canaux et des barrages, les
eaux refluent et couvrent la terre et les plantes de sable, de limon, de débris de feuilles et de toutes les matières fertilisantes
qu'elles abandonnent en s'évaporant. C'est lorsque les rivières
sont troubles qu'il faut pratiquer l'immersion. Les prés arrosés
par les grands canaux de la Lombardie donnent six, sept coupes
par an. Submergés en hiver, ils sont, par là, garantis des gelées
et végètent toute l'année. Les débordemens sont aussi des im-
mersions, mais qui malheureusement ne viennent pas toujours
à propos, et qui compensent souvent le bien qu'ils font par la
dévastation qui les accompagne et les amas de gravier qu'ils en-
tassent sur les terres. Malgré ces chances désastreuses, ils sont
souvent heureux, surtout en automne et en hiver, et les gazons
inondés sont généralement les plus recherchés.

L'*arrosement* par irrigation consiste à faire couler une nappe
d'eau sur l'herbage : c'est le plus usité. Il faut d'abord niveler le
terrain, de manière que l'eau n'y reste jamais stagnante ; mais
qu'elle puisse, au contraire, le parcourir lentement, s'y étendre
en couches minces et y déposer tout ce qu'elle charrie. Dans un
mouvement trop rapide, elle ne se déploierait pas assez ni partout, et au lieu de déposer son limon, elle déchausserait les plantes et entraînerait les sucs fertilisans et même la terre.

Parmi les canaux, on distingue la *rigole principale* ou grande
béale, *béal*, qui part de la rivière ou du canal général d'irrigation, et conduit l'eau d'une extrémité à l'autre de l'herbage ; les
rigoles secondaires qui prennent l'eau dans la principale et la
distribuent sur tout le terrain ; dans certains cas, des rigoles de
troisième ordre qui s'échappent des secondaires comme les rameaux d'une branche, et qui, d'ordinaire, sont fort courtes ; et
enfin, des *rigoles de desséchement* qui portent hors de la prairie
l'eau disséminée par les ramifications des conduits.

Ces divers canaux peuvent varier beaucoup par le nombre et
par la disposition ; mais toujours ils doivent être étroits, afin
d'occuper peu de place ; avoir peu de pente, afin de rester constamment pleins, et que l'arrosage se développe uniformément
sur toute la longueur ; ils doivent aller en diminuant insensiblement de profondeur ; néanmoins, à leur origine, les secondaires

doivent être beaucoup plus étroits, mais aussi profonds que la grande béale, et les tertiaires que les secondaires, afin que toute l'épaisseur de l'eau courante se divise à chaque embranchement. Si les branches et les rameaux, à leur naissance, se trouvaient inégalement profonds et plus près de la surface que la rigole mère, les sucs fertilisans, toujours plus abondans au fond du courant, seraient entraînés et réunis à l'extrémité de cette rigole principale.

Dans l'irrigation en planches, les raies d'arrosage sont parallèles et placées au milieu, sur l'arête culminante des billons. C'est entre ces derniers que se trouvent les saignées ou rigoles destinées à conduire l'eau hors de la prairie.

Dans beaucoup de nos montagnes, on pratique mal l'irrigation. On fait arriver l'eau à une rigole qui longe en haut le bord supérieur du terrain d'où elle s'écoule en nappes jusqu'en bas; de sorte que la partie la plus basse des prés n'a plus que les restes de l'eau déjà filtrée et dépouillée de ses principes par les gazons qu'elle vient de traverser; ce qui explique pourquoi, dans tant de nos prés, le foin de la partie élevée est plus abondant et composé de meilleures plantes que celui de la partie la plus basse. Pour remédier à ce vice dans l'arrosement, il faudrait que le canal de dérivation, courant dans la direction de la pente, allât directement alimenter des rigoles perpendiculaires à cette pente.

Époque, durée des irrigations. — Après la coupe du regain, ou lorsqu'on a cessé de mettre les grands animaux dans les herbages, il faut creuser les rigoles et disposer les écluses pour profiter des premières pluies d'automne. Les arrosages d'hiver fertilisent la terre et en préviennent le refroidissement. On doit laisser l'eau, la première fois qu'on la met dans un pré, douze ou quinze jours consécutifs, et la retirer ensuite complétement pendant une semaine. On la remet, après ce temps, pour la retirer encore, et l'on continue ces alternatives durant toute la mauvaise saison en ayant soin de l'utiliser quand elle est limoneuse, et de suspendre l'arrosage durant les beaux jours, afin que la terre absorbe les rayons du soleil.

Pendant les gelées, les prés doivent être secs ou submergés. Ce n'est que lorsqu'ils sont très humides que le froid en soulève la superficie, et fait périr les plantes. Mais, si l'herbe est couverte d'une couche d'eau courante, la glace se forme à la surface et la température de la terre reste toujours au-dessus de zéro, en sorte qu'au dégel, les plantes sont vertes et bien disposées pour pousser aux premiers beaux jours ; quelquefois même, elles végètent sous la glace. On doit pratiquer souvent l'arrosement dans les prés secs, mais plus rarement sur ceux naturellement humides ; car les plantes médiocrement baignées élaborent mieux leurs principes, sont plus sapides, moins aqueuses et plus nourrissantes que celles qui regorgent d'eau. En cessant les arrosages à temps, on évite les fourrages vasés, rouillés ou couchés ; car la pluie a le temps d'enlever la matière terreuse que l'eau entraîne sur les plantes. S'il est vrai que les cultivateurs manquent souvent d'eau pour leurs arrosages, il n'est pas moins vrai aussi qu'ils en abusent quand ils en ont. L'herbe longue, fade, aqueuse, si peu succulente des prés situés près des ruisseaux, ne doit ses mauvaises qualités qu'à un arrosement trop prolongé : on a cru remarquer que l'écume à la surface du gazon était un indice de la trop longue durée de ce dernier ; mais, sans attendre l'apparition de ce signe présumé, il faut le faire cesser après l'hiver, toutes les fois qu'on a lieu de croire que les plantes ne manqueront pas d'humidité.

Il n'est pas, du reste, d'époque fixe pour cela : vous le continuez jusqu'à l'été sur les montagnes, dans les prés tardifs, qu'on ne fauche que dans le mois d'août ; tandis que vous devez l'interrompre dès le milieu d'avril dans ceux des vallons qui sont précoces et bien exposés.

Le réglement d'Hofwyl recommande, article 12, d'arroser pendant la sécheresse un peu le matin du jour qui précède le fauchage, afin de rendre l'herbe plus douce et plus facile à faucher : cette précaution peut être utile sur les prés maigres, où se trouvent des graminées à feuilles courtes, grêles et raides.

Lorsque l'eau n'est pas assez abondante pour l'arrosement complet de tout l'herbage, on doit n'en arroser alors qu'une partie, après l'autre, mais du moins le faire à fond. Pour faciliter la pénétration de l'eau jusqu'aux racines, il est parfois à propos de herser ou de hacher les gazons.

Pendant les chaleurs, l'eau fait pousser les plantes très rapidement, mais elles les rend aqueuses, fades, insipides, impropres à nourrir les animaux, et promptes, à occasionner des maladies ; à ce point, que quelques jours de pâturage peuvent donner la pourriture aux moutons qui broutent, pendant les fortes chaleurs, les jeunes pousses que l'humidité chaude fait venir : c'est l'herbe des lieux marécageux bien plutôt que l'eau croupie, et les renoncules, qui, en été, donne cette affection aux bêtes à laine. Il faut donc arrêter les arrosages après la fauchaison, si l'on veut faire consommer de suite les plantes vertes, à moins qu'on ne veuille en nourrir quelques jours seulement des bêtes destinées à la boucherie ; mais il n'y a aucun inconvénient à faire arroser pendant deux ou trois jours, en juillet, un pré qui doit être fauché ou pâturé en automne ; car, pendant l'été, les végétaux ont le temps d'élaborer les principes aqueux qu'ils ont absorbés. Il existe dans les environs d'Edimbourg des prairies qui, abreuvées d'eaux grasses, peuvent être fauchées six fois tous les ans, pourvu qu'on les arrose deux jours après chaque coupe.

A quel moment de la journée convient-il d'arroser ? La plupart des jardiniers se gardent de le faire sous les feux d'un soleil ardent ; mais quelques-uns, ceux de la Toscane par exemple, malgré l'excessive chaleur de leur climat, arrosent indifféremment à tous les instans du jour. L'eau répandue à midi, promptement évaporée, laisse peu de traces de son passage ; tandis que, versée à la nuit tombante, elle a le temps de pénétrer plus avant dans le sol, et maintient du moins les plantes fraîches jusqu'au lendemain. Il y a donc avantage à arroser le soir, surtout quand on manque d'eau et qu'on veut la faire pénétrer dans une terre qui, comme celle de nos prairies, est dure et mal disposée à la recevoir. C'est donc le soir seulement, qu'on doit débonder les réservoirs et les pêcheries. Toutefois, il faudrait se garder d'humecter ni le sol ni les récoltes, si l'on craignait, pendant la nuit, une gelée, même légère, ainsi qu'il en arrive souvent après que les plantes, au printemps, ont déjà commencé à pousser. Dans ce cas, on fera bien écouler l'eau des prés dès le matin, afin que la terre ait le temps de sécher un peu pendant le jour.

Il faut visiter avec soin les herbages arrosés, suivre les rigoles, voir les écluses et les barrières, les fixer et les changer au besoin, empêcher qu'une partie de l'herbage ne sèche et que d'autres, au contraire, ne soient trop inondées.

SAIGNÉES, DESSÉCHEMENT. — On appelle *saignée* un canal destiné à conduire les eaux hors des terres. Une excessive humidité, plus préjudiciable aux herbages que la sécheresse, nuit aux bonnes plantes, les rend aqueuses, insipides et mal nourrissantes; elle les détruit même et favorise la naissance et la propagation des *joncs,* des *scirpes*, des *souchets* et des *carex*. Elle détermine la carbonisation des plantes mortes, et leur transformation en tourbe ou en acide ulmique; elle suspend l'action fertilisante du fumier, le tourne à l'acide, le délaie et l'entraîne si elle est courante. Enfin, c'est une expérience faite, qu'on gagne moins à arroser un pré sec qu'à en dessécher un qui est trop humide. La cachexie aqueuse est plus rare en Écosse depuis que, par des irrigations bien entendues, on a assaini les herbages de cette contrée.

ART. IV. — Récolte et conservation des foins.

FAUCHAISON, FAUCHAGE. — C'est à l'époque de la floraison des plantes qu'il est généralement à propos de les faucher pour les transformer en foin; plus tôt, elles sont tendres, mais trop aqueuses, difficiles à dessécher, peu substantielles, puis diminuent beaucoup par le fanage; plus tard, elles seraient dures, ligneuses, d'une digestion difficile, moins nourrissantes. Il y a même souvent avantage à faucher avant l'épanouissement des fleurs, car les plantes jeunes et courtes croissent plus rapidement que lorsqu'elles sont longues, et ensuite, à mesure qu'elles mûrissent les principes en deviennent moins solubles et moins aisés à digérer. Dans tous les cas, si la récolte du foin perd à un fauchage prématuré, le regain est plus abondant, meilleur, et l'on obtient, en définitive, plus de substances alimentaires.

Pour déterminer l'époque de la fauchaison, il faut consulter aussi le goût des animaux : les solipèdes préfèrent le fourrage bien mûr, qui leur est salutaire, et les ruminans, au contraire, celui qui est tendre; le regain donne plus de lait aux vaches que le meilleur foin, et tout le fourrage prématurément coupé est très propre à leur nourriture et à celle des brebis et des agneaux.

Les légumineuses veulent être fauchées tandis que les fleurs en sont épanouies; plus tôt, le fanage serait difficile, et l'herbe se réduirait trop au sécher; plus tard les racines souffriraient, les feuilles inférieures se détacheraient, la tige deviendrait ligneuse et le foin dur. N'attendez même pas la floraison pour le trèfle et la luzerne, si la sécheresse les flétrit, car, une fois que leurs pousses ont commencé à jaunir, la croissance cesse, et la pluie ne ferait que susciter des jets nouveaux au collet de la racine; après cette seconde crue, on aurait un mauvais fourrage, formé, et des jeunes pousses trop tendres et aqueuses, et des vieilles tiges dures, ligneuses et sans saveur. Enfin, lorsque les plantes ont versé, on doit les couper, même avant l'épanouissement de la fleur, pour prévenir l'altération du foin par la terre.

Tous les momens du jour sont également bons pour faucher; on conseille cependant d'attendre que la rosée soit dissipée, afin de ne pas enfermer l'humidité dans les andains; mais pour cela il faudrait, dans beaucoup d'expositions, attendre trop tard. Or, pour le travail pénible de la fauchaison, il est important de profiter de la fraîcheur du matin. Le point principal, c'est que le temps soit au beau, et que la pluie ne vienne pas incommoder la fenaison. Inutile de recommander de couper l'herbe bien près du sol, de dire que le pied des tiges est perdu, lors même qu'on ferait pâturer, car les animaux le recherchent très peu; tandis que la récolte du fourrage levé en serait de beaucoup augmenté: un centimètre d'herbe à la base des plantes donne plus de foin que des décimètres au sommet.

Fenaison. — Il y a deux manières d'arriver à la fenaison de l'herbe des prés permanens: par l'une, on conserve aux plantes leur couleur, et l'on fait le *foin vert;* par l'autre, on leur donne une teinte foncée, et l'on a le *foin brun.*

Foin vert. — Le fanage, communément usité avec des outils à main ou des faneuses, est tout-à-fait vicieux: il ne communique à l'herbe aucune qualité; au contraire, il en évapore des substances utiles ou les dessèche, et les rend insolubles; il brise les plantes, en dissémine les élémens les plus substantiels, et donne un foin beaucoup moins favorable à la santé; il fait perdre le quart du poids, et peut-être la moitié de la valeur nourrissante de quelques légumineuses. C'est autant dans l'intérêt de l'hygiène des animaux que dans celui de l'économie rurale qu'on doit, en fanage, préconiser les procédés qui, tout en donnant aux plantes la propriété de se conserver, les améliorent sans rien dissiper de leurs sucs essentiels.

M. Crud, pour conserver les feuilles et les fleurs des plantes, indique la méthode qui suit comme coûtant infiniment moins que celle qui ordinairement est en usage : « Eparpiller l'herbe après qu'elle a été fauchée, afin qu'elle s'essuie et se fane. Le soir, avant la chute de la rosée, la retourner de manière que la partie qui a reçu l'action du soleil et qui serait altérée par l'humidité de la nuit se trouve placée dessous, tandis que celle qui est demeurée encore verte, et qui peut sans inconvénient recevoir la rosée, se trouve du côté supérieur. Le jour suivant celle-ci se fane à son tour, et vers le soir on met alors cette récolte en tas de 50 ou 100 kilogr., qu'on presse légèrement, afin d'en accélérer la fermentation. Au bout de douze à quinze heures, lorsque le calorique est assez développé pour qu'on puisse à peine tenir la main dans ces tas, il faut les ouvrir et étendre le fourrage; si celui-ci reçoit pendant deux ou trois heures l'action du soleil, il est sec ou peu s'en faut.

« Lorsque le temps menace de pluie, cette méthode doit subir des modifications. Il faut alors interrompre ces opérations, et mettre le foin en monceaux, afin qu'il soit protégé contre l'humidité, autant que cela est possible, et préservé des détériorations. »

M. Puvis indique de la manière suivante le procédé qu'on suit sur le plateau des Vosges pour faire sécher le foin. « Dans les prés tourbeux, en montagne, trois heures de soleil suffisent pour sécher le foin : il paraît qu'il est alors préférable à ce qu'il serait si on le laissait plus long-temps sur le pré. Il éprouve dans les fenils une fermentation qui le radoucit, le rend d'une digestion plus facile, et modifie d'une manière favorable les principes nutritifs qu'il contient. Il ne paraît pas qu'il en soit résulté d'accidens, d'inflammation spontanée, comme cela est quelquefois arrivé avec du fourrage rentré vert, et particulièrement avec les fourrages artificiels.

« Cet usage de rentrer le fourrage des prés marécageux avant son entière dessiccation nous paraît très utile à répandre ; nous ne l'avions vu employé jusqu'ici nulle part ; il se rapproche toutefois de celui qui produit le foin brun en Allemagne.

« Le fourrage fermenté des prés marécageux entretient en bon état les bestiaux des Vosges en hiver, quand, sans cette précaution, il les nourrirait à peine, ne vaudrait pas de la paille, et leur donnerait des poux.

« Il paraît qu'on doit le laisser d'autant moins sécher qu'il est de plus mauvaise qualité. Nous serions disposé à regarder l'espace de trois heures, dont nous venons de parler, comme le plus court possible, et ne devant s'appliquer qu'aux fourrages des plus mauvais prés. »

Thaër recommande, pour préparer le foin des sols marécageux, de le laisser exposé à l'air et à la pluie : le bétail qu'on nourrit, dit-il, avec des carex et des joncs, perd ses forces, si l'on a négligé de laisser ces plantes étendues pendant cinq à six semaines, pour qu'elles reçoivent la pluie plusieurs fois. Le moyen employé dans les Vosges, pratiqué avec précaution, est préférable.

La récolte des regains est souvent difficile, soit parce qu'on les fauche lorsque l'herbe est encore tendre et aqueuse, soit à cause des mauvais temps. Si on les rentre avant qu'ils soient complétement secs, ils s'échauffent rapidement. Pour prévenir cet accident, il faut, après les avoir tournés plusieurs fois sur les prés, les mettre en grosses meules, et les y laisser plusieurs jours ; ils s'échauffent et se conservent ensuite facilement.

On ne doit faucher d'ordinaire que par le beau temps ; mais quelquefois on est trompé ou bien pressé par la saison, et l'on fait couper l'herbe pendant un temps brumeux, dans l'espoir d'avoir bientôt le soleil : dans tous les cas, si l'on est surpris par la pluie, on laissera l'herbe en andains, car elle ne souffre pas d'être mouillée tant qu'elle est verte ; elle risque seulement de devenir jaune, de pourrir même, si elle est en couches épaisses.

Pour éviter ce danger, on visitera le dessous des andains, et on les retournera, sans les étendre, de manière à renverser la face exposée à l'air vers la terre, et réciproquement, aussitôt qu'ils commenceront à prendre une teinte jaunâtre. Mais si l'herbe verte supporte impunément la pluie, il n'en est pas de même de l'herbe sèche, qu'une simple ondée, ou la rosée d'une nuit peuvent altérer. Les alternatives de pluie et de soleil rendent en très peu de temps le meilleur foin insipide, inodore et fragile, et l'on ne saurait trop multiplier la main-d'œuvre nécessaire pour le préserver de l'humidité, en le faisant mettre en petits meulons, le soir, et à l'approche des orages.

Quel que soit le procédé de fanage, l'asséchement doit être complet, et cependant n'être poussé que jusqu'au point nécessaire à la conservation du foin; car si, d'une part, les plantes qui n'ont pas subi une préparation suffisante, s'échauffent, moisissent, et se décomposent; d'autre part, celles qui reçoivent, seulement pendant une heure de trop, l'action d'un soleil ardent, perdent leur saveur, deviennent pâles, insipides, inodores, friables, et impropres à subir la fermentation qu'elles doivent éprouver en magasin.

Foin brun. — « Pour faire le foin brun, dit Thaër, on laisse l'herbe fauchée en andains, pendant deux ou trois jours, et même plus long-temps si le temps est mauvais. Lorsqu'elle est essuyée, on la secoue et on la retourne, après quoi on la met en petits monceaux; on l'abandonne dans cet état pendant plusieurs jours, et l'on en fait ensuite des tas plus grands. Quand elle est restée ainsi tassée quelques jours, on la met en meules qu'on a soin de tasser fortement. Bientôt elle s'échauffe, fournit beaucoup d'humidité, s'essuie ensuite, et devient compacte comme des tas de tourbe. Pendant que ce mouvement intérieur a lieu, il faut tenir le foin serré et préservé du contact de l'air; car ce fluide détermine la fermentation putride et la moisissure. »

Aussitôt que l'herbe des andains aura pris une teinte jaunâtre, dit M. Parkinson (*Experienced farmer*), on l'exposera au soleil; et lorsqu'elle sera fanée, on la mettra en chevrottes et on la laissera dans cet état un ou deux jours. Si ensuite le foin ne paraît pas assez sec pour être mis en meules de 4 à 500 kilogr., on l'exposera à l'air pendant un jour : il faut que l'herbe ait perdu assez d'humidité pour ne pas trop s'échauffer, et pour ne pas moisir ; elle est parvenue au point convenable quand elle exhale une odeur plutôt forte que douce, qu'elle est onctueuse à la main plutôt que sèche, et qu'elle est brunâtre : elle doit avoir conservé toute sa force, tous ses sucs.

Le temps nécessaire à la préparation du foin brun est variable selon la nature des plantes et la température de l'air. L'herbe grosse doit rester, plus long-temps que l'herbe grêle, en andains et en moyettes. Le produit des prés secs peut être entassé un jour après la fauchaison. Lorsque l'herbe est claire, et que les andains sont minces, M. de Valcourt, traducteur de Parkinson, conseille de les doubler.

La préparation du foin brun est économique et donne des produits de bonne qualité, mais qui, peu estimés par ceux qui n'en connaissent pas les qualités, se vendent moins sur les marchés.

Le fanage des légumineuses exige plus de précaution que celui des graminées; la luzerne et le trèfle sont difficiles à dessécher, et friables quand ils sont secs. M. de Dombasles recommande le procédé suivant : Après avoir laissé le trèfle en andains pendant un jour ou deux au plus, on le met en petits tas de 5 à 6 décim. de diamètre sur autant d'élévation, nommés *chevrottes*, *bocottes*. Si le temps est beau, on laisse subsister ces tas, sans y toucher, pendant deux ou trois jours; s'ils ont été aplatis par une forte pluie, on se contente de les retourner en les desserrant le plus qu'on peut, de manière que l'air les pénètre bien. Aussitôt que ces *chevrottes* sont à moitié sèches, on les transporte une à une pour en faire des tas coniques de 18 à 20 décim. de hauteur, que l'on ne presse pas. Si ces tas sont faits avec soin, bien formés en pointes aiguës, le fourrage achève de s'y dessécher, sans qu'il soit besoin d'y toucher jusqu'au moment du chargement, et les plus fortes averses ne l'endommagent pas. C'est du soin avec lequel on forme ces tas que dépend tout le succès de l'opération ; car des tas mal faits se laissent facilement détremper par les pluies. Dès que le trèfle approche de la dessiccation, on ne doit le toucher que le soir et le matin. Si, au contraire, on le remue à la chaleur du jour, il se brise trop facilement, et l'on perd beaucoup de feuilles. Ce procédé coûte très peu de main-d'œuvre, et l'on obtient un fourrage d'une excellente qualité, à moins que le temps ne soit très pluvieux.

Klapmayer a pratiqué en Allemagne un autre procédé fort simple, qui donne aussi de bons résultats. C'est encore au célèbre directeur de Roville que nous en empruntons la description : On met l'herbe, le lendemain du jour où elle a été fauchée, en tas de 3 mètres de diamètre, et aussi haut qu'il est possible de les faire ; on les foule fortement et bien également dans toutes les parties. On les laisse fermenter jusqu'à ce que la température soit portée au point où l'on ne pourrait plus tenir la main dans la masse ; on démonte alors le tas, et l'on étend l'herbe. Quelques heures de soleil, et même de vent, suffisent ensuite pour dessécher complétement le foin. On ne doit pas manquer de démonter le tas parvenu à ce degré de chaleur ; la pluie même ne doit pas faire retarder cette opération, sans laquelle tout se gâterait. Si la fermentation ne s'était pas établie dans toute la masse, qu'une partie de l'herbe fût restée verte, on devrait la mettre dans d'autres tas pour la faire fermenter, ou la faire sécher en l'étendant, en la tournant plusieurs fois. Si, après avoir défait les tas on craint la pluie, on peut les reformer de suite, en mettant au centre ce qui était à la circonférence.

Ces procédés de fanage peuvent être appliqués à tous les fourrages ; ils n'occasionnent pas la chute des feuilles et forment de bons alimens. Le foin préparé par la méthode Klapmayer n'a pas même de seconde fermentation à subir ; on peut le rentrer parfaitement sec.

En Allemagne, on fait sécher le trèfle sur des perches nommées *porte-trèfle* ou *cavaliers;* on place le fourrage en partie sec sur ces perches : il peut y rester plus de quinze jours, sans qu'il en résulte aucun inconvénient ni pour le pré, ni pour la plante qui sèche et qui conserve ses feuilles. M. Villeroy recommande cette méthode pour les temps pluvieux et pour les prés éloignés des bâtimens de la ferme.

Pour dessécher le produit des prairies artificielles, en Picardie, on dispose, en fauchant, les tiges pied contre pied ; on remue ensuite le moins possible, et sans déranger la position régulière des plantes. Lorsque l'herbe est à moitié sèche, on en fait des tas qui pèsent après la dessiccation 5 kilogr. Pour faciliter le fanage, on retourne soigneusement ces tas, et après desséchement on les attache avec un lien de seigle ou d'écorce de tilleul. Dans les Alpes, on lie les légumineuses à mesure qu'elles viennent d'être fauchées ; on dresse les bottes par faisceaux de quatre, et on les laisse sécher dans cette position, où elles ne souffrent pas d'une petite pluie, et dans tous les cas il est facile de les mettre en meules provisoires. « Le bottelage du sainfoin, dit M. Bergasse, me revient à 5 ou 6 cent. par quintal ; je ne crois pas qu'on puisse faire en agriculture, de dépense plus utile que celle-là.» M. Bergasse recommande de ne faire les bottes que de 1000 ou 1500 grammes.

Le *bottelage* des foins facilite la propreté, l'ordre, l'économie et prévient l'infidélité et la paresse des domestiques ; il fait connaître exactement les ressources de la ferme en fourrages, et permet de bien régler pour toute l'année les rations que doit recevoir le bétail. Sous ce rapport, il est précieux ; mais, il est dispendieux au moment de la récolte, brise les plantes et en détache les parties les plus substantielles ; d'un autre côté, les fourrages bottelés ne peuvent pas être stratifiés, se tassent inégalement dans les meules et ont une seconde fermentation très imparfaite : les vapeurs se condensent sur les parties qui, n'étant pas serrées ne peuvent pas s'échauffer, et les altèrent ; aussi, quoique le bottelage soit recommandé comme facilitant la récolte des légumineuses, plusieurs agronomes conseillent de ne le pratiquer que pendant les mauvais jours, et sur les fourrages qui ont ressué ; c'est ce qu'on est obligé de faire dans les contrées où les ouvriers manquent en été.

CONSERVATION DES FOINS. — Il faut rentrer les fourrages quand ils sont suffisamment secs ; s'ils le sont trop, les plantes deviennent friables, il s'en perd beaucoup, et elles n'éprouvent qu'une incomplète fermentation ; quand elles ne le sont pas assez, elles moisissent, pourrissent, et quelquefois même s'enflamment spontanément. Il y a moins d'inconvénient à rentrer des plantes avec une partie de leur eau de végétation que mouillées par la pluie ou la rosée : l'humidité libre à la surface les altère plus rapidement que l'eau disséminée dans leurs tissus. Le degré de desséchement qui convient pour un bon fourrage varie selon la nature des plantes et selon le lieu où elles ont végété. C'est à chaque cultivateur à étudier la manière dont il doit faire ses récoltes. Les végétaux gras, ceux qui ont été fauchés sur un sol fécond, doivent être soignés, car ils s'altèrent facilement.

Soit qu'on conserve les foins en meules ou en grange, on doit chercher à les préserver de la pluie, de l'humidité du sol, des excrémens des rats et des oiseaux, des émanations des animaux et des vapeurs du fumier.

On fait les *meules* en poires, en carrés longs ou de tout autre forme ; Parkinson croit que celles qu'on nomme en Angleterre *meules à moutons* sont les meilleures : elles sont « rondes » et basses, et contiennent de 20 à 30 milliers métriques de foin ; elles ont la base étroite et s'évasent largement à mesure qu'elles s'élèvent. La grosseur n'en est pas indifférente : le foin maigre s'échauffe difficilement ; on peut le mettre en gros tas. L'inconvénient des meules, c'est la difficulté de les préserver de la pluie avant qu'elles soient finies et couvertes ; mais une fois terminées, on les garantit du mauvais temps par une toiture ou par une couverture en paille : cette dernière est préférable ; appliquée directement sur le foin, elle le préserve du contact de l'air.

La couche supérieure des tas conservés dans des *fenils* devient pâle, perd sa saveur, et se couvre même de moisissure : elle est altérée par les vapeurs qui se dégagent dans la fermentation, et qui vont s'y condenser : pour parer à cela, la charpente des fenils sera construite de manière qu'on puisse remplir tous les vides. Il est même utile de préserver le foin de l'humidité, en l'enveloppant d'une couche de paille qui le garantisse contre le contact de l'air et pompe les vapeurs qui en émanent.

L'usage des fenils se perd et c'est un bien sous le rapport de l'économie et de l'hygiène vétérinaire : les fenils sont dispendieux et le foin en plein vent est meilleur et a plus d'arôme ; moins altéré par les rats et les fouines, il se vend mieux.

Les courans d'air l'endommagent toujours, surtout peu de temps après la récolte. Soit en meules, soit en fenil, il faut qu'il soit uniformément tassé. Préservé de l'air, il s'échauffe, sue et s'améliore ; inégalement pressé, il fermente, s'altère dans quelques par-

ties du tas. Les Anglais compriment tellement tous leurs fourrages qu'ils sont obligés de se servir de couteaux et de haches
pour les détacher de la masse ; pour les transporter, ils les coupent en tranches grandes et régulières, qui se chargent facilement sur les voitures.

La pratique de *saler les fourrages*, au moment de la récolte,
s'étend tous les jours. On conseille de jeter environ 30 kilogr.
de sel sur 80 quintaux de plantes sèches ; lord Sommerville en
faisait répandre, avec un tamis, 12 kilogr. pour 1,000 kilogr.
Ainsi salé, le foin devient un excellent préservatif contre la pourriture ; et le sel, en peu de temps dissous et absorbé par ce foin,
le défend de la moisissure, lui donne, avec des propriétés toniques, une saveur qui plaît à tous les animaux ; le sel est surtout
utile dans le foin des prés humides ou dans celui qui a été mal
récolté : Rozier rapporte que du foin presque pourri par la pluie
saupoudré de sel à l'époque de la récolte, a eu la préférence du
bétail sur un autre, qui était bon, mais non pas salé.

Si l'on a des fourrages mous et difficiles à dessécher, on les
mêle à des substances sèches et dures et dans cette masse composée qui se conserve facilement, les plantes s'améliorent : les unes
trop molles, deviennent fermes, les autres trop consistantes s'imprègnent d'humidité, deviennent tendres et sapides. La *stratification* peut être nécessaire pour modifier les propriétés alimentaires de quelques fourrages. Les couches du foin ordinaire
entrecoupées de celles du trèfle ou de la luzerne forment une bonne
nourriture, plus substantielle que le produit des prés permanens
et moins échauffante que les légumineuses desséchées. Cette manière de mélange, qui devrait toujours être pratiquée, quand on a
plusieurs espèces de fourrages, donne une nourriture plus recherchée des animaux, plus salutaire à la santé, que chacune des
parties qui la composent.

Mais c'est avec les regains et les pailles qu'il convient de faire
les stratifications. « La quantité de paille doit être égale à-peu-
près, en volume, à celle de regain, si ce dernier n'est pas parfaitement sec. Les couches doivent être tassées fortement, également, et la masse tenue le plus possible à l'abri du contact de
l'air. La paille qu'on emploie ainsi acquiert une saveur qui la

rend agréable au bétail (de Dombasles)»; elle devient aussi plus facile à digérer et plus nutritive, en même temps qu'elle complète la dessiccation du regain.

DÉCHET DE L'HERBE PENDANT LE FANAGE ET APRÈS LA RÉCOLTE. — L'herbe perd, en se desséchant de 75 à 80 p. 100 de son poids (1); et elle perd surtout ses parties les plus succulentes, ses graines, ses fleurs, ses feuilles et le sommet de ses tiges; les 20 à 25 p. 100 qui restent sont rendus moins solubles, durs, fragiles, difficiles à digérer, peu substantiels, échauffans et moins salubres. Ces fâcheux effets varient, du reste, selon les plantes, leur âge, la manière dont elles sont fanées, leur état au moment de la récolte, et le degré de desséchement où elles parviennent : ils sont moindres pour celles qui ont souffert de la sécheresse, ou qui ont été fanées avec modération, et par un temps propice sans être trop chaud; que pour celles qui sont vigoureuses ou desséchées avec excès par un soleil ardent. Les graminées perdent de 12 à 15 p. 100 de moins que le trèfle et la luzerne.

Entrée au fenil ou mise en meules, l'herbe se dessèche encore et éprouve d'autres phénomènes qui la rendent meilleure. L'eau de végétation qu'elle renferme, disséminée en atomes dans le parenchyme végétal, réagit lentement sur la matière solide et la modifie. Le foin qui a subi cette seconde fermentation, qui a ressué, n'a plus l'odeur et la saveur fortes qui caractérisent le *foin nouveau;* il a jeté *son feu*, est moins échauffant, plus sain et peut, sans danger, être donné aux animaux. L'humidité provenant de la pluie, de la rosée, et déposée sur la surface des végétaux, n'agirait pas comme celle qui est renfermée dans les vaisseaux : elle déterminerait plutôt la fermentation.

La seconde fermentation, aussi bien que la fanaison, diminue le poids du foin d'une quantité variable.

(1) « Le trèfle, aussi ménagé qu'on l'a pu en le retournant avec une fourche sur toile, laisse tomber une proportion de feuilles qui peut paraître incroyable pour ceux qui ne l'ont pas vue, et incroyable encore en la voyant, si l'on ne pèse ces débris, dont la masse, qui occupe très peu de volume comparé à celui des tiges, semble n'avoir qu'un poids relatif minime.... Il n'en est pas ainsi, car ce poids s'élève en moyenne à 25 p. 100. » *Journ. d'agr. prat.*, T. III, p. 109.

« Après avoir laissé le fourrage se faner jusqu'à ce que les tiges se rompent à la première flexion qu'on veut leur imposer, on l'a emballé dans des toiles, avec toutes les tiges et les feuilles détachées ; on l'a placé au milieu d'autre fourrage séché à l'ordinaire et sortant du pré, pour y subir avec lui la fermentation. Après trois mois, le fourrage emballé a donné un déchet très peu variable de 8 kil. 75 pour 100 kilogr. pesés après le fanage extrême, dont nous avons parlé, c'est-à-dire que 100 kilogr. se réduisaient à 91 kil. 25. L'herbe des prés naturels a également été essuyée, et après fanage pareillement extrême, elle n'a donné pour déchet à la fermentation que 4 p. 100. »

La maturité de l'herbe au moment où on la fauche exerce une grande influence sur l'assèchement du foin ; les plantes jeunes diminuent plus que celles qui sont bien formées : il résulte des expériences de M. Perrault que 100 kil. de trèfle, et de luzerne coupés à la toute première fleur, ont produit 27 kil. 90 après un fanage pratique, 25 kil. 66 après fanage extrême, et 23 kil. 42 après fermentation ; 100 kil. de trèfle, coupés en fleur ayant déjà perdu des feuilles au bas de la tige, ont donné, après un fanage ordinaire, 35 kil. 27, après un fanage extrême, 32 kil. 44, et 29 kil. 69 après la fermentation ; enfin, 100 kilogr. de la même plante plus avancée et plus fatiguée par la sécheresse, ont donné 41 kil. 95 après un fanage pratique, 38 kil. 59 après un fanage extrême, et 35 kil. 24 après la seconde fermentation. Or, comme ces expériences ont été faites, en tenant sans cesse les herbes sur toile et dans des sacs, pour savoir la quantité de fourrage qu'aurait donné le trèfle traité comme nous venons de le dire, il faudrait retrancher du résultat 25 centièmes pour les feuilles détruites, et il ne resterait dans chacun des trois lots que 18, 22 et 26 kilogrammes. « L'on ne pourrait guère être accusé de déprécier les produits nets en luzerne et en trèfle, si l'on portait à 23 kilogr., après fanage et fermentation, celui de 100 kilogr. en vert. Mon père s'en tient à ce rapport, mais il manifeste sa conviction que, par le fait de notre brutal mode de fanage, de mise en tas, de chargement et de déchargement, il nous reste à peine 20 p. 100 du poids en vert (1). »

(1) Ernest Perrault de Jotemps.

CHAPITRE VI. — PATURAGES.

Les *pâturages* sont des terrains dont l'herbe est broutée par les animaux. On les divise, d'après la manière dont ils sont établis, en *naturels* et en *artificiels*. On appelle *pâturages accidentels*, les prés, les récoltes qu'on livre passagèrement aux bestiaux. Employé au singulier le mot que nous définissons exprime aussi la pratique de faire paître.

ART. I. — Pâturages naturels.

On nomme ainsi les sols, ordinairement pâturés, où l'herbe pousse naturellement. Il en est, les jachères, les chaumes, les friches, qui ne durent qu'un temps limité; tandis que les bois, les montagnes, forment des pâturages permanens.

Jachère morte.—Dérivé de *jacere* le mot *jachère*, désigne l'état d'une terre qui, épuisée par la culture, reste inactive jusqu'à ce que des cadavres d'insectes, de vers, de plantes adventices, et les excrémens des animaux qui y pâturent, lui aient rendu les matières fertilisantes, nécessaires à la production d'une nouvelle récolte. L'expérience et la théorie nous ont prouvé, que, pour conserver un sol en bon état de fécondité, il n'est pas nécessaire de le laisser *se reposer;* qu'en employant des amendemens et des engrais convenables, en variant suffisamment les cultures, on peut prévenir son infécondité; que s'il est nécessaire de le laisser en jachère pour l'ameublir, le débarrasser des mauvaises herbes, il y a perte à l'abandonner aux plantes qui y viennent spontanément; que, dans tous les cas, on devrait remplacer celles-ci par des espèces semées, et former un pâturage artificiel. Malheureusement, nos fermiers manquent souvent des connaissances et des moyens qui seraient nécessaires pour obtenir ce beau résultat, et ils laissent une partie de leur exploitation en jachère morte, qu'ils appellent *chaume* ou *friche*, selon sa durée.

D'une valeur très variable comme pâturages, *les chaumes* offrent peu de ressources si les terres sont propres, mais fournissent une bonne pâture si le sol est infesté de chiendent, de lupuline, de mélilot, de gesses, de vesces ou d'agrostides. Parmi ces bonnes espèces, se trouvent néanmoins des camomilles, des chrysanthèmes, des seneçons, des miroirs de Vénus, des mélampyres, des borraginées, des véroniques, des linaires et des coquelicots, plantes peu alimentaires, fades ou nuisibles ; d'un autre côté, la pointe des éteules incommode toujours plus ou moins les animaux ; enfin ces pâturages peuvent avoir des inconvéniens s'il reste beaucoup d'épis après la moisson ; il faut, dans ce cas, y laisser les animaux peu de temps, et y conduire seulement ceux qui ne sont pas pressés par la faim. Quand le déchaumage n'a lieu que onze ou douze mois après la moisson, les jachères, placées sur un bon sol, fournissent dans le mois de mai un pâturage assez fertile pour nourrir des bœufs. Presque toujours cependant, on doit le sacrifier et labourer avant l'hiver, pour détruire les mauvaises herbes et ameublir le sol.

Les *friches* sont des terrains en général peu fertiles, laissés incultes plusieurs années consécutives. Cependant l'herbe y est quelquefois assez abondante pour former gazon, et si on les met en défends avant le printemps, elles fournissent une nourriture copieuse qui peut nourrir les bêtes à cornes. Dans quelques domaines, on les réserve pour les bœufs de travail jusqu'après la récolte du foin, et on les livre ensuite aux moutons; celles qui sont sur de mauvais sols, et ce sont les plus communes, servent exclusivement à l'entretien de l'espèce ovine : c'est une pauvre ressource ; on n'y élève que de petits animaux, et les brebis y perdent une partie de leur laine dès l'âge de trois ou quatre ans.

Les friches sont encore bien répandues en France, où elles ne produisent que très peu d'herbe et quelques arbustes sans valeur. Quand elles ont formé gazon, on y pratique l'écobuage, et l'on obtient quelques récoltes passables, qui cependant sont loin de compenser la perte occasionnée par les années de jachère.

Les *landes,* les *bruyères* sont des terres incultes, le plus souvent couvertes de bruyères, d'ajonc épineux et de genêts. Ordinairement à sous-sol argileux, elles sont quelquefois couvertes d'une couche de sable Parmi les arbustes des landes, poussent quelques herbes de la famille des graminées, des composées, des cypéracées et des joncs. Ces pâturages sont mauvais, et propres seulement à nourrir de chétives brebis ; mais l'herbe fine qui y pousse produit une chair excellente.

Les *genestières* sont des sols où le genêt à balai se trouve en grande quantité. Placées en général sur des terres fertiles, elles produisent de l'herbe bonne et sapide ou grêle, fade et peu alimenteuse, selon que les genêts sont jeunes et peu fournis, ou grands et touffus. Lorsqu'elles sont épaisses et qu'elles ont déjà plusieurs années d'existence, elles ne présentent aucune plante herbacée ; les feuilles, les rameaux, les fleurs et les gousses qui tombent tous les ans, ou l'ombre des genêts, étouffent les graminées et les légumineuses annuelles ; il ne reste sur le sol que les genêts et quelques ronces. Elles n'offrent, en général, qu'une faible ressource ; les animaux qui les fréquentent mangent des fleurs au printemps et de jeunes pousses toute l'année, et principalement l'hiver. Le genêt est amer : pris en petite quantité il peut préserver les moutons de la pourriture, mais à hautes doses, il occasionne la *genestade*, ou des irritations des organes digestifs et des voies urinaires.

Bois. — Les plantes qui poussent à l'ombre ont des feuilles étroites et peu nombreuses, renferment beaucoup d'eau et peu de principes bien élaborés ; elles sont grêles, élancées, pâles, étiolées, insipides, sans odeur, très peu nutritives et mangées seulement par les animaux pressés par la faim : telles sont les herbes des lieux boisés, qui n'offrent souvent d'autre nourriture que les jeunes pousses des arbres, car la surface en est presque toujours nue, ou couverte de feuilles mortes ; ils peuvent cependant, par le peu d'herbe et les feuilles qu'ils fournissent, être utiles, vers la fin de l'été, aux exploitations qui manquent d'herbages ; mais, en général, le bétail y reste avec peine, vagabonde sans cesse, recherche les clairières et les lisières où les végétaux, un peu plus exposés au soleil, sont meilleurs que dans les endroits touffus ; néanmoins le fourrage qu'il y prend ne paie souvent ni le fumier qu'il dissémine, ni les frais de garde qu'il nécessite.

La valeur de ces pâturages varie selon le nombre et la grandeur des arbres. Les jeunes taillis sont, par leur herbe et leurs feuilles, préférables aux bois de haute futaie ; mais il est défendu d'y mener le bétail tant que les arbres ne sont pas assez élevés pour être défensables ; et il est de l'intérêt du cultivateur de respecter les lois à ce sujet, car les animaux y occasionnent des dégâts qui ne sont pas compensés par les alimens qu'ils en retirent. Le pâturage a contribué à détruire beaucoup de forêts en France, et il est plus nuisible de nos jours qu'anciennement, en raison de la grande division des terres : il est rare que les parcelles d'un bois, appartenant à plusieurs propriétaires, soient coupées à-la-fois, et qu'on puisse en faire consommer une sans nuire aux autres.

L'âge auquel il convient de permettre le pâturage d'un bois doit varier selon l'espèce d'arbre, la fertilité du sol et les animaux qu'on veut y conduire. Les bois dont l'essence est peu recherchée par les herbivores, et ceux dont la terre pousse rapidement la végétation, sont plus tôt défensables que ceux qui se trouvent dans des conditions opposées. Le porc, qui mange surtout des fruits et des racines, nuit plus que le bœuf et le mouton dans de jeunes plants ; mais dans les vieilles forêts il fait plus de bien que de mal en labourant la terre, et en détruisant les animaux nuisibles ; on ne doit pas craindre qu'il nuise en mangeant les semences, car, il lui en échappe toujours plus qu'il n'en faut pour remplacer les vieux troncs. Les dégâts qu'occasionne la chèvre, en écorchant et en broutant les tiges et les branches, sont assez connus ; comme en Prusse, les lieux boisés devraient lui être constamment interdits. Les solipèdes, les bœufs et les moutons, ne portent préjudice qu'aux bois dont les arbres ont besoin d'être renouvelés, et aux taillis qui ne sont pas assez formés en souches-mères, ou dont le sommet des branches est encore bas et à la portée de ces animaux.

Le pâturage qui nous occupe intéresse l'hygiène vétérinaire comme l'économie sociale. Le bétail qui vit dans les bois est mal nourri, faible, donne peu de produits, et contracte, en broutant les jeunes pousses de chêne, de pin et de sapin, le pissement de sang appelé *mul de brou, maladie des bois.* Ces accidens se font surtout remarquer lorsque les animaux manquent de bonnes boissons, et qu'ils ne trouvent sur les gazons que des herbes dures, sèches et couvertes de poussière ; quand, pressés par la faim, ils introduisent avec avidité une grande quantité de principes âpres, résineux, dans leur estomac vide. On ne doit les conduire dans les bois que lorsqu'ils ont déjà pris d'autre nourriture, au râtelier ou sur un herbage.

Pâturages marécageux. — On trouve dans les lieux humides beaucoup de mauvaises plantes, des joncées, des cypéracées, des prêles, des scrofulaires et des renoncules ; les bonnes espèces même y sont aqueuses, ligneuses, insipides, et les unes comme les autres souvent couvertes de sable, de vase et de débris d'êtres organisés. Nuisibles surtout en été, quand la chaleur humide les fait pousser avec rapidité, elles peuvent, dans l'espace de quelques jours, donner la pourriture au mouton. En hiver, elles sont moins aqueuses, moins insalubres, mais toujours peu nutritives : c'est au moment où l'herbe est couverte de rosée qu'elle est le plus malfaisante, probablement à cause des effluves que la vapeur d'eau, déposée sur les feuilles, a entraînés en se condensant. Les pâturages marécageux agissent par l'herbe, par l'humidité du sol, et par les émanations ; les marais sont moins dangereux en prés qu'en pâturages, quoique le foin qu'ils fournissent soit long, dur, tenace, insipide et peu substantiel.

Les herbages qui sont seulement un peu gras, légèrement humides, et dont les plantes sont bonnes, engraissent rapidement les herbivores, surtout les moutons ; mais ces animaux ne doivent pas être gardés long-temps, car ils périraient de la cachexie.

Les herbivores qui vivent dans les sols où l'eau est stagnante sont mal nourris, faibles, mous, lymphatiques, peu robustes, et souvent atteints de maladies organiques ; ils ont beaucoup de ventre et peu de chair, le poil terne, la peau sèche, adhérente ; ils suent facilement, s'engraissent mal ; leur viande est sans goût, peu nutritive, et s'altère rapidement : « le pâturage des marais dégrade les races des chevaux et des bœufs. M. Bosc a vu, et j'ai vu aussi, ceux de ces animaux qui ne quittent pas les marais de Bourgoin, aussi cacochymes que leurs propriétaires ; les moutons y meurent. (1) »

(1) Montfalcon, *Histoire des marais.*

Montagnes. — Les hautes montagnes, d'un abord pénible, exposées au froid, couvertes de neige une grande partie de l'année, seraient d'une culture difficile et souvent ruineuse; tandis que, laissées en pâturage, elles sont très productives durant la belle saison. Les unes sont granitiques, produisent des bruyères, des fougères, et quelques chétives graminées; d'autres, calcaires, volcaniques, sont couvertes de plantes substantielles et beaucoup plus fertiles. Elles sont cependant, les unes comme les autres, pourvues d'une couche de terreau qui généralement entretient un gazon touffu, bien fourni et dont l'herbe est courte, mais sapide. Il en est qui sont assez fertiles pour être fauchées ou pour engraisser les grands ruminans. En général, elles sont plus nutritives que ne semble le comporter l'abondance des plantes.

Les herbivores prennent sur ces pâturages de belles formes, un corps trapu plutôt que grand, une poitrine ample, des muscles puissans, des articulations souples, des chairs fermes et savoureuses; ils acquièrent, par l'exercice à l'air pur et vif, au mauvais temps, et sur un terrain souvent escarpé, de l'agilité, de la vigueur, et une grande aptitude au travail; robustes, habitués aux intempéries, ils peuvent résister à toutes les fatigues comme à tous les temps.

Si, parmi les légumineuses et les graminées nutritives des lieux élevés, se trouvent des gentianées, des rosacées et des composées amères, ces herbages sont salutaires aux animaux faibles, à tempérament lymphatique, atteints d'hydropisie ou de maladies vermineuses. Quand les bêtes à laine, affectées de la cachexie, peuvent aller de la Provence ou du Languedoc sur les Alpes ou les Cévennes, du Rouergue ou du Quercy sur la Haute-Auvergne, elles guérissent de ce mal si souvent incurable dans les plaines.

Les montagnes agissent sur les plantes comme sur les animaux, par leur exposition et leur direction : celles qui sont planes, humides, tournées vers le nord, présentent des renoncules, des liliacées et des carex; quelques-unes ont même des *tremblans,* des marais, et des tourbières. Il suffit quelquefois de comparer deux points peu éloignés pour constater l'influence de la direction de la surface du terrain : sur quelques mamelons du Jura, près de Mouthe, nous voyons des pelouses substantielles et des vaches qui ont tous les caractères de la grosse race de Fribourg ; tandis que, à quelques lieues de là, du côté de Saint-Laurent-Grandvaux, nous trouvons des marécages et un bétail aussi chétif que les plus mauvaises races du centre de la France.

Les herbes des lieux élevés sont renommées pour la bonne qualité du lait qu'elles donnent aux vaches ; il est même certaines espèces de fromage qui ne peuvent être fabriquées qu'avec le lait des femelles nourries sur quelques montagnes. On a long-temps cru que le fromage, dit de *Gruyère*, était dans ce cas ; mais nous savons aujourd'hui qu'on peut en fabriquer du bon dans tous les pays, même avec le régime de la stabulation permanente.

Embouches, herbages. — On appelle ainsi des pâturages succulens, destinés surtout à l'engraissement : ils se trouvent sur des alluvions, dans les bassins de la Seine, de la Loire, du Rhin, sur quelques montagnes volcaniques ou calcaires, et il s'en forme toutes les fois qu'un sol profond, riche en terreau, est convenablement arrosé par de bonnes eaux, sans être assez humide pour produire des végétaux aquatiques, ni pour être détérioré par les pieds des animaux. Ils servent à l'engraissement des grands ruminans, à l'entretien des vaches laitières, et à l'élevage des chevaux de trait. Il est avantageux d'y mettre, à-la-fois ou successivement, différens animaux, et de faucher, à la fin de la saison, les plantes qui n'ont pas été broutées assez près de terre.

Source presque inépuisable de richesses, les embouches donnent, sans frais de culture, des produits d'une valeur au moins égale à celle des récoltes qu'on obtient des terres arables. Quelques agronomes voudraient qu'on établît de ces pâturages dans tous les terrains qui en seraient susceptibles, et d'autres, qu'on labourât, qu'on mît, même les plus fertiles, en trèfle, en luzerne, en betteraves, qui seraient consommés au râtelier, pour donner le fumier nécessaire à l'amélioration des terres maigres du Charolais et du Nivernais... Cultivés, les sols féconds des bords de la Loire et de la Seine donneraient plus de produit brut qu'en gazon, et nourriraient un plus grand nombre de travailleurs ; mais procureraient-ils autant de bénéfice, et fourniraient-ils une aussi grande quantité de subsistances aux populations urbaines? Probablement, non.

Mais, s'il convient de conserver les embouches, doit-on en faire consommer les plantes sur place, ainsi qu'on le fait généralement? Mariote, de Remiremont, a trouvé, rapporte M. de Dombasles (1), qu'en fauchant l'herbe pour la donner à la bouverie, on avait en bénéfice le produit de la moitié de l'herbage, que l'engraissement se faisait mieux, et était plus prompt. M. de Latour a observé, dans le département de Saône-et-Loire, qu'un herbage qui, étant pâturé, engraisse dix-huit bœufs du poids de 250 kilogr. l'un, en engraisse quarante-cinq de 300 kil. si l'on fait consommer l'herbe au râtelier (2). La question qui nous occupe n'est pas encore résolue; elle ne le sera que par des observations faites dans différentes circonstances.

Prés. — On fait pâturer les prés en été après la fauchaison; en automne et au printemps. Le pâturage qui suit la récolte du foin n'a pas d'inconvéniens, mais il offre fort peu d'avantages; celui du mois de septembre est plus intéressant. On y a recours pour faire consommer l'herbe trop courte pour être fauchée, celle qui a poussé dans un lieu ou dans une saison trop humide pour être desséchée. Du reste, la troisième récolte qu'on fait prendre sur place est aqueuse et peu nutritive. En quelques contrées, les prés servent à commencer l'engraissement du bœuf après les semailles des céréales d'hiver, et ils nourrissent ensuite successivement les vaches à lait, les génisses, les taureaux et les bêtes à laine. Ce pâturage peut sans inconvéniens être continué pendant l'hiver; mais il faut l'interrompre quand le sol est trop humide, et quand les eaux d'arrosage, bourbeuses et fertilisantes, peuvent être utilisées. Il faut toujours retirer le bétail avant la pousse de l'herbe nouvelle. Les usages relatifs à la vaine pâture mettent les prés en défends au 25 mars; cette époque est même trop retardée pour les contrées chaudes et les lieux bien exposés.

On fait pâturer, *déprimer*, les prairies au printemps pour donner le vert aux animaux, et quand on manque de fourrage en

____

(1) *Mém. de la Soc. roy. et cent. d'agr.*, p. 184.
(2) *Journ. d'agr. prat.*, 1841, 1842, p. 405.

avril et que l'herbe des montagnes et des friches est encore peu
avancée. Le *déprimage* diminue la quantité du foin, mais le rend
meilleur, en faisant raccourcir, par les animaux, les plantes précoces, les polygonées, les centaurées, les ombellifères et les
pédiculaires qui étouffent les bonnes espèces, et qui, étant mûres
à l'époque de la fauchaison, envahissent le sol par leurs graines
et rendent le fourrage dur ; mais il faut le cesser à temps, car si
on le continue jusqu'à l'arrivée des fortes chaleurs, celles-ci trouvant la terre nue, la dessèchent et arrêtent la végétation, si les
pluies ne sont pas fréquentes. Il a toujours l'inconvénient d'occasionner, par le piétinement, dans les gazons, des trous dans lesquels poussent ensuite les joncs, de retarder la récolte, et de
rendre la formation du regain difficile ; il expose les animaux
aux intempéries du printemps, et aux maladies qui en sont la
conséquence. S'il est avantageux de le pratiquer dans certains
cas, on doit toujours faire d'assez bonnes provisions de fourrage
d'hiver pour ne pas être forcé d'y avoir recours à contre-temps.

Le pâturage des prairies artificielles n'est guère usité que vers
la fin de la saison, et seulement, quand on veut rompre ces herbages ; celui du trèfle, de la luzerne, réclame des précautions
pour prévenir le météorisme des animaux ; mais celui de la minette et du sainfoin surtout, est très bon, très salubre pour les
bêtes à laine.

On a conseillé la suppression complète des pâturages dans les
prés et la distribution au râtelier de l'herbe qu'on ne peut pas
faire sécher en automne ; mais un sol qui est fauché continuellement ne peut pas donner long-temps de bons produits, à moins
qu'il ne soit fumé ou arrosé avec des eaux grasses, ou qu'on ne
laisse pourrir sur pied l'herbe d'une coupe.

En France et en Allemagne, quelques propriétaires, après
avoir voulu soustraire leurs prés à la vaine pâture par des clôtures, ont été bientôt obligés, par la diminution de la quantité de
foin, de les remettre à la disposition du troupeau communal.

Pâturages salés. — On trouve sur les bords de la mer des
herbages dont les plantes, riches en sel marin, pourvues d'une
saveur salée, sont appétissantes, fournissent une nourriture
saine, substantielle, qui entretient les animaux en bonne santé,

les engraisse rapidement, et leur donne une viande d'un goût exquis : les moutons des prés salés sont recherchés sur les bords de la Méditerranée comme sur les rives de l'Océan. La salure de toute la végétation, dit M. de Rivière, en parlant des pâturages salés, fait que je puis me dispenser de donner de l'avoine à mes poulains, pendant neuf mois de l'année, sans qu'ils dépérissent, et sans qu'ils perdent de leur force. Les prés salans de la Somme donnent de l'énergie aux poulains et aux jumens de cette localité (1). Si l'on fauche ces herbages, on obtient un foin excellent et les cultures y donnent aussi de très bons produits : les pommes de terre récoltées sur un *salenca* sont savoureuses et alimenteuses.

Pâturages accidentels. — Le pâturage sur les céréales cultivées pour le grain est favorable aux récoltes trop drues ; il affaiblit les plantes, prévient le versement, facilite la formation du grain et rend la paille meilleure. On le pratique à la fin de l'hiver, quand les fourrages sont rares et que les herbivores ont besoin d'alimens rafraîchissans. On n'y soumet que les petits animaux, et seulement lorsque la terre est bien sèche. Il doit être interdit aussitôt que les tiges poussent, et on ne doit pas le pratiquer sur les récoltes à tubercules et à grosses racines, tant que les fanes sont vertes et continuent à végéter.

ART. II. — Pâturages artificiels.

Formés de plantes semées par la main de l'homme, ils ont une durée variable, mais jamais très longue.

Établissement. *Choix du sol.*—Les pâturages seront placés de préférence sur les terres fortes, argileuses, humides, environnées de grandes masses d'eau, et exposées aux brouillards comme aux pluies fréquentes ; sur celles qui, naturellement herbeuses, sont d'une culture difficile, exigent des sarclages dispendieux, et sont même peu propres à produire d'autres récoltes ; qui ne donnent que des céréales rouillées et à grain maigre, des racines alimentaires grosses mais aqueuses, et des tubercules en général

____

(1) De Montendre, *Institutions hippiques.*

d'une saveur peu agréable et pauvres en matière nourrissante. Quoique moins productifs dans les sols légers, ils y sont utiles et même, de temps en temps, nécessaires pour les fouler, les raffermir, et leur donner de la consistance tout en y portant des engrais.

Ils sont profitables sur toutes les terres épuisées qui exigent des engrais plus abondans que ceux dont on peut disposer; on les laissera sur celles dont la fécondité ne permet pas qu'on y sème, avec avantage, des plantes pouvant être fauchées, jusqu'à l'époque où l'on pourra les travailler, les fumer et les amender convenablement pour produire avec bénéfice des récoltes épuisantes. Inutile d'ajouter qu'on les placera de préférence sur celles qui sont entourées de clôtures et d'une grande étendue, où la garde des troupeaux est facile, et sur celles qui sont éloignées de la ferme et d'un abord difficile. Mais si l'on doit avoir, pour le printemps, des pâtures sur des sols légers et exposés au midi, il en faut aussi sur des lieux argileux tournés vers le nord, qui puissent rester verdoyans en été.

En général, si une terre doit demeurer inculte, il est presque toujours plus profitable d'y semer des plantes fourragères que de la laisser se couvrir de celles qui viennent spontanément.

Préparation du sol. — Dans le sud-est de la France, dans la Hollande, le Mecklembourg et le Holstein, on ne sème pas les pâturages : sacrifiant en partie les dernières récoltes de l'assolement, on les laisse envahir par l'herbe, qui après les moissons, couvre rapidement la terre. Cette pratique, applicable seulement aux sols herbeux, est rarement avantageuse; il est préférable, en général, de tenir les récoltes propres, et de semer ensuite les graines convenables.

L'établissement d'un gazon peut être très économique : s'il doit n'avoir qu'une courte durée, on peut même se contenter de répandre la semence sur le sol après une pluie. Il y a cependant toujours de l'avantage à donner, au moins un bon coup de herse, à semer la graine et à y passer ensuite le rouleau pour la couvrir. Mais on ne doit jamais craindre de faire des sacrifices pour niveler, ameublir, fumer, approprier le sol destiné aux pâturages de longue durée, afin que les herbes gazonnent bien, s'enracinent profondément, résistent au froid, à la sécheresse, à la pluie et à la dent des animaux.

Dans des pays de culture très intelligente, on y consacre les meilleures terres après les avoir même très bien préparées. Ainsi, en Bray, « on laboure la terre à 20 ou 25 centimètres, on la fume, on y plante des pommes de terre que l'on fait suivre d'une céréale d'hiver fumée de nouveau, puis on sème au printemps du trèfle blanc. La céréale enlevée, on fait parquer le jeune trèfle ; l'année suivante on le pâture et souvent on le parque une seconde fois : alors les graminées e tardent pas à couvrir le terrain, l'herbage est formé. (Briaune) »

Comme les prairies, ils doivent être semés, soit au printemps, soit en automne, mais de manière que les herbes soient bien établies avant les fortes chaleurs ou les grands froids. Les semailles dans une céréale économisent les frais de préparation du sol, et la plante qui s'élève abrite celle qui gazonne. En Angleterre, on les sème avec les prairies artificielles : on répand la graine du ray-grass avec celle du trèfle ; on fauche la première année et on fait ensuite pâturer.

Choix des plantes. — On recherchera celles qui, sans en souffrir, peuvent être piétinées, broutées par les animaux : celles qui rustiques, ne craignent ni le froid, ni la sécheresse, ni la pluie et restent vertes une grande partie de l'année; celles qui, pourvues de nombreuses tiges et de fortes touffes de feuilles radicales, talent beaucoup et gazonnent bien, seraient-elles peu propres à être fauchées. Il est des herbes à tiges hautes, qui forment de bons prés et qui ne conviennent pas pour être pâturées ; et il en est qui, comme les centaurées, les crysanthèmes et plusieurs rosacées, sont tendres, savoureuses, et peuvent être broutées dans la jeunesse, mais qui étant dures à la maturité, doivent être exclues des prairies formées d'un grand nombre d'espèces.

Parmi les plantes fourragères les plus convenables pour former un pâturage sont : l'*agrostis stolonifère*, l'*A. commun;* l'*ivraie d'Italie*, l'*I. vivace;* le *pâturin annuel*, le *P. des prés*, le *P. commun*, le *P. comprimé*, le *P. flottant;* le *cinosurus cristatus;* l'*alopécure bulbeux;* l'*A. génouillé;* le *fléau noueux;* le *plantain lancéolé;* le *froment chiendent*, quand on ne craint pas d'avoir ensuite trop de difficulté à le détruire ; la *luzerne fau-cille;* le *trèfle filiforme;* et enfin le *trèfle rampant*, la *lupuline* et le *sainfoin ordinaire :* ces trois espèces sont les plus usi-tées et forment seules de bonnes pâtures pour le mouton, surtout les deux dernières. Les Anglais sèment ensemble: *trèfle intermé-diaire, T. blanc, lupuline*, de chaque 7,500 gr.; *ivraie vivace* 44 kilogr. Il serait difficile d'indiquer les espèces qui convien-nent le mieux aux divers herbivores, de dire, celles qu'il faut mul-tiplier pour les bêtes qu'on entretient, pour les animaux à l'en-grais : les observations nous manquent à cet égard. Nous recom-manderons seulement, de prendre les plus fines, les plus tendres pour les bêtes à laine, et de réserver celles qui sont fortes, plus dures pour le bœuf, en donnant, dans tous les cas, la préférence aux plus salubres et aux plus nourrissantes. Nous ajouterons qu'il faut faire usage de plantes amères, aromatiques, de la pimpre-nelle, du pissenlit, de la chicorée, de la millefeuille, de la ca-rotte, du persil, du plantain et de la petite marguerite, si l'herbage est destiné à l'entretien des moutons, surtout si on le place sur un sol gras, humide ; l'emploi des condimens, quoique plus néces-saire pour l'espèce ovine que pour les autres herbivores, ne doit jamais être négligé, et l'on ajoutera, toujours avec avantage, aux graminées et aux légumineuses, quelques-unes des dernières es-pèces que nous venons de citer. Les herbes doivent, comme pour les prés (V. p. 380), être appropriées au sol, mais il faut surtout avoir égard à son humidité. La plupart de celles que nous avons énu-mérées conviennent pour les lieux humides. On sèmera de pré-férence, dans les terrains secs, les bromes, les fétuques à feuilles étroites, et l'on ajoutera, pour rendre l'herbage plus sapide, le pied-d'oiseau, la petite coronille, le petit lotier, etc.

Les herbages qu'on ne veut pas faucher doivent toujours être formés d'espèces qui végètent au printemps, et d'autres qui pous-sent en été et en automne. Avec ces conditions, les unes et les autres fournissent autant de produits que si elles étaient seules ; le pâturage reste vert toute l'année, et les herbes adventices n'y trouvent jamais de place libre. Cependant, si l'on a besoin d'un pâ-turage pour une saison, on doit y faire prédominer les espèces qui donnent leurs produits dans cette saison : on sèmera pour avoir une pâture au printemps, la flouve odorante, les phléoles, le dactyle, la pimprenelle et la chicorée, dans un sol léger exposé au midi, et pour avoir une nourriture d'été, l'agrostide, l'avoine blanche, celle des prés et les phalaris, sur une terre forte, en plaine ou tournée vers le nord. Les pâturages composés, favorables à la santé des animaux, fournissent une nourriture agréable et substantielle. Sinclair rapporte avoir vu des moutons devenir malades pour avoir pâturé, pendant un certain temps, sur un sol exclusivement occupé par le trèfle blanc; ces ruminans étaient complétement dégoûtés de cette excellente légumineuse, et se jetaient avec avidité sur les pieds de dactyle pelotonné qui poussaient dans les haies; tandis que des animaux, de la même espèce, qui paissaient sur un pâturage composé du même trèfle, du poa commun, de l'ivraie vivace, du vulpin et du dactyle, ne touchaient pas à cette dernière plante, et cependant elle était moins coriace au milieu des autres, que lorsqu'elle poussait dans les clôtures où elle était si recherchée.

Durée des paturages. — La durée des pâturages est relative à celle de l'assolement, si on les établit sur les terres soumises aux cultures régulières de la ferme; mais si on les place sur une terre peu fertile, pour la bonifier et économiser les engrais, il faut les composer de plantes vivaces et ne pas craindre de les laisser long-temps, surtout si l'on manque de fumier ou de moyens de travail; en Allemagne, on les fait durer de quatre à six ans dans un assolement de neuf à douze. Les avantages des diverses cultures doivent seuls en régler la durée : dans le Chester, où le fromage a une grande valeur, on suit des assolemens de onze années, dont les neuf premières sont en pâturage, et les dernières en avoine; dans les Cévennes, on dispose les cultures ainsi qu'il suit; première année, écobuage; deuxième, seigle; troisième, pommes de terre; quatrième, seigle; cinquième, avoine, et de six à quinze ans, pâturage. On doit les rompre quand ils cessent de onner de bons produits, mais il faut préalablement en avoir préparé qui soient capables de les remplacer.

ART. III. — Soins des pâturages.

Les pâturages sont mal soignés, c'est ce qui explique pourquoi ils produisent en général si peu. On doit les épierrer, détruire les taupinières, les fourmilières, et arracher les mauvaises herbes, comme nous l'avons dit en parlant des prés ; nous ferons même remarquer que beaucoup de plantes nuisibles étant plus dangereuses lorsqu'elles sont vertes, qu'après avoir été desséchées, doivent en être enlevées avec le plus grand soin.

Fumure. — Toujours couverts d'herbe courte, les pâturages tirent peu de matières fertilisantes de l'air, à l'exception de celles qui leur arrivent par la pluie et la neige ; ils doivent conserver tous les engrais dont ils ont fourni les élémens, et c'est à cette condition formelle qu'ils peuvent se maintenir et surtout s'améliorer (1). Pour se conformer à ce principe, dans le Bray, on y laisse le bétail nuit et jour, et l'on va y traire les vaches ; dans le Limbourg, on les fait même consommer une année par les bœufs à l'engrais, et l'autre année par les vaches laitières qui épuisent beaucoup, une partie de leur nourriture étant transformée en lait, et donnant peu de fumier. Du reste, la manière de les fumer importe peu : il suffit qu'ils reçoivent, s'ils sont très bons, autant de principes fertilisans que les plantes broutées en avaient absorbés à la terre ; mais s'ils sont médiocres, il convient de leur donner, en outre, l'équivalent, en matière fertilisante, des substances enlevés à l'air.

Si le bétail couche sur le gazon, il est souvent bon de le faire parquer pour l'empêcher de s'agglomérer, et le forcer à disséminer le fumier : on étendra tous les jours les petits tas de bouse, de crottins, qui font rapidement étioler et pourrir le gazon ; on les portera même dans une fosse avec des feuilles, des herbes, des mottes et de la chaux, pour les employer ensuite dans un moment favorable, quand, après avoir fermenté, les mélanges ne contiennent plus de mauvaises graines, sont friables, très faciles à disséminer, et activent beaucoup la végétation sans communiquer aux plantes de mauvaises odeurs. Un excès de fumier,

(1) Briaune, *Journ. d'agr. prat.*, avril 1841, p. 447.

cela arrive rarement, rend l'herbe vigoureuse, mais aqueuse, et sujette à donner des ingestions et la diarrhée.

L'ARROSEMENT exige beaucoup d'attention, car l'eau peut nuire au sol et aux animaux. Les excavations faites par les pieds du cheval et du bœuf, sur les pâturages trop mouillés, durent plusieurs années, diminuent les produits du sol et font pousser les joncs. L'herbe que la grande humidité fait venir peut fournir un foin passable, car le fanage la corrige; mais verte, elle est aqueuse, débilitante, nourrit mal, produit des indigestions et la diarrhée, occasionne des maladies vermineuses, donne la cachexie, diminue la sécrétion du lait et rend ce liquide séreux. Les herbages sont plus nutritifs les années où il règne un peu de sécheresse que sous l'influence de la grande humidité.

Des ABREUVOIRS sont utiles dans tous les pâturages et indispensables dans ceux où l'on engraisse du bétail, celui-ci ne devant pas faire d'exercice.

CLÔTURES.— Des clôtures en fossés, en haies, en murailles, en palissades retiennent les animaux dans les lieux qui leur sont destinés, s'opposent à leur instinct vagabond, les empêchent de piétiner à-la-fois la totalité de l'herbage, permettent de les faire passer du lieu où ils ont brouté quelques jours, dans un lieu où les végétaux sont frais; de commencer l'engraissement sur la plus mauvaise terre et de le terminer sur la meilleure; de procurer ainsi aux bêtes grasses, à mesure qu'elles deviennent plus exigeantes une nourriture toujours fraîche, et de plus en plus appétissante; elles donnent le moyen de séparer, les âges, les sexes, les bêtes à l'engrais, les vaches laitières et les élèves; de faire manger toutes les herbes et de prévenir ainsi la multiplication par graine de celles qui sont peu appétissantes; enfin de laisser pousser l'herbage dans un enclos pendant qu'on le fait consommer dans un autre. On a dit qu'elles habituent le bétail à ne choisir que les meilleures plantes, à refuser celles qui sont un peu piétinées, à désirer sans cesse des nouveaux déplacemens; que passant alternativement d'une nourriture tendre et fraîche, à des alimens fermes, il éprouve des diarrhées et des constipations qui nuisent à l'engraissement. L'expérience a prouvé, dans la Hollande, les Vosges, la Vendée, le Limbourg, le Dou et le Nivernais, l'avantage de l'emploi des clôtures pour faire changer les animaux d'herbe, de temps en temps.

Mais de quelle étendue ferons-nous les compartimens? de 4, 5 hectares, comme dans le Limbourg ; de 2, 3, comme dans les départemens de la Vendée et de la Loire-Inférieure? M. de Chambray croit que les enclos de 20 hect. sont les meilleurs ; mais il en préférerait un de 40 à 4 de 10 chacun. Si, dans de vastes herbages, les animaux gâtent beaucoup d'herbe par leur vagabondage, s'ils se dérangent les uns les autres et s'engraissent moins rapidement ; dans les petits, ils n'ont pas assez d'espace pour varier et choisir leur nourriture.

L'utilité des clôtures, sous le point de vue économique est secondaire si l'on a de grands troupeaux ; car alors le salaire du gardien a peu d'importance relativement au gain qu'on peut faire : d'ailleurs un homme est alors nécessaire pour surveiller les animaux, les empêcher de se battre, et leur donner des soins ; mais si l'on avait seulement quelques bœufs ou quelques vaches, les clôtures seraient une condition sans laquelle il ne faudrait attendre aucun bénéfice du cheptel.

Diverses espèces de clôtures. — Des *fossés* pleins d'eau peuvent servir de clôture, d'abreuvoir et au besoin, être empoissonnés ; mais l'eau devrait en être sans cesse renouvelée par des sources ou des ruisseaux ; car, si elle est stagnante, elle diminue rapidement, se corrompt et dégage des gaz insalubres ; en outre, les fossés ont l'inconvénient d'occuper beaucoup de place et d'occasionner de grands frais pour le curage et l'entretien des bords.

Les *palissades* sont peu dispendieuses dans les pays où le bois est à bas prix. On les construit quand le temps ne permet pas de faire d'autres travaux dans la ferme. Elles tiennent peu de place et n'altèrent pas la propreté dès terres. Lorsque les arbres de haute futaie sont communs, on les emploie à cet usage. A cet effet on implante, de distance en distance, des piquets qui, au moyen de trous, de mortaises, de chevilles, supportent des barres de bois ou des planches placées en travers.

Les *murailles* en pierre ou en pisé sont dispendieuses, et il est bien rare qu'il soit avantageux d'en pratiquer.

Les *haies vives* sont les clôtures les plus usitées, elles sont formées d'aubépine, de prunellier, d'ajonc d'Europe, ou d'autres arbustes et arbrisseaux épineux. Celles en aubépine sont les meilleures et les plus répandues, mais elles ne viennent que lentement ; celles en ajonc, productives et faciles à établir, ont l'inconvénient de s'étendre dans les terres. Pour les établir, on plante les végétaux qui doivent les former sur le revers d'un fossé, ou contre une palissade qui les protége. Si l'on a soin de bien entrecroiser les branches à mesure qu'elles poussent, surtout si on les entrelace avec des fils de fer, tendus au moyen de poteaux, on peut former des barrières qui, sans être épaisses, sont infranchissables.

Ces clôtures servent de repaire aux animaux nuisibles et aux mauvaises herbes. Il faut les tenir proprement, en écarter les ronces et autres plantes parasites. Quelques-unes donnent des produits précieux dans les fermes où le combustible est rare. Elles sont utiles sous le rapport de la fécondité des terres, modèrent les courans d'air, retiennent les gaz et les vapeurs qui s'élèvent du sol, et en favorisent l'absorption par les plantes, forment des abris et préviennent les grands froids comme les chaleurs excessives. Du côté du Limbourg, on estime, rapporte M. Moll, qu'un herbage entouré de haies bien fournies donne un tiers de plus que celui qui est clos avec des barrières, avec du bois mort ; Nieben les conseille même pour toutes les cultures, à cause de la faculté qu'elles ont de prévenir le refroidissement, et de maintenir les émanations fertilisantes.

Les murailles et les haies, ont, outre les avantages des clôtures en général, celui de préserver les animaux de la vue des objets qui pourraient les effrayer, les distraire ou leur donner le désir de courir. Dans les pâturages non clos, l'aspect d'un ennemi, d'un autre herbage, les distractions diverses, tiennent les animaux dans une agitation continuelle et les empêchent de profiter ; sans clôtures, le bétail s'agite, va, vient, et donne peu de produits relativement à ce qu'il consomme. L'herbe d'un enclos abrité produit plus de lait, pousse plus à l'engraissement que celle d'un pâturage ouvert de tous les côtés.

Abris. — On peut en établir en construisant plusieurs murs qui convergent vers un point où ils se réunissent et forment des angles dans lesquels les animaux vont se réfugier. Des hangars, des bergeries, des bouveries, construites en planches, en pisé, en maçonnerie, ou en mottes, à portée des herbages, forment les meilleurs abris pour préserver de la pluie, du soleil, du froid, des mouches, et surtout des orages. Les animaux ne restent dehors que le temps nécessaire pour le repas, et sont moins exposés aux intempéries. On les entre ou on les sort aussi souvent que c'est nécessaire, sans qu'ils en éprouvent aucune fatigue, et sans perte de temps ni de fumier.

OMBRE. — Nieben conseille de planter dans les herbages, pour abriter le bétail, des massifs d'arbres qui en outre agissent favorablement sur l'air. Les arbres diminuent les qualités de l'herbe s'ils sont rapprochés les uns des autres ; mais s'ils sont en bordures, ils produisent des effets utiles, adoucissent les couches inférieures de l'air, préviennent les vents violens, attirent les nuages, retiennent les brouillards, émettent des vapeurs, préviennent le desséchement de la terre par le soleil, fournissent de l'ombre, et offrent aux ruminans, aux porcs, des corps durs, rugueux, contre lesquels ces animaux vont se frotter pour débarrasser leur peau des insectes et de la poussière.

FAUCHAGE. — Le fauchage fait croître l'herbe en hauteur, et le pâturage la rend rabougrie, mais touffue et gazonnante : en alternant ces deux modes de récolte on augmente le produit des prés et des pâturages. Il est des contrées qui ont beaucoup de bétail, et dont les gazons, alternativement en prés et en pâture, sont fauchés pendant quatre, cinq ans consécutifs, et broutés ensuite durant un temps égal. Il peut être utile de tondre les jeunes gazons où l'herbe est claire, si on la laisse mûrir avant de la couper pour en répandre les graines. On doit tous les ans faucher les plantes, en général mauvaises, que les animaux refusent dans les embouches, car, laissées sur pied, elles produiraient leurs graines, et auraient bientôt envahi tout le sol ; elles seraient d'ailleurs, quoique bonnes desséchées, délavées, et perdues en partie ; tandis qu'elles fournissent un foin de mauvaise qualité, il est vrai, mais fort utile quand la terre est couverte de neige. En faisant annuellement la récolte à différentes époques on fait avoir au bétail une nourriture de consistance variée dans le même enclos.

ART. IV. — Consommation des pâturages.

PRÉCAUTIONS. — La récolte prématurée des plantes fourragères est, en général, avantageuse. Coupées à mesure qu'elles poussent, les tiges épuisent peu les racines, donnent beaucoup de produits; et, consommées, encore tendres et jeunes, sont prises avec avidité par les animaux, et leur profitent plus que lorsqu'elles sont dures, ligneuses, coriaces et d'une digestion difficile; il faut ajouter que, si les végétaux sont bien avancés, la base des tiges, les feuilles radicales sont même refusées et ont épuisé inutilement le sol; enfin des espèces qui, bien formées, sont impropres à nourrir, vénéneuses même, peuvent être utiles comme aliment dans leur jeunesse. Ces considérations expliquent pourquoi un gazon nourrit plus d'animaux, étant consommé à mesure que l'herbe pousse, que si on le laisse parvenir à maturité. Toutefois, cette règle doit offrir une exception pour les sols féconds où les plantes longues, vigoureuses, tendres, molles et relâchantes, sont facilement meurtries, écrasées par le piétinement, et ne peuvent nourrir convenablement qu'après avoir pris de la consistance et avoir élaboré leurs principes immédiats. L'expérience seule peut apprendre quels sont les herbages dont la consommation doit être prématurée.

Il importe beaucoup de mettre les animaux dans des pâturages qui leur soient appropriés. Les solipèdes, ayant les pieds petits, durs, des dents incisives aux deux mâchoires, sont organisés pour les terres où l'herbe est fine et substantielle plutôt que longue; mais les grands ruminans, dont le pied est fourchu, large, la mâchoire antérieure dépourvue de dents incisives, et l'estomac multiple, peuvent fouler les sols gras où l'herbe est abondante, et coupent plus facilement les plantes longues, seraient-elles dures, que celles qui sont courtes. Le mouton, pourvu de mâchoires étroites, de lèvres minces, broute les gazons les plus ras, et préfère les lieux secs sans craindre cependant ceux qui sont fertiles si, du reste, ils sont salubres. Les chèvres recherchent les végétaux forts, les herbes grossières, les branches des arbres auxquelles elles font beaucoup de mal; Les porcs vivent d'insectes, de reptiles, de plantes grossières, de mauvaises racines, et ne souffrent pas des émanations marécageuses ; ils ne doivent être conduits dans les gazons qu'après avoir été muselés. Il n'est pas besoin d'ajouter que les herbages les plus rapprochés de la ferme doivent être réservés pour les nourrissons, les femelles prêtes à mettre bas, les nourrices et tous les individus faibles.

Il est encore très important que le pâturage soit convenable sous le rapport de l'abondance et de la nature de l'herbe ; mais il faut considérer la fertilité du terrain et non la quantité absolue de nourriture qu'il contient sur toute sa surface. Il est nécessaire que les animaux y puissent prendre leur repas rapidement et avoir le temps de se reposer pour digérer. Pour évaluer le produit des herbages, on prend, pour unité type, la quantité nécessaire pour une vache, et l'on suppose que la surface qui nourrit 12 vaches peut suffire à 8 chevaux, 9 bouvillons, 120 bêtes à laine. Thaër estime qu'il faut pour un cheval 115 ares de pâturage, 92 pour un bœuf, 76 pour une vache, 18 pour un poulain, 7 pour une brebis. Il serait inutile de faire remarquer combien ces évaluations diffèrent, combien elles sont vagues et insignifiantes. Il est facile de comprendre que la taille, la disposition des animaux, la nature des herbages, l'abondance des pluies, doivent produire de grandes variations. Nous dirons seulement qu'un terrain qui nourrirait 120 bêtes à laine pourrait être insuffisant pour une seule vache ; que tel pâturage qui entretiendrait copieusement 150 moutons de 25 kilogr. chacun pourrait même ne pas en nourrir 100, pesant chacun 35 kilogr. et demi ; car, lorsque l'herbe est rare, 150 bouches en prennent plus dans un temps donné que 100.

Si l'on est obligé de conduire les animaux dans les marais, de les exposer aux brouillards, on les y laissera seulement le temps nécessaire pour prendre leur repas ; on doit même leur donner préalablement une ration au râtelier. Lorsqu'ils ont reçu des alimens, ils absorbent moins par la peau, résistent davantage aux matières insalubres absorbées, et à toutes les causes de maladie qui agissent sur eux. M. Demoussy recommande ce moyen en automne pour toutes les femelles ; on prévient l'avortement des vaches, des jumens et des brebis, dit ce praticien, en leur donnant une ration avant de les conduire au pâturage.

Si l'on craint que les animaux contractent des indigestions sur un herbage, il ne faut les y conduire que lorsqu'ils ont déjà mangé à l'étable ou dans un bon pâturage ; quand ils ne sont pas pressés par la faim, ils avalent lentement leur nourriture, la mâchent bien, et n'en prennent que de petites quantités. Il ne faut pas, du reste, les y laisser jusqu'à ce qu'ils cessent de manger. Si les pâturages sont couverts d'arbres fruitiers, on doit ramasser les fruits avant d'y conduire les animaux, et mettre à ces derniers une bricole, afin de les empêcher de lever la tête, et d'atteindre aux branches. Les pommes mangées par les ruminans s'arrêtent quelquefois dans l'œsophage, et, dans tous les cas, elles les dégoûtent de l'herbe et du foin.

On ne doit faire pâturer que lorsque le sol est assez sec pour ne pas être détérioré par les pieds des grands animaux. Ce soin est important sous le rapport de la production de l'herbe, et eu égard à l'hygiène.

Si l'on destine un pâturage à plusieurs espèces d'animaux, il faut d'abord y conduire ceux qu'on engraisse, ceux de travail, et enfin les élèves. On réservera l'herbe la plus longue pour les bœufs, celle qui vient ensuite, pour les solipèdes, et enfin pour les moutons. Les Normands disent qu'ils font *moutonner*, quand ils font consommer, par les bêtes à laine, l'herbe que les grands herbivores ont laissée. Cet ordre produit une grande économie ; mais, dans certaines circonstances, il peut ne pas convenir de le suivre : des jumens poulinières, des moutons soumis à l'engraissement, des brebis nourrices et des agneaux, devraient passer avant des génisses et des taurillons ; enfin, dans quelques cas, il est avantageux de mettre à-la-fois des solipèdes et des bœufs, des grands ruminans et des moutons. Il ne faut jamais réserver un herbage à une seule espèce d'animaux, car elle laisserait propager exclusivement les plantes qui ne lui conviendraient pas : c'est ce qui arrive quand le cheval fréquente seul un pâturage ; mais, en outre, ce quadrupède détruit l'herbe, et nuit au gazon par ses pieds, et par ses excrémens. Les dépôts de poulains ne produiront jamais des chevaux avec autant d'avantage que les exploitations rurales où l'on entretient des solipèdes, des bœufs, et des bêtes à laine.

On dit que l'herbe des pâturages nouveaux est tendre, aqueuse, propre à faire développer les jeunes animaux, et à donner aux vaches un lait riche en fromage ; que celle des herbages anciens est ferme, substantielle, plus propre à l'engraissement. Cette opinion est peu fondée : d'abord, les jeunes veaux, les poulains et les agneaux ont besoin, pour se développer, d'une nourriture substantielle ; ensuite les qualités des végétaux dépendent plutôt de l'âge des tiges et des feuilles que de celui de la racine ; la plante qui a plusieurs années d'existence est aqueuse au commencement du printemps, et sapide quand elle est en fleur, comme celle qui pousse pour la première fois. La nature du sol a plus d'influence que la durée des herbages : les vaches qui fréquentent des pâturages secs, et médiocrement fertiles, ont un lait moins aqueux, et un beurre meilleur, se conservant plus longtemps que lorsqu'elles vont sur des pâturages gras, humides et bien fumés.

MANIÈRE DE FAIRE PAÎTRE. — *Pâturages, troupeaux communaux.* — Les pâturages communaux sont des bois, des montagnes, et des landes appartenant à des communes. Ils n'offrent rien de spécial quant à leur nature et à leur fertilité ; mais ils sont, en général, de plus mauvais rapport que les sols de même espèce appartenant à des particuliers. Ils donnent aux fermiers le moyen de s'associer pour faire paître leurs bestiaux, de séparer les mâles des femelles, et cependant de faire des économies sur les frais de garde ; mais ces avantages sont compensés par de nombreux inconvéniens. Tous les habitans ayant droit de jouir du communal en abusent ; on met sur le même sol des bœufs, des chevaux, des vaches, des chèvres, des porcs et des bêtes à laine ; et ces bestiaux meurent de faim sur des terres capables, si elles étaient bien administrées, de les entretenir en très bon état. Nous avons des communaux qui pourraient engraisser des bœufs, nourrir des vaches laitières, des poulinières, et qui suffisent à peine à des génisses et à des taurillons.

C'est aux conseils municipaux à soigner l'exploitation de ces herbages. Les lois du 28 septembre 1791, du 18 pluviôse an VIII, un arrêt de la Cour de cassation du 28 janvier 1808, leur en donnent le droit. Ils peuvent assigner une place pour les bêtes à cornes, une autre pour les moutons, une pour les chèvres, selon la nature des pâturages et les besoins des propriétaires ; ils ont même le droit de fixer le nombre d'animaux que chaque habitant peut conduire dans les terres communales, et de mettre un impôt sur chaque tête de bétail. L'art. 17 de la loi du 18 juillet 1837, les autorise également à régler le genre de jouissance des pâturages communaux, à mettre les prés en défends ; mais ils devraient en outre prendre des précautions contre les épizooties, choisir le gardien communal, et même contribuer à l'amélioration des races, en achetant, pour la commune, des étalons et des taureaux reproducteurs.

Vaine pâture. — C'est l'usage qui donne aux propriétaires d'une commune le droit de faire pâturer leurs bestiaux les uns sur les terres des autres. En vertu de ce droit, les landes, les bruyères, les friches, les chaumes, les prés, après la fauchaison, les bords des chemins et généralement toutes les terres non closes qui ne portent pas des produits destinés à être emmagasinés, deviennent un pâturage banal ouvert à tous les bestiaux du lieu. La pratique que nous étudions a tous les inconvéniens des biens communaux, et présente un obstacle insurmontable à toute amélioration agricole : elle empêche la culture des plantes fourragères, s'oppose à l'aménagement des pâturages, et partant, à l'amélioration des animaux domestiques.

On dit qu'elle est utile au pauvre, qu'elle lui permet de nourrir assez de vaches et de brebis, pour avoir le lait et la laine nécessaires à son ménage : mais le cultivateur qui compte sur elle ne tire aucun profit de son cheptel ; car du bétail nourri sur une terre vague, donne à peine assez de produits pour balancer les frais de garde et les chances de mort. Et quel bénéfice peut-on retirer d'ailleurs de vaches achetées au printemps, mal nourries en été, et vendues maigres en automne ? Ainsi font, cependant, les manœuvres, qui n'ont pour nourrir leurs animaux que les terres de leurs voisins : ils achètent quand la marchandise est chère, et ils vendent à l'entrée de l'hiver, quand elle est à vil prix. La vaine pâture nuit plus aux pauvres des campagnes qu'elle ne leur profite, en s'opposant à la culture alterne, et en les privant des travaux que nécessitent les récoltes sarclées.

On dit encore en sa faveur, qu'elle facilite la garde des bestiaux, qu'elle rend les pâturages plus grands, diminue les terres en défends, et permet d'employer un pâtre commun; on ajoute même qu'elle est nécessaire à l'entretien en France des bêtes à laine. Ces avantages sont incontestables, aujourd'hui surtout, que les propriétés sont si divisées, et d'un service si difficile; mais peuvent-ils compenser les inconvéniens, les obstacles apportés aux améliorations agricoles? Il faut espérer d'ailleurs que nous verrons un jour disparaître en partie, les fossés, les murs, les sentiers, et que nos terres seront constituées en lots disposés pour rendre le travail économique et productif, ainsi que cela a été pratiqué en Prusse, en Angleterre, en Ecosse, en Suisse et même en France (1).

L'expérience démontre l'influence de la vaine pâture. Les habitans des communes les plus riches en communaux et en vastes prairies, où elle se fait en grand, manquent de fumier, n'ont pas de prairies artificielles ni de racines alimentaires, laissent la plus grande partie de leurs terres en jachères, et n'ont qu'un bétail maigre, chétif, « sale, efflanqué, gardé par des bergers sauvages et déguenillés »; se confiant dans cette précaire ressource, ils sont paresseux, sans industrie, pauvres, vagabonds, vivent de maraude; « tandis que les villages écartés de cette source de richesses qu'on n'a que gaspillées, même les villages dont le sol est sec, rocailleux, sont maintenant les plus riches, et, chose étonnante, conduisent aux foires le bétail le plus nombreux et le plus beau, nourri par les trèfles, par les racines et par le foin des prés qu'ils amodient ou qu'ils achètent (Prat Bernon) (2). » Du reste, les habitans des pays où elle n'existe plus se félicitent tous

(1) Le Conseil général de la Meurthe demande depuis long-temps une loi, qui, pour faciliter l'abolition du parcours, règle la réunion des propriétés morcelées, enclavées et manquant de chemins. M. Berthier, qui a été un de premiers à la réclamer, ne croit pas du reste la vaine pâture nécessaire à l'éducation du mouton. Outre qu'on peut avoir des pâturages artificiels, beaucoup plus convenables par leur composition et leur proximité, « on peut encore nourrir les bêtes à laine, dit-il, dans la bergerie, avec autant de succès qu'on nourrit d'autre bétail dans les étables. Un hectare de terre employé de cette manière entretient, nourrit un plus grand nombre de bêtes que 25 hectares de vaine pâture. »

(2) *Recueil agronomique*, etc. de la *Haute-Saône.*

de sa suppression; et si quelques-uns ont eu des regrets de la voir abolir, ils en auraient de plus grands de la voir rétablir.

La vaine pâture se continue toute l'année pour certaines terres; pour les prés, elle dure du mois de juillet au 25 mars. Bien limitée dans plusieurs parties de l'Europe, déjà supprimée dans quelques uns de nos départemens, elle n'existe dans d'autres que par tolérance. Elle peut être supprimée par l'ensemencement des terres, d'après l'art. 647 du Code civil, et les lois du 28 septembre 1791 (1), et du 18 juillet 1837. Mais malheureusement ces lois astreignent le fermier à clore les terres ou à les ensemencer pour s'affranchir de la vaine pâture; or peu de cultivateurs peuvent employer ces moyens, et ils sont obligés de la subir, quoique une loi leur donne le droit de s'en libérer.

Parcours. — Quelquefois synonyme de pâturage, le mot parcours exprime le droit qu'ont les habitans d'une commune d'envoyer leurs troupeaux sur les terres incultes des communes voisines. Il peut résulter d'une simple tolérance, ou être établi sur un titre écrit. Réglé par les lois qui traitent de la vaine pâture, il ne peut, dans aucun cas ni dans aucun temps, être exercé sur les prairies artificielles, ni sur les terres ensemencées ou couvertes de quelque production que ce soit, qu'après la récolte (2); on peut, par des clôtures, affranchir les terres, même du parcours établi par un titre (arrêt du 13 décembre 1808). Le parcours présente tous les inconvéniens de la vaine pâture.

Transhumance. — La transhumance est un parcours en grand. C'est le droit qu'ont certains particuliers d'envoyer paître leurs troupeaux dans des pays éloignés sur les propriétés des autres. Cette pratique existait jadis en Espagne. Les beaux troupeaux de mérinos des moines de ce pays passaient l'hiver dans les plaines, et l'été sur les montagnes. Dans le royaume de Naples, on appelle la transhumance *tavaliere.* Quoique favorable à la santé des animaux, elle est plus nuisible que la vaine pâture, et s'opposera toujours à toutes les améliorations agricoles; car les proprié-

----

(1) « Le droit de clôture et de clore des héritages résulte essentiellement de celui de propriété. L'assemblée nationale abroge toutes les lois et coutumes qui peuvent contrarier ce droit. »

(2) Loi du 28 septembre 1791.

taires des terrains soumis à ce parcours ne pourront jamais suivre un bon système de culture.

Émigration des troupeaux. — Il ne faut pas confondre avec la transhumance la coutume qu'ont les habitans de la Provence, du Roussillon, du Rouergue et du pays de Gex, d'envoyer pendant l'été leurs troupeaux sur les Alpes, les Pyrénées, le Cantal et le Jura. Ce déplacement a lieu à la suite d'une convention entre le possesseur du bétail et celui du pâturage. Il est également favorable aux deux parties, et, sans nuire à l'agriculture, il est très avantageux sous le rapport de l'hygiène. Il permet d'entretenir des troupeaux à très peu de frais, en les gardant, l'hiver quand les lieux élevés sont couverts de neige, dans les plaines, où la température est toujours douce, et, sur les hautes montagnes, l'été quand le soleil a desséché les herbages des lieux bas; il donne ainsi le moyen de mettre les animaux dans des conditions aussi favorables à la santé qu'à l'économie. Mais pour avoir toute son utilité, cette pratique doit faire passer les troupeaux faibles, mal nourris, sur les bonnes pâtures, et ceux qui sont pléthoriques, exposés aux congestions sanguines, sur les herbages peu substantiels. Les moutons qui voyagent sont robustes, ont bon appétit; ils mangent sur les Alpes des plantes qu'ils rejettent ailleurs, et leur viande est très bonne (1).

Le *pâturage en liberté* est, en général, le plus favorable, quoique les animaux gaspillent, foulent le fourrage. Les poulains, les vaches qui sont libres dans les herbages, prennent l'exercice qui leur est nécessaire, et sont moins exposés aux glissades, aux chutes, aux déviations des membres, aux ankyloses que ceux qui sont attachés, entravés. Permettre de laisser le bétail dans les pâturages sans y être attaché, est un des grands avantages des clôtures.

Pâturage au piquet. — Quand les pâturages ne sont pas clos et qu'on ne veut pas faire les frais d'un pâtre, on met aux animaux un lien pour les retenir à la place qui leur est assignée. A cet effet, on les attache à l'extrémité d'une longue corde fixée par son autre extrémité à un piquet implanté dans le sol. En les retenant sur le terrain qui leur est livré, on les empêche de pié-

(1) Rainard, *Pathologie générale.*

tiner toute l'étendue de l'herbage. Sous ce rapport, cette manière de faire paître est toujours utile pour les prairies à base de légumineuses, et pour les prés permanens dont l'herbe est longue.

Maintenus dans un petit espace, les animaux le rasent, mettent plus de temps à prendre leur repas, et sont moins exposés à contracter des indigestions. Quand l'herbe est très abondante, on doit même les attacher au centre d'une partie préalablement fauchée, en les fixant de manière qu'ils puissent, sans la piétiner, prendre de l'herbe non coupée sur une étendue circulaire d'une largeur égale à la longueur de leur cou. A chaque repas on les change en les avançant vers la partie non consommée du pâturage, de manière qu'ils reçoivent à chaque changement du piquet une véritable distribution de nourriture fraîche; ils sont moins vagabonds, ne piétinent que le pâturage consommé, et un terrain donné nourrit un tiers de plus de bétail. Ce pâturage est usité dans des pays très fertiles, en Normandie; sur les rives du Rhin et dans la Prusse rhénane, on abandonne la stabulation permanente pour le pratiquer.

Il y a diverses manières de fixer les animaux. On peut, comme nous venons de l'indiquer, les attacher à un piquet qu'on change de place tous les jours, tous les deux jours ou deux fois dans la même journée; d'autres fois, on tend sur l'herbage une corde, on l'assujettit à ses deux extrémités et on les y attache de manière que la longe puisse glisser tout le long de cette corde; ils ont ainsi à leur disposition une étendue de pâturage relative à l'espace qui sépare les deux extrémités de la corde.

La manière de les fixer n'est pas indifférente; quelquefois c'est avec la longe du licol ou par le cou au moyen d'un collier; d'autres fois avec un entravon passé dans le paturon, ou avec une corde qui embrasse le corps vers la poitrine. Les bêtes qui ont des cornes doivent être attachées par ces organes.

Le pâturage au piquet peut occasionner des accidens, car il arrive que les animaux, en tournant, s'entravent, tombent et se fracturent les membres, se luxent les vertèbres, ou même s'asphyxient; on doit ne l'employer que dans les terrains unis, et, autant que possible, ne pas perdre de vue les animaux. On peut encore prévenir les accidens en employant pour lien, au lieu d'une corde pouvant s'entortiller, une pièce de bois inflexible qui, par une extrémité, est attachée de manière à pouvoir tourner autour d'un point fixe, et qui par l'autre retient le licol. On emploie quelquefois une pièce de bois brisée, formée de deux morceaux réunis de manière à pouvoir tourner l'un sur l'autre.

Pâturage à la corde. — Il est usité dans les pays de petite culture. Chaque pâtre ne garde qu'une ou deux vaches, une ou deux chèvres, et quelquefois un porc et une brebis libres; il n'a d'autre parcours que les bords des chemins.... et les propriétés dont les clôtures ne sont pas infranchissables. Nous voyons des exemples du pâturage à la corde dans les environs de Lyon, comme aux environs de la capitale; il y en a aussi beaucoup dans quelques parties de la Prusse rhénane, dans l'est de la France, et il est partout considéré comme une pratique déplorable.

Pâturage des animaux entravés. — En empêchant les animaux de courir, les entraves les retiennent dans le pâturage, et celui-ci est moins foulé; on n'a pas besoin de gardien, lors même que les clôtures seraient insuffisantes pour retenir du bétail libre. Mais les entraves peuvent blesser les paturons, fausser les aplombs dans les poulains, occasionner des chutes, des fractures et même la mort.

Durée du pâturage. — Il peut durer toute l'année ou seulement pendant quelques saisons : les animaux passent le jour et la nuit dans les herbages, ou n'y restent que le jour, ou seulement le matin et le soir.

Il y a en Amérique, en Russie, en Allemagne, des troupeaux qui vivent dans de vastes pâturages comme à l'état sauvage; nous en avons dans les Landes, dans la Camargue et même près des rives de la Seine, qui sont aussi constamment entretenus dehors, et qu'on ne fait rentrer que pour les faire travailler, pour les vendre et quelquefois pour les traire. Cette pratique peut être utile pour exploiter des terres incultes et pour profiter ainsi de produits qu'on ne pourrait pas récolter. On l'emploie aussi dans quelques contrées où l'on tient beaucoup à conserver aux pâturages toute leur fertilité; mais on la fait servir principalement à la multiplication des solipèdes. Elle a l'inconvénient de disséminer le fumier, qui manque ensuite aux terres arables, d'exposer les animaux aux intempéries et d'en faire périr beaucoup qui deviendraient de bons chevaux, s'ils étaient élevés d'une autre manière; ceux qui résistent sont, à la vérité, robustes, rustiques ; mais aussi ils sont sauvages , difficiles à approcher, à dompter et souvent d'un mauvais service. Le pâturage continu n'est pas avantageux lorsque la terre a une certaine valeur : l'engraissement dans les herbages du Charolais, de la Normandie forme-t-il une exception?... La coutume anglaise de nourrir les moutons l'été dans les gazons, l'hiver sur les récoltes sarclées, n'est pas praticable en France, à cause de la chaleur de nos étés et du froid de nos hivers. Nous avons toujours plus d'avantage à ne faire durer les pâturages, pour les grands ruminans, que pendant la belle saison, à ne laisser les vaches sur les montagnes, que de la fin de mai au 15 novembre. Les bêtes à cornes qui pendant l'hiver vont dans les bruyères, perdent le fumier et souvent une partie de leur valeur ; car elles dépensent, en fatigues inutiles, la nourriture prise au râtelier, maigrissent et contractent des maladies. Pour les bêtes à laine, nous devrions même souvent restreindre le pâturage d'hiver.

De septembre en avril, il dure souvent toute la journée , et en été, seulement le matin et le soir. On ne peut pas établir des règles à cet égard. On devra se conduire de manière à éviter, le matin la rosée, et à midi les fortes chaleurs et les insectes ; il occasionne beaucoup de fatigues, une grande perte de temps, et il est presque toujours plus avantageux d'abandonner l'herbe que de la faire pâturer, si les animaux sont obligés de mettre dix ou douze heures pour prendre leur repas.

Le pâturage de nuit, lorsque le temps est très chaud, qu'il ne tombe pas de rosée, peut n'être pas désavantageux : il permet de faire travailler les animaux durant le jour, et les préserve des insectes et des fortes chaleurs. Mais il faut le régler avec soin, ne pas faire pâturer à la fraîcheur, à la rosée, le bétail qui le jour a travaillé à l'ardeur du soleil. Dans tous les cas, il serait plus avantageux de se conformer à l'ordre tracé par la nature qui a destiné la nuit au repos. Le pâturage de nuit, dit le *Bulletin de la Société d'agriculture de la Haute-Marne*, nuit à la santé des animaux, à la bonne culture et à la police champêtre.

Le matin, avant les grandes chaleurs, et le soir, lorsque le soleil se rapproche de l'horizon, sont des momens favorables pour le pâturage des bestiaux qui se sont reposés durant la nuit et pendant le jour ; on peut sans inconvéniens les faire sortir avant que la rosée soit dissipée, et ne les rentrer que fort tard le soir; car la fraîcheur ne leur est nuisible qu'autant qu'ils sortent d'étables trop chaudes ou qu'ils restent exposés aux ardeurs du soleil après avoir brouté des fourrages humides : toutefois, il ne faut les mettre dans les prés à la pointe du jour et à la tombée de la nuit, que sur les terres sèches, saines, et éloignées des marais.

ART. V. — Avantages, inconvéniens des pâturages.

Depuis que l'improductive jachère a été si violemment attaquée, le système pastoral a eu de nombreux détracteurs, et il a été proscrit d'une manière absolue, comme nuisible sous les rapports de l'agriculture et de l'hygiène vétérinaire. On a dit que les terres n'ont jamais besoin de repos si elles sont convenablement cultivées ; qu'en pâturage, elles rapportent très peu, et n'entretiennent que des bêtes faibles, incapables de travailler. Les économistes lui reprochent une grande perte de temps et de fumier : les animaux disséminent leurs excrémens dans les chemins, et ceux qu'ils répandent sur les herbages sont entraînés par les eaux si les pluies sont abondantes, ou desséchés par le soleil, brisés par les insectes, emportés par les vents, si le temps est sec ; dans tous les cas, déposés en tas, ils nuisent aux plantes qu'ils recouvrent, et font pousser les mauvaises herbes ; l'urine elle-même détruit souvent le gazon qu'elle touche. Pour profiter du fumier déposé par le bétail, il faudrait, jour par jour, l'étendre ou le ramasser et ne l'employer qu'après qu'il aurait fermenté, ce qui serait long et fort dispendieux.

Ces raisons peuvent être fondées pour les domaines qui ont toujours été soumis au système triennal ; mais quand on a long-temps pratiqué une culture alterne très active, on voit qu'elle n'est pas sans inconvéniens ; qu'il peut être avantageux de laisser reposer certaines soles et de faire entrer les pâturages dans les assolemens. Nieben attribue au régime de la stabulation la gêne des contrées les plus fertiles et les mieux cultivées, pour lesquelles le bétail est un mal nécessaire, ainsi que le disait Schwertz au commencement du siècle, et comme le répète de nos jours le baron Crud. Nieben considère la pratique de faire paître comme le meilleur moyen d'augmenter le revenu des terres, par l'économie de leur exploitation, par leurs produits, et par l'engrais que fournissent le gazon rompu et les racines des plantes. En effet, les pâturages n'exigent qu'une culture peu dispendieuse ; ils sont fumés et fauchés sans frais par les animaux ; ils permettent de diminuer le nombre des domestiques et de ne garder que les attelages, auxquels on peut faire gagner leur nourriture toute l'année ; s'ils sont bien aménagés, bien divisés, le bétail y gaspille peu d'herbe, et s'il en gâte avec ses pieds et ses excrémens, d'un autre côté, il ramasse des tiges et des feuilles couchées, courtes, qui échapperaient à la faux : les plantes étant tenues courtes, poussent vite, et sont plus nutritives que si elles parvenaient à leur maturité et étaient transformées en foin. Il est bien démontré que les terres médiocres, pâturées, nourrissent plus de bétail que si l'on en faisait consommer le produit au râtelier ; et, cela est même vrai pour les sols fertiles, si l'on donne aux pâturages les soins convenables, surtout si l'herbe fauchée ne devait être employée qu'après avoir été desséchée. En outre, le système pastoral offre peu d'embarras ; il facilite la surveillance, exige peu d'avances, oblige moins impérieusement à changer les habitudes des valets de ferme, à introduire des méthodes de culture nouvelles, à pratiquer une comptabilité compliquée, et à acheter des instrumens perfectionnés ; s'il donne moins de produit brut, il craint moins la gelée, la pluie, le brouillard et les inondations. Ces dernières lui nuisent à peine, excepté que le sol soit couvert de gravier ou emporté ; et encore les gazons résistent plus que les terres labourées, et retiennent même les matières fertilisantes charriées par les eaux. L'expérience a, du reste, prouvé les avantages des pâturages : M. Briaune rapporte qu'ils donnent dans le pays de Bray 64 fr. par hectare de bénéfice net au fermier, quand le labourage ne lui rapporte pas la moitié ; que la valeur d'une terre pour laquelle on a dépensé 1000 fr. en graines, fumier et loyer, et 200 fr. en

clôtures pour en faire un pâturage, s'élève de 1600 à 4000 fr.;
que la terre arable, qui se loue de 40 à 60 fr., se louera de 100
à 200 si elle est transformée en pâturage. Il est démontré qu'à la
longue le pâturage améliore le sol : les Anglais ont reconnu qu'il
est nécessaire pour mettre en état les terres épuisées par l'assolement alterne; Sinclair recommande de l'employer pour entretenir la fertilité des sols sablonneux; le *Farmer's calendar* veut
qu'on laisse les terres trois ans en pâturages artificiels pour les
moutons, et trois ans en culture.

S'il n'est pas bien prouvé que, dans les contrées les plus
peuplées, les meilleurs sols convertis en pâturages, par des procédés convenables, donnent, comme le pense Nieben, la rente la
plus élevée du sol, il est reconnu qu'il en est ainsi pour beaucoup
de terres; que les assolemens avec pâturages peuvent être plus
lucratifs que la culture alterne la plus active; qu'on doit toujours
laisser en gazons les montagnes qui, couvertes de neige une
partie de l'année, sont peu propres à la culture des céréales,
mais produisent beaucoup d'herbe; les terres éloignées des habitations, qui manquent de bons chemins et où les transports
seraient dispendieux; celles qui sont maigres, stériles, où aucune
récolte ne paierait les frais de culture; celles qui, après plusieurs
siècles de pâturage, se sont couvertes d'une couche de terreau
assez productive en gazon, mais qu'on ne pourrait détruire sans
exposer le sol à une infécondité complète; celles qui sont en
pente, et qu'on exposerait, en les défrichant, à être transformées,
par les orages, en roches stériles; celles qui sont exposées aux
inondations des rivières et des torrens; peut-être même les bonnes
terres appelées embouches, à cause des beaux bénéfices qu'elles
donnent, et les herbages salés, exposés aux inondations et formant de la très bonne viande. Le manque de journaliers pour les
travaux de l'été et de l'automne, la cherté des engrais, le défaut
de routes faciles et de débouchés pour les produits de la terre,
peuvent être des motifs de suivre le système pastoral, et de s'occuper même de l'élevage des animaux.

Du reste, la plupart des reproches qu'on fait aux pâturages ne
s'appliquent qu'à ceux qui sont permanens; les temporaires permettent de réunir les avantages du système alterne à ceux de la

culture avec jachères : comme dans le premier, on livre toutes les terres à la charrue, et comme dans le second on donne au sol le temps de s'améliorer, l'on économise des frais de main-d'œuvre en travaillant seulement une partie de la ferme. L'établissement de quelques pâturages donne le moyen de dominer l'assolement, en mettant en quelque sorte en disponibilité des terres qu'on ne laboure dans la suite qu'autant que les circonstances le permettent.

Il ne faudrait pas proscrire complétement le régime des pâturages, lors même que les résultats pécuniaires ne seraient pas toujours à son avantage ; car il est de tous les systèmes agricoles le plus favorable à la bonne santé des populations ; et, comme l'a fait observer M. Moll, partout où il est suivi, les hommes sont mieux conformés, plus robustes que dans les localités où toutes les terres sont soumises à une culture très active.

On a long-temps considéré l'influence que l'exercice, le grand air, exercent sur la santé et sur la rente des animaux comme un puissant motif de suivre le système pastoral ; on a voulu prouver, par de grandes considérations physiologiques, que les pâturages sont nécessaires pour l'élevage des beaux poulains, des bœufs de travail ; pour la production du lait et des bons fromages ; on a dit, que les belles toisons des mérinos espagnols étaient une conséquence de la transhumance ; mais l'expérience a prouvé que ces assertions étaient au moins exagérées ; que nous pourrions élever des solipèdes, des grands ruminans, même avec le régime de la stabulation permanente, si l'économie le permettait ; que les bêtes ainsi formées ne manquent ni de force, ni de grâce, ni de santé. Si l'élevage à l'étable n'est pas plus répandu, c'est parce qu'il est plus dispendieux que celui qui est pratiqué sur les cimes très peu productives de nos montagnes. Les Saxons élèvent même des moutons à la bergerie, et l'on voit des bêtes à laine n'ayant jamais pâturé fournir de la laine première qualité. L'air libre, la lumière, l'exercice, et même les variations de température, sont, du reste, si peu nécessaires pour embellir ce produit, qu'on a habillé des moutons, on les a couverts avec des enduits imperméables, pour en obtenir une toison plus forte et plus belle. Les chèvres elles-mêmes, malgré leur pétu-

lance ordinaire, et quoiqu'elles recherchent le grand air, les rochers élevés et les coteaux les plus escarpés, s'accoutument sans
inconvénient au régime sédentaire. Celles du Mont-d'Or lyonnais jouissent d'une parfaite santé, se multiplient autant qu'on le
désire, et donnent toujours en grande quantité le bon lait qui
sert à faire les fromages si renommés du Mont-d'Or, quoiqu'elles
ne sortent jamais d'une chévrerie mal tenue.

Il est incontestable que les produits en lait des vaches qui vont
dans les pâturages sont supérieurs à ceux des vaches nourries
sans cesse au râtelier. Cette observation a été généralement faite,
et personne n'ignore la grande réputation dont jouit le lait des
femelles qui vivent sur les montagnes. On attribue cette différence à l'air pur, à l'exercice, à la liberté dont jouissent les animaux ; mais il est probable que la nature variée des alimens pâturés
a aussi une très grande influence et sur la santé des troupeaux
et sur les qualités du lait. Dans tous les cas, avec des étables bien
propres, bien aérées, avec des cours pour faire respirer l'air pur
aux vaches, pour leur faire prendre de l'exercice, et surtout en
ayant de nombreuses plantes fourragères pour bien varier la
nourriture, les différences qu'il y a entre le système pastoral et
celui de la stabulation disparaîtraient. Depuis que M. le baron
Higonet remplace, en grande partie, le régime du pâturage par
la stabulation, il entretient 100 vaches au lieu de 30, fait 300
quintaux de fromage au lieu de 30, et il vend ce produit un prix
plus élevé.

M. Crud dit que les vaches rendent plus dans les pâturages
abondans que nourries à l'étable ; il ajoute que l'hygiène force
souvent à envoyer le bétail dans les pâturages ; que, dans les
contrées chaudes, les bêtes souffrent, quand elles sont tenues
rassemblées dans les bouveries, durant les mois d'été, quelque
aérées que soient ces habitations ; que ces inconvéniens se font
sentir d'autant plus que les bêtes sont mieux nourries. « A Massa-
Lombarda, continue-t-il, j'ai aussi perdu un grand nombre de
vaches à la suite d'un dépérissement graduel. J'avais en vain
appelé tout ce que je savais de vétérinaires habiles, lorsqu'un
de mes colons ouvrit mes yeux sur la cause du mal : nos bêtes,
beaucoup mieux nourries que les leurs devaient, me dit-il,

avoir besoin de plus d'air et de mouvement ; en effet, depuis que j'envoie mes vaches au pâturage matin et soir, durant les grandes chaleurs, ce mal a totalement disparu de mes étables. On ne pourrait pas induire de ce fait la nécessité des pâturages pour l'entretien du bétail ; car, en supposant que les animaux aient besoin de l'air libre et de l'exercice, il est facile de leur en donner par un léger travail, par la promenade, par le séjour dans un verger ou dans un parc.

CHAPITRE VII. — BOIS ; RÉCOLTE DES FEUILLES.

L'utilité des terrains boisés comme pâturages, l'usage que nous faisons des fruits et des feuilles pour nourrir les animaux, l'emploi de ces dernières pour faire la litière, l'influence des bois et des arbres, plantés en bordures, sur la production de l'herbe, nous font un devoir de dire un mot sur la culture des végétaux ligneux.

Nous devons multiplier les arbres en France ; ils rendent les montagnes humides, vertes et facilitent l'entretien des troupeaux par les sources, par les ruisseaux qu'ils alimentent, soit en formant l'eau dans leurs organes, soit plutôt en condensant, par leur ombrage, celle qui est répandue dans l'atmosphère.

Par leurs racines et par le gazon qu'ils ombragent, ils retiennent, sur les penchans des montagnes, la terre, les feuilles, et, pendant un certain temps, l'eau qui provient de la pluie et de la neige : ce liquide, loin de former des torrens dévastateurs, comme lorsqu'il tombe sur un roc nu, est absorbé, retenu, et ne s'écoule ensuite que graduellement pour alimenter les sources et entretenir la verdure de nos vallées comme de nos plaines.

A la vérité, les arbres, en privant les plantes herbacées des rayons du soleil, diminuent leurs qualités, les rendent fades, aqueuses, peu nutritives ; s'ils excrètent des matières âpres, que la pluie entraîne, ils leur donnent même une saveur peu agréable ;

mais, s'ils ne sont pas très rapprochés, qu'ils soient simplement en bordures, ces effets sont peu prononcés et compensés amplement par les avantages que produit l'ombre ; ils attirent les nuages, retiennent les brouillards, les émanations fertilisantes qui s'élèvent du sol, émettent des vapeurs, tiennent la terre fraîche, et sont utiles aux récoltes et surtout aux herbages. Ils forment des abris précieux et préviennent les effets du soleil et du vent. Leur influence nous est, du reste, démontrée par l'humidité constante, les ornières profondes, les dégradations qu'on voit presque toujours sur les chemins ombragés. Ils améliorent le terrain par les feuilles et les jeunes branches qui tombent. Les coteaux maigres qui peuvent se couvrir d'abord de broussailles et ensuite de végétaux de haute futaie, se revêtent insensiblement d'une couche de bonne terre qui peut acquérir une grande épaisseur. Le pin d'Ecosse peut rendre propre à la culture les terrains les plus stériles. « On a reconnu que, dans l'espace de trente-cinq ans, les feuilles qui tombent sur le sol donnent une profondeur de terre arable de 15 à 18 centimètres ; si on coupe alors les arbres et qu'on en plante de jeunes qui deviennent vigoureux, on peut obtenir un sol d'un pied et demi de profondeur (Sinclair) (1). »

Pour choisir le sol destiné à une plantation de grands végétaux, il faut surtout avoir égard aux couches profondes de la terre. On peut obtenir, sur des lieux dont la surface est stérile et incapable de produire des récoltes herbacées, de beaux arbres, grâce à la facilité qu'ils ont d'aller chercher dans les fissures des rochers, et sous de fortes couches de sable, les principes nourrissans et l'eau qui sont nécessaires à leur végétation ; ils fournissent le meilleur moyen de faire produire des montagnes maigres, en pente rapide, et couvertes de pierres, qu'ils améliorent même à la longue, ainsi que nous l'avons dit. Les arbres sont cultivés avec avantage sur le bord des rivières, des ruisseaux, des ravins et sur les berges, pour retenir la terre ; ils y sont presque toujours vigoureux, et se nourrissent aux dépens de feuilles pourries, d'herbes mortes et d'insectes que la pluie entraînerait si le sol était nu.

(1) *Agriculture*, quatrième partie, *des Bois*.

Les végétaux ligneux ne réussissent pas mieux que les herbacés sur les terrains qui ont été occupés par des individus de leur espèce. On doit, autant que possible, faire succéder les uns aux autres des arbres appartenant à des familles ou du moins à des genres différens. Leur culture doit être subordonnée aux règles générales de l'alternation. Après qu'une terre a nourri pendant un certain temps des arbres à feuilles caduques, on doit y propager les conifères et réciproquement. Duhamel, M. de Thury, nous ont prouvé qu'on peut même multiplier avec avantage en Europe les plantes ligneuses des autres parties du monde. M. Colta nous a conseillé de faire alterner les forêts avec les céréales. Dans une exploitation du globe bien entendue, on mettrait en bois les coteaux arides, les plaines maigres, peu propres à la culture régulière, et on défricherait les vieilles forêts ; pendant qu'on y jouirait du terreau que les siècles passés ont accumulé au pied des vieux arbres, on préparerait des terres pour les générations futures. Mais malheureusement nous avons tellement abusé du défrichement qu'il faut y renoncer pour long-temps, et ne penser qu'à reboiser nos montagnes. Les arbres prospèrent sur presque toutes les parties de notre territoire. Nous avons le noyer, le pin maritime, le peuplier noir, le peuplier blanc, le peuplier d'Italie, les vernes et les saules qui viennent dans les plaines, dans les lieux bas, même dans les marais ; le mélèze, le pin cimbre, le pin des bois, le sapin argenté, le bouleau qui prospèrent sur de très hautes montagnes ; les hêtres, les chênes, les châtaigniers, les ormes, les frênes qui réussissent sur les monts d'élévation moyenne. Les uns comme le pin maritime, le châtaignier, recherchent les terres siliceuses ; tandis que d'autres, le sapin argenté, le pin sylvestre, demandent des pays calcaires.

On divise les arbres en forestiers et en arbres à fruit : les premiers sont cultivés en bordure ou en bois. Les bois « se divisent en quatre espèces : en taillis, qui ne contiennent pas d'arbres ; en bois mélangés, ou le taillis est entremélé d'arbres ; les futaies, qui ne contiennent que des arbres ; les forêts couvertes de végétaux de haute futaie et de broussailles (Sinclair). »

Les bordures sont établies le long des chemins, sur les bords des propriétés. M. Cordier, en donnant l'exemple de la Flandre, nous a démontré tout l'avantage qu'on peut en retirer : l'élagage paie le loyer du sol et le tort qu'elles font aux récoltes, et après quarante ou cinquante ans elles donnent pour bénéfice la valeur des arbres. Dans certaines expositions elles sont utiles en en abritant les récoltes.

Les taillis pourraient fournir un pâturage, quand après la coupe, le sol est nu; mais la dent des animaux leur est nuisible : les branches qui ont été broutées ne poussent jamais bien. On ne saurait trop les garantir par des clôtures.

Quant aux futaies, elles offrent peu de ressource pour la nourriture des animaux; cependant celles qui sont formées de chênes, de fayards, peuvent être utiles par leurs fruits, pour entretenir et commencer l'engraissement du porc; mais on doit en écarter avec soin les herbivores qui s'opposent au renouvellement des plantes.

Les bois, les forêts, nourrissent les bestiaux par leurs broussailles et par leurs fruits. Toutefois, il faut en régler la dépaissance selon les espèces qui les forment, le nombre d'arbres à hautes tiges et le besoin de favoriser les jeunes pousses.

Pour obtenir de bons fruits, il faut planter les pommiers, les châtaigniers, les noyers et les chênes en bordures. C'est aussi le meilleur moyen de récolter de bonnes feuilles; car les arbres isolés les uns des autres ont leurs branches plus touffues et des feuilles plus nombreuses, plus sapides, plus succulentes, plus fermes que ceux qui sont en touffes épaisses. Ceux des bois, excepté dans quelques clairières et sur les lisières, n'ont des fruits et des feuilles qu'au sommet des branches ; leurs parties herbacées sont fades, peu propres à servir de nourriture.

On sème les arbres sur place ou en pépinière. Presque toujours on multiplie de cette dernière manière ceux qui doivent être en bordures; on les plante lorsqu'ils sont assez forts pour se défendre contre les intempéries et contre les animaux. Il faut surtout mettre en pépinière ceux qui, comme l'acacia, sont exposés à être broutés par presque tous les herbivores.

La transplantation doit être faite avec soin. On ne craindra pas de pratiquer des défoncemens ou de larges fossés, afin que les racines puissent se développer convenablement, et que l'eau, dans les temps pluvieux, s'écoule facilement et ne séjourne pas au pied des arbres. Les plants mis dans des trous trop étroits, souffrent de la sécheresse quand les pluies sont rares, et de l'humidité quand elles sont fréquentes.

Pour établir les bois, les forêts, on fait les semis sur place ; cela est surtout nécessaire pour les arbres qui souffrent d'être transplantés. On les sème ordinairement plus épais qu'ils ne doivent être, pour avoir ensuite la ressource d'arracher ceux qui sont trop rapprochés, à mesure qu'ils grandissent. En agissant ainsi, on se ménage une ressource en feuilles, pour nourrir les animaux dans les mois d'août et de septembre.

On a proposé aussi de semer les arbres en lignes et de cultiver la terre, pendant leur pousse, en céréales ou en prairies : de cette manière, on les protége, et on favorise beaucoup leur venue. M. Noirot a démontré que l'on peut tirer de grands avantages de cette méthode.

L'aménagement des bois a été l'objet d'observations intéressantes. On ne doit pas élaguer les arbres, couper les forêts trop souvent, car les végétaux qui sont privés de leurs branches, qui ne peuvent rien absorber de l'atmosphère, produisent moins de bois que lorsqu'ils vivent par leurs feuilles, au moins en partie, aux dépens de l'air ambiant. D'un autre côté, on ne doit pas laisser devenir les forêts trop vieilles, car elles se dégraderaient ; et d'ailleurs, il ne faut pas oublier que les petits profits et les promptes rentrées enrichissent le vendeur, disent les forestiers anglais : on perdrait au moins l'intérêt de la valeur représentée par le produit de la coupe, en négligeant de faire celle-ci à temps.

Les taillis doivent être coupés, d'après M. A. Perthuis, à leur maturité, c'est-à-dire lorsqu'ils cessent de croître en hauteur, ce qui a lieu à 20, à 25, à 35, à 45 ou à 65 ans, selon qu'ils sont placés sur un sol plus ou moins fertile. Selon les recherches de M. Baudrillard, en France, ils sont généralement aménagés de 20 à 30 ans ; un grand nombre le sont beaucoup plus tôt. M. Noirot a prouvé qu'un taillis coupé à 10 ans rapporte 100 fr.; à 20 ans, 400 ; à 30 ans, 900 ; à 40 ans, 1600. Dans les aménagemens des bois, il faut aussi prendre en considération la facilité de transporter les produits et de les vendre. Il y a quelquefois avantage à couper les bois jeunes, soit pour en faire du charbon, soit pour les transformer en cerceaux ou en échalas. Il faut abattre les arbres de haute futaie avant qu'ils commencent à se couronner, à se couvrir de bois mort.

Dans l'exploitation des arbres pour le bois, on sacrifie la feuille. Cependant on sépare quelquefois les rameaux, avec leurs feuilles, des grosses branches, et l'on obtient des fagots, des bottes qu'on appelle *arboriques*, et qu'on emploie à l'hivernage des animaux. Quand on veut obtenir du feuillard, il faut sacrifier du bois et élaguer souvent les souches et les taillis qu'on y consacre; car lorsque les branches sont fortes et longues, elles n'ont des feuilles qu'au sommet. On doit réserver pour cet usage les têtards qui fournissent les meilleures feuilles, ceux qui sont placés dans un lieu où ils nuisent par leur ombrage. Pour ne pas couper le bois trop jeune, on doit, les premières années, ramasser les feuilles à la main. A cet effet, on monte sur les têtards avec un sac pendu au cou, et on le remplit en effeuillant l'arbre, branche par branche, jet par jet. C'est quand les branches ont cinq ou six ans, plus ou moins selon la fertilité du sol, qu'on les coupe pour faire les fagots ordinairement appelés *feuillards, bourrées*.

Pour avoir de bonnes feuilles, on doit les cueillir vers la fin de l'été, lorsqu'elles sont bien formées; plus tôt elles sont molles, aqueuses, diminuent beaucoup par la dessiccation, sont peu nutritives, et leur récolte nuit aux arbres; plus tard elles seraient dures, coriaces, insipides, et se détacheraient même des branches pendant la récolte.

La dessiccation en est facile, cependant elles veulent être préservées, autant que possible, des alternatives de pluie et de soleil, pour conserver leur couleur et toutes leurs qualités; celles qui sont en feuillard sont aisées à préparer, et se conservent bien, soit en meules, soit dans des granges.

Celles qu'on enlève séparées des branches peuvent aussi être desséchées et conservées en tas; mais il est préférable de les mettre dans des fosses en pierre, en béton, ou dans des cuves en bois. C'est ainsi que, dans le Lyonnais, on conserve facilement celles de la vigne: on les entasse, on les presse très fortement

en les faisant piétiner par plusieurs personnes, et on les recouvre
de planches chargées de grosses pierres : on met ensuite de l'eau
pour les humecter ; mais comme elles sont très pressées, la cuve
en prend très peu. On ajoute quelquefois un peu de sel et des baies
de genièvre. Ainsi préparées, elles peuvent se conserver toute
l'année. Elles deviennent un peu acides, mais sont toujours prises avec plaisir par les chèvres et par les vaches. Elles conservent leur couleur tant qu'elles sont privées du contact de l'air,
mais deviennent jaunes aussitôt qu'on les remue. Les dimensions des cuves doivent être relatives au nombre d'animaux que
l'on a, mais généralement il vaut mieux en avoir plusieurs et
qu'elles soient plus petites. Dans quelques autres parties de l'Europe, on conserve de la même manière les feuilles d'arbre ; après
les avoir tassées dans des fosses en maçonnerie, on les recouvre
d'une couche de paille et de terre grasse.

Il serait à désirer de voir se répandre en France l'usage usité
dans le Lyonnais. Les feuilles de vigne, qui ne servent pas même
d'engrais, car le vent et la pluie les emportent généralement, seraient d'un grand secours dans les pays vignobles où les fourrages sont rares.

TROISIÈME PARTIE.

SOINS QU'EXIGENT LES ANIMAUX.

Nous ne devons traiter ici que des soins que réclament les animaux en santé, ou de l'*Hygiène vétérinaire*, et en nous bornant
aux considérations qui s'appliquent aux principales espèces.

Les médecins et les vétérinaires divisent la branche des
sciences médicales qui nous occupe en trois parties : l'une, comprend la *matière de l'hygiène*, ce qu'on appelle *agens extérieurs, agens hygiéniques*, c'est-à-dire les objets qui agissent
sur l'économie animale ; la seconde s'occupe du *sujet de l'hygiène*, ou des êtres que la science a pour but de conserver en
santé ou de modifier ; enfin la troisième traite des *règles de
l'hygiène* ou des principes d'après lesquels on doit faire agir la
matière sur le sujet.

La première partie embrasse le sol, l'air, l'eau, le calorique,
la lumière, les habitations, les plantes, les animaux nuisibles,
mais la connaissance de quelques-uns de ces objets appartient
surtout aux sciences physiques et naturelles, et nous avons
seulement à étudier leur action ; nous devons aussi renvoyer
l'étude du sujet aux sciences physiologiques, à l'anatomie, à
la physiologie, qui s'occupent spécialement des différences que
présentent nos animaux, quant à leur espèce, à leur race,
à leur âge, leur sexe, leur constitution et leur tempérament.
La connaissance des agens extérieurs et des espèces domestiques forme des préliminaires indispensables à l'étude de l'hygiène ; mais celle-ci ne doit traiter d'une manière spéciale que
de l'action exercée par les agens hygiéniques sur l'économie
animale, et des règles qui doivent la diriger.

Toutefois, comme ces règles se rapportent nécessairement aux agens hygiéniques, c'est d'après ces derniers que nous diviserons cette partie de notre travail : nous en ferons six classes, dans lesquelles nous caserons tout ce qui peut modifier l'économie animale en bien ou en mal : la première comprendra les *digesta ;* la seconde, les *circumfusa ;* la troisième, les *applicata ;* la quatrième, les *gesta ;* la cinquième, les *excreta*, et la sixième, les *percepta*.

PREMIÈRE CLASSE.

DIGESTA.

Nous appelons *digesta* les substances alimentaires, les corps que les animaux soumettent, pour se nourrir, à l'action de l'appareil digestif. Hallé les a nommés *ingesta*, mais cette dénomination est moins exacte : elle peut être appliquée à l'air ingéré dans la poitrine et aux lavemens, comme aux substances alimentaires. On appelle *bromatologie*, de Βρωμα, *aliment,* la science qui traite des digesta.

Les digesta exercent sur les animaux une influence qui est de la plus haute importance sous le rapport de l'hygiène, à cause de l'intensité de leurs effets et de la facilité que nous avons, en changeant leur nature et en variant leur quantité, de modifier leur action. Ils n'agissent pas seulement sur la santé et sur la constitution des animaux ; ils contribuent à produire les caractères des espèces, déterminent le volume des individus et prennent une très grande part à la conservation, au perfectionnement et à la dégénération des races. Mieux nourrir les animaux, dit Sinclair, c'est le meilleur moyen de les améliorer, celui par lequel on doit toujours commencer. En effet, avec une nourriture bien choisie, et avec des soins, on pourrait, avec le temps, imprimer aux espèces zoologiques la plupart des modifications qu'elles sont susceptibles d'acquérir ; tandis que, sans un régime alimentaire convenable, tous les moyens d'amélioration, le croisement des races, l'importation d'animaux étrangers, sont inefficaces, ou ne produisent que des effets passagers.

CARACTÈRES, DIVISION DES DIGESTA. — Les naturalistes appellent *substances alimentaires, nourriture,* quelquefois *aliment,* ALIMENTUM , de ALERE, *nourrir,* toute matière qui peut être assimilée aux organes, concourir à l'accroissement des êtres vivans et à la réparation des pertes qu'entraîne l'exercice des fonctions. Ainsi l'air et l'eau sont des substances alimentaires , car l'un et l'autre jouent un rôle important dans la nutrition des êtres les plus parfaits , et constituent , avec quelques principes minéraux, la nourriture exclusive des polypes et de certains végétaux.

En hygiène, on donne le nom de substances alimentaires aux corps susceptibles d'être modifiés par les organes digestifs, ou du moins d'être absorbés et mêlés au fluide nutritif pour être assimilés aux tissus; elles diffèrent des médicamens et des poisons, en ce qu'elles cèdent aux forces digestives et à l'assimilation, tandis que les agens vénéneux et médicamenteux résistent à l'action de l'estomac, modifient l'organisme et ne peuvent pas être transformés en matière animale. Il y a beaucoup de corps qui renferment des principes alimentaires et des médicamens ; ils sont à-la-fois nutritifs et médicinaux : on les appelle *médicamens alimentaires, alimens médicamenteux.* La différence qui sépare le poison de l'aliment est facile à saisir, mais elle n'est pas absolue; elle dépend souvent de l'espèce, du tempérament et de l'habitude des animaux : il y a des corps qui sont nourrissans pour une espèce animale, inertes pour une autre, et vénéneux pour une troisième. La même plante est pour le même individu, selon la dose qu'il en prend, nuisible ou salutaire, indifférente ou susceptible d'être assimilée. On voit périr plus d'animaux pour avoir introduit une trop grande quantité de bonne nourriture dans l'estomac, que pour avoir mangé des substances indigestes ou vénéneuses; et les purgatifs eux-mêmes, mis en contact avec les organes digestifs par très petites parties, peuvent pénétrer dans l'intérieur des organes; tandis que le sel marin, l'herbe et les pommes de terre, produisent souvent la purgation, et sont rejetés du corps sans avoir été absorbés.

30

Nous diviserons les substances employées à la nourriture des herbivores domestiques, en *alimens* proprement dits, en *condimens* et en *boissons*. Les premiers apaisent la faim et fournissent la partie solide du sang ; les seconds sont employés pour agir sur les alimens ou sur les organes digestifs ; et les troisièmes étanchent la soif, et réparent les pertes de la partie fluide du sang. Cette division facilite l'étude des corps alimentaires, mais elle est peu marquée dans la nature. Il y a beaucoup d'alimens solides qui étanchent la soif, de liquides qui apaisent la faim et de condimens qui nourrissent.

SECTION PREMIÈRE.

ALIMENS.

Nous diviserons cette section en deux chapitres. Dans le premier nous étudierons les alimens en général, et dans le second, chaque aliment en particulier.

CHAPITRE PREMIER. — ALIMENS EN GÉNÉRAL.

ART. I. — Propriétés physiques des alimens.

Cohésion. — Les alimens durs, coriaces, difficiles à triturer, résistent à l'action des dents et traversent le tube digestif sans fournir aucun principe nutritif ; ils peuvent même irriter les organes qu'ils parcourent. On ne doit les donner qu'à des animaux forts, vigoureux, pourvus de bonnes dents. Les ruminans sont les herbivores qui les digèrent avec le plus de facilité. On croit qu'ils sont nuisibles aux jeunes chevaux, que le travail qu'ils exigent de la part des organes de la mastication fait affluer le sang à la tête, et détermine des congestions sur les yeux. Cette opinion aurait besoin d'être démontrée ; mais il est bien prouvé que les graines et les grains moulus et ramollis, les pailles et les foins hachés et macérés, sont plus alibiles que si on les administre entiers et durs.

Porosité. — Les substances poreuses sont en général faciles à écraser, absorbent rapidement les liquides avec lesquels elles sont en contact ; introduites dans le corps, elles s'imprègnent de salive, de mucus, de suc gastrique et de bile, s'altèrent, fermentent sous l'influence des organes digestifs, et sont en peu de temps transformées en chyle.

La *solubilité* des alimens est un indice de leur digestibilité. Les corps qui renferment le plus de principes solubles, du sucre, de la gomme et de l'albumine, sont de facile digestion, et en général assez nutritifs. On ne doit pas cependant juger de la faculté alimentaire d'une substance d'après sa solubilité dans l'eau ; car il y a des corps qui seulement se ramollissent dans ce liquide, et qui cependant sont très alibiles : telles sont les matières qui, comme l'amidon et le gluten, peuvent être dissoutes par les liquides alcalins ou acides, par la salive et par le suc gastrique, sous l'influence de la température du corps animal. L'expérience a prouvé que la fermentation qui se développe dans l'estomac pendant la digestion rend solubles, dans les liqueurs animales, des corps qui résistent à l'action dissolvante de l'eau. Pour apprécier les qualités alibiles d'une substance d'après sa solubilité, il faudrait la traiter d'abord par l'eau, et ensuite par une dissolution alcaline. En procédant de cette manière, on peut arriver à des résultats assez exacts pour être utiles dans la pratique.

ART. II. — Composition chimique des alimens.

Les alimens sont composés d'oxygène, d'hydrogène, de carbone, d'azote, de soufre, de phosphore, de chlore, de chaux, de potasse, de soude, de silice, de magnésie, d'alumine, de fer, de manganèse, etc. Des divers élémens qu'ils présentent, l'oxygène, l'hydrogène, l'azote et le carbone, sont ceux qu'on y trouve en plus grande quantité. Lorsque l'un de ces quatre corps prédomine dans une substance, il lui communique certaines propriétés.

Les produits organiques qui renferment beaucoup d'oxygène sont acides, et en général peu alimentaires et rafraîchissans; ceux qui contiennent plus d'hydrogène qu'il n'en faut pour saturer leur oxygène, sont généralement gras et insolubles dans l'eau; quelques-uns sont volatils, et tous brûlent avec facilité. Produisant beaucoup de chaleur dans la respiration, ils sont recherchés par les animaux dans les temps froids, et sont propres surtout à la formation de la graisse et du beurre.

Les substances qui renferment beaucoup d'azote, se décomposent facilement quand elles sont humides; et, prises par les animaux, elles sont en peu de temps élaborées par les organes digestifs. Elles sont indispensables à l'accroissement de tous les êtres organisés, et c'est avec raison qu'on a voulu évaluer la valeur des fourrages et des engrais d'après la quantité qu'ils possèdent d'azote. L'importance de ce corps, sous le rapport de l'hygiène et de l'agriculture est résumée dans le passage suivant : « L'azote est un élément essentiel à l'existence de tout être vivant, qu'il appartienne d'ailleurs à l'un ou à l'autre règne. Si l'on recherche quelle peut être la source de ce principe qui se rencontre dans les herbivores, on la trouve tout naturellement dans les végétaux qui leur servent d'alimens; si l'on s'enquiert ensuite de l'origine prochaine de l'azote qui est dans les plantes, on la découvre dans les engrais provenant particulièrement de débris animaux; car les plantes, pour prospérer, doivent recevoir, par leurs racines, une nourriture azotée. On arrive de cette manière à concevoir, que ce sont les végétaux qui fournissent l'azote aux animaux, et que ces derniers, le restituent au règne végétal lorsque leur existence est accomplie; ou croit reconnaître, en un mot, que la matière organisée vivante tire son azote de la matière organisée morte (1). »

Solide et insoluble, le carbone rend les parties végétales qui en renferment beaucoup, résistantes à l'action de l'air, de l'eau et des forces digestives; mais si elles sont médiocrement alimenteuses, elles absorbent à l'air de grandes quantités d'oxygène, et donnent lieu à un grand dégagement de calorique.

(1) Boussingault, *Ann. de chimie et de physique*, juin 1839.

L'azote, qui prédomine en général dans les substances animales et le carbone, qui est en grande quantité dans les végétaux
ligneux, expliquent la différence qui existe entre les matières
animales et les végétales, sous le rapport de la facilité avec laquelle elles se décomposent, et de la quantité de matières alibiles
qu'elles fournissent. Les premières ayant pour base un corps
gazeux, s'altèrent facilement; les autres sont presque inaltéra-
bles comme l'élément qui prédomine dans leur composition.

Les différens corps simples qui constituent les êtres organisés
se trouvent en plus ou moins grand nombre dans les substances
alimentaires, et ils contribuent tous à la nutrition ; mais ils ne
pourraient s'unir directement au corps des animaux supérieurs,
que très difficilement et en bien petite quantité, lorsqu'ils sont
à l'état de pureté, fussent-ils mis en rapport avec les organes
digestifs ; ils contribuent seulement à la nutrition quand ils font
partie de la composition des principes immédiats que nous rencontrons dans les êtres organisés. D'après les principes qui prédominent dans les substances alimentaires, on divise celles-ci
en sucrées, acides, etc. Nous allons considérer ces principes sous
le rapport de leurs facultés nutritives; nous verrons qu'ils existent dans les plantes et dans la viande diversement combinés et
mêlés entre eux.

La *gomme* se trouve dans presque tous les végétaux, et
forme la base de la composition de quelques-uns. Elle y existe
à l'état de dissolution et constitue le mucilage : ce principe est
fade, douceâtre, émollient ; il relâche les organes, est difficile à
digérer et nourrit peu ; il communique ses propriétés aux végétaux qui en renferment beaucoup : la mauve sauvage, la mauve à
feuilles rondes, les plantes étiolées et les très jeunes pousses
sont plus ou moins mucilagineuses.

Les alimens *sucrés* ont une saveur douce, agréable; ils sont
susceptibles de fermenter et de fournir de l'alcool. L'estomac les
digère facilement, mais ils sont peu alibiles; cependant ils donnent, surtout s'ils sont aqueux, beaucoup de bon lait aux vaches
qui s'en nourrissent : les tiges de maïs, d'orge, les racines de
betteraves et de carottes, nous en donnent des exemples. Le
sucre est souvent uni au mucilage, à l'acide pectique, à l'acide

malique et à de l'albumine : ces mélanges forment des alimens mucoso-sucrés comme le panais, ou sucrés et acides comme beaucoup de fruits.

La *fécule* est une substance végétale qui, comme les deux précédentes, est neutre. Elle se présente sous forme de très petits grains, insolubles dans l'eau froide, mais facilement dissous par l'eau chaude, qu'ils rendent épaisse, gluante, susceptible de former de la colle. La torréfaction, la fermentation, la rendent soluble à froid et plus nutritive. On trouve beaucoup d'alimens dont elle forme la base : d'une saveur agréable, d'une digestion facile, ils contiennent quelques atomes d'albumine et sont passablement nutritifs, mais plus propres à engraisser qu'à donner des forces aux animaux. Les tubercules de la pomme de terre et les fruits du châtaignier en renferment beaucoup.

L'*albumine* est azotée, de facile digestion, éminemment nutritive ; elle est soluble dans l'eau froide, mais la chaleur la durcit et la rend difficile à digérer. Elle se distingue en animale et en végétale : la première forme le blanc d'œuf en très grande partie et se trouve dans presque tous les liquides du corps ; la seconde existe dans toutes les parties végétales, et semble nécessaire à leur nutrition ; car aussitôt qu'une vésicule s'organise dans une plante, elle est entourée d'une certaine quantité de ce principe azoté. Du reste, les fourrages les plus substantiels, trèfle, luzerne, grains de froment, graines des légumineuses, sont ceux qui en renferment le plus.

Gluten. — C'est la substance azotée, formée de plusieurs principes immédiats, qu'on trouve dans les grains, mêlée à la fécule. Récemment obtenu, le gluten est élastique, insoluble dans l'eau ; il fait fermenter la farine de froment, de seigle, et donne aux grains leurs propriétés si alibiles : celui qu'on extrait du maïs, des blés, satisfait à lui seul à une nutrition complète et prolongée (1), ce qui prouve que ce principe est plus nutritif que la fibrine et que l'albumine.

On appelle *gélatineux* les tissus qui, comme les tendons, les aponévroses, sont transformés en gélatine par l'action de l'eau

______

(1) Magendie, *Rapport sur la gélatine.*

chaude. La gélatine domine dans la chair des jeunes animaux. Soluble dans l'eau, plus à chaud qu'à froid, elle est assez nutritive, mais d'une digestion difficile ; quelques tissus gélatineux relâchent même les intestins.

La *fibrine* forme la base des muscles et se trouve dans le sang et dans le chyle à l'état globuleux. Elle est très azotée, insoluble dans l'eau, mais elle peut être ramollie et même dissoute par les alcalis. Elle n'est pas d'une digestion très facile, mais elle nourrit beaucoup. Les alimens fibrineux sont très substantiels ; dans les muscles des animaux âgés la fibrine est unie à l'osmazôme, qui lui donne de l'arome et la rend stimulante.

Le *caséum* se trouve dans le lait, mêlé en diverses proportions, au beurre, à différens sels et au sucre de lait ; il est précipité par les acides et par l'alcool, mais les alcalis le dissolvent. Le caséum est azoté, fermente avec facilité, et constitue les divers fromages. Il est très nutritif quand l'estomac peut le digérer. On appelle aussi *caséum* la matière azotée très nourrissante, qui existe en grande quantité dans les graines des légumineuses. Par ses propriétés, il ressemble complétement au produit du même nom qu'on trouve dans le règne animal : c'est la substance appelée *légumine* par quelques chimistes.

Les *acides organiques* ont des facultés nutritives très variées, mais en général peu marquées. Mêlés aux substances alimentaires, ils leur communiquent leur saveur et les rendent rafraîchissans : le petit-lait, certains fruits, quelques plantes polygonées et les pampres de vigne, sont acidules. Mais s'ils sont réunis à des substances fortement alibiles, au gluten, à la fécule, comme dans les pâtes qui ont fermenté, ils excitent l'appétit des animaux et poussent à l'engraissement.

Les *graisses*, les *huiles fixes*, forment la base des alimens gras ; elles sont insolubles dans l'eau, renferment beaucoup d'hydrogène et de carbone, peu d'oxygène, et sont privées d'azote. Les oxydes et les alcalis se combinent avec elles et forment des savons. Elles sont d'une digestion peu facile, et nourrissent médiocrement ; mais mêlées à d'autres produits, elles contribuent à former une bonne nourriture ; or, selon M. Payen, on les trouve toujours associées, dans les plantes, dans les tiges, dans les feuilles

comme dans les fruits, aux substances neutres; répandues entre
les fibres des muscles, elles rendent la viande marbrée et savoureuse; associées à l'albumine, à la gomme, dans les noix,
dans la graine de lin et dans le chenevis, elles forment des alimens très substantiels, peut-être même un peu échauffans. Les
résidus de la fabrication d'huile appartiennent aux alimens gras.

MM. Boussingault, Dumas et Payen croient, d'après leurs expériences, « que les matières grasses ne se forment que dans les
plantes, qu'elles passent toutes formées dans les animaux, et
que là, elles peuvent se brûler immédiatement pour développer
la chaleur dont l'animal a besoin, ou se fixer, plus ou moins modifiées, dans les tissus pour servir de réservoir à la respiration »;
ces savans ajoutent même « que la matière grasse toute faite est
le principal produit, sinon le seul à l'aide duquel les animaux
puissent régénérer la substance adipeuse de leurs organes, ou
fournir le beurre de leur lait. » Des chiens exclusivement nourris
avec des corps gras meurent après quelques jours d'inanition,
quoique leur corps soit dans un état de graisse extraordinaire.

On a long-temps attribué l'amertume des plantes à un principe particulier, azoté, nommé *extractif amer*, qui est très
nutritif, d'après quelques auteurs; mais c''est le *tanin* qui forme
le plus souvent la base des végétaux amers : il est acide, soluble
dans l'eau, inodore, mais d'une saveur astringente; il précipite
la gélatine et tanne les tissus blancs. Pris en petite quantité, et
mêlé à d'autres substances, il agit comme tonique; mais introduit
à hautes doses dans les voies digestives, il les resserre et ralentit
la digestion. On le trouve dans les feuilles de chêne, le fruit du
marronnier d'Inde, et en général dans tous les végétaux âpres
et amers.

Les *huiles essentielles*, et les *résines*, se rencontrent dans beaucoup de végétaux, et dans quelques-uns en grande quantité. Ces
substances ne sont pas alimentaires, elles sont excitantes; mais
mêlées à des principes bien alibiles, elles produisent les meilleurs effets : elles contribuent à donner aux grains d'avoine,
aux carottes, aux panais les bonnes qualités qui distinguent ces
alimens.

Le *ligneux* est inodore et insipide; les agens qui le décom-

posent peuvent seuls en diminuer la consistance et le rendre soluble, car naturellement il ne se dissout dans aucun liquide ; les
parties végétales qui en contiennent beaucoup résistent à l'action
prolongée de l'eau, se putréfient difficilement, sont indigestes et
peu nutritives. Dans toutes les plantes, il est uni aux principes
végétaux que nous avons examinés, et constitue le canevas dans
lequel se trouvent la gomme, le sucre et l'albumine qui rendent
les tiges, les fleurs, les fruits alimenteux. Mais, quoique indigeste et très peu alimentaire par lui-même, il joue un rôle important dans la nutrition des herbivores : les principes solubles
administrés seuls entretiendraient mal les solipèdes et les ruminans : ces animaux, les derniers surtout, ont besoin de prendre
une nourriture volumineuse pour remplir et exercer leurs vastes
réservoirs digestifs. Si le bœuf, le cheval, ne mangeaient que de
l'amidon et du gluten, la quantité de ces substances, nécessaire
pour remplir convenablement les organes digestifs et lester le
corps, occasionnerait, en peu de temps, la pléthore ; s'ils ne prenaient que la quantité nécessaire à la nutrition des organes, l'appareil de la digestion deviendrait faible, l'abdomen se contracte-
rait, la faiblesse se propagerait de l'estomac à tout l'organisme,
et les animaux périraient d'inanition.

Les *substances minérales métalliques*, les métalloïdes, le
chlore, le phosphore, les sels, sont généralement en petite quantité dans les végétaux ; aucun de ces corps (à l'exception de la
substance saline des os) ne se trouve assez abondamment dans
les alimens pour leur communiquer des propriétés particulières ;
mais on doit désirer d'en trouver beaucoup dans les plantes : ils
indiquent, ceux qui sont solubles surtout, que les fourrages sont
propres à bien nourrir les animaux.

ART. III. — **Saveur et odeur des alimens.**

L'impression exercée sur les sens par les alimens a une grande
influence sur la digestion. En général, la nourriture qui plaît au
goût et à l'odorat nuit très rarement, quelles qu'en soient les
propriétés ; les animaux la prennent avec plaisir, la digèrent facilement et en tirent de bon chyle ; tandis que celle qui est géné-

ralement considérée comme de bonne qualité résiste souvent à la digestion, quand elle est prise avec répugnance.

L'instinct des animaux n'est pas un guide aussi sûr, sous l'influence de la domesticité, qu'à l'état sauvage, puisque nous observons assez souvent des empoisonnemens occasionnés par des substances qu'ils ont mangées volontairement ; mais ces accidens sont très rares, et ils ont lieu seulement, sauf quelques cas exceptionnels, lorsque les herbivores, pressés par la faim, n'ont pas le choix de leur nourriture.

La saveur, l'odeur des substances herbacées, seraient pour l'homme civilisé un mauvais guide, en raison de l'imperfection de nos sens ; cependant nous pouvons, à l'aide de ces sens, sinon juger du mérite absolu d'une substance alimentaire, du moins en indiquer approximativement les propriétés.

Les plantes qui ont une odeur forte, aromatique, sont peu nutritives ; elles sont plutôt médicinales qu'alimentaires, et doivent être mêlées à des alimens fades, à titre de condimens. Celles qui ont une odeur repoussante, vireuse, sont vénéneuses, plus ou moins narcotiques. En général, il faut considérer comme mauvais, pour l'alimentation, les produits végétaux qui, comme la valériane, l'assa fœtida et l'ail, ont des odeurs spéciales, fortes : les cruciformes, les ombellifères odorantes et cependant alibiles, ne forment pas une exception à cette règle, car les espèces de ces familles ne nous fournissent de bons alimens que lorsque, par la culture, nous avons remplacé les principes qu'on y trouve naturellement par des produits inodores. Le foin sec, quelquefois très aromatique, ne forme pas non plus une exception : l'odeur de ce fourrage provient d'un petit nombre de plantes qui, mêlées à une grande quantité de végétaux inodores, ne peuvent pas en modifier les propriétés alibiles ; tout au plus elles sont assez abondantes pour agir comme condimens, et sous ce rapport elles sont utiles.

Les principes sucrés, doux, sont faciles à digérer, nutritifs, et propres à engraisser ; ceux qui sont amers, un peu astringens, fortifient, et forment, lorsqu'ils sont mêlés à des corps riches en fécule ou en sucre, une bonne nourriture pour les animaux à tempérament mou, lymphatique. La saveur acide indique des alimens rafraîchissans, peu nutritifs, propres à la nourriture des animaux pléthoriques, et de ceux qui ont eu des maladies inflammatoires. Les végétaux aqueux, fades, doivent leur saveur à beaucoup d'eau, à du mucilage : ils sont peu nutritifs, débilitans, et peu recherchés des animaux, qu'ils disposent à la cachexie aqueuse. Il faut aussi considérer comme de médiocre qualité les plantes insipides, qui n'ont aucune saveur ; elles sont en général ligneuses, pauvres en principes solubles, et renferment très peu de matière alibile. Enfin, on doit rejeter toutes les substances qui ont une saveur forte, irritante, comme les végétaux âcres, la moisissure et les cantharides ; elles sont plutôt des poisons que des alimens.

CHAPITRE II. — ÉTUDE DES DIVERS ALIMENS.

On doit appeler *fourrages* les substances qui servent à *afourager*, à nourrir les herbivores ; mais cette dénomination est ordinairement appliquée seulement aux parties fibreuses, aux tiges et aux feuilles. Dans l'examen que nous allons en faire, nous placerons dans le même article les substances qui se ressemblent par leur consistance, par leur porosité ; qui produisent sur les animaux, quoique à des degrés divers, les mêmes effets, et peuvent, quelle qu'en soit la composition, se suppléer.

Le règne végétal fournit presque exclusivement la nourriture des principales espèces domestiques, et l'étude des fourrages doit comprendre pour nous la manière de les cultiver ; car, avant de recommander l'usage d'une plante, nous devons savoir si elle prospère dans le pays, à quel prix elle revient, s'il est avantageux de l'employer et connaître l'influence exercée sur les divers végétaux par les procédés de culture. Il faudra donc dans l'examen des foins, des pailles et des grains, nous rappeler ce que nous avons dit des diverses plantes dans la deuxième partie de ce livre.

§ 1. — **FOINS.**

Le mot *foin* est un nom générique par lequel nous désignons les plantes herbacées, coupées avant la maturité et desséchées, pour la nourriture des animaux. Nous appelons *foin ordinaire, foin de trèfle* et *foin d'ivraie*, les récoltes fanées des prairies naturelles, des tréflières et de l'ivraie. Le mot foin est appliqué exclusivement aux produits des prés permanens, dans les pays où les prairies artificielles sont peu répandues; mais dans d'autres localités ce nom est donné à la luzerne, au trèfle, aux vesces et aux gesses qui ont subi la dessiccation.

ART. I. — Caractères des foins.

1° Foin des prairies naturelles.

Quoique les graminées, en général très peu succulentes, le forment en grande partie, ce foin est, en raison des espèces nombreuses et différentes qu'il renferme, d'une composition chimique compliquée, sapide, salubre, de facile digestion, assez substantiel, et recherché des animaux, qui ne s'en dégoûtent jamais.

Conditions d'un bon foin. — Les qualités de ce fourrage dépendent de la nature, et de l'exposition des terres qui l'ont produit, des soins qu'on a donnés aux prairies, des plantes qui le composent et de leur état, enfin de la manière dont il a été préparé et conservé.

Le foin varie selon qu'il provient d'un pré sec, gras ou marécageux; celui des sols maigres est court, odorant, substantiel, souvent fin, mais quelquefois mêlé à quelques plantes grossières; il convient principalement aux vaches et aux bêtes à laine, les nourrit bien, produit de la bonne viande et un lait excellent.

Celui des prairies grasses, composé en grande partie de graminées, est long, un peu dur, présente des tiges dont la base est souvent rousse, quelquefois un peu terreuse; cependant il est assez généralement substantiel, et nourrit bien les chevaux, leur donne de la force, et les rend vigoureux. Celui qui a été récolté sur des terres où l'eau séjourne une partie de l'année contient, parmi des graminées, des carex, des joncs, des renoncules, même des pédiculaires et des ombellifères nuisibles : il est long, dur, tenace, insipide, sans odeur, souvent vaseux, garni de débris de plantes; les animaux le prennent avec répugnance, il les nourrit mal, leur donne des poux, et les dispose aux maladies; impropre à l'engraissement et à la production du lait, il faut le faire consommer par les bœufs en bon état, dans le moment où l'on n'a pas de travaux à faire.

Les soins qu'on donne aux prairies influent beaucoup sur les qualités du foin : si on néglige de les faire égoutter, de les amender avec des cendres, de la chaux, un sol qui est simplement frais se couvre de plantes aquatiques; si l'on manque de faire arroser une terre sèche, elle donne des labiées, des corymbifères et des centaurées, qui rendent le fourrage grossier et plus excitant qu'alimenteux; si on arrose trop souvent et pendant trop long-temps, si les eaux sont vaseuses ou troubles, on a un produit aqueux, fade, vasé et de peu de valeur, quoique abondant; enfin si on néglige de détruire les mauvaises plantes, le foin offre un mélange qui varie selon la quantité et la nature des espèces qui s'y trouvent.

Il doit être formé d'herbes alimentaires et assaisonnantes, mais ces dernières y seront en bien petite quantité, les unes et les autres ayant été en bon état plutôt que trop vigoureuses au moment de la fauchaison; celles qui ont végété à l'ombre, le long des haies, sous les arbres, sont pâles, insipides, grêles, peu alimentaires, et mêlées à des feuilles mortes et à des débris de rameaux; celles qui, étant fortement arrosées, ont souffert de l'ardeur du soleil dans le printemps, sont jaunâtres, et forment un foin qui présente des touffes vertes et des touffes très pâles, mêlées en diverses proportions, mais les unes et les autres sans odeur ni saveur.

Foin proprement dit. — Pour être bon, le fourrage que nous étudions doit avoir été fauché au moment convenable, et fané à propos; s'il a été trop desséché, il est friable, poudreux, et dépourvu des qualités que les animaux recherchent; s'il a été trop fortement secoué, il est brisé, et a perdu une partie de ses feuilles et de ses fleurs ; s'il a été entassé humide, il répand une odeur de fumier désagréable, et présente souvent une teinte brune et une couche de moisissure.

Enfin il doit avoir été conservé en lieu sec, peu aéré, et autant que possible hors de la portée des animaux, qui, comme les chats, les fouines, les oiseaux, le brisent et l'imprègnent de poils, de plumes, d'excrémens, et de l'odeur qui leur est propre.

Block reconnaît six qualités de foin : la première est produite par un pré de bonne nature, fertile, bien composé et convenablement arrosé ; la deuxième, récoltée sur un pré de la nature du précédent, présente quelques plantes dures, peu nutritives ; la troisième est fournie par un pré où se trouvent en grande quantité des plantes peu alibiles, des polygonées et des pédiculaires ; la quatrième est produite par un terrain favorable aux joncs, aux carex et aux prêles ; la cinquième est celle qu'on récolte dans les prés marécageux où l'on trouve, avec les plantes précédentes, quelques ombellifères, la gratiole, et des renoncules ; enfin, la sixième contient les mauvaises plantes des deux qualités précédentes, et en outre elle a été inondée, renferme du limon et des débris de végétaux. Il faut 200 parties de la sixième qualité, 180 de la cinquième, 160 de la quatrième, 140 de la troisième, 120 de la deuxième, pour faire l'équivalent de 100 de la première.

On ne distingue ordinairement que trois qualités de foin. Celui de la première est formé de plantes alimentaires et d'assaisonnantes, mais celles-ci en petite quantité ; les unes et les autres sont entières, feuillées et souples, d'une belle couleur verdâtre et uniforme, excepté dans le foin brun ; leur ensemble a une odeur légèrement aromatique, sans rien de désagréable ; elles sont insipides ou sucrées ; les graminées y prédominent, mais on y trouve des légumineuses à tiges feuillées, fines et succulentes. Le foin de la première classe de Block et celui de la deuxième, sont des foins de première qualité.

Le foin de deuxième qualité est celui qui, récolté sur un bon terrain et formé de bonnes plantes, a été mal préparé ou mal conservé, ou celui qui provient d'un pré humide ou mal composé. On le reconnaît en ce qu'il est délavé, pâle, inodore, poudreux, sec, cassant ; il renferme quelques patiences, quelques joncs, et quelques cypéracées. Tels sont les foins que M. Block considère comme étant de troisième et quatrième qualités.

Celui de troisième qualité, le mauvais foin, est formé de plantes vasées ou non nutritives, dures, piquantes, vénéneuses ; ou il a été mal préparé, mal conservé ; d'une odeur plus ou moins désagréable, il est blanchâtre ou bleuâtre, poudreux, et il présente souvent l'une des altérations que nous allons indiquer. Celui de la cinquième et celui de la sixième classe de Block sont de mauvais foins.

Il est très difficile d'apprécier les foins à leurs caractères apparens ; on doit avoir égard à la nature et à l'exposition des terres qui les ont fournis, et surtout aux effets qu'ils produisent sur les bêtes qui les consomment. Il faut considérer comme de bonne qualité celui que les animaux recherchent avec avidité et mangent sans le trier ; celui qui, administré sans grains, produit beaucoup de lait et donne à tous les animaux un poil brillant, une peau souple, un corps cylindrique et un abdomen peu développé ; qui entretient en bon état les bêtes de travail et pousse celles qui sont à l'engrais. Le bon foin ordinaire a une couleur verte ; mais le foin brun bien préparé, quoique visqueux au toucher, d'une odeur forte et d'une couleur brunâtre, doit être considéré comme étant de très bonne qualité.

Les animaux mangent avec répugnance les fourrages médiocres et les mauvais ; ils les trient, en refusent une partie, et ne les ingèrent que lorsqu'ils sont pressés par la faim : ils en sont mal nourris, en remplissent leur abdomen sans être rassasiés : après en avoir pris, même en quantité, ils témoignent encore le désir de manger ; ils ont le ventre très développé, sont maigres, faibles, ébouriffés, suent au moindre exercice, donnent peu de lait, et contractent souvent des maladies.

Regain. — On appelle ainsi les foins des deuxième, troisième et quatrième coupes, qu'on fait dans les mois d'août, de septembre ou d'octobre. Dans les prés gras, précoces, le deuxième produit ressemble beaucoup au premier. Mais, en général, le regain est facile à reconnaître : il est plus vert que le foin, plus mou, plus flexible, formé en plus grande partie de plantes à ra-

cines profondes, craignant peu la sécheresse ; il est ordinairement sans fleurs ni épis, et moins avancé en maturité que celui
qu'on fauche dans le mois de juillet.

Le regain est difficile à préparer, parce que les plantes étant
jeunes, sont aqueuses et lentes à dessécher ; ensuite on les coupe
dans une saison où les jours sont courts, le soleil peu ardent et
les nuits humides. Le meilleur moyen de le préparer et de le
conserver, c'est de le mêler à des fourrages durs et ligneux, qui
absorbent son humidité et s'imprègnent de son goût et de son
odeur, tout en le desséchant.

Le bon regain est vert, d'une odeur suave, quoique moins forte
que celle du foin ; il est souple et exempt d'altérations.

2° Foins des prairies artificielles.

Foin. — Quoique formé de très bonnes plantes, ce foin,
ayant une composition en général peu compliquée, est moins
propre à nourrir les animaux long-temps et exclusivement que
celui des prés permanens.

Ses qualités dépendent des plantes qui le forment, et de la manière dont il a été récolté et conservé.

Il varie peu par l'effet de l'influence du terrain, car les prés
qui le produisent sont toujours établis sur des terres saines. Cependant il ne faut pas oublier que toutes les plantes sont beaucoup plus sapides et plus substantielles sur les sols calcaires que
sur ceux qui sont siliceux ou à base d'argile ; qu'elles sont, et
les foins en particulier, bien supérieures, comme fourrages, dans
les climats chauds, et dans les coteaux secs bien exposés, que
dans le nord, dans les plaines à sol froid, et dans les lieux
tournés vers les vents humides.

Mais la préparation a une grande influence sur celui qui est
fourni par des légumineuses : s'il a été fauché trop tôt, il est mou,
très vert, ressemble au regain ; si, trop tard, il est dur, friable,
difficile à digérer ; est-il incomplétement desséché, il s'altère,
devient noir, moisit rapidement ; si, au contraire, il reste trop
long-temps exposé aux rayons du soleil, s'il est trop fortement
secoué par la faneuse, il perd ses parties les plus succulentes,

ses feuilles et ses fleurs, et ne présente que des tiges dures, difficiles à digérer et peu nourrissantes.

Le produit des herbages ensemencés varie beaucoup d'après les plantes qui le composent. Formé de tiges grosses, nues à la base, et en général très peu feuillées, celui du trèfle des prés, de la luzerne cultivée, ou de l'esparcette commune, quoique riche en principes alimenteux, ne peut convenir que pour les animaux forts, adultes et en bon état; il faut rechercher le foin dont les brins sont minces, qui conserve encore ses feuilles, qui porte les sommités fleuries, et qui est bien sec sans être trop fragile. Celui du trèfle est d'ordinaire brun. La fane de la lupuline, du trèfle rampant, sans être bien fine, peut très bien convenir aux bêtes jeunes et faibles; celle des vesces, des gesses et des lentilles, est molle, flexible, très succulente et très appropriée à la nourriture des jeunes animaux; mais elle est difficile à dessécher, noircit facilement et s'altère avec rapidité.

Le foin des graminées ensemencées ressemble beaucoup à celui des prés permanens; mais formé d'un petit nombre de plantes, il est moins bon; en outre, il est grossier, peu succulent et médiocrement alimenteux; car on ne sème, en herbages temporaires, que les graminées les plus productives, celles qui ont des tiges grandes, fortes et dures.

Regain. — La seconde coupe des légumineuses se distingue de la première en ce qu'elle est verte, tendre et pourvue de nombreuses feuilles. Les plantes étant fauchées plus jeunes, et quand les racines ont été en partie épuisées, donnent des tiges courtes, grêles, feuillées sur toute la longueur et à la base autant qu'au sommet, pourvues de fleurs en général moins avancées que dans la première récolte. Le regain n'offre pas, surtout si l'année a été sèche, les plantes qu'on trouve souvent dans le foin, ainsi il est débarrassé des brômes, de l'alopécure des champs, des agrostis et de splantes annuelles, qui sont d'ordinaire, en si grande quantité, dans les produits des tréflières, des luzernières et des esparcetières.

Le regain des prairies temporaires à base de graminées, diffère peu de celui des prés permanens.

Le foin des secondes coupes des légumineuses doit être réservé pour les bêtes à laine, pour les femelles qui ont du lait et pour les jeunes élèves. Il est moins propre, que le bon foin, à l'entretien des animaux qui font de pénibles travaux.

Comme le foin de première qualité, le bon regain des herbages artificiels a une couleur qui varie; mais il doit répandre une bonne odeur, n'être ni poudreux ni fragile, et présenter toutes les parties qu'avait la plante au moment de la fauchaison.

ART. II. —Altérations des foins; moyens d'en prévenir les mauvais effets.

ALTÉRATIONS.— Le foin peut être altéré sur pied, pendant le fauchage et après la récolte.

Le foin est appelé *mal composé* quand il offre de mauvaises plantes. Cette altération doit être prise en grande considération, car elle indique en partie le terrain qui a produit le fourrage, et permet d'apprécier la qualité des bonnes espèces. Quant à l'altération en elle-même, il faut l'évaluer d'après la quantité de mauvaises plantes et d'après leurs propriétés; voir si elles peuvent nuire aux animaux, et de quelle manière; si elles sont seulement indifférentes ou si, à cause de leurs épines, elles occasionneront la perte d'une partie du bon fourrage.

Le *foin vasé* est celui dont l'herbe a été exposée aux débordemens des rivières; couvert de terre, de limon et de débris de végétaux, il est sec, ligneux, cassant, poudreux; il répand un nuage de poussière quand on le remue, a une mauvaise odeur, est acrimonieux et quelquefois moisi. Le degré d'altération peut varier beaucoup : le foin d'un coteau qui n'aurait éprouvé qu'un débordement passager, serait moins mauvais, s'il avait reçu très peu de vase, que celui qui resterait submergé pendant plusieurs jours, et dont la composition aurait été altérée. Si l'inondation a eu lieu au commencement du printemps, les pluies peuvent encore, avant la fauchaison, laver les plantes, et le foin est moins mauvais que si elle n'arrivait que peu de temps avant la récolte.

Rouille. — Elle attaque plus rarement les graminées fourragères que les céréales; et les effets du foin qui en est affecté sont peu connus, mais il est sage de le considérer comme nuisible.

Foin trop mûr. — Si la fauchaison a été peu retardée, ce foin, quoique dur, est propre à entretenir les animaux robustes qui travaillent ; mais si les plantes restent sur pied après la maturité, surtout si elles ont des tiges grosses comme la luzerne, ou peu de feuilles comme le ray-grass et le dactyle, ou bien si le temps a été chaud, elles perdent leur couleur et leur saveur : les principes passent des feuilles et des tiges dans les fruits, qui se détachent ordinairement avant que le foin soit parvenu dans l'estomac des animaux. Le foin trop mûr est inodore, délavé, cassant ; il nourrit mal les ruminans, et peut convenir plutôt aux solipèdes.

Foin dur. — Ce foin provient des luzernières, des prés gras, des coteaux où l'on trouve des jacées, de grandes marguerites et des ononis ; la fauchaison anticipée est le meilleur moyen à employer pour en prévenir les mauvais effets ; s'il a été bien récolté, il est nutritif, bon pour les bêtes de travail.

Foin formé de plantes grêles et étiolées. — Les plantes des prés mal exposés, ombragés, sont souvent longues, mais grêles, pâles, inodores, peu sapides, ne donnant, après la dessiccation, que du mauvais foin. Parmi des graminées, on trouve dans ce fourrage la mercuriale, des ancolies et des renoncules.

Foin des prés humides, trop arrosés. — Ce foin est quelquefois difficile à reconnaître ; mais souvent il est formé de plantes longues, molles, insipides, inodores, qui s'aplatissent facilement, et forment le *foin plat ;* on y remarque des joncs, des carex, et ces plantes indiquent que le fourrage a été récolté sur un terrain ou les bonnes espèces de plantes sont mauvaises ; il arrive même que la base des tiges est vasée, couverte de débris de végétaux. Ce fourrage est peu nutritif. C'est au foin des prairies basses, trop fréquemment arrosées, que sont dues, le plus souvent, ces maigreurs, ces faiblesses que présentent des animaux qui pourtant conservent un grand appétit, et mangent beaucoup.

Foin fétide. — L'odeur des engrais fétides, mal employés, passe quelquefois aux plantes, et se reconnaît dans le foin ; le parcage, le fumier du mouton mis en quantité, présentent ce grave inconvénient. Les animaux rejettent en général ce fourrage ; les vaches qui s'en nourrissent donnent un lait d'une odeur désagréable ; il fait même perdre l'appétit aux bêtes qui en prennent.

Foin délavé. — Lorsque l'herbe est sèche, la rosée d'une

nuit, une pluie de courte durée, la délavent; mais c'est la pluie et le soleil alternatifs qui déprécient beaucoup le foin; ils le décolorent, le rendent pâle, cassant, inodore, insipide, peu nutritif.

Foin nouveau. — C'est le foin qui n'a pas encore ressué : il a une odeur forte qu'on sent en entrant dans un fenil peu après la récolte. Le foin nouveau est échauffant ; il détermine des gastrites, des jaunisses, des vertiges, la rafle, l'ébullition et le farcin.

Foin vieux. — Si, dix-huit mois après la récolte, le foin n'est pas consommé, il perd sa couleur, son odeur et sa saveur ; il devient pâle, sec, friable et poudreux. Celui qui est trop resté sur pied, qui a été vasé, présente plus tôt les caractères du foin vieux que celui qui a été bien récolté ; il est peu nutritif, et capable souvent de produire des maladies. C'est comme si les chevaux mangeaient du fumier, dit M. de La Roche-Aymon ; ils ne peuvent pas le digérer et contractent des indigestions et des inflammations d'estomac (1).

Foin moisi, pourri. — Son altération peut provenir de l'humidité du sol et des murs du fenil, des gouttières de la toiture, d'un mauvais emmagasinage ou d'une dessiccation incomplète. A cet égard, il ne faut pas oublier que l'eau déposée à l'extérieur des plantes, celle de la pluie et de la rosée, est plus nuisible que celle qui est contenue dans les parenchymes des végétaux : celle-là étant libre, facilite la fermentation, échauffe le foin et fait naître des champignons. Le fourrage moisi est grisâtre, noirâtre, d'une odeur fétide et d'une saveur âcre ; il est humide, et cependant friable ; si on le fait sécher, et qu'on le secoue ensuite, il répand une poussière irritante très nuisible , et ne doit jamais être donné aux animaux.

Foin altéré par la présence de corps étrangers. — Des substances étrangères se mêlent souvent au foin après la récolte. L'humidité, les miasmes, les gaz qui s'élèvent du fumier des étables, pénètrent, s'ils parviennent dans les fenils, à une grande profondeur dans les tas de foin ; d'autres fois le foin est altéré par des plumes , par des excrémens de rat, d'oiseau et par des toiles d'araignée, qui rendent le fourrage humide et fétide; de plus il est presque toujours brisé par les animaux qui l'ont sali

(1) *De la Cavalerie*, T. I, p. 239.

Falsifications du foin. — Les marchands et les fournisseurs de fourrages, sophistiquent quelquefois le foin pour en augmenter le poids et pour en livrer de mauvais. Ils font leurs tas, leurs meules, leurs bottes, avec de mauvaises et de bonnes marchandises, et ils disposent le tout de manière que celles-ci sont seules apparentes. Ils mettent souvent dans l'intérieur des charretées et des bottes, du poussier, parmi lequel se trouvent de la terre et des plâtras. Ces impuretés tiennent d'abord la place du fourrage, et les animaux ne reçoivent pas leurs repas ; ensuite elles altèrent le bon foin par leur contact, et agissent par elles-mêmes sur les organes digestifs.

Dans les achats et dans les inspections de fourrages, il faut visiter toutes les parties des meules et des voitures ; faire sonder l'intérieur des tas en divers endroits et à de grandes profondeurs ; faire détacher des bottes, en peser ; voir aux liens, à la forme, si elles sont récentes, si toutes ont été faites à la même époque et si elles ont le même volume. On doit confronter le foin pris en différens endroits, examiner s'il est composé des mêmes plantes, et s'il est également bien préparé et conservé.

EFFETS DES FOINS ALTÉRÉS, ET MOYENS DE LES PRÉVENIR. — Parmi les altérations du foin, les unes en diminuent seulement les facultés nutritives, en le rendant moins riche en principes alibiles, et moins facile à digérer ; les autres lui communiquent des propriétés nuisibles, àcres, narcotiques ou putrides. Le foin dur mais nutritif (le foin formé de grosses plantes, le foin un peu trop mûr), peut être d'un bon usage; mais il faut le réserver pour les animaux forts et robustes ; ne le donner qu'en petite quantité, le mêler préalablement à de l'herbe, à des pulpes, à des racines cuites ; le hacher, l'arroser avec de l'eau salée ou de l'eau qui a servi à la cuisson des tubercules. Donné sans précaution, il peut produire des gastrites, la jaunisse, l'immobilité, la fluxion périodique et des éruptions cutanées. Le foin nouveau agit à-peu-près comme le foin dur.

Le foin dur non nutritif, celui des prés marécageux ou trop humides, celui qui a été lavé, qui a été fauché beaucoup trop tard, ou qui est formé de plantes étiolées et coriaces, détermine les mêmes maladies que le précédent ; mais, en outre, il occasionne la faiblesse, il altère la constitution et produit des maladies organiques du foie et du mésentère. Si la disette des fourrages oblige à faire consommer ce foin, il ne faut le donner qu'après avoir employé les correctifs conseillés pour le foin dur mais alibile, et le mêler à des alimens de très bonne qualité.

Le foin vasé, poudreux, vieux, occasionne souvent les mêmes maladies que ceux dont nous venons de parler ; en outre, il agit par la poussière qu'il renferme, et produit des coliques, des calculs intestinaux, des bronchites, la toux, la pousse et l'usure des dents. Ce fourrage ne doit pas être donné aux animaux s'il est fortement altéré ; dans tous les cas, avant de l'administrer, il faut le secouer, le battre à l'air, le laver, lui faire subir même les préparations que nous avons conseillées pour le foin dur, et ne le faire entrer que pour une petite partie dans la nourriture des animaux.

Les foins rouillés, moisis, pourris, sont les plus nuisibles : si les altérations qu'ils présentent sont très marquées, ils peuvent occasionner des entérites, des coliques mortelles ; s'ils ne sont que légèrement gâtés, ils altèrent les humeurs, et produisent, à la longue, des fièvres putrides et charbonneuses.

Les fourrages altérés font naître, peut-être assez rarement, des maladies aiguës dont la cause soit facile à reconnaître ; mais ils prédisposent fréquemment les animaux à devenir malades, et ils déterminent des affections lentes, des affaiblissemens que l'ignorance attribue aux sortiléges, au hasard, etc.

ART. III. — Valeur nutritive et administration des foins.

Les facultés nutritives du foin peuvent varier du simple au double, si l'on compare les diverses espèces de ce fourrage ; mais le foin des bons prés, bien récolté, a paru assez semblable à lui-même, dans toutes les circonstances, pour être considéré comme un type auquel on a comparé les autres fourrages.

Le foin fournit une nourriture moyenne considérée sous le rapport des facultés nutritives : il est plus alibile que les pailles, que les racines et les choux ; mais il l'est moins que les grains, et les graines des légumineuses, et que le fruit du sarrasin.

De tous les alimens, c'est celui qui convient le mieux aux herbivores ; c'est même le seul qui, administré exclusivement, peut les entretenir en bonne santé : il ne suffirait cependant qu'à des animaux qui ne font pas des déperditions extraordinaires, et ne serait assez alibile, ni pour les nourrices, ni pour les bêtes qui travaillent beaucoup, ou qui sont à l'engrais.

Nous administrons le foin presque exclusivement à l'état naturel ; cependant il y a souvent avantage à le hâcher, et même à le faire cuire ou macérer. Quand il a subi ces préparations, il est plus alibile, et peut suffire, sans grains, pour les vaches à lait, et même pour les bêtes à l'engrais.

Le foin a une composition chimique très compliquée, en raison des plantes nombreuses qui le forment : il contient du sucre, de l'albumine, des sels terreux, de la silice, et de deux à trois pour cent de matière grasse, ce qui explique ses bons effets dans l'engraissement. Parvenu presque à la maturité, le foin de quelques coteaux de la Normandie peut remplacer, pour les solipèdes, le foin et l'avoine.

En étudiant l'hygiène du cheval, du bœuf nous verrons quelle doit être la ration du foin pour les divers animaux ; nous dirons seulement ici qu'il faut à-peu-près de 1,500 à 2,000 grammes de ce fourrage, par jour, pour entretenir chaque quintal de viande, les animaux pesés en vie.

Le foin brun a moins besoin de préparation que le vert : il est plus sapide, plus facile à digérer et plus nutritif ; il entretient mieux les chevaux et le bétail engraissé avec ce fourrage est aussi fin gras que celui qui a mangé des pains d'huile, des grains et des navets.

Il donne aux vaches beaucoup de lait. Parkinson rapporte qu'ayant acheté une meule, dont le foin était très brun par places (il n'aurait pas osé en faire l'acquisition, s'il n'avait vu une génisse, venue par hasard près de la meule, rechercher le foin le plus brun, d'où il avait conclu que c'était le meilleur), il en nourrit ses dix-huit vaches : or, dit-il, une vache mange par semaine, outre la ration de grain, 50 kilogr. de foin, et entre ce foin brun et le foin fin et vert, j'ai trouvé une différence, par jour et par tête, de 3 pintes de lait : ainsi, pour mes dix-huit vaches, il s'agissait de 54 pintes de lait par jour; conséquemment le lait, à 15 cent. la pinte, les 378 pintes que les vaches avaient de plus par semaine, font 56 fr. 70 cent. En outre, le foin brun, mangé dans la semaine, coûtait 12 fr. 50 cent. de moins que le vert.

Le foin des graminées cultivées en prairies artificielles, ressemble beaucoup à celui des prés permanens; il est cependant presque toujours plus grossier, moins sapide, d'une composition plus simple; car les herbages artificiels sont composés, en général, d'un petit nombre de plantes choisies parmi les plus productives qui sont aussi, presque toujours, les moins fines.

Le foin des légumineuses est très nutritif, mais il faut le donner avec précaution; nouveau, il échauffe plus que celui des prairies naturelles. Il diffère, du reste, beaucoup, comme nous l'avons dit, selon les plantes qui le forment: celui de la luzerne, du sainfoin, du mélilot, est dur, et ne convient qu'aux animaux forts, surtout s'il a été fauché tard, et s'il a été desséché brusquement et en excès; cependant le farouch, qu'on regarde comme ne donnant qu'un aliment fort médiocre, est, dit-on, excellent s'il est parvenu à maturité. Les vesces, les gesses et les lentilles ont des tiges molles, qui, bien préparées, fournissent un foin, au moins aussi nourrissant et plus succulent que celui du trèfle et de la luzerne.

Le regain, de même que le foin fauché trop tôt, convient peu aux animaux de travail; il ne donne ni force ni énergie. Bourgelat veut qu'on le conserve pour les chevaux ignobles: ce serait en faire un usage peu avantageux; il vaut beaucoup mieux le réserver pour les ruminans, pour les bœufs à l'engrais, les vaches laitières, pour les agneaux et les brebis qui nourrissent. M. Demoussy a comparé les effets du regain à ceux du foin sur les poulains: celui-là est aussi alibile; il produit moins de crottin, est absorbé en plus grande quantité, et pousse davantage aux urines.

§ 2. — PAILLES.

La *paille*, ou fane desséchée des plantes herbacées cultivées pour leurs fruits, est, en agriculture, un objet de première nécessité; entre autres usages elle sert à la nourriture des bestiaux, à la confection des litières et à la préparation des engrais. La plus propre à être employée, comme fourrage, est aussi la plus fertilisante, et peut être usitée comme telle, car les principes nécessaires à l'accroissement des animaux le sont encore à la végétation. Mais l'inverse n'a pas lieu : il est des herbes, dures, pauvres en matière soluble, ou simplement décolorées par l'air ou la pluie, qui, ramollies par la putréfaction, forment du bon fumier, et qui, à moins qu'on ne leur fît subir des préparations capables d'en diminuer la cohésion, conviendraient peu à l'entretien des espèces domestiques; il en est même qui ont été altérées sur pied ou pendant la récolte, qu'on ne doit pas employer comme aliment, et qui sont très bonnes pour faire la litière. Nous n'avons donc à nous occuper que des qualités que doit avoir la paille pour être donnée au râtelier puisqu'elle est toujours bonne pour le fumier.

Les pailles diffèrent beaucoup plus les unes des autres que les foins : ceux-ci offrent la ressemblance de composition que présentent, en général, toutes les herbes avant que la vie ait développé les substances qui distinguent chaque végétal à la maturité ; tandis qu'ayant parcouru toute leur végétation, les pailles présentent les grandes différences de composition, de volume, de consistance, de saveur et d'odeur, qui distinguent les tiges des divers végétaux.

Il en est plusieurs qui intéressent l'agriculteur et le vétérinaire. Nous traiterons des principales, en consultant un bon travail de Sprengel, traduit de l'allemand, et inséré dans le tome VIII des *Annales de Roville,* par M. de Dombasles.

ART. I. — Examen des pailles.

1° Pailles des graminées.

LES PAILLES DES GRAMINÉES sont formées de quelques feuilles étroites, minces, et de tiges d'ordinaire fistuleuses; elles contiennent beaucoup de ligneux, un peu d'albumine, du sucre, du mucilage, et différens produits minéraux, parmi lesquels on remarquera beaucoup de silice. Les principes les plus alibiles du règne végétal y sont en petite quantité; aussi sont-elles peu succulentes et peu substantielles.

Leurs qualités alimentaires dépendent du climat et du sol qui les ont produites, surtout des plantes qui les composent, des herbes étrangères qu'elles contiennent, et de la manière dont elles ont été cultivées, récoltées et conservées.

Dans le midi, elles sont beaucoup plus sucrées, plus nutritives, que dans les contrées froides; à l'exposition sud et dans les sols calcaires, meilleures que dans les coteaux tournés vers le nord, et dans les terres en plaine, à silex ou argileuses : elles sont plus sapides et plus nourrissantes après un printemps chaud et assez sec, que dans une année froide et pluvieuse. De même, les pailles céréales d'automne, quoique dures, nourrissent mieux que celles du printemps, et celles de mars mieux que celles d'avril; celles qui contiennent des agrostides, du chiendent, des liserons, des lupulines, des gesses et des vesces, appelées *fourragères*, sont les meilleures; mais seront considérées comme mauvaises celles qui renfermeront des chardons, des fougères, des ronces, de l'hièble et des coquelicots. Elles sont faciles à récolter et à conserver : les meilleures sont celles qui ont été coupées un peu avant leur maturité, qui ont été bien desséchées et tenues en plein air ou en lieux secs, bien aérés et hors de l'atteinte des animaux granivores. Il est souvent avantageux de changer de place, dans le courant de l'hiver, celles qui ont été emmagasinées en été. On doit les faire consommer dans les mois de décembre ou de janvier, et réserver le foin qui s'évente moins facilement, pour la fin de la mauvaise saison; il faut même faire manger d'abord celles qui, dures et grosses, se tassent mal, se laissent traverser par l'air, et s'altèrent plus vite que celles qui sont souples et tendres.

Ainsi, pour être bonnes, elles doivent conserver leurs feuilles et leurs épis, être légèrement jaunes, insipides ou sucrées, inodores, fourragères, nouvelles plutôt que trop vieilles, fraîchement battues et exemptes des altérations que nous ferons connaître. Inutile de dire que celle qui a retenu quelques grains est beaucoup plus nourrissante que celle qui en est dépourvue.

Paille de froment. — Elle contient, d'après M. Sprengel :

Matières solubles dans l'eau. . .	7,600	Substance grasse....	0,469
— — dans les alcalis.	40,431	Ligneux	51,500

Brûlée, elle a produit pour cent, 3,518 de cendres formées de :

Potasse.	0,020	Fer et alumine . .	0,090
Soude	0,029	Acide sulfurique. .	0,037
Chaux	0,240	Acide phosphorique.	0,170
Magnésie.	0,032	Chlore.	0,030
Silice	2,870		

Les matières solubles sont de l'albumine, des corps gras, du mucilage et quelques sels. Elle offre passablement de chaux et d'acide phosphorique pour former un bon aliment; mais elle manque de soude et de chlore. Du reste, sa composition chimique, comme ses facultés nutritives, varie selon les espèces de froment qui la fournissent, et le sol où elle a été récoltée. Dans le midi, elle est plus souvent parenchymateuse que dans le nord ; celle des blés d'automne est la meilleure ; celle du froment barbu de Silésie est petite, pleine au sommet, et triturée facilement par les animaux. M. Desvaux signale le blé barbu blanchâtre comme très rustique, résistant aux intempéries dans les terres qui gèlent et dégèlent facilement, et comme ayant une paille tendre, conservant ses feuilles et fournissant une très bonne nourriture. Les pailles de froment sont, en général, bonnes pour les solipèdes. On les place en première ligne parmi celles des autres céréales, ce qui s'explique, jusqu'à un certain point, par les soins que l'on a de les cultiver dans les terres les plus riches en principes minéraux solubles.

Paille d'avoine. — Molle, ordinairement pourvue de ses feuilles, elle renferme ;

Matières solubles dans l'eau. . .	20,666	Cire et résine	0,772
— — dans les alcalis.	34,623	Ligneux	40,939

Après la combustion, cent parties ont donné 5,734 de cendres où se trouvent :

Potasse.	0,870	Silice	4,588
Soude (quelq. traces).	0,000	Oxyde de fer (traces).	0,000
Chaux	0,152	— de manganèse (*id.*).	0,000
Magnésie.	0,022	Acide sulfurique	0,079
Alumine	0,006	— phosphorique.	0,012
		Chlore.	0,005

Les principes solubles sont composés d'un peu d'albumine, de beaucoup de mucilage et de quelques sels. Elle est riche en potasse ; aussi est-ce dans les terres qui offrent beaucoup de ce minéral que l'avoine prospère. Si la paille d'avoine a été coupée avant la maturité, si le javelage n'a pas été trop prolongé, elle fournit une bonne nourriture. On la réserve pour les ruminans ; tous les herbivores la recherchent, et elle les entretient bien ; mais elle occasionne, ainsi que la suivante, une éruption accompagnée de prurit et de la chute des poils (Rodat). Les solipèdes « préfèrent, a-t-on dit, celle de l'avoine patate au foin. »

Paille d'orge. — Elle contient :

Substances solubles dans l'eau	11,330	Cire et résine	0,780
— — dans les alcalis.	38,237	Fibre végétale	49,653

Cent parties brûlées ont fourni 5,244 de cendres formées de :

Potasse.	0,180	Oxyde de fer.	1,014
Soude	0,048	— de manganèse.	0,020
Chaux	0,554	Acide sulfurique	0,118
Magnésie.	0,076	— phosphorique.	0,060
Silice	3,856	Chlore	0,072
Alumine	0,146		

On trouve, parmi les substances qui ont été dissoutes, un peu d'albumine, de la gomme, du mucilage, un principe amer, de la cire, de la résine et des sels. On remarquera la forte proportion de potasse, de chaux, d'acide phosphorique qu'elle présente, et qui la rend nourrissante et propre à fertiliser la terre. Elle est jaunâtre, sapide, pourvue de larges feuilles, mais cependant peu estimée ; en général, on dit qu'elle n'est pas recherchée du bétail à cause de sa dureté, et qu'elle convient mieux aux grands ruminans qu'aux autres animaux. Mais il est bien des contrées où on la considère comme supérieure à celle d'avoine et même à celle de froment. Elle peut fournir, en effet, une très bonne nourriture, ainsi que sa composition l'indique, si avant de l'administrer on la fait ramollir. On recommande toujours comme très bonne celle de l'orge céleste.

Paille de seigle.—Dure, luisante, pourvue de peu de feuilles, elle résiste aux intempéries, et convient mieux pour faire des toitures que pour nourrir les animaux. On y trouve :

Matières solubles dans l'eau. . . 2,800   Cire et résine 0,320
—   —   dans les alcalis. 49,080   Fibre végétale. . . . 47,600

Cent parties brûlées ont laissé 2,793 de cendres, contenant :

Potasse.	0,032	Alumine et fer . .	0,025
Soude	0,014	Acide sulfurique .	0,170
Chaux	0,178	— phosphorique.	0,054
Magnésie. . . .	0,042	Chlore.	0,047
Silice	2,297		

Elle ne cède à l'eau qu'un peu d'albumine, de mucilage et quelques substances minérales; mais elle est riche en silice, en chaux et en acide sulfurique. Comme le fait pressentir sa composition, elle est peu recherchée des animaux, difficile à digérer, et peu alimenteuse : c'est aux grands ruminans qu'elle convient le mieux; on dit que c'est la plus usitée en Allemagne comme fourrage. Dans nos pays de montagnes granitiques, on la considère comme mauvaise, ce qui provient en partie de la nature du sol où on la récolte; sur les terres siliceuses, pauvres en sels solubles, elle ne saurait avoir beaucoup de valeur. Près des villes où elle est employée à faire des liens, des paillassons, des brise-vents, des ruches, des paillasses, elle se vend très bien. Il faut battre les seigles au fléau, afin de la conserver entière et de pouvoir la vendre, car il y a peu de profit à la consommer dans les fermes.

Les trois dernières espèces de pailles, surtout celle d'avoine, donnent un goût amer au beurre des vaches qui s'en nourrissent, et elles diminuent, principalement celle d'orge, la sécrétion des mamelles.

Paille de millet. — Elle est considérée comme la plus nutritive par Sprengel. Elle renferme :

Substances solubles dans l'eau. . . 42,266   Cire et résine. . . 0,777
—   —   dans les alcalis. 19,437   Fibre végétale . . 37,520

Elle cède à l'eau un peu d'albumine, beaucoup de gomme et de mucilage, du sucre, un acide et un principe amer ; cent parties traitées par le feu ont donné, 4,855 de cendres où se trouvaient :

Potasse.	0,623	Oxyde de fer . . .	0,025
Soude	0,086	— de manganèse.	0,030
Chaux	0,590	Acide sulfurique. .	0,775
Magnésie.	0,370	— phosphorique.	0,030
Alumine	0,010	Chlore.	0,130
Silice	2,186		

La grande quantité de matières solubles dans l'eau, la proportion de soude, de chlore, de chaux et d'acide sulfurique qu'on y trouve, nous expliquent ses propriétés alimenteuses. Recherchée de tous les herbivores, elle peut, en effet, très bien servir à leur nourriture. Le département des Pyrénées-Orientales exporte tous les ans une grande quantité de grains de millet, dont la paille est employée avec grand avantage à la nourriture des vaches.

Paille de maïs. — Elle est peu employée comme fourrage : on la laisse souvent dans les champs, ou bien on la ramasse pour la jeter dans la fosse à fumier ; elle est grossière, ligneuse ; on la croit peu propre à nourrir les animaux ; et cependant le bétail en est très avide quand elle a été préparée. L'analyse nous en démontre la cause.

Elle renferme, substances solubles :

Dans l'eau. . . . 17,000   Cire et résine. . 1,740
Dans les alcalis. . 57,034   Fibre végétale. . 24,226

L'eau lui enlève de l'albumine, du mucilage, du sucre, un acide libre et des sels.

Cent parties donnent, après leur combustion, cendres 3,986 formées de :

Potasse.	0,189	Oxyde de fer.	0,004
Soude	0,004	— de manganèse.	0,020
Chaux.	0,652	Acide sulfurique .	0,106
Magnésie.	0,2.6	— phosphorique.	0,054
Silice	2,708	Chlore.	0,006
Alumine	0,006		

C'est principalement aux principes solubles dans l'eau qu'elle doit sa valeur nourrissante. Elle contient, en assez haute dose, de l'acide sulfurique, de la chaux, de la potasse, de la magnésie ; mais elle manque de soude, de chlore et de phosphore.

Paille de sorgho, paille de phalaride. Ces pailles, de même que celles des *millets de Germanie, d'Italie,* sont très bonnes ; mais nous en avons fort peu en France.

2° Pailles des légumineuses.

LES PAILLES DES LÉGUMINEUSES sont plus nutritives que celles des graminées : pleines, charnues, poreuses, parenchymateuses, elles renferment plus de principes alimenteux, de l'albumine, du mucilage, de la gomme, des substances amères, des acides, de la potasse, de la soude, de la chaux, de la magnésie, du chlore, du phosphore et du soufre ; succulentes, tendres, elles ne sont jamais complétement épuisées par les graines. Dans la plupart des espèces, les fruits de la base des tiges sont mûrs, que celles-ci poussent et fleurissent toujours au sommet ; de sorte qu'il faut les faucher pendant qu'elles sont encore tendres, sapides nutritives, et qu'elles renferment une grande quantité de sucs.

La récolte doit en être faite avec soin, car elles s'altèrent et perdent leurs feuilles plus facilement encore quand elles sont mûres que lorsqu'on les fauche vertes pour faire du foin.

Paille de fèves. — Elle contient :

Matières solubles dans l'eau.	10,666	Cire et résine	0,910
— — dans les alcalis.	37,424	Fibre végétale.	51,000

Cent parties soumises à la combustion ont donné, 3,121 de cendres, qui renfermaient :

Potasse.	1,656	Oxyde de fer	0,007
Soude	0,050	— de manganèse.	0,005
Chaux	0,624	Acide sulfurique.	0,034
Magnésie.	0,209	— phosphorique.	0,226
Silice	0,220	Chlore.	0,080
Alumine	0,040		

Elle est nourrissante, ce qui s'explique par la nature des substances qui la composent. Celle des fèves semées à la volée est plus grêle, moins épuisée par les graines que celle des fèves cultivées en lignes. Pour avoir un bon fourrage, on doit semer ces plantes épais, les bien laisser sécher en javelles et ne les battre qu'en hiver. Ce fourrage est succulent, alibile ; il forme, surtout s'il a été récolté avant la maturité, une excellente nourriture pour tous les herbivores. On le donne seul ou stratifié, mêlé à des grains, le plus souvent haché ; il serait même utile de le ramollir dans l'eau ; les moutons et les chevaux s'en trouvent très bien. Il y a des contrées où ces animaux sont presque exclusivement nourris d'un fourrage composé de paille de fèves, de pois et de vesces, et ils s'en entretiennent bien. On croit, dans la Côte-d'Or, que la paille de fèves fait avorter les vaches.

Paille de lentilles. — Elle est formée de :

Substances solubles dans l'eau.	27,466	Cire et résine.	1,266
— — dans les alcalis.	34,162	Fibre végétale	37,106

Cent parties après leur combustion ont donné, cendres, 3,899, renfermant :

Potasse.	0,420	Alumine et oxyde de fer.	0,034
Soude	0,033	Oxyde de manganèse (traces).	0,000
Chaux	2,040	Acide sulfurique.	0,038
Silice	0,686	— phosphorique.	0,480
Magnésie.	0,119	Chlore.	0,049

Sa solution aqueuse, d'une odeur agréable, contient de l'albumine, du mucilage, de la gomme et un principe amer qui, réuni à la quantité assez notable de phosphate de chaux et de chlorure de sodium, la rendent nutritive et la font rechercher par le bétail. La paille de toutes les espèces de lentilles et celle de l'ers, sont flexibles, succulentes, préférables comme fourrages à plusieurs espèces de foins.

Paille de vesces. — Cette paille, douce, molle et appétissante, contient :

Matières solubles dans l'eau. . .	26,000	Cire et résine	1,320
— — dans les alcalis.	30,690	Fibre végétale.	41,990

Elle est odorante ; sa dissolution aqueuse renferme de l'albumine, du sucre, du mucilage et de la gomme.

Cent parties, traitées par le feu, ont donné : cendres, 5,101, qui étaient formées de

Potasse.	1,810	Oxyde de fer. . .	0,009
Soude	0,052	— de manganèse.	0,008
Chaux	1,955	Acide sulfurique. .	0,122
Magnésie.	0,324	— phosphorique.	0,280
Alumine	0,015	Chlore.	0,084
Silice	0,442		

Sa composition, comme sa consistance, la rend propre à servir d'aliment : on la donne de préférence aux chevaux, et surtout aux moutons ; cependant les grands ruminans la mangent aussi bien, et mieux que certains foins. Il n'y a jamais avantage à cultiver la plante pour faire manger séparément le grain et la paille, car elle épuise le sol et s'égrène facilement. On ne doit laisser mûrir que les vesces cultivées pour la graine.

Paille des pois. — Elle est variée. Celle des pois des champs, des pois nains et de ceux semés à la volée, est succulente et très bonne ; mais celle des pois à rames cultivés dans les jardins, longue, grosse, ne forme qu'un fourrage médiocre quand elle est parvenue à maturité. La paille des pois contient :

Matières solubles dans l'eau. . .	46,600	Cire et résine	1,544
— — dans les alcalis.	23,236	Fibre végétale. . . .	28,620

Cent parties réduites en cendres ont pesé 4,971 et ont donné

Potasse.	0,235	Oxyde de fer	0,020
Soude (quelq. traces).	0,000	— de manganèse.	0,007
Chaux	2,730	Acide sulfurique	0,337
Magnésie.	0,342	— phosphorique.	0,240
Alumine	0,060	Chlore.	0,004
Silice	0,996		

C'est à la quantité de principes solubles dans l'eau et à l'albumine, au sucre, au principe amer, à un acide libre, à quelques sels, qu'elle doit ses propriétés alimentaires : elle est considérée comme une des meilleures et convient principalement aux moutons ; elle préserve de la diarrhée ceux qui sont nourris de racines aqueuses. Sinclair dit qu'elle donne des coliques aux chevaux, mais Sprengel a vu souvent ces animaux en manger, et toujours sans inconvénient.

Paille des haricots. — Les feuilles des haricots sont minces, tombent facilement, et la paille de ces plantes n'est formée que de tiges et de quelques gousses ; quoique contenant beaucoup de substances solubles, elle ne constitue qu'une assez médiocre nourriture, mais elle est bonne pour faire des engrais. Celle des espèces à rames est la meilleure, cependant elle ne devrait être administrée qu'après avoir été hachée et ramollie.

Paille des gesses. — Cette paille est longue, mais grêle, sapide, nutritive ; elle forme une bonne nourriture pour les vaches et pour les bêtes à laine.

Les pailles des *trèfles*, des *luzernes*, du *sainfoin* sont consommées par les grands animaux : elles sont préférables à celles des graminées ; spongieuses, légères, elles peuvent, de même que celle du trèfle incarnat, étant hachées, être mêlées avec avantage, aux racines crues dont elles absorbent l'humidité et facilitent la digestion.

3º Pailles des crucifères.

Les **pailles des crucifères** sont formées exclusivement des tiges et des branches ; elles sont spongieuses à l'intérieur, mais la surface en est lisse et dure. Les principales sont fournies par les plantes du genre chou. Nous parlerons seulement de la suivante, à laquelle les autres ressemblent, du reste, sous tous les rapports.

Paille de colza. — Sprengel la considère comme la meilleure pour former des engrais, et nous allons voir qu'en effet sa composition doit la rendre propre à améliorer les terres. Elle a donné:

Matières solubles dans l'eau. . . 14,800   Cire et résine 0,500
—   —   dans les alcalis. 29,800   Fibre végétale. . . . 54,900

Cent parties brûlées ont fourni 3,873 de cendres contenant :

Potasse.	0,883	Alumine, fer, man-	
Soude	0,550	ganèse	0,090
Chaux	0,840	Acide sulfurique .	0,517
Magnésie.	0,120	— phosphorique.	0,382
Silice	0,080	Chlore.	0,440

Rameuse, grosse, molle à l'intérieur, poreuse, elle absorbe facilement les liquides, et se ramollit ; humectée par l'eau, elle est facile à digérer et nourrit beaucoup.

4° Pailles des polygonées.

Paille de sarrasin. — Cette paille contient :

Substances solubles dans l'eau. . . . 22,600   Cire et résine. . . 0,900
—   —   dans les alcalis . 23,614   Fibre végétale. . . 52,886

Brûlées, cent parties donnent 3,203 de cendres où l'on trouve :

Potasse.	0,332	Oxyde de fer. . .	0,015
Soude	0,062	— de manganèse.	0,032
Chaux	0,704	Acide sulfurique. .	0,217
Silice	0,140	— phosphorique.	0,288
Magnésie.	1,292	Chlore.	0,095
Alumine	0,026		

L'extrait aqueux renferme peu de matières pouvant nourrir, car on n'y trouve que des traces d'albumine, d'acides libres, un

32.

sel végétal, un peu de gomme, et beaucoup de mucilage; mais les cendres abondent en chaux, en acide sulfurique, en phosphore, en chlore, et surtout en magnésie; pourvue d'un principe âcre, elle ne forme qu'un fourrage médiocre; le bétail la mange avec difficulté, surtout si elle est vieille. Il faut la donner au commencement de l'hiver : convenablement préparée, elle serait utile quand les fourrages sont rares; mais elle est toujours meilleure comme fertilisante.

ART. II. — Altérations des pailles.

La paille peut devenir vasée, rouillée, cariée, charbonnée, avant la récolte, et moisie, pourrie, poudreuse, brisée, après qu'elle a été mise en magasin.

Paille rouillée. — Elle présente sous l'épiderme des taches rougeâtres, d'abord petites, mais qui deviennent grandes, soulèvent la cuticule, la rompent et présentent une poussière roussâtre. La rouille siége quelquefois sur la face supérieure des feuilles, et il peut y en avoir assez, sur l'orge et le blé, pour communiquer une teinte roussâtre aux animaux qui traverseraient un champ de ces céréales rouillées. Elle présente, dans quelques cas, une disposition linéaire sur la gaîne et la face inférieure des feuilles; d'autres fois ce sont des taches noirâtres qui se montrent indistinctement sur toutes les parties des plantes, même sur les organes de la fructification. La première variété est produite par l'*uredo couleur de rouille,* la seconde par l'*uredo linéaire,* et la troisième par la *puccinie.* Il n'est pas rare de rencontrer ces trois champignons réunis. La première espèce est très dangereuse.

La rouille rend la paille malade, moins nutritive, et les grains maigres. Mais la paille rouillée agit surtout par les champignons qui constituent les taches; elle irrite les organes, occasionne des coliques, altère les humeurs et donne lieu à des fièvres adynamiques, à des maladies charbonneuses.

Paille vasée. — La paille est rarement vasée ; cependant une forte pluie, pendant que le sol est très sec, pulvérulent, peut couvrir ce fourrage de terre. La paille vasée est mauvaise.

Paille cariée. — Quoique la carie attaque principalement les grains, elle ronge aussi l'axe des épis, diminue la quantité de paille, en détruit la partie la plus nutritive. Les feuilles des plantes affectées de cette maladie sont d'abord très vertes; mais elles deviennent bientôt pâles, privées de sucs.

Paille charbonnée. — Le charbon est une maladie des grains qui détruit les épis et nuit aussi à la paille. Les feuilles de maïs sont exposées à un charbon qui se présente sous forme de tumeurs, d'abord petites, mais qui deviennent plus grosses que le poing : ce sont des bourses grises, brunes, rougeâtres, renfermant une poussière qu'on considère comme formée par un champignon, *uredo maidis*.

Paille moisie, souillée d'excrémens. — Quoique la paille soit facile à dessécher elle s'altère quelquefois pendant la récolte. Si elle reste trop long-temps en javelle, si les pluies sont fréquentes, elle devient brune, fragile et se décompose en partie. Après la récolte, elle est souvent gâtée par les rats et par les oiseaux : ces animaux mangent la partie la plus alibile, les grains, détruisent les épis, gâtent, brisent les feuilles, y laissent leurs excrémens, des plumes, et lui donnent une odeur qui dégoûte le bétail. Si elle a été rentrée avant sa dessiccation complète, ou conservée dans un lieu humide, elle peut moisir et même pourrir; quand elle a subi ces altérations, elle est verdâtre, d'un jaune foncé, brune, friable, acrimonieuse et souvent fétide.

On ne doit pas chercher à remédier aux altérations de la paille : il faut employer pour faire la litière celle qui est vasée, vieille, imprégnée de corps fétides, d'excrémens; si cependant on était obligé de s'en servir comme fourrage, on chercherait à en diminuer les inconvéniens, en employant les moyens que nous avons indiqués à l'occasion du foin. Quant à la paille moisie, rouillée, il faut la mettre dans la fosse à fumier, ne pas la répandre même dans les étables, de crainte que les animaux en mangent.

ART. III. — Propriétés hygiéniques ; administration des pailles ;
emploi en litière.

Quoique toutes plus ou moins dures et coriaces, les pailles diffèrent beaucoup par leurs propriétés : celles des légumineuses sont les unes grosses et trop consistantes, les autres minces et plus appétissantes, mais toutes sont riches en principes propres à nourrir les herbivores. Nous pouvons considérer aussi, comme se rapprochant des bons foins, par leurs qualités, celles du millet et des autres petits grains ; celles du colza, du maïs contiennent beaucoup de substances alimenteuses, et ne forment cependant dans leur état naturel, qu'un fourrage médiocre à cause de leur grosseur et de leur dureté ; celles d'orge, de froment, de seigle et d'avoine ont, quoique plus minces, à-peu-près les mêmes défauts, mais en outre, elles ne présentent, qu'en petite quantité, les élémens qui entrent dans la composition du corps animal.

Sprengel les a classées en prenant en considération leur composition chimique, dans l'ordre suivant :

1. Paille de millet.		7. Paille de colza.	
2. —	maïs.	8. —	orge.
3. —	lentilles.	9. —	seigle.
4. —	vesces.	10. —	froment.
5. —	pois.	11. —	avoine.
6. —	fèves.	12. —	sarrasin.

Il a placé, en première ligne, les plus riches en principes alimentaires ; mais pour en faire une bonne distribution, les classer d'après leur valeur réelle, il faudrait tenir compte de leur saveur et de leurs propriétés physiques : une classification faite d'après l'observation différerait de la précédente ; elle mettrait la paille d'avoine avant celle de seigle, quelquefois avant celle d'orge, et presque toujours celle de froment avant ses trois congénères.

Les pailles, celles des céréales que nous prenons pour type, entretiennent à peine les animaux qui ne travaillent pas ; elles n'ont pas les principes alibiles assez concentrés pour que les organes digestifs puissent tirer de la quantité que l'estomac peut en contenir ce qui est nécessaire à l'entretien du corps. Les repas du bœuf, du cheval, qui en seraient nourris, seraient trop longs et devraient être trop fréquens, ce qui contrarierait l'emploi des attelages ; en outre, les bêtes qui en recevraient exclusivement, donneraient un engrais médiocre : elles ne sauraient être employées comme nourriture principale des cheptels que dans les temps de disette de fourrages.

Mais si elles ne doivent pas servir de nourriture exclusive, elles peuvent fournir un excellent supplément. Les bonnes pailles conviennent très bien aux animaux forts, vigoureux et ils les prennent sans répugnance ; distribuées convenablement, elles entretiennent bien les solipèdes, leur donnent des chairs fermes une respiration libre et régulière, et les disposent à exécuter des allures rapides. C'est aux attelages de carrosse, aux chevaux à deux fins qu'elles conviennent le mieux : elles donneraient à ceux de course un abdomen trop volumineux et ne nourriraient pas suffisamment ceux qui traînent de lourds fardeaux. Il est généralement avantageux de faire passer par le râtelier la paille qui doit servir de litière, afin que les animaux profitent des grains, des épis et des herbes nutritives. En traversant le tube digestif elle ne perd probablement pas beaucoup de ses propriétés fertilisantes, car si quelques-uns de ses principes sont absorbés, et forment du lait et de la viande, la partie qui reste, s'imprègne de matières animales, fermente ensuite plus facilement, et devient plus améliorante ; mais, en tout cas, ce qui a disparu est payé par les produits formés. Toutefois, le fumier exclusivement composé d'excrémens, peut ne pas convenir pour toutes les récoltes. Il faut souvent des engrais qui résistent pendant quelque temps à l'action destructive de la terre, et qui agissent sur les plantes jusqu'au moment de leur complète maturité.

Il faut encore ajouter que les pailles sont nécessaires pour procurer du bien-être aux animaux ; elles le sont surtout avec la disposition que présentent généralement nos étables. On a peut-être un peu trop méconnu leur utilité sous ces divers rapports, et l'on a, quoique bien rarement, un peu trop diminué les soles en céréales en faveur des cultures à fourrages. Du reste, comme le raisonnement, l'expérience prouve qu'il faut, dans une rotation de récoltes, ne pas perdre de vue l'utilité des pailles pour faire la litière. Du temps de Bakewell, on vantait beaucoup, dit Sinclair (1), l'agriculture de ce célèbre fermier, « qui n'employait pas de paille pour litière. On n'estimait alors, dans le fumier, que les parties qui avaient passé par le corps des animaux ; et, quoique en

____

(1) *Code d'agriculture.*

donnant de la paille pour litière, on peut augmenter beaucoup la masse des fumiers, on n'y faisait pas beaucoup d'attention, parce qu'on considérait comme le plus profitable, le fumier qui était le produit de la paille mangée par les bêtes. Cependant Bakewell se convainquit, par expérience, qu'il avait adopté un système erroné ; et, dans les derniers temps, il donnait une litière abondante à ses bestiaux. De cette manière, les bêtes étaient maintenues en meilleur état, et produisaient une bien plus grande quantité d'engrais.

« Cependant, quoiqu'on ne puisse approuver la méthode d'employer exclusivement la paille à la nourriture du bétail, on ne peut pas approuver aussi l'extrême opposé, qui consiste à consacrer à la litière, la totalité de la paille, même celle des plantes légumineuses. Une quantité modérée de paille, donnée aux bêtes à cornes, avec des turneps, ou une autre nourriture remplie de sucs, contribue beaucoup à leur santé. La paille des plantes légumineuses, lorsqu'elle a été bien récoltée, peut être donnée aux chevaux de travail, avec une quantité convenable de grain, et économiser une nourriture plus dispendieuse. Les alimens très substantiels, donnés en trop grande quantité, deviendraient malsains pour les bêtes, si on n'y mêlait pas quelque nourriture moins riche en sucs nutritifs. Les alimens secs sont avantageux, en absorbant le fluide dans l'estomac, ce qui augmente l'énergie de cet organe ; et, quoique les substances de cette espèce n'apportent pas une grande quantité de nourriture, cependant elles mettent l'estomac en état de recevoir une plus grande quantité d'alimens plus nutritifs. Il est nécessaire que les viscères soient convenablement distendus, pour que la digestion se fasse de la manière la plus parfaite ; sans cela, les alimens les plus riches ne nourrissent pas également bien les animaux.

« Le prix du foin est devenu, d'ailleurs, si excessif, qu'il force, jusqu'à un certain point, à consommer de la paille ; et le système de nourriture en vert, à l'étable, pour être avantageux aux cultivateurs, et pouvoir être exécuté sur une grande échelle, ne peut guère être adopté, sans nourrir le bétail à cornes et les chevaux, en partie avec de la paille, pendant l'hiver. Il est certain même que, dans les premiers momens de l'engraissement du bé-

tail à cornes, la paille est aussi bonne que le foin, pour être donnée avec des turneps. Avec cette méthode, on peut employer à
la nourriture en vert, pendant l'été, du trèfle qu'on aurait été
forcé de convertir en foin, pour le consommer en hiver, au lieu
de paille. Mais il est absurde de supposer que toute la paille
puisse être consommée par les bêtes à l'engrais, puisque cette
nourriture ne les engraisserait pas, et que leur fumier serait de
peu de valeur. »

On administre les pailles entières, hachées, écrasées ou coupées, seules ou mélangées à d'autres fourrages, crues, cuites,
fermentées, ou du moins ramollies par la macération. Une préparation préalable est utile pour toutes les pailles ; mais elle est
nécessaire pour celles de seigle, d'orge, d'avoine, de pois, et indispensable même pour celles de maïs, de colza et de fèves.
Pour augmenter beaucoup la valeur de ces fourrages, il suffit de
les arroser avec des liquides salés, avec l'eau dans laquelle on a
fait cuire des racines, des tubercules.

La litière que les chevaux ont mouillée de leur urine est appétée par les vaches ; elle les nourrit mieux que la paille ordinaire.
Les préparations rendent les pailles sapides, faciles à écraser, à
digérer : les animaux les mangent avec plus de plaisir ; elles les
nourrissent beaucoup mieux, les engraissent même et augmentent
la sécrétion du lait.

Les pailles sont même utiles en raison de leurs deux principaux défauts : de leur peu de valeur nutritive et de leur dureé.
Elles forment un lest qui, associé aux graines, constitue une
nourriture meilleure pour les herbivores, que les blés, les fèves
et les pois donnés seuls ; unies aux pommes de terre écrasées, aux
résidus semi-fluides des sucreries, à la mélasse, elles absorbent
l'eau que ces alimens ont en excès, les rendent plus consistans,
plus faciles à administrer, et toujours plus salutaires à la santé.
Nous avons vu que les pailles sont utiles pour stratifier les fourrages difficiles à dessécher et à conserver.

Ces préparations sont surtout nécessaires pour les éteules, quand
on fait la moisson en deux fois et qu'on les enlève séparées du
sommet des tiges. Quoique réunies aux herbes fourragères elles
répugnent au bétail en raison de leur dureté ; tandis que coupées,

écrasées, ramollies et mêlées à des substances plus sapides elles peuvent être utiles ; toutefois il est préférable comme on le fait souvent, et en particulier dans la riche vallée du Grésivaudan, de les brûler, surtout si, comme l'assure Sinclair, c'est un moyen infaillible d'écarter par le feu et la fumée, ou plutôt par la potasse qu'elles contiennent, les insectes nuisibles, notamment l'altice du chou, qui nuit si souvent à la rave et au rutabaga.

Toutes les pailles ne conviennent pas également pour faire la litière : les plus molles, les plus souples, sont en général celles sur lesquelles les animaux se reposent le mieux ; celles qui ont été brisées par une machine à battre, par le piétinement des chevaux sont bonnes sous ce rapport : les anciens, qui en avaient reconnu l'avantage, les écrasaient avant de les employer à cet usage.

Mais les plus souples ne sont pas toujours celles qui contiennent le plus de matières fertilisantes ; considérées sous ce dernier rapport, Spengel les a classées comme il suit :

1.	Paille de colza.	7.	Paille de	pois.
2.	— vesce.	8.	—	orge.
3.	— sarrasin.	9.	—	froment.
4.	— fèves.	10.	—	seigle.
5.	— lentilles.	11.	—	maïs.
6.	— millet.	12.	—	avoine.

Courtes et fines, lorsqu'elles ont été un peu foulées, les siliques des crucifères, du colza, conviennent parfaitement pour faire la litière des truies qui mettent bas ; elles n'ont pas, comme la paille un peu longue, l'inconvénient d'entraver les porcelets, et de les faire écraser pa ra mère.

ART. IV. — Menues pailles ; cosses des fruits.

On appelle ainsi les enveloppes florales des graminées, que le vanage a séparées des graines. Elles sont nourrissantes par elles-mêmes ; mais, en outre, elles contiennent toujours des grains et des graines, des débris d'épis, des fruits, des gousses de vesces, de gesses, de lupuline qui les rendent substantielles. Malheureusement elles sont légères, s'imprègnent facilement de poussière, et la retiennent; quelques-unes sont même pourvues de pointes plus ou moins piquantes, et incommodent les animaux. Vertes ou sèches, les valves des pois, des fèves, des haricots, des vesces, des gesses, des choux, des raves, du colza et de tous les fruits secs, sont prises par les animaux avec avidité quand elles contiennent les graines, et peuvent encore former une très bonne nourriture lors même qu'elles en sont dépourvues.

Les menues pailles, les cosses, qu'on laisse perdre si souvent, peuvent être données à tous les animaux; mais pour en tirer un parti avantageux on aura soin, avant de les administrer, de les faire macérer dans l'eau pure, ou infuser dans l'eau bouillante; ou mieux de les ramollir au moyen d'un liquide sapide et nourrissant par lui-même, ou en les mêlant à des pulpes, à des tourteaux délayés, à des pommes de terre écrasées, ou au résidu des féculeries. Ainsi préparées, elles conviennent pour tous les animaux, surtout pour les vaches à lait.

§ 3. — **FEUILLES**.

Depuis les temps les plus reculés les feuilles de plusieurs arbres servent à la nourriture des animaux. C'est un fourrage qui vient spontanément, sans aucun frais, et qui devait être bien précieux alors qu'on ne connaissait pas les cultures fourragères et que les forêts couvraient la terre. De nos jours, quoique nous profitions seulement de celles des arbres qui viennent dans les haies, sur les bords des champs, elles sont fort utiles dans quelques localités, et pourraient rendre de grands services dans tous les pays, si nous plantions sur les terres improductives, dans les clôtures, les ravins et sur les berges, les végétaux ligneux qui peuvent y prospérer, et dont les produits sont susceptibles de nourrir nos herbivores.

Les feuilles de *frêne*, FRAXINUS EXCELSIOR, sont fort estimées, quoique, d'après Sinclair, qui recommande de ne cultiver cet arbre qu'en massif, elles donnent au beurre des vaches, qui en prennent, un goût détestable. Elles sont très précieuses pour les pays froids, pour les montagnes peu fertiles, où l'on se trouve bien d'avoir en bordure, le végétal qui les porte. Celles de *cerisier*, PRUNUS CERASUS, que dans quelques localités on tient en têtards dans les clôtures, sont aussi très bonnes, et comme les précédentes, on les donne aux bêtes à laine et aux vaches.

On considère généralement les feuilles des *arbres verts* comme résineuses et pouvant produire le pissement de sang ; cependant il en existe qui sont salutaires aux herbivores : celles du *pin d'Écosse*, PINUS SYLVESTRIS, entretiennent très bien, pendant les neiges, les moutons ainsi que les daims. M. Juge rapporte qu'un de ses fermiers, ayant une année de disette, nourri avec des feuilles d'arbres verts ses bêtes à laine, il les préserva de la pourriture, maladie qui ravagea les autres troupeaux du pays. Il est reconnu que les feuilles des arbres verts contribuent même à guérir cette affection. Elles ne sont recherchées par les animaux que lorsqu'elles sont fraîches; il ne faut donc couper les branches que lorsqu'on veut les distribuer. Cette nourriture est usitée dans le nord, en Pologne. Dans la Sologne, on fait les semis du *pin maritime*, PINUS MARITIMA, épais, et après quelques années, on arrache une partie des arbres pour les moutons, qui mangent avec avidité les feuilles et les jeunes pousses.

En France, nous laissons perdre les feuilles des *peupliers*, POPULUS NIGRA, P. FASTIGIATA. Dans la Prusse, on tient ces arbres en têtards, et l'on en coupe les branches tous les quatre ans pour faire des feuillards qu'on donne aux vaches et aux moutons, vers la fin de l'hiver ; on réserve pour les chevaux les feuilles ramassées à la main. En Toscane, les propriétés sont entourées de peupliers, qui retiennent l'humidité, fournissent du bois pour les échalas, pour le chauffage et des feuilles qui mêlées à celles de la vigne, du maïs ou à de la paille hachée, servent de nourriture aux bestiaux.

Les feuilles d'*acacia*, recherchées par le bétail, sont salubres et bien nutritives. L'*acacia commun*, ROBINIA PSEUDO-ACACIA, si facile à propager, même dans les sols les plus stériles, sur les berges où il retient les terres et pousse de très longs jets, fournirait un fourrage abondant et de très bonne qualité, si ce n'étaient ses épines. On propose l'*A. en tête*, R. INERMIS pour faire des prairies aériennes. Cet arbre est difficile à multiplier. M. Hénon en a obtenu une variété qui se propage par bouture. Nous citerons encore le R. SPECTABILIS, qui a les feuilles larges, glauques, et le bois sans épines.

Les feuilles de *vigne*, VITIS VINIFERA, sont minces, acides ; on les laisse généralement perdre ; mais, dans les environs de Lyon, on les ramasse après les vendanges ; on les tasse dans des cuves, où elles se conservent très long-temps : elles servent à nourrir pendant l'hiver, le printemps, et une grande partie de l'été, les vaches, et surtout les chèvres qui fournissent le lait pour les fromages si estimés du Mont-d'Or lyonnais. Les feuilles vertes, les jeunes pousses qu'on ramasse quand on épampre, fournissent un aliment acidule, salutaire au porc.

Les feuilles des *chênes*, QUERCUS SESCILIFLORA, Q. RACEMOSA, Q. PUBESCENS, quoique âpres, astringentes, fournissent, sèches, une bonne nourriture ; celles du *noisetier*, CORYLUS AVELLANA ; du *bouleau*, BETULA ALBA ; de l'*érable*, ACER CAMPESTRIS ; de l'*orme*, ULMUS CAMPESTRIS ; des *saules*, SALIX ALBA, S. CAPRÆA ; du *charme*, CARPINUS BETULUS ; du *cilise*, CITISUS ; du *châtaignier*, CASTANEA VULGARIS ; de l'*aulne*, ALNUS GLUTINOSA, et du *hêtre*, FAGUS SYLVATICA, peuvent aussi fournir un fourrage d'autant plus précieux qu'il vient sans frais ; les Bretons donnent même à leurs bestiaux les feuilles du *houx*, ILEX AQUIFOLIUM, après les avoir pilées, et dans la Provence on fait quelquefois consommer, par le mouton, celles de l'*olivier*, OLEA EUROPEA.

Les feuilles sont consommées vertes, ou après avoir été desséchées. Dans le premier cas, elles sont broutées, pendant qu'elles sont encore sur pied, par les animaux qui pâturent dans les lieux boisés ou entourés de haies vives ; d'autres fois, en été, quand les pâturages sont secs, on abat les branches des arbres pour repaître les troupeaux. Si elles ne sont prises qu'en petites quantités, elles se mêlent à l'herbe dans l'estomac, ne produisent aucun mauvais effet, et peuvent être fort utiles à la fin du mois d'août ; mais si elles servent de nourriture exclusive, elles occasionnent des irritations des voies digestives et de l'appareil génito-urinaire. Conservées dans des cuves, ou dans des fosses, ainsi qu'on le pratique en Suède, en Italie, en France, près de

Lyon, elles seraient fort utiles aussi pour les bêtes à laine, quand en hiver on n'a pas de meilleur fourrage frais à distribuer.

Par la dessiccation, les feuilles perdent leur saveur plus ou moins irritante : elles peuvent alors être données à tous les animaux ; on doit même, si on manque d'autres fourrages, en récolter pour les brebis et les agneaux. On les distribue en fagots qu'on place dans les râteliers ou sur un chevalet, au milieu de la bergerie. On les administre plus rarement aux grands ruminans. Il serait fort utile de pouvoir les mêler à des substances aqueuses ; car, d'après M. Flammens, prises en trop grande quantité, avec des pailles, elles sont difficilement ruminées, et causent des irritations gastriques.

§ 4. — **FOURRAGES LIGNEUX.**

Les bruyères, les genêts, les jeunes branches, l'écorce, et même le bois de la plupart de nos arbres, sont mangés par les herbivores. Outre le ligneux, ces substances contiennent, mais en petite quantité, de la gomme, du sucre, des matières amères, des résines et des sels. Les parties végétales ligneuses, dans leur état naturel, sont dures, d'une digestion difficile, nourrissent peu, fournissent des excrémens durs, et font de mauvais fumier ; elles ne peuvent convenir que comme supplément de nourriture, et on ne doit les donner qu'à des animaux forts, robustes. Dans nos pays, les chèvres, les bêtes à laine, les grands ruminans, broutent cependant les jeunes branches de bruyère, de genêt, de chêne, etc. ; dans le Nord, l'homme mange et donne à ses animaux l'écorce moulue ou écrasée de quelques arbres résineux ; mais convenablement préparées, ramollies, ces substances seraient beaucoup plus nutritives ; M. Giraud de Florac cite les sarmens de vigne comme pouvant être avantageusement employés à la nourriture des bestiaux : on les administre avec d'autres fourrages, et après les avoir hachés et fait tremper dans l'eau pendant vingt-quatre heures. Le maître de poste de Lunel en donne à ses chevaux.

Les jeunes branches de la plupart de nos plantes ligneuses peuvent servir à la nourriture des herbivores, mais l'ajonc épineux, la bruyère, le genêt à balais fournissent celles que nous faisons le plus souvent consommer ; nos bêtes à laine broutent souvent les dernières quand les herbes manquent dans les pâturages, soit en été, soit en hiver ; ces deux arbustes pourraient jusqu'à un certain point remplacer l'ajonc pour l'entretien à l'étable des grands ruminans.

§ 5. — **GRAINS ET GRAINES**.

Sous le rapport de l'organographie végétale les grains formés de tout le fruit et les graines diffèrent beaucoup ; mais ils se ressemblent complétement par leurs propriétés nourrissantes et les effets qu'ils produisent sur les animaux. On peut, sans inconvénient, les donner les uns pour les autres.

ART. I. — Grains.

On appelle ainsi les fruits des graminées céréales, et par exception, la graine de la polygonée blé noir.

1° Conditions, caractères des bons grains.

Les grains ont des qualités qui varient selon le climat le sol où ils ont été récoltés, l'état de l'atmosphère pendant qu'ils étaient sur pied, selon les procédés de culture, l'époque de la moisson et l'état de conservation.

Pour avoir toutes les propriétés qu'on peut désirer, ils doivent venir sur une terre et à une élévation qui leur convienne ; recevoir, pendant qu'ils sont en végétation, des pluies assez fréquentes, sans être exposés à une trop grande humidité ni aux brouillards ; être enlevés du sol très peu de temps avant la complète maturité, desséchés avec précaution, célérité et conservés en lieu sec, et convenablement aéré.

Ils doivent être gros, pleins, bien nourris, lisses, brillans, lourds, secs, glissant facilement les uns sur les autres quand on les presse dans la main ; s'ils sont volumineux, on doit présumer que la substance nutritive intérieure est relativement plus abondante que l'écorce. Leur poids indique assez exactement leur valeur nutritive, et, comme celle-ci, il varie beaucoup. Pour 100 kilogr., il faut, litres : 131 froment, 139 seigle, 158 orge, 160 maïs, 200 avoine. Nous trouvons, dans le recueil qui donne ces chiffres (1), que 126 litres de lentilles, 132 de pommes de terre, pèsent aussi 100 kilogr. Ce poids peut varier beaucoup dans chaque espèce de grains, et c'est un des meilleurs indices de leurs qualités.

C'est avec raison qu'on pèse la ration d'avoine des chevaux de troupe au lieu de la mesurer. On devrait en agir ainsi pour tous les grains, toutes les grâines, et même pour les tubercules, soit qu'on achète ces denrées, soit qu'on rationne les animaux ; car en pesant on connaît mieux la valeur des produits qu'en employant des mesures de capacité, attendu qu'il n'y a jamais entre 100 kilogr. d'une qualité d'avoine, par exemple, et un poids égal d'une autre qualité quelconque du même grain, la différence, en facultés nutritives, qu'il peut y avoir entre deux hectolitres de deux qualités du même aliment.

Les grains renferment de la fécule, de l'albumine, du gluten, de la fibrine, et très peu de ligneux.

Avoine. — C'est le fruit allongé, fusiforme, plus ou moins renflé des variétés de L'AVENA SATIVA, de l'*A.* NUDA, et de l'*A.* UNILATERALIS. La plante qui fournit le grain, l'époque des semailles, le climat, le sol et le javelage, font varier la grosseur, le poids, la couleur de l'avoine. On distingue « l'avoine *blanche*, l'*A. grise*, l'*A. brune*, l'*A. noire*, l'*A. jaune*, l'*A. rousse*. Ces variétés, plus ou moins précoces, se subdivisent encore en avoine automnale et en avoine printanière. Les variétés blanche et noire sont les plus tranchantes par la couleur et les moins changeantes d'après notre expérience. Mais quoique nous n'ayons jamais vu l'une de ces deux variétés de couleur changée totalement en l'autre, nous avons cependant souvent remarqué que la différence du sol et de la constitution atmosphérique y apportait des variations très notables ; que, par exemple, la première devenait d'autant plus *grise* ou *jaune* que le sol et la saison étaient plus humides, et que la seconde devenait aussi d'autant plus

____

(1) *Journ. d'agric. prat.*, 1839.

brune ou *rousse* que le sol ou le climat étaient plus secs. On pourrait donc rigoureusement réduire toutes ces variétés à deux principales modifications accidentelles , et nous n'avons cru devoir les faire connaître toutes que parce que nous avons vu souvent leur attribuer des qualités distinctes qui les faisaient plus ou moins rechercher. »

On cite comme variétés caractérisées l'*A. patate* , *A. d'Angleterre* , *A. pomme de terre* , dont le grain est blanc , court , gros , lourd , et riche en farine : elle est très productive et forme d'excellens gruaux ; l'*A. de Géorgie* qui a un grain lourd , jaunâtre , gros , et pourvu d'une écorce dure ; elle est précoce ; l'*A. barbue*, dont le grain est barbu , léger , petit et peu nutritif.

On a , tour à tour , préconisé l'une ou l'autre des diverses variétés d'avoine comme précoce , peu difficile sur le sol et le mode de culture , comme productive et riche en farine ; les uns recommandent la grise , d'autres la blanche ; quelques personnes recherchent la noire, d'autres la refusent, sa couleur pouvant provenir de la fermentation ou d'un trop long javelage. Pour cultiver, on choisira celle qui réussit le mieux dans le pays , ce que l'expérience seule apprendra ; pour donner aux animaux, celle qui offrira les caractères suivans : grains égaux entre eux, lisses, brillans, inodores, sans balles ni graines étrangères, ayant l'écorce mince et l'intérieur blanc, présentant une saveur farineuse, sans arrière-goût désagréable, autant que possible provenant de récoltes d'automne, car ils sont gros et riches en farine ; ils seront secs, et cependant assez lourds pour ne pas surnager si on les jette dans l'eau : leur poids peut varier du simple au double. De tous les grains, c'est l'avoine qu'il importe le plus d'acheter à la balance , car, étant sujette à s'égrener, on la moissonne souvent avant la maturité : or, celle qui a été coupée verte donne des grains effilés, maigres, presque uniquement formés d'une écorce ligneuse ; pour apprécier leurs qualités, il peut être utile, surtout s'ils sont gros, de les peser, de les faire sécher ensuite, et de les peser de nouveau, afin de s'assurer s'ils ne contiennent pas un excès d'humidité.

Ils renferment du gluten, de la fécule, du sucre, de la gomme, un corps gras, du ligneux et une résine aromatique ; leur décoction communique aux crêmes une odeur de vanille ; mieux que la plupart des grains et des graines, ils contiennent en de justes proportions le principe alibile et la substance inerte qui doit servir de lest ; on peut les donner aux herbivores, aux granivores, entiers, concassés ou réduits en farines, secs, ou ramollis par l'eau.

L'avoine convient particulièrement aux chevaux : elle leur donne de la force, de l'énergie, de belles formes, des chairs fermes, sans augmenter le volume de l'abdomen. On administre journellement de 8 à 25 litres de ce grain en deux ou trois rations, le plus souvent après que les animaux ont bu. A la dose de deux ou trois litres, aux chevaux exténués de fatigue, au moment où ils rentrent à l'écurie, il produit un très bon effet ; il agit comme excitant diffusible, ranime à l'instant les forces, excite l'appétit, et prévient les suites d'un refroidissement trop prompt. L'avoine occasionne souvent des indigestions vertigineuses, mortelles, sur les animaux qu'on soumet à de rudes travaux immédiatement après le repas ; pour prévenir ces accidens, on doit la donner en très petites rations et très souvent. Les maîtres de poste qui suivent cette méthode perdent bien rarement leurs chevaux.

Ce grain est nécessaire pour les bœufs de charroi et de halage ; une petite ration donnée à ceux qui labourent, les fortifie, abrége le temps des repas, et économise beaucoup les autres fourrages. Il pousse rapidement l'accroissement des élèves, donne aux mères un lait gras et abondant, fait pondre les volailles, et peut être d'un grand avantage pour l'engraissement ; mais il donne aux porcs une chair qui n'est pas très estimée, à moins qu'on ne le remplace, quelques jours avant d'égorger les animaux, par des pois ou du maïs.

Coriaces, élastiques, difficiles à écraser, les grains d'avoine échappent toujours en partie à la mastication et même aux forces digestives, et traversent le tube intestinal sans contribuer à la nutrition. Pour prévenir cet inconvénient, on doit les mêler à la paille hachée, les faire ramollir dans l'eau ; on peut aussi les concasser, les moudre grossièrement ; après ces opérations ils sont beaucoup plus alimenteux, engraissent davantage. On les donnera moulus ou macérés, aux bêtes à l'engrais, aux jumens poulinières et aux poulains.

Succédanés.—L'avoine formant une bonne nourriture, se vend très cher, quelquefois presque autant que le froment et un tiers de plus que le seigle relativement à sa valeur nutritive. Il y aurait souvent intérêt à pouvoir donner à sa place d'autres grains. Beaucoup d'essais ont été faits à cet égard. On a voulu la remplacer par le froment, le seigle, le maïs et l'orge ; mais ces céréales contenant beaucoup moins de son, et beaucoup plus de principes azotés, sont, dans leur état naturel, trop nourrissantes pour le cheval ; même l'orge et le seigle produisent des indigestions et la fourbure. Si on veut les donner pour de l'avoine, il faut préalablement en augmenter le volume en les faisant cuire ou macérer, et administrer après la cuisson, un volume de ces grains plus ou moins semblable, selon les effets qu'ils produisent, à celui qu'on donnait d'avoine. M. Guénié qui avait adopté cette manière de nourrir s'en est très bien trouvé. « Depuis ce mode d'alimentation, écrivait-il, les fluxions de poitrine, les maux d'yeux, tout a déserté la maison, et mes chevaux sont gras. Je suis forcé de croire, d'après la vigueur que je leur vois, qu'ils sont plus forts, puisque leur service, pendant l'année qui vient de s'écouler, a été un tiers, au moins, plus considérable que l'année précédente. Cette nourriture peut, dans certains cas et malgré les frais de combustible, produire de très grandes économies. »

La pratique de M. Guénié a été adoptée par d'autres maîtres de poste et par des agronomes. M. Puvis a trouvé que, l'avoine valant 10 fr. l'hectol. et le seigle 13, il y avait une économie de 8/15 à employer ce dernier grain cuit. Les chevaux nourris avec du seigle prennent de l'embonpoint, de l'énergie, un poil luisant. M. Puvis était obligé de diminuer la ration de grain quand les animaux ne travaillaient pas. Le sarrasin, les fèves et les carottes même, peuvent aussi remplacer, en partie, l'avoine.

Orge. — L'orge est une plante robuste, très précoce, plus productive en principes nourrissans que l'avoine ; son grain, d'un jaune pâle, sillonné, plus gros et plus lourd que celui des avoines, peut servir à la nourriture de l'homme et à celle de tous les herbivores ; les Romains en donnaient à leurs chevaux, et ils appelaient *hordeatio* la fourbure, maladie qui était alors occasionnée, le plus souvent, par cette nourriture ; il est encore usité dans le midi pour les solipèdes, contribue beaucoup à l'entretien du cheval andalou et à la nourriture des coursiers de l'Arabie. Bourgelat avait essayé en France de remplacer l'avoine par l'orge pour la ration de quelques chevaux ; mais ses essais n'ont pas été heureux.

Lors de l'occupation de l'Espagne par les armées françaises, on a pu remarquer que, même dans ce pays, l'orge ne convient pas aux solipèdes nés dans notre climat : à l'état naturel, elle est toujours trop alibile pour ces quadrupèdes ; mais en lui faisant subir certaines préparations, en la mêlant à d'autres alimens, elle peut être très utile. D'après les Anglais, il y a une économie de 20 pour 100 à la donner au cheval à la place de l'avoine. Sinclair voulait même qu'on défendît d'importer cette dernière en Angleterre ; l'orge qu'il recommande de mêler aux navets de Suède, convenant tout aussi bien aux chevaux. Elle est plus facile à broyer que l'avoine ; il y a moins d'inconvéniens à la donner entière : on la recommande pour les jeunes chevaux qui souffrent de la dentition, et pour les vieux dont les dents sont mauvaises et usées; écrasée, macérée, elle convient surtout, pour l'engraissement de tous les animaux, comme pour leur accroissement et pour leur entretien. On prépare pour l'homme l'orge *mondé*, l'orge *perlé*, et l'on obtient pour résidu un son grossier, riche en farine.

Seigle. — Le seigle est plus riche en substances azotées, plus nutritif que les grains précédens. Il convient pour les jumens poulinières et pour les animaux qu'on veut remettre ; il pousse beaucoup l'engraissement du porc et de tous les herbivores : les bouchers lui reprochent de ne pas produire une très bonne viande. Il a long-temps été réservé pour la nourriture de l'homme; mais l'usage plus répandu du froment pour les cultivateurs, la grande consommation qu'on fait aujourd'hui de l'avoine pour les chevaux, l'ont rendu moins cher, à proportion de sa faculté nutritive, que cette dernière ; on a donc cherché à le donner à sa place, mais la substitution n'a pas toujours été favorable aux animaux : il est trop alibile pour être administré, à fortes doses, aux solipèdes qui travaillent ; il leur occasionne des congestions et la fourbure. On a remédié à cet inconvénient en faisant gonfler le grain, ou en le mêlant à des fourrages peu nutritifs. Il y a un grand avantage à remplacer le foin et l'avoine par du seigle mêlé à de la paille hachée. Le seigle produit trois fois autant de substance alimentaire que l'autre céréale; de sorte que si des 2,500,000 hectares de terre cultivée en avoine, on en remplaçait 1,500,000 par 500,000 ensemencés en seigle, on obtiendrait autant de produits, on économiserait les frais d'exploitation d'un million d'hectares, et l'on aurait ce terrain libre pour d'autres cultures (Puvis).

Froment. — Le froment est une plante exigeante pour le sol, et son grain conserve toujours un prix élevé qui en limite l'usage en hygiène vétérinaire. Très nourrissant, formant un excellent pain, on le réserve presque exclusivement pour notre nourriture; cependant, aujourd'hui plus souvent qu'anciennement, on le donne aux animaux ; il faut même espérer, que lorsque nos terres seront bien cultivées, surtout assez fumées, il sera assez abondant pour être donné autant que le réclameront la conservation et le perfectionnement des races.

Dans le commerce, on divise les fromens en *tendres* et en *durs*. Les premiers sont faciles à écraser sous la dent, ils ont une cassure grenue, blanche, farineuse. On les distingue en *rouges* et en *blancs*. Ceux-ci renferment moins de gluten, et font, quoique la farine en soit très belle, une pâte plus courte que les rouges et que les suivans.

Les fromens durs, appelés *glacés*, *gris*, se laissent couper difficilement sous la dent, et la cassure en est grisâtre, unie, cornée, presque vitreuse. Ils sont lourds, très nutritifs ; il faut les donner aux animaux, concassés, macérés ou traités par l'eau bouillante Les fromens d'automne sont plus gros que ceux du printemps. Il faut choisir ceux qui sont lisses, gros, glissans, lourds. Le poids de ce grain peut varier de 15 kilogr. par hectolitre.

Le froment convient aux femelles employées à la reproduction, aux jeunes animaux, aux étalons, aux béliers dans la saison de la monte; il pousse beaucoup les animaux à l'engrais et leur donne une bonne viande. Il est plus rarement donné à des bêtes de travail; cependant les chevaux, les bœufs qui en reçoivent, même de petites rations, sont gras et forts. Administré à hautes doses, il occasionne la pléthore, la fourbure et le vertige dans les solipèdes. En 1809, on a voulu nourrir en Italie nos chevaux avec de l'épeautre, et ils ont souffert de cette nourriture (Grognier). On lui a reproché aussi d'être d'une digestion difficile, d'engluer l'estomac, d'être dur, de résister à l'action de l'appareil digestif, et de traverser les organes sans fournir ses principes alibiles. Il est aisé de remédier à ces trois inconvéniens, de le rendre moins nourrissant, facile à écraser et d'une digestion aisée, en le mêlant à de la paille hachée : en augmentant la quantité de paille, on diminue à volonté ses propriétés alibiles, on oblige les animaux à le mâcher plus complétement, et il est mieux digéré. Des chevaux exclusivement nourris de froment et de paille hachée s'entretiennent fort bien.

On peut administrer le froment cuit, concassé, moulu, gonflé par l'eau froide, traité par l'eau bouillante : il est alors beaucoup plus nourrissant, mais il rend mous les animaux de travail. Si, après l'avoir écrasé, on le délaie dans l'eau bouillante et qu'on le donne à barboter, il produit beaucoup de lait. En Angleterre, on administre aux jumens poulinières, sous le nom de *maches*, du froment écrasé, mêlé, par parties égales, à d'autres grains moins substantiels.

Le *maïs*, *gros blé*, offre de nombreuses variétés qui se distinguent par la couleur et le volume des grains, mais qui se ressemblent par leur composition et leurs facultés hygiéniques. Le maïs a, pour un poids donné, moitié moins de son que le froment, et contient de la fécule, des substances azotées, et un principe sucré ; il est très alibile, car à l'île Bourbon et à l'île de France, où l'on nourrit les nègres avec du maïs, on remplace ce grain, quand il est rare, par de la farine de manioc ou de riz : or, on remarque qu'un kilogramme de cette farine n'équivaut qu'à un demi-kilogramme de gros blé, et que l'état sanitaire des esclaves souffre même de la substitution.

Les facultés plutôt alibiles qu'excitantes du maïs le rendent très favorable à la santé. Il donne aux animaux un œil vif, un poil brillant. Les peuples qui en consomment beaucoup, les Virginiens, les Béarnais, sont vigoureux et vivent long-temps. Les Américains considèrent le maïs comme un remède contre les calculs. Les Chinois, suivant Li-Chi-Tchin, l'emploient comme diurétique. M. Bonafous a reconnu que ce grain active, en effet, la sécrétion des urines. Il convient à tous nos animaux; mais il est plus apte à nourrir, à produire de la chair, qu'à exciter, qu'à donner de l'ardeur pour le travail. C'est le grain le plus convenable et le plus usité, en Amérique, en Europe, pour le porc : il lui donne une graisse délicate, un lard ferme, qui ne diminue pas par la cuisson. On se sert d'abord de la farine de maïs comme condiment, pour engager les animaux à prendre des tubercules, des racines, et, vers la fin de l'engraissement, on administre le grain sec, macéré ou cuit. Les cultivateurs de la Lombardie ont observé que 50 kilogrammes de ce grain produisent 10 kilogrammes de viande. Il est employé aussi, sous forme de farine ou de pâte, pour engraisser les ruminans. Il forme la base de la nourriture des meilleures volailles, des dindes de Brunswick, des chapons du Mans, des poulardes de la Bresse; c'est avec le même grain qu'on nourrit les oies et les canards mulâtres, dont les foies énormes sont si estimés. Enfin, jeté en grain ou en farine dans les viviers, il engraisse rapidement les poissons (Bonafous).

Il est précieux pour l'entretien de tous les animaux. D'après M. de Humboldt, il y a dans les mines de Guanaxuato, au Mexique, 14,000 mulets qui ne reçoivent que du maïs ; ce grain entre dans la nourriture des mêmes animaux en Espagne. En 1799, les chevaux des armées du nord qui pénétrèrent en Piémont en furent nourris sans en être incommodés. Dans beaucoup de localités, on le donne aux bœufs de travail ; M. Perrault l'a employé avec une grande économie, pendant que le foin était cher, à la nourriture des brebis. Par son principe sucré, par l'azote qu'il contient, il convient à la sécrétion du lait; sa farine, délayée dans l'eau, forme une très bonne nourriture pour activer la fonction des mamelles. Dans quelques pays on stipule, en engageant les nourrices, qu'elles feront usage de cet aliment (Bonafous). Réduit en bouillie, il forme aussi un très bon aliment pour les animaux qui têtent; on le délaie souvent dans le lait, pour élever et engraisser les veaux et les agneaux. Cette nourriture, aussi économique qu'alibile, est très précieuse pour nourrir les jeunes animaux au moment du sevrage.

Le plus souvent on donne le maïs égrené, quelquefois même macéré dans l'eau, cuit, concassé ou moulu. On peut aussi le faire germer. Par ces opérations, on le rend plus mou, plus nutritif ; il use moins les dents des animaux, est d'une digestion plus facile, et aucune partie ne traverse le tube digestif sans être digérée : on croit même que la mouture lui communique une saveur sucrée et une odeur aromatique. On le donne seul ou mêlé à des balles de blé, à de la paille hachée, et même à d'autres grains.

En Amérique, on fait manger les épis entiers au cheval et au bœuf. D'après M. Bonafous, chaque cheval reçoit, par jour, une trentaine d'épis de moyenne grandeur, tandis qu'il en faut presque le double pour un bœuf ou une vache. La même pratique est usitée dans les Landes, quand les travaux pressent et que les bœufs ont besoin d'une nourriture substantielle. Les grands ruminans mangent sans difficulté le grain et la rafle ; mais les solipèdes cherchent plutôt à séparer le premier.

Millet. — Les grains du *panic millet*, du *P. d'Italie*, employés quelquefois pour la nourriture de l'homme sous forme de pain ou de bouillie, conviennent principalement pour les animaux. On cultive le millet dans les environs de La Flèche, du Mans, où on l'emploie pour engraisser la volaille.

Sorgho, alpiste. — Le *sorgho, grand millet, millet d'Afrique*, cultivé dans les pays chauds, sert pour la nourriture de l'homme et pour celle des animaux ; il peut remplacer le panic pour l'engraissement de la volaille. L'*alpiste, phalaride des Canaries, graine de Canarie* et la *brouille des marais*, peuvent remplir les mêmes usages.

Sarrasin. — La graine de la *polygonée sarrasin, blé noir*, est appelée grain, comme le fruit des graminées céréales ; elle se rapproche des grains, en effet, par sa composition et ses usages ; elle renferme beaucoup de fécule, de gluten, une matière grasse, et peut servir à la nourriture de l'homme comme à celle des animaux.

Le sarrasin convient spécialement aux solipèdes. Thaër conseille aux agriculteurs de cultiver du blé noir pour leurs chevaux et de vendre l'avoine. M. de Dombasles le trouve plus nutritif pour ces animaux que la céréale, et il recommande de leur en donner seul ou mêlé à cette graminée.

« En Auvergne, la farine de sarrasin, délayée dans l'eau et salée, est un grand moyen d'engrais pour les bœufs, les cochons, les moutons (Grognier). » Le grain est aussi propre que l'orge à engraisser le porc. Dans tous les pays où on le cultive, il est d'un fréquent usage pour la nourriture des oiseaux.

M. Sannewski nous a appris l'emploi qu'on en fait dans le nord; par de bons procédés de mouture, on en obtient des gruaux et de la farine dont on fait des gâteaux, des galettes, des crêpes et des bouillies très estimées en Russie, en Allemagne, et surtout en Pologne. Le son est employé pour nourrir les chevaux et la volaille. Ce grain ne fait qu'un mauvais pain, mais il forme des bouillies très salubres et nutritives. Il exerce sur les facultés intellectuelles de l'homme une influence fâcheuse, mais il est salutaire à la santé des animaux.

ART. II. — Graines.

En appelant *graines* les alimens que nous allons examiner les agriculteurs sont d'accord avec les botanistes, qui nomment *graine* la partie du fruit renfermée dans le péricarpe.

Celles qui nous intéressent varient beaucoup par leurs propriétés physiques. On donnera toujours la préférence, quelle qu'en soit l'espèce, à celles qui sont bien sèches, pleines, qui ont l'écorce lisse. Elles ne diffèrent pas moins les unes des autres par leur composition; les unes sont principalement farineuses, et les autres renferment surtout des huiles grasses.

1° Graines farineuses.

GRAINES DES LÉGUMINEUSES. — Elles forment peut-être le produit le plus nutritif du règne végétal, et renferment, d'après Einhoff, plus de substance azotée que les grains. Elles contiennent de la légumine, principe particulier qu'on a nommé *caséum végétal*, à cause de sa ressemblance avec la substance qui forme la base des fromages.

Fèves. — Diverses variétés de fèves sont cultivées pour la graine. Celle des marais, plus délicate, est particulièrement réservée pour

l'homme : elle est très usitée dans le nord et dans le midi. La féverole est celle qu'on donne le plus souvent aux animaux.

Après la récolte, on doit conserver les fèves en gerbes, et les
battre à mesure qu'on veut les administrer. Les graines sont attaquées, par la bruche du pois, et si on les met en tas, elles s'é-
chauffent rapidement, tandis qu'elles se conservent si elles restent dans les gousses : d'ailleurs nous avons vu que les bestiaux
préfèrent la paille nouvellement battue.

Toniques, fortifiantes, les fèves donnent de la vigueur aux
animaux et rendent le poil brillant, la peau souple ; mais il faut
les administrer avec précaution, car elles sont échauffantes, produisent la pléthore et occasionnent des congestions.

Les féveroles ont, d'après M. de Dombasles, une valeur nutritive à-peu-près double de celle de l'avoine, et M. de Gaujac estime
que 15 litres de la légumineuse nourrissent aussi bien les chevaux que 20 litres de la graminée. Les Anglais donnent des
fèves aux chevaux de trait et à ceux de course. Elles agissent
comme aphrodisiaques sur les étalons, et font entrer les cavales
en chaleur. On les donne sèches, entières, aux chevaux forts qui
travaillent et qu'on veut seulement entretenir ; mais on doit les
concasser pour les vieux animaux, et pour les jeunes qui souffrent de la dentition. Dans l'Italie méridionale, on les administre
aussi en guise d'avoine, seules ou mêlées à d'autres graines ou
à des grains. En général, il convient de les faire consommer,
concassées et mêlées à de la paille ou à du foin haché. Propres
à l'engraissement, elles produisent des chairs fermes, savoureuses, et de la bonne graisse. Cependant elles conviennent moins
au porc que les pois et le maïs ; mais elles engraissent bien les
bœufs et les moutons, et sont très propres à entretenir les bêtes
à laine pendant l'hiver. Concassées et détrempées ou réduites en
farine, et délayées dans l'eau, elles forment une très bonne nourriture pour les vaches laitières et pour les veaux à l'engrais.

Pois. — Les pois destinés aux animaux devraient être fauchés
encore verts pour conserver à la paille toutes ses bonnes qualités.
Ils forment cependant, après la maturité, un aliment très substantiel, qui entretient et engraisse tous les herbivores : ils ont
été recommandés pour le porc, le bœuf et le mouton, auxquels

ils produisent une viande ferme et de bon goût ; ils conviennent aussi pour les jeunes agneaux, dont ils rendent la chair belle, blanche et succulente, et sont plus nourrisans pour le cheval que l'avoine. On les administre entiers, secs, ou ramollis par l'eau ; mais, concassés, ou réduits en farine, ils sont plus alimenteux ; on mêle quelquefois la farine de pois à celle d'orge, et l'on fait fermenter le mélange.

Vesces. — Il n'y a aucun avantage à cultiver les vesces pour la graine. On devrait ne laisser mûrir que celles qu'on destine aux semailles ; on dit même qu'elles échauffent les pigeons pour lesquels on les recommande cependant. Elles sont quelquefois administrées aux chevaux en guise d'avoine, aux bœufs et aux moutons à l'engrais ; mais ces ruminans en sont peu avides ; ces graines, très lourdes, appelées *tares* en Angleterre à cause de leur poids, sont fort alimentaires, échauffantes et ne doivent être administrées qu'avec précaution ; elles sont considérées comme résolutives, toniques, astringentes et peuvent convenir aux animaux qui ont le ventre relâché.

Gesses. — Les gesses sont recherchées de tous les animaux, qu'elles nourrissent et engraissent très bien. Olivier de Serres et les auteurs modernes les recommandent, surtout pour le porc. On les donne seules ou mêlées à l'orge, auquel elles sont supérieures comme nourriture ; mais en outre leur paille a plus de valeur que celle de la graminée et elles épuisent moins la terre. Toutes les espèces du genre gesse n'ont pas la même valeur : celle qu'on appelle *lentille d'Espagne* forme de bonnes purées.

La *jarosse* est employée entière et moulue ; elle engraisse rapidement, dit-on, les bœufs, les moutons, la volaille et les pigeons qui en sont avides. M. Sicard la recommande, moulue et mêlée à de la farine d'orge, de maïs, comme très propre à l'engraissement du porc ; mais elle produit de la mauvaise graisse, rend les animaux bouffis et œdémateux. On dit qu'elle est très salutaire et qu'elle peut remplacer l'avoine : M. Appert l'a vu administrer, à pleins râteliers, sans être battue, à des chevaux qui n'ont jamais été en meilleur état que pendant l'usage de cet aliment. Mais plusieurs auteurs considèrent cette graine comme dangereuse : il a été constaté que, réduite en farine, et mêlée au

pain, même en petite quantité, elle est nuisible à l'homme;
qu'elle occasionne la diarrhée, des échauffemens, des affections
nerveuses et la paralysie. Donnée habituellement au cheval, la
jarosse agit, d'après M. Dard, comme poison; d'autres vétérinaires (1), des agronomes (2) disent que, parvenue à la maturité, elle nuit même au mouton; que mêlée à la nourriture des
bœufs elle les empoisonne (ce qui est en contradiction avec l'expérience habituelle de M. Sicard) (3); et enfin, selon quelques auteurs, elle est salutaire aux ruminans, et nuisible aux solipèdes;
elle fortifie les bœufs et rend les chevaux faibles, leur donne des
lassitudes et des tremblemens dans les membres. Des observations si contradictoires ont-elles été faites sur la même plante? En
attendant de nouveaux faits, on ne doit la donner, après sa ma -
turité, qu'avec de très grandes précautions.

Lentilles. — La lentille est une graine très nutritive, dont l'u-
sage, pour la nourriture de l'homme, remonte à la plus haute
antiquité; elle entretient bien les animaux, les engraisse, et
donne même de la vigueur à ceux qui travaillent; mais elle est
échauffante, et la viande qu'elle produit n'est pas de première
qualité. Elle veut être administrée avec précaution et mêlée à
d'autres alimens; elle ne doit pas être battue à l'époque de la
récolte, car les graines se conservent mieux dans les cosses que
libres. On l'administre sans aucune préparation préalable; cependant elle devient sucrée par la macération dans l'eau.

Fenu grec. — La graine de fenu grec, nutritive, d'une odeur
forte et d'une saveur âpre et astringente quoique légèrement mu-
cilagineuse, est quelquefois employée en purées pour la nourriture de l'homme. Elle est salutaire aux chevaux qui ont les
intestins relâchés et rendent des excrémens mous; elle excite
l'appétit, fortifie les organes, favorise la digestion, augmente
l'embonpoint et rend le poil luisant; elle engraisse aussi rapidement les bestiaux. On la donne à la dose de 10 kilog. par jour et
par tête, entière, en farine ou en pâte. On la mêle aux alimens
farineux pour engraisser le bœuf et le mouton.

<hr>

(1) *Journ. prat. de méd. vét.*, 1830, p. 279.
(2) *Journ. d'agric. prat.*, 4ᵉ année, p. 91.
(3) *Journ. d'agric. de Dijon*, 1841, p. 85.

2° Graines oléagineuses.

La composition chimique de ces graines a de l'analogie avec celle du lait : elles contiennent une substance sucrée, un corps gras, de l'albumine, du caséum et sont très alibiles ; traitées par l'eau elles forment des émulsions ; par la pression on leur enlève le principe gras, et l'on obtient un résidu qui, formé des matières azotées, est très nourrissant. Nous avons beaucoup de graines oléagineuses ; mais la plupart, celle du *colza*, des *raves*, des *choux*, et du *pavot* ne servent à la nourriture des animaux qu'après avoir été privées de leur huile.

Lin. — Sa graine principalement utilisée comme oléagineuse, est quelquefois donnée aux animaux. On doit l'administrer réduite en farine, et dans cet état elle est très nourrissante, convient beaucoup à l'engraissement de tous les ruminans, même des veaux qu'elle entretient très bien et auxquels elle donne de la bonne viande. Elle peut être utile pour nourrir tous les herbivores au moment du sevrage.

Chenevis. — La graine du chanvre, connue comme oléagineuse, est nutritive, échauffante même, et peut cependant être donnée aux animaux ; elle excite les mâles et les femelles à se reproduire et fait pondre les poules. On l'emploie quelquefois pour refaire les chevaux maigres, usés. Administrée aux animaux à l'engrais elle les pousse rapidement, mais produit des chairs gonflées, peu fermes et de mauvais goût : il faut supprimer cet aliment quelque temps avant d'égorger les animaux. Le chenevis doit être donné avec modération aux étalons et aux jumens.

Tournesol. — La graine du *tournesol, grand soleil*, est nutritive mais échauffante ; on l'emploie presque exclusivement à la nourriture des perroquets.

ART. III. — Altérations des grains et des graines.

Récoltés avant la maturité, ils sont ridés, ternes, non glissans, grêles, plus petits qu'ils ne devraient être : quoique les graines, les grains qui présentent ces caractères soient peu nutritifs, le cultivateur qui veut faire consommer son grain et sa paille doit en produire de semblables; mais l'homme qui en achète doit les rejeter, ou les payer moins cher que ceux qui sont bien formés et bien pleins. Les grains que la sécheresse a fait mûrir prématurément sont mal nourris, ressemblent à ceux qu'on a trop tôt récoltés.

Le *charbon* des grains est contagieux; on ne doit jamais prendre la semence dans la récolte d'un champ qui en a été affecté. Le champignon qui produit cette maladie n'est pas vénéneux, mais il détruit le grain et diminue les récoltes.

La *carie* rend les grains petits, légers, non alibiles, même dangereux : si on les écrase, ils sont gris intérieurement, gras au toucher, insipides, mais fétides. Ils empâtent les moulins et fournissent de la farine mauvaise. Il faut détruire les grains cariés; l'on en trouve quelquefois beaucoup dans les criblures.

L'*ergot* attaque le plus souvent le seigle. Les grains ergotés sont grisâtres ou d'un bleu violacé, longs, gros, courbés, friables, d'une saveur et d'une odeur désagréables; ils sont vénéneux, produisent la gangrène, la chute de la crête, des pieds et de la queue; ils occasionnent l'avortement; celui du maïs fait pondre des œufs sans coquilles et tomber le poil des mules. L'ergot est produit par un champignon, *uredo segetum*. Si le grain a été récolté pendant un temps sec, s'il a été bien vanné, débarrassé en grande partie de ce parasite, il est peu dangereux. Il constitue alors l'ergot *bénin* de Tessier.

Le *maïs ergoté* nuit à tous les animaux; mais, d'après M. Rolin, il suffit d'exposer le grain à un grand froid pour en détruire les mauvaises propriétés. L'ergot du maïs est surtout dangereux avant la maturité du grain et immédiatement après la récolte.

Moisissure.— Quand après leur maturité, les grains reçoivent la pluie, ils se gonflent, germent, et la fécule se transforme en sucre; si ainsi altérés ils sont promptement desséchés, ils sont grêles, ridés, peu nutritifs, mais peuvent cependant être consommés; tandis que s'ils restent humides, ils moisissent, se corrompent, contractent une odeur et une saveur désagréables, et deviennent dangereux pour les animaux.

Sophistications.—Les grains sont souvent mêlés à des graines dures, amères, à l'ivraie, à la nielle, à la moutarde; d'autres fois ils sont chargés de plâtre, de sable, de gravier, de balles de blé et d'excrémens de rats. On les sophistique souvent en mêlant les mauvais aux bons. On humecte l'avoine petite pour la rendre grosse et en augmenter le poids. Le grain est alors volumineux, lourd, mais terne, non glissant, moisi, fétide et acrimonieux. Pour le sécher et en détacher les germes, on le remue, on le projette avec force contre des corps durs. On reconnaît que ces manœuvres ont été exercées, à ce que la pointe des grains est émoussée et refoulée.

Le grain récemment récolté est dit *nouveau;* il est peu soluble, fermente souvent dans l'estomac et donne des indigestions; s'il ne produit pas cet effet, il échauffe les animaux, détermine des irritations gastro-intestinales et souvent des éruptions cutanées.

Effets des altérations des grains. — Les unes en diminuent seulement les propriétés nourrissantes, les autres les rendent nuisibles. Pour prévenir les mauvais effets des premières, on augmente la ration des animaux, en tenant compte non-seulement du poids du grain, mais encore de sa valeur alimentaire. Les grains ne doivent être consommés que deux, trois mois après la récolte; si l'on est obligé de les faire manger plus tôt, il faut y mettre un peu de sel, les donner en gerbées, les mêler à de la paille hachée; enfin, les grains cariés, moisis ou ergotés ne doivent pas être donnés aux animaux. Quant à ceux qui sont mêlés à de la terre, à de la poussière, on ne doit les distribuer qu'après les avoir vannés, lavés avec soin ; il faut toujours les cribler au moment où on les dépose dans le râtelier.

ART. IV. — **Propriétés nutritives ; usage des grains et des graines.**

Ces fourrages diffèrent les uns des autres par leur valeur nutritive, par leur consistance ; mais tous renferment de l'albumine, de la fibrine, de la légumine, du caséum, sont très alibiles et peuvent se suppléer en grande partie pour la nourriture des herbivores. Admininistrés seuls, ils sont trop nourrissans et déterminent la pléthore ; mais mêlés à des alimens moins substantiels ils donnent de la force, de la vigueur, conviennent aux animaux qui ont besoin d'être fortement nourris, qui font des déperditions, qui éprouvent de grandes fatigues, aux femelles qui nourrissent, aux jumens poulinières ; ils sont nécessaires aux étalons, aux béliers au moment de la monte, et très utiles pour pousser l'engraissement de tous les herbivores. Les grains contribuent à l'élevage des animaux : il est rare qu'on obtienne de bons chevaux sans administrer des fèves, du froment, ou tout autre aliment très succulent, aux jumens et aux poulains. Cette nourriture donne à ces derniers de belles formes, un corps cylindrique, des muscles puissans, un tempérament robuste, beaucoup de force et de l'aptitude à résister aux causes de maladie. On ne doit pas craindre que les mouvemens nécessités par la mastication des grains attirent le sang à la tête et disposent les chevaux à la fluxion périodique des yeux. Ce sont les alimens durs, ligneux, non nutritifs, qui altèrent la constitution et prédisposent à toutes les maladies, et en particulier à celles des yeux. Les grains sont indispensables à tous les herbivores au moment du sevrage ; les poulains, les agneaux qui s'en nourrissent s'aperçoivent peu de la suppression du lait : il est difficile, sans un peu de grain, de faire des bêtes à laine avec profit là où les terres étant chères doivent, pour payer le loyer, donner beaucoup de produits.

Les grains sont indispensables à la nourriture des chevaux qui travaillent beaucoup. Billing, A. Young, Thaër, M. Crud, disent, à la vérité, que la carotte peut remplacer l'avoine pour l'entretien du cheval de trait ; mais cela n'est vrai que lorsque cet animal est occupé aux travaux peu pénibles des fermes. Cette racine ne renferme pas assez de principes alibiles pour réparer les pertes, soutenir les forces des solipèdes qui travaillent autant qu'ils sont susceptibles de le faire : il faut, pour les entretenir pendant un travail constant et pénible, leur donner une nourriture qui, comme les grains, renferme sous le petit volume que l'estomac peut contenir de quoi réparer les déperditions qu'entraîne un exercice pénible ; il y a même économie à leur en administrer de fortes rations quand on a beaucoup de travaux à faire. Par ce moyen on peut diminuer le nombre des attelages et faire de grandes économies, non-seulement en harnais, en valets de ferme, mais encore en fourrages.

On distribuera aussi des grains aux bœufs de charroi, de halage, et même à ceux qui labourent ; une petite ration d'avoine, de pois, donne de la force, abrége la durée des repas, permet de les éloigner les uns des autres, et d'économiser le foin.

Sous ce rapport, l'emploi des grains et des graines peut avoir de très grands avantages : une petite quantité donnée à des animaux qui ont déjà pris leur repas (plus que leur ration d'entretien) en substances grossières, communes, se transforme complétement en viande et en lait, mais il faut avoir soin de la distribuer après les autres alimens. Tandis que si on veut faire de beaux élèves on doit la donner, au contraire, aux animaux qui ne sont pas encore repus de foin et de paille , afin de prévenir le développement excessif de l'abdomen.

On n'oubliera pas que les herbivores sont destinés à vivre d'une nourriture facile à digérer, peu substantielle, et qu'il faut toujours leur administrer les grains avec précaution. Ces alimens sont généralement salutaires aux individus faibles, lymphatiques et étiolés ; mais ils doivent être donnés avec ménagement aux animaux adultes, vigoureux, sanguins, à ceux qui s'emportent facilement, qui sont échauffés, qui ne travaillent pas, et qui cessent de faire des déperditions.

On reproche aux grains administrés seuls, secs, entiers, d'être trop alibiles, trop durs, et de traverser, sans être altérés, le tube digestif; on remédie à cet inconvénient en les mêlant à des fourrages grossiers que les animaux sont obligés de mâcher ; souvent on les donne entiers, seuls, mais on les rend d'une mastication facile et d'une digestion prompte, en les faisant macérer , cuire, infuser ou en les écrasant et en les réduisant en farine.

ART. V. — Farines et son.

Les bonnes *farines* sont fraîches, moulues depuis peu de temps ; elles n'ont ni mauvaise odeur ni saveur sensible ; celles qui sont acides, qui se pelotonnent sont altérées ; il faut les rejeter également si elles renferment des corps étrangers. Celles des graminées, traitées par une grande quantité d'eau bouillante, ne laissent de résidu que lorsqu'elles contiennent de la sciure de bois ou du plâtre. Toutes les farines sont plus nourrissantes que les denrées qui les fournissent; mais, du reste, leurs propriétés hygiéniques varient beaucoup. Si on les administre délayées dans beaucoup d'eau, surtout si celle-ci est chaude, elles n'agissent plus comme les grains; elles rendent le liquide gommeux, adoucissant, très salutaire aux herbivores malades, convalescens, et aux femelles qui viennent de mettre bas; l'eau blanche convient aussi beaucoup aux animaux échauffés par le travail, et par une mauvaise nourriture. Si l'on ajoute beaucoup de farine à l'eau, on obtient une bouillie ou un magma très propre à nourrir les femelles pleines, les nourrices, les jeunes sujets et les animaux à l'engrais; mais, en général, moins convenable pour les bêtes de travail que les grains. Cette nourriture engraisse et empâte les animaux. Réduites en pâte et fermentées, les farines sont très nourrissantes. M. Colombel met sur la paille hachée, mouillée, un cinquième en poids de farine, et il donne ce fourrage aux chevaux et aux vaches à l'engrais. Comme la farine est très appétée par les herbivores, on l'emploie en hygiène pour saupoudrer des substances que ces animaux ne prennent qu'avec répugnance; elle est, sous ce rapport, fort utile pour l'entretien et l'engraissement des animaux. Mise sur les jeunes sujets qui viennent de naître, elle engage les mères à les lécher, à les sécher.

Certaines farines jouissent de propriétés particulières : celles de l'orge et du seigle sont rafraîchissantes, conviennent au cheval échauffé; celles des gesses, des vesces, des lentilles et du fenugrec, sont toniques, échauffantes et résolutives.

Le *son*, écorce du grain moulu, contient de la fécule, du gluten, de la gomme, du sucre, de l'albumine et beaucoup de ligneux. Or, comme ce dernier est peu nourrissant et très difficile à digérer, le son qui contient peu de farine forme une nourriture fort médiocre; cependant il contribue toujours à nourrir, car il renferme de la gomme, du sucre et des traces d'albumine; il faut le donner aux animaux qui, comme les ruminans, ont une grande force digestive et peuvent le ramollir avant de le soumettre à l'action de l'organe qui le transforme en chyme.

Le son varie, selon qu'il a été passé une ou deux fois sous la meule : celui qui n'a été moulu qu'une fois est appelé *recoupe*: il contient des éclats de grains et de la farine; celui qui a été passé deux fois sous la meule se nomme *recoupette* : il est plus divisé que le premier, et renferme moins de farine et de gluten ; enfin, si on le soumet à une troisième mouture, on lui enlève le peu de parcelles farineuses qu'il contenait, et l'on obtient le *re-moutage*, le *tressiot*.

Les qualités de ces fourrages varient selon la confection des moulins, des cribles qu'ils ont traversés. Le son est moins nourrissant aujourd'hui qu'anciennement, à cause de la perfection des procédés de mouture que nous employons. Le son de froment est presque toujours le plus mauvais ; les farines des autres grains étant moins précieuses, on les sépare avec moins de soin, et le résidu en est meilleur.

Le son doit être frais, sans odeur ni saveur, blanchir les corps avec lesquels on le met en contact et rendre l'eau laiteuse, ce qui prouve qu'il a retenu de la farine. Il faut considérer comme mauvais celui qui est odorant, aigre, acrimonieux, humide, pelotonné, coloré, brun, ou qui a fermenté. Il est quelquefois mêlé à des corps étrangers, à de la sciure de bois blanc : il est alors moins nourrissant, et donne moins de lait aux vaches.

Si l'on en distribue aux porcs des rations un peu fortes, il traverse le tube digestif sans avoir été altéré, et on le trouve dans les excrémens avec toutes ses propriétés physiques, mais exhalant une odeur acide très désagréable.

Donné à hautes doses, il convient également assez peu aux solipèdes : il fermente dans leur estomac, se gonfle, surtout si les animaux boivent, devient aigre, n'est pas digéré, distend les viscères, et produit le vertige ou des indigestions mortelles ; il tend aussi à relâcher les intestins, donne des diarrhées, et dispose, les poulains surtout, aux maladies vermineuses ; il rend toutes les bêtes de travail molles, faibles, incapables de supporter de rudes fatigues, et de faire le moindre exercice sans être en sueur. Mais s'il contient un peu de farine, s'il est mêlé à des grains ou à des graines, il contribue à nourrir, et agit favorablement comme rafraîchissant : sous ce rapport, il peut être favorable même aux chevaux, qui, faisant des travaux très pénibles, ont besoin de beaucoup d'avoine et sont exposés aux échauffemens ; seulement il faut en modérer l'emploi.

34.

Il agit à-peu-près de la même manière sur les grands ruminans, qui cependant le digèrent mieux. On ne doit toutefois le
donner qu'avec modération aux bœufs de travail. Mais il est le
plus souvent salutaire aux vaches à lait, s'il les nourrit peu, il
les engage à boire beaucoup, ce qui est une condition très favorable à la sécrétion des mamelles. On a voulu attribuer au son et
à la drèche, substances riches en sels calcaires, la fréquence de
la pommelière dans les vacheries des environs de Paris ; mais
cette terrible maladie y régnait, et peut-être plus qu'aujourd'hui
relativement au nombre des vaches, avant qu'on fît des sub
stances farineuses l'emploi que nous en faisons de nos jours.

On distribue le son seul, sec ou mêlé à d'autres alimens. Le
plus souvent on le mouille, on l'humecte : dans cet état, il est dit
fraisé; les animaux le mangent plus facilement et sans disséminer, par l'air qu'ils expirent, la farine fine qu'il contient ; il se
digère mieux, et agit comme rafraîchissant ; il produit le même
effet quand il contient un peu de farine et qu'il est délayé dans
beaucoup d'eau.

Le son est donné aux bêtes à laine et aux chèvres de deux manières : mêlé à des grains à l'état sec, ou mouillé et réuni à des
substances herbacées. Dans le premier cas, il rafraîchit et prévient la maladie du sang sur les moutons et les béliers fortement
nourris ; dans le second, il contribue à donner aux soupes un
goût que les animaux recherchent. Par le son, on fait prendre
des herbes, des feuilles sèches, aigries, que les animaux refuseraient. Enfin on le donne mêlé à des plantes herbacées, sous
forme de pâtées, pour élever la volaille.

§ 6. — GERBÉES.

Nous appelons *gerbées* les plantes herbacées, sèches, récoltées le plus souvent un peu avant la maturité, contenant la paille
et le grain, et destinées à la nourriture des animaux. Les gerbées sont avantageuses sous le rapport de l'hygiène et de l'agriculture : elles forment une très bonne nourriture pour les herbivores, car elles renferment, selon les proportions les plus
favorables, du ligneux pour lester et des principes alimenteux

pour nourrir ; ensuite les plantes dont on veut faire des gerbées, étant récoltées avant la maturité , épuisent peu le sol, occupent la terre peu de temps, la laissent libre pour recevoir les récoltes d'été, et donnent plus de produits alimentaires ; car si le grain est petit, ridé, pauvre en principes alibiles , la paille est, d'un autre côté, aussi bonne que du foin.

On fait des gerbées avec l'orge, le seigle, l'avoine et le froment même, dont les tiges et les feuilles sont naturellement peu nourrissantes et ont plus de saveur quand elles ont été coupées encore vertes. On les fauche après la floraison, lorsque le grain est encore laiteux, avant que les tiges soient devenues dures et aient perdu leurs sucs ; il peut même être avantageux de laisser former un peu plus la semence , si on veut avoir de la nourriture pour les animaux de travail.

Beaucoup de légumineuses peuvent convenir pour former des gerbées ; cependant, comme les tiges de ces plantes sont épaisses et dures quoique succulentes , les feuilles tendres et alimenteuses, il y a souvent avantage à les couper avant la formation des graines pour en faire du foin ; à l'exception toutefois de celles qui sont molles, aqueuses, difficiles à sécher et à conserver quand elles sont jeunes et qui deviennent rapidement noires , si on les coupe pendant qu'elles sont encore tendres.

Ainsi la gesse cultivée est facile à faner, à conserver, si on la fauche lorsque les graines sont formées et que les feuilles deviennent jaunes ; c'est alors qu'elle est le plus salubre. La jarosse destinée à servir de fourrage doit toujours être fauchée à cette époque, car plus tard elle s'égrène ; elle est d'ailleurs beaucoup moins dangereuse dans cet état que lorsqu'elle est parvenue à parfaite maturité.

Quoique les vesces soient difficiles à convertir en foin, on ne doit pas attendre, pour en faire la récolte, que les graines soient mûres ; après la floraison elles épuisent beaucoup le sol, forment un fourrage échauffant, les tiges perdent de leurs qualités, les feuilles se détachent, et les graines, après leur dessiccation, tombent facilement, salissent les terres, se répandent dans les chemins, dans les granges, et profitent très peu aux animaux ; mais si l'on croit devoir les laisser mûrir, il faut les donner en gerbée. M. Yvart rapporte (1) que des brebis nourries avec des vesces d'hiver mélangées à du seigle, perdirent le lait et devinrent en chaleur peu de temps après la mise bas ; les mères conservèrent la santé et la gaîté, mais leurs agneaux dépérirent : le fourrage, donné à la dose de plus de 1 kilogr., renfermait environ 4 décilitres de grains de seigle ou de vesces ; on les administrait pendant un temps sec.

Les fèves sont difficiles à dessécher après la floraison, mais « le fanage offre peu de difficulté après la maturité ; on en fait alors des bottes qu'on ne bat pas, c'est une excellente gerbée. (Grognier.) » Dans le nord, on met les fèves en petites bottes qu'on dresse pour les faire sécher. Ce fourrage est éminemment nutritif, il peut remplacer le foin et l'avoine ; sec, il est approprié aux animaux forts, mais plutôt à ceux qui travaillent qu'à ceux qui donnent des produits ; cependant, quoique dur, il est salutaire au mouton. Il est souvent avantageux de hacher les fèves avant de les administrer ; et même, pour les bêtes à l'engrais, pour celles qui ont du lait et pour les jeunes, il convient de traiter préalablement par l'eau ce fourrage haché.

Quoique la paille des lentilles soit très bonne et qu'avant de faucher ces plantes on doive laisser se former les cosses pour faciliter le fanage et la conservation, il faut en faire la récolte, quand on les destine aux animaux, avant que le fruit soit complétement mûr ; elles fournissent alors une nourriture abondante et très substantielle qu'il faut administrer avec précaution.

On doit faucher les pois, pour en former du fourrage sec, aussitôt que les premières cosses sont mûres ; si l'on attendait plus tard, on perdrait une partie des graines, la paille deviendrait dure, ligneuse, et le sol serait fortement épuisé. La gerbée de pois est très nutritive et très bonne pour le cheval qui travaille, et pour les ruminans.

Dans le nord, on prépare des gerbées de fèves, de vesces, de gesses, de pois et de seigle. Ces mélanges sont très productifs et donnent un produit substantiel, qui, comme on peut le prévoir d'après sa composition, est salutaire à la santé, propre à

____

(1) *Journal de méd. Vét. et comparée.* T. IV, p. 75.

former une bonne nourriture, à donner de la force aux animaux de travail, et à pousser les bêtes qui sont à l'engrais.

Enfin quelques plantes fourragères, le farouch, l'herbe de quelques prairies, sont meilleures quand on les fauche à la maturité que si on les coupe encore vertes pour les transformer en foin. Elles sont plus propres surtout, à soutenir les chevaux qui font des travaux pénibles. Olivier de Serres conseillait de laisser former les graines du sainfoin avant de le récolter; mais les tiges dures de ce fourrage sont beaucoup plus appétissantes quand elles ont été fauchées à l'époque de l'épanouissement des premières fleurs.

Les gerbées conviennent parfaitement pour l'engraissement des animaux, pour l'entretien de ceux qui travaillent beaucoup, et pour le développement des poulains; elles sont favorables à la santé, et au bon emploi des fourrages: le mélange de la paille et du grain oblige les animaux à mâcher convenablement leur nourriture, et le grain, bien écrasé, s'imbibe de salive, est facilement digéré, contribue en entier à la nutrition, et produit rarement de mauvais effets. L'avoine nouvelle est moins dangereuse en gerbées qu'en grains. Pour les jeunes animaux, pour les nourrices et pour les bêtes à l'engrais, on fera cuire les gerbées, après les avoir hachées; aux chevaux adultes forts, on peut les distribuer sans aucune préparation.

Mais il est toujours important, avant de donner les gerbées, d'apprécier leur valeur nutritive en examinant l'état des grains et des graines qu'elles renferment, et même en les pesant. C'est seulement quand on connaît le poids relatif des semences et des fanes, qu'on peut régler les rations conformément aux préceptes de l'économie et de l'hygiène.

§ 7. — **FRUITS SECS.**

Dans quelques contrées pauvres, les châtaignes et les glands, sont administrés aux herbivores, à la place des grains et des graines, pour compléter les repas de foin, de paille ou de feuilles. Inutile d'ajouter qu'ils ne possèdent pas les propriétés nourrissantes qui rendent si précieux les fèves, les pois, l'avoine le seigle et le froment.

Châtaignes. — Arbre des sols granitiques et des coteaux arides qu'il serait difficile de soumettre à une bonne culture, le châtaignier forme la richesse des pays de montagnes où il prospère. La châtaigne est formée du calice et du fruit : le calice constitue l'enveloppe brune extérieure ; il contient beaucoup de tan, offre une saveur âpre, et il est refusé par le porc, quoique mangé avec plaisir par les herbivores. Le fruit présente une grosse amande, un péricarpe membraneux, mince, et un long ombilic : ces deux dernières parties sont âpres, astringentes, et de nulle valeur ; mais l'amande, qui forme la presque totalité de la châtaigne, renferme beaucoup de fécule et un principe doux, sucré, que tous les animaux recherchent, surtout quand il a subi la déssiccation ou la cuisson.

La châtaigne craint le froid : tant qu'elle n'est pas complétement mûre, une gelée blanche peut la détruire ; mais après sa maturité, surtout si elle est tombée, un peu sèche et cachée dans les feuilles, elle ne souffre pas d'une température de plusieurs degrés au-dessous de zéro.

Si on la laisse en tas dans son involucre épineux, elle se conserve jusqu'après l'hiver ; mais le plus souvent on la retire de cette enveloppe au moment de la récolte ; on la place, quand on veut la garder fraîche, dans des silos, dans le sable, ou dans des feuilles sèches. Ce moyen la conserve six ou sept mois, mais il n'est jamais employé pour l'usage des animaux. D'ailleurs, verte, elle est toujours plus ou moins âpre. Il y a tout avantage à la faire sécher : elle se conserve mieux, est plus nutritive, et prise par le porc, le cheval et le mouton avec plus de plaisir.

La dessiccation des châtaignes est facile, et cependant on la pratique souvent fort mal. Pour l'opérer, il faut, après les avoir placées sur le séchoir, chauffer lentement et élever graduellement la température jusqu'à ce qu'elles aient ressué. Si elles sont surprises par une chaleur trop forte lorsqu'elles sont encore humides, elles deviennent dures, friables, jaunâtres ou brunes, et ne sont plus susceptibles d'être ramollies par la cuisson. Sèches, elles peuvent se conserver plusieurs années dans un lieu sec ; cependant, après un an, elles prennent un goût rance et repoussant.

Elles sont administrées cuites ou crues, entières ou débarrassées de leur enveloppe, au porc, au cheval, aux ruminans et aux oiseaux. Elles nourrissent bien tous ces animaux, les engraissent même, si on les distribue à assez forte dose, et surtout si, préalablement, on les a débarrassées de l'écorce brune, et mieux encore si on les a fait cuire. Elles produisent toujours de la très bonne viande. A la fin de l'automne elles sont ramassées, dans les châtaigneraies, par le porc, qui commence à s'en engraisser; ensuite elles sont données à la porcherie, d'abord enveloppées dans le calice, et ensuite pelées; on les fait même cuire, et quelquefois avec du sel, vers la fin de l'engraissement. Les enveloppes, brisées avec les débris de la partie intérieure, peuvent être distribuées aux herbivores, qui les prennent même avec avidité.

En France, nous donnons des châtaignes au cheval, mais moins généralement qu'en Calabre : elles le nourrissent bien, lui donnent de la force, de la vigueur; mais il faut les administrer avec précaution, car elles occasionnent des indigestions. M. Veilham (1) les a vues produire le vomissement sur le cheval, qui vomit si rarement; nous avons observé un fait semblable. M. Veilham, pour prévenir les mauvais effets des châtaignes, conseille de les dépouiller de leurs enveloppes et de les donner à petites doses à la fin des repas. Si l'on veut en administrer de fortes rations, il faut préalablement les faire fermenter, macérer, les écraser, en faire un magma. Ainsi préparées, elles refont rapidement les chevaux. Du reste, elles nuisent seulement aux animaux gloutons qui les ingèrent sans les mâcher suffisamment.

Tous les ruminans recherchent ce fruit : ils le prennent, comme les solipèdes, entier et avec l'écorce, et s'en engraissent très bien ; le bœuf mange même l'involucre épineux. La châtaigne est donnée aux oiseaux cuite ou crue, mais toujours coupée ou écrasée.

Glands. — Le gland, fruit des espèces du genre chêne, est formé d'un calice, d'un péricarpe mince et d'une amande : ces trois parties ont la même composition chimique dans tous les

____

(1) *Journ. de médecine vétérinaire et comparée*, T. IV.

glands de nos contrées : elles contiennent beaucoup d'acide tannique. L'amande renferme en outre de la fécule, une huile grasse. Le tannin n'existe qu'en petite quantité dans le fruit du chêne à gland doux, qui peut servir à la nourriture de l'homme. Dans nos pays, on récolte le gland en automne et pendant l'hiver. Il est moins aqueux que la châtaigne, et résiste plus au froid que cette dernière. On le fait sécher dans des greniers, sur des séchoirs, ou en le passant au four. On peut le conserver dans l'eau : dans le Rouergue, quand la récolte est abondante, on le met dans des citernes, où il se conserve plusieurs années sans éprouver aucune altération et sans germer, pourvu qu'il soit toujours submergé.

Les herbivores en sont avides, et les oiseaux le mangent aussi. On l'administre entier ou concassé ; d'autres fois on le fait macérer, germer, drêcher ou torréfier, pour transformer le principe amer en sucre ; enfin on l'écrase et on le délaie dans l'eau, on le concasse ou on le fait cuire, selon les animaux auxquels on veut le donner : il les entretient bien tous, leur donne une bonne santé, et préserve les porcs de la ladrerie, et les moutons de la pourriture. Il peut même commencer l'engraissement des porcs, mais il n'est pas assez de leur goût, ni assez nourrissant pour les rendre bien gras. Il nourrit très bien le cheval, et, donné après la ration de foin, il remplace jusqu'à un certain point l'avoine. Pour l'engraissement du bœuf et des bêtes à laine, il vaut la châtaigne : il produit de la viande ferme, bonne, et un lard qui ne diminue pas par la cuisson.

Dans les forêts, il corrige les effets de la faîne qui tend à former de la graisse molle et huileuse, et, après la récolte, écrasé, mêlé à des nourritures fades, farineuses, aux racines cuites, il agit comme condiment tonique. M. Favre, de Genève, conseille de le mêler à la pomme de terre, pour combattre les effets relâchans de ce tubercule donné en grandes quantités.

Marron d'Inde. — Le marron d'Inde ressemble beaucoup à la châtaigne ; mais il est âpre, astringent dans toutes ses parties. La graine, riche en fécule, renferme du principe tannant, et une résine, dont la saveur est désagréable. La plupart de nos herbivores le refusent d'abord, mais ils s'habituent ensuite à le manger. On l'appelle châtaigne du cheval, parce qu'on l'a cru propre à nourrir ce solipède, qui cependant ne le recherche pas du tout. Ce fruit est tonique, et comme le gland il pourrait assaisonner la nourriture fade, relâchante, les tubercules et les racines ; il est d'ailleurs nourrissant par lui-même, et serait favorable surtout aux ruminans, disposés les années pluvieuses, quand l'air est humide et les fourrages aqueux, à contracter la pourriture. Il produit un lait riche en caséum. D'après ce qu'on rapporte, 5 kilogr. de ce fruit nourrissent une vache et 10 kilogr. l'engraissent. Il faut supposer qu'il est alors administré à des bêtes qui ont déjà mangé leur ration d'entretien, et qu'il agit en fournissant lui-même des matériaux à la nutrition, et en faisant digérer les autres alimens. On l'administre entier ou écrasé, crû ou cuit.

Le marronnier d'Inde, *æsculus hippocastanum*, arbre d'ornement qui, par son feuillage et ses magnifiques fleurs, embellit nos promenades, pourrait être fort utile.

Faîne. — La faîne, fruit du *hêtre*, *fayard*, FAGUS SYLVATICA est oléagineuse et renferme de la fécule, du mucilage et de l'albumine. Triangulaire et menue, elle est difficile à ramasser, mais pour rendre le travail un peu plus aisé, on débarrasse, des feuilles et des branches mortes, le sol, toujours privé d'herbe, des bois où elle vient. On ne la récolte ordinairement que pour en extraire une huile qui est douce, bonne pour l'usage de la cuisine, se conservant très bien, et s'améliorant même pendant deux ou trois ans. La faîne ne sert donc qu'à la nourriture des animaux qui la prennent dans les bois ; elle est nourrissante, peut même engraisser, mais elle donne une mauvaise viande et nuit quelquefois à leur santé. D'après Laurent Rusé, elle fait avorter les jumens qui à la vérité en sont peu friandes ; produit-elle l'hydropisie, la diarrhée sur l'homme ? Les Allemands la considèrent, fraîche ou sèche, comme nuisible. Selon M. Hesse, elle détermine, au moins dans certaines circonstances, des accidens sur tous les animaux, sur l'homme, le chien, le chat, les solipèdes et les oiseaux (1). Nous verrons que l'usage des tourteaux qu'elle fournit justifie cette opinion ; cependant elle rend bien rarement

(1) *Archives générales de médecine.*

malades les bêtes qui la prennent dans les bois et qui du reste mangent en même temps des glands, dont le principe tonique corrige peut-être les effets de la graine oléagineuse; toujours est-il, que, nourris dans les forêts avec ces deux fruits, les porcs et même les coqs d'Inde d'après ce qu'on rapporte, jouissent d'une bonne santé, fournissent de la viande excellente; quelques oiseaux s'en engraissent dans l'espace de quinze à vingt jours.

§ 8. — RACINES, TUBERCULES, CHOUX ET FRUITS CHARNUS.

Quoique jouissant de propriétés bien différentes, tous ces fourrages sont rafraîchissans et peuvent être administrés aux animaux dans les mêmes circonstances.

ART. I. — Racines et tubercules.

Qualités. — Les racines et les tubercules ont des propriétés alimentaires très variées selon les circonstances qui les ont produits et les plantes qui les fournissent. Les meilleures racines viennent sur les sols riches en corps minéraux, solubles; dans un lieu sain et sec plutôt qu'humide. Dans les années pluvieuses, favorables à l'abondance des récoltes elles sont de médiocre qualité, surtout dans les terrains naturellement frais et fertiles. La sécheresse extrême leur est aussi défavorable, elle en arrête l'ac croissement et les rend dures.

Si l'on achète des betteraves, des pommes de terre, on accordera la préférence à celles de grosseur moyenne : volumineuses elles sont en général fades, aqueuses, peu nutritives, souvent creuses dans le milieu, et celles qui sont petites ayant presque toujours manqué d'humidité, sont dures, ligneuses, et pauvres aussi en principes alimenteux.

Elles doivent être fermes, saines à l'extérieur et homogènes dans toute leur épaisseur. Au moment de la récolte la peau doit en être lisse, tendue; mais à la fin de l'hiver elles sont le plus souvent un peu ridées, ayant perdu une partie de leur eau de végétation : inutile d'ajouter que si du reste elles sont bien conservées, elles ont alors plus de valeur. Celles qui ont germé, quoique très fraîches, sont moins nourrissantes. La germination développe des principes aqueux, peut-être nuisibles plutôt qu'alimenteux.

Effets des racines. — Par les alimens sains, nutritifs, de facile digestion que fournissent les racines et les tubercules, ces produits préservent les animaux de nombreuses maladies ; ils rafraîchissent les bêtes échauffées par la nourriture sèche ; le bœuf, le cheval qui reçoivent de bonnes rations de turneps, de carottes ne sont jamais portés à prendre à-la-fois de ces grandes quantités d'eau qui occasionnent si souvent des indigestions de boissons sur les bêtes altérées par l'usage du foin et de la paille ; les racines tiennent le ventre libre, rendent la peau souple, moite, le poil luisant ; elles activent l'engraissement des ruminans et poussent le développement des élèves, en agissant et sur les jeunes animaux et sur les nourrices dont elles augmentent la sécrétion du lait. Les propriétaires qui veulent avoir beaucoup de lait pendant l'hiver, règlent les rations des vaches, des brebis, de manière à pouvoir leur donner des racines jusqu'à l'arrivée du fourrage du printemps. Dans les contrées où les maladies de sang sont communes, ces affections sont plus rares chez les fermiers qui, en hiver, donnent à leurs bestiaux des fourrages aqueux pour un tiers ou la moitié de la ration des animaux.

Administration. — On les donne entières, ou coupées, crues, ou cuites, seules ou mêlées à d'autres fourrages.

Les animaux saisissent plus facilement les racines et les tubercules qu'on a coupés, les avalent sans difficulté et ne sont pas exposés à les garder dans l'œsophage. Si on fait cuire ces alimens on peut en donner de plus fortes doses, ils nourrissent mieux les animaux et les engraissent plus rapidement ; mais en général ils sont moins favorables à la sécrétion du lait.

Crus, on les donne seuls ou unis à des corps farineux, à des tourteaux pulvérisés ; mais cuits on les mêle quelquefois à des substances dures, ligneuses qu'ils ramollissent. Le mélange de racines cuites et bouillantes avec des foins, des pailles hachées forme une excellente nourriture.

La ration qu'il convient d'en distribuer doit varier selon les racines et selon leur composition. Ainsi le rutabaga peut être donné à plus forte dose que les raves ; en général celles qui sont fermes, sapides, peu aqueuses peuvent entrer dans la nourriture pour une proportion plus forte que celles de même espèce mais de qualité inférieure. Les vaches et les bœufs, dit M. de Dombasles, peuvent très bien passer l'hiver en recevant par jour 5 kil. foin, ou même moins lorsqu'on peut donner de la bonne paille à discrétion et le reste de la nourriture en racines', telles que betteraves, pommes de terre, carottes, raves, navets de Suède ou topinambours. On doit se guider à cet égard d'après les effets que les racines produisent sur les animaux; car sous le rapport de l'économie il y a toujours avantage à en donner de fortes rations et à diminuer la dose des autres fourrages, la culture de ceux-ci étant moins productive. En traitant de la préparation et de l'administration des alimens nous reviendrons sur ce sujet.

A l'article des diverses racines, nous avons déjà parlé de leur valeur nutritive, de leurs effets et de leur administration. Nous ajouterons que les règles prescrites à cet égard, quoique déduites de l'observation, ne doivent pas être considérées comme invariables, car les facultés de ces fourrages diffèrent beaucoup d'une année à l'autre.

ART. II. — Choux.

Plusieurs espèces du genre chou conservent leurs feuilles vertes durant tout l'hiver et peuvent être données aux herbivores dans presque toutes les saisons de l'année. Ces fourrages agissent à la manière des racines charnues, mais ils sont beaucoup moins alimentaires et plus relâchans : il faut les administrer à plus hautes doses pour produire un effet nutritif donné, les faire entrer pour une proportion moindre dans la composition des rations, et les distribuer en même temps que des alimens fermes et substantiels. Ils conviennent à presque tous les herbivores, cependant on les réserve presque exclusivement pour les ruminans, et surtout pour les vaches. On ne doit pas oublier qu'ils facilitent la sécrétion du lait par la quantité d'eau qu'ils contiennent, mais qu'ils communiquent à ce liquide et au beurre leur saveur et leur odeur. On les donnera avec modération.

La distribution n'exige aucun soin particulier : on les prend au jardin pour les mettre au râtelier. Si le temps est très froid, s'ils sont gelés, couverts de neige, de glace, on les laisse dégeler et bien égoutter dans un lieu chaud et sec. Ces fourrages peuvent produire des indigestions avec météorisme si on les donne à très hautes doses à des animaux pressés par la faim. Il est bon qu'avant d'en prendre les vaches aient déjà reçu une ration de nourriture sèche. Les feuilles aqueuses du chou leur profitent ensuite mieux ; dans les pays où on les emploie à l'engraissement, on a le plus grand soin de les alterner avec le foin, la farine et les tubercules.

ART. III. — Fruits charnus.

Se placent dans cette catégorie les fruits de la famille des rosacées et ceux des courges.

Pommes. —Les pommes, très aqueuses, un peu acides, nourrissent fort peu ; cependant elles sont assez souvent données aux porcs, et les grands animaux en prennent quelquefois quand ils pâturent sur un gazon où se trouvent des arbres fruitiers. Elles leur sont généralement nuisibles : d'abord elles peuvent s'arrêter dans l'œsophage et produire la strangulation ; ensuite les vaches qui en ont déjà goûté les recherchent, courent d'un arbre à un autre, foulent l'herbe, la dédaignent même, ne mangent pas et maigrissent.

Les fruits verts acides dégoûtent les herbivores des autres fourrages. Ils conviennent un peu mieux au porc. Les pommes et les poires qui tombent pendant les orages, celles que les insectes ont piqué, sont utiles pour le nourrir dans le mois de septembre. Il les mange crues quand il est pressé par la faim, mais il est préférable de les lui donner cuites, seules, ou mieux, mêlées à un peu de farine et à des herbages.

Les *prunes*, quand elles sont communes, remplissent le même usage, mais comme elles ne tombent qu'à leur maturité, on les donne presque toujours crues ; elles peuvent être fort utiles comme rafraîchissantes dans le mois d'août, quand les chaleurs sont très fortes.

Sous le rapport de l'hygiène et de la grande culture les *cour-*

ges offrent beaucoup plus d'intérêt. Si elles contiennent de grandes quantités d'eau et nourrissent très peu, elles produisent beaucoup, sont douces, sucrées même et rafraîchissantes. Sous ce rapport elles sont favorables aux animaux nourris au sec, et aux vaches à lait ; elles adoucissent les membranes muqueuses, ramollissent, délaient les substances sèches renfermées dans les voies digestives, et tiennent le ventre libre ; en introduisant dans le corps des masses de liquide, elles favorisent la sécrétion du lait, mais rendent ce liquide aqueux et de médiocre qualité.

§ 9. — RÉSIDUS ALIMENTAIRES DES FABRIQUES.

Par les fabriques de sucre, d'eau-de-vie et de fécule, établies dans les campagnes, on associe l'industrie à l'art agricole, on ouvre des débouchés aux produits du sol, et on augmente les bénéfices de la culture des terres. Les denrées des fabrications paient la matière première, et le résidu fournit un fourrage qui revient ordinairement à un très bas prix, permet de mieux nourrir les animaux et donne beaucoup d'excellent fumier qu'on a ainsi à bon marché.

Les résidus que nous allons étudier varient par leur composition, leur consistance et leur valeur nutritive : les uns sont peu nutritifs et relâchans, d'autres, très substantiels, échauffent les animaux, mais tous peuvent être délayés dans l'eau et employés pour ramollir les foins et les pailles ; quelques-uns sont très aqueux, s'altèrent promptement, tandis que d'autres se conservent pendant long-temps avec facilité.

Pour produire tout le bien qu'elles peuvent faire, les fabriques qui, comme les sucreries, les distilleries de pommes de terre, fournissent aux bestiaux des alimens mous et difficiles à conserver, devraient, dans l'état de division de nos propriétés, être attachées à plusieurs fermes, appartenir à plusieurs propriétaires ; il faudrait qu'on pût les entretenir sans acheter les matières premières, et cependant sans remettre trop souvent sur les mêmes soles la betterave et la parmentière ; on devrait aussi pouvoir faire consommer les résidus frais, sans cependant être obligé d'en donner de trop grandes quantités, par les animaux qu'on entretient ordinairement dans les fermes; car, quand on est contraint d'acheter et de vendre le bétail à des époques fixes, que les marchés soient ou non avantageux, on paie souvent cher, on vend à bas prix, et l'on perd quelquefois plus que la valeur des productions qu'on a créées.

Résidus des féculeries. — On extrait de la pomme de terre, la fécule que nous trouvons dans le commerce. A cet effet, on râpe celle-ci, on délaie la râpure dans l'eau, et, au moye d'un filtre, on sépare la fécule; il reste sur le filtre un résidu formé du parenchyme celluleux des tubercules et d'un peu de fécule. Tel qu'on l'obtient sur le tamis, ce marc est aqueux, ne pourrait pas se conserver long-temps. Donné, dans cet état, aux animaux, il présente, en partie, les avantages et les inconvéniens de la parmentière crue.

Quelques fabricans le privent d'une partie de son eau en le soumettant à la presse; d'autres le font égoutter dans des boîtes percées de petits trous, et en forment des pains qu'ils font cuire au four. Débarrassé de son eau par l'un ou l'autre moyen, il est meilleur, et il se conserve long-temps; du reste, sans avoir subi aucune préparation, il pourrait aussi se garder dans des fosses, mais il y a plus d'avantage à le faire consommer à mesure qu'il est obtenu.

Sa valeur nutritive varie extrêmement, selon la manière dont il a été préparé: s'il n'a pas été pressé il nourrit très peu; tandis que, fortement égoutté, il est plus nourrissant, à poids égal, que les matières d'où il provient, et s'il a été desséché, passé au four, il égale même le bon foin en propriétés nourrissantes. On donne ce résidu au porc, au mouton, au bœuf et au cheval; mais il convient mieux aux herbivores, à la brebis qu'au porc; il peut servir à l'entretien des animaux de rente, et même de ceux qui travaillent. On l'administre crû ou cuit, mou, tel qu'il sort du tamis, ou desséché. Pour le faire cuire, on le traite par l'eau chaude, par la vapeur, ou par la chaleur sèche dans un four. S'il retient beaucoup d'eau, il ne peut servir qu'à rafraîchir les animaux qui ont peu besoin d'être nourris, et à ramollir les fourrages secs; mais sous ce rapport il est fort utile si on le donne en petite quantité: il est favorable à la sécrétion du lait; quand il est pris à haute dose, il occasionne des diarrhées, rend les animaux *aplatis*. La cuisson et la simple pression l'améliorent beaucoup, le rendent propre à l'entretien des bêtes de travail, et même de celles qu'on engraisse. Ainsi préparé, il peut entrer pour une très forte partie dans la composition des rations.

Malt, drêche, son de bière. — Le résidu de la fabrication de la bière est formé de fécule, d'hordéine, d'un principe azoté, de sucre, d'alcool et de substances amères, le tout mêlé à du son. Le plus ordinairement on le fait consommer à l'état frais, mais en Angleterre on le conserve quelquefois très long-temps dans des cuves de 3 à 5 mètres de profondeur et de 3 à 4 de largeur, où on le tasse avec soin ; on le recouvre ensuite de 2 décimètres de terre et on l'abandonne à lui-même : il fermente, devient aigre; mais quand il a subi ces phénomènes les animaux le mangent comme s'il était frais, et il est encore très salubre même après plusieurs années. Il fournit, quoique bien aqueux, une nourriture passablement alimenteuse, et contribue pour beaucoup à l'entretien des vaches qui fournissent le lait aux cités populeuses où l'on prépare beaucoup de bière : il produit une grande quantité de lait, mais ce liquide est de médiocre qualité. Les nourrisseurs de Londres en administrent de 30 à 40 litres par jour et par vache. En France nous le donnons aussi en très fortes rations, mais malheureusement, étant d'un transport difficile, il ne peut être consommé que près des lieux où il a été fabriqué. On a voulu en nourrir des chevaux dans les faubourgs de Lyon; il leur donne un ventre volumineux et les rend mous : il pourra être utile mêlé aux pailles hachées.

Résidus des fabriques d'amidon. — On retire l'amidon des grains farineux les plus riches en fécule, c'est-à-dire les meilleurs ; on le prépare en le faisant fermenter dans de l'eau rendue aigre par l'addition d'un liquide ayant déjà fermenté; lorsque le parenchyme celluleux est détruit et que l'amidon est libre on sépare le son au moyen d'un tamis et on lave le produit qui reste dans le vase où la préparation a eu lieu.

D'après ce qui précède, le résidu qui sert à nourrir les animaux, est formé de l'écorce du grain employé, en outre, quelques particules non décomposées des principes alimentaires qui se trouvent dans les céréales. Ses propriétés varient mais il est employé à l'entretien du porc, à la nourriture et à l'engraissement des grands ruminans.

RÉSIDUS SUCRÉS.— *Résidus de la fabrication du sucre de betterave.* — Il est formé du parenchyme des racines, de sucre et d'un peu d'albumine. Les sucreries en sont encombrées au moment de la fabrication, et pour le faire consommer on est souvent obligé de le donner en excès aux animaux. On a proposé divers moyens pour le conserver : on peut le garder plusieurs mois dans des fosses, couvert avec de la terre ; on a essayé de le faire sécher et les essais ont réussi sous tous les rapports. Privé d'eau il se conserve facilement, n'a pas d'âcreté et ne relâche pas les animaux comme la pulpe. Pour pratiquer la dessiccation on brise le marc en le sortant de la presse, et on l'étend sur la plateforme d'une touraille semblable à celle des brasseurs ; ensuite, pour l'administrer, on l'émiette et on le mêle à des fourrages secs, hachés. Ce résidu est alibile et propre à nourrir tous les animaux ; mais crû et non desséché il relâche le ventre et convient plutôt aux vaches à lait, aux animaux à l'engrais qu'aux bêtes de travail. Ce marc, mêlé à des substances sèches, et donné à doses convenables, produit de très bons effets et peut être d'une grande utilité ; il ramollit les fourrages secs, se mélange très bien à la paille hachée, et prévient les échauffemens si fréquens en hiver, sur les bêtes qui vivent au foin ; mais s'il est pris à fortes doses il relâche les intestins et produit de très mauvais effets. Quelques fermiers ont pu, avec le produit que nous étudions, réaliser des bénéfices sur l'engraissement du bœuf.

La *mélasse* est un produit de peu de valeur. Cependant depuis plusieurs années on la mêle à de la paille hachée pour la nourriture des chevaux. Ces deux substances fournissent une nourriture aussi bonne qu'économique, et pouvant soutenir des bêtes qui font d'assez pénibles travaux.

RÉSIDUS SPIRITUEUX. — On fait dans le Nord beaucoup d'*eau-de-vie de pommes de terre*, et cette industrie donne de grands bénéfices. Nous empruntons le passage suivant à Antoine de Roville (1) : « Suivant les calculs de M. de Dombasles, un hectol. de

______

(1) *Cours complet d'agriculture.*

pommes de terre pesant 75 kilog., soumis à la fermentation, donne, après avoir été distillé, 2 hectol. et demi de résidus. Si on met à l'engrais un bœuf de 3 à 350 kil., il consommera par jour 5 kil. de foin et 3 et demi de gâteau d'huile, plus 90 litres de résidus. Si on retranchait les résidus, il faudrait donner 15 kil. de foin; en sorte que les 90 litres qui sont le produit de 36 litres de pommes de terre ou de 27 kil. de ces racines, équivalent à 10 kil. de foin pour la faculté nutritive. Si l'on employait les pommes de terre crues, il en faudrait 18 kil. environ pour remplacer ces 10 kil. de foin. Ainsi pour l'objet qui nous occupe, 27 kil. de pommes de terre distillées donnent, en résidus, l'équivalent de 18 kil. de pommes de terre crues; c'est-à-dire qu'après la distillation, les résidus n'ont plus que les deux tiers de la faculté nutritive qu'avaient les pommes de terre, qu'ils représentent. »

La distillerie des pommes de terre est une opération qui peut favoriser l'augmentation du bétail en payant une partie des alimens consommés par les animaux ; le jeune agronome établit de la manière suivante les avantages de cette fabrication.

« La distillation des pommes de terre, en suivant les procédés ordinaires, donne par hectolitre de tubercules, environ 9 litres d'eau-de-vie. D'après ces bases établissons un calcul qui fera ressortir tout l'avantage de la distillation des pommes de terre.

« Nous supposons que l'hectolitre de pommes de terre vaut 2 fr. 40 c.

« Les résidus ne valent plus que deux tiers de cette somme, ci . . . . 1 fr. 60 c.

« Nous avons 9 litres d'eau-de-vie à 50 c. le litre, ci. 4   50

6 fr. 10 c.

« Ainsi par la distillerie on gagne sur chaque hectolitre 3 fr. 70 c. En supposant qu'il faille la moitié de cette somme pour couvrir les frais de fabrication, le cultivateur gagnera encore 1 fr. 85 c. par hectolitre. » Cette industrie paierait les pommes de terre consommées et les frais de fabrication, et il resterait pour bénéfice 25 cent. par hectolitre de tubercules distillés et les résidus des pommes de terre, qui conviennent parfaitement au porc et aux ruminans; ils entretiennent bien ces animaux et peuvent même contribuer à leur engraissement.

Résidus des distilleries de grains. — Ils sont plus salubres, plus nutritifs que ceux de la pomme de terre; ils contiennent plus de principes azotés. M. de Wulfen en nourrit ses vaches. Il a remarqué que la faculté nutritive du résidu d'un hectolitre de seigle est égale à celle de la moitié d'un hectolitre de ce grain. Cette nourriture entretient parfaitement les grands ruminans, et pourrait, avec avantage, servir à les engraisser.

Le *marc de raisin* contient la rafle, la pellicule et les pepins. Ces derniers sont oléagineux. On trouve dans ce résidu du sucre qui n'a pas été décomposé, et les diverses substances qui forment le vin. Les marcs sont plus ou moins alcooliques; il faut distinguer ceux qui ont été distillés, ceux qu'on a simplement pressés, et ceux qu'on a lavés pour préparer de la piquette. Délavés, privés des principes solubles qui étaient restés, ces derniers n'ont presque pas de valeur; nous les avons vu mettre à la disposition des poules pour les nourrir en hiver. Les premiers, chargés d'alcool, excitent l'appétit, facilitent les digestions et stimulent toute l'économie animale. Les chevaux nourris de marcs non distillés sont pleins d'ardeur. Si l'on donne ces fourrages aux animaux à l'engrais, l'alcool produit un commencement de stupeur favorable à l'engraissement.

On conserve ces marcs dans des fosses, dans des cuves où on les couvre avec de la terre après les avoir tassés, et toutes les fois qu'on en prend il faut avoir soin de refermer l'ouverture. Il est avantageux de les faire sécher, mais l'opération est difficile; car il faut les remuer souvent. Ces fourrages sont alibiles, recherchés par les animaux et assez nutritifs pour entretenir, pour engraisser même les moutons et les bœufs. M. Turck considère ceux qui n'ont pas été distillés comme de bons préservatifs contre la pourriture. Dans le midi on les donne mêlés à de la paille hachée. Dans les environs de Lyon, on place le marc dans des cuves avec les feuilles de vigne, et l'on donne le mélange aux chèvres. Dans le département de Saône-et-Loire on mêle au son les pellicules, les pepins séparés des rafles pour nourrir les porcs. Les pepins et les pellicules, donnés seuls, peuvent remplacer l'avoine pour les chevaux. Ces produits, moulus et mêlés au son, seraient utiles à l'engraissement des porcs.

Quoique généralement administré sans aucune précaution le marc de raisin occasionne rarement des accidens; cependant M. Henry dit que cette nourriture produit des indigestions. Ce vétérinaire prévient ces accidens en enlevant les rafles avec un crible qui laisse passer les pellicules et les pepins.

Le résidu de la distillation de l'esprit de vin, appelé *vinasse*, *baissières*, est employé pour entretenir et pour engraisser les porcs. On le donne pur ou étendu d'eau, frais on après qu'il a éprouvé la fermentation acide.

Résidu du cidre. — Le marc de pommes, de poires est rarement utilisé; le plus souvent, on le jette dans les avenues des villages ou on le porte dans les terres. Il peut par les graines qu'il renferme, former des pépinières de pommiers; dans les pays où l'on fait beaucoup de cidre, il serait utile de l'employer à nourrir les animaux. «Je conserve pendant une année le marc des pommes dans un trou fait dans la terre, et ce marc contribue à la nourriture des cochons en le mêlant avec d'autres substances et des eaux de vaisselle.... Cet exemple m'a été donné par M. le comte de Boisnes (1). »

Résidus des huileries. — On appelle *tourteaux*, *trouille*, *nougat*, le résidu de la fabrication des huiles. Ils contiennent les diverses substances, moins l'huile exprimée, des graines oléagineuses qui ont servi à les former. Ils ont du reste, une composition chimique et des propriétés nourrissantes qui varient comme ces graines. On les trouve dans le commerce en pains carrés plus ou moins forts, d'une couleur brunâtre, variable et d'une cassure assez hétérogène, montrant des graines ou des restes de noix, si la mouture et la pression ont été mal faites, et seulement quelques petits débris de l'écorce si la fabrication a été bien soignée : il serait inutile de dire que le nougat a dans ce dernier cas moins de valeur.

Tourteaux de lin. — Ils proviennent de la graine dont ils portent le nom ; il n'en est pas de plus intéressans ; très aliment-

____

(1) Chambray, *Moniteur de la propriété*, 1841.

taires, échauffans même, ils peuvent servir à l'entretien des animaux, et à l'engraissement des adultes, comme à l'élevage de ceux qui sont jeunes. Ils sont aussi fort utiles, à l'époque du sevrage, pour former des bouillies destinées à remplacer le lait pour les nourrissons.

Tourteaux de noix. — On les appelle plus particulièrement *nougats*. Ils sont comme les précédens, salubres et alimentaires, mais dans les pays de petite culture on ne sait pas encore les employer; on ne s'en sert guère que pour engraisser le porc. Ils peuvent cependant être fort utiles pour la nourriture, l'engraissement des ruminans. Dans les environs de Lyon, on les mêle aux feuilles de vigne qu'on donne aux chèvres.

Les *tourteaux de chenevis* ont moins de valeur, cependant ils pourraient être fort utiles; il en est de même, quoique moins bons de ceux de *colza*, de *choux*, des *raves* et des autres espèces de la même famille; on dit même, ce qui est peu probable, que le principe âcre des crucifères passe dans le fumier du bétail, qui consomme la trouille, et produit des maladies de pied.

Tourteaux de raisin. — Le pepin du raisin contient une huile grasse, qu'on a voulu extraire dans le midi ; M. Bouscaren en a même donné à ses vaches le résidu à la dose de 6 kilogr. par jour et par tête. Les effets de ce produit sont encore peu connus.

Emploi. — Tous les animaux ne prennent pas la trouille avec plaisir, quand on leur en donne pour la première fois, mais tous s'habituent facilement à cette nourriture et en sont bientôt friands : M. Bouscaren l'administre en bols, deux ou trois fois, à ceux qui ne veulent pas la manger volontairement ; d'autres agriculteurs la saupoudrent avec de la farine ou du sel: ces précautions suffisent pour y accoutumer les animaux.

Les tourteaux tiennent la peau souple et le poil luisant; mais donnés à trop fortes doses, ils échauffent. Il faut les administrer aux bêtes de travail en petite quantité, ou les mêler, s'ils sont délayés dans l'eau, à des substances fermes. Ils conviennent aux femelles pleines, à celles qui nourrissent et aux jeunes animaux; activent la sécrétion du lait, mais rendent ce liquide mauvais et donnent un beurre fort médiocre. Généralement conservés pour les animaux à l'engrais, ils les poussent beaucoup, mais produisent de la graisse fade, un lard mou et de la viande qui a mauvais goût : on remédie à ces inconvéniens en remplaçant , vers la fin de l'engraissement, le nougat par des pois ou du maïs. Les tourteaux n'ont aucun inconvénient pour les brebis, pour les vaches qu'on ne trait pas, pour les porcs qu'on commence à engraisser. Les Anglais, qui savent apprécier ce qui est utile, et dont les lois de douane permettent de faire les sacrifices que la bonne culture réclame, nous en achètent des quantités prodigieuses, et viennent les chercher, même jusqu'à Marseille.

On doit conserver la trouille dans un lieu sec, et même la faire consommer avant qu'elle soit rance. On l'administre réduite en poudre et délayée dans l'eau ; on la traite souvent par l'eau bouillante pour faire des bouillies qu'on mêle avec avantage à des fourrages durs, peu recherchés des animaux et peu substantiels. M. Bouscaren en forme des pâtes molles ; il en saupoudre le marc de raisin. Les moutons préfèrent les tourteaux à l'état pulvérulent.

Tourteaux de faîne. — Les propriétés nuisibles que nous avons signalées en parlant de la faîne passent aux tourteaux, et concentrées par la pression, elles y sont même plus marquées que dans le fruit. Toutefois, les auteurs ne sont pas d'accord sur les effets que produit ce résidu, et la question n'est pas encore résolue, quoique beaucoup de vétérinaires, MM. Trelut, Lefort, Mathieu, Hugon, Appert, aient recueilli des observations sur cet aliment : ainsi, M. Appert cite l'exemple de solipèdes qui ont perdu l'appétit pour en avoir mangé, mais qui n'ont pas éprouvé d'autres accidens ; de bœufs qui en ont été nourris habituellement sans inconvénient, et de vaches qui, en étant engraissées, conservaient toute leur santé et rendaient seulement des urines rouges ; M. Hugon en a fait prendre aussi à des chevaux qui n'ont pas été incommodés ; M. Mathieu dit que le tourteau de faîne agit « comme poison sur l'organisation du cheval » ; mais que l'emploi de cette substance « comme nourriture du bœuf et des autres ruminans n'offre aucun des accidens signalés dans le cheval. »

Nous avons encore besoin de faits qui nous fassent connaître l'action de la faîne sur l'économie animale ; à quels animaux , à quelles doses , dans quelles circonstances elle est délétère , et dans quel cas elle peut être utile. Mais il paraît cependant bien démontré que ces tourteaux ne doivent être administrés aux animaux domestiques qu'avec précaution; que le cheval ne les prend que pressé par la faim; qu'ils peuvent occasionner la mort , et qu'ils sont au moins très échauffans pour tous les herbivores (1).

§ 10. — **SUBSTANCES ANIMALES**.

Les alimens les plus nourrissans sont formés par le règne animal, et quoique les herbivores ne soient pas organisés pour cette nourriture, ils se trouvent presque constamment très bien de son usage. Ceux qui en prennent sont forts et n'ont pas besoin de manger aussi souvent que ceux qu'on nourrit exclusivement de végétaux. Quand les Arabes veulent entreprendre un de ces voyages de 80 et 100 lieues , que leurs coursiers font en deux ou trois jours presque sans boire ni manger, ils leur donnent avant de partir, de la chair et du lait. Ils font cuire, pour les nourrir, de jeunes chameaux et des moutons.

La *viande*, les *poissons* servent très rarement, dans nos pays, à l'entretien des herbivores. Ces animaux refusent généralement la chair crue, mais on a vu cependant de nombreux exemples de chevaux et de grands ruminans qui en étaient très avides. Quelques peuplades du Nord, les Islandais, nourrissent avec des poissons, leurs vaches et leurs chevaux qui se trouvent très bien de cette nourriture.

Dans les établissemens où l'on abat un grand nombre de chevaux, la chair de ces animaux est employée pour la nourriture des porcs, qui la mangent crue ou cuite; mais crue et administrée en grande quantité, elle n'est pas toujours bien digérée et leur donne quelquefois la diarrhée ; cuite , surtout avec des pommes de terre, des betteraves, elle est meilleure, et le bouillon qui

---

(1) Il résulte d'expériences, encore inédites , faites à l'École d'Alfort, que les faînes agissent sur le système nerveux ; qu'elles communiquent leurs propriétés délétères à l'eau quand, après les avoir écrasées, on les traite par ce liquide ; qu'elles ont beaucoup plus d'action sur les animaux à jeûn que sur ceux qui ont l'estomac plein.

résulte de la cuisson peut être fort utile pour assaisonner toutes les substances végétales. Les cultivateurs doivent, lorsque des bœufs, des chevaux ou des moutons périssent, profiter de tous les produits de ces animaux, soit comme engrais, soit comme nourriture du bétail. On a proposé de mêler la viande crue ou cuite au son, à la farine; ce mélange serait très propre à engraisser tous les animaux. Les Bédouins font avec de la viande des gâteaux pour leurs chevaux.

Lait. — Ce liquide est formé d'albumine, de caséum, de beurre, de beaucoup d'eau et de différens sels. Il est nutritif, adoucissant, donne aux veaux, aux agneaux de la viande bonne, blanche, recherchée, qu'aucune autre nourriture ne saurait produire; il peut être utile pour l'entretien de tous les animaux. On l'administre aux porcs après en avoir retiré le beurre. D'après le major Denham, les chevaux des Thibboos sont entièrement nourris avec du lait de chamelle; ils reçoivent ce liquide doux ou aigre. Ce voyageur n'a jamais vu, dit-il, des chevaux plus en état, en meilleure santé. Cet usage du lait existe dans toute l'Afrique. En France, nous donnons très rarement le lait au bétail; mais le petit lait, dans les montagnes, est presque exclusivement réservé pour sa nourriture. Dans la Franche-Comté on l'administre aux vaches, et il leur donne beaucoup de lait, mais on croit qu'il les rend phthisiques; tandis que dans les montagnes du Lyonnais, on le regarde comme favorable à la santé de ces femelles. Donné en grande quantité, il peut nuire comme corps aigre et en activant la sécrétion mammaire; mais il ne produit que de bons effets si l'on ne donne à chaque bête que la quantité qui provient du lait qu'elle fournit. Frais, avant qu'il soit aigre, on le distribue avec avantage aux porcelets.

Les *œufs* sont albumineux, de facile digestion et très nourrissans. Crus, ils sont plus faciles à digérer que cuits. On les donne le plus souvent aux veaux; on les écrase dans la bouche de ces animaux qu'on force à avaler même la coquille. Celle-ci produit de bons effets; elle sature les acides qui se trouvent dans les premières voies et peut prévenir, guérir même des diarrhées.

Bouillons gras. — L'eau dans laquelle on a fait cuire de la viande est alimentaire, et les herbivores s'habituent facilement à en prendre. Les Arabes du Nedji donnent à leurs chevaux du bouillon dégraissé d'agneau et de chameau. Les eaux qui ont servi à laver la vaisselle, les eaux de tripes, moins nourrissantes que les bouillons, peuvent cependant être salutaires aux herbivores. Nous voyons fréquemment des vaches, des chevaux qui en sont très friands. Cette nourriture tiède est adoucissante, et convient pour les femelles qui viennent de mettre bas. On a proposé de verser des bouillons de gélatine sur les fourrages secs, durs, afin de les ramollir et de les rendre plus nourrissans. Ces mélanges forment une nourriture composée, beaucoup plus substantielle que les plantes seules, tout-à-fait favorable aux herbivores, et surtout très propre à l'engraissement du porc.

Les Bédouins ont observé que la nourriture animale, non-seulement soutient bien le cheval, mais qu'elle le remet en très peu de temps, quand il est exténué de fatigue, et ils l'emploient dans ce but. M. James Morison rapporte qu'il a souvent, dans de longues traversées, soutenu avec des bouillons très concentrés, administrés en lavemens, des chevaux qui étaient arrivés à un état d'épuisement et de dépérissement qui pouvait les conduire à une mort prochaine. « Je faisais bouillir, dit-il (1), des têtes de moutons pendant fort long-temps, et de leur chair ainsi que du bouillon qui résultait de leur cuisson, réunie à la farine d'une graine connue dans le pays sous le nom de *mouny*, je formais un mélange qui, pressé fortement, laissait échapper un liquide onctueux et nourrissant que je faisais prendre aux malades, mais en lavement seulement. Cela me donnait presque toujours la possibilité de soutenir ces pauvres animaux jusqu'au moment de les débarquer et de les sauver d'une mort certaine. Il ne m'est arrivé qu'une seule fois de voir un cheval avaler ce breuvage de sa propre volonté ; mais, lorsque je croyais pouvoir en faire prendre à mes malades par les voies ordinaires, c'était toujours sous forme de bols que j'y parvenais. »

(1) *Journal des haras*, juillet 1842, T. **XXX**, p. 212.

SECTION II.

CONDIMENS.

Le *condiment,* de CONDIRE, *assaisonner*, est une substance qu'on mêle aux alimens, et qu'on nomme encore *assaisonnement*; mais ce dernier mot a deux significations : il désigne l'ingrédient avec lequel on assaisonne, et l'action d'assaisonner.

Les condimens varient par leur composition ; ils sont farineux, sucrés, amers, âcres, aromatiques ou gras. L'hygiène vétérinaire les met rarement en usage : dans les circonstances ordinaires, la faim seule assaisonne la nourriture des animaux et les condimens ne sont employés que dans des cas particuliers, soit pour modifier les substances alimentaires, soit pour agir sur l'économie animale. Par les condimens, nous masquons l'odeur, la saveur des pâtes et des résidus, que le bétail ne prend pas naturellement en assez grande quantité; nous corrigeons les substances altérées, malsaines, comme les fourrages vasés et l'eau corrompue ; nous rendons sapides et excitans des corps insipides ou mucilagineux ; enfin nous composons une nourriture tonique ou adoucissante, selon les indications que nous avons à remplir. Ceux qui agissent sur les animaux exercent leur action, les uns sur les organes du goût et augmentent l'appétit ; les autres, activent la sécrétion de la salive, du mucus buccal et du suc gastrique, ou accroissent la tonicité et la chaleur de l'estomac, fortifient les parois de ce viscère et facilitent la digestion. Dans maintes circonstances, nous agissons à-la-fois, par les assaisonnemens, sur les animaux et sur la nourriture ; en même temps que nous excitons l'appétit, nous rendons les alimens plus propres à flatter les organes des sens, et nous engageons les animaux à en prendre plus qu'il ne leur en faudrait pour les maintenir en santé ; nous agissons ainsi pour les bêtes à l'engrais, pour celles qui sont soumises à de rudes travaux, pour celles qui font de grandes déperditions, pour les femelles qui portent, qui nourrissent et qui travaillent, et pour les mâles dans la saison de la monte. Les condimens employés pour remplir ces indications ne sont pas des *agens hygiéniques*, car ils sont plus nuisibles qu'utiles à la conservation de la santé et à la prolongation de la vie.

§ 1. — **CONDIMENS ACIDES, TONIQUES ET EXCITANS.**

A l'exception de quelques composés de fer et de l'acide sulfurique, ils sont fournis par le règne végétal.

ART. I. — Condimens acides.

D'une sensation aigrelette, les substances *acidules* rendent pâles les membranes muqueuses qu'elles touchent, et, transportées dans le sang, ralentissent la circulation et diminuent l'énergie vitale. Contenant, en général, relativement à leur hydrogène et à leur carbone, beaucoup d'oxygène, elles absorbent peu de ce gaz quand elles arrivent avec le sang veineux dans le poumon pour y subir la respiration ; elles dégagent par conséquent peu de calorique, et loin d'enlever la température du corps elles la laissent diminuer et semblent refroidir les organes d'où leur vient le nom de *réfrigérans*, que Linné leur avait donné.

Les condimens acides mêlés aux alimens sucrés, à la fécule, forment une nourriture rafraîchissante qu'on peut administrer pour produire une alimentation tempérante.

Nous avons, parmi ces condimens, les polygonées et toutes les plantes acidules que nous avons étudiées, beaucoup d'acides végétaux, et même minéraux, quand ils sont convenablement étendus.

Vinaigre. — L'acide acétique, qui est la base du vinaigre, se trouve tout formé dans les plantes et dans les animaux ; le vinaigre est plus ou moins fort, selon la quantité de liquide aqueux qu'il contient. Celui qu'on emploie dans l'économie domestique s'obtient en faisant fermenter des liqueurs spiritueuses, comme le vin, le cidre et la bière, ou les substances sucrées qui, par la fermentation, sont susceptibles de se transformer en alcool.

Convenablement étendu d'eau, de manière à avoir une saveur un peu piquante, mais agréable, ou très facilement supportable, le vinaigre agit sur l'économie animale comme tempérant, à la manière des acidules, et peut être utile, donné en boisson, pour combattre certaines irritations; il produit également de très bons effets quand les animaux travaillent à la chaleur et qu'ils sont fatigués par la poussière et par un soleil ardent. L'action piquante qu'il produit sur les glandes salivaires, sur les membranes muqueuses, en augmentant les sécrétions, diminue ou prévient la soif.

Il est souvent employé pour des usages particuliers, pour corriger les altérations de l'eau et celles des fourrages. On met du vinaigre dans les boissons impures, fades et tièdes, pour les rendre aigrelettes et pour leur communiquer une *agréable acidité*. L'eau ainsi préparée nuit très rarement aux animaux; répandue sur les foins vasés et vieux elle leur communique une bonne saveur, et les rend moins poudreux. L'eau vinaigrée est employée pour laver les naseaux, la bouche, l'anus et les organes génitaux externes des chevaux. Ces lotions sont très favorables au cheval fatigué par la chaleur et par la poussière.

Acide sulfurique. — La plupart des acides minéraux étendus d'eau pourraient agir à-peu-près comme le précédent, et le remplacer; l'acide sulfurique est cependant le seul qui soit généralement employé en hygiène; convenablement étendu d'eau, ramené à une légère acidité, il constitue la limonade minérale, qui peut, dans tous les cas, tenir lieu de vinaigre. Il a, sur ce dernier, l'avantage de revenir à un prix très bas tout en étant aussi salutaire à la santé. Il y a économie à l'employer toutes les fois que l'acide végétal est indiqué, en boisson comme pour corriger les mauvais effets des foins poudreux. V. Yvart donnait à ses troupeaux, pendant les fortes chaleurs, une boisson composée de 8 seaux d'eau et de 90 gr. d'acide sulfurique.

ART. II. — Condimens toniques.

On appelle *toniques* les substances qui donnent du ton aux organes. Les condimens qui jouissent de cette propriété sont inodores, mais ils ont une saveur amère, astringente, généralement recherchée par les animaux ; ils resserrent la membrane muqueuse de la bouche et la rendent pâle ; mais bientôt la réaction a lieu, le sang afflue dans les capillaires, la vie devient plus active et la chaleur animale plus forte. Les mêmes phénomènes ont lieu dans le pharynx et dans l'estomac. Sous l'influence des toniques, l'appétit se développe, les digestions sont promptes, complètes, les excrémens durs, rares ; le chyle est abondant, le sang riche en fibrine et en matière colorante ; les contractions du cœur sont fortes, le sang abonde dans les tissus, les membranes muqueuses sont roses, le pouls est dur et serré ; l'assimilation se fait bien et les chairs sont fermes. Les toniques sont nuisibles aux animaux forts, vigoureux, exposés aux coups de sang, aux inflammations ; ils conviennent aux béliers épuisés par la monte ; aux individus qui ont souffert faute de nourriture ou qui ont reçu de mauvais alimens ; à ceux qui ont été exposés à l'air des marais, qui souffrent d'une saison pluvieuse, qui sont menacés de la pourriture et de maladies vermineuses ; on mêle les condimens toniques aux boissons, aux alimens, pour corriger les effets des eaux insalubres, des fourrages fades, relâchans, et composer une nourriture fortifiante.

Indépendamment des plantes amères que nous avons énumérées, du gland, du marron d'Inde, nous possédons les baies de genièvre et les composés de fer qui agissent comme toniques.

Les *baies de genièvre* renferment une matière extractive, amère, une résine qui a les mêmes propriétés et une essence d'une odeur ambrée. Toniques, excitantes, elles augmentent l'appétit, facilitent la digestion, activent l'absorption intérieure et la sécrétion des urines. Elles sont très propres à combattre l'atonie, à prévenir les hydropisies, la pourriture et les maladies vermineuses. Dans le Midi on les donne aux bêtes à laine, auxquelles elles sont très favorables, unies au seigle et au sel. On peut également les mêler aux pâtes, aux racines cuites et aux tubercules.

Les *feuilles* et l'*écorce de chêne*, l'*écorce de saule*, la *racine de gentiane*, et toutes les *substances amères* peuvent être employées comme condimens toniques ; on en fait des décoctions qu'on mêle aux boissons, ou on les donne en pâtes, en poudre, mêlées à la farine, aux pommes de terre cuites et aux autres fourrages moux et aqueux.

Les *composés de fer* exercent une action salutaire sur le corps animal. Ils agissent à la manière des toniques, mais ils ont surtout la propriété de favoriser la production de la matière colorante du sang.

L'*eau ferrée* se prépare en plongeant un fer chauffé à rouge dans l'eau ; c'est un remède économique, mais qu'il serait assez difficile de faire en grand. L'*eau rouillée,* également tonique, se prépare en mettant dans l'eau de petits morceaux de fer, de vieux clous ; sous l'influence de l'air et de l'acide carbonique, le métal s'oxyde rapidement, passe à l'état de carbonate, et le liquide se sature de principes ferrugineux. On peut employer l'eau rouillée en boisson, comme tonique. Le *sulfate de fer*, un des composés les plus actifs de ce métal peut même rendre de grands services pour combattre les dispositions atoniques du bœuf, du mouton, pendant les temps pluvieux et quand les fourrages sont fades, aqueux, mauvais. Dissous dans l'eau, il se décompose en peu de temps, et forme un sel insoluble qui se précipite ; il ne reste qu'un liquide ferrugineux, tonique. Il ne faudrait pas cependant mettre plus de 5 à 6 grammes de sulfate par seau d'eau, surtout si le liquide devait être donné immédiatement.

ART. III. — Condimens excitans.

Les condimens excitans ont une saveur chaude ou âcre et irritante et beaucoup sont aromatiques ; ils attirent le sang à la bouche, excitent les papilles nerveuses et augmentent la sécrétion du mucus ; l'action de ces agens se propage par continuité jusqu'aux glandes salivaires dont ils activent la fonction. Ils agissent dans l'estomac, dans l'intestin, comme dans la bouche ; ils excitent la sécrétion de la bile et du suc gastrique. Sous leur influence les animaux mangent beaucoup, digèrent bien ; les absorbans intestinaux sont actifs, le chyle est abondant et les excrémens sont rares et durs. Les excitans échauffent, produisent la constipation ; portés dans le torrent de la circulation, ils excitent le cœur, rendent le pouls fort, fréquent, poussent le sang à la peau et activent les sécrétions cutanée, urinaire, spermatique et laiteuse. Si les condimens aromatiques sont mêlés à de grandes quantités de substances alibiles, l'assimilation est active, les animaux se nourrissent bien, deviennent gros, fermes, vigoureux; mais si les matières assimilables sont en petite quantité, ou que les alimens soient peu abondans, pauvres en principes nutritifs, les excitans font maigrir, en occasionnant des déperditions que les substances digérées ne peuvent pas remplacer.

On emploiera ces condimens quand on aura besoin de produire l'alimentation stimulante; ils seront utilement mêlés aux pommes de terre, aux racines cuites, aux farineux, lorsqu'une nourriture émolliente, qui relâche, ne sera pas indiquée; ils combattront la diminution de l'appétit, la lenteur de la digestion et les diarrhées que tendent à produire les tubercules et les racines; ils rendront l'étalon plus ardent à la monte et feront entrer les femelles en chaleur. Comme les toniques, ils peuvent être indiqués par l'atonie, la débilité des organes, et par des déperditions considérables; mais ils sont nuisibles quand l'estomac est sensible et irrité, quand les animaux sont irritables, abondamment nourris et exposés à des inflammations ou à des congestions.

Les agens que nous pouvons employer comme condimens excitans sont nombreux et variés : à la liste de ceux que nous avons indiqués comme devant se trouver dans les herbages, nous ajouterons les liqueurs spiritueuses, le poivre, l'ail, la poudre cordiale, et nous dirons que même les plantes âcres, quand elles ne sont mêlées qu'en très petites quantités aux autres alimens, agissent comme assaisonnemens stimulans.

Liqueurs alcooliques. — On appelle ainsi les liquides qui renferment de l'esprit de vin; celui-ci se trouve en petites proportions dans ceux qu'on emploie en hygiène vétérinaire; car on ne fait usage des liqueurs fortes, comme l'eau-de-vie, qu'après les avoir étendues d'une grande quantité d'eau. Ordinairement on se sert du vin, du cidre, de la bière, du poiré, et le plus souvent après les avoir affaiblis. Ces substances, même dans cet état, données très rarement aux animaux, agissent sur eux avec beaucoup d'énergie. On les administre de différentes manières :

assez généralement en nature, et à la dose d'un litre ou d'un demi-litre, avec ou sans miel, ou même avec du sucre ; le plus souvent cependant on les incorpore à des matières solides. Le pain qui en est imbibé produit instantanément de très bons effets sur les bêtes exténuées de fatigue. On donne avec avantage, quand il faut produire une vive excitation et nourrir en même temps, du vin rouge, avec de la farine, du son ou du pain. Cette nourriture remet à l'instant les animaux qui tombent en défaillance ; elle réveille les sens, active la circulation, augmente la chaleur animale, et donne de la force aux contractions musculaires : elle peut produire de bons effets sur les chevaux et les bœufs qui ont à supporter de très rudes fatigues. On prépare en Angleter e une pâte dans laquelle on fait entrer des grains concassés, de la farine, du vin blanc, des plantes aromatiques, du miel et de l'huile : on forme avec ces substances des boules de la grosseur d'un œuf qu'on donne aux chevaux de course quelques instans avant de les conduire sur l'hippodrome. Le vin mêlé à des graines, à des grains concassés, produit d'excellens effets sur les femelles qui viennent de mettre bas et qui n'ont pas de lait : l'usage de cette nourriture pendant deux ou trois jours provoque la sécrétion des mamelles. Les liqueurs alcooliques sucrées facilitent le part, la délivrance des femelles faibles, débilitées : données chaudes, seules ou mêlées avec de la farine, à des animaux qui viennent d'éprouver un refroidissement, qui ont été, pendant qu'ils étaient échauffés, exposés à la pluie ou à un vent froid, elles peuvent provoquer une réaction salutaire, faire cesser les frissons, rétablir la transpiration cutanée, et prévenir les plus graves maladies. Enfin l'effet tonique de ces condimens peut être salutaire à des animaux faibles, et faire cesser des affections atoniques. M. Berthier a guéri la pourriture des moutons « avec du bon vin dans lequel on mettait du poivre en grains, de la gentiane et un peu de sel. » Il n'est pas besoin de démontrer ni même de rappeler que ce moyen, qui est salutaire dans ces circonstances, nuirait à des individus forts et sanguins.

Poivre, ail, oignons, masticatoires. — On compose avec de l'ail, du poivre, des oignons, de l'assa fœtida, du camphre, du vinaigre, des masticatoires fort en usage dans la médecine vétérinaire ; on forme avec ces substances placées dans un linge, un nouet, un cylindre qu'on met dans la bouche des animaux. Les mastigadours irritent la membrane muqueuse, provoquent une abondante sécrétion de salive et de mucus. Les frictions sur la langue avec les plantes alliacées, le vinaigre, agissent de la même manière. On emploie ces moyens comme préservatifs dans les cas d'épizootie, et pour donner de l'appétit aux animaux qui refusent de manger. On croit que les matières irritantes chassent le mal du corps, les principes contagieux, en déterminant la sécrétion d'une grande quantité de salive qui tombe de la bouche. Cet effet serait plutôt nuisible qu'utile, en épuisant l'économie animale et en privant l'estomac d'un liquide que la nature a destiné à faciliter la digestion. Si les masticatoires produisent de bons effets, c'est par les petites quantités de matières irritantes que les animaux avalent : elles stimulent l'estomac, augmentent l'appétit, facilitent la digestion et donnent de la force, de l'énergie à tout l'organisme ; elles peuvent aussi produire une perturbation des forces vitales et faire cesser une indisposition, prévenir une maladie ; mais on ne doit pas les employer sur les animaux irritables, sur ceux qui sont affectés de maladies inflammatoires. Les mastigadours pourraient toujours être remplacés, avec avantage pour la bourse du propriétaire et pour la santé du bétail, par l'usage du sel, par les boissons ferrugineuses, par des agens excitans ou toniques mêlés à la nourriture.

§ 2. — SEL MARIN.

Sel marin, chlorure de sodium. — Ce composé binaire se trouve à l'état de dissolution dans les eaux de la mer et dans beaucoup de sources ; on le rencontre à l'état solide dans le sein de la terre où il forme quelquefois des couches très épaisses. Le règne organique en contient aussi : presque toutes les parties animales, les liquides et les solides, en renferment ; il en existe dans les plantes, surtout dans celles qui croissent sur les bords de la mer et près des sources salées. C'est par l'évaporation spontanée ou artificielle qu'on obtient le sel des eaux qui en renferment. On appelle sel gemme celui qu'on extrait de la terre.

36.

Ce que nous appelons sel, dans le commerce, n'est pas un orps binaire pur : c'est un mélange de chlorure de sodium, de chlorure de magnésium, de sels calcaires, et de beaucoup d'eau. Le sel pur est blanc, d'une saveur salée, piquante ; il ne devient pas humide à l'air, et il est aussi soluble dans l'eau à froid qu'à chaud ; il cristallise en cubes et renferme entre ses cristaux des gouttelettes d'eau qui le font pétiller, décrépiter quand on le jette sur les charbons ardens. Les composés de magnésie, de chaux, ont une couleur plus foncée, sont beaucoup plus solubles que le chlorure de sodium, font paraître le sel grisâtre, et le rendent déliquescent ; le sel gris sale plus que le blanc, à cause du composé calcaire qu'il renferme ; c'est celui qu'il faut préférer pour les animaux.

Action du sel sur l'économie animale. — Le sel marin agit sur les animaux comme agent tonique, excitant, et comme élément qui entre dans la composition des organes. Considéré comme stimulant, le sel agit sur la bouche, sur l'estomac, sur le cœur, à la manière des toniques ; mais les animaux recherchent la sensation qu'il produit plutôt que celle des autres condimens.

Plus que les amers, il rend les chairs fermes, les fonctions régulières, les animaux agiles, forts, pléthoriques, susceptibles de résister aux causes morbifiques qui produisent les affections atoniques ; mais il les dispose à contracter des inflammations, des coups de sang. Donné en trop grande quantité, il produit le météorisme, irrite les organes digestifs, détermine la purgation, la dysenterie ; à très hautes doses, il empoisonne même : il ne laisse aucune trace de son action sur les organes digestifs ; il agit principalement sur le système circulatoire, sur le cœur (1).

Le sel entre dans la composition de toutes les parties du corps animal. Il est aussi nécessaire à la formation de nos organes que l'oxygène, l'albumine, et la fibrine : comme ces principes, il fait partie des matières nutritives de tous les êtres organisés. Il est indispensable que notre nourriture en contienne, pour que nos organes puissent croître et se conserver. Les plantes qui en renferment le plus fournissent les meilleurs alimens. L'action stimu-

(1) Héliès, *Journal des vétérinaires du Midi*, III.

lante que nous venons d'examiner pourrait être produite par les condimens toniques et par les excitans ; mais aucun corps ne peut remplacer le sel considéré comme élément nutritif des os, des muscles, du lait, de la laine, etc. On ne peut donc pas mettre en question l'utilité de ce condiment. Il faut que les animaux en prennent sous une forme ou sous une autre : on ne peut pas supposer qu'ils le forment de toutes pièces; il est, au contraire, beaucoup plus problable qu'une partie de celui qu'ils ingèrent est décomposée pour produire l'acide chlorhydrique, la soude carbonatée que le corps animal renferme en assez grande quantité.

Indications du sel. — La nécessité du sel varie selon les pays et même selon les fermes. Dans les contrées où il est abondant dans le sol et dans les eaux, les plantes en ont beaucoup ; elles en présentent aussi quand la terre où elles croissent a été amendée avec des substances minérales, ou fumée avec des engrais animaux qui en contiennent ou en renferment au moins les élémens. Dans ces circonstances, la nourriture des herbivores peut posséder le sel nécessaire à la nutrition de ces animaux : ce condiment est alors inutile, si, du reste, il n'est pas indiqué comme agent tonique, excitant; mais dans les cas où les plantes sont dépourvues de chlore, de sodium, combinés entre eux ou avec d'autres substances, le sel est d'une nécessité absolue pour les herbivores, et quelques atomes de ce composé, ajoutés aux fourrages, peuvent produire des effets extraordinaires.

Les carnassiers se passent assez facilement de ce condiment, la nourriture animale en contenant plus, en général, que la végétale. On peut encore déduire l'utilité du sel du goût des animaux pour ce corps; tous les herbivores l'appètent beaucoup ; les moutons, les bœufs recherchent avec avidité les sources salées, et tous les jours nous voyons ces animaux lécher les murs, les plâtres chargés de principes salins; les pigeons font 5, 6 lieues pour aller chercher, sur les bords de la mer, le sel qui adhère aux falaises. Cette appétence n'est pas l'effet d'un caprice, d'un goût particulier ; elle est généralement l'expression d'un besoin naturel.

Le sel marin est indiqué dans plusieurs cas particuliers. Il existe en grande quantité dans le sperme, dans les œufs, dans le fœtus, dans la laine, dans le lait, etc.; il faut en donner aux mâles employés à la reproduction, aux femelles qui pondent, à celles qui sont pleines et aux nourrices; les animaux en réclament aussi à l'époque de leur accroissement, car il est nécessaire à la confection des organes. Il est inutile de répéter que dans tous les cas le sel agit comme stimulant, qu'il augmente l'appétit et active la digestion. Donné aux vaches laitières, il excite la soif, engage ces femelles à boire, et facilite ainsi la sécrétion des mamelles; il est prouvé que le lait des vaches qui reçoivent du sel est « plus riche en beurre et en fromage (1). » Ce condiment n'augmente pas seulement la toison des bêtes ovines, « il en améliore beaucoup la laine », dit Sinclair.

Les animaux qui ont acquis tout leur développement et qu'on veut seulement entretenir sans en tirer de produit, exigent moins de sel; cependant ils ont besoin d'en prendre pour remplacer celui qu'ils perdent par les urines, par le mucus intestinal, et par la peau. L'expérience prouve que les chevaux et les bœufs qui en reçoivent sont plus ardens et plus forts, mieux disposés aux travaux pénibles, à la course, au charroi et au halage; il rend l'étalon plus ardent, et fait entrer la cavale en chaleur.

Est-il avantageux de donner du sel aux animaux à l'engrais? La plupart des engraisseurs de tous les pays répondent affirmativement à cette question. M. Mathieu de Dombasles dit, tome II, page 158 des *Annales de Roville,* que ce condiment est nécessaire vers la fin de l'engraissement pour entretenir l'appétit; et tome VII, page 159 du même ouvrage, notre célèbre agronome ajoute que le sel est inutile. Cette dernière opinion, basée sur les expériences d'un tel observateur, doit-elle servir de règle? Les tissus gras renferment fort peu de sel, et les animaux qu'on engraisse ont en général acquis leur développement; il ne leur faut donc du sel que pour réparer celui qu'ils perdent par les sécrétions. Mais s'il est peu nécessaire comme contribuant directement à la production de la graisse qui se dépose dans les tissus, il peut être utile comme stimulant des organes, comme assai-

---

(1) Garriot, *Compte rendu de la Soc. d'agr. de Lyon.*

sonnement d'alimens insipides. Les expériences consignées dans le tome septième des *Annales de Roville* n'infirment pas le raisonnement que l'auteur avait fait précédemment : 110 grammes de sel donnés par jour à huit moutons, pendant quatre semaines, pouvaient difficilement produire un effet sensible sur l'accroissement des animaux ; ce condiment n'aurait pu agir, en cette circonstance, qu'en facilitant l'assimilation des substances alimentaires : or, la ration n'était ni assez abondante, ni d'assez mauvaise nature pour nécessiter l'emploi d'un agent aussi puissant. Mais il n'en serait pas de même pour des bêtes qui recevraient une nourriture copieuse, fade, relâchante, tendant à affaiblir les organes; pour des bêtes déjà affaiblies par l'obésité, et par le séjour dans un lieu obscur, chaud et humide : dans ces circonstances, le sel, agissant comme agent fortifiant recherché par les animaux, maintiendrait l'appétit, conserverait aux organes digestifs la tonicité sans laquelle une bonne digestion, condition indispensable de l'engraissement, ne peut pas avoir lieu. L'expérience générale confirme ce raisonnement : le sel pousse l'engraissement de tous les animaux; quelques-uns des porcs les plus gras tués en Irlande, dit Sinclair, avaient reçu du sel, et n'avaient exigé pour l'engraissement que la moitié du temps nécessaire quand on ne fait point usage de ce condiment. Le sel est considéré en Allemagne, rapporte M. Moll (1), par suite d'une longue expérience, non-seulement comme favorisant beaucoup l'engraissement, mais comme améliorant les qualités de la viande, lui communiquant plus de saveur, et la rendant plus tendre, plus apte à se conserver ; on donne ce condiment à la main, à la rentrée du pâturage, ou mêlé à des soupes, aux boissons. Les bons effets des prés salés confirment l'observation des engraisseurs de la Prusse rhénane.

Le sel préserve de la décomposition, même les substances organiques qui se putréfient le plus facilement. Depuis les temps les plus reculés l'usage en est général pour la conservation des poissons, des viandes ; on l'emploie aussi pour prévenir l'altération de divers produits végétaux utiles à l'homme. Mis en con-

(1) *Journal d'agriculture pratique ;* 1841.

tact avec les fourrages, il en absorbe l'humidité, les préserve de toute fermentation malfaisante, s'oppose à la formation des moisissures ; il se combine avec les élémens végétaux, et les rend sapides, d'une digestion facile, nourrissans et salubres Les anciens employaient la saumure pour conserver les pailles. Sinclair, Hell, Kausler, Flandrin, etc., conseillent de mêler le sel aux fourrages au moment de la récolte ; M. Schattenmann en répand à la main 200 gr. pour 100 kilogr. de foin.

On emploie aussi le sel pour corriger les altérations des fourrages vieux, vasés, poudreux, durs, ligneux, fades, insipides, nouveaux. Les Anglais le recommandent pour prévenir la météorisation qu'occasionnent les légumineuses, les crucifères. Il n'est pas nécessaire qu'il soit mêlé à ces fourrages pour produire de bons effets ; de quelque manière qu'on l'administre, il augmente les forces digestives et rend les animaux capables de digérer des substances qui, sans l'action de ce condiment, fermentent dans l'estomac.

Le sel est employé comme assaisonnement pour masquer la saveur d'un fourrage qu'on emploie pour la première fois, et pour exciter l'appétit des animaux qui doivent s'en nourrir ; il entre dans beaucoup de préparations alimentaires.

Le chlorure de sodium augmente et améliore la quantité de fumier fourni par les animaux ; il active lui-même la végétation, détruit les joncs, les mousses, fait pousser les bonnes plantes et les rend meilleures.

Indépendamment des indications précédentes que le sel peut remplir exclusivement, il en est d'autres pour lesquelles il est beaucoup plus convenable que les autres condimens. Les effets physiologiques qu'il produit sont surtout bien marqués et salutaires sur les sujets faibles, débiles et lymphatiques. Sous son influence, la force des organes digestifs augmente, la chymification se fait bien, le chyle est abondant, le sang riche en matière colorante, en fibrine ; le sel augmente ainsi la valeur nutritive des fourrages, et les animaux qui en reçoivent peuvent se passer d'avoine.

Le sel est nécessaire aux animaux menacés ou affectés de maladies vermineuses ; il nuit directement aux vers, modifie les sé-

crétions intestinales, et les rend impropres à nourrir ces parasites ; il donne du ton à l'intestin, en augmente les contractions
et produit l'expulsion des corps étrangers renfermés dans le tube
digestif. Il neutralise les effets de l'air humide, des alimens
aqueux, et prévient le développement de la pourriture, de la ladrerie, des hydropisies ; il contribue à la guérison de ces maladies en diminuant la quantité relative de la sérosité du sang, et
en excitant les absorbans à pomper les fluides répandus dans les
tissus. On doit en administrer régulièrement aux troupeaux qui
fréquentent les lieux marécageux, aux animaux exposés aux con-
tagions, aux miasmes, aux émanations putrides.

Doses, administration du sel. — *Doses.* — Pour fixer les doses auxquelles il faut administrer le sel, on doit prendre en considération l'effet qu'il doit produire : si on le considère comme
corps devant être assimilé aux organes, il faut en donner de très
petites quantités, et en répéter la distribution très souvent ; on
doit le mêler à la nourriture qui n'en contient pas naturellement,
afin que les animaux en prennent à chaque repas ; si l'on veut
qu'il agisse comme tonique, fortifiant, il faut en administrer des
quantités beaucoup plus fortes, mais il n'est pas nécessaire d'en
donner si souvent. En France, nous en administrons rarement la
quantité qui serait nécessaire, et il n'y aurait aucun inconvénient
à dépasser les doses fixées par les auteurs ; même, malgré le prix
élevé du sel, il serait souvent très avantageux d'en donner plus
qu'on ne le conseille ordinairement.

La Société centrale d'agriculture de Nancy conseille 1000 gr.
de sel comme pouvant suffire pour assaisonner le repas, en pommes de terre cuites, de 36 à 40 têtes de gros bétail, ou de 350
moutons (1).

Virgile recommande (2) d'en donner 7 kilogr. tous les huit
jours, pendant l'hiver, à un troupeau de 300 moutons. Cet auteur
pense que le sel serait un moyen infaillible d'augmenter beaucoup le nombre des bêtes à laine qu'on nourrit dans le Languedoc ; mais il voudrait qu'on continuât l'usage de ce condiment

(1) *Le Bon cultivateur de Nancy,* 1840.
(2) *Instructions vétérinaires.*

sur les montagnes où les troupeaux vont paître pendant l'été. M. de Gasparin, en établissant le compte d'un troupeau de moutons dans le département de Vaucluse, porte 50 kilogr. de sel par an pour cent bêtes. Lord Somerville croit qu'il faut par an 1,000 kilogr. de sel pour 1,000 moutons, sous le climat humide de l'Angleterre; Sinclair veut qu'on distribue ce condiment le matin pour corriger les effets de la rosée ; qu'on en mette une petite poignée sur une pierre plate et qu'on emploie 10 ou 15 de ces pierres, placées à distance, pour 100 bêtes. Tessier trouverait que 15 gr. de sel par jour, pour chaque mouton, formeraient une forte ration ; il n'en a jamais donné à son troupeau, dit-il, et il n'a pas eu de malades. Daubenton en voulait faire donner, tous les huit jours, 500 gr. pour 20 moutons.

Selon Sinclair (1), M. Curwen donnait tous les jours 120 gr. de sel aux vaches, aux bœufs de travail et aux génisses pleines; 90 gr. aux bœufs à l'engrais; 60 gr. aux jeunes bêtes; 30 gr. aux veaux. M. Favre, de Genève, d'après la quantité qu'en donnent les Piémontais, estime que 63 gr. de deux jours l'un, forme une dose suffisante pour les grands ruminans, quand des causes particulières n'en exigent pas l'emploi en plus grande quantité.

Sinclair nous apprend que, dans les salines de Droitwich, on donne aux chevaux 120 gr. de sel trois fois par semaine ; on mêle ce condiment à de la menue paille qu'on distribue en plusieurs fois dans la journée. M. Curwen administre aussi aux mêmes animaux 120 gr. de sel par jour, et en deux fois ; il le mélange avec des pommes de terre cuites.

En Irlande, on donne à chaque porc, par jour, une bonne cuillerée de sel mêlé à la nourriture ; on augmente même cette dose si la purgation n'a pas lieu. Ce condiment maintient les animaux en santé, hâte l'engraissement.

Administration. — Quand on a un petit nombre d'animaux, on leur donne le sel sur la main. Ce moyen permet de doser exactement le condiment, et employé pour les poulains, pour les veaux, il les rend dociles, familiers : ils sont ensuite faciles à dompter, à engraisser. D'autres fois on le place, après l'avoir

____

(1) *Des usages du sel en agriculture.*

pilé, dans des auges où les animaux vont le prendre. Ce procédé est expéditif, mais il peut avoir des inconvéniens. Les bêtes molles, les faibles, ne prennent pas la quantité de sel qui leur serait nécessaire ; tandis que celles qui sont fortes, gloutonnes, en mangent en excès.

Quelques agriculteurs renferment le sel dans des linges au moyen d'un nœud ou par des coutures ; ils placent ensuite les nouets sur des poteaux creusés supérieurement, ou ils les pendent aux murs. Thaër les fixait à une corde passée dans une poulie implantée au plafond, et il les descendait deux fois par semaine. Quelquefois on met à la place des nouets des morceaux volumineux de sel gemme. C'est une excellente habitude de placer à la portée des animaux nourris dans les pâturages des blocs de sel. Ce condiment, donné au printemps, facilite la mue du cheval, et donne à ce quadrupède une apparence plus vigoureuse, plus brillante (1). Il importe que les animaux en aient à discrétion, qu'ils puissent le lécher à volonté, car ils en prennent alors rarement en excès.

On fait quelquefois prendre le sel par force aux grands ruminans. Les bouviers font cette opération rapidement : ils passent la corne droite du bœuf sous leur bras gauche, et avancent celui-ci sur la joue gauche de l'animal en le passant derrière la corne du même côté ; avec la main droite ils portent le sel sur la base de la langue, et tiennent le mufle relevé jusqu'à ce que le condiment soit avalée.

Quand on mêle le sel à d'autres substances, on le donne solide ou dissous dans l'eau. On en saupoudre les alimens ; on le mélange, pour les moutons, à des baies de genièvre, à de l'avoine, à du seigle, et l'on place le tout dans des baquets. Les animaux mangent le sel uni au genièvre avec précaution , ils en sont rarement incommodés.

Beaucoup de cultivateurs forment avec le sel pilé et du plâtre, des terres glaises, de la craie, des farines, des pommes de terre écrasées, du bois vermoulu, ou d'autres substances sèches, des pâtes ou des gâteaux qu'on donne à lécher nus ou enveloppés

(1) Montendre, *Institutions hippiques.*

dans un linge ; d'autres fois on écrase ces gâteaux et on les administre en poudre. On peut faire entrer dans la composition des pâtes, des substances pharmaceutiques, de la gentiane, de l'antimoine, du soufre, du nitre, de l'ail, de la tanaisie, des baies de laurier, etc. ; on compose ainsi, selon les indications, des remèdes contre les maladies de la peau, contre les vers, la pourriture. Les Anglais réunissent ces substances, au moyen de la résine, du goudron, en gâteaux qu'ils donnent à lécher.

L'usage du sel dissous dans l'eau est très fréquent. On sale les boissons ordinaires quand la tonicité des organes digestifs a besoin d'être relevée. Dissous dans le liquide, le sel s'applique uniformément sur toute l'étendue des organes et sans en irriter fortement aucune partie. Cette manière de l'administrer a quelquefois pour but de corriger de mauvaises eaux : il faut l'employer toutes les fois que les boissons laissent quelque chose à désirer sous le rapport de la pureté, de la salubrité.

On arrose d'eau salée les alimens peu sapides, les fourrages altérés. Ce liquide, répandu sur le foin trop mûr, sur les feuilles dures, quelques heures avant l'administration de ces fourrages, les ramollit, les rend tendres, plus recherchées du bétail et d'une digestion plus facile. L'eau fixe la poussière des foins poudreux, vasés, et l'empêche de pénétrer dans les organes respiratoires. L'eau salée peut-elle neutraliser les effets délétères des fourrages moisis, rouillés, vasés ? Non ; elle est employée en trop petite quantité : elle agit en augmentant la force altérante des organes digestifs, et en rendant les animaux capables de résister aux causes morbifiques. Dans ce cas, le sel n'est pas toujours efficace ; il est souvent plus avantageux de faire servir ce condiment à la préparation des alimens médiocres, mais salubres, des pailles, et de jeter dans la fosse à fumier le foin moisi, que de donner celui-ci aux animaux. On ne doit pas attendre pour saler les fourrages, qu'ils soient altérés ; on ne saurait trop recommander de répandre le sel sur les foins, sur les pailles, au moment de la récolte ; nous croyons, avec lord Somerville, que c'est la manière la plus avantageuse d'employer ce condiment.

Les Allemands versent de fortes dissolutions de sel marin sur des herbes insipides, amères ou aromatiques ; ils confectionnent des composés qui se conservent et qu'on donne ensuite aux ani·maux ; enfin le sel est administré sous forme de soupes et de provendes, préparations qui ont pour but de transformer en bons alimens de mauvais végétaux ; d'autres fois il est uni aux racines et aux tubercules coupés, qu'il rend toujours sapides et toniques.

§ 3. — SOUFRE, ANTIMOINE, CENDRES ET SELS CALCAIRES.

Fleur de soufre. — La matière médicale possède un grand nombre de substances purgatives. Parmi celles qu'il serait possible d'unir à la nourriture pour produire une alimentation susceptible de relâcher le ventre, nous citerons le soufre. On emploie ce corps simple sous différentes formes ; l'on en met des bâtons brisés dans de l'eau qu'on donne ensuite pour boisson ; il est préférable de mêler la fleur de soufre aux alimens. « A petites doses elle est avantageuse, elle purge légèrement et améliore l'état des poumons ; donnée en grande quantité elle boursoufle les chairs, rend le poil raide. » Cette observation, faite par un judicieux agronome, dans un pays où l'on abuse du soufre sublimé, exprime d'une manière concise l'effet de ce médicament. Nous ajouterons que le soufre excite, augmente l'appétit, facilite la digestion, relâche le ventre, et rend la respiration libre quand il est donné à propos ; mais qu'en outre il agit comme irritant, produit la purgation, rend les excrémens fétides et augmente l'action du système exhalant ; que dans les porcs, dont la peau transpire fort peu, ce sont les exhalans du tissu cellulaire qui entrent en activité et produisent les œdèmes, les emphysèmes qu'on remarque dans ces pachydermes quand ils ont mangé du soufre pendant un certain temps ; qu'on ne doit employer ce corps pendant l'engraissement que deux ou trois fois, à quelques jours d'intervalle, à petites doses et seulement pour des animaux qui ont besoin d'être purgés et qui manquent d'appétit, sans avoir cependant les organes digestifs surexcités.

Sulfure d'antimoine. — Quelques composés soufrés d'antimoine sont employés à la manière de la fleur de soufre et dans les mêmes circonstances, et peuvent, comme elle, être utiles si on les administre à propos. Ils agissent aussi en augmentant l'exhalation dans le tissu cellulaire, et produisent, s'ils sont pris à haute dose et pendant long-temps, un état œdémateux qu'on peut confondre facilement avec l'état d'un porc gras. On reconnaît cependant qu'un animal a reçu du soufre ou de l'antimoine en excès, à ce qu'il a les chairs molles et sans élasticité ; que, quoiqu'ayant le poil brillant, il marche peu, se fatigue vite et maigrit très rapidement. Après sa mort la viande diminue, en séchant et surtout pendant la cuisson.

Cendres, urine.— Le corps animal contient du carbonate, des phosphates, des sulfates de chaux, des carbonates, des sulfates de soude, de potasse, des chlorures de potassium, de sodium, de calcium ; des oxydes de fer, de manganèse et du soufre, du phosphore et du chlore. Tous ces corps doivent se trouver dans la nourriture pour être assimilés aux organes ; si les fourrages n'en contiennent pas, il est avantageux d'y en ajouter. Plusieurs de ces substances assaisonnent les alimens, les rendent sapides, plus recherchés des animaux. Les herbivores mangent avec appétence le foin, la paille, arrosés de lessives alcalines, de dissolutions de cendres gravelées ; ils lèchent les murs imprégnés de substances salines. Quelques agriculteurs mêlent des cendres à la nourriture des porcs. La chaux, qu'on trouve en si grande quantité dans le corps animal, doit surtout faire partie des alimens. L'eau de chaux, le chlorure de calcium, très étendus d'eau, produisent de très bons effets, engagent le bétail à manger et contribuent à la formation des tissus. L'urine est recherchée par les ruminans, en raison des substances minérales qu'elle contient, les vaches appètent les pailles imprégnées de celle des solipèdes ; les moutons lèchent les murs contre lesquels celle de l'homme a été répandue. Les bouviers soigneux font boire leur urine à leur attelage ; ils arrosent les fourrages avec ce liquide. Il y a des personnes qui mettent de l'urine dans une caisse où les animaux vont boire ou lécher.

Les bœufs accoutumés à boire l'eau salée, ammoniacale des

mares, la préfèrent souvent aux boissons limpides; et non-seulement elle est salutaire à leur santé, mais elle contribue à les engraisser. « On voit le bétail accourir aux fontaines minérales, de préférence aux eaux les plus pures; c'est fréquemment qu'est obstruée par les vaches une rue du village des bains, au Mont-d'Or d'Auvergne, dans laquelle coule un ruisseau échappé de la source minérale, et ces vaches donnent beaucoup de lait excellent (Grognier). »

SECTION III.

BOISSONS.

Les boissons sont des liquides destinés à étancher la soif et à rendre le sang plus fluide. Elles sont divisées, d'après leur composition et le but qu'on se propose en les administrant, en *boissons proprement dites*, formées seulement d'eau, et prises pour apaiser la soif; en *boissons médicamenteuses*, ou celles qui renferment des principes médicinaux, et servent à combattre des états maladifs; enfin en *boissons alimentaires*, ou celles qui, contenant en proportions notables des corps organiques nourrissans, peuvent augmenter la quantité de la fibrine du sang, rendre ce liquide plus coloré et servir à-la-fois à éteindre la soif et à combattre la faim.

Les bouillons, le lait, l'eau chargée de farine, appartiennent à cette dernière catégorie. Nous avons dû parler de ces liquides en traitant des alimens, car en hygiène vétérinaire, on les administre le plus souvent pour nourrir les animaux faibles, qui ne peuvent pas avaler ou supporter une nourriture solide. L'eau est la seule boisson qui doive nous occuper. Quant à celles qui sont utiles à titre de remède pour combattre les maladies, elles ne rentrent pas dans notre sujet.

ART. I. — Abreuvoirs.

Abreuvoirs. — La connaissance des terres que l'eau a traversées, des réservoirs où elle séjourne, peut faire apprécier le mérite des boissons. L'eau pure, celle qui a été distillée, ne peut pas servir de boisson ordinaire ; celle qui provient de la pluie et de la fonte des neiges, quoique aérée et chargée d'acide carbonique, est douce, fade, trop peu stimulante ; elle manque de substances terreuses que d'ordinaire possède, en plus, celle qui surgit de l'intérieur de la terre ou qui a séjourné à sa surface ; mais si elle prend souvent de son contact avec le globe des propriétés bienfaisantes, elle en acquiert aussi quelquefois de nuisibles que la connaissance des sols qu'elle a traversés, des réservoirs où elle a séjourné, peut faire pressentir et même apprécier.

Citernes. — Elles doivent être grandes, imperméables, profondes, placées à l'ombre, dans un lieu frais, être bien propres et avoir le fond garni de gravier, de sable ou de charbon. Fournie par la pluie qui tombe sur la toiture des bâtimens, l'eau des citernes a un peu les inconvéniens de celle qui a été distillée, mais elle se charge à la longue de substances qui la rendent sapide. On ne doit jamais ramasser l'eau qui tombe après une longue sécheresse ; ayant lavé l'atmosphère, les tuiles et les chêneaux, elle est chargée de divers principes qui en déterminent la corruption.

Sources. — Quoique généralement considérées comme bonnes, les eaux de source varient cependant beaucoup selon les terrains qu'elles ont traversés : quelques-unes manquent d'air ; celles qui ont parcouru des sols calcaires contiennent un excès de sels à base de chaux ; enfin, celles qui surgissent de quelques montagnes renferment des substances métalliques vénéneuses. Les composés terreux n'y sont souvent tenus en dissolution qu'à l'aide de l'acide carbonique, et ils se déposent à mesure que ce gaz se dégage. Les eaux de source qui ont été agitées, exposées quelque temps au contact de l'air, sont bonnes ; elles se sont saturées d'air et ont déposé leur excès de substances minérales. En surgissant de la terre elles ont constamment la même température, paraissent froides en été et chaudes en hiver. Sous ce rap-

port elles sont généralement les plus favorables à la santé, à moins
que les animaux ne se trouvent dans des conditions particulières,
comme sont ceux qui, en été, ont été échauffés par le travail, ou
sont restés exposés au soleil.

Puits. — L'eau des puits varie selon les localités ; ordinairement elle manque d'air, surtout si le puits est profond, fermé et
garni d'une pompe ; dans les villes, elle est souvent chargée de
sulfate de chaux, de nitrates, de chlorures et de substances organiques, provenant, par infiltration, des rues, des égouts, des
latrines : elle présente quelquefois une saveur peu agréable ;
et d'autres fois, quoique limpide, fraîche, inodore, elle est cependant insalubre. On a vu des eaux de puits où s'introdui-
saient des composés de cuivre, d'arsenic, d'alumine, provenant
de manufactures de produits chimiques, d'ateliers de teinturerie,
occasionner les accidens les plus graves. Il tombe toujours plus
ou moins de corps putrescibles dans ces réservoirs, et plus l'eau
y séjourne, plus elle s'altère ; quand on en tire souvent, qu'elle se
renouvelle continuellement, elle est bonne, assez semblable à
celle des sources.

Puits artésiens. — L'eau de ces puits surgit à la surface de la
terre : elle présente les qualités et les défauts de celle des sources, cependant, comme elle provient presque toujours de grands
courans ou de vastes réservoirs souterrains, elle est, en général,
bonne ; comme elle se renouvelle continuellement, elle est toujours meilleure que celle des puits ordinaires placés dans les
mêmes conditions.

Ruisseaux, rivières, fleuves. — L'eau courante qui ne rencontre pas sur son trajet des causes d'altération est le plus souvent bonne ; le mouvement fait évaporer certaines substances,
en fait déposer d'autres, et divise, dissémine des corps qui, dans
un milieu stagnant, éprouveraient la putréfaction. Mais l'eau qui
serpente à la surface de la terre peut être altérée par le lavage
de minerais, par des usines, par les égouts des villes ; l'eau de la
Seine, celle de la Saône, sont meilleures en amont de Paris et de
Lyon, qu'en aval de ces villes. Celle des ruisseaux, qui a parcouru peu de chemin ressemble à celle des sources qui l'ont
fournie ; elle est mauvaise si elle provient d'un marais, d'une

tourbière ou d'un glacier. L'eau des rivières et celle des fleuves est presque constamment bonne; exposée depuis long-temps au contact de l'air, elle a déposé les corps peu solubles, s'est saturée d'oxygène, et si elle renferme des matières insalubres, elles y sont trop divisées pour nuire aux animaux.

Lacs, étangs, pêcheries. —Si ces réservoirs sont grands, profonds dans toute leur étendue, l'eau en est bonne; celle des pêcheries est le plus souvent de l'eau de source ayant séjourné au contact de l'air. Les poissons contribuent à purifier l'eau de ces réservoirs; ils l'agitent sans cesse et préviennent la décomposition des insectes et des fruits dont ils font leur nourriture.

Marais, tourbières, flaques. — L'eau des marais, des tourbières, est aigre, fétide, chargée de gaz et de matières organiques. On ne doit pas l'employer comme boisson; elle altère les humeurs, produit la pourriture et des maladies du foie; celle des flaques ou petits réservoirs alimentés par la pluie, par le débordement des rivières, est infecte, nuisible, quand elle n'a pas été renouvelée depuis long-temps et qu'elle est peu abondante.

Mares. — L'eau des mares provient de la pluie, des fontaines, des puits, des étables et du fumier; elle est colorée, sapide; les animaux qui y sont habitués la boivent avec plaisir et généralement elle leur est même salutaire. Cependant beaucoup de praticiens ont attribué des épizooties à cette boisson. Peut-être est-elle insalubre vers la fin de l'été, quand elle est peu abondante, chargée de matières putrescibles, et qu'elle recouvre imparfaitement la vase du fond. Elle peut, dans ces circonstances, avoir en apparence les mêmes propriétés qu'en hiver, et cependant être nuisible : cela est d'autant plus probable que les maladies occasionnées par les mares sont enzootiques et se montrent en automne. Il est prudent de dessécher ces réservoirs, ou d'en rendre les bords profonds, de les disposer de manière que l'eau y soit toujours au même niveau, et que sans cesse elle se renouvelle, en plus ou moins grande quantité, au moyen des pompes, des fontaines qui alimentent les ménages. Bosc voudrait qu'on filtrât l'eau des mares.

Fontaines. — Les eaux de ces réservoirs n'offrent rien de particulier; elles présentent à-peu-près les qualités des sources qui les alimentent; cependant, comme elles forment d'ordinaire des jets, qu'elles sont agitées et s'évaporent en partie, elles sont aérées, chargées d'oxygène, et souvent fraîches.

Construction des abreuvoirs. — Lorsqu'on n'a pas à proximité des étables un réservoir d'eau convenable pour servir à abreuver les animaux, il faut en construire un près des habitations. Avec un abreuvoir placé dans la cour on économise le temps, le bétail ne perd pas de fumier et il est facile de pratiquer l'isolement pendant le règne des épizooties contagieuses. Il doit être au nord plutôt qu'au midi, car, dans les deux expositions il serait également froid en hiver, mais dans la première, l'eau sera beaucoup plus fraîche pendant les chaleurs. La surface du liquide doit être bien exposée au vent; les bords de l'abreuvoir seront d'un abord facile, et l'eau s'en renouvellera sans cesse, mais elle y arrivera pure; il faut en détourner celle qui a lavé les rues et les étables, ou qui coule du fumier. Les oiseaux aquatiques troublent l'eau des réservoirs, y déposent leurs excrémens, y perdent leurs plumes. Si les arbres sont utiles pour donner de l'ombre, en été, ils nuisent en automne par leurs feuilles et par leurs fruits; les frênes, les lilas doivent surtout être éloignés des abreuvoirs, à cause des cantharides qu'ils attirent et qu'ils nourrissent.

Des *auges*, des petits *réservoirs* sont utiles à côté des puits, des sources : on y laisse séjourner l'eau, et ce liquide se sature d'air, s'échauffe ou se refroidit selon la température ambiante; mais on doit en hiver avoir soin, s'ils sont exposés à l'air, de ne les remplir qu'au moment d'abreuver les animaux.

ART. II. — **Caractères de la bonne eau; altérations de ce liquide.**

Caractères de la bonne eau. — Quel que soit le réservoir, l'eau, pour être bonne comme boisson, doit présenter certaines qualités qui dépendent des substances qu'elle contient, et de ses propriétés physiques. Elle doit renfermer de l'air, et surtout du gaz oxygène, quelques corps minéraux et de l'acide carbonique; celle qui présente cette composition plaît à la bouche, est légèrement excitante et tonique, apaise la soif et facilite la digestion. On considère comme très bonne celle de certaines sources qui

37.

est riche en acide carbonique, en oxygène, et qui présente, quoique en petite quantité, du sel marin et du carbonate de chaux; ce
dernier est décomposé par les acides des voies digestives que
l'oxyde de calcium sature.

Les propriétés physiques peuvent varier beaucoup plus que la
composition sans que l'eau cesse d'être bonne : en hiver comme
en été, elle doit avoir une température de 10 à 15° au-dessus de 0,
paraître chaude dans le mois de janvier, et froide quand le temps
est chaud. L'eau fraîche apaise la soif, procure instantanément
du bien-être, produit sur l'estomac une action tonique qui réagit
sur l'ensemble du corps, ranime les forces, modère l'activité
trop grande de la transpiration cutanée. Elle doit être inodore
et avoir une saveur franche, peu marquée ou presque nulle; cependant celle qui est un peu sapide ou salée plaît généralement
aux animaux; enfin en troisième ligne nous plaçons la couleur :
l'eau limpide et transparente ou très légèrement grise est considérée comme bonne; cependant celle de certaines sources, de
quelques puits est mauvaise et cependant très claire, tandis que
celle de quelques mares, quoique souvent trouble, verdâtre ou
brune, est très salubre; mais les animaux qui n'y sont pas habitués la refusent le plus souvent.

Le mérite de l'eau comme boisson ne peut être constaté que
par l'expérience; elle peut être excellente, et cependant avoir des
caractères très variés : en général, celle qui est bonne dissout le
savon, et la dissolution mousse par l'agitation à l'air et ne forme
pas de grumeaux; elle cuit facilement les légumes, lave et
nettoie bien le linge; mise en contact avec la peau, elle la rend
douce et ne produit pas de crevasses; elle présente une saveur
agréable, désaltère, rafraîchit, est légère et de facile digestion.
Les animaux qui ont pris des boissons lourdes sont lents, présentent tous les signes d'un commencement d'indigestion. La
bonne eau est légèrement blanchie par les alcalis, le nitrate
d'argent, les sels de plomb, les composés solubles de baryte et
l'oxalate d'ammoniaque; mais le chlore, l'infusion de noix de
galle, l'acide sulfhydrique n'y produisent aucun précipité. Si elle
est chauffée elle dégage des bulles d'air avant d'entrer en ébullition, et si on l'évapore à siccité, elle laisse très peu de résidu.

Altérations de l'eau, et moyens d'y remédier. — Les boissons peuvent être altérées dans leurs propriétés physiques et dans leur composition.

Si l'eau ingérée dans l'estomac a une température beaucoup plus basse que celle du corps animal, elle apaise la soif; car, comme le dit Hallé, il faut moins d'eau froide que d'eau tempérée pour rafraîchir; mais elle exerce d'autres effets qui souvent dérangent la santé : elle est nuisible surtout aux animaux qui sont en sueur, aux femelles pleines, à celles qui, venant de mettre bas, ont la matrice et le péritoine sensibles; elle agit en refroidissant le corps et en diminuant l'exhalation cutanée, et donne naissance à des affections de poitrine, à la pousse, à des péritonites, à des métrites, à des coliques, au tétanos, à l'avortement, à des péripneumonies très graves et à des goîtres.

Ces accidens sont produits, en été, par des sources très froides où s'abreuvent les troupeaux et par les ruisseaux qu'alimentent, dans les hautes montagnes, les neiges et la glace : on a aussi attribué à l'eau froide des fièvres charbonneuses ; mais il n'est pas démontré qu'elle puisse occasionner ces maladies. En hiver, les mares, les rivières couvertes de glace, produisent les mêmes affections aux bestiaux qui les prennent en sortant de leurs étables chaudes et humides.

Il serait souvent difficile de faire chauffer la boisson des animaux; mais il est aisé de la laisser séjourner, avant de l'administrer, dans un milieu dont la température soit élevée, dans une étable : il faut, si on ne peut employer d'autre moyen, mettre le liquide dans un seau, le remuer, y plonger plusieurs fois la main et y délayer une poignée de farine. En été, on laissera exposée au soleil l'eau trop froide des sources et des puits; elle y absorbera l'oxygène, et prendra une température convenable. M. Lardit recommande de faire boire en hiver l'eau des puits au moment où on la tire, de laisser même perdre, si le temps est très froid, celle qui, ayant séjourné dans les tuyaux des pompes a été refroidie par le fluide ambiant: on ne doit pas la laisser aérer à l'air libre, car l'abaissement de température qu'elle éprouverait, au contact de l'atmosphère, lui serait plus nuisible que le mélange du fluide atmosphérique ne lui serait salutaire. Ce moyen a suffi à M. Lardit pour faire cesser, en peu de temps, une maladie de poitrine enzootique qui régnait sur les chevaux du dépôt d'étalons de Braisne.

Les eaux trop chaudes, tièdes, nuisent d'abord aux organes digestifs, affaiblissent l'estomac, rendent les digestions lentes, pénibles, laborieuses et incomplètes. Sous leur influence, les alimens séjournent dans les organes digestifs, durcissent dans le feuillet, et irritent la membrane muqueuse; le chyle est peu abondant, les humeurs s'altèrent, et l'organisme tombe dans l'atonie; elles produisent la plupart des maladies graves que l'on observe durant l'été, comme les diarrhées, les dysenteries, les jaunisses et les gastro-entérites (Dupasquier), les affections putrides, les épizooties graves et charbonneuses. Pour prévenir les inconvéniens des boissons chaudes, on les laisse avant de les administrer dans un lieu frais, on les sale, ou l'on y ajoute du vinaigre.

L'eau qui manque d'oxygène, d'acide carbonique, est fade, douceâtre, lourde, malaisée à digérer. Pour remédier à cette altération, on l'expose à l'air, ou mieux, on l'agite, on la fait tomber en jets ou en cascades.

Formée seulement d'oxygène et d'hydrogène, l'eau se trouve rarement à l'état de pureté et, parmi les corps qu'elle tient en suspension ou en dissolution, il en est souvent qui la rendent nuisible. Si elle renferme un excès de substances minérales, terreuses, elle est dure, crue; on dit qu'elle est *séléniteuse* si elle est chargée de sulfate de chaux: ce sel diffère beaucoup du carbonate de la même base. M. Dupasquier, dans son beau travail *des Eaux de source et des eaux de rivière,* a signalé la différence des effets que ces corps exercent sur l'économie animale : l'un rend l'eau salutaire, agréable, et l'autre lourde, indigeste, susceptible de produire des concrétions intestinales. Le sélénite rend l'eau des puits de Paris nuisible aux solipèdes. On peut débarrasser l'eau des sels terreux en l'agitant, en lui faisant parcourir des conduits inclinés, irréguliers, en lui faisant former des cascades; dans quelques cas particuliers on pourrait ajouter un oxyde alcalin. M. Lassaigne conseille, pour la débarrasser du sulfate de chaux, 3 grammes de sous-carbonate de soude cristallisé, par litre de liquide : après avoir ajouté ce corps, on laisse reposer avant de donner la boisson. Ce moyen est peu praticable en grand dans l'état ordinaire.

Il faut considérer comme absolument mauvaise, et ne jamais l'employer pour boisson, celle qui contient du soufre, de l'iode, des substances métalliques, de l'arsenic, des sels de cuivre et de plomb. Cependant celle qui renferme des composés de fer en petite quantité peut être bonne comme boisson ordinaire ; mais, en général, elle est médicinale, et n'est salutaire que, prise à petites doses, par les animaux débilités qui ont besoin de toniques.

Les matières organiques qui se trouvent dans l'eau la rendent presque toujours mauvaise : elles s'y décomposent et donnent naissance à des produits qui communiquent au liquide une couleur verdâtre, une saveur variable, mais en général désagréable, une odeur putride. Les eaux fétides nuisent à la santé par les principes volatils et par les corps qui fournissent ces principes.

Les corps qui altèrent l'eau y sont quelquefois en suspension. Ce sont des matières terreuses qui la rendent trouble ; si elle en contient beaucoup, elle est lourde, indigeste. D'autres fois ce sont des matières organisées, des débris de plantes et de cadavres d'insectes. On a plusieurs fois observé des accidens produits par des cantharides tombées dans les abreuvoirs ; elles déterminent des coliques et des grincemens de dents (1). Cette cause d'altération de l'eau, plusieurs fois signalée, produit surtout des maladies sur les animaux qui pâturent et boivent aux petits réservoirs qu'on trouve dans les campagnes.

Pour purifier l'eau altérée par des matières non dissoutes, on la laisse reposer. Si ces matières sont plus lourdes que le liquide, elles se précipitent, et si elles sont plus légères elles surnagent. La filtration est souvent nécessaire pour la purifier. Pour effectuer cette opération un peu en grand, on emploie le charbon. A cet effet, on perce, de petits trous, le fond d'un tonneau, et on recouvre ce fond de plusieurs couches de charbon inégalement fines, en ayant soin de placer sur les trous la plus grossière, et la plus fine la dernière ; on verse ensuite le liquide dans le tonneau sans déranger le filtre. Au lieu de placer l'appareil verticalement,

_____

(1) Maugot, *Journal pratique de médecine vétérinaire*, T. I.

on peut lui donner une direction oblique ou horizontale, ou même le disposer de manière qu'il forme une partie de la conduite qui mène l'eau à l'abreuvoir. La position du filtre est indifférente; il faut seulement que le liquide traverse des couches filtrantes assez épaisses et convenablement pulvérisées. Le charbon possède une grande force absorbante; il enlève à l'eau des matières fétides, des principes colorans, sapides, qui traverseraient un filtre en papier; il rend limpides, incolores, sans odeur ni saveur, des liquides troubles, colorés, odorans, fétides, et d'une saveur désagréable. Un filtre en charbon dure plus ou moins, selon la quantité et l'état du liquide qui le traverse. D'après Bosc, 100 kilogr. de ce corps peuvent purifier 2000 hect. d'eau corrompue. Il faut renouveler l'appareil quand la filtration cesse de se faire convenablement. On peut composer les filtres avec du sable ou de la terre. On met sur le fond percé du tonneau du gravier surmonté de sable fin. Le charbon purifie mieux les liquides que le sable; mais on emploie quelquefois des couches alternatives des deux substances.

Les propriétés antiputrides du charbon sont précieuses pour conserver les corps susceptibles de s'altérer. On carbonise la face interne des tonneaux destinés à contenir l'eau dans les voyages de long cours; on garnit d'une couche de charbon pilé le fond des citernes. Lowitz conseille, pour purifier l'eau corrompue, de mettre dans les tonneaux qui la renferment 3 ou 4 kilogr. de charbon en poudre et assez d'acide sulfurique pour aciduler le liquide.

Sans détruire les altérations des boissons insalubres, on peut en prévenir les mauvais effets; on les rend toniques, excitantes ou nutritives, en y ajoutant du sel, du vinaigre, de l'acide sulfurique ou de la farine. Ces condimens fortifient les animaux, combattent les effets débilitans de l'eau tiède, et ont aussi l'avantage d'engager le bétail à prendre des boissons naturellement peu recherchées auxquelles il n'est pas habitué; ils sont utiles pour les bêtes difficiles sur leur nourriture quand elles sont en voyage.

Il n'est pas besoin d'ajouter que la distillation débarrasserait l'eau des matières fixes qu'elle contient; mais que ce moyen dispendieux priverait ce liquide de substances nécessaires pour former une bonne boisson ; nous ajouterons seulement que la simple ébullition modifie, détruit les matières organiques et en diminue les propriétés insalubres ; mais que l'eau qui l'a éprouvée est privée d'air, et convient moins quand elle a été ensuite refroidie, que celle qui n'a pas été chauffée.

ART. III. — Distribution des boissons.

Soif. — Le besoin de boire est variable dans les divers animaux : ceux qui perdent de grandes quantités de liquides, qui ont les sécrétions actives et transpirent beaucoup, qui urinent souvent, qui éprouvent des hémorrhagies ou ont des diarrhées, et les femelles qui donnent de grandes quantités de lait boivent copieusement. « Les individus d'un tempérament sec, bilieux, colérique, ont besoin de plus de boisson que ceux d'un tempérament opposé (1). » Les circonstances extérieures influent aussi sur le besoin de boire : la sécheresse de l'air, les fortes chaleurs, les fourrages secs, excitans et salés, les fatigues, les douleurs et certaines maladies, l'augmentent ; tandis que le repos dans un lieu frais, humide, dans un air immobile, les plantes aqueuses, les racines alimentaires fraîches, fades, le diminuent.

Le manque d'eau occasionne de grandes souffrances : s'il est absolu, il produit en peu de temps la rougeur des yeux, rend les membranes muqueuses sèches, la salive visqueuse, les animaux inquiets, et détermine la mort au milieu de douleurs atroces ; si les animaux ne sont privés que d'une partie des boissons qui leur sont nécessaires, ils perdent l'habitude de boire beaucoup ; mais ils éprouvent de grandes déperditions et maigrissent, leurs sécrétions se ralentissent, les femelles donnent peu de lait, les membranes muqueuses sont sèches, les excrémens durs, les urines rares et colorées ; le mucus est peu abondant, la peau sèche, le poil terne ; la santé s'altère, l'appétit diminue, la digestion se fait mal, la nutrition souffre, l'épuisement survient et la mort termine cet état.

Effets et distribution des boissons.— *Effets.*—Elles produi-

____

(1) Favre, *Manuel genevois de médecine vétérinaire.*

sent des effets locaux et des effets généraux, qui sont les uns et les autres primitifs et secondaires. Elles humectent, refroidissent la membrane buccale, le pharynx, apaisent la soif; arrivées dans l'estomac, elles délaient les alimens, en facilitent la chymification et le passage dans l'intestin, dissolvent les principes nutritifs et les transportent dans toute l'économie; elles séjournent très peu de temps dans les organes digestifs, sont absorbées et vont augmenter la sérosité du sang, et ce liquide distend les vaisseaux et arrive en plus grande quantité dans tous les tissus et tous les organes. Ces phénomènes primitifs sont suivis, sur toutes les parties que les boissons ont parcourues, d'une augmentation dans les sécrétions des follicules muqueux et des glandes, qui versent leurs produits dans les voies digestives. Les effets secondaires généraux se font remarquer principalement dans les organes des sécrétions; les urines deviennent abondantes, et si les animaux font de l'exercice, les exhalans cutanés couvrent la peau de sueur: l'évaporation du produit de la transpiration cutanée refroidit le corps, et par le calorique que ce produit absorbe en s'évaporant, et par celui que lui enlèvent les boissons pour prendre la température de 36 degrés au-dessus de 0. Pendant les fortes chaleurs, les bêtes de travail ont besoin de boire souvent pour remplacer les liquides perdus par la peau, tenir le sang fluide et entretenir, à l'extérieur du corps, une évaporation qui agit comme réfrigérant.

Distribution. — Les boissons doivent être prises souvent et en petite quantité, afin que, renouvelant sans cesse les fluides que perd continuellement l'économie animale, elles entretiennent les solides et les liquides dans l'état d'équilibre qui est nécessaire à la santé. L'abreuvoir devrait être disposé de manière que les animaux eussent toujours de l'eau à leur disposition : ils la prennent à mesure qu'elle leur est nécessaire, s'ils peuvent boire à volonté, et elle ne leur nuit jamais; mais s'ils ont enduré la soif, pour fournir au sang la sérosité dont ce fluide a besoin, ils surchargent l'estomac d'un liquide, qui refroidit, distend ce viscère, arrête la digestion et réagit sur la peau, en diminue la sécrétion, et peut occasionner toutes les maladies que produisent d'ordinaire les refroidissemens subits et les arrêts de transpiration.

Les boissons à la glace prises lentement, produisent moins de morts subites, dit M. Guérard, que l'eau à $+ 12°$. Celles qui sont introduites subitement dans les organes digestifs sont plus nuisibles quand elles sont froides, et que les animaux sont échauffés, que dans les circonstances opposées. Si l'estomac est vide, elles n'exercent pas des effets semblables à ceux qui ont lieu lorsque ce viscère renferme des alimens. Dans le premier cas, elles agissent principalement par leur température, et produisent le malaise, la tristesse, l'essoufflement, effets qui constituent l'état appelé *indigestion d'eau*, par notre savant confrère et ami, M. Favre; dans le second, les effets varient selon la quantité et la nature des alimens qui se trouvent dans les organes digestifs : si l'estomac ne renferme que de petites quantités d'alimens, l'eau les délave, les étend, les entraîne dans le duodénum et nuit ainsi à la chymification; si le ventricule est rempli de son et d'avoine, ces substances se gonflent, déterminent des indigestions, la compression des vaisseaux abdominaux et des poumonaires, et tous les accidens qui peuvent résulter d'une dilatation trop grande de l'estomac.

Pour prévenir ces accidens, on recommande de ne donner le son, les grains, que lorsque les animaux ont bu; mais si les boissons sont prises assez souvent, l'humidité des organes humecte les fourrages à mesure qu'ils sont ingérés; les alimens se gonflent insensiblement, et les animaux cessent à temps de manger : avec cette précaution on peut donner l'avoine avant comme après les boissons, et surtout assez tôt pour qu'elle soit en partie digérée quand les animaux commencent à travailler.

On a l'habitude de donner les fourrages aqueux après les boissons. On craint qu'en les administrant avant, ils étanchent la soif, et que les animaux refusent l'eau : il y aurait peu d'inconvénient à ce qu'il en fût ainsi, car quel avantage peut-il y avoir à tromper les animaux, à les engager à introduire dans leur corps une quantité d'eau plus grande que celle qui leur est nécessaire?

Si les animaux ont long-temps enduré la soif, il faut les faire boire à plusieurs reprises et peu à-la-fois. Cette précaution est surtout nécessaire si l'eau est froide, si l'estomac est vide, et que les animaux soient en sueur. Lorsqu'ils viennent de cesser de travailler, on doit même, avant de les faire boire, leur distribuer quelques alimens ; si une soif pressante les empêche de manger, on leur donnera une petite quantité de boissons lorsqu'ils auront pris un peu de nourriture ; mais ils ne devront boire à satiété qu'après qu'ils seront complétement refroidis. Il n'y a pas d'inconvénient à abreuver les bêtes qui travaillent, seraient-elles échauffées, si, après que la boisson est prise, le travail doit durer encore assez long-temps pour entretenir l'activité vitale et éviter le refroidissement que tend à produire l'eau froide : faire boire les animaux qui travaillent, demi-heure avant de les dételer, c'est une sage précaution qui peut prévenir bien des maladies.

SECTION IV.

PRÉPARATION DES SUBSTANCES ALIMENTAIRES.

La rareté des fourrages que nous avons éprouvée pendant ces dernières années (1839-1840) a beaucoup contribué à répandre la pratique des préparations alimentaires : nous avons cherché à suppléer à la nourriture qui nous manquait, en augmentant les propriétés alibiles des fourrages ordinaires, et en employant comme alimens des produits végétaux qui, pour être consommés, ont besoin de préparation ; par des cultures fourragères nouvelles introduites dans nos assolemens, nous avons souvent eu occasion de mêler diverses substances, et nous avons remarqué que les mélanges produisent plus d'effet que n'en produiraient l'ensemble des parties qui les forment, si chacune était consommée séparément. La préparation des alimens, qui était restée limitée chez quelques agriculteurs, est devenue presque générale dans quelques provinces.

§ 1. — BUT QU'ON DOIT SE PROPOSER DANS LA PRÉPARATION DES SUBSTANCES ALIMENTAIRES.

Par des préparations convenables on peut rendre alimentaires des plantes non nutritives, malfaisantes, ou trop dures pour être

prises par les animaux : par la cuisson , les herbes des marais ,
les renoncules, les tiges sèches de colza, sont rendues alibiles,
salubres et tendres; par la macération et par la mouture, on
augmente les facultés nutritives des alimens les plus riches , des
grains et des graines qui deviennent faciles à mâcher et plus
nourrissans; par la germination, on cache le goût repoussant
de certains végétaux , on transforme la matière acerbe du gland
en sucre, et l'âpreté en saveur douce; par la cuisson , on détruit
le principe insalubre de la pomme de terre; par la dessiccation,
on fait disparaître la propriété âcre, purgative de la pulpe de
betterave ; par la division avec le hache-paille, et par la macération dans l'eau, on ramollit les pailles dures des fèves et du maïs,
qui , dans leur état naturel, ne peuvent pas être consommées par
les animaux ; enfin , en faisant de simples mélanges, on prépare
des alimens composés, on unit même les condimens, les alimens
et les boissons, et l'on forme avec des matières souvent médiocres une nourriture très appropriée aux animaux qui doivent
la consommer.

La préparation des alimens est d'une grande importance sous
les rapports de l'économie rurale et de l'hygiène vétérinaire :
elle rend les substances alimentaires plus salubres et plus nourrissantes ; sans augmenter l'étendue des terres cultivées en fourrages, elle permet d'accroître le nombre des bestiaux, fournit
des engrais plus abondans et meilleurs, donne une masse plus
considérable de produits animaux, et diminue les frais de culture
et le prix de revient des produits agricoles. Nous remarquons
presque constamment que l'usage de préparer la nourriture des
animaux s'étend à mesure que l'agriculture se perfectionne.

§ 2. — MODES DE PRÉPARATION DES SUBSTANCES ALIMENTAIRES.

ART. I. — Division mécanique des alimens.

Les moyens de division qu'on peut employer sont nombreux, et
ont beaucoup varié. Les anciens employaient des instrumens à
main et écrasaient les fourrages avec des pierres ; de nos jours
on se sert encore, dans quelques pays, pour le même but, d'une

broie et de maillet, de massues ; ailleurs on coupe les racines, on hache les pailles avec des outils qui avancent très peu le travail. Le procédé est indifférent, et nous ne conseillerons pas l'achat de machines compliquées qui se dérangent facilement et sont d'un entretien fort dispendieux ; mais nous engagerons cependant à manipuler un peu en grand, car quand on opère en petit, les avantages qu'on obtient ne paient pas la main-d'œuvre.

La division est la préparation la plus simple et la seule qu'exigent beaucoup d'alimens ; mais elle n'est souvent qu'une manipulation préparatoire à laquelle on soumet les substances qu'on veut faire cuire ou fermenter.

Hache-paille, son usage. — Nous ne voulons pas décrire ici le hache-paille, ni indiquer la manière de s'en servir ; nous dirons seulement qu'il n'y a jamais avantage à s'en passer et à couper les fourrages avec une faux, ainsi que le font encore beaucoup de cultivateurs. Il s'en fabrique aujourd'hui de fort simples, peu chers, qu'on ne doit pas hésiter à acheter. On doit préférer ceux qui écrasent la paille avant de la couper.

Cet instrument produit sur les substances soumises à son action un effet physique favorable à la digestion : les fourrages coupés en parties très courtes sont plus facilement tournés, retournés dans la bouche, plus tôt écrasés, absorbent plus promptement la salive et se digèrent mieux. On doit hacher tous les végétaux longs, tenaces, et même les meilleurs foins, les gerbées ; divisées et mêlées à de la paille, ces substances forment une excellente nourriture. Le hache-paille peut produire de grandes économies. Quand on a des fourrages qui varient par leurs qualités, il faut les mêler avant de les couper: le mélange en devient plus intime, et le bétail le mange sans faire de triage ; cette précaution est aussi nécessaire quand on administre des fourrages secs et de l'herbe verte, pour accoutumer les animaux au vert. Les tiges, les feuilles hachées, absorbent les bouillies, la mélasse, les pulpes, s'en imbibent, deviennent aisées à administrer, plus tendres, plus faciles à digérer et plus nutritives. Du reste, les personnes qui connaissent les habitudes des fermes, qui savent combien de bons produits alimentaires on laisse perdre sans les faire passer même dans le râtelier, qui ont vu la quantité de débris que refusent les animaux , et qui auront remarqué combien il y a dans la fiente du bœuf, du cheval , de produits qui n'ont pas été digérés, comprendront facilement l'immense avantage que peut procurer l'usage raisonné du hache-paille et la distribution méthodique des fourrages.

Il serait inutile de répondre à ceux qui disent : Les animaux mâchent imparfaitement la paille hachée, ils l'ingèrent trop facilement et sans lui faire subir une insalivation suffisante ; les extrémités coupées en biseau irritent les organes et la nourriture est mal digérée. L'expérience a répondu à ce raisonnement, et il ne serait plus utile de s'en occuper.

Mouture. — On fait passer les substances sous la meule d'un moulin pour les concasser ou pour les réduire en farine. Il y a des graines, des grains trop durs, trop petits pour être écrasés par les dents ; tous ont une écorce dure , ligneuse, résistante, imperméable, qui préserve la fécule, l'albumine, le gluten et la légumine de l'action dissolvante du suc gastrique ; si les animaux avalent sans les mâcher l'avoine , les fèves et les vesces, ces alimens traversent le tube digestif intacts, sans subir aucune altération et sans perdre même la faculté de germer : ils n'ont donc produit aucun effet nutritif, loin d'avoir été utiles, ils ont irrité les intestins. Mais s'ils ont été préalablement concassés, moulus, leur partie intérieure se met en rapport avec les fluides de l'estomac, se gonfle, se ramollit, subit la chymification et, fournit tout le chyle qu'elle peut produire. L'expérience a démontré les bons effets de la division des grains : moulus ils sont même plus nutritifs que lorsqu'on les a simplement écrasés. Le maïs , le froment, les fèves, le seigle et les pois doivent être divisés pour les bêtes à l'engrais, pour les femelles pleines, pour les nourrices et pour les jeunes poulains ; mais, dans cet état, ces alimens rendent les animaux de travail mous, empâtés. La mouture augmente les facultés nourrissantes de tous les alimens, et elle serait utile et plus efficace que l'action du hache-paille sur toutes les substances susceptibles de la subir.

Les farines s'altèrent facilement, elles s'échauffent et deviennent insalubres ; de sorte qu'il faut faire moudre souvent et par petites quantités.

Moulins à concasser. — Nous avons des machines qui ont été imaginées pour diviser les graines et les grains destinés à la nourriture des animaux. Elles sont formées, en général, de deux cylindres cannelés tournant l'un sur l'autre, et elles écrasent plus ou moins les corps soumis à leur action, selon la distance à laquelle on place ces cylindres. Un mécanicien de Seine-et-Oise, M. Dumonthier, a construit un *concasseur* et un hache-paille qui peuvent être mis en mouvement par le même manége. Ces moulins réduisent toutes les espèces de grains et de graines à la grosseur voulue; il suffit qu'ils aplatissent, qu'ils fendent l'avoine, l'orge, le seigle, etc., pour les rendre beaucoup plus nutritifs. Ils peuvent procurer de grands avantages lorsque les fourrages sont chers. Avec ces instrumens, le fermier n'a pas besoin, ce qui est fort commode, d'avoir recours à un moulin.

On *écrase* quelquefois avec des massues ou des maillets, les pailles de colza et de maïs. Dans la Bretagne, on place l'ajonc dans une auge, et on le divise avec une massue en bois garnie de morceaux de fer ou de têtes de clous. Il est avantageux de hacher préalablement les fourrages qu'on veut traiter ainsi. On peut réduire en poudre les fruits secs, les tourteaux, au moyen d'une meule qui tourne autour d'un axe, en roulant sur son bord. M. Heureux fait broyer l'ajonc pour ses chevaux avec la machine que les tanneurs emploient pour broyer l'écorce de chêne; il se sert du même appareil pour battre le trèfle et les autres récoltes dont les graines sortent difficilement du péricarpe, et pour écraser les pailles, les légumes, le foin; il forme de ces fourrages des mélanges dont les bœufs s'accommodent très bien. Du temps d'Olivier de Serres on broyait la paille à la main. Cet usage est encore usité dans quelques parties de la France; nous employons aussi dans le même but une broie semblable à celle qui sert à briser la tige du chanvre.

Coupe-racines. — On appelle ainsi des instrumens qui servent à couper les turneps, les betteraves, les tubercules, etc.; il en est de formes très différentes. Les plus commodes sont formés d'une caisse ayant intérieurement un plan incliné et portant, sur la face opposée à ce plan, une roue pourvue de quatre ou de six grandes lames tranchantes qui enlèvent, à mesure qu'elles tournent, des tranches aux corps renfermés dans la caisse. Les coupe-racines les plus répandus divisent les racines en tranches larges, minces, qui se dessèchent rapidement et ne sont saisies par les animaux qu'avec difficulté. À ces instrumens on doit préférer ceux qui font des morceaux étroits mais épais : ils portent, outre les grandes lames, de petits tranchans qui divisent les racines selon un plan perpendiculaire à la section qu'opèrent les couteaux principaux.

Rapes. — On les emploie pour préparer les betteraves et les pommes de terre dont on veut extraire le sucre et la fécule. L'action des rapes pourrait être utile en hygiène pour diviser les racines, les tubercules qu'on veut faire fermenter ou simplement mêler à de la paille hachée. Mais pour les betteraves, les turneps qui doivent être mis dans le râtelier, sans autre préparation, le coupe-racines suffit ; il permet même de mêler aux produits qu'il a divisés, du sel, du son, de la farine et des tourteaux moulus.

Quoique ces diverses opérations soient longues, surtout celles qu'on fait à la main, elles sont avantageuses : le temps employé à écraser l'ajonc est bien payé par la qualité de ce fourrage ; les chevaux qui en sont nourris s'entretiennent mieux et à meilleur marché qu'avec le foin.

ART. II. — Mélanges.

Le simple mélange de substances alimentaires est une opération facile à pratiquer, très peu dispendieuse et pouvant avoir les plus heureux résultats ; c'est souvent le complément des préparations dont nous venons de parler. Des fourrages consommés les uns après les autres nourrissent beaucoup moins que si on les donne en même temps ; mais c'est lorsqu'on les a mélangés pour en faire un aliment composé qu'ils produisent le plus d'effet.

Abstraction faite des convenances de goût et de consistance, les alimens nourrissent plus ou moins, selon qu'ils répondent par leur composition aux besoins de l'animal auquel on les administre. Tel fourrage peut être inutile à la nourriture d'un cheval gras et être en grande partie assimilé par le même animal maigre ; telle plante, qui donnée seule, est impropre à la nutrition, serait utile si on la mêlait à des alimens manquant des principes qui la forment. On peut composer, avec des fourrages qui seraient très médiocres pris séparément, une nourriture très substantielle, c'est-à-dire une nourriture qui, contenant tous les principes du corps animal, chacun en quantité telle que le réclament les besoins des animaux, fournirait beaucoup de matières aux vaisseaux absorbans de l'intestin; cette nourriture pourrait même être complétement employée à la nutrition. Dans la pratique on ne peut pas espérer d'atteindre ce résultat : on ne doit pas même le désirer, car les animaux organisés pour vivre avec les substances alimentaires telles qu'on les trouve dans la nature, ont besoin d'introduire dans leurs organes digestifs des matières non alimentaires destinées à servir de lest; on doit chercher seulement à réunir les substances très riches aux corps les moins nourrissans de manière à composer des alimens ne renfermant que la quantité de matière non alibile nécessaire pour lester les animaux.

Nous ne connaissons pas assez exactement la composition des fourrages, ni les besoins des organes pour composer la nourriture type que nous pouvons concevoir : mais par l'observation, par des tâtonnemens, nous pouvons obtenir des résultats très satisfaisans. Pour faire des mélanges avantageux, on prendra en considération la saveur, l'odeur, la consistance, la porosité, la digestibilité des substances alimentaires; car il ne suffit pas de composer une nourriture très riche en principes nourrissans, il faut qu'elle soit prise avec plaisir par le bétail, qu'elle soit aisée à triturer, qu'elle s'imbibe convenablement de salive et qu'elle se digère sans difficulté; il faut réunir les fourrages qui se complètent réciproquement, mettre les toniques avec les adoucissans, les fibreux avec les moux, les échauffans avec les aqueux; les produits qui sont riches en fécule, en sucre, en gomme, en corps gras et qui engraissent, avec ceux qui contiennent de l'azote et qui forment de l'albumine et de la fibrine; les pailles, où l'on trouve beaucoup de substances minérales avec les grains qui renferment des substances végéto-animales. On devra aussi avoir égard aux besoins de l'animal auquel la nourriture est destinée et aux produits qu'il doit rendre.

Provendes. — Les mélanges usités en hygiène reçoivent des noms différens selon les pays, et les substances qu'ils renferment :

on leur donne le nom de *provendes* quand ils sont formés de substances fort alimenteuses. On fait entrer dans la composition de ces préparations, des grains et des graines, du seigle, de l'avoine, des pois, des vesces, des fèves, du son, des farines, du sel, etc., selon le résultat que l'on veut obtenir. Pour engraisser les bêtes à laine on prépare des mélanges avec des substances farineuses moulues ou écrasées, auxquelles on ajoute un peu de sel; dans les pays de petite culture on donne aux vaches à lait des provendes faites avec de mauvaises herbes, des pailles, des foins hachés, le tout humecté d'eau salée et mêlé à des racines cuites ou à des farines. On peut former avec ces mélanges des pâtes homogènes substantielles et peu chères. On prépare, pour donner aux béliers pendant la monte, des alimens composés avec des féveroles, des vesces, de l'avoine, du froment concassés, auxquels on ajoute du sel en assez grande quantité : en rendant cette nourriture un peu aqueuse on l'approprie aux brebis nourrices. On emploie le vin blanc, les baies de genièvre, les plantes aromatiques, amères pour animer les chevaux de course, pour préserver les moutons de la pourriture. Dans le Lyonnais, on donne aux chèvres, qui en sont très avides, l'*orpin blanc,* SEDUM ALBUM, mêlé au son et à la trouille.

On a proposé pour remplacer le foin et la paille, un mélange composé de pommes de terre coupées, de paille hachée, de balles de grains et de genêt pilé, le tout humecté avec de l'eau salée : on met dans le liquide assez de sel pour qu'un œuf y surnage (1). Les Anglais donnent à leurs chevaux, en guise d'avoine, un mélange appelé *chaff* et formé de foin, de pailles hachés et mêlés à des pois et à des fèves.

ART. III. — Fermentation.

La fermentation produit de l'eau, de l'acide carbonique, de l'hydrogène carboné, du sucre, de l'alcool, de l'acide acétique ou de l'ammoniaque; d'après le produit qu'elle forme, on la distingue en *saccharine,* en *alcoolique,* en *acide* et en *putride ;* on appelle *panaire* celle qui se développe dans la pâte dont on veut faire du pain.

(1) *Journal des haras*, mars 1842, p. 191.

En changeant la composition des corps, elle en modifie les propriétés physiques : elle ramollit, liquéfie même des substances dures, donne à des matières inodores, fades, insipides ou farineuses, une odeur agréable et une saveur acidule ou sucrée ; transforme des corps insolubles, peu nutritifs en sucre, et en principes alcooliques qui augmentent l'appétit, facilitent la digestion et activent l'assimilation. La fermentation panaire produit ces résultats ; les pâtes qui ont fermenté sont plus nourrissantes que les farines, et la pomme de terre panifiée est plus nutritive que lorsqu'elle est dans son état naturel. Enfin, la fermentation détruit certains principes peu salubres, ceux de la betterave et de la parmentière. Les produits qu'elle forme varient selon la composition des substances soumises à son action, et selon sa durée : elle produit du sucre si elle s'exerce sur de la fécule, de l'alcool si c'est sur le sucre, de l'acide acétique si c'est sur l'alcool, et de l'ammoniaque si la matière qui fermente est azotée. Ainsi elle peut à la longue changer la fécule et le sucre en acide acétique.

La fermentation s'établit dans toutes les substances qui renferment de la fécule, du sucre et un principe azoté ; qui sont humides et exposées au contact de l'oxygène ou de l'air, et à une température de + 12 à + 30°. La fécule ou le sucre se trouve dans toutes les parties végétales en assez grande quantité pour y soutenir la fermentation ; le principe azoté y est moins abondant, cependant il est rare qu'il soit nécessaire d'en ajouter ; dans tous les cas, lorsqu'il en manque, on y supplée par l'addition d'un peu de levure de bière ou de levain. L'eau doit être en quantité convenable : lorsque les substances sont sèches, elles n'éprouvent aucun changement ; si elles sont délayées avec beaucoup de liquide, les particules en sont trop écartées et il ne s'y opère aucune réaction. Une température trop élevée dessèche les corps, les cuit, les carbonise ; et trop basse elle retarde, ralentit ou arrête leur décomposition. L'air est nécessaire pour que la fermentation s'établisse ; mais une fois qu'elle est commencée, elle continue sans le contact de l'oxygène.

De ce qui précède, il résulte que tous les produits végétaux qu'on emploie pour nourrir les herbivores peuvent éprouver la fermentation ; que ce mode de préparation utile pour rendre sapides beaucoup de substances, ne doit pas être poussé trop loin, car il réduirait les principes nutritifs en un corps acide, très peu alimenteux ; mais que bien dirigé il est très avantageux. L'usage s'en propage beaucoup dans la Hesse, dans la Souabe, en France ; il n'occasionne aucune dépense quand on a les vases convenables et exige très peu de temps : sans frais de combustible il produit les mêmes résultats que la cuisson.

M. Mathieu de Dombasles a observé que l'engraissement des porcs est plus prompt quand on fait aigrir la nourriture qu'on donne à ces animaux, et il décrit de la manière suivante le procédé de préparation qu'il recommande : « En supposant qu'on les engraisse avec des pommes de terre mêlées à des grains, voici comme on doit s'y prendre pour avoir cette nourriture constamment aigre : on mêle un demi-hectolitre de farine de maïs, de pois, d'orge ou de sarrasin, etc., à deux ou trois hectolitres de pommes de terre cuites et écrasées pendant qu'elles sont encore bien chaudes, et sans ajouter d'eau ou du moins très peu. On y mêle quelques livres d'un levain aigre de farine d'orge préparé à l'avance : la masse se gonfle et devient fort aigre.... On peut préparer cette pâte pour huit ou dix jours au moins, car plus elle est aigre meilleure elle est. Lorsqu'elle est presque finie, on emploie ce qui reste pour servir de levain à une nouvelle cuvée. »

En Allemagne on suit un procédé semblable. D'après M. Villeroi (1), on met dans une cuve, une auge, ou une caisse, le fourrage coupé et humecté d'eau ; on le tasse, on le couvre et on le laisse ainsi jusqu'à ce que la fermentation, qui se développe naturellement, détermine dans la masse une chaleur assez élevée pour amener les mêmes résultatsque si le fourrage eût été réellement cuit. Pour cela trois jours sont nécessaires : ainsi on doit avoir quatre caisses, ou une caisse formée de quatre compartimens, dont chaque jour un est vidé et un autre rempli. Le fourrage ainsi préparé, et qui se compose de foin, de paille, de balles de grains, de siliques de colza, etc., gagne beaucoup si l'on ajoute des racines. Les pommes de terre sont celles qui conviennent le mieux.

____

(1) *Préparation des fourrages par échauffement spontané.*

M. Wulfen emploie ces tubercules à Pitzpuhl : d'après M. Nivière (1) il nourrit des bœufs de travail du poids de cinq cents kilogr., avec de la paille hachée à laquelle il ajoute seulement six kilogr. de pommes de terre par jour pour chaque tête de bétail. La paille hachée est mêlée aux tubercules coupés en tranches. On arrose légèrement le mélange d'eau salée et on le tasse fortement dans des caisses. Au bout de trois jours on ne pourrait pas tenir la main dans la masse, à cause de la chaleur développée par la fermentation, et les tubercules y sont complétement cuits. On choisit ce moment pour distribuer la nourriture ; on la donne presque bouillante. Trois caisses, renfermant chacune cent pieds cubes de mélange, ration journalière de trente-deux bœufs, suffisent pour préparer la nourriture de ce nombre d'animaux. M. Wulfen regarde cette manière de nourrir le bétail comme une des découvertes les plus précieuses pour l'agriculture. Les vaches préfèrent les alimens fermentés à ceux qu'on a simplement coupés, arrosés et mêlés à des pommes de terre cuites ou à des résidus d'eau-de-vie de seigle. Pour que la préparation des fourrages réussisse, il faut tenir les caisses dans un lieu où la température favorise les réactions chimiques, n'entamer une caisse que lorsque le mélange est entièrement cuit ; outre les trois caisses dont il a été parlé, en avoir une quatrième que l'on remplit quand on commence à vider la troisième.

M. Fournier a depuis long-temps substitué ce mode de préparation à la cuisson pour les tubercules et les racines. Lorsque la température n'est pas assez élevée pour faire fermenter les fourrages, il y ajoute de l'eau chaude et il place le tout dans une étable. Les vaches, dit-il, sont friandes de la nourriture fermentée et celles qui en sont nourries ont une grande quantité de bon lait. A la ferme de Grignon on fait fermenter le trèfle au soleil. Cette légumineuse ainsi préparée est salubre, nutritive et recherchée des animaux habitués à s'en nourrir : on la donne aux porcs. Le foin brun n'est que de l'herbe qui a éprouvé le même phénomène.

Nous avons vu, en parlant des feuilles de vigne, que pour les

____

(1) *Rapport sur un voyage dans l'Allemagne du nord.*

conserver, on leur fait éprouver une espèce de fermentation ; le même procédé est usité en Allemagne pour les choux, les racines coupées et autres fourrages verts : on les place par couches, qu'on saupoudre de sel, dans des caisses en maçonnerie.

ART. IV. — Germination.

Les substances dures et farineuses éprouvent pendant la germination des changemens avantageux sous le rapport de l'hygiène : elles s'imbibent de liquides, deviennent molles, faciles à mâcher, à digérer ; la germination rend soluble la fécule, les huiles grasses, le gluten, qui constituent les cotylédons et l'albumen des graines ; elle fait devenir le gland doux, appété et nourrissant ; elle produit le même effet sur le marron d'Inde ; elle améliore même les meilleurs alimens : le seigle, le froment, les fèves, le maïs, germés sont plus faciles à triturer, se digèrent mieux, nourrissent davantage et donnent plus de lait ; les anciens faisaient germer les lentilles avant de les manger. La germination transforme l'hordéine en sucre et donne à l'orge la propriété d'éprouver la fermentation alcoolique : ce grain germé, *drêché*, est plus nutritif que celui qui est dans l'état naturel.

Elle est facile à provoquer ; il suffit d'humecter les graines et de les placer dans un air assez chaud. Ordinairement on les laisse macérer dans l'eau pendant quelque temps, et on les place ensuite dans un vase ou en couches assez épaisses pour en retarder la dessiccation. Les graines altérées, incapables de produire des plantes, peuvent germer, se ramollir, se gonfler et devenir sucrées. Il faut arrêter la germination dès que le germe a paru ; car lorsque la jeune tige est apparente, le sucre se transforme en ligneux, en bois ou en herbe. Dans les brasseries on arrête celle de l'orge par la torréfaction ; dans les fermes le four peut servir de touraille ; on n'a même, si le temps est chaud et sec, qu'à exposer à l'air les graines en couches minces pour arrêter le développement du germe. En général, on ne doit faire germer les graines qu'à mesure qu'on peut les faire consommer ; on les mouille et on les laisse deux, trois jours, selon la température, en tas ou dans une caisse d'où on les sort pour les donner aux animaux. Il faut avoir pour cette opération deux, trois, quatre caisses, contenant chacune la quantité de nourriture qu'on veut faire consommer par jour.

ART. V. — Macération.

La simple macération des fourrages secs et difficiles à écraser les améliore, les rend tendres et d'une chymification prompte (Sinclair) ; en outre, si l'on fait tremper des substances insipides dans des liquides salés et alimenteux, elles s'imprègnent de particules sapides et nourrissantes, sont plus recherchées par les animaux et leur sont salutaires ; car les animaux nourris avec des alimens humectés sont moins pressés par la soif, prennent des masses moins considérables d'eau et se portent mieux. Sinclair recommande de mouiller le foin avant de le donner aux bêtes à cornes et même aux chevaux. Dans la Meurthe, on écrase les racines, les tubercules en les sortant du tonneau où on les a fait cuire, et on les mêle à de la paille hachée pour les chevaux, à de la menue paille pour les vaches. On réunit le fourrage sec et les tubercules lorsque ceux-ci sont encore bouillans, on les broie et l'on forme une masse bien serrée ; la chaleur humide ramollit la paille autant que si elle était cuite, avant que le mélange soit assez froid pour être administré. Nous avons vu à la ferme de Holkamm, dans le Norfolk, à côté des porcheries, de grandes cuves en maçonnerie, où l'on fait macérer la nourriture des porcs.

ART. VI. — Cuisson.

L'eau froide, quoique souvent utile, n'agit pas sur tous les fourrages avec assez d'énergie pour produire tous les effets qu'on désire, et on l'emploie souvent en même temps que la chaleur : on opère la cuisson.

Effets de la cuisson, substances qu'on doit faire cuire. — La cuisson modifie les substances végétales d'une manière favorable à la nutrition des animaux ; elle produit des effets physiques et une action chimique.

Sous l'influence du calorique, les tissus se dilatent, se ramollissent ; l'eau pénètre les substances solides et les dissout ou tend à les dissoudre. Ces effets sont produits par les liquides que contiennent les substances soumises à l'action du calorique, ou par l'eau à l'aide de laquelle on opère la cuisson. Ce mode de préparation adoucit les plantes dures et piquantes qui, crues, repoussent les animaux, et transforme en bons alimens les orties, les chardons et les laiches.

Les phénomènes chimiques ne sont pas moins intéressans : ils varient selon les végétaux soumis à l'action du feu ; mais en général les substances augmentent de poids, les principes insalubres des plantes sont détruits ou disparaissent, et des matières nourrissantes sont mises à nu ou se forment.

M. de Dombasles a constaté que 7 kil. de pommes de terre crues pesaient 7 kil. 1/2 après la cuisson dans l'eau : nous verrons que leurs facultés nutritives augmentent selon une proportion plus grande. Les alimens secs qu'on fait cuire à l'eau ou à la vapeur acquièrent aussi une grande augmentation. Le poids absolu des substances n'augmente pas dans tous les cas : il diminue quand on fait cuire les alimens à sec, mais on ne traite de cette manière que des corps aqueux comme les racines et les pommes de terre, et la diminution qu'ils éprouvent résulte totalement de l'eau qui s'est évaporée ; il est même prouvé qu'une partie du liquide contenu dans les pommes de terre et dans les carottes, se combine pendant la cuisson à la matière solide, de sorte que celle-ci, qui est la seule partie alibile, augmente toujours, lors même que le poids total des substances diminue, et dans tous les cas elle devient moins aqueuse et plus salubre.

Dans les plantes aromatiques, dans les labiées et les ombellifères, la cuisson fait évaporer les essences, détruit les principes irritans, développe du sucre et du mucilage. Beaucoup de végétaux, excitans, non alimentaires, deviennent doux, salutaires, même fades par l'action du feu. Les crucifères qui crues sont irritantes et dont l'odeur passe dans les fluides sécrétés, dans le lait et rend le beurre mauvais, deviennent, par la cuisson, douces et plutôt fades qu'excitantes. Le calorique fait même disparaître des principes irritans fixes ; il rend sucrées, acidules, douces, les pommes et les poires sauvages, si âpres et si acides ; il neutralise les propriétés des plantes âcres : cuites, les renoncules des jardins sont données aux animaux, et les tiges de la clématite, sont mangées par l'homme en Toscane. La cuisson détruit aussi ou dissémine le principe narcotico-âcre de la parmentière et diminue l'insalubrité des foins vieux, durs, nouveaux et poudreux.

Les plantes fibreuses, dures, peu nutritives, deviennent de bons alimens par l'action de l'humidité chaude. En Allemagne, en Sui se, on transforme par la cuisson les joncs, les laiches et les jacées en une nourriture assez substantielle pour les vaches à lait, pour les bœufs à l'engrais.

La cuisson à l'eau et à la vapeur produit de bons effets sur tous les fourrages secs ; elle ramollit, liquéfie, rend de facile digestion les principes végétaux que la dessiccation a rendus solides, peu solubles et assez durs pour résister à l'action des dents, de la salive, du suc gastrique et pour traverser le tube digestif sans être altérés. On a constaté que 10 kilog. de foin cuit nourrissent autant que 15 kilog. de foin crû. Les effets du calorique sont encore plus remarquables sur les alimens coriaces, sur les pailles de pois, de fèves et sur les siliques de chou. La coction transforme des substances presque indigestes, les tiges du maïs et celles du colza, en alimens tendres, succulens et de facile digestion.

Il est souvent avantageux de faire cuire, même les grains et les graines ; plusieurs de ces alimens sont durs, parcourent, sans être altérés, tout le canal digestif. Par la cuisson, on prévient cet inconvénient mieux que par la mouture ; car, quelle que soit la perfection des moulins, ils n'écrasent jamais tous les grains de fécule, tandis que, par l'action du calorique, toutes les vésicules de cette substance sont rupturées et la matière fluide qu'elles renferment est mise à nu : ce qui précède s'applique aux fruits secs et aux pommes de terre. La fécule de cette dernière forme, avec vingt-quatre fois son volume d'eau, une bouillie très nutritive. Toutes les substances farineuses sont plus nourrissantes cuites que crues. On a depuis long-temps remarqué en Angleterre que les grains qui ont éprouvé la cuisson, nourrissent beaucoup et conviennent aux nourrices et aux bêtes à l'engrais, mais qu'ils rendent les animaux de travail mous, faibles. Le calorique dispose la fécule à fermenter : on fait cuire les pommes de terre pour en obtenir de l'eau-de-vie ; la torréfaction rend l'amidon soluble dans l'eau froide. La cuisson à l'eau, en augmentant le volume des corps, en diminue relativement les facultés alibiles, et rend très propres à nourrir les chevaux, des alimens qui, comme certains grains, sont dans leur état naturel, trop alibiles pour ces herbivores. M. Guénié rapporte que le fourneau où il faisait cuire le seigle, ayant été démonté pendant quatre jours et les grains cuits remplacés par une égale quantité de grains crus, concassés, cinq chevaux tombèrent fourbus. L'eau qui a servi à faire cuire les grains forme une très bonne boisson.

Les racines charnues, les tubercules et les bulbes sont les substances qui, en général, exigent le moins la cuisson ; cependant les meilleurs de ces produits, les carottes, les betteraves, sont plus nutritives, plus salutaires cuites que crues ; et l'action du feu est nécessaire pour chasser le principe des crucifères, pour détruire la substance narcotico-âcre de la pomme de terre et du gouet. Beaucoup d'agriculteurs ont constaté qu'il est avantageux de faire cuire même les feuilles des choux quoiqu'elles soient, dans leur état naturel, tendres et recherchées du bétail.

Enfin, la cuisson opérée à la fois sur différens fourrages communique aux uns les propriétés des autres et les améliore tous beaucoup plus qu'un simple mélange. En faisant cuire à la vapeur, dans des tonneaux, les siliques du colza et les pailles hachées, avec des tourteaux, des grains concassés, du son et des racines, quelques agriculteurs obtiennent économiquement et en peu de temps une excellente nourriture pour les vaches laitières et les bœufs à l'engrais.

L'action du calorique est moins favorable sur la nourriture animale que sur les plantes. Les tissus animaux crus sont dans les conditions les plus favorables à la nutrition ; pour être assimilables, ils ont à subir des modifications très légères, proportionnelles à la différence qu'il y a entre leur composition et celle de l'être qui s'en nourrit ; tous les changemens qu'ils éprouvent par l'effet du feu les éloignent de l'état qu'ils doivent avoir. La chaleur diminue même la digestibilité des substances animales. « A mesure que les tissus animaux sont modifiés par le calorique, qu'ils perdent leur texture, on les voit aussi devenir moins putrescibles et moins assimilables (1). » Spallanzani avait observé que la viande se digère plus facilement crue que cuite, et MM. Sandras, Bouchardat ont constaté que l'acide chlorhydrique dilué au demi-millième dissout l'albumine, le caséum, la fibrine et le gluten, seulement tant que ces substances sont crues (2). Le calorique, en solidifiant l'albumine, la transforme en un principe insoluble ; le blanc d'œufs cuit est beaucoup plus difficile à digérer que celui qui est liquide ; les chiens nourris avec des os qui n'ont pas subi la cuisson se trouvent parfaitement de ce régime et ceux qui ne mangent que des os cuits périssent, après deux mois de cette nourriture, en présentant tous les signes de l'inanition (Magendie).

Effets des alimens cuits. — Les substances qui ont subi la cuisson sont molles, solubles et bien disposées pour la digestion : elles offrent peu de résistance à la mastication, absorbent facilement la salive, sont promptement chymifiées et fournissent beaucoup de chyle. On avait dit que les alimens cuits sont nuisibles à la santé des animaux, qu'ils laissent les organes digestifs dans l'inaction, que la nourriture étant avalée sans être mâchée, l'insalivation n'a pas lieu et que la digestion se fait mal. Le professeur Grognier (3) a depuis long-temps démontré combien ce raisonnement est peu fondé. La salive n'a pas besoin, pour couler, du mouvement des mâchoires ; il lui suffit du contact d'un corps sapide sur la membrane de la bouche ou même de la vue d'un aliment appété. On avait cru aussi que les mouvemens exécutés par les mâchoires et par l'estomac, pour la digestion des alimens durs, sont nécessaires à la conservation des forces ; qu'ils contribuent à maintenir l'activité, l'énergie des muscles locomoteurs dans les animaux qui ne font pas d'exercice. Il est difficile de saisir les rapports qui existent entre les muscles de la langue et ceux des membres ; mais dans tous les cas cet argument aurait peu de valeur : dans les bêtes soumises à l'engraissement, l'énergie des organes locomoteurs n'a aucune utilité, et dans celles qui

(1) Magendie, *Comptes rendus de l'Institut*, 1841.

(2) *Académie royale des Sciences*, 9 mai 1842.

(3) *De l'usage des végétaux cuits.*

labourent ou traînent le tombereau, le travail nécessite toujours
assez d'exercice ; quant aux vaches à lait et aux nourrices, il sera
bien facile de les faire agir, autant que leur santé l'exigera, en
les conduisant à l'abreuvoir, en les laissant tous les jours quelque
temps dans un verger. La crainte que les organes digestifs restent
sans mouvement est d'ailleurs peu fondée ; les pailles, les herbes
dures qu'on doit mêler aux racines et aux pulpes, exigent,
même lorsqu'elles sont cuites, un travail de mastication capable
d'entretenir les organes dans une activité suffisante.

Du reste, l'expérience a prouvé la supériorité d'une nourriture
molle sur des alimens durs ; elle a démontré que toutes les substances alimentaires s'améliorent par la cuisson. Les bouillies
quoique n'exigeant aucun travail de la part des organes de la
mastication, entretiennent les hommes et les animaux en très
bonne santé ; le sarrasin nourrit mieux même délayé dans l'eau
que sous forme de pain, quoique celui-ci s'arrête dans la bouche, pour être mâché et mêlé à la salive, plus long-temps que
les alimens mi-fluides ; la *polenta* des Italiens, les *gaudes* des
Francs-Comtois sont plus salubres, plus nutritives que le pain
de maïs.

D'après les expériences de l'académie d'agriculture de Vienne,
la cuisson augmente d'un tiers la valeur nutritive du bon foin :
or, les effets en sont encore plus marqués sur les fourrages mauvais, coriaces, que sur le foin ; elle rend propres à engraisser,
des substances qui, dans leur état naturel, peuvent à peine entretenir les animaux. Les alimens cuits sont non-seulement nourrissans mais encore salubres : ils sont, rafraîchissans, combattent
les mauvais effets d'une nourriture sèche, tiennent le ventre
libre, se digèrent bien, favorisent l'engraissement et activent la
sécrétion du lait ; ils ont en outre l'avantage de rendre les excrémens mous et d'augmenter les qualités du fumier.

Si quelques personnes ont renoncé à la pratique de faire cuire
les fourrages, c'est uniquement parce qu'elle entraîne des embarras et nécessite du combustible ; sous ce rapport, la fermentation et la macération lui sont souvent préférables, cependant
les frais qu'elle occasionne sont toujours amplement compensés
par ses avantages, si on ne la pratique que sur des substances

qui en ont besoin et pour les animaux qui réclament des alimens cuits.

PROCÉDÉS DE CUISSON. — La cuisson doit être prompte et économique. Pour que l'opération soit avantageuse il faut que la valeur acquise par les alimens soit supérieure aux frais de combustible, de main-d'œuvre et d'usure des ustensiles.

On fait cuire les alimens à sec ou par l'eau. La *cuisson à sec* ne peut être pratiquée que sur des substances assez aqueuses pour fournir beaucoup de vapeur; les tubercules, les racines et les fruits charnus peuvent l'éprouver : l'humidité que renferment ces substances agit sur la partie solide et la ramollit. Ce mode de préparation corrige les inconvéniens des fourrages trop aqueux et forme des alimens bons, substantiels et très appétés du bétail; mais il est dispendieux, peu susceptible d'être employé en grand. On peut cependant le pratiquer à l'aide des fours qu'on trouve partout, et qu'on peut chauffer économiquement avec des matières qui ont peu de valeur. Ce procédé, mis en usage par M. Bella, rend les pommes de terre farineuses et très bonnes.

La *coction par l'eau* convient pour les substances sèches, pour les foins, les pailles et même pour des fourrages aqueux. Il y a toujours combinaison d'une partie du liquide avec le végétal; si l'opération est mal conduite, il y a même imprégnation de beaucoup d'eau, mais l'aliment devient alors mauvais : on ne doit jamais le laisser refroidir dans le liquide où la cuisson a eu lieu, car à mesure que la température diminue il s'imprègne d'eau, devient mou, insipide, et il est pris avec beaucoup moins de plaisir par les animaux auxquels il profite peu; il faut presser l'opération et aussitôt qu'elle est terminée le sortir du vase pendant qu'il est encore assez chaud pour faire évaporer l'humidité répandue sur sa surface. Cette précaution est surtout nécessaire pour les produits qui, comme les pommes de terre et les châtaignes, contiennent beaucoup de fécule et sont dépréciés par un excès d'humidité; mais si on y a recours, que l'on se serve de vases bien fermés et qu'on mette une petite quantité d'eau on obtient des produits aussi savoureux que si la cuisson avait eu lieu avec la vapeur. Si l'on veut faire cuire des corps coriaces, durs, qui aient besoin d'être fortement ramollis, on doit, avant de les chauf fer, les faire macérer pendant douze, vingt-quatre heures et même plus si c'est nécessaire, mais une fois le feu allumé, il faut presser l'opération jusqu'à ce qu'elle soit terminée. Ce soin non-seulement fait obtenir d'excellens produits, mais il abrége beaucoup le travail et économise le combustible.

Quand on pratique la cuisson avec l'eau, on peut employer des vases de forme variée ; mais il faut mettre le moins de liquide possible. M. Guénié fait cuire le grain dans une chaudière qu'il remplit aux deux cinquièmes ; il ajoute de l'eau et fait chauffer jusqu'à ce que le grain soit crevé. Le volume du seigle cuit est 2 1/2 ou 3 fois aussi grand que celui de cette céréale crue ; ce grain exige une heure d'ébullition et absorbe 2 fois 1/2 son volume d'eau. L'orge ne fait que doubler de volume et elle a besoin pour cuire d'une moindre quantité d'eau.

La *cuisson à la vapeur* est le procédé le plus usité en grand ; c'est le plus économique et celui qui, sans aucun soin particulier, donne les meilleurs produits : pour le pratiquer on construit des fourneaux fort simples où le combustible produit des effets étonnans. L'appareil peut être très simple : il peut se composer seulement d'une chaudière où la vapeur est introduite, d'un vase où est placée la substance qu'on veut préparer, et de tuyaux qui conduisent la vapeur du premier vase au second. Avec des tonneaux, des tuyaux en plomb, il est aisé de monter des appareils à très bas prix. Quelques agriculteurs pour ne pas faire des frais, emploient même une chaudière sur laquelle ils placent un tonneau percillé inférieurement et bien fermé à la partie supérieure. Il importe, pour économiser le combustible et abréger l'opération, que la vapeur ne se perde pas dans l'air.

La vapeur peut cuire les substances sèches, la paille hachée comme les racines charnues. Les Américains l'emploient depuis long-temps pour la cuisson du foin et des herbes grossières ; elle ramollit les corps avec autant d'énergie que l'eau.

Aussitôt la cuisson terminée, on ne négligera pas d'enlever, pour les exposer à l'air, les matières qu'on veut donner aux animaux, c'est le seul moyen d'avoir des alimens sapides, car si le refroidissement a lieu, dans un vase clos, la vapeur en se condensant, les mouille, pénètre dans l'intérieur et les rend aqueux.

ART. VII. — Infusions, soupes.

La cuisson reçoit quelquefois des noms particuliers selon la manière dont on l'opère et le but que l'on se propose. On dit qu'on fait une infusion quand on verse seulement de l'eau chaude, bouillante, sur des substances solides, pour les ramollir ou pour leur enlever quelques principes ; qu'on fait des soupes, des buvées quand on chauffe à-la-fois le liquide et le corps qu'on veut faire cuire pour donner ensuite l'un et l'autre aux animaux.

Infusion. — Ce mode de préparation suffit pour les herbes fraîches et tendres ; il améliore les orties, les feuilles de choux, et les sarclures des jardins. « Dans le Lyonnais, les vaches laitières reçoivent pendant l'hiver, huit à dix fois par jour, ce qu'on appelle une bachassée , c'est-à-dire un mélange d'herbes de toute espèce, ramassées dans les vignes , les jardins, le long des haies, avant que la neige ait couvert la terre ; et après ce moment on a la ressource des choux que l'on cultive en abondance auprès de chaque laiterie bien administrée ; on jette le tout dans un vase de bois nommé *bachat*, on verse de l'eau bouillante. Les bachassées économisent une grande quantité de fourrage ; elles plaisent beaucoup aux vaches dont elles augmentent le lait (Grognier). »

On fait même quelquefois infuser les substances sèches, les siliques de colza, les feuilles de maïs et les diverses espèces de pailles ; mais alors il faut laisser agir le liquide pendant plus long-temps. Le plus souvent, quand on fait des infusions, c'est pour utiliser l'eau. Les Américains ont fait usage sous le nom de *thé de foin*, d'infusions de ce fourrage pour engraisser les veaux et la même pratique a été usitée en Europe. L'eau ayant plus de force dissolvante chaude que froide, le liquide des infusions est plus nourrissant que celui qui a servi aux simples macérations ; mais il est surtout beaucoup moins nourrissant que celui qu'on a fait agir par décoction , car beaucoup de substances alimentaires des plantes sèches ont besoin pour se dissoudre de l'action quelque temps continuée de l'eau bouillante.

Soupes, buvées, bouillies. — Quand on fait cuire les alimens dans l'eau et qu'on donne au bétail les fourrages et le liquide qui a servi pour la cuisson, on dit qu'on administre des *soupes ;* si la nourriture est fluide ou délayée dans beaucoup d'eau, on l'appelle *buvée*, *bouillie*, *barbotage*. On prépare des soupes avec les siliques des crucifères, avec les cosses des légumineuses, et avec les menues pailles, sur lesquelles on verse des racines, des tubercules cuits et délayés dans beaucoup d'eau ; on fait ainsi des mélanges salubres et économiques.

La confection des soupes est usitée dans les pays où l'agriculture est perfectionnée, et où l'on porte à la préparation des fourrages l'attention qu'elle mérite. On la pratique en Suisse, en Flandre, en Allemagne, dans les grandes exploitations rurales, comme une méthode économique ; en Angleterre, on donne des soupes même aux chevaux ; en France elles servent principalement à nourrir les vaches des petits propriétaires : on les prépare avec les herbes qui croissent dans les haies, avec du son, des pelures, des pommes, du sel, etc.; elles commencent à s'introduire dans la grande culture. « M. Perrault nourrit son bétail avec 4 à 5 kilogr. de foin par tête et des soupes composées de paille hachée, de betteraves, de pain, de colza, de grains égrugés, de balles de grains, et les animaux sont mieux nourris qu'avec l'équivalent en foin. En comptant toutes les denrées employées dans les soupes à un bon prix, ces préparations, qui remplacent 7 kil. 1/2 de fourrage sec, ne lui reviennent qu'à moitié prix de leur équivalent en foin (Puvis). » Aussitôt que les soupes étaient remplacées par du foin, le lait des vaches diminuait, et ce liquide augmentait dès le jour où la nourriture préparée prenait la place du fourrage sec.

L'usage des bouillies et des buvées, est très utile pour le sevrage des animaux et pour l'engraissement des veaux : on les prépare en délayant dans l'eau, ou dans le lait, des farines, des grains concassés, des racines cuites ; les bouillies de sarrasin, de maïs, sont meilleures que le pain préparé avec la farine de ces grains.

ART. VIII — Panification.

On fait d'abord moudre et ensuite fermenter les substances que l'on veut transformer en pain. La panification produit les effets de la division, des mélanges, de la fermentation, et ceux de la cuisson. Dans la confection du pain destiné aux animaux on fait entrer des matières diverses, mais en général de peu de valeur : elles se modifient, se mélangent intimement et acquièrent des qualités.

En Suède, on prépare le pain pour les chevaux avec de la farine d'avoine et de seigle, à laquelle on ajoute un peu de sel et de l'eau-de-vie; quelquefois on y met de la lie de vin, des tourteaux, et même du sang ; on écrase ensuite ce mélange cuit, et on l'administre uni à l'avoine et à la paille hachée.

Les Arabes du Nejd, d'après M. le docteur Lacheze (1), font des gâteaux avec de l'orge écrasée, du sel, de la viande desséchée et réduite en poudre. Cette nourriture est facile à transporter, et quand on la mouille elle se ramollit facilement, à cause du sel qu'elle contient.

Les graines moulues, les farines avariées et les pommes de terre écrasées sont les substances qui entrent le plus communément dans la composition du pain. M. Darblay a depuis longtemps signalé les avantages de la panification : avec 75 kilogrammes de farine bise et 25 kilogrammes de farine de féveroles, il a obtenu 146 kilogrammes 1/2 de pain ; il a remarqué que 4 kilogrammes 1/2 de ce pain nourrissaient mieux que 5 kilogrammes 3/4 d'avoine : or, l'avoine revenait à 1 fr. 16 cent., et le pain à 72 cent. Avec le pain, de mauvais chevaux ont conservé leur vigueur et résisté aux services des postes et des diligences. M. Darblay recommande surtout les féveroles comme fournissant, après la panification, une nourriture économique, nourrissante et salubre; il les mêlait, dans sa préparation, à un tiers de farine de froment et à un tiers de farine d'orge.

M. Dailly (2) a fait fabriquer dans le temps par les boulangers de la capitale un pain de très mauvaise qualité ; il en donnait à ses chevaux 3 kilogrammes à la place de 5 à 6 kilogrammes de foin. La substitution était économique et favorable aux chevaux. Un kilogramme de pain, du prix de 19 cent., remplaçait 2 kilo-

(1) *Revue indépendante*, avril 1842.
(2) *Moniteur de la propriété*, 1841.

grammes de foin, valant, à Paris, de 38 à 40 cent. le kilogramme. Le comte Hermann de Lokatelli fait confectionner, avec du seigle et des pommes de terre, un pain dont l'usage est favorable aux animaux, et plus économique que celui du foin et de l'avoine.

M. Sirodot prend : avoine moulue, son, seigle moulu, paille hachée et moulue, de chaque, trois parties, mélasse une partie : il réduit ces substances en une pâte dont il forme des pains de 8 centimètres d'épaisseur; il les fait cuire et les conserve pour l'usage: Cette nourriture, donnée à la dose de 2 kilogr. par jour, à chaque cheval, en deux rations, après que les animaux ont bu, remplace avantageusement l'avoine. M. Bellissen a aussi proposé de faire du pain avec de la paille hachée et moulue.

En Silésie (1) on a trouvé la formule suivante, économique et salubre : farine d'avoine, farine de seigle, de chaque, dix parties; bouillie de pommes de terre, trois parties; on faisait une pâte à laquelle on ajoutait un peu de levain. On donnait à chaque cheval, par jour, en trois rations, 6 kilogrammes de pain préparé avec ces substances ; on réduisait cette nourriture en petits morceaux qu'on mêlait à de la paille hachée et humectée.

Les voituriers qui exportent le charbon des forêts des Vosges ont essayé de remplacer, par du pain, l'avoine qu'ils donnaient à leurs chevaux dans les bois. Ils composent le pain avec de la farine de froment de qualité inférieure, de la farine de seigle ou d'orge, selon le prix de ces grains; ils ajoutent environ 1 kilogrammes de sel pour 60 kilogrammes de pâte. Quinze cents grammes de pain valant 20 cent. remplacent 5 litres d'avoine du prix de 30 cent. Les chevaux nourris avec le pain, quoique faisant un service pénible, ont plus de vigueur, sont en meilleur état que lorsqu'on leur donnait de l'avoine; on a même remarqué que ces animaux sont plus dociles, sans doute à cause de l'habitude de prendre le pain sur la main du conducteur (2).

M. Tostain, membre de la Société d'agriculture de Caen, a nourri ses chevaux avec du pain de pommes de terre. Il le pré-

(1) *Bulletin de Férussac.*
(2) *Moniteur de la propriété*, 1841.
39.

pare en faisant cuire les tubercules à la vapeur, les faisant ensuite écraser dans une cuve par un homme chaussé de vieilles bottes, ajoutant de la farine d'orge, et formant du tout un mélange homogène. De cette pâte, on fait des pains de 2 à 3 kilogrammes, qu'on fait cuire au four pendant quinze à vingt heures. Ce pain est très nutritif, et donne beaucoup de lait aux jumens; les poulains en sont friands; mais il faut l'administrer avec ménagement, car il les engraisse trop rapidement; il est très bon pour les veaux, pour les moutons, et donne au cheval de la force et de la vigueur. D'après M. Tostain, il faut par jour à un cheval qui travaille du matin au soir : pain 8 kilogrammes, foin 5 kilogrammes.

Par ces divers modes de préparation on obtient, avec des substances médiocres, un bon aliment pouvant donner, selon les années, sur le foin et sur les grains une économie de 39 p. 0/0. Le poids des pommes de terre double presque par la panification; car si l'on fait du pain avec 50 kilogrammes de froment et 50 kilogrammes de tubercules, on obtient de 75 à 80 kilogrammes de produit de plus que si le grain avait été panifié seul. La panification donne des alimens faciles à conserver, à transporter; le pain présente sous ce rapport un grand avantage sur toutes les autres préparations : toujours homogène, il facilite la fixation des rations et la distribution des alimens, il est aussi moins facile à vendre que l'avoine, et les domestiques cherchent moins à le soustraire que cette céréale.

Les substances qu'on transforme en pain ayant subi la mouture, sont plus faciles à écraser que les grains. M. Girault (1) a observé que les vieux chevaux dont les dents sont usées, nourris avec du pain, se portent mieux et durent plus long-temps que ceux qui mangent de l'avoine. On a aussi remarqué que les chevaux convalescens qui reçoivent des rations de pain sont bientôt remis. Cet aliment est favorable à l'engraissement. Dans la Prusse rhénane on donne aux porcs un pain grossier qui excite l'appétit et rend le lard ferme.

Cette nourriture, plus généralement usitée, donnerait le moyen de varier les assolemens et de bannir en partie l'avoine, peu

(1) *Recueil de médecine vétérinaire*, 1834.

productive, eu égard à ce qu'elle absorbe du sol ; mais on lui reproche de rendre les chevaux mous, de ne pas entretenir assez ceux qui travaillent, d'être trop tôt digérée, et de ne pas lester convenablement. Toutefois l'expérience a prouvé que ces inconvéniens sont moins à craindre qu'on ne le croyait ; et dans tous les cas, pour les éviter complétement il n'y aurait qu'à ne pas faire entrer le pain pour une trop forte proportion dans la composition des rations.

SECTION V.

EMPLOI DES SUBSTANCES ALIMENTAIRES.

Nous allons étudier la digestibilité des substances alimentaires, rechercher la quantité de principes assimilables qu'elles fournissent et les effets qu'elles produisent sur les animaux ; nous traiterons ensuite des règles qui doivent diriger leur distribution.

CHAPITRE PREMIER. — DIGESTIBILITÉ, VALEUR NUTRITIVE, EFFETS DES SUBSTANCES ALIMENTAIRES.

§ 1. — DIGESTIBILITÉ DES SUBSTANCES QUI SERVENT A LA NOURRITURE DES ANIMAUX.

On appelle *digestibilité* la propriété qu'ont les substances alimentaires de pouvoir être digérées. Il y a des corps qui cèdent, avec une très grande facilité à l'action des organes de la chymification, et peuvent être digérés par l'estomac faible d'un individu jeune et valétudinaire ; tandis qu'il en est d'autres qui résistent long-temps à la force digestive et ne cèdent qu'à la puissance d'un ventricule fort et robuste.

On a constaté la digestibilité par des expériences physiologiques et par des observations pathologiques. Spallanzani l'a étudiée en faisant agir le suc gastrique sur les alimens ; quelques médecins ont profité de la faculté qu'ils avaient de vomir à volonté, pour l'observer sur eux-mêmes ; d'autres, enfin, ont pu constater, dans des cas d'anus artificiels, quels sont les substances qui éprouvent le plus facilement la chymification, et qui séjournent le moins de temps dans l'estomac.

Il est aujourd'hui reconnu que les alimens mous, faciles à écraser, ceux qui, par leur odeur et leur saveur, produisent une sensation agréable, qui absorbent facilement la salive, que l'eau, les alcalis faibles et l'acide chlorhydrique très étendu, dissolvent aisément, sont faciles à digérer. Sous le rapport de la digestibilité, se placent en première ligne, le sucre, la gomme, l'amidon, l'albumine liquide, l'osmazôme, l'herbe verte et la viande crue ; viennent ensuite le gluten, la fibrine, le foin, les grains, les fèves, la viande cuite et l'albumine concrétée ; enfin, en troisième lieu, se trouvent les graisses, l'hordéine, le ligneux, les herbes coriaces qui ont séché sur pied. En général les végétaux frais sont plus tôt digérés que les matières fournies par le règne animal.

Tout ce qui, comme les acides, les corps tannans, augmente la consistance des alimens et les rend moins putrescibles, en diminue la digestibilité ; et ce qui rend les substances molles faciles à se décomposer, comme la fermentation, la macération, en facilite la digestion. L'état des organes influe beaucoup sur la propriété que nous étudions ; un appareil dentaire complet, un estomac fort et robuste, le bien-être des animaux, sont favorables à l'élaboration des alimens.

Plusieurs causes, en agissant sur les organes, modifient indirectement la digestibilité : les substances mucilagineuses, en ramollissant l'estomac, les narcotiques, en affaiblissant la vitalité de ce viscère, les astringentes, en diminuant la sécrétion du suc gastrique, rendent les digestions longues et difficiles ; les douleurs fortes, les courses, les grands efforts, les hémorrhagies, produisent un effet semblable, en privant l'appareil de la chymification du sang et du fluide nerveux qui lui sont nécessaires. Les épices, le froid tempéré, la promenade, tous les stimulans qui augmentent la vie dans les organes digestifs, qui facilitent la répartition uniforme des forces vitales ou les concentrent sur l'estomac, activent la digestion. Toutefois, les agens excitans ne produisent de bons effets que dans certains cas; car les calmans et les émolliens, augmentent la force digestive des organes sur-excités. L'eau de pluie, celle qui a été distillée, et toutes les boissons fades, sont indigestes par elles-mêmes, et contrarient, en outre, l'action que l'estomac doit exercer sur les alimens.

§ 2. — **FACULTÉ NUTRITIVE DES ALIMENS.**

Tous les fourrages ne possèdent pas au même degré la *faculte nutritive,* « propriété par laquelle l'aliment se convertit en la substance de l'animal (1). » Il en est qui cèdent à l'économie animale presque la totalité de leur substance, tandis que d'autres semblent ne faire que traverser le tube digestif, et sont rendus en très grande partie par l'anus.

On a déterminé la *faculté nutritive,* encore dite *valeur, propriété nutritive,* par l'analyse chimique et par l'observation des effets que produisent les alimens. Les chimistes qui ont fait des travaux à ce sujet ont procédé de diverses manières : Davy, en Angleterre, a recherché la quantité de sucre, d'amidon, de mucilage, d'albumine, de gluten, renfermée dans 1,000 parties des substances végétales qu'il a étudiées, et il a considéré le nombre résultant de l'addition des quantités de ces produits comme exprimant la valeur nutritive des alimens qu'il avait analysés. En France, M. Boussingault a effectué des travaux très intéressans, en tenant compte principalement de la quantité d'eau et d'azote renfermée dans les fourrages, et les résultats qu'il a obtenus sont à-peu-près conformes à ceux de la pratique. M. Sprengel', en Allemagne, a employé un procédé fort simple, facile à pratiquer, et dont les résultats sont assez exacts pour être utiles dans la dé-

(1) *Dictionnaire de l'Académie française.*

termination des rations : il a d'abord cherché la quantité d'eau que les plantes renferment, et il les a ensuite traitées par l'eau, par l'alcool et par les alcalis. Plus les plantes renferment de principes solubles dans l'eau, abstraction faite de leur humidité, plus elles sont nutritives.

Parmi les agronomes qui ont recueilli des observations et fait des essais pour déterminer la valeur nutritive des fourrages, les uns ont fait des expériences directes : ils ont nourri avec des substances dont la quantité était exactement connue, des animaux qui avaient été préalablement pesés ; ils les ont pesés de nouveau après l'expérience, et l'augmentation de poids a donné la mesure de la valeur nutritive des alimens employés. M. de Dombasles a opéré de cette manière sur plusieurs lots de bêtes à laine, et il a conclu de ses travaux que 7 kilogrammes et demi de foin de luzerne (deuxième qualité), équivalent à 4 kilogr. un quart de tourteaux d'huile, à 3 et demi d'orge, à 5 d'avoine, à 14 de pommes de terre crues, à 13 de cuites, à 17 de betteraves, et à 23 de carottes.

'D'autres auteurs ont cherché, par l'observation, la ration nécessaire pour entretenir le corps animal dans l'état où il est. Ils ont étudié les effets produits par des quantités connues de divers alimens sur la santé, sur la force musculaire, et sur la production du lait. Ainsi, M. Perrault de Jotemps a trouvé que 500 grammes de marc d'huile, donnés en soupes, nourrissent autant que 1370 grammes de foin ; que 500 gr. de grains égrugés équivalent à une quantité de foin qui varie de 1250 à 2750 gr. ; que les vesces sont beaucoup plus nutritives que le maïs et que l'orge.

La faculté nutritive des alimens ne peut pas être indiquée d'une manière absolue : on l'exprime en la comparant au poids total de la substance alimentaire, ou à la valeur d'un aliment dont les effets sont connus. Les uns, supposant que la matière soluble constitue la matière alibile, et représente la valeur nutritive, ont recherché la quantité de cette matière renfermée dans cent, dans mille parties des substances alimentaires qu'ils ont voulu connaître ; d'autres (Royer) ont comparé les alimens qu'ils ont étudiés au foin des prairies naturelles, ou au foin d'esparcette ; M. Crud indique ainsi qu'il suit « la proportion de valeur des diverses espèces de fourrage relativement au foin. »

100 k.	foin naturel ordinaire sont remplacés par	100 k. foin de millet en fleur.
		200 à 220 pommes de terre.
90	dit de luzerne.	250 à 260 racines de betteraves,
90	dit de trèfle.	peut-être les blanches 240.
90	dit d'esparcette ou sainfoin fauché lorsque la fleur commence à s'épanouir, et bien séché.	230 à 240 rutabagas.
		266 carottes.
		525 raves.
		600 choux.
90	dit de vesces fauchées en fleurs.	500 fanes de rutabagas.
		600 fanes de betteraves.

On a comparé les grains au froment, dont une partie égale, dit-on : seigle 1 12/20, orge 1 18/20, haricots 2, pois 2 10/20 ; M. Boussingault a trouvé que, haricots blancs 25 équivalent à seigle 51, froment 49, orge 59, farine de froment 56, sarrasin 50, avoine 54, ce qui est plus conforme à l'observation.

Nous prendrons pour unité le foin des bons prés naturels, bien récolté et bien conservé, cet aliment étant encore celui dont les effets sont en général les mieux connus. Nous représenterons par 100 la quantité qu'il en faut pour produire un effet donné, et nous mettrons à la suite des autres fourrages des nombres qui indiqueront le poids de ces fourrages nécessaire pour produire le même effet. La valeur nutritive est en raison inverse de ce poids.

Pour faire l'équivalent de 100 parties de bon foin des prairies naturelles, il faut :

GRAINS, GRAINES, FRUITS SECS,

froment.	40	sarrasin.	50
lentilles.	40	avoine	52
fèves.	40	épeautre	55
pois	40	tournesol.	70
vesces	40	son.	de 60 à 150
haricots.	45	châtaignes.	60
maïs.	45	glands	75
seigle.	45	marrons d'Inde.	75
orge	50		

FOINS DE

trèfle	90	millet	100
luzerne	90	bisaille	100
sainfoin	90	farouch	180
spergule	90		

FEUILLES SÈCHES

de frêne	105	d'acacia	110
d'érable	110	de peuplier	125
d'orme	110	de tilleul	125

PAILLE

de trèfle	120	de topinambour	200
de lentilles	125	de féveroles	220
de haricots	125	d'avoine	220
de spergule	125	d'orge	250
de vesces	150	de froment	280
de pois	150	de seigle	350
de millet	150	de sarrasin	600
de maïs	200		

BALLES, COSSES, SILIQUES

de céréales	120	de lin	150
de trèfle	120	de colza, de chou	200

TIGES, FEUILLES VERTES

d'ajonc écrasé	150	de seigle	430
de jarosse	250	de froment	430
de maïs	275	d'herbe des prés	450
de spergule	325	de luzerne	450
d'avoine	350	de colza	475
d'orge	350	de navette	475
de sainfoin	360	de topinambour	475
de trèfle rampant	370	de choux cabus	500
de vesces	370	de rutabaga	500
de pois	380	de betterave	600
de trèfle commun	425	de choux	650
de millet	425	de pommes de terre	700
de sarrasin	425		

TUBERCULES, RACINES, FRUITS CHARNUS,

pommes de terre	220	carottes	260
rutabaga	240	panais	310

chou-rave.	250	navets	420
betterave.	250	raves.	550
topinambour.	250	courges.	700

TOURTEAUX, RÉSIDUS

de lin.	50	des amidonneries.	450
de colza.	50	des sucreries.	de 200 à 350
de pavot	80	des féculeries	de 220 à 300
de chenevis.	140	d'eau-de-vie de grains.	330
de cameline.	140	— de parmentière.	600

MARCS

de raisin	300	de fruits	350

Les moyennes que nous venons de donner diffèrent quelquefois beaucoup des résultats obtenus par certains auteurs ; car les travaux qui ont été faits à cet égard ont produit des données souvent très différentes. Ainsi, d'après Thaër, 200 parties de pommes de terre, ou 266 de carottes font l'équivalent de 440 de betteraves ; tandis que, d'après M. de Dombasles, 220 parties de betteraves, ou 187 de pommes de terre crues, équivalent à 307 de carottes. D'après Davy, la valeur nutritive de l'orge serait de 92, celle de l'avoine 74, et celle des fèves et des poìs de 57 : or, presque tous les agronomes et tous les chimistes considèrent les graines des légumineuses comme plus nutritives que l'avoine, que l'orge. Ces différences proviennent probablement, quelquefois des procédés qu'on a employés pour constater la valeur nutritive, ou de l'exactitude des opérateurs ; on ne peut guère les attribuer à une autre cause quand elles portent sur des substances qui ne peuvent jamais varier beaucoup, comme les tourteaux d'huile provenant de la même graine ; mais d'autres fois elles résultent de la nature des substances sur lesquelles on a opéré ; il faut d'abord observer que le fourrage, le foin ou l'esparcette, qu'on prend pour type de comparaison, peut varier lui-même beaucoup, et que les différences qu'il présente doivent en entraîner dans l'évaluation des objets qui lui sont comparés ; ensuite, l'âge des plantes, la nature du sol où elles ont végété, les engrais qu'elles ont reçus, l'état de l'air pendant qu'elles étaient sur pied, la manière dont se fait la récolte, le degré de dessèchement qu'elles ont éprouvé en magasin, exercent une grande influence sur leur composition chimique ; mais, lors même que ces circonstances seraient semblables elles produiraient des résultats différens selon les variétés de plantes : ainsi la betterave blanche de Silésie, la pomme de terre jaune hâtive ne donneraient jamais les mêmes résultats que la grosse disette et la grosse patate blanche ; nous savons tous que, malgré la cuisson et les condimens qui dénaturent toujours notre nourriture, nous reconnaissons au goût certaines variétés de ces plantes, et même le pays où elles ont été récoltées. La différence constatée dans le son provient de la quantité de farine qui était mêlée à l'écorce du grain.

Pour évaluer les facultés nutritives d'un fourrage, il faut encore tenir compte des influences que les animaux apportent dans les effets nutritifs des produits qu'ils consomment : leur âge, leur force, l'état de leurs organes digestifs, l'activité de leurs vaisseaux absorbants, leur tempérament, les services qu'ils font, les produits qu'ils donnent, peuvent amener de grandes différences à cet égard. Les besoins des organes ont aussi une grande influence, et il faut tenir compte de la nature des alimens que les animaux avaient reçus auparavant : une ration est toujours fortement nourrissante quand elle renferme les principes qui manquent aux animaux qui la consomment.

Les résultats qui ont été publiés ne seraient donc pas des guides qu'on pourrait suivre avec toute confiance dans la fixation des rations ; mais ils peuvent être fort utiles comme données générales pour régler les cultures et le mode d'entretien des animaux. Du reste, le fermier ne doit pas même s'en rapporter d'une manière absolue aux observations qu'il a faites dans son exploitation : il doit consulter annuellement l'état de ses récoltes et les besoins des animaux.

§ 3. — EFFETS DES SUBSTANCES ALIMENTAIRES.

C'est principalement par les alimens, dit Buffon (1), que les animaux reçoivent l'influence de la terre qu'ils habitent. Celle de l'air et du ciel agit plus superficiellement, et tandis qu'elle altère la surface la plus extérieure, en changeant la couleur de la peau

(1) *Discours sur la dégénération des animaux.*

et du pelage, la nourriture agit sur les formes intérieures : elle
ne modifie pas seulement les individus, mais elle change encore
les espèces et crée les races ; car l'effet qu'elle exerce sur les formes, sur le volume et le tempérament des reproducteurs se transmet de père en fils, comme les caractères innés, et forme,
dès la seconde génération, des caractères originels. L'influence
des alimens sur les espèces a été contestée ; on a dit : le régime
peut modifier le caractère des individus, mais il ne peut pas
transformer les races ; il est difficile de concevoir que les modifications produites, n'importe de quelle manière, dans un mâle
et dans une femelle, ne passent pas à leur descendant ; du reste
l'expérience a prononcé à cet égard : elle a prouvé que des changemens opérés sur des organes très peu importans, sur des organes qui ne paraissent avoir aucune influence sur la constitution
et sur la santé des individus, passent des pères aux enfans. « Les
chiens auxquels de génération en génération on a coupé les
oreilles et la queue, transmettent ces défauts en tout ou en partie
à leurs descendans », dit Buffon. Or, quand de pareils changemens se communiquent, comment des modifications aussi radicales que celles apportées par le régime sur les humeurs d'abord,
et ensuite sur tous les organes, ne se transmettraient-elles pas.

Nous avons une preuve de l'influence du régime dans la ressemblance que présentent les animaux nourris de la même manière pendant plusieurs générations. L'uniformité dans la manière de vivre qu'on observe chez les Arabes, chez les habitans
de quelques vallées des Alpes, des Pyrénées, de la Bretagne, est
la cause des ressemblances qu'ont entre eux les membres de ces
peuplades. De même la nourriture peu variée des Juifs, qui s'abs-
tiennent de la viande du porc, de certains oiseaux et de plusieurs
poissons, a contribué à la conservation des caractères qui distinguent dans tous les climats les descendans d'Israël.

D'un autre côté, nous voyons des animaux d'une origine commune ne présenter aucune ressemblance, s'ils ont été nourris
d'une manière différente. Des chevaux nés de la même race
dans la Flandre, dans le Poitou, dans la Bretagne, dans la Franche-Comté, deviennent propres au cabriolet, à la diligence ou
au trait lent, selon la manière dont ils ont été nourris ; ils diffè-

rent autant entre eux que s'ils provenaient de races différentes.

L'étude de l'influence des alimens est toujours de la plus grande importance non-seulement, sous le rapport de l'amélioration des races, mais eu égard à la santé des individus et à l'économie des fermes, car elle seule peut diriger convenablement la distribution des fourrages. Nous diviserons les effets de la nourriture en mécaniques et en physiologiques.

ART. I. — Effets mécaniques.

La dilatation de l'estomac est le premier effet de l'introduction des alimens dans le corps. Les membranes de ce viscère se déplissent, les vaisseaux se distendent et la quantité de sang qui se portait au foie, à la rate, diminue. Ces deux organes, devenus légers et soutenus par l'estomac distendu, tiraillent moins les ligamens qui les supportent, et le sentiment pénible qu'ils occasionnaient cesse. L'augmentation de volume de l'estomac agit sur tout le train postérieur, sur les organes de la poitrine et même sur ceux renfermés dans le crâne : si elle n'est pas trop considérable, elle favorise la circulation, l'évacuation des matières contenues dans les intestins, dans la vessie, leste les animaux, et les maintient dans un état de plénitude favorable à la santé; mais si elle dépasse certaines limites, elle produit les plus funestes conséquences, repousse le diaphragme en avant, resserre le poumon, rend la respiration difficile, comprime l'aorte postérieure, les vaisseaux du foie, de la rate, du pancréas et du mésentère, s'oppose à l'arrivée du sang vers la croupe, le repousse vers le train antérieur, et augmente ainsi la gêne de la respiration, comprime le cerveau, et produit des étourdissemens, des vertiges, et même l'apoplexie. Elle peut déterminer aussi, surtout si les animaux exécutent des mouvemens subits et désordonnés, l'avortement, la chute du vagin, le renversement de l'utérus et la rupture des organes creux.

Les accidens dont nous venons de parler n'arrivent ordinairement que lorsque le viscère est distendu par la fermentation de plantes vertes, ou par le gonflement que, sous l'influence de la chaleur du corps, les boissons peuvent faire éprouver à des ma-

tières sèches, avalées sans être convenablement imbibées de salive ; on doit les prévenir par un bon choix de la nourriture, et
par une sage distribution des alimens et des boissons.

ART. II. — *Effets physiologigues.*

Ces effets dépendent du contact des alimens avec les organes
digestifs et de l'absorption des molécules alibiles.

1° Effets qui résultent du contact des alimens avec les organes.

Les substances alimentaires produisent sur la bouche et sur
l'estomac des effets qui varient selon leur température et leurs
propriétés : si elles sont froides, elles agissent comme toniques ; si
elles sont tièdes, elles relâchent et affaiblissent les tissus, tandis
qu'elles les irritent si elles sont chaudes. Par leur saveur, elles font
affluer le sang dans les cryptes muqueux et dans les glandes salivaires : le mucus et la salive deviennent abondans, le bol alimentaire s'imbibe à mesure qu'il est trituré, devient pâteux, glissant,
propre à traverser facilement l'œsophage et à subir la digestion.
L'effet produit sur les nerfs de la surface digestive réagit sympathiquement sur l'encéphale, et les animaux deviennent gais et forts.
Cette action est indépendante de l'absorption des matières nutritives ; car on l'observe non-seulement avant que les principes
soient parvenus dans le sang, mais quelquefois avant l'arrivée
du bol alimentaire dans l'estomac.

2° Effets qui résultent de l'absorption des molécules alibiles.

Aussitôt que la nourriture arrive dans les intestins, les vaisseaux absorbans du mésentère se remplissent de chyle : ce liquide
arrive dans les veines et le sang devient plus abondant ; les artères sont pleines, tendues ; le pouls est fort, dur ; les animaux
paraissent affaissés. Ces effets sont très marqués sur les sujets
qui, pressés par la faim, prennent, en peu de temps, de grandes
quantités de nourriture substantielle ; ils sont immédiats et de
courte durée : la sécrétion de l'urine, la transpiration de la peau
et l'exhalation pulmonaire ont bientôt rétabli l'équilibre. Cependant la fourbure et les congestions sanguines sont, en général,

plus craindre pendant l'état pléthorique qui suit immédiatement les repas, que lorsque l'estomac est resté vide pendant longtemps.

Les effets secondaires des alimens se font remarquer sur la chaleur animale, sur la constitution et le tempérament, sur la nutrition, le volume et la consistance des organes, sur l'abondance et la nature du sang, sur l'activité des divers appareils et la vivacité des animaux.

La nourriture contribue pour une grande part à la production du calorique propre au corps animal ; elle en forme, comme le dit Liebig, le combustible. Les travaux des chimistes modernes ont confirmé ce qu'on savait à cet égard, depuis l'origine de la chimie pneumatique ; à savoir, que la chaleur des animaux provient de la combinaison de l'hydrogène et du carbone du sang veineux avec l'oxygène de l'air. Dans les climats froids, l'air condensé riche en oxygène, produit beaucoup de calorique si les animaux prennent une nourriture convenable. Sous les zones glaciales, disait Cabanis, il faut des alimens qui produisent beaucoup de chaleur (1).

On appelle *alimentation, effet d'alimenter, action de nourrir*, l'effet nutritif produit par les alimens. Considéré assez souvent comme synonyme de nourriture, ce mot en diffère comme un effet de la cause. L'alimentation est distinguée en bonne, mauvaise, insuffisante, moyenne, copieuse, rafraîchissante, tonique et stimulante, selon qu'elle est produite par une nourriture de bonne ou de mauvaise qualité ; parcimonieuse, moyenne ou abondante ; rafraîchissante, tonique ou excitante.

Pour apprécier l'influence de la nourriture sur les animaux, il faut distinguer les effets qui dépendent de la quantité d'alimens de ceux qui proviennent de leurs qualités.

Effets qui résultent de la quantité d'alimens. — Si les animaux prennent plus de nourriture qu'il ne leur en faut pour leur entretien, le sang devient abondant, riche en fibrine et en matière colorante ; les artères sont pleines, dures, le pouls fort, les membranes muqueuses roses, les chairs fermes, les muscles gros ; les

____

(1) *Influence du régime.*

animaux ont un excès de force, sont bien disposés à travailler et donnent d'abondans produits en lait et en fumier. Si l'excès de nourriture dépasse les déperditions, il survient un état pléthorique, une disposition aux maladies inflammatoires et aux coups de sang ; si la nourriture copieuse coïncide avec le repos, avec l'influence d'un air chaud et humide, elle favorise l'engraissement plutôt que le développement des forces ; elle rend les oies et les canards hydropiques, affectés d'une maladie du foie. Elle est nuisible surtout aux individus qui, pendant long-temps, ont été mal nourris ; elle les dispose à des congestions sur le poumon souvent mortelles, et en particulier à la péripneumonie qui fait de nos jours tant de ravages.

La taille, le volume des animaux sont toujours en proportion de la quantité de matières alibiles qu'ils consomment dans la jeunesse : sont-ils nourris avec abondance, ils prennent un corps gros, étoffé, pourvu de bons muscles, ont un fort tempérament, présentent des saillies osseuses peu apparentes, sont sanguins et susceptibles de faire les meilleurs services.

Une bonne nourriture, indispensable pour avoir des animaux robustes, et en état de rendre de bons services et de donner d'abondans produits, forme le meilleur moyen d'améliorer les races ; avec des alimens choisis, convenablement administrés, et avec des soins on pourrait à la longue imprimer aux animaux la plupart des modifications qu'ils sont susceptibles d'acquérir ; tandis que sans une nourriture convenable tous les autres moyens d'amélioration, le croisement des races, l'importation d'animaux étrangers sont inefficaces, ou ne produisent que des effets passagers.

C'est principalement dans l'élevage qu'il est vrai de dire, avec le baron Crud que le propriétaire a intérêt à être généreux et même prodigue envers ses bêtes ; car c'est en les nourrissant abondamment qu'on rend leur entretien lucratif. Un poulain bien alimenté se développe rapidement, et peut travailler dix-huit mois, deux ans plus tôt que celui qui n'a pas reçu une nourriture suffisante ; et une génisse bien entretenue peut porter dix-huit mois avant celle qui a été nourrie avec parcimonie. Un travail précoce n'est pas le seul profit d'une nourriture abondante ; il faut ajouter une plus grande valeur des animaux, la possibilité de les vendre plus jeunes, et l'avantage d'avoir moins de chances à courir.

Sous l'influence d'une nourriture donnée avec parcimonie, les animaux dépérissent, sont en mauvais état, ont un sang pauvre et séreux ; leurs fonctions se ralentissent, les exhalations et les sécrétions s'opèrent aux dépens de la graisse, des humeurs accumulées dans le corps ; les chairs diminuent, les os deviennent saillans ; la peau est sèche, terne, le poil piqué, hérissé, et la mue se fait mal ; d'autres fois le poil est facile à arracher, tombe même spontanément; mal hivernées les brebis perdent leur toison, ont une laine sèche et cassante ; les vaches se pèlent en partie, ont très peu de lait, et ce liquide est de mauvaise qualité ; aucun produit ne paie la nourriture insuffisante dont une grande partie s'en va par la transpiration cutanée. « Il n'y a pas de bestiaux, de quelque espèce qu'ils soient, qui donnent moins de profit que les bestiaux maigrement nourris (de Dombasles). » Ils offrent peu de résistance aux causes de maladie, contractent des affections de langueur, deviennent galeux, couverts de poux, de dartres, et meurent de marasme, d'une maladie atonique ou de lésions organiques. Quand on veut améliorer le régime d'animaux qui ont long-temps souffert de l'abstinence, il faut agir avec beaucoup de précaution : s'ils prennent de forts repas, ou par leurs organes faibles ils les élaborent difficilement et des indigestions mortelles sont à craindre ; ou ils les digèrent, mais alors le sang devient abondant et ils sont exposés à des apoplexies pulmonaires et cérébrales, à des congestions sur la rate et sur le foie.

Les animaux soumis à une alimentation insuffisante sont mous, faibles, indolens ; employés à la reproduction, ils ne donnent que de mauvais produits. Les femelles ne peuvent pas allaiter leurs petits ; ceux-ci se développent mal et leur accroissement est borné; ils restent rabougris et n'ont pas la pétulance naturelle à leur âge; leur poil terne, long, hérissé, couvre un abdomen excessif. Toutes les races ont un volume qui est en rapport avec la quantité et la nature des alimens qu'elles consomment. C'est principalement la différence de nourriture qui produit celle qu'on trouve entre le cheval boulonnais et celui de la Corse; entre les bêtes bovines de la Normandie et celles de quelques montagnes de l'arrondissement de Saint-Claude ; entre le mouton flamand et celui de la Sologne. Ces différences ne proviennent pas de circonstances locales indépendantes de la nourriture ; car nous les observons dans le même village, si nous comparons les animaux bien nourris du propriétaire riche à ceux du cultivateur pauvre. Les voyageurs signalent la grande diversité qui existe entre les chevaux des paysans russes, hongrois, et ceux des seigneurs de ces contrées. En Angleterre, malgré l'uniformité du climat, on remarque les mêmes effets produits par l'alimentation : à quelque distance du parc de Holkamm, dans lequel nous avons vu du bétail magnifique, on trouve sur des bruyères des bêtes à laine, pesant en vie de 12 à 15 kilogrammes, et de petits chevaux qu'on vend sur le marché de Londres, de 10 à 12 f. La même remarque a été faite, du reste, sur tous les mammifères, sur les oiseaux, etc. M. I.-G. Saint-Hilaire a démontré que les animaux ont, en tout pays, un volume en rapport avec leurs moyens d'existence.

L'insuffisance de la nourriture s'opposera toujours à l'amélioration des races : on éprouvera constamment des pertes quand on cherchera à augmenter leur volume sans avoir primitivement accru les moyens de les nourrir, et l'on perdra les dépenses faites pour acquérir des reproducteurs qu'on n'empêchera pas même de dégénérer ; mais l'on produira sûrement des améliorations quand, par des cultures bien entendues, on augmentera les récoltes fourragères. Nos herbivores ont toujours été en rapport avec l'état de l'agriculture : à l'époque où l'on suivait le régime pastoral, ils ne ressemblaient pas plus à ceux du temps où l'on a suivi la culture triennale, que ces derniers ne ressemblent à ceux des contrées qui pratiquent le système alterne ; ils acquièrent constamment du volume à mesure que l'abondance de la nourriture augmente. Les progrès qu'a faits l'agriculture dans nos pays ces dernières années, nous en ont fourni de nombreux exemples ; nous avons peu de départemens où l'on ne trouve pas quelques cantons dont les bœufs, les moutons et les chevaux ont acquis du développement par l'effet seul de l'introduction des prairies artificielles. Nous avions employé beaucoup de temps et de millions en reproducteurs, sans obtenir ce que la culture du trèfle a produit en quelques années ; mais c'est quand nous faisons agir à-la-

40.

fois l'influence de l'importation et celle du régime que nous obtenons les plus beaux résultats.

EFFETS QUI RÉSULTENT DES QUALITÉS DE LA NOURRITURE. — Ces effets peuvent dépendre de l'abondance des matières alibiles ou de propriétés spéciales que possèdent les substances alimentaires.

1° *Effets produits par la quantité de principes alibiles.* — Les *alimens pauvres* en principes nutritifs sont ceux qui, comme l'herbe jeune, les choux, les courges, les pailles et les foins délavés, contiennent beaucoup d'eau, de ligneux, et peu de principes azotés ; ils produisent des effets qui varient selon leur nature : ceux qui sont aqueux relâchent, rendent les animaux lymphatiques, mous, faibles, incapables de travailler, et exposés aux hydropisies ; ceux qui sont durs, ligneux, difficiles à mâcher usent les dents, remplissent les organes digestifs sans apaiser la faim ; ils fatiguent l'estomac, les intestins, sont d'une digestion longue, durcissent et forment des pelotes dans le feuillet, le colon et le cœcum. D'autres fois, ils irritent la membrane muqueuse du tube digestif, rendent le foie malade, et font engorger, surtout chez les jeunes animaux, les ganglions du mésentère.

Sous l'influence des substances pauvres en élémens nourrissans, le chyle est peu abondant et aqueux, le sang, séreux, cesse de stimuler convenablement les organes et la nutrition se fait mal, soit parce que le sang n'apporte pas, dans les parenchymes, les élémens nécessaires à l'assimilation, soit parce que les solides sont incapables de s'approprier les matériaux qui leur arrivent ; la sérosité remplace la graisse, la lymphe domine dans les tissus, les organes manquent d'énergie, sont flasques, les muscles s'affaissent, le squelette devient saillant et la maigreur contraste avec le grand développement du ventre ; les animaux faibles suent au moindre exercice, sont exposés aux coliques, aux pelotes stercorales, aux maladies chroniques de l'abdomen, à la constipation, aux hydropisies, à la pourriture, aux affections vermineuses, à la gale et aux dartres.

Si la nourriture peu substantielle est abondante, que le pays soit tempéré, un peu humide, les animaux sont lymphatiques, manquent d'énergie, ont les formes empâtées, le tissu cellulaire abondant, le ventre volumineux, la peau épaisse, le poil gros et long, le système corné très développé, l'ongle mou et le pied large. Ces caractères sont surtout remarquables sur les jeunes animaux : les élèves qui, n'ayant pas pris assez de lait, ou ayant été sevrés trop tôt, n'ont pas reçu une très bonne nourriture avant et lors du sevrage, manquent d'énergie, d'activité, n'ont ni qualités, ni belles formes : leur abdomen tranche, par sa grosseur, avec la maigreur de leurs muscles et la faiblesse de leurs membres.

Quand on n'a que des fourrages peu nutritifs, on doit renoncer à faire des élèves ; il ne faut pas même espérer que les animaux adultes qu'on entretient donnent beaucoup de profit.

Alimens moyens. — Dans cette catégorie doivent être rangées les substances — les bons foins — qui renferment de 45 à 55 pour cent de matière nourrissante ; elles exigent un travail assez fort des organes de la mastication et de la chymification, et ne fournissent jamais des matériaux alibiles très abondans ; elles entretiennent en assez bon état les animaux robustes qui ont acquis leur développement et qui ne font pas des déperditions considérables ni un travail excessif ; mais elles seraient insuffisantes pour nourrir convenablement les bêtes à l'engrais et celles qui ont du lait.

Alimens riches. — Nous considérons comme riches en principes nutritifs les substances — grains, graines, gerbées, tourteaux, substances animales — qui contiennent, sous un volume donné, beaucoup de matière alibile. Ces alimens fournissent un chyle abondant, un sang épais et très réparateur. Sous leur influence, l'artère est pleine et le pouls fort ; l'estomac, les intestins, l'abdomen sont peu distendus, et le corps paraît cylindrique ; les muscles deviennent gros, fermes, et la graisse abondante ; les membranes muqueuses ont une belle teinte rose, la peau est épaisse, mais souple, mobile et le poil luisant. Si avec ce régime les animaux jouissent du grand air et font de l'exercice, ils deviennent robustes, vigoureux et agiles quoique lourds ; ils réunissent la force à l'énergie, mais ils sont pléthoriques et exposés aux maladies inflammatoires contre lesquelles il faut employer la diète et les saignées.

Ces alimens conviennent à l'engraissement, à l'élevage des animaux et à l'entretien de ceux qui donnent des produits, ou qui travaillent beaucoup.

Les herbages, quoique n'offrant que de salimens moyens en facultés nutritives, agissent, si l'herbe y est abondante et de bonne qualité, comme les substances très alibiles ; ils fournissent une nourriture facile à prendre et à digérer ; si utiles pour l'engraissement des grands ruminans, pour l'entretien des vaches laitières, ils conviennent aussi aux jumens qui portent et qui nourrissent. Les poulains de trait, de 18 mois à 4 ans, s'y développent très bien ; et si, à l'écurie, ils reçoivent des grains, ils prennent de belles formes, tout en faisant un travail capable de payer leur entretien. Il y a quelques montagnes dont l'herbe, quoique courte, fournit une nourriture fort substantielle.

Avec des alimens très alibiles, on peut élever des animaux de toutes les races, mais il faut soigner la distribution de la nourriture : il serait cependant bien rarement avantageux de faire consommer des alimens succulens, de riches pâturages, par les petits animaux qui peuvent vivre avec des alimens médiocres.

Dans le choix des animaux, quelle que soit leur destination, il faut avoir égard à la nourriture qu'ils doivent recevoir ; qu'on les destine à la reproduction, au travail ou à l'engraissement, il faut pouvoir les nourrir au moins aussi bien qu'ils l'étaient dans le pays où ils ont pris naissance : on devra, toutes choses égales d'ailleurs, accorder la préférence aux animaux mal nourris des localités pauvres. Il sera facile de leur donner une nourriture meilleure que celle à laquelle ils étaient accoutumés ; ils prospéreront, créeront des descendans forts et robustes, donneront des produits abondans et s'engraisseront facilement. Les engraisseurs des environs de Paris recherchent les moutons élevés dans les plaines arides de la Sologne, du Berry. Les emboucheurs de la Loire et du Doubs estiment peu les bœufs qui ont été nourris dans des contrées fertiles où les fourrages sont abondans et de bonne qualité.

Le déplacement des animaux produit et avec plus de rapidité les mêmes effets que les changemens de régime. Les petites bêtes à laine élevées au sud de la Haute-Auvergne, conduites sur les montagnes de cette province, acquièrent en très peu de temps un grand développement. Les brebis de la Sologne, du Berry, menées dans les pâturages du val de la Loire, pèsent, après un an de séjour dans le bon pays, un tiers de plus qu'avant. Le croisement d'une petite race par une grande, produit sur la première, un effet prodigieux, s'il coïncide avec une grande amélioration dans le régime des animaux.

2° *Effets qui résultent des propriétés spéciales des alimens.* — Les alimens ne diffèrent pas seulement les uns des autres par leur valeur nutritive, ils se distinguent encore par une action propre à chaque substance alimentaire ; nous avons des alimens qui, tout en nourrissant les animaux, les relâchent, les rafraîchissent ; nous en possédons d'autres qui excitent et fortifient l'organisme ; enfin, il en est qui, présentant des propriétés spécifiques, agissent particulièrement sur certains appareils organiques.

Alimentation débilitante.—Certaines substances alimentaires — les relâchantes, les rafraîchissantes, etc. — tendent à diminuer la force vitale des animaux qui les consomment : les unes, mucilagineuses, fades, ramollissent les tissus, diminuent l'appétit, affaiblissent l'estomac, rendent les digestions lentes, l'absorption languissante, les excrémens mous et abondans ; elles relâchent même les intestins, si on les donne en grande quantité : la fécule, les racines, les tubercules, les graisses, l'herbe jeune, celle des lieux humides et la viande des animaux très jeunes produisent ces effets. Leur action est plus marquée quand on les donne tièdes ; les animaux qui en sont nourris prennent du volume, mais ils deviennent mous, faibles, lymphatiques, suent facilement, sont exposés aux maladies atoniques et à la pourriture.

Les substances rafraîchissantes diminuent l'activité des organes et la chaleur vitale, augmentent la sérosité du sang, étanchent la soif tout en apaisant la faim, et produisent surtout des effets marqués sur les animaux échauffés, pléthoriques, sur ceux qui sont constipés et qui ont la conjonctive rouge. Leur usage prolongé diminue l'appétit et la force digestive, augmente les urines, affaiblit et fait maigrir les animaux. Comme les mucilagineux, ces alimens, donnés à hautes doses, relâchent le ventre. L'alimentation rafraîchissante est produite par les substances alimentaires aqueuses qui contiennent des acides libres ou des sels acidules ; par les laitues, l'oseille, la patience, les pampres, les feuilles de vigne, les prunes et le petit lait ; les condimens acides mêlés aux alimens produisent l'alimentation rafraîchissante.

La nourriture débilitante est favorable aux animaux sanguins, pléthoriques, échauffés, à ceux qui ont été bien nourris, ont peu travaillé, à ceux qui ayant cessé subitement de faire des déperditions sont menacés de congestions sanguines : les alimens relâchans conviennent principalement aux animaux qui ont eu les organes pulmonaires enflammés, et les rafraîchissans sont salutaires aux chevaux qui, ayant été abondamment nourris ou ayant reçu des fourrages nouveaux, sont échauffés et ont des éruptions à la peau.

Alimentation stimulante. — Les alimens stimulans excitent d'abord les organes digestifs, augmentent l'appétit, rendent la digestion prompte, l'absorption du chyle active, les excrémens rares et secs ; transportés dans le torrent de la circulation, ils produisent des effets excitans sur tout l'organisme : la circulation est accélérée, la chaleur vitale développée et le système nerveux, excité sympathiquement par l'action exercée sur les organes digestifs et directement par les molécules stimulantes que lui apporte le sang, a beaucoup d'activité : il y a une grande sensibilité ; les muscles se contractent avec énergie et promptitude, les animaux sont agiles ; les fonctions organiques sont également activées, les sécrétions abondantes et les urines souvent colorées. Les effets de cette alimentation sur l'assimilation varient selon que les alimens sont plus ou moins nutritifs : si les principes alibiles sont abondans, les organes deviennent volumineux et fermes, et les animaux ont une grande propension à se reproduire ; mais si la nourriture excitante n'est pas donnée avec profusion, pour réparer les pertes qu'elle occasionne, elle produit la maigreur, une grande irritabilité, l'épuisement et la mort.

Elle ne convient qu'aux animaux dont les organes digestifs ne sont pas surexcités ; car elle occasionnerait, si l'estomac et les intestins étaient irritables, des inflammations et la diarrhée ;

elle peut être utile, avec notre mauvais système de courses, pour les chevaux destinés à courir sur l'hippodrome ; on doit même en continuer l'usage quelque temps après que les courses ont eu lieu, et ne cesser de l'administrer que graduellement. Une nourriture excitante et riche en principes nourrissans peut être salutaire aux mâles qui ont à couvrir un grand nombre de femelles, aux jumens épuisées par la gestation, par le travail et par l'allaitement ; aux sujets faibles et valétudinaires, à ceux qui sont atteints ou menacés de maladies vermineuses, d'hydropisies, à ceux enfin qui, par atonie, manquent d'appétit et digèrent mal ; les vaches, et surtout les bêtes à laine, se trouvent souvent bien d'en faire usage. Rarement favorable à la prolongation de la vie, elle nuit toujours aux individus adultes, forts, à ceux qui ne travaillent pas et qui sont exposés aux maladies inflammatoires.

On doit considérer comme échauffantes les substances alimentaires, aromatiques et celles qui sont amères : quoique les premières, contenant des essences, n'agissent pas comme les secondes, qui renferment du tannin et de l'extractif amer, les unes et les autres produisent à-peu-près les mêmes effets quand elles sont mêlées aux alimens ; les condimens excitans, et les toniques incorporés dans la nourriture, la rendent stimulante : l'avoine, les féveroles, le chenevis et les tourteaux, sont des alimens excitans ; le pissenlit et la chicorée sont amers et fortifians.

Effets spécifiques de quelques alimens. — Les alimens agissent en général, indistinctement sur tout l'organisme ; mais il en existe cependant dont l'action se porte plus particulièrement sur un appareil. Ces derniers n'offrent rien de spécial dans les phénomènes qui précèdent l'absorption du chyle ; mais lorsqu'ils sont dans le torrent de la circulation ils modifient avec plus d'intensité certains organes, soit qu'ils se portent en plus grande quantité sur ces organes, soit que ces derniers en ressentent plus fortement l'action que les autres parties du corps.

Parmi les substances qui agissent sur un appareil, nous citerons les féveroles, le chenevis, la matière cérébrale dont l'action se porte sur les organes génitaux ; la cuscute qui a la propriété de faire entrer les vaches en chaleur (Rodat), et les courges qui produisent un effet opposé ; l'asperge, les feuilles et les branches des arbres de la famille des conifères, qui excitent les organes urinaires. On administre les féveroles, le chenevis, surtout les premières qui sont très alibiles, aux cavales froides, aux étalons qui ont un grand nombre de saillies à effectuer. Elles réparent les pertes occasionnées par la copulation, en même temps qu'elles stimulent les organes chargés de remplir cette fonction.

On ne connaît pas d'alimens lactifères proprement dits ; mais l'on sait qu'il est possible de composer une nourriture pouvant faciliter la sécrétion du lait. Les plantes vertes, celles qui contiennent du sel marin et de l'albumine, celles dont la composition est compliquée, enfin la nourriture variée, les bons pâturages, les repas rapprochés et faits avec des substances différentes, les racines fraîches, les graines, les grains écrasés délayés dans l'eau, les buvées et les soupes, activent la sécrétion des mamelles et donnent de bons produits. Les vaches bonnes laitières boivent beaucoup.

Les fourrages secs diminuent la quantité du lait et produisent un beurre blanc, sec, dur, peu estimé, qui se sépare difficilement du caséum. Le même aliment donné pendant long-temps nuit à la fonction des mamelles et, dans certaines circonstances, communique au lait de mauvaises qualités : les crucifères, distribuées seules durant quelques jours, transmettent à ce liquide la saveur et l'odeur qui les caractérisent, le rendent impropre à fournir de bon fromage ou de bon beurre ; les liliacées occasionnent les mêmes effets, lors même qu'elles ne se trouvent qu'en petite quantité dans la nourriture ; et les vesces forment un beurre huileux, fort désagréable (1) ; enfin toutes les matières ne sont pas également favorables à l'engraissement ; sans exercer d'action bien spéciale, celles qui sont molles, froides, douces distendent les parenchymes des organes et les disposent à se laisser pénétrer par les fluides adipeux ; mais pour former ceux-ci il faut des substances contenant des corps gras ou du moins des corps qui, riches en carbone et en hydrogène, aient beaucoup de rapport avec les graisses.

(1) *Journ. d'agric. prat.*, septembre 1841.

CHAPITRE II. — DISTRIBUTION DES SUBSTANCES ALIMENTAIRES.

§ 1. — **NÉCESSITÉ DE VARIER LA NOURRITURE DES ANIMAUX; CHANGEMENS DE RÉGIME.**

NÉCESSITÉ DE VARIER LA NOURRITURE. — Les meilleurs alimens sont formés d'un excipient indigeste, non nutritif et de parties alibiles; celles-ci varient par leur nature, par leur quantité et par la manière dont elles adhèrent aux matières non nutritives. Les anciens supposaient que le corps animal retire les mêmes élémens alimenteux de toutes les substances qu'il introduit dans les organes digestifs; ils admettaient un principe alibile unique, formé exclusivement de molécules organiques, seul susceptible d'entrer dans la composition de nos tissus, et ne variant, dans les divers alimens, que par sa quantité et par la difficulté qu'offre son extraction. Selon d'autres naturalistes, les substances nourrissantes renferment seulement les matériaux nécessaires à la formation de ce principe, mais celui-ci est toujours rendu identique par les organes des animaux.

De nos jours ces questions ont été étudiées par les chimistes, par les physiologistes et par les agriculteurs; on a cherché à les résoudre par des expériences et par l'observation. La chimie nous a prouvé que la distinction de la matière en molécules organiques et en molécules inorganiques, établie par Buffon, est sans fondement; que les corps simples qu'on trouve dans les êtres organisés sont identiques avec ceux qui existent dans le règne minéral; que la matière inorganique est apte à former des êtres organisés. L'analyse a même démontré que les animaux ont la même composition que les substances dont ils se sont nourris; d'après MM. Boussingault, Dumas, Payen, Liébig, les matières dont se nourrissent les animaux existent toutes formées dans les plantes; la fibrine, l'albumine et le caséum ont les mêmes propriétés dans les végétaux et dans les animaux; ces derniers, par l'assimilation, ne font que s'approprier ces principes; « un carnivore se dévore lui-même, sous le point de vue chimique, parce que sa nourriture est identique avec les parties constituantes de son corps; un herbivore se mange lui-même, parce que ses alimens sont identiques avec sa chair ou son sang (1). » Si l'on ne trouve pas dans un seul aliment tous les principes qui forment les mammifères, on les trouve dans l'ensemble des substances dont ces animaux se nourrissent : il faut, du reste, peu d'alimens pour fournir tous les matériaux qu'on trouve dans un animal; car on voit, dans les travaux de Sprengel, que le fourrage le moins compliqué renferme onze corps simples.

L'expérience directe a prouvé aussi que toutes les substances alimentaires ne renferment pas les élémens d'un même principe; que le produit extrait par le corps animal de la nourriture varie comme celle-ci. Marcet a trouvé le chyle provenant des substances végétales clair, transparent; tandis que celui qui est fourni par des matières animales est laiteux, opaque. Denis a constaté aussi que la nourriture fournie par le règne animal augmente principalement la quantité de sang, la matière colorante de ce liquide. Nous savons que certains alimens facilitent la production des corps gras, et d'autres celle du caséum.

Il est aujourd'hui bien prouvé que les animaux nourris avec un seul aliment, périssent presque aussitôt que s'ils étaient soumis à une diète absolue. Les expériences sur ce sujet ont été très multipliées et répétées avec les substances les plus diverses du sucre, de l'amidon, de la graisse et de la gomme; la gélatine, l'albumine et la fibrine, quoique formées d'un grand nombre d'élémens et riches en azote, ont produit les mêmes résultats : les chiens auxquels on les a données sont morts d'inanition, les uns mangeant encore ces substances, les autres les regardant de côté quoique pressés par la faim. Si elles nourrissent plus long-temps que le sucre, la fécule et la graisse, cela vient de ce qu'elles contiennent un plus grand nombre de principes propres à la vie animale que les produits neutres végétaux et les corps gras. La réunion même de ces trois substances que l'on considère cependant comme si alibiles, ne peut pas entretenir les animaux; les

____

(1) Liébig, *Ann. de chimie et de physique*, 1842.

chiens soumis à ce régime sont morts d'une inanition complète, quoiqu'ils eussent pris tous les jours, jusqu'à la veille de la mort, 1 kilogr. de cette nourriture. Le pain formé d'élémens si nombreux, si variés, et l'eau ordinaire, ne peuvent pas non plus former une nourriture suffisante : le docteur Stark, qui avait essayé de s'en nourrir, a été obligé de les abandonner comme insuffisans pour la conservation de la santé, et cependant il prenait, en outre, du sucre pour vaincre la répugnance qu'il avait contractée pour le pain; le médecin en chef des prisons de Rouen a constaté que l'abstinence au pain et à l'eau altère la constitution des enfans (1).

Beaucoup d'agronomes ont fait des expériences et recueilli des observations sur les facultés alibiles des alimens; tous ont reconnu que les animaux nourris long-temps avec la même substance, serait-elle très alibile, dépérissent ; que plus on varie la nourriture par le nombre et par la diversité des fourrages, mieux la vie est entretenue; qu'une composition compliquée forme la plus importante de toutes les qualités d'un aliment. De même, dit M. Nieben, que, pour amener les céréales au plus haut point de perfection, il faut non pas un excès de fumier qui fait verser les récoltes, mais un mélange raisonné de cette fumure, de gazon rompu et de récoltes enfouies; de même, pour que les produits animaux parviennent à la plus grande perfection, il faut non pas seulement une nourriture abondante, mais une nourriture choisie (2).

La simple observation de l'instinct des animaux, le dégoût qu'ils contractent pour tous les alimens dont ils font un long usage exclusif, démontre qu'il n'existe pas un principe alibile, identique dans toutes les substances nourrissantes; que les animaux ont besoin, pour leur accroissement et leur conservation, de plus d'élémens qu'on n'en trouve dans les divers fourrages. Le désir que nous avons de changer de vivres est trop général pour n'être qu'un caprice; c'est un besoin provenant de la nécessité de fournir à notre corps tous les principes qui lui sont

____

(1) *Journ. de la Société de la morale chrétienne*, T. XXI.

(2) *Journ. d'agric. prat.*, mars 1841.

nécessaires pour avoir la composition qu'il doit posséder, et pour remplacer les matières si diverses que rejettent les sécrétions. Il importe même de prendre en juste proportion les élémens de nos tissus et de nos fluides ; une trop grande quantité d'une substance est toujours inutile et souvent nuisible ; elle est rejetée avec les matières alvines, ou elle augmente la prédominance des tissus qu'elle forme et dérange la santé ; ainsi les chiens qu'on a nourris de beurre ou de graisse sont morts, en peu temps, avec tous les organes atrophiés, quoiqu'ils présentassent une grande abondance de graisse. Les animaux sont tellement organisés pour vivre d'alimens variés, qu'ils ne peuvent pas même long-temps digérer une nourriture simple : un mélange de gélatine, d'albumine, de fibrine a pu entretenir la vie 121 jours ; « mais à ce moment les alimens ne furent plus digérés, et les animaux moururent avec tous les signes du défaut de nourriture, bien que leur estomac fût plein et fortement distendu par une masse considérable d'alimens non chymifiés (1).

Plus la nourriture est compliquée, moins elle occasionne de dégoût, plus long-temps elle est digérée ; les chiens prennent très difficilement l'albumine, la gélatine, la fibrine, et après quelques repas, ils se laissent mourir de faim plutôt que d'y toucher ; mais ils peuvent se nourrir un certain temps du mélange de ces trois substances, et celles-ci forment des alimens suffisans et très sains lorsqu'elles sont mêlées aux autres principes organiques avec lesquels on les rencontre ordinairement. Le foin des prairies permanentes, dont la composition est toujours compliquée, dégoûte moins le bétail que le meilleur fourrage formé d'une seule plante ; et un pâturage composé de nombreux végétaux médiocres, y en eut-il quelques-uns de mauvais, est meilleur pour nourrir long-temps que celui qui ne serait formé que d'une seule plante, celle-ci fût-elle la plus appropriée aux animaux qui doivent la consommer. Les bêtes à laine peuvent, ainsi que nous l'avons vu précédemment, être entretenues à la bergerie et sans pâturage avec des grains, des pommes de terre et des turneps ; mais il faut de temps en temps changer de racines (2).

(1) Magendie, *Rapport sur la gélatine.*
(2) *Journ. des Deux-Sèvres,*

Une nourriture variée est nécessaire à la formation du lait, de la viande et de la laine. Les animaux soumis pendant long-temps au même aliment en profitent peu, le prennent avec répugnance, le refusent, se nourrissent mal, et ne donnent que des produits pauvres en qualité et en quantité, le sang ne renfermant pas tous les principes qui sont nécessaires à la production d'un bon lait et d'une viande savoureuse. Les vaches nourries avec un seul fourrage ont peu de lait, et ce liquide est de qualité inférieure : il est bien reconnu que ces femelles en donnent, en général, de meilleur lorsqu'elles vont dans les pâturages que si on les nourrit à la bouverie; mais la différence qu'on observe à cet égard n'est pas, ainsi qu'on le croit très souvent, une conséquence nécessaire du régime de la stabulation; car il est « possible de nourrir des vaches laitières à l'étable avec des fourrages tellement variés qu'il en résulte pour leurs produits des effets semblables à ceux du pacage dans les prairies naturelles. J'ai fait donner cinq repas par jour, tous en fourrages verts, mais qui alternativement se composaient l'un de luzerne, les autres de vesces ou dragées, sainfoin, gazon d'agrément ou herbes des bois, etc. Ce mode d'alimentation a toujours parfaitement réussi (1). »

C'est à la nourriture si variée que prennent les animaux sauvages, vagabonds et émigrans, les troupeaux nourris sur les montagnes, qu'il faut attribuer en partie les qualités de leur chair, de leur laitage. Sinclair avait remarqué qu'un changement de pâturage, le nouveau parût-il être de même qualité, favorise l'engraissement; les moutons qu'on envoie en été sur les Alpes, sur les Pyrénées, sont plus grands, plus robustes que ceux qui n'émigrent pas, et la viande des premiers est plus savoureuse (2).

Les changemens de nourriture sont surtout favorables aux jeunes animaux : ils nous expliquent le développement rapide que prennent les taureaux et les génisses quand on les change de localité, quand on les conduit seulement d'un domaine, d'un canton dans un domaine ou dans un canton voisin : la nouvelle

(1) *Journ. d'agric. prat.*, 1841.
(2) Rainard, *Traité de pathologie générale.*

nourriture leur donne en peu de temps un grand accroissement, de la force et beaucoup d'énergie. Les Anglais conseillent de changer de pays les poulains avant de les faire courir(1). Inutile d'ajouter que le déplacement ne doit pas être désavantageux sous le rapport du vivre, et qu'il ne faudrait pas faire aller les animaux dans un climat qui différerait beaucoup de celui qu'ils quittent.

Des alimens variés, nécessaires pour donner de bons produits, ont l'avantage de nourrir beaucoup ; car la valeur nutritive des substances alimentaires ne dépend pas exclusivement de leurs propriétés, elle tient aussi au rapport qu'il y a entre les besoins des animaux et la composition de la nourriture. En variant convenablement les alimens, on augmente leurs effets. Nous voyons quelquefois certaines substances traverser le canal digestif sans y être même altérées, tandis que d'autres fois elles sont complétement transformées et en grande partie absorbées et assimilées ; dans un cas les animaux maigrissent en consommant des produits qui d'autres fois les entretiennent en bon état. M. de Wulfen a observé que 375 grammes de tiges sèches de topinambour font pour le mouton l'équivalent de 500 grammes de bon foin, tandis que si l'on donne par jour et par tête 1,500 grammes du premier de ces fourrages, chaque demi-kilogramme vaut tout au plus 375 grammes du second. La même remarque, rapporte M. Nivière (2), a été faite pour d'autres alimens. Si l'on ne donne qu'une ration par jour d'une substance alimentaire, elle est mieux digérée et produit plus d'effet que si l'on en donnait deux ; si l'on en donne deux, plus que si l'on en donnait trois ; de sorte qu'il est plus avantageux de faire consommer simultanément tous les fourrages dont on dispose que de les administrer séparément. Nous avons tous remarqué que, si l'on prend un repas de mets variés, on est mieux nourri, et surtout pour plus long-temps que si l'on mange d'un seul aliment, lors même que, dans les deux cas, l'on prendrait une quantité de nourriture égale en poids et en qualité. Avec des substances variées il se forme plus de chyle et ce chyle est plus réparateur.

(1) *Journal des haras.*
(2) *Voyage en Allemagne.*

Varier la nourriture est une règle d'hygiène qui, tout en augmentant la valeur nutritive des alimens et en favorisant la production du bon lait, de la bonne viande, contribue au développement rapide du corps, à la conservation des organes, donne aux animaux un bon tempérament, une constitution *tempérée*. On répète souvent, que l'animal qui n'a pas été malade a plus de valeur que celui qui a été guéri, qu'il vaut mieux conserver la santé que traiter les maladies ; mais on ne tient aucun compte de l'influence que la nature des fourrages peut exercer sur la conservation du bétail ; on ignore que l'introduction d'une plante nouvelle, en permettant une plus grande variation dans la nourriture des herbivores, éloigne de ces animaux les chances de maladie, tout en augmentant la valeur de leurs produits. Nous verrons (1), en étudiant l'hygiène des solipèdes, que l'uniformité du régime des chevaux de troupe contribue à leur ruine.

CHANGEMENS DE RÉGIME. — Il ne faut pas confondre la distribution d'une nourriture variée avec les changemens de régime. Il convient de varier celle-là ; mais on ne doit passer d'une alimentation à une autre qu'avec précaution. Il est rarement profitable, dit Sinclair, de mettre sur de riches pâturages des animaux maigres qui sortent d'un pâturage grossier, et il est toujours fâcheux de les retirer d'une bonne pâture pour les mettre dans une mauvaise.

La plupart des accidens qui atteignent les animaux dépaysés sont dus à la nourriture différente qu'ils trouvent dans la nouvelle localité: mais le changement de régime ayant lieu alors sur des êtres surpris par des boissons et par une atmosphère, auxquelles ils ne sont pas habitués, produit plus d'effets que dans les circonstances ordinaires. Le bétail exporté refuse presque toujours le fourrage nouveau ou il ne le prend qu'à regret et quand il est pressé par la faim, et le digère mal. S'il trouve que les alimens nouvellement distribués diffèrent beaucoup de ceux auxquels il était accoutumé; si, élevé dans le nord. il reçoit des fourrages du midi; si, habitué à des alimens peu nutritifs, il prend une nourriture très alibile, son organisme peut éprouver en peu de temps les plus graves altérations.

(1) *Hygiène appliquée.*

L'histoire vétérinaire de nos campagnes en Egypte, en Italie, en Espagne, en Portugal, en Allemagne, et récemment en Afrique, nous fournirait de nombreux exemples des inconvéniens, entraînés par un changement profond dans le régime: nous en avons observé les funestes conséquences sur les troupeaux de bêtes à cornes destinées aux approvisionnemens, comme sur les chevaux de troupe.

Nous voyons souvent au printemps le vert relâcher, affaiblir les animaux; d'autres fois nous perdons, du sang de rate, des ruminans qu'on conduit dans des herbages fertiles après les avoir maigrement nourris pendant l'hiver, ou qu'on mène, en les sortant de friches stériles, dans des chaumes couverts d'épis.

Hippocrate recommande de varier la nourriture, de changer, de temps en temps, la manière de vivre, afin de s'accoutumer à tous les régimes. On doit suivre aussi ce précepte pour prévenir les effets d'une alimentation trop long-temps continuée, et maintenir les diverses parties du corps dans un état d'équilibre sans lequel la santé ne peut exister. Cette règle d'hygiène est plus importante pour les animaux, surtout pour le cheval de troupe, que pour l'homme. Celui-ci peut chercher dans tous les pays une nourriture qui soit en rapport avec ses goûts; changer les alimens aussitôt qu'ils l'incommodent, les préparer d'une manière plutôt que d'une autre, masquer, par des condimens, les propriétés qu'ils ont et leur en communiquer de nouvelles; ensuite, il prend ordinairement des substances assez variées pour que la production de tous ses tissus, de toutes ses humeurs soit également favorisée. Mais les animaux mangent la nourriture à-peu-près telle que le climat la produit, et ne prennent d'ordinaire que d'un seul aliment; ils sont souvent forcés par la faim de s'en nourrir, lors même qu'il leur répugne, qu'il leur occasionne des indispositions.

Pour prévenir les conséquences des changemens de régime, il faut commencer l'administration des alimens nouveaux avant d'avoir fini les anciens, afin de pouvoir, par des mélanges, ménager les transitions. On doit étudier les effets de la nouvelle nourriture et en régler les rations d'après ses facultés nutritives. En voyage, on se rappellera que les fourrages varient selon les climats; il faudra surveiller les animaux, voir s'ils mangent leur ration, et.

s'ils la délaissent, ne pas attribuer leur refus à un caprice, mais chercher à mettre la nourriture en rapport avec leurs goûts, par des préparations convenables, par l'emploi d'un condiment. Aussitôt qu'ils témoignent du malaise, ne pas attribuer leur indisposition à un état passager, mais voir s'il est possible d'arrêter le mal qui commence ; donner des substances alimenteuses à ceux qui ne sont pas suffisamment nourris ; diminuer la ration de ceux qui sont pléthoriques et même les saigner. Il suffit de signaler les dangers des changemens de régime : quand on saura les prévoir, il sera facile de les éviter ; car on trouvera partout des substances assez variées pour former, par des mélanges appropriés, une nourriture capable de neutraliser l'influence malfaisante du climat.

§ 2. — FIXATION DES RATIONS.

Les alimens produisent des effets qui dépendent de la quantité qu'on en donne et de leurs qualités. La nourriture est destinée à communiquer le mouvement à la machine animale, et si l'on n'a pas le soin d'en distribuer une quantité suffisante, son action est absorbée par la résistance des rouages, et aucun effet utile n'est produit ; mais elle ne constitue pas seulement la force motrice qui fait agir les animaux, elle répare les pertes qu'occasionne le jeu des organes, et fournit la matière première aux dépens de laquelle sont formés les produits qui nous sont utiles. Les agronomes appellent *ration d'entretien* la quantité d'alimens nécessaire pour entretenir le corps dans l'état où il se trouve, c'est-à-dire pour fournir exactement à l'économie animale l'équivalent des pertes qu'elle fait ; et ils nomment *ration de production* la nourriture qui, étant prise, en sus de la ration d'entretien, donne des produits utiles, en se transformant en graisse, en lait, en laine, en travail ou en fumier, selon la nature des alimens et l'aptitude des êtres qui les consomment.

La ration d'entretien ne donne aucun profit, aucun produit utile pour le propriétaire, à l'exception du peu de fumier fourni par les matières indigestes, et par les mucosités fort rares de l'intestin ; elle entretient seulement la machine qui, aux dépens

41.

de la ration de production, doit fabriquer les produits utiles. De cette vérité, qu'on ne saurait méconnaître, résulte la nécessité de faire consommer les fourrages en peu de temps ou par un petit nombre d'animaux, afin d'économiser le plus possible de rations d'entretien. Il n'y a pas de spéculation plus mauvaise que celle qui consiste à entretenir beaucoup de bêtes et à les nourrir avec parcimonie. L'expérience a appris, dit M. Niviere, qu'un bœuf qui ne reçoit par jour que la ration d'entretien, c'est-à-dire 1 kilogr. 1/2 par 100 kilogrammes de son poids vivant, laissé à l'étable sans rien faire, n'augmente ni ne diminue en poids; tandis que s'il reçoit le double, 3 kilogrammes, il pourra chaque jour suffire à un travail de six heures, ou augmenter, chaque jour aussi, si on le laisse en repos, d'un peu plus de 1 kilogramme 1/8. Qu'arrivera-t-il pour les deux cas, où il a été consommé par chaque tête pesant 500 kilogrammes pour une valeur de 30 francs en fourrage (5 quintaux métriques), mais en soixante jours par le premier et en trente par le second? Que le fourrage consommé, à raison de 7 kilogrammes 1/2 par jour, aura tout au plus créé, au bout de soixante jours, 10 quintaux de fumier pauvre et sec; tandis que la même nourriture donnée en quantité double, 15 kilogrammes, aura produit, au bout de trente jours, avec moitié moins de risques, d'intérêt de capital, de frais de pansement et de logement, d'abord la même quantité de bon fumier, puisque cette quantité ne dépend pas du nombre des animaux consommateurs, mais du poids du fourrage consommé; puis 34 kilogrammes de viande ou cent quatre-vingts heures de travail qui, à 80 c. le kilogramme ou à 15 c. l'heure, font la somme de 27 f. pour payer les 5 quintaux de fourrage consommé. Ainsi, le même fourrage distribué avec parcimonie ne serait pas payé du tout, et distribué en quantité suffisante il peut l'être 5 fr. 40 c. le quintal. M. de Dombasle a démontré qu'un bœuf qui reçoit seulement 6 kilogrammes par jour, quoique ne dépensant que 100 fr. par an, ne paie pas sa nourriture; que le labour d'un hectare de terre, avec des bœufs nourris à raison de 150 fr. par an, coûte 12 fr. pour le travail des animaux; tandis que si l'on consacrait 325 fr. à la nourriture de chaque animal, le même travail ne coûterait plus que 6 fr., à cause du nombre beaucoup plus considérable de journées utiles que donneraient annuellement les bœufs.

Si la quantité d'alimens n'est pas suffisante pour imprimer aux organes un mouvement convenable, et pour les entretenir, il y a perte, non-seulement de la nourriture consommée, mais encore du sang, de la graisse et de la viande primitivement formés ; car la machine animale consomme sans cesse, ou des produits récemment introduits dans les organes digestifs, ou des produits déposés dans la trame des organes. Ainsi, si au lieu de recevoir 7 kilogrammes et demi de foin par jour, un bœuf de 500 kilogr. n'en recevait que 6, il y aurait perte, non-seulement du fourrage, mais de la viande produite, jusqu'à ce que le poids de l'animal fût réduit à 400 kilogr.

Il est difficile de déterminer la quantité de nourriture qu'il convient de donner aux animaux. M. Nivière évalue à 1,500 gr. la quantité de foin nécessaire à l'entretien de 100 kilogr. de viande, les animaux pesés vivans ; M. de Dombasle estime qu'il faut 1,700 gr. du même fourrage pour 50 kilogr. du poids des moutons mérinos adultes, pesés à jeun (1) ; M. Perrault de Jotemps s'est « assuré que la ration d'entretien et même de production était de plus d'un quart au-dessous de 2 kilogr. et demi de foin par quintal d'animal vivant, quantité admise par beaucoup d'agriculteurs. » Tous les auteurs reconnaissent que la ration d'entretien, dans une race donnée d'animaux, est proportionnelle au poids du corps.

La ration de production varie comme celle d'entretien : M. de Dombasle estime qu'il faut de 320 à 410 kilogr. en sus de la ration d'entretien, pour produire un quintal de graisse dans les moutons mérinos ; d'après M. Nivière, 1,500 grammes donnés journellement par 100 kilogrammes, en sus de la ration d'entretien, produisent 1 kilogr. et demi de viande, ou six heures de travail. M. Perrault de Jotemps a entretenu, non sans profit, des vaches, en leur donnant : valeur foin sec, 2 kilogr. 50 gr. par 100 kilogr., du poids en vie pour ration d'entretien, et en ajoutant le quart de cette quantité comme ration de production (Puvis) (2).

____

(1) *Annales de Roville*, T. VII, p. 436
(2) *Journal d'agriculture pratique*, T. III, p. 108.

Il serait impossible de fixer l'étendue de pâturage qu'exige chaque tête de bétail, elle doit varier selon beaucoup de circonstances. Ainsi l'on suppose qu'il faut quatre fois autant de pâturage pour une grande vache de plaine que pour une petite de montagne ; mais, outre les différences qui proviennent du poids des animaux et qu'il serait facile d'évaluer, il en existe qui tiennent à la fertilité du sol, à l'influence de l'atmosphère et qu'on ne peut pas même prévoir ; nous ajouterons seulement à ce que nous avons dit, que, d'après Thaër, s'il faut 153 ares, et au-delà, pour nourrir pendant l'été une vache pesant en vie 225 kilog., 125 kilog. poids de boucherie, le terrain ne peut être employé avec avantage que pour les bêtes à laine ; qu'il faut, comme l'a démontré M. de Gasparin pour les moutons, que les animaux prennent dehors au moins la ration d'entretien, et qu'ils paient par leurs produits les fourrages donnés à l'étable.

Les difficultés qu'on a pour fixer les rations de nos herbivores proviennent des différences que présentent les plantes selon les variétés, les climats, et de l'aptitude qu'ont les animaux à se bien nourrir. Le cheval dont l'estomac digère mal, profite peu de la nourriture ; il lui faut beaucoup d'alimens s'il les rend imparfaitement digérés ; il existe même des races dans toutes les espèces qui exigent plus de nourriture que d'autres, sans avoir un volume proportionnellement plus considérable. « Il y a des bœufs de taille médiocre qui peuvent manger, en un jour, 15 kilogrammes de foin sec, et d'autres, de taille plus grande, plus forts, qui se contentent fort bien de 13 kilogr. Chez les vaches, la différence n'est pas moins sensible ; 12 kilogr. paraissent la quantité de foin qui suffit ordinairement à une bête de taille moyenne, et j'ai vu des troupeaux de même taille, dans lesquels chaque bête consommait 19 kilogr. de foin par jour... La quantité de nourriture qui profite le plus à une bête quelconque, est celle qu'elle consomme jusqu'au point où elle en laisserait quelque peu dans sa crèche. Aussitôt que dans son repas une bête fait une pause, le fourrage qui est devant elle étant de bonne qualité, on peut sans hésiter lui enlever ce qu'elle n'a pas consommé (Crud). » Après avoir établi que le lait, le beurre, le fromage, la viande, le suif, sont toujours proportionnels à la quantité de nourriture *qui ex-*

cède la proportion nécessaire pour entretenir la vie des animaux, M. de Dombasle dit qu'il faut que chaque animal mange promptement, et sans s'arrêter, la quantité de foin, de racines qu'on a mise dans le râtelier; que s'il se couche, rumine avant d'avoir achevé sa ration, elle était trop considérable. « En observant cette règle on ne doit jamais craindre de nourrir trop fortement les animaux. »

Les rations doivent varier selon les climats, les saisons, selon les espèces, les races, les sexes, les âges, la destination des animaux et les produits qu'on veut leur faire rendre. « Donner toujours la même ration de fourrage, la même quantité d'avoine, c'est quelquefois plus qu'il n'en faut, quelquefois moins ; c'est agir comme si toujours l'animal était dans le même état de santé, comme s'il digérait toujours également, comme si les différences de saison, de tempérament, de travail et de repos n'avaient aucune influence sur lui; comme si les foins d'une année ne différaient pas de ceux d'une autre (1). »

Les animaux cessent le plus souvent de manger quand ils ont pris la nourriture qui leur est nécessaire ; cependant il peut y avoir de la perte à leur donner les alimens avec profusion, comme à les nourrir avec parcimonie. Une surabondance de fourrage, toujours inutile, est souvent nuisible ; les organes ne peuvent ni l'élaborer, ni les tissus se l'assimiler ; elle surcharge l'estomac et produit la pléthore.

L'utilité d'une forte ration de production est subordonnée à la nature des alimens et à la destination des bêtes qui les consomment. La ration d'entretien est toujours proportionnelle au poids des animaux, de sorte qu'à mesure que ceux-ci augmentent de volume, ils exigent pour leur entretien plus de nourriture; mais la faculté qu'ont les organes digestifs de contenir et d'élaborer les substances alimentaires ne s'accroît pas proportionnellement aux besoins du corps; de sorte qu'au-delà d'une certaine quantité, on ne peut plus augmenter la ration, car les organes digestifs ne pourraient ni la contenir, ni la digérer ; il faut alors donner des alimens qui soient d'une digestion facile, et qui, sous

(1) Favre, *Le Vétérinaire campagnard.*

un petit volume, contiennent une grande quantité de principes alibiles. Or, ces alimens sont chers, et de là résulte le prix élevé de l'entretien des animaux gras. C'est surtout dans l'engraissement qu'il importe, pour le succès de l'opération, de donner des alimens de plus en plus faciles à digérer et riches en principes alibiles, car dans les autres circonstances on ne porte jamais aussi loin les rations ; mais dans tous les cas la nourriture donnée au-delà d'une forte ration de production est perdue si elle est composée de fourrages médiocres. M. Perrault a trouvé qu'un supplément de foin donnait toujours de la perte, et que cette perte augmentait à mesure que la ration de ce fourrage devenait plus forte ; tandis qu'un supplément de tourteau de colza pouvait produire du bénéfice.

Il faut distinguer, avec M. de Dombasle, la production de la graisse, du travail, du fumier, de celle de la viande maigre, du lait, de la laine. La quantité de ces derniers produits n'est pas toujours en rapport avec les alimens consommés : le poids de la toison, l'activité des mamelles, le volume des muscles dépendent de la constitution des animaux, de l'exercice qu'ils font, autant que de l'abondance de nourriture ; de sorte que pour avoir de bonnes vaches laitières, de la viande de boucherie savoureuse, entrelardée, il importe autant de bien choisir le bétail que de lui donner des alimens copieux. Une vache qui a beaucoup de propension à s'engraisser, paie rarement en lait la surabondance de nourriture qu'on lui donne, et le bœuf, qui a les fesses minces, l'encolure grêle, le dos saillant, quoique prenant de bons alimens, ne présentera jamais de fortes couches de chair, lors même qu'il aurait de gros pelotons de graisse.

Il n'en est pas de même pour la production du fumier, de la graisse, du travail ; on doit, pour obtenir ces produits, forcer la nourriture autant que le permet la puissance de l'appareil digestif. Il y a toujours un très grand avantage à avoir pour l'engraissement et pour le travail le plus petit nombre possible d'animaux, et à les nourrir surabondamment ; on obtient autant de viande, de fumier, de travail, et l'on économise des rations d'entretien : il faut moins de domestiques, de harnais et d'étables ; l'on a moins de chances d'accidens et de maladies, et parce qu'elles sont en rapport avec le nombre d'animaux, et, parce que ceux-ci, étant bien nourris, sont robustes. Sous ce rapport, nous pouvons imiter les cultivateurs de la Flandre française, qui, quoique n'ayant qu'une tête de gros bétail pour deux hectares de terre, retirent de leurs animaux, pour une surface de terrain donnée, beaucoup plus de produit que les habitans des parties de la France où l'on possède un nombre beaucoup plus considérable de bestiaux ; nous voyons aussi les chevaux des brasseurs, des meuniers, des commissionnaires-chargeurs, garder le collier tout le jour, faire des travaux excessivement pénibles, et cependant, grâce à la grande quantité de grains qu'ils consomment, être toujours en très bon état.

Non-seulement une augmentation indéfinie de substances alimentaires ne donnerait pas, dans tous les cas, un accroissement correspondant de bénéfices ; mais il convient, dans quelques circonstances, de nourrir les animaux avec une certaine parcimonie. Un régime un peu diététique peut contribuer à améliorer un troupeau sous le rapport de la finesse de la laine : il ne faudrait pas cependant que la parcimonie fût portée trop loin, car la peau deviendrait sèche, les bulbes des poils maigres et les brins de laine grêles, raides, cassans. Les animaux qui ont acquis tout leur développement, qui ne donnent que peu de produits, qui ne travaillent pas, qui ne font pas de pertes, seront aussi nourris avec ménagement. C'est en hiver, dans les momens où les attelages sont sans travail, momens qui doivent être bien rares dans un établissement dont les occupations sont bien ordonnées, qu'on doit faire consommer les alimens peu alibiles, supprimer les grains : il faut remplir l'abdomen, apaiser la faim sans fournir une surabondance de sang. Dans les temps de repos on doit éviter le développement d'un état graisseux trop considérable, qui affaiblit les animaux et les dispose aux maladies ; il faut aussi prévenir la pléthore, qui, dans tous les temps, rend ces derniers sujets aux inflammations, et qui prédispose ceux qui, après l'hiver, travaillent à l'ardeur du soleil, à des apoplexies, à des congestions pulmonaires, etc.

§ 3. — **DISTRIBUTION DE LA NOURRITURE**.

Nourriture que réclament les animaux d'après leur organi-sation. — La nature et la quantité des alimens, l'ordre selon lequel il convient de les donner, le nombre et la durée des repas doivent être fixés d'après la conformation des animaux. Chaque espèce zoologique doit, pour jouir de la plénitude de ses facultés, recevoir une nourriture en rapport avec sa conformation. Les ruminans sont généralement dépourvus de dents incisives à la mâchoire antérieure ; ils ont la langue rude, forte et la membrane muqueuse de la bouche résistante, couverte en partie de papilles cornées ; ils mangent plus facilement les herbes longues, fussent-elles un peu dures, que celles qui sont courtes, fines et recherchent toujours les plantes hautes, quoique plus grossières : ils ont les pieds larges, fourchus propres à marcher sur un sol gras où les fourrages sont plus forts. La nourriture, après avoir été imprégnée de salive, séjourne dans les premiers estomacs où elle est ramollie par la chaleur animale, par la pression des organes digestifs et des muscles expirateurs ; elle revient ensuite dans la bouche pour y subir une complète mastication, qui la rend apte à être chymifiée. Cette disposition des organes digestifs facilite l'élaboration des herbes ligneuses, dures. Le buffle peut se nourrir de carex, de bruyères ; la chèvre de broussailles ; les bœufs de paille de seigle, du foin des prés humides. En entrant dans un pâturage, ces animaux semblent toujours pressés par la faim, mangent avec avidité, avalent les alimens sans les mâcher, ont besoin de prendre leur nourriture rapidement pour pouvoir ensuite se reposer et ruminer : le bœuf qui a ingéré ses alimens n'a pas encore terminé son repas, sa digestion ne peut pas s'opérer ; il faut préalablement qu'il rumine, ce qu'il ne peut faire qu'étant en repos ou pendant un travail peu pénible.

Les solipèdes ont le pied revêtu d'une boîte cornée, dure, petite, moins propre à fouler les sols humides que les coteaux où l'herbe est fine, courte, substantielle ; ces herbivores ont deux rangées de dents incisives bien disposées pour couper les plantes fines ; leur pharynx, leur œsophage étroits, peu dilatables ne laissent

passer que peu d'alimens à-la-fois ; leur estomac petit, relativement au volume de leur corps, ne peut pas contenir la quantité de
nourriture qu'ils prennent dans un repas. Il faut donc admettre,
ce que l'expérience démontre, que dans les chevaux la chymification commence avant que les repas soient terminés, que les alimens sortent du ventricule à mesure qu'ils y arrivent. Ces animaux sont organisés pour manger lentement, et souvent : le peu
d'herbe que peut contenir leur estomac ne renferme pas assez de
principes alibiles pour entretenir leur corps long-temps. Quand
ces herbivores sont libres dans les maigres pâturages communaux, ils cessent très rarement de brouter : les organes de la chymification, dans lesquels la bile afflue sans cesse faute de vésicule biliaire, opèrent continuellement.

Le régime auquel sont soumis les animaux domestiques en a
modifié l'organisation et changé les besoins. Le chien et même le
chat, si essentiellement carnivore, ont pris par l'influence du régime un tube intestinal plus long, mangent des végétaux, et les
herbivores peuvent se nourrir de substances animales. Nous avons
habitué le cheval à vivre dans les marais du Poitou, et si nous lui
donnons des alimens faciles à prendre, secs, difficiles à digérer,
très alibiles, pouvant soutenir le corps long-temps, il jouit d'une
bonne santé, quoique faisant des repas courts et à de longs inter--
valles. Toutefois, les changemens aux habitudes naturelles ne
sont pas sans inconvéniens. Les solipèdes perdent dans les gras
pâturages leurs formes sveltes, l'énergie qu'ils ont dans les terrains
secs ; quand ils mangent en peu de temps des substances dures, très
nutritives, du son, des féveroles, du froment, ils contractent souvent des indigestions, la fourbure et le vertige ; le ruminant qui
est soumis à de rudes travaux immédiatement après qu'il a rempli
sa panse d'herbe verte, aqueuse, digère mal, contracte des maladies des organes digestifs et des tympanites. Nous devons autant
que possible soumettre tous nos animaux à un genre de vie conforme à leur organisation.

*Nécessité de régulariser la distribution de la nourriture aux
animaux.* — Si le nombre de repas qui convient aux diverses
espèces domestiques varie, si le cheval réclame plus particulièrement une nourriture fine et substantielle, si le bœuf peut mieux

se contenter de fourrages médiocres, si le porc peut vivre indistinctement avec des substances appartenant aux deux règnes organiques, tous les animaux exigent qu'on suive exactement l'ordre auquel ils ont été habitués.

On ne saurait trop blâmer la négligence qu'apportent la plupart de nos petits propriétaires dans cette partie de leurs travaux. C'est tantôt une femme, tantôt un enfant qui porte ou fait tomber une brassée de foin dans le râtelier, devant chaque attelage, laissant l'animal le plus fort ou le plus vorace manger la ration de l'autre ; on fait quelquefois la seconde distribution avant que la première soit mangée, et souvent on laisse jeûner les animaux ; tantôt on conduit le bétail à l'abreuvoir avant qu'il ait mangé, tantôt on le laisse souffrir la soif. Il y a en France beaucoup de cultivateurs qui ne doivent leur misère qu'à la nonchalance qu'ils apportent dans cette branche de leurs occupations. Ils négligent des soins faciles qui procureraient des bénéfices assurés, mais cette négligence tient à leur ignorance. Les conducteurs du bétail considèrent la régularité apportée dans la distribution des fourrages comme un objet de luxe pouvant éviter des peines passagères, mais comme étant sans influence sur la santé. Ils sont durs pour leurs bestiaux comme ils le sont pour eux-mêmes ; ils savent que la faim endurée pendant une demi-journée ne les rend pas malades, et ils se persuadent que les animaux peuvent jeûner aussi. D'abord, il est bien démontré que la négligence dans les petits soins de la vie altère la santé dans l'homme ; ensuite, il y a sous ce rapport une très grande différence entre notre espèce et les herbivores : ces derniers souffrent plus des privations d'alimens que nous ; organisés pour une nourriture répandue partout avec profusion, ils ne peuvent pas supporter l'abstinence ; elle les affaiblit, les plonge en peu de temps dans un état d'où il est difficile de les sortir. Ensuite, l'homme qui s'impose des privations est soutenu par une influence morale qui lui donne des forces ; quand il mange après avoir jeûné, assuré d'avoir toujours des alimens à discrétion, il ne prend que ce qui lui est nécessaire, et il ne s'expose pas à avoir des indigestions. Sous ces rapports, les animaux diffèrent complétement de nous : quand l'heure du repas est passée, qu'ils ont besoin de manger, ils ressentent tous les effets de la privation qu'ils endurent ; leur constitution s'altère, et par le sentiment pénible qu'ils éprouvent, et par le manque de matériaux nutritifs que réclament leurs organes ; les animaux qui ont faim se tourmentent, crient, grattent le sol avec leurs pieds, sont dans une excitation qui augmente les déperditions, et rend le besoin de manger plus pressant ; quand ils ont ensuite des alimens, ils les prennent avec avidité, les mâchent à peine, l'insalivation se fait mal et la digestion languit ; souvent même ils ingèrent un excès de nourriture, contractent des indigestions, des coliques, des diarrhées ; et la faiblesse, qui avait commencé faute d'alimens, continue parce que la digestion est dérangée ; les animaux restent faibles et ressentent l'influence de toutes les causes de maladie auxquelles ils sont exposés.

Une distribution régulière des alimens exerce une grande influence sur la santé, et principalement sur l'embonpoint des animaux. Le mouvement vital une fois commencé dans un corps ne s'arrête qu'à la mort, mais il est proportionnel à l'énergie que la nourriture imprime à la vie ; si le sang artériel ne trouve pas, dans les produits d'une nourriture convenable, les matériaux que lui enlèvent sans cesse les solides, ces derniers diminuent de volume, le mouvement vital se ralentit, les animaux maigrissent, deviennent faibles ; mais si les alimens sont donnés avec régularité, ils sont bien digérés, tous les principes alibiles qu'ils renferment sont assimilés par les organes, et la nourriture, ne serait-elle pas très copieuse, entretient les animaux en état d'embonpoint ; car le mouvement de composition et celui de décomposition étant réglés par l'activité que produisent les alimens, les déperditions sont proportionnelles aux principes réparateurs que fournit la nourriture.

Les animaux soumis à un régime régulier ont l'appareil digestif sain, fonctionnant bien ; ils sont rarement malades. Si on leur donne plus que la ration d'entretien, ils fournissent beaucoup de travail, donnent abondamment du lait ou engraissent rapidement. « Assurément je ne suis pas un *fin* connaisseur en bestiaux, dit M. le colonel Dumas, après avoir fait connaître la régularité qu'il apporte dans l'entretien de ses animaux, j'achète plus par les avis des autres que par ma propre expérience, et toujours des sujets maigres pour les refaire et revendre aussitôt; eh bien! je suis encore à trouver une bête rebelle à mon régime; toujours elles me paient mon foin à 2 fr. 50 c., et mes légumes-fourrages au prix de revient. Le fumier et le travail me restent en pur bénéfice.

« Que mangent mes bestiaux pendant les deux heures et demie que durent les repas de mes animaux ? J'ai pour habitude de peser chaque mois, et jamais ils ne sont arrivés à dépasser, par jour, 10 kilogr. de foin et 5 kilogr. de légumes que je leur donne quand ils ont bu. Si donc, avec une ration très modeste, j'arrive à de bons résultats, à quoi faut-il l'attribuer? A la quantité de fourrage fauché avant la maturité, aux 5 kil. de légumes qui sont pour la race bovine ce qu'est l'avoine pour les chevaux, et enfin à cette rigoureuse exactitude dans les heures de repas (1). »

Pour établir une régularité suffisante dans la distribution de la nourriture au bétail, le cultivateur doit fixer les rations au commencement de l'hiver, avec la réserve des cas imprévus. A cet effet, il doit mesurer le volume de ses meules de foin, en peser un mètre cube et multiplier le poids par le nombre de mètres de fourrage qu'il possède. Au moment de la récolte, il doit avoir compté les gerbes, les bottes de paille, les hectolitres de grains, les tombereaux de racines qu'il a mis dans ses magasins. C'est d'après toutes ses ressources qu'il réglera la nourriture de ses animaux pour toute la saison.

La distribution des alimens ne doit pas cependant être faite avec une exactitude mathématique aux animaux qui voyagent, à ceux qui font les travaux mal réglés d'une ferme : une régularité excessive, devenue ancienne habitude, pourrait être nuisible, car il est rare qu'on ne soit pas quelquefois obligé de changer les heures des repas et même de varier la nature des alimens ; or, les changemens seraient nuisibles à des animaux depuis longtemps habitués à un régime trop uniforme. La régularité à laquelle sont soumis les chevaux de troupe dans les garnisons doit rendre bien sensible à ces animaux les abstinences, les manques de soins dont ils souffrent en route, en campagne ; c'est peut-être à cette cause qu'il faut attribuer, au moins en partie, la mortalité qu'éprouvent les chevaux de notre cavalerie.

(1) *Journ. d'agr. pratique*, T. III.

Manière de composer les repas; nourriture verte comparée à la sèche; précautions qu'exige l'usage du vert. — La variation des alimens doit être pratiquée d'après certaines règles : il faut d'abord autant que possible faire des stratifications, faire fermenter, cuire plusieurs substances ensemble pour former une nourriture composée; si l'on ne peut pas agir ainsi, on prendra des mesures pour donner à chaque repas de tous les fourrages dont on dispose ; enfin si l'on ne pouvait pas adopter ce mode de distribution, on alternerait le trèfle, le foin des prairies naturelles, le regain et les racines. Il est cependant bien important que les animaux prennent à chaque repas de diverses substances.

Il faut prévoir les changemens que les alimens doivent éprouver dans l'estomac; après de fortes quantités de fourrages secs, il ne faudrait pas distribuer à des bêtes pressées par la soif de l'eau à discrétion. On doit alterner non-seulement les divers alimens, mais ceux-ci avec les boissons; humecter même les matières sèches, les pailles, le son ; faire un emploi raisonné des condimens, ne pas oublier que quelques atomes de sel peuvent, dans certaines circonstances, doubler la valeur nutritive d'un fourrage, en l'appropriant aux besoins des animaux.

On doit alterner les substances sèches et dures avec celles qui sont vertes, aqueuses, ou cuites. Mais à cet égard il ne faut pas seulement avoir pour but de maintenir la santé, il faut aussi prendre en grande considération l'économie des fermes. Ainsi, tantôt il sera avantageux de donner des fourrages verts; tantôt des alimens secs; cependant en général, la nourriture verte offre des avantages et l'on doit autant que possible en entretenir les animaux : elle économise en grande partie les frais de récolte, car on n'a besoin ni de faire sécher, ni d'emmagasiner le produit des prairies ; on n'a pas à s'occuper de la conservation des fourrages, ni à surveiller les fenils et les meules. Les plantes consommées en vert sont aussi plus nourrissantes que lorsqu'elles ont été desséchées ; elles sont plus tendres, la mastication en est plus facile, et la salive, trouvant des pores humides, y pénètre facilement; tous les principes que l'herbe renferme sont dissous dans la sève ou ramollis par ce liquide, et la digestion en est prompte et complète ; aucun atome susceptible de nourrir n'échappe à l'action de l'estomac, tandis que, pendant le fanage, beaucoup de corps qui étaient mous, solubles ou dissous, deviennent durs, insolubles même et réfractaires aux agens de la digestion. Il est d'ailleurs probable que, dans la dessiccation, les plantes perdent, outre l'eau, des principes nutritifs ; que la grande quantité de ce liquide qui s'évapore pendant le fanage entraîne d'autres corps. Nous remarquons même, ainsi que nous l'avons vu, que plus l'évaporation est facile, prompte, plus le fourrage perd en se desséchant : le foin vert qui a été séché à un soleil ardent, qu'on a éparpillé sur le pré, est beaucoup moins bon que celui qu'on a fait sécher lentement, à l'ombre, que le foin brun qui a séché en andains et en meules. Par la dessiccation, on perd encore, outre les fluides, les parties solides les plus succulentes, comme les graines, les épillets, les fleurs, les feuilles qui se détachent avant que le foin soit parvenu au râtelier. Il est difficile d'indiquer *à priori* la quantité de substances qui se perd pendant le fanage ; mais nous avons vu qu'elle est très considérable. Parmi les agronomes qui se sont occupés des avantages de l'herbe verte, les uns ont évalué à 1/4, les autres à 1/5 ou à 1/6 l'économie que présente cette nourriture sur le foin. M. Perrault de Jotemps a constaté par l'observation et par des expériences que, dans l'alimentation des béliers, 8 kilogr. de luzerne verte équivalent à 3 kilogr. de foin de cette plante ; que les 8 kilogr. de fourrage vert ne représentent que 1,840 grammes de foin, à cause de la déperdition qui a lieu pendant le fanage ; de sorte que la valeur nutritive du fourrage vert est à celle du sec comme 3,000 est à 1,840 : il y a donc plus de 60 0/0 de bénéfice à employer des plantes non desséchées. Des expériences entreprises sur des vaches ont donné des résultats peu différens ; elles ont prouvé que 32,500 grammes de vert, représentant seulement 7,480 grammes de foin, nourrissent aussi bien que 11,500 grammes de ce dernier. « Ainsi le bénéfice du vert se montre dans ce cas par la conversion de 100 kilogr. de foin en 154 kilogr. ; d'où un bénéfice pour le fourrage vert de 54 0/0 (1). » On peut donc conclure avec M. Ernest Perrault, sans crainte d'exagération, qu'il y a un tiers au moins à gagner à consommer le fourrage vert plutôt qu'à le faire sécher.

(1) *Journal d'agriculture pratique*, 1839.

Il est bien reconnu qu'au pâturage, les animaux foulent, gaspillent, gâtent une partie du produit avec les pieds et les excrémens; le désavantage qui doit en résulter est cependant compensé par le bénéfice que procure la nourriture verte, de sorte qu'il y a plus d'économie à faire pâturer, même les herbages dont l'herbe est longue, même les prairies artificielles, qu'à faire du foin.

L'herbe est favorable à la santé; elle irrite moins la surface douce des membranes muqueuses que le foin et la paille. La nourriture sèche échauffe les animaux, les constipe, rend la peau sèche, le poil terne; l'herbe tient le ventre libre, entretient la transpiration cutanée, rend la peau moite, souple et le poil brillant. Elle est surtout utile en été; elle empêche les animaux de prendre en peu de temps des masses de boissons, et souvent de boissons insalubres. Les liquides incorporés avec les substances solides sont toujours plus salutaires que ceux qu'on avale avant et après les repas : l'eau de végétation, chargée de sucre, de mucilage, d'albumine, d'acide acétique et de divers sels, est nécessairement plus salubre que celle des sources, des ruisseaux et des puits. Le sec est surtout nuisible aux ruminans : il leur donne des maladies d'estomac, des obstructions du foie, des calculs biliaires, des irritations à la peau, des dartres et des poux, s'il n'est pas de bonne qualité.

Le vert pourrait-il entretenir les animaux qui font des travaux pénibles? Non, puisque, même avec le foin, il faut donner des grains. Les plantes vertes nourrissent moins que les sèches ; elles sont plus tôt digérées, et les animaux qui en ont mangé ne peuvent pas travailler si long temps que ceux qui ont été nourris au sec : il faut perdre plus de temps pour faire prendre les repas avec des fourrages verts qu'avec de bons alimens desséchés. L'usage de l'herbe diminue les forces et l'énergie; les animaux qui en sont nourris sont mous et suent facilement. Les Arabes en donnent peu à leurs chevaux; elle *ramollirait les os,* disent-ils (Hamont). Le cheval nourri au vert ne pourrait supporter ni des travaux pénibles ni des allures rapides : son estomac, petit, ne renfermerait pas assez d'herbe pour entretenir son corps pendant une journée de fatigue; il lui faut non-seulement du foin, mais des grains; il serait d'ailleurs difficile de trouver de la nourriture verte dans les voyages. Ces considérations ne s'appliquent pas aux bêtes employées dans les fermes : l'expérience a prouvé que le vert leur est, sous tous les rapports, suffisant, dans les circonstances ordinaires : c'est seulement quand il y a des travaux pénibles et pressans, qu'on doit donner des rations de fourrage sec, des grains, des graines; mais le régime vert ainsi mitigé est parfaitement convenable, même pour les chevaux de labour qui fatiguent.

La nourriture sèche n'offrirait aucun avantage pour les animaux de rente. Le vert donne plus de lait aux femelles, et si ce liquide est un peu plus aqueux, s'il contient 1/10 de beurre de moins, cette perte est bien compensée par la quantité plus grande de produit que sécrètent les mamelles. Si le beurre des vaches nourries au vert est en plus petite quantité, il est plus facile à préparer et de qualité supérieure, plus beau, plus doux. Une bonne nourriture verte est aussi très favorable à l'engraissement, et c'est celle qui pousse le plus le développement des élèves. Enfin, le fumier des animaux nourris au vert est beaucoup plus gras, a plus de valeur que celui des bêtes qui ne consomment que des fourrages secs. L'usage du vert donné au râtelier aussi long-temps que possible exercerait une grande influence sur le bénéfice des exploitations rurales: il permettrait d'entretenir des animaux plus nombreux, mieux portans, plus productifs, et ferait pousser, en rendant les engrais meilleurs et plus abondans, des récoltes plus riches sans augmentation de frais.

Plantes qu'on doit faire consommer en vert. — On fait rarement consommer au râtelier les graminées fourragères vertes ; elles sont faciles à dessécher et on les transforme en foin : celles qui viennent dans les prés arrosés sont d'ailleurs médiocrement nutritives, il convient, avant de les administrer, de les faire dessécher pour concentrer leurs principes alibiles. C'est avec des plantes ensemencées qu'on nourrit pendant l'été le bétail au râtelier. A cet effet, on doit profiter des premiers végétaux qui poussent : le colza, la navette, le seigle, les vesces d'hiver, l'orge, l'ivraie d'Italie, le trèfle incarnat, conviennent pour remplir ce but ; les mélanges de seigle et de vesces donnent aussi d'excellentes récoltes pour le commencement de la belle saison ; le pastel, la consoude à feuilles rudes, qui poussent de très longues feuilles avant que les tiges se montrent, sont aussi très utiles. Quand ces fourrages seront consommés, on aura la luzerne et le trèfle commun ; mais on doit régler la coupe de ces plantes de manière à ne pas manquer d'herbe quand la première pousse sera épuisée : on fera pâturer ou on fauchera un coin de ces légumineuses lorsque les plantes seront encore très jeunes, afin que la seconde pousse soit fort avancée quand la totalité de la première sera finie. La luzerne, et le trèfle surtout, peuvent fournir pendant long-temps une nourriture sapide qui entretient bien les animaux de travail, donne du bon lait à toutes les femelles, pousse les bêtes qui sont à l'engrais, etc.

On doit régler les semailles des prairies annuelles dans le mois de mai, de juin, etc., selon la réussite des fourrages vivaces, de manière à avoir de l'herbe en été et en automne. Les vesces, les gesses, le maïs, le millet, le sarrasin, peuvent être d'un grand secours pour les mois de juillet, d'août et de septembre ; il en est de même de la patience des jardins, de la berce brancursine, de quelques espèces du genre consoude. Quoique aqueuses, ces plantes fournissent des masses d'excellent fourrage pour la nourriture des vaches laitières, et sont précieuses quand les autres végétaux manquent.

On prolongera l'usage de l'herbe tant que les plantes resteront fraîches et continueront à végéter ; mais aussitôt que le froid frappera les jeunes pousses, on les administrera avec précaution, on les mêlera à des fourrages secs · dans cet état, les plantes perdent leur saveur, les animaux en sont moins avides, et ceux qui en ont été nourris s'habituent facilement à l'usage d'une nourriture sèche. La luzerne qui a souffert du froid est principalement malsaine ; elle se couvre, dès qu'elle ne pousse plus, de taches brunâtres qui en forment un mauvais aliment pour les chevaux surtout. Il est inutile de rappeler que les feuilles des végétaux ligneux peuvent être utiles à la fin de l'été, et que les racines, les choux, doivent, en hiver, tenir lieu de fourrage vert.

Précautions que réclame l'administration des plantes vertes. — L'herbe verte, quoique plus salubre que les fourrages secs, occasionne plus d'accidens que ces derniers : elle est plus en rapport avec le goût des animaux, et ceux-ci la prennent avec

42.

avidité; ils en ingèrent de grandes quantités à-la fois, la mangent lors même qu'elle est altérée, couverte de gelée, et contractent des coliques et des indigestions, maladies rarement occasionnées par la nourriture sèche. De tous les accidens qui résultent de l'usage du vert, le météorisme est le plus à craindre : c'est une indigestion avec production de beaucoup de gaz dans les organes digestifs ; elle est occasionnée par les plantes vertes, tendres, aqueuses, par celles qui sont jeunes, molles, vigoureuses, qui ont été abondamment fumées, surtout si les animaux, pressés par la faim, les prennent avec avidité et les mâchent imparfaitement. Le trèfle, la luzerne, introduits dans l'estomac en grandes quantités, sans être écrasés, mêlés à de la salive, animalisés, fermentent sous l'influence de la chaleur animale, se gonflent, produisent des gaz, et distendent l'abdomen. Ces accidens sont peu à craindre si l'on habitue graduellement les animaux au régime du vert, en donnant l'herbe mélangée à du fourrage sec. Les plantes les plus dangereuses ne le sont qu'à cause du peu de soin qu'on met à les distribuer : on les donne généralement à trop fortes doses. Les meilleures précautions pour prévenir les accidens de la météorisation sont, de distribuer les fourrages par petites quantités à-la-fois, de renouveler souvent les distributions, et surtout de ne laisser jamais souffrir les animaux de la faim, et de ne donner que de très petites rations aux bêtes qui sont à jeun. C'est quand l'herbe est prise avec avidité, qu'elle n'est pas triturée, mêlée convenablement à la salive, que les indigestions sont à craindre. Ainsi, le principal soin doit se porter sur la régularité dans la distribution des repas. Avec ces conditions, les accidens sont extrêmement rares ; car ils sont toujours la suite de la négligence. Je tranquilliserai peut-être beaucoup de personnes qui redoutent excessivement le danger de la météorisation, écrivait M. de Dombasle (1), en disant que je n'ai jamais perdu une seule bête à cornes par cette cause, quoique depuis trente ans je les nourrisse constamment, pendant tout l'été, de luzerne ou de trèfle vert.

On croit généralement que les légumineuses mouillées par la

____

(1) *Calendrier du bon cultivateur.*

pluie, par la rosée, occasionnent la météorisation plus souvent que si elles sont sèches. « D'après une longue expérience, dit notre savant compatriote, M. Rodat, je suis à-peu-près sûr que c'est une erreur. Je n'affirme rien au sujet de la rosée ; mais je puis dire que je n'ai jamais vu de tympanite occasionnée par un trèfle que la pluie avait mouillé. En conséquence, lorsque je fais administrer à la crèche, pour la première fois, du trèfle dont les fleurs ne sont pas encore bien développées, je prends la précaution de le faire arroser ou de lui faire subir une immersion dans l'eau. Ce moyen m'a toujours réussi. » L'opinion de M. Rodat a été confirmée par d'autres agriculteurs. « S'il est une circonstance qui puisse rendre les fourrages verts plus dangereux, dit M. Mathieu de Dombasle, c'est celle où ils ont été coupés très secs, et par un temps chaud. » Les herbes mouillées sont prises avec répugnance et plus lentement ; les animaux les mâchent plus long-temps, les animalisent davantage ; l'arrivée continue d'un corps froid, réfrigérant, dans l'estomac, retarde la fermentation ; l'eau provoque la sécrétion et ensuite l'écoulement des urines ; l'acide carbonique, continue M. Rodat, est absorbé avec l'eau et rendu avec elle : « J'ai remarqué que les bœufs qui mangent du trèfle mouillé urinent souvent et avec abondance, et que leur urine est plus mousseuse que de coutume. » Le trèfle mouillé n'est dangereux que si, après l'avoir fauché, on le laisse s'échauffer en tas. En général, il faut ne couper les plantes, pour les faire consommer vertes, que peu de temps avant de les administrer, les étendre, les laisser se faner, perdre une partie de leur eau ; elles deviennent plus salubres et plus nutritives. On doit surtout ne pas les mettre en gros tas, et les donner avant qu'elles aient commencé à fermenter.

C'est lorsque les légumineuses sont chauffées par le soleil ou par le vent brûlant du sud-est, qu'elles produisent surtout le météorisme ; cependant on ne peut pas méconnaître que les indigestions et les accidens qu'elles occasionnent sont fréquens après la pluie et dans les temps pluvieux ; mais cela provient souvent de ce que les animaux restés long-temps dans les étables et pressés par la faim, mangent alors avec trop d'avidité.

De l'ordre qu'il faut suivre dans la distribution des alimens selon la destination des animaux. — Dans la détermination des rations on doit prendre en considération les propriétés des alimens, leur saveur, leur digestibilité, leur valeur nutritive, afin de former une nourriture convenable, appropriée à la destination des animaux. Mais, en général, il faut d'abord distribuer les plus mauvais fourrages et faire finir les repas avec les substances les plus appétées et les plus substantielles, et cette règle doit être suivie surtout quand on a des alimens de qualité inférieure à faire consommer. Elle donne le moyen de profiter de substances que les animaux refuseraient si elles étaient données selon un autre ordre. Du reste, le mode de distribution doit varier selon le but que l'on se propose. Ainsi, dans l'engraissement, et toutes les fois qu'on voudra produire de grands effets avec une quantité donnée d'alimens, sans tenir à des formes particulières, on réservera les friandises, les grains, les graines, le pain pour terminer les repas. Les pois, les fèves et le froment donnés à propos à des bêtes qui sont déjà repues de fourrages médiocres peuvent produire les plus grands bénéfices.

Mais il ne faudrait pas agir ainsi si l'on tenait à produire une belle conformation. Des substances succulentes et d'une mastication facile, comme les farines et les céréales concassées, de bons pâturages de montagnes doivent former la base de la nourriture ; et, si dans ce cas, l'on voulait donner des fourrages médiocres on les administrerait lorsque les animaux ont déjà pris leur ration de grains et de graines, afin qu'ils ne mangent que la quantité qui leur est nécessaire et qu'ils ne contractent pas un abdomen trop volumineux.

Pour les bêtes de travail, les rations seront nutritives, toniques et un peu excitantes, pouvant donner de l'énergie et réparer les pertes sans engraisser ; elles doivent être composées d'alimens faciles à prendre, car il faut que le cheval, le bœuf, puissent manger à leur aise, même se reposer et digérer, au moins en partie, entre les heures de travail : l'économie sur le temps consacré aux repas, qui peut être si utile aux propriétaires dans un moment de presse, serait favorable aux animaux dans tous les temps. Les grains, les graines, doivent toujours entrer dans la nourriture des attelages ; mais, avec ces alimens on fera usage des fourrages verts : « Plus j'acquiers d'expérience, plus j'ai de motifs de me persuader que la meilleure de toutes les nourritures d'été, tant pour les chevaux de charroi et de charrue, que pour toutes les bêtes à cornes sans exception, c'est la luzerne et surtout le trèfle rouge donnés en vert (Crud). » Quant à l'ordre dans la distribution, on donnera d'abord la paille et le foin aux bêtes qui ont des travaux peu pénibles à faire, surtout aux bœufs qu'on ne craint pas de rendre trop lourds ; mais aux jeunes chevaux, à ceux surtout qui font les services très pénibles des postes, l'avoine doit être distribuée avant que l'estomac soit plein de produits médiocres, pour éviter les surcharges de ce viscère, les indigestions et le vertige.

Les précautions que nous recommandons d'apporter à la formation des rations auraient d'utiles conséquences : « Une attention soigneuse dans la nourriture du bétail procurerait une économie très utile au public dans tous les temps, et d'un avantage incalculable dans les momens de disette (Sinclair). » Il est certain qu'une grande partie des produits que nous livrons aux animaux sont perdus, faute d'une distribution judicieuse ; nous augmenterions peut-être d'un quart la somme de notre subsistance si nous distribuions les fourrages avec intelligence.

SECTION VI.

DU VERT.

Vert.— On appelle *donner le vert*, *mettre au vert*, l'usage de nourrir temporairement les herbivores avec de l'herbe fraîche, dans le but de prévenir des maladies imminentes, de guérir celles qui existent ou d'abréger les convalescences. C'est un traitement diététique comparable aux eaux minérales si souvent usitées dans l'autre médecine, mais, en général, beaucoup plus rationnel (Grognier). Mettre au vert, dit M. Favre, c'est remédier aux maux de la domesticité par un retour momentané vers l'état de nature.

On réserve généralement la dénomination de mettre au vert, l'application de ce régime aux solipèdes ; mais on doit appliquer la même qualification à la pratique de soumettre temporairement les ruminans à un régime herbacé, dans un but prophylactique ou thérapeutique ; car ces herbivores, lorsqu'ils sont nourris au sec, ont besoin, même plus souvent que les solipèdes, d'une nourriture rafraîchissante.

INDICATIONS DU VERT. — Les convenances du vert doivent être déterminées d'après des considérations économiques et l'état des animaux. Avant de donner le vert, on doit calculer si le prix de l'herbe le permet; car s'il y a souvent économie à faire consommer des plantes vertes, d'autres fois le bien que produirait cette nourriture ne compenserait pas les embarras que son usage entraînerait.

Le vert peut être nécessaire à des animaux qui ne présentent AUCUN *signe de maladie,* aux jeunes chevaux qui sont soumis depuis peu de temps au travail et au régime sec, aux vieux qui reçoivent des substances échauffantes, beaucoup d'avoine, et qui sont accoutumés à le prendre tous les ans, à ceux qui sont irritables, qui ont le ventre levretté, les boyaux étroits, et qui se nourrissent mal : dans tous ces cas il raffermit la santé.

Il peut prévenir beaucoup de maladies. Au printemps, les animaux dédaignent généralement les meilleurs fourrages secs, et recherchent l'herbe avec avidité : ce désir d'une nourriture fraîche est l'expression d'un besoin et tient le plus souvent à un état morbide des organes digestifs. Le vert est alors un aliment médicamenteux propre à faciliter la mue, à rendre la transpiration abondante, le poil brillant, le ventre libre ; mais il est encore plus urgent pour les animaux qui souffrent d'un excès de travail, d'une nourriture insuffisante, mauvaise ou trop échauffante, qui, plus ou moins maladifs, ont la peau sèche, adhérente, le poil terne, long, ébouriffé, sec et brûlé, qui ont les fonctions digestives languissantes, mangent peu, sont constipés et rendent des crottins durs, secs et serrés. Quand ces circonstances existent l'usage du vert peut arrêter l'altération des humeurs, y remédier même, rétablir la constitution et prévenir des gastrites, des entérites, des jaunisses, et souvent des lésions organiques.

C'est un bon moyen de faciliter la guérison des inflammations aiguës et des irritations chroniques des voies digestives, avec anorexie, dégoût, constipation et adhérence de la peau. Il convient moins dans les maladies de poitrine, surtout si elles sont anciennes et atoniques; cependant il est généralement favorable aux chevaux poussifs : dans l'espace de quelques jours il leur débarrasse les intestins et fait disparaître le mouvement convulsif du flanc. On le recommande dans les affections cutanées, les gales et les dartres rebelles ; il augmente l'exhalation de la peau, rend cette membrane souple, fait tomber le poil et disparaître les croûtes et les boutons; il est très efficace contre les poux et on le préconise contre les maladies vermineuses.

Le régime du vert long-temps continué guérit souvent des défauts d'aplomb, des efforts des tendons et des ligamens articulaires ; il facilite l'action du feu : le repos qu'il nécessite, l'exercice que font les animaux, si on les laisse libres dans un pré, secondent puissamment les effets de la cautérisation. Le séjour sur un gazon frais et humide peut, surtout si l'on graisse l'ongle et si l'on déferre les chevaux, remédier au resserrement des sabots.

Contre-indications. — Le vert est contre-indiqué toutes les fois qu'il est inutile : il ne faut pas le donner aux animaux qui présentent tous les signes d'une bonne santé; ce serait les soumettre à un changement de régime qui pourrait occasionner des maladies. Il est presque toujours nuisible aux vieux chevaux qui ont été constamment habitués à une nourriture sèche et substantielle ; à ceux qui ont d'anciennes maladies de poitrine, des gourmes mal guéries, avec ou sans soubresauts du flanc ; à ceux qui sont disposés à l'atonie, aux hydropisies et aux œdèmes ; il nuit également quand la constitution est altérée et le ventre relâché, que les diarrhées sont fréquentes. Il est peu salutaire dans les affections lymphatiques, dans beaucoup de maladies chroniques, la morve, le farcin et les eaux aux jambes. Il augmente alors la faiblesse loin de rétablir la constitution, et plonge les animaux dans un état irrémédiable. Lorsqu'il n'y a pas des indications positives, les services des chevaux doivent être pris en considération. Ses effets débilitans, dit M. Godine (1), l'ont de tout temps fait bannir des postes, des messageries, et de tous les établissemens qui ont à faire des travaux pénibles. Il rend, en effet, les animaux plus mous, plus faibles que lorsqu'ils sont nourris au sec, et il serait au moins inutile aux chevaux qui font de très-rudes services, si l'on ne voulait pas cesser les travaux. Mais la nourriture verte est avantageuse, même long-temps continuée, pour toutes les bêtes de travail employées dans les fermes.

CHOIX DES HERBAGES ET DES PLANTES. — On ne doit jamais employer, pour faire prendre e vert, l'herbe ligneuse des lieux humides, quoiqu'on la préconise comme purgative ; ni celle qui contient beaucoup de plantes vénéneuses, toujours plus nuisibles que dans le foin; ni celle qui, venant sur les coteaux et dans les lieux secs, est aromatique, et nourrit peu : très jeune elle est courte et aqueuse, et plus tard elle est excitante. On doit encore moins faire usage de celle qui est vigoureuse, qui a été fumée avec de la poudrette, des boues et des substances minérales : elle est trop aqueuse, souvent fétide et d'une odeur désagréable.

Si l'on doit donner le vert en liberté, il ne faut pas oublier l'influence exercée par l'air, le sol et les brouillards sur les animaux malades ou convalescens. Les prés humides ont été souvent plus nuisibles que salutaires, quand on a voulu y faire pâturer des bêtes faibles ; ils produisent un sang aqueux, le relâchement du ventre et l'œdème des membres ou de l'abdomen.

Pour choisir le vert, il faut avoir égard à l'état des animaux. Sont-ils forts? ont-ils besoin d'être purgés ? on leur donnera de l'herbe tendre, aqueuse; sont-ils pléthoriques, échauffés? on choisira celle qui contient beaucoup de plantes acidules ; ont-ils été exténués de fatigue, mal nourris, sans être cependant malades ? on pourra leur donner du froment, de l'orge escourgeon. « Le maïs, dit M. Demoussy, est supérieur à tous les autres fourrages : il doit être réservé pour les ruminans ; il est trop alibile pour les poulains. Il en est de même des légumineuses cultivées ;

(1) *Élémens d'hygiène.*

le vert des prairies naturelles doit être spécialement destiné à ces animaux : plus il abonde en graminées, plus le vert leur est salutaire (1). » Ces recommandations sont trop absolues. Les jeunes chevaux ont souvent besoin d'un vert substantiel : malheureusement le maïs est trop tardif pour être consommé au printemps ; mais les légumineuses données au râtelier, avec les précautions convenables, produisent souvent de très bons effets. M. Feuvrier a remarqué que la luzerne est favorable aux chevaux douteux, tandis que l'herbe des prés hâte le développement des symptômes morveux. On doit ne pas oublier les avantages de la nourriture composée, et préférer les mélanges aux fourrages formés d'une seule plante ; la chicorée, mêlée à la luzerne, a été employée avec avantage pour *refaire* les animaux.

ÉPOQUE DU VERT. — L'époque ne peut pas être précisée ; il faut la choisir d'après les besoins des animaux, la nature des plantes et l'état de l'asmosphère. On le donne ordinairement du 15 mai au 15 juin, plus tard dans le nord que dans le midi. On peut devancer cette époque si les prés sont avancés, le printemps précoce et chaud, si le fourrage d'hiver est rare ou mauvais, si, ayant été mal récolté, il est poudreux, si les animaux sont échauffés, refusent le foin, paraissent avoir besoin de rafraîchissans; enfin, si l'on craint la chaleur et les mouches, et qu'on ne veuille pas le donner à l'étable.

MANIÈRES DE DONNER LE VERT. — On le donne en *liberté* ou à *l'écurie,* ou on pratique une *méthode mixte.*

La manière qu'il faut préférer dépend des indications, et surtout des conditions économiques dans lesquelles on se trouve. On le fera prendre en liberté si les animaux sont jeunes, et habitués au régime du pâturage, s'ils ont les articulations raides et besoin d'exercice ; mais il sera distribué à l'écurie pour les chevaux vieux, accoutumés à vivre au râtelier, affectés de rhumatismes, et ne baissant la tête pour paître qu'avec difficulté ; il en est de même près des villes où le terrain est précieux, et le fourrage cher. Enfin, le mauvais temps, la pluie, les fortes chaleurs, les mouches, peuvent être des contre-indications du vert en liberté.

(1) *Traité des haras.*

Si l'on dispose d'une herbe courte, on doit la faire manger sur place ; mais s'il faut faire consommer du froment, du seigle, des vesces, du trèfle ou de la luzerne, si les herbages n'ont pas de clôtures, on devra souvent préférer le vert au râtelier.

1° *Vert en liberté*. — On fait prendre en liberté l'herbe des pâturages et celle des prairies permanentes, soit qu'on laisse les animaux libres, soit qu'on les attache à un piquet. Comme le vert a le plus souvent pour but de rétablir la santé, il faut donner aux animaux plus de soins qu'on n'en donne ordinairement à ceux qui vivent dans les pâturages : on doit les rentrer ou leur procurer de bons abris quand le temps est trop chaud, et quand il pleut.

Avantages, inconvéniens du vert en liberté. — Les animaux choisissent les herbes qui leur conviennent ; ils font de l'exercice, respirent un air pur, sont soumis à l'influence du vent, de la lumière ; la digestion se fait bien, et les chairs deviennent fermes. Mais, dans le pâturage en liberté, on ne peut pas ménager les transitions, à moins qu'on ne rentre les animaux pour donner du fourrage sec au râtelier, ou qu'on ne les habitue au vert en leur donnant un mélange d'herbes et de foin avant de les mettre au pâturage ; on ne peut pas panser les plaies, pratiquer des saignées, soigner les malades, les préserver des indigestions, des intempéries, des insectes. Les animaux contractent des rhumatismes et des catarrhes, ils se battent entre eux et se blessent contre les barrières ; ceux qui ont les membres malades se fatiguent et aggravent leur mal. On dit que l'habitude de paître rend la tête lourde, fait *porter mal* les animaux, et prédispose aux maladies des yeux ; mais, ces accidens ne sont pas à craindre, le vert ne devant avoir qu'une courte durée. Les plus grands inconvéniens du vert en liberté sont relatifs à l'économie : on épargne, il est vrai, les frais de fauchage, de transport ; mais les animaux disséminent le fumier, gâtent le sol et les plantes avec leurs pieds, laissent croître les mauvaises herbes, et ne mangent que les sommets des bonnes. Près des villes où les fourrages sont chers, le vert en liberté est moins avantageux que dans les contrées où l'herbe a peu de valeur.

2° *Vert à l'étable*. — Quand on donne le vert à l'étable il faut avoir un local convenable, un hangar pour entreposer les fourrages, et faire de petites provisions d'herbe, surtout si l'on récolte des plantes qui, comme les graminées, se dessèchent rapidement. S'il pleut, que l'herbe soit mouillée, on doit la laisser un peu se sécher et la remuer de temps en temps avant de l'administrer. On donnera de très petites rations, et on les répétera souvent. La quantité d'herbe nécessaire à chaque animal varie : les grands herbivores doivent en consommer par jour de 25 à 50 kilogrammes, selon leur besoin, leur taille, l'état et la nature des plantes. On doit donner à chaque bête ce qui lui est nécessaire, d'après la promptitude avec laquelle elle mange ses rations et les effets que celles-ci produisent. On administre l'herbe seule, ou on la mêle, selon les indications, à des fourrages secs ; s'il faut une nourriture substantielle, si les excrémens sont mous, on donnera une petite ration d'avoine ; le foin, la farine, l'eau blanche, l'eau salée sont quelquefois utiles. Au haras de Pompadour, rapporte M. Demoussy, chaque poulain reçoit par jour, avec une faible ration de foin, 1 kilogramme d'avoine que l'on divise en trois repas. Ce régime prévient les effets relâchans du vert, la diarrhée ; les poulains *de sang* le réclament de préférence. Pendant l'usage du vert, il faut tenir les animaux dans une très grande propreté, leur procurer un bon air, les panser avec soin, les promener et leur donner des bains si la saison le permet. Ce régime offre de grands avantages économiques : il épargne les fourrages et procure un excellent fumier ; à la vérité, il nécessite des frais, mais ils sont peu considérables, si l'on a plusieurs animaux à faire soigner ; on peut facilement traiter les malades et l'on prévient les accidens auxquels expose le vert en liberté.

3° *Méthode mixte.* — Pour profiter des avantages et éviter les inconvéniens des deux systèmes précédens, on donne le vert au râtelier, sous des hangars placés dans des enclos ; les animaux restent libres, entrent à volonté pour manger l'herbe qu'on leur distribue ; et, à leur gré, sortent, se promènent, jouissent du grand air.

SOINS QUE RÉCLAMENT LES ANIMAUX SOUMIS AU RÉGIME DU VERT. — Il ne faut pas oublier que l'habitude est une seconde nature et qu'un changement, même en bien, peut être nuisible, et déranger la santé, ou du moins prédisposer aux maladies. Il faut ménager avec soin la transition, donner d'abord une petite quantité d'herbe dans la ration et supprimer graduellement le fourrage sec. Si les animaux ont souffert pendant l'hiver, s'ils ont été mal nourris, on doit craindre que l'abondance de nourriture les *sur-prenne* et détermine des congestions : on prendra, dans ces cas, des précautions qui seraient inutiles s'ils étaient bien portans, habitués au vert, et avaient reçu des racines dans les mois de janvier, de février et de mars.

La saignée, à moins d'indications spéciales, ne doit pas précéder la mise au vert, et si, pendant ce régime, elle est quelquefois nécessaire, elle est nuisible dans d'autres circonstances : elle sera utile pour prévenir les inflammations s'il y a pléthore, si l'artère est pleine, le pouls fort et la tête lourde, si les yeux sont rouges et brillans. Les sétons, qui ne sont pas d'urgence, épuisent les animaux inutilement. Les purgatifs pourraient être salutaires s'il fallait combattre une affection rebelle de la peau ; mais ils sont inutiles le plus souvent, et ne doivent jamais être administrés qu'avec précaution, car ils peuvent, tout en affaiblissant, déterminer des entérites. Mais l'on doit exciter la surface cutanée par des pansages fréquens ; d'ailleurs l'abondance de la transpiration nécessite des soins de propreté minutieux.

Si l'herbe dont on dispose n'est pas toute de même qualité, on gardera la meilleure pour la fin. Pendant le régime du vert un peu de nourriture sèche est souvent favorable, surtout lorsque le vert paraît surprendre les animaux. Il y a des chevaux qui ne peuvent pas supporter l'herbe seule, et qui reçoivent avec avantage un mélange de fourrage sec et d'herbe.

Si l'on donne le vert comme moyen hygiénique, sans indication positive, on peut continuer de faire travailler les animaux ; cependant il ne faut pas oublier que le nouveau régime les affaiblit, et il faut alors diminuer le travail et continuer l'administration de l'avoine ; mais, si l'on espère du vert un effet curatif déterminé, on doit laisser les animaux en repos et les soumettre à un régime diététique convenable.

EFFETS DU VERT. — Les animaux nourris au vert prennent une grande quantité de nourriture et leur ventre devient d'abord volumineux ; il y a une légère excitation, le pouls est accéléré.

Cet état est de courte durée : bientôt l'herbe relâche, ramollit les matières fécales, produit un léger effet purgatif, et rend les urines abondantes, aqueuses et claires. Après quelques jours, les animaux se dégoûtent souvent du régime du vert, mangent lentement, perdent en partie leur ventre, et maigrissent ; mais ils reprennent bientôt goût à l'herbe, se remettent à manger avec appétit, digèrent mieux, rendent des excrémens solides et homogènes, des urines épaisses sédimenteuses, reprennent du ventre, s'engraissent, sont gais et agiles. Leur flanc se remplit, leur peau est moite, souple et libre, leur poil luisant ; la mue se fait bien ; l'artère devient pleine et le pouls fort. Il y a quelquefois des signes de pléthore, et c'est alors qu'il convient de saigner, surtout si l'on a lieu de craindre, d'après la constitution du sujet, des congestions sanguines sur les viscères.

Si la diarrhée continue, que le ventre reste creux ou se ballonne souvent après les repas, qu'il y ait anorexie, que la digestion se fasse mal et lentement, le vert est contre-indiqué ; si, dans ce cas, on persiste à le donner, surviennent la faiblesse, l'œdème de l'abdomen, et l'engorgement des membres.

Si le vert est salutaire, l'état des animaux s'améliore, ils sont gais, la digestion est active, les excrémens sont en masses peu consistantes, les crottins sont faciles à briser, la respiration s'exécute librement, la circulation est régulière mais un peu accélérée, et la nutrition se fait bien ; les chairs, l'embonpoint, la vigueur, viennent rapidement, les membres se redressent, les articulations deviennent libres ; les tares, les tumeurs diminuent, la peau se nettoie, prend du brillant, s'assouplit, et les poux, la gale, les dartres et les croûtes disparaissent.

Durée. — Le vert dure ordinairement de quinze jours à six semaines, le plus souvent vingt-cinq jours. Pour les maladies chroniques et les affections anciennes des membres et des pieds, il faut le continuer long-temps ; mais en général c'est d'après les effets qu'il produit qu'on doit déterminer le moment de le discontinuer. Il y a des personnes qui le font durer un temps illimité, mais elles ne cessent pas de faire travailler les animaux auxquels elles donnent du foin, de l'avoine et de l'herbe. Cette méthode de nourrir pendant le printemps les herbivores avec de l'herbe et du fourrage sec peut être avantageuse ; mais si le vert est destiné à remplir des indications spéciales, il est toujours préférable de faire cesser le travail, dût-on revenir plus tôt au régime sec ; pour les bêtes qui font de rudes travaux, il ne doit avoir que la durée rigoureusement nécessaire.

Soins après le vert. — Après le vert, il faut revenir graduellement à l'usage de la nourriture sèche, donner le foin mêlé à de l'herbe, administrer de petites rations d'avoine, ne pas faire travailler les animaux de quelques jours et n'exiger d'abord qu'un travail peu pénible. Quelle que soit la vigueur apparente des chevaux qui se sont long-temps reposés, ils sont ordinairement faibles après ce régime hygiénique, et ils ont, dans tous les cas, perdu l'habitude des fatigues. Il faut surveiller leur santé, examiner la respiration, l'état du pouls ; s'il y a surexcitation, pléthore, on diminuera la ration d'avoine, on donnera de l'eau blanche, et au besoin on pratiquera des saignées.

DEUXIÈME CLASSE.

CIRCUMFUSA.

Les agens hygiéniques qui entourent les animaux sont appelés *circumfusa*. La plupart intéressent et l'agriculteur et le vétérinaire ; car il faut les connaître pour cultiver les plantes comme pour soigner les animaux. Nous les avons donc étudiés dans la première partie de ce cours, et il ne nous reste qu'à parler des étables et des moyens de désinfection.

CHAPITRE PREMIER. — HABITATIONS DES ANIMAUX DOMESTIQUES.

Sous le climat de la France, presque tous nos animaux peuvent vivre à l'état sauvage ; ils résistent aux intempéries de nos hivers comme aux chaleurs ardentes de nos étés. Contraints cependant, non-seulement d'habiter, mais encore de travailler toute l'année dans la même localité, ne pouvant pas, comme dans l'état de nature, s'élever sur les montagnes ou descendre dans les plaines selon qu'ils voudraient éviter une température trop élevée ou un froid trop rigoureux, la plupart souffriraient souvent sans le secours des habitations que la prévoyance de l'homme leur a préparées. Toutefois, pour les préserver des intempéries, nous les plaçons souvent dans des conditions très peu favorables à leur santé. Ce n'est pas sans en souffrir qu'ils sont privés de leur liberté, et les changemens qu'ils éprouvent en passant de l'atmosphère vaporeux où ils sont enfermés à l'air libre, est la cause de beaucoup de leurs maladies. C'est à l'hygiène à indiquer les conditions dans lesquelles il faut les placer pour qu'ils puissent profiter de l'avantage des abris que nous leur offrons sans en ressentir les inconvéniens.

Les habitations doivent garantir les animaux de la pluie, des vents, du froid et même de l'humidité de la terre; leur étude embrasse donc non-seulement les étables, les bâtimens, mais encore les litières.

§ 1. — BATIMENS.

Nous étudierons les habitations sous un point de vue général. Nous renvoyons à l'hygiène appliquée pour tout ce qui se rapporte à leurs dimensions, à la disposition des crèches, des râteliers, et à toutes les autres particularités qui doivent varier selon les animaux.

ART. I. — Étables.

DIVISION. — Nous désignons sous le nom d'étables (*stabulum* de STARE) les habitations des animaux domestiques en général, et nous appelons *écurie, bouverie, bergerie, chèvrerie, porcherie, clapier, chenil, poulailler, colombier, magnanerie, ruche,* les habitations des solipèdes, des grands ruminans, du mouton, de la chèvre, du porc, du lapin, de la volaille, des pigeons, du ver-à-soie et de l'abeille.

Emplacement des étables. — Dans le choix d'un lieu pour l'assiette des étables, il faut avoir égard à la santé des hommes, à celle des animaux, à la commodité des services et à la facilité des travaux ; car si ces points ne sont pas bien réglés, le fermier, quel que soit son zèle, ne peut obtenir, ainsi que le dit Fromage de Feugré, un succès complet.

C'est une fausse économie de vouloir faire servir un mur à une double fin, et de réunir les étables aux maisons. Cette distribution des bâtimens peut occasionner des incendies, être nuisible à la santé des hommes et préjudiciable aux bêtes. On doit à plus forte raison ne pas loger les bestiaux au rez-de-chaussée d'un bâtiment dont les étages supérieurs sont habités par l'homme : les émanations qui s'élèvent sans cesse du fumier sont toujours insalubres, détériorent les planchers et gâtent les meubles. D'un autre côté, à moins que l'étable ne soit voûtée ou plafonnée, la poussière qui tombe des étages supérieurs peut, à la longue, déterminer des ophthalmies, des affections de poitrine et des maladies cutanées.

Beaucoup de maladies du bétail dépendent de l'assiette des étables, qui sont tantôt sur un mauvais sol, d'autres fois dans un lieu enfoncé, ailleurs, exposées aux influences d'une masse d'eau impure, d'une forêt ou d'un égout.

La nature du sol doit être siliceuse ou calcaire ; l'argile conserve trop long-temps l'humidité, et répand sans cesse des vapeurs. On aura soin, si la terre est humide, malsaine, de n'y établir les étables qu'après avoir élevé le niveau du sol avec des graviers ; même lorsque la terre est, non pas humide, mais seulement franche et bonne pour la culture, il est avantageux d'en enlever 4 à 5 décimètres qu'on remplace par du sable grossier ou du mâche-fer. Mais on ne les construira jamais sur un sol où ont été enterrés des cadavres, des substances animales, car les émanations qui en proviendraient pourraient déterminer des maladies typhoïdes.

Il faut toujours placer les étables dans un lieu où il soit facile de mettre le pavé au-dessus du niveau de la terre extérieure ; ou bien déblayer celles qui sont terrassées et les entourer d'un fossé. Ces précautions sont nécessaires sous le rapport de l'hygiène, et utiles sous le point de vue économique : on évite ainsi la fraîcheur et l'humidité du sol et des murs, qui sont, dit Huzard, la cause de claudications rhumatismales qu'on s'efforce inutilement de guérir, et auxquelles les animaux sont encore plus exposés que l'homme ; on empêche l'eau provenant de la pluie, des neiges et des pompes d'y pénétrer, et l'on facilite le renouvellement de l'air, l'écoulement des urines, le lavage des crèches et du sol, la construction des fosses à fumier et la fabrication des purins.

La surveillance des étables placées près des habitations de l'homme est facile. Le fermier peut avoir continuellement l'œil sur son bétail et sur ses fourrages ; il peut aisément faire panser avec régularité, surveiller les malades, les femelles prêtes à mettre bas, et au besoin leur porter des secours.

Les pâturages et les abreuvoirs doivent être rapprochés des étables. Malheureusement le morcellement des terres oblige beaucoup de propriétaires à avoir des champs éloignés. C'est un grave inconvénient : il produit une grande perte de temps, et les animaux se fatiguent pour aller au pâturage et pour en revenir ; l'herbe qu'ils y prennent sert à peine à réparer les pertes occasionnées par ces voyages ; et s'il survient un orage, les troupeaux le reçoivent, n'ayant pas le temps de se rendre aux habitations.

Heureux le fermier qui a ses étables au centre des terres arables, et dont les troupeaux, en sortant de la cour, entrent dans le paquis. Les bœufs ne se fatiguent pas en allant au champ ; en sortant de la bouverie ils sont attelés à la charrue. Le fumier est porté dans les terres, à temps perdu, et sans fatigue pour les animaux. M. Nivière nous a démontré, d'après les calculs de M. de Thünen, qu'une terre arable, assez féconde pour donner 30 hectolitres de grains par hectare, ne rapporte pas de produit net, si elle est éloignée des bâtimens de la ferme de plus de 4 kilomètres ; et que celle qui rapporte 18 hectolitres par hectare ne donne plus de bénéfice, si elle est seulement à la distance de 2 kilomètres.

Il y a en France bien des propriétaires cultivateurs qui peuvent à peine vivre et payer leurs impositions, quoique menant une vie de privations ; la plupart attribuent à leur condition, à

43.

l'ingratitude de l'art de cultiver les champs, leur misère, qui dépend seulement de la dispersion de leurs terres, des travaux improductifs qu'ils font, eux et leurs bestiaux, pour aller labourer, porter le fumier et chercher les récoltes.

On doit approuver les agriculteurs qui, ayant des terres éloignées des bâtimens de la ferme, y font construire des bergeries et des bouveries ; leurs dépenses sont amplement couvertes par l'économie de temps, par le fumier conservé, par l'embonpoint qu'acquièrent les animaux, par leur bonne santé et par l'abondance de leurs produits en lait et en viande ; de simples hangars fermés en planches, ainsi que nous en voyons du côté de Morteau, de Bonetage, et sur une grande partie des herbages de quelques plateaux du Jura, peuvent prévenir de nombreuses affections ; ils sont surtout nécessaires dans les montagnes, sur les pâturages entourés de bois ou placés dans les vallées exposées aux vents froids et humides ; lorsqu'en automne et au printemps les variations de température sont brusques et fréquentes, ils peuvent prévenir le refroidissement et les maladies de poitrine.

Les frais de construction d'une conduite d'eau pourraient aussi être compensés par les avantages qui résulteraient d'un abreuvoir attenant aux étables ; le bétail sortant, en hiver, d'un lieu chaud et humide, pour aller boire, n'aurait pas le temps de se refroidir ; et pendant le règne des épizooties contagieuses, l'isolement en serait beaucoup plus facile et plus efficace.

Aire des étables.—*Inclinaison.* — Nous avons vu que l'aire des étables doit toujours être au-dessus du sol environnant. Tantôt elle est horizontale, tantôt inclinée ; elle peut même être creuse, légèrement concave, si l'on veut y laisser séjourner le fumier et surtout si elle est destinée à recevoir des animaux qui, comme les brebis, urinent peu : mais dans les autres circonstances, il faut lui donner des inclinaisons qui facilitent l'écoulement des urines. Dans les écuries, par exemple, la pente doit être à-peu-près de 2 centimètres par mètre ; si elle est plus grande, les animaux font leur appui difficilement, se tiennent sur les pinces et contractent des défauts d'aplomb. Le sol est le plus souvent incliné de deux côtés ; un de ses plans est dirigé de la crèche vers le train postérieur des animaux, et l'autre, d'une extrémité de l'étable à l'autre. L'aire doit présenter, dans le sens de cette dernière pente, une rigole pour conduire les urines au-dehors.

La pente doit varier non-seulement selon les animaux qu'on veut loger, mais selon la substance qui forme l'aire. « Les écuries et les étables, recommanderons-nous avec un agronome d'une grande expérience (1), doivent être disposées de telle sorte que leur sol solide et en pente donne un écoulement facile et continuel aux ordures et aux eaux qui, quand elles y séjournent, s'y corrompent et causent la mortalité du bétail. On ne saurait avec trop de soin en rehausser le sol, quand, après plusieurs curages successifs, il se trouve assez creusé pour que les liquides y séjournent. Je pourrais citer un grand nombre de faits à l'appui de ce que je prescris ici. Dans plusieurs étables où l'urine séjournait, je n'ai pu arrêter la mortalité des bestiaux qu'en faisant rehausser le sol avec du sable ou des cailloux, et en lui donnant une pente suffisante. » Les vétérinaires ont depuis long-temps signalé les inconvéniens des étables humides et mal tenues, et nous verrons plus loin qu'on ne peut y laisser séjourner le fumier impunément qu'en prenant des précautions pour neutraliser les émanations qui s'en élèvent.

Pavage. — La plupart des modes de pavage qu'on a employés jusqu'ici pour les étables présentent quelques inconvéniens. Les grandes *dalles* forment bien une surface unie, facile à nettoyer, elles peuvent être assez bien jointes les unes contre les autres pour que les urines pénètrent difficilement dans les espaces qui les séparent ; mais elles ont l'inconvénient d'être chères, d'être froides, et d'occasionner souvent des glissades. Si les *cailloux* ne présentent pas ce dernier inconvénient, ils forment un sol inégal qui fatigue les animaux, comprime les pieds et peut fausser les aplombs. En outre, l'aire ainsi pavée présente des interstices qui rendent le nettoiement de l'étable difficile, qui reçoivent même et conservent les urines, le fumier, et répandent ensuite des émanations insalubres. Il est très important que le sol des étables soit imperméable quelle qu'en soit la nature.

Les *planches*, les *madriers,* les *plateaux* sont employés dans

____

(1) *Cours complet d'agriculture*, T. III, p. 302.

les pays où le bois est à bas prix. On se sert à cet effet de plateaux
posés à plat, ou de liteaux placés de champ. Le bois dur se pénètre
d'humidité et devient glissant. Cet inconvénient est moins à craindre avec le bois blanc : celui-ci étant mou, les fibres, imbibées de
liquides, foulées par les pieds ferrés, se séparent, forment une
surface inégale et rugueuse ; mais alors elles se pénètrent de
matières animales, se putréfient et dégagent des vapeurs insalu -
bres. Ce dernier inconvénient aurait une gravité bien plus grande,
si les plateaux n'étant pas bien jointés, les urines pouvaient passer
au-dessous du plancher et y séjourner : on a vu les plus graves
maladies produites par cette cause.

Les *briques* ont été employées pour le pavage des étables depuis quelques années ; celles qu'on fabrique pour les carrelages
des maisons, pour les aires des fours, ne doivent pas être placées
à plat ; elles seraient trop fragiles et se lèveraient trop facilement.
On évite ces inconvéniens en les plaçant de champ ; mais alors,
comme elles sont peu épaisses, le travail est long. Il faudrait
pour cette destination en faire fabriquer qui eussent une très
grande épaisseur. Avec ces matériaux, on peut former une aire
solide, unie, sans être glissante, facile à nettoyer, à laquelle il
est aisé de donner les inclinaisons nécessaires.

La *terre glaise* est quelquefois employée pour former l'aire des
étables ; à cet effet, on la bat, on la dame, pour en faire une
croûte solide, résistante ; mais l'humidité ne tarde pas à la ramollir, à la pénétrer, et bientôt elle dégage des matières putrides. Il
faut la renouveler souvent : on en obtient chaque fois un bon
engrais.

On dit qu'on *salpêtre les étables,* quand on en garnit le fond
avec des terres mêlées de plâtras ; à mesure qu'elles sont péné-
trées par l'urine, il s'y forme des nitrates ; on les enlève ensuite
pour en retirer le nitre, par la lixiviation.

L'asphalte, qui a servi dans ces dernières années à des usages si divers, a été utilisé sur le sol des étables. Près de Lyon,
M. Laracine l'a employé dans des vacheries ; à Dijon, on a essayé
de l'appliquer aux écuries. D'après un rapport fait le 6 juillet 1841,
au comité d'agriculture de cette ville, par M. Delarue (1), le dal-

_____

(1) *Journ. d'agric. et d'horticulture de la Côte-d'Or,* 1841.

lage en asphalte, en évitant les causes d'accidens inhérentes à
tout autre système, présentera l'avantage d'un nettoiement prompt
et facile, et donnera le moyen de faire couler rapidement au-
dehors les urines et les eaux des lavages. L'asphalte a le grand
inconvénient, surtout quand il est mouillé, de faire glisser les animaux qui ne sont pas ferrés; ensuite il se ramollit à la longue
sous les pieds des ruminans, et finit par s'user. Si l'on ne peut pas
construire des étables suivant les règles que nous indiquons, on
devra du moins les rendre imperméables, et combler les enfoncemens à mesure qu'ils se forment; car l'urine qui s'y accumule devient à la longue un foyer d'infection.

EXPOSITION DES ÉTABLES. — Dans la plupart des provinces de la
France, l'est est celui des quatre points cardinaux qu'on doit préférer pour l'exposition des bâtimens destinés à loger l'homme et
les animaux : l'ouest est souvent trop humide. Quoique l'exposition au sud soit désagréable en été, elle est cependant, en général, préférable à celle du nord. Du reste, au moyen d'ouvertures
convenables, on peut se procurer presque partout les avantages
de toutes les expositions et en éviter les inconvéniens; quand la
chaleur est trop forte, on ferme les portes, les contrevens du côté
du sud, et l'on ouvre les fenêtres qui donnent au nord et à l'est.

MURS DES ÉTABLES. — Il importe que les étables soient solides,
et que la construction en soit économique; les murs doivent être
imperméables à l'air et à l'humidité, afin que la température intérieure puisse être réglée par les ouvertures, et qu'elle ne soit
pas constamment modifiée par celle de l'air extérieur. On construit les étables en briquetages, en planches, en nattes de paille,
en branchages, en pisé, en cailloux, en pierre. Dans les contrées
froides et pauvres, au lieu d'un mur solide, en bonne maçonnerie,
on fait des espèces de cloisons, et l'on place entre elles de la
mousse tassée, de la terre fine, de la sciure de bois ou d'autres
corps, mauvais conducteurs du calorique.

On doit toujours entretenir les murs des étables en bon état,
n'y laisser ni crevasses ni trous. La face interne surtout doit en
être unie; les excavations qui pourraient servir de retraite aux
rats doivent être bouchées avec soin; ces animaux ramassent sans
cesse des pailles, des grains et des plumes; or, ces corps conser-

vent les principes contagieux qui leur arrivent, se putréfient à la longue et deviennent eux-mêmes des causes d'insalubrité.

Si les murs sont humides et froids, il faut en garnir la base de planches, de nattes de paille. La fraîcheur des pierres qui restent long-temps en contact avec le corps des animaux occasionne souvent des rhumatismes, des douleurs qu'on attribue mal-à-propos à des efforts et à des écarts.

Plafond, toitures. — Les étables sont placées sous le fenil, sous l'habitation du fermier, sous un magasin, ou directement sous la toiture : dans le premier cas, il faut préserver les animaux des graines du foin. de la poussière, et dans le dernier, de la pluie, du froid. Les plafonds, les voûtes sont les meilleurs moyens d'obtenir complétement ces résultats : ils ont de grands avantages sur les planchers; ils sont unis, faciles à nettoyer, complétement imperméables, et moins exposés aux incendies. Mais ils sont, en général, trop chers pour la plupart de nos propriétaires; de plus, les étables voûtées sont fraîches en été, chaudes et humides en hiver, si les murs et la voûte ne sont pas percés d'ouvertures bien disposées. A Paris et à Lyon, les écuries voûtées causent la perte de beaucoup de chevaux (1).

Les planchers sont beaucoup plus communs dans les étables que les plafonds; ils ont l'inconvénient de présenter des fentes toujours assez grandes pour laisser passer la poussière, à moins qu'ils ne soient doubles et faits avec de bonnes planches. Il est difficile de les tenir propres, car ils reçoivent les araignées dans les angles des poutres et des travons. Les bois sont toujours perméables à l'humidité; à la longue, les émanations les pénètrent et les virus s'y conservent ensuite long-temps. On peut remédier en grande partie à cet inconvénient, en passant sur les bois quelques couches de goudron, que l'on peut au besoin saupoudrer de gravier ou de sable.

Le plafond des écuries doit être élevé de 3 mètres, et même plus si l'on veut y loger un grand nombre d'animaux.

Les toitures sont le plus souvent en ardoises, en tuiles, en planchettes ou en chaume : dans le nord, on en trouve en toile goudronnée et sablée , ou en carton enduit également d'une cou-

(1) Rainard , *Pathologie générale.*

che imperméable. Ces derniers matériaux sont très économiques; mais ils sont exposés aux incendies, surtout si les étables sont placées près des maisons et dans le voisinage des fours. Les toits en tuiles laissent passer l'air, et les étables sont froides en hiver, chaudes en été.

OUVERTURES. — Les ouvertures ont pour but de livrer passage aux hommes et aux animaux, de faire renouveler l'air, de laisser pénétrer la lumière et de régler la température des étables. Les unes et les autres doivent être placées de manière qu'elles soient le moins possible à côté des animaux. Les chevaux et les bœufs qui reçoivent les courans d'air sont les plus exposés aux rhumatismes.

Portes. — Les portes seront assez grandes, à deux battans, et les huisseries en bois ou en pierre de taille, ne présentant pas des angles saillans. Elles devront, si on laisse le fumier s'amasser dans les étables, être au-dessus du niveau du sol. On dispose alors un plan incliné ou un petit escalier pour faciliter l'entrée et la sortie. Cette disposition a même l'avantage d'empêcher qu'un trop grand nombre d'animaux sortent à-la-fois et se pressent contre les huisseries.

Les ouvertures pour le renouvellement de l'air doivent être combinées avec l'épaisseur des murs, la nature du plancher et la forme de la voûte, le nombre d'animaux et les autres causes d'altération qui règnent dans le bâtiment, de manière qu'on puisse régler convenablement la température et le degré de pureté que l'on désire obtenir dans l'air.

L'architecture est encore très arriérée, du moins dans les campagnes, sur l'art d'aérer les appartemens. Les physiciens ont bien enseigné, en partie, ce qu'il convient de faire pour renouveler l'atmosphère des habitations, sans incommoder ceux qui les habitent, mais leurs théories sont très rarement mises en pratique. Or, il ne faut pas espérer que les agriculteurs, dont les maisons sont si mal construites, si froides en hiver, malgré les masses de combustibles qu'on y brûle, fassent pour les animaux ce qu'ils négligent pour eux-mêmes. Cependant nous recommandons de pratiquer au moins des ouvertures au niveau du sol et d'autres au plafond.

Barbacanes. — Les premières, appelées barbacanes, petites, en carrés longs, seront destinées à l'entrée de l'air frais et pur du dehors. Il doit y en avoir sur les quatre faces, et elles doivent être pourvues de planchettes à coulisses, afin qu'on puisse ouvrir à volonté et selon la température, celles du nord ou celles du midi. C'est à tort qu'elles manquent presque partout : les portes n'y suppléent qu'imparfaitement.

Cheminées d'appel. — Placées au plafond, elles doivent conduire au dehors l'air altéré et échauffé par les animaux et les vapeurs qui proviennent de la peau, de la poitrine et du fumier. Elles sont faciles à construire et peuvent consister en deux ouvertures, l'une au plafond et l'autre au couvert, et réunies par une gaîne en planches. Il est à désirer que l'ouverture inférieure de la gaîne soit évasée en entonnoir, et que la cheminée dépasse de quelques décimètres, la toiture. Si le plafond est uni en voûte, une seule cheminée, occupant le point culminant, peut suffire au renouvellement de l'air; mais il en faut plusieurs, si au lieu d'une voûte en plâtre, il y a des poutres et des solives. Du reste, le nombre de ces ouvertures doit être subordonné à la grandeur des étables.

Au moyen d'un registre on doit pouvoir fermer ces ouvertures, ce qui du reste est rarement nécessaire, car elles n'agissent qu'en proportion des altérations de l'air : ce fluide est-il fortement échauffé par la respiration du bétail, par la fermentation du fumier? est-il mêlé à beaucoup de vapeur d'eau? il est léger, sort avec précipitation, et fait place à celui de dehors qui entre par les barbacanes; mais est-il au contraire pur et froid? il est alors aussi lourd que celui qui est répandu dans l'espace, et il reste stationnaire. Les cheminées des lieux mal tenus où sont renfermés un grand nombre d'animaux, donnent quelquefois en hiver une fumée qu'on peut distinguer à 50, 60 mètres de distance.

On a dernièrement proposé (1) comme pouvant suppléer, dans les magnaneries aux meilleurs ventilateurs, un tuyau ouvert aux deux extrémités et placé verticalement au milieu des bâtimens. Au rapport de M. J. Gensoul, M. Laure a trouvé que ce moyen

(1) *Annales de la Société d'agriculture de Lyon,* 1822.

renouvelait convenablement l'air dans toutes les circonstances ; ce tuyau prend dans les appartemens le gaz impur, et le répand au-dessus des toitures. Les effets que produisent les cheminées, nous expliquent l'utilité de ce ventilateur.

C'est dans les grandes étables destinées à loger beaucoup d'animaux que les ouvertures doivent être nombreuses, pour que le renouvellement de l'air y soit suffisant. L'aérage y est plus difficile, et l'air s'y altère plus vite. Dans une petite écurie à un cheval une porte et une lucarne suffisent pour bien établir l'aérage ; mais dans une grande étable où il n'y a qu'une porte il faut beaucoup plus de fenêtres. Quand on réfléchit aux grandes dimensions qu'ont ordinairement les portes, à la quantité d'air qu'elles laissent entrer, lors même qu'elles sont fermées, par la serrure, entre les battans, sur toute leur circonférence, on conçoit pourquoi les petites étables sont plus saines que les grandes. Il semble d'ailleurs que la fermentation des matières impures est plus activée dans l'air quand elles proviennent de plusieurs individus. Les grandes agglomérations d'animaux sont toujours malsaines : les maladies y sont très fréquentes et des affections, qui seraient légères, si les malades vivaient isolés, y deviennent graves revêtent le caractère typhoïde, charbonneux ; les chevaux y contractent le farcin et la morve.

Fenêtres. — Les ouvertures destinées à éclairer les écuries, les bouveries seront placées à une hauteur de 2 mètres au-dessus du sol ; elles doivent être pourvues de vitres, pour s'opposer à l'entrée du vent et des insectes. Pendant les chaleurs, on les garnira de paillassons pour ne pas laisser pénétrer une lumière trop vive : ces paillassons, toujours perméables, contribuent au renouvellement de l'air. Si l'on doit ouvrir les fenêtres, il est bon qu'elles soient assez élevées au-dessus du sol pour que le courant d'air qu'elles établissent n'atteigne pas les animaux. Elles doivent être plus larges que hautes, et les fermetures, fixées par leur bord inférieur au moyen de charnières, doivent s'ouvrir supérieurement de manière à diriger l'air qui entre contre le plancher.

Autant que possible, il faut en placer sur les quatre murs ; on ferme ensuite les unes ou les autres, selon la direction du vent, la température de l'étable, etc. Si elles sont d'un seul côté, elles doivent être sur le mur placé derrière les animaux; celles qui sont au-dessus des râteliers seront pourvues d'auvens assez grands et disposés de manière à empêcher la lumière directe d'arriver sur les yeux des solipèdes.

ART. II. — Locaux pour les fourrages.

Non-seulement on isolera bien les magasins à fourrages des bouveries, ce qu'on fait rarement dans nos campagnes, mais encore on ne laissera jamais du foin sur des suspentes, dans des couloirs, dans un coin des écuries. Si le fenil est au-dessus de l'habitation des animaux, un double plancher, un plafond ou une voûte doit le séparer du rez-de-chaussée, car les émanations qui s'élèvent du corps des animaux imprègnent rapidement les fourrages et peuvent en très peu de temps en augmenter le poids d'un huitième.

Les *abat-foin* sont très commodes pour faciliter la distribution des fourrages, mais ils ont l'inconvénient de laisser tomber de la poussière qui incommode les yeux, le nez, la poitrine, la peau des animaux et produit des ophthalmies, des coryzas, des bronchites et des maladies cutanées. En outre, ces ouvertures laissent arriver les émanations jusqu'aux fourrages, et dans certains cas, elles établissent des courans d'air d'où peuvent résulter des fluxions sur les yeux et sur la poitrine.

Si l'on veut continuer à laisser des trappes pour faire passer le foin et la paille, on doit les garnir de couvercles qui les bouchent exactement, les fermer aussitôt qu'elles ont servi; ne faire tomber par cette voie que des fourrages bien secoués, complétement débarrassés de la poussière, et garnir au moyen de planches l'espace qui sépare le râtelier du plancher.

Aux trappes ordinaires il faut substituer des ouvertures placées dans le mur derrière les râteliers. Elles ont l'avantage des abat-foin sans en avoir les inconvéniens; elles sont usitées avec les plus grands succès pour les grands ruminans. Le professeur Grognier craint qu'en cachant à l'animal la main qui le nourrit on ne se prive d'un moyen de le rendre doux, obéissant. Nous croyons que cette considération mérite peu d'importance. Du reste, comme le fait observer Bourgelat, il suffit de distribuer aux animaux le son, l'avoine pour les apprivoiser, les rendre familiers et exciter leur reconnaissance.

Décharge. — Lorsque les fenils sont dans les étages supérieurs des maisons, comme cela a lieu souvent dans les petites villes, il peut être avantageux de n'avoir pas à descendre le foin botte par botte. Dans ce cas, un couloir en planches peut économiser beaucoup de temps et éviter la perte d'une partie du fourrage. Ce conduit doit être bien fermé, et le fourrage descendu doit être déposé dans un coin hors des émanations du fumier. Si cette décharge est dans l'étable elle devra être bien fermée et on ne devra descendre que peu de fourrage à-la-fois, seulement la quantité que les animaux pourront en consommer dans un jour, afin de ne pas le laisser exposé aux vapeurs qui s'élèvent du fumier.

A côté des étables il faut des appentis, des hangars, pour l'entrepôt des fourrages verts.

Magasin à fourrage. — Le fenil doit être à côté de l'étable, et les deux bâtimens doivent communiquer par un passage garanti de la pluie. Cette disposition facilite beaucoup la distribution des fourrages ; les domestiques craignent moins de multiplier les voyages ; les rations alimentaires sont mieux faites, et les animaux profitent davantage de la nourriture. Cependant, à moins de voûtes ou de plafonds, le foin, la paille ne doivent pas être au-dessus de l'étable, ni même à côté, afin que la poussière du fenil n'arrive pas jusqu'aux animaux, et que les émanations qui s'élèvent des excrémens ne pénètrent pas jusqu'aux fourrages.

§ 2. — LITIÈRES.

Parmi les substances employées comme litière, les unes ne contribuent à la production des engrais qu'en absorbant les principes liquides, volatils, fournis par le corps animal, et les autres, tout en absorbant aussi, se putréfient et augmentent la masse des matières fertilisantes. Nous les étudierons sous le rapport de l'hygiène vétérinaire et de l'économie rurale.

LITIÈRES ABSORBANTES ET FERTILISANTES. — Elles sont formées

de substances qui, comme les pailles, les feuilles, les bruyères, les gazons peuvent s'imprégner d'urine et fournir par leur décomposition des matières susceptibles de contribuer à la nutrition des plantes.

Pailles. — Les pailles sont les matières sur lesquelles on fait le plus souvent coucher les animaux ; nous avons vu que celles qui sont brisées et écrasées, comme celles qui sont parenchymateuses sont les meilleures ; elles prennent beaucoup de liquide, fermentent rapidement et donnent de grandes quantités d'engrais : celles des céréales se tassent, absorbent mieux quand elles sont écrasées.

Les *fougères* riches en substances minérales, en potasse, et si communes dans nos montagnes, peuvent former de bonnes litières ; elles sont d'abord riches en élémens fertilisans, et quoique ayant des tiges grosses, elles forment, si l'on en met convenablement, des couches molles, car elles ont beaucoup de feuilles, sur lesquelles les bestiaux peuvent bien se reposer. Mais on ne devrait pas les employer pour les bêtes à laine, car elles se brisent facilement et altèrent les toisons ; elles sont très bonnes pour tous les autres animaux. Il n'est pas prouvé, comme on le croit, qu'elles font tarir les vaches, et dans tous les cas, elles ne le font que lorsqu'elles sont vertes ; or, elles ne doivent être employées qu'après avoir été desséchées.

Les *feuilles* de plusieurs arbres remplissent souvent avec les plus grands avantages le même but. Celles de noyer, grandes, faciles à ramasser, épaisses, bien absorbantes, ont une composition chimique fort compliquée, fermentent facilement et donnent un excellent engrais ; celles de châtaignier leur sont inférieures, mais elles sont préférables à celles de hêtre, de chêne, qu'on trouve dans les bois en couches si épaisses et qu'il est si facile de récolter : celles de hêtre sont petites et coriaces ; celles de chêne, riches en acide tannique, se conservent aussi long-temps et ne doivent être employées comme engrais que lorsqu'elles sont bien décomposées, et que la chaux, l'ammoniaque, en ont saturé l'acidité. Inutile d'ajouter que les feuilles des maronniers d'Inde, de tilleul et de tous nos arbres pourraient recevoir la même destination.

On se sert de la *bruyère* comme litière dans les pays de montagne ; on l'emploie seule, fauchée, ou après l'avoir enlevée avec le gazon : elle est dure, ligneuse, absorbe peu et fermente difficilement ; le fumier qui en résulte agit avec lenteur, mais dure long-temps. Il convient pour les récoltes longues à venir : avec du fumier de bruyère, le blé, bien nourri jusqu'à sa maturité, fournit beaucoup de grain.

A Spitrhut, M. Preuss entretient 50 chevaux qui ont toujours pour litière 6 centimètres de *sciure de bois*, et qui ne sont jamais atteints ni de teignes ni de dessèchement des sabots. M. Nérust, directeur des postes à Tilsitt, conseille cette litière pour guérir les maladies des pieds. Dans la forêt Noire, on l'emploie concurremment avec la bruyère : aussi les assolemens renferment peu de céréales (1). En France, nous laissons perdre mal-à-propos la sciure de bois dans les forêts et sur les torrens qui font mouvoir les scieries.

Le *gazon* est souvent employé comme engrais : dans la Westphalie, on enlève celui des bords des chemins, et on le porte sur les terres arables ; ailleurs, on stratifie des couches de gazon avec des couches de fumier : dans quelques endroits, quand on a nettoyé les étables, on met sur le sol 20 ou 30 centimètres de gazon, on place la litière sur cette couche et après une quinzaine de jours, on enlève le fumier, on remet une seconde couche de gazon, plus tard une troisième, et ainsi de suite, autant que la profondeur de l'étable le permet. Ces couches de terre, piétinées, imprégnées d'urine et d'excrémens, portées dans les champs et dans les prés, forment d'excellens engrais. Cette pratique tient les animaux secs et rend les fosses à fumier inutiles. Le gazon est quelquefois employé comme litière ordinaire des moutons ; il absorbe suffisamment l'urine de ces animaux, et tient les bergeries dans un état de propreté convenable. Quand on fait passer le fumier des chevaux et des porcs dans les bergeries avant de le disséminer dans les terres, on le couvre d'une couche de gazon, pour que les bêtes à laine ne couchent pas directement sur les excrémens des autres animaux. Dans tous les cas, les plantes qui forment le gazon fournissent des principes fertilisans.

(1) *Journal des haras*, mars 1840.

La *tourbe* agit comme litière absorbante et fertilisante. Cependant les parties végétales qu'elle renferme fermentent lentement; mais elle contribue à la nutrition des plantes par les matières animales, par les débris très ténus de végétaux qu'elle contient. Elle peut être employée comme le gazon. Dans le Limbourg, où le système pastoral est très répandu et la paille rare, on fait la litière avec *des cendres de combustibles fossiles*. Cette litière absorbe les urines et agit ensuite elle-même comme amendement.

Litières absorbantes. — Le *sable* sec, placé dans les étables, forme une assez bonne litière; il s'emprègne des émanations animales et fournit ensuite un engrais excellent pour les terres argileuses et pour les prés aigres et humides, dont il détruit la mousse. Le sable calcaire, marneux, sert en outre d'amendement aux terres qui manquent de chaux. Quelques cultivateurs font coucher les bêtes à laine sur des lits de sable qu'on recouvre de paille, et ils ne nettoient la bergerie qu'une fois tous les ans.

La *terre* sèche, employée comme litière et répandue ensuite dans les champs, agit par les principes dont elle s'est chargée et par le terreau qu'elle contenait préalablement. D'après quelques observations, il faut un pied cube de terre sèche pour absorber les matières que rend journellement une vache.

Les matières absorbantes tiennent les étables sèches et saines; mais si elles ne sont pas nécessaires pour rendre les animaux propres, leur emploi entraîne des frais de main-d'œuvre inutiles. Les litières ne fertilisent la terre que par les matières qu'elles renferment au moment où on les emploie, et par les produits qu'elles acquièrent pendant la fermentation ; de sorte que les substances qui contiennent les engrais tout formés, celles qui ne sont pas susceptibles de fermenter, doivent être portées directement dans les terres. On dit que les urines et les excrémens mêlés à des substances inertes sont plus faciles à répandre uniformément ; mais cet avantage ne peut pas compenser les embarras de porter la terre du champ à l'étable, et de l'étable au champ qu'elle doit fertiliser. Les litières purement absorbantes ne doivent donc être employées que si elles sont exigées par des motifs hygiéniques; même, si les litières fertilisantes sont rares, on doit disposer les pentes, les rigoles des étables, de manière à pouvoir ramasser facilement les urines, les excrémens, et laisser coucher les animaux sur le sol.

QUANTITÉ DE LITIÈRE. — Il faut employer la quantité de litière nécessaire pour absorber les excrétions, pour tenir les étables sèches, et pour préserver les animaux du froid et de l'humidité. On dit que, pour obtenir un bon fumier, il faut 20 parties de paille pour une quantité de nourriture équivalant à 100 parties de foin distribuées en raison de 2,500 grammes de foin par 50 kilogrammes de poids vivant. Cette évaluation ne peut être qu'approximative. Les animaux nourris au vert, ceux qui prennent des alimens aqueux, des soupes, de grandes quantités de boissons, ceux qui ne travaillent pas, qui transpirent peu, urinent abondamment et pourrissent des masses de litières ; il en est, la vache et le porc, qui en exigent toujours des couches épaisses. On en donne aussi beaucoup aux chevaux et aux bêtes à laine, mais c'est pour tenir le poil et la laine de ces animaux dans une grande propreté : dans le même but, on leur réserve la paille, car les fougères, les feuilles et le gazon les salissent, surtout les moutons, à cause de la longueur de leur laine. Enfin, si le sol des étables est horizontal, il en faut plus que lorsqu'il présente des pentes et des rigoles pour l'écoulement des urines.

Quand on a beaucoup de substances végétales que l'on veut transformer en engrais, il n'y a pas d'inconvénient à faire des litières épaisses ; car, mises en contact avec les matières animales, les plantes sèches s'en imprègnent, fermentent ensuite facilement, et deviennent plus propres à activer la végétation que si elles ont été tassées seules dans une fosse. On doit donner aux animaux fatigués une litière abondante et sèche, afin non-seulement de préserver leur corps échauffé par l'exercice, de la fraîcheur et de l'humidité, mais encore de leur procurer du bien-être, et de faciliter leur délassement.

CHAPITRE II. — MOYENS DE DÉSINFECTION.

Indépendamment des moyens particuliers que nous avons fait connaître pour remédier à l'insalubrité des *sols* et des *étables*, il en est de généraux qui peuvent être appliqués contre les effluves et les virus, et servir à nettoyer l'air, les crèches, les couvertures et tous les objets qui peuvent être en rapport avec les animaux ; on les appelle *moyens de désinfection*, parce qu'on en fait plus particulièrement usage pour neutraliser les qualités nuisibles que l'air et les autres corps acquièrent en s'imprégnant de matières *infectantes*.

Les moyens de désinfection sont les uns mécaniques ou physiques, les autres chimiques ; beaucoup agissent mécaniquement et exercent en outre une action chimique. Ils ont pour but de détruire les particules infectantes, ou de les rendre inertes en les détachant des objets auxquels elles adhèrent et en les disséminant dans l'espace.

VENTILATION, AÉRAGE. — La ventilation est le plus intéressant de tous les moyens de désinfection : l'emploi des autres est facultatif, et déterminé seulement par des circonstances particulières qui ne se présentent que très rarement ; mais les besoins de l'aérage sont de tous les instans, et toujours d'une nécessité absolue ; car, de même que l'eau, l'air s'altère toutes les fois qu'il est stagnant, et celui des lieux inhabités ne fait pas exception. La ventilation seule peut remédier à toutes les altérations de l'atmosphère, tandis que tous les autres moyens désinfectans seraient incapables de rendre habitable un lieu dont l'air serait altéré, si ce fluide n'était pas renouvelé. Les effets de l'aérage sont moins prompts sur les objets solides imprégnés de molécules infectantes que sur l'atmosphère, mais ils sont aussi très efficaces, et aucune impureté ne résiste à l'action long-temps continuée d'un courant d'air.

On considère généralement l'aérage comme nuisible en hiver, à cause du refroidissement qu'il occasionne, mais on peut le pratiquer de manière à garantir les animaux des courans d'air froid. Dans tous les cas, ce n'est pas en fermant les ouvertures qu'on doit chercher à réchauffer les étables, car l'air ne peut être échauffé par la respiration animale, par la transpiration cutanée et par la fermentation du fumier, sans être en même temps altéré : or, l'air chaud impur est plus nuisible qu'utile à la santé des animaux.

La ventilation est très facile à mettre en pratique : il suffit de disposer convenablement les ouvertures des habitations. Nous ajouterons à ce que nous avons dit en parlant des étables, que ces bâtimens ne doivent jamais être hermétiquement fermés, mais que les ouvertures doivent être pratiquées de manière que l'air froid ne soit pas dirigé directement sur les animaux. Lorsque les habitations sont vides, toutes les fenêtres et barbacanes doivent rester ouvertes. Dans les lieux habités, si les ouvertures sont convenablement disposées, le renouvellement de l'air a toujours une activité proportionnelle aux altérations qu'éprouve ce fluide. Les animaux sont-ils nombreux ? l'air qui les environne s'échauffe, se charge de vapeurs, d'azote ; il devient léger et sort avec rapidité par les cheminées d'appel. Lorsqu'un appartement est infecté par un agent bien délétère, et qu'il faut agir promptement, on facilite l'action des fenêtres par des ventilateurs : on emploie ces machines quand il y a dans un local une source continue de molécules infectantes, ainsi que cela a lieu dans les magnaneries et dans les hôpitaux. Les tarares en usage dans les magnaneries, sont les ventilateurs les plus employés. Il suffit, dans quelques cas, de faire mouvoir les portes d'un appartement pour établir des courans d'air suffisans.

Le feu peut être un moyen de ventilation : c'est même le meilleur, pour les grottes et les caves qui manquent d'ouvertures ; quand on veut l'effectuer, on place dans les lieux à désinfecter des réchauds remplis de charbons ardens qu'on renouvelle jusqu'à ce que la combustion s'entretienne aisément : les animaux peuvent alors y pénétrer sans danger. On active l'action du feu en adaptant aux fourneaux des cheminées, pour aviver la combustion et augmenter le tirage. Le calorique agit en rendant l'air léger et en détruisant les principes insalubres.

44.

On ne saurait trop activer l'aérage des lieux habités. L'air impur des étables occasionne beaucoup de maladies : M. Miquel lui attribue le développement de plusieurs enzooties qu'il a eues à traiter. Ces affections ont cessé aussitôt que les propriétaires des bêtes malades, suivant les conseils de ce savant vétérinaire, ont mieux logé leurs animaux. Les accidens qui surviennent après les opérations graves sont souvent dus aux émanations des étables, tandis qu'un air pur, modérément chaud, favorise la guérison des individus opérés. Sous les rapports de la température, de l'humidité et de la composition chimique, l'aérage est continuellement nécessaire dans les lieux habités; car il ne se forme pas constamment des émanations délétères, mais l'air perd sans cesse de son oxygène, se charge d'acide carbonique et tend à devenir chaud, humide et impropre à la respiration.

Quant à l'activité à donner à la ventilation, nous dirons qu'il faut la subordonner aux dimensions du bâtiment, au nombre d'animaux qui l'habitent, à leur état, à leurs maladies, à la quantité de fumier et aux précautions avec lesquelles on nettoie les crêches, les râteliers, le sol, les murs et les planchers. On fera en sorte que l'air enfermé ne paraisse à nos sens, ni plus humide, ni surtout plus odorant que celui de dehors; il ne doit pas même être beaucoup plus chaud, si ce n'est en hiver, quand la température est très basse, et encore doit-il alors paraître frais et ne pas dépasser 10 ou 15 degrés. Il arrive souvent que les planchers, le cuir des harnais se couvrent de moisissure. Il n'est pas besoin de dire que l'humidité est, dans ce cas, beaucoup trop grande, et qu'il faut activer l'aérage. Il en serait de même si l'on remarquait la plus légère odeur ammoniacale ou simplement cet état particulier qu'on désigne quand on dit qu'un lieu sent l'*enfermé*.

Le RATISSAGE, action de ratisser, est un moyen de désinfection simple et efficace. On le met souvent en usage dans un but de propreté, pour enlever aux crêches et aux murs l'apparence de vétusté. On le pratique sur les objets en bois avec le rabot dont l'action est prompte et plus efficace que celle de la ratissoire. Il est nécessaire pour désinfecter les bois altérés, pourris, imprégnés de matières infectantes, et les murs qui, ayant été longtemps en rapport avec les animaux, avec le fumier, sont couverts de matières impures. Après le ratissage, on passe une couche de lait de chaux sur les corps désinfectés. Le lavage est moins efficace que ces opérations.

Les matières animales s'infiltrent dans les sols des étables et imprègnent les corps les plus durs. « Après avoir fait laver à grande eau une des écuries du quartier de Condé, j'ai fait enlever les pavés et j'ai constaté, 1° que les terres et les sables au-dessous sont imprégnés d'urine et de matières en décomposition, et cela à plus d'un pied de profondeur ; 2° que les pavés sont pénétrés d'urine jusqu'à leur centre ; 3° qu'en approchant du nez ces divers matériaux, ils exhalent une odeur à faire bondir le cœur (1). Il ne peut jamais y avoir d'inconvénient à enlever, de temps en temps, la couche supérieure de l'aire des étables, et à la remplacer par de la terre : l'opération détruit une cause d'insalubrité et procure un bon engrais.

BLANCHIMENT A LA CHAUX. — Le lait de chaux est fréquemment employé pour blanchir les murs, les crèches, les plafonds ; il cache d'abord les matières infectes sur lesquelles on l'applique, et il les détruit ensuite. Étendu sur les crèches, sur les râteliers ; il se dessèche et exerce une influence hygiénique salutaire. Les particules calcaires que les animaux prennent, agissent comme condiment, excitent l'appétit et stimulent l'estomac ; elles peuvent même saturer les acides qui se trouvent dans les premières voies, principalement chez les jeunes animaux, et guérir certaines diarrhées.

La chaux vive purifie l'amosphère, en attirant et en condensant l'acide carbonique. Pour prévenir les mauvais effets de ce gaz, on place, dans les lieux qui en renferment, de la chaux vive sèche, ou des vases contenant du lait de chaux ; d'autres fois on arrose avec ce liquide le sol, les murs, etc.

LAVAGES. — On les pratique avec l'eau pure, avec des dissolutions alcalines, des acides, etc.

Aucun principe délétère ne résiste à l'action *de l'eau* convenablement prolongée. Si l'on frotte, si l'on fait macérer les objets infectés, le liquide entraîne ou décompose constamment les molé-

______

(1) *Journal des haras*, décembre 1840.

cules infectantes. L'action de l'eau bouillante est plus prompte
que celle de l'eau froide : le calorique augmente la force dissolvante du liquide. Il y a même des matières, celles que la chaleur
ramollit, qui, quoique insolubles, sont entraînées par l'eau bouillante.

Les *acides concentrés* décomposent la plupart des matières
organiques ; ils attaquent aussi beaucoup de substances minérales, ou sont attaqués par elles ; ils agissent avec une grande intensité sur les corps organiques qui, comme les miasmes, les virus,
sont à l'état moléculaire. Les acides sulfurique, hydro-chlorique,
nitrique, sont les plus énergiques ; malheureusement, parmi les
objets qu'on a ordinairement besoin de désinfecter, peu en supportent l'action. On a préconisé l'acide acétique comme désinfectant ; mais l'action en est moins sûre.

Les *lavages avec les alcalis* décomposent les corps délétères
comme le font les acides ; mieux que ces derniers, ils nettoient
les objets imprégnés de matières grasses et couverts de vernis,
de mucus, de bave. On les pratique avec des dissolutions de potasse et de soude du commerce ou de cendres gravelées. L'eau de
chaux est alcaline, et agit en outre, surtout l'eau première, par
la potasse qu'elle contient. Le savon en dissolution nettoie comme
les liquides alcalins. Du reste, une lessive, obtenue en faisant
bouillir des cendres de bois dans l'eau, fournit un liquide très
facile à préparer, et qui est au moins aussi efficace que les moyens
que nous venons d'indiquer. Ces divers lavages ne sont pas assez
souvent employés ; c'est à tort que nos cultivateurs les considèrent comme des pratiques de luxe, car ce sont des moyens toujours utiles et souvent nécessaires.

Le *nitrate* et le *bichlorure de mercure* décomposent les matières organiques ; on a fait l'essai de leurs dissolutions, en lavages, dans les cas de peste et de fièvre jaune : ces substances sont
peu susceptibles d'être employées en grand. Les sels neutres, le
chlorure d'aluminium, les dissolutions qu'emploie M. Ganal pour
conserver les matières animales, peuvent être employées à désinfecter.

Le *chlorure d'antimoine*, *l'ammoniaque*, sont dans le même
cas : ils ne peuvent être employés qu'en petit ; on s'en sert pour

cautériser les morsures des chiens enragés et des vipères, les plaies faites avec des instrumens imprégnés de matières délétères. Sous ces rapports, l'efficacité de ces agens est contestée.

Quelque substance qu'on emploie en lavages pour désinfecter, il faut terminer l'opération avec l'eau ordinaire. Ce liquide, jeté en grande quantité, entraîne avec les matières détachées, décomposées par les alcalis et par les acides, les particules de ces corps qui étaient restées adhérentes aux objets infectés.

Feu. — De tous les agens désinfectans, celui-ci est le plus économique, le plus facile à employer et le plus efficace ; mais tous les objets ne peuvent pas en supporter l'action. Toutefois, il n'est pas nécessaire, pour détruire les virus, les miasmes, de chauffer les corps infectés jusqu'à la température rouge ; de sorte qu'on peut soumettre à l'action du feu les objets métalliques, et ceux en bois qui peuvent résister quelques instans à l'action de la flamme.

Fumigations. — Elles sont employées pour désinfecter l'air des habitations, et les objets solides qui ne peuvent pas résister à l'action du feu, de l'eau, etc.

Fumigations aromatiques. — On les pratique en dirigeant, à l'aide du calorique, des substances volatiles odorantes sur les objets que l'on veut désinfecter. A cet effet, on jette sur les charbons ardens, sur un morceau de fer chaud, des plantes aromatiques, des baies de genièvre, des résines, des gommes-résines, du sucre, du vinaigre, etc. De nos jours, on n'accorde pas une grande confiance à ces fumigations : on croit qu'elles masquent les mauvaises odeurs, sans détruire les corps odorans ; elles peuvent être utiles pour cacher à l'homme des odeurs désagréables, mais elles sont indifférentes sous le rapport de l'hygiène vétérinaire : l'huile empyreumatique, la créosote, que l'action du feu produit pendant l'opération, ne sont pas en assez grande quantité pour agir comme anti-putrides sur les miasmes ; et les vapeurs aromatiques, quoique excitantes, ne sont pas assez actives pour rendre les animaux qui les respirent plus capables de résister à l'action des agens morbifiques.

Fumigations de chlore. — On les appelle encore *fumigations guytonniennes.* C'est Guyton de Morveau qui en a fait usage pour la première fois.

On les a long-temps considérées, en France, comme un moyen infaillible; mais aujourd'hui on doute beaucoup de leur efficacité.

Pour les pratiquer, après avoir fait sortir les animaux du lieu que l'on veut désinfecter, on ferme avec soin toutes les ouvertures, on place dans l'intérieur un fourneau contenant des charbons allumés et portant un plat peu profond, vernissé : on verse dans ce vase 70 grammes de peroxide de manganèse, et 250 gr. de sel marin en poudre ; après avoir mélangé ces deux substances, on les arrose de 125 gr. d'acide sulfurique, étendu d'une égale quantité d'eau. On remue le mélange, on abandonne l'opération et l'on quitte le local, en ayant soin de fermer exactement les ouvertures.

Le *Codex* donne les proportions que nous venons d'indiquer, pour un espace de 111 mètres : ces doses doivent être considérées comme une moyenne qui peut servir de guide, mais qui n'a rien d'absolu ; lors même qu'on mettrait un excès de l'une des trois substances, l'opération réussirait également.

A mesure que le chlore se dégage du plat, il se répand dans le local, et il pénètre dans toutes les fissures des murs, des planchers, des poutres, etc. Si le bâtiment était grand, allongé, on ferait dégager le chlore dans plusieurs appareils, afin que ce gaz se disséminât plus facilement. Les ouvertures des étables doivent rester fermées au moins quelques heures, pour laisser agir le gaz désinfectant ; il faut même répéter la fumigation, si le lieu ne présente pas, après le renouvellement de l'air, une légère odeur de chlore.

Quand on juge que l'opération est terminée, on laisse ouvertes les portes, les fenêtres des lieux désinfectés, pour chasser le chlore avant de faire rentrer les animaux.

Emploi des chlorures. — Les chlorures de chaux, de soude, de potasse, peuvent être employés pour désinfecter. Celui de chaux, dont le prix est peu élevé, est le plus usité. Pour s'en servir, il faut en mettre 500 grammes dans 20 ou 30 litres d'eau, remuer, laisser déposer et décanter : il est inutile de filtrer. Après la décantation, on remet quelques litres d'eau sur le magma, et si le liquide séparé présente une forte odeur de chlore, on peut lessiver une troisième fois. On réunit ensuite ces eaux et on les emploie en lavages. Les chlorures servent à la désinfection de beaucoup d'objets qui ne peuvent pas supporter l'action d'agens plus puissans, mais que l'eau seule ne peut pas purifier; on les emploie même pour désinfecter la viande destinée à la nourriture de l'homme.

Les lavages faits avec des chlorures agissent comme l'eau, les alcalis et le chlore. Le chlorure de chaux est souvent employé au lieu de la chaux, pour blanchir les crèches et les râteliers. A cet effet, on prépare un magma que l'on applique à la manière du lait de chaux, et qui agit comme ce dernier; mais il exerce, en outre, une action particulière par le chlore qu'il renferme : le magma se dessèche, forme une croûte qui pendant long-temps retient du chlore, et le dégage à mesure que l'acide carbonique de l'air se fixe sur la chaux. Ce moyen de désinfection détruit, par l'eau et par la chaux, les matières déposées sur les objets blanchis; absorbe l'acide carbonique et dégage du chlore. Celui-ci devenant libre insensiblement et par petites quantités, forme une fumigation continue, assez intense pour agir sur des particules très ténues comme les miasmes, mais trop peu abondante pour nuire aux animaux : on ne sort pas même le bétail des étables dont on veut passer les murs au chlorure. Ce composé ne serait pas assez actif pour remplacer les fumigations guytonniennes, mais il peut être très utile dans un local où la désinfection en grand a déjà été opérée. Si on voulait en faire usage en guise de chlore, on l'arroserait avec moitié de son poids d'acide sulfurique, 500 grammes du premier et 250 du second; mais il faudrait alors faire sortir les animaux et prendre les précautions que nous avons indiquées en parlant des fumigations guytonniennes.

Fumigations acides. — L'acide sulfureux comme le chlore décompose les matières organiques, et on s'en sert pour faire des fumigations désinfectantes. A cet effet, on fait brûler du soufre dans le lieu que l'on veut désinfecter, après en avoir retiré le bétail et avoir bien fermé toutes les ouvertures : la combustion de ce corps produit l'acide sulfureux; quand on veut le faire agir sur de petits objets, on les place dans une caisse où on fait arriver le gaz. L'acide nitreux a également été employé comme désinfectant ; on peut le préparer en faisant agir l'acide nitrique sur un métal. Il est très rarement mis en usage.

C'est peut-être à ces deux acides que les détonnations de la poudre à canon doivent leurs propriétés désinfectantes. Ces détonnations, jadis plus employées qu'aujourd'hui, produisent de l'acide nitreux et de l'acide sulfureux qui décomposent les corps insalubres ; elles contribuent, en outre, au renouvellement de l'atmosphère, en communiquant à l'air de violentes secousses.

Les fumigations avec l'acide nitrique ont été préconisées par le docteur Smith ; elles ont été assez employées en Angleterre. Pour les pratiquer, on fait dégager l'acide, en traitant le sel de nitre par l'acide sulfurique. Les vapeurs produites sont fortes, piquantes : il faut les employer avec précaution.

Le *gaz ammoniac* a été employé en fumigations par Mitchill : on le dégage en traitant le sel ammoniac par la chaux ; mais il a bien rarement été essayé en France.

TROISIÈME CLASSE.

APPLICATA.

Parmi les *applicata* ou objets appliqués sur les animaux, les les uns, les bains, l'étrille, produisent des effets salutaires à la santé ; d'autres, les harnais, les entraves, nuisent aux animaux, mais exercent une action qui nous est utile ; tandis qu'il en est, les insectes, les vers, qui sont préjudiciables à l'être qui les porte, sans procurer à l'homme aucun avantage. Ils diffèrent encore par la durée du temps pendant lequel ils agissent : la vipère, les instrumens employés pour tondre ont une action instantanée ; les poux, les hydatides adhèrent au corps, et exercent une influence de longue durée ; enfin, quelques-uns agissent sur la peau, sur les membranes muqueuses, et d'autres dans les cavités du corps ou dans l'épaisseur des organes. Nous ne traiterons ici que de ceux dont l'étude concerne tous les animaux domestiques ; nous parlerons dans l'hygiène spéciale, aux articles cheval, bœuf, mouton et porc, du pansage, de la ferrure du cheval, du mulet et du bœuf ; des harnais de ces animaux, de la marque des poulains, des agneaux et des bêtes à cornes ; de la castration des étalons, des taureaux, des béliers, des verrats, des truies et des vaches ; de l'amputation des cornes, des oreilles et de la queue ; enfin, de la tonte des bêtes ovines et du tondage des chevaux.

SECTION PREMIÈRE.

OBJETS INANIMÉS.

ART. I. — **Frictions, bains, lotions, lavemens, injections, etc.**

Ces opérations, quoique souvent destinées à guérir des maladies, sont aussi mises fréquemment en usage, en vue de conserver la santé. Elles peuvent être utiles à tous nos animaux.

1° FRICTIONS. — Les frictions sont sèches ou humides. Celles-ci agissent, et par le frottement qui les constitue, et par le liquide employé. On les exécute presque toujours dans les grands herbivores avec de l'essence de térébenthine, de l'essence de lavende, de l'eau-de-vie ou de l'huile camphrée, pour faire cesser les suites d'un effort des articulations. Sous le rapport de l'hygiène, les frictions sèches sont d'une utilité beaucoup plus générale. Faites d'ordinaire avec un bouchon de paille, et quelquefois avec une brosse ou un morceau d'étoffe, elles produisent le même genre d'effet que le pansage, mais avec plus d'intensité, en raison de la force avec laquelle on opère le frottement ; mais en outre, au lieu d'être pratiquées régulièrement, elles ne le sont qu'accidentellement, et pour remplir certaines indications spéciales ; elles peuvent être favorables à tous les animaux, et sur tous, elles produisent des effets *locaux* et des effets *généraux*.

EFFETS LOCAUX. — Bornés à la surface frottée, ils sont *primitifs* ou *secondaires*, et les premiers, divisés en *mécaniques* et en *physiologiques*, se manifestent au moment même de la friction. Ceux qu'on appelle *mécaniques* consistent dans la chute des poils, des croûtes et de tous les corps étrangers appliqués sur la peau dans le soulèvement des plaques qui forment l'épiderme, et dans l'ouverture des pores cutanés. Les *physiologiques* sont l'augmentation de la rougeur, de la sensibilité, de la chaleur, de l'exhalation et de l'absorption, occasionnée par les frottemens : ils activent les fonctions de la peau, et peuvent attirer sur la surface extérieure du corps une phlegmasie de la plèvre, des bronches ou d'un autre organe extérieur.

Les *effets locaux secondaires*, distingués en *physiologiques* et en *thérapeutiques*, dérivent des primitifs. Les *physiologiques* sont l'excitation des fonctions cutanées, l'accélération du cours du sang dans les capillaires extérieurs. La souplesse, la chaleur de la peau et le brillant des poils. On appelle *thérapeutiques* les effets curatifs produits par les frictions. Inutile d'ajouter qu'on les observe seulement sur des animaux affectés d'indurations, de dartres, de la gale, de certaines coliques ou d'autres maladies, pouvant être guéries par des frottemens sur la peau.

EFFETS GÉNÉRAUX. — Ils se font remarquer sur toutes les parties du corps, et sont, les uns *primitifs*, les autres *secondaires*. Ceux-là se manifestent principalement dans la circulation, et la respiration par l'accélération des mouvemens de la poitrine, et des contractions du cœur. Ils varient beaucoup par leur intensité, ils sont souvent très peu apparens ou nuls, notamment sur les animaux qui ont la peau épaisse, beaucoup de poil, et qui sont peu sensibles.

Les *effets secondaires* résultent de ceux que nous venons d'étudier. Ils sont *physiologiques* ou *thérapeutiques*, mais souvent peu marqués. Les premiers sont produits par l'accélération de la circulation et par l'action sympathique de la peau sur les viscères intérieurs ; les frictions excitent les fonctions de l'estomac, facilitent la digestion, augmentent les sécrétions et produisent de bons effets sur les extrémités. Elles sont utiles comme moyen curatif, quand les membres ont été engourdis par la fatigue, par

la boue et l'eau, par le contact long-temps continué avec les
terres humides et les pierres froides, par des ligatures ou de fortes pressions; elles rendent les articulations souples, les épaules
libres, réveillent la vie, font circuler le sang, augmentent la chaleur vitale, activent la production du calorique réchauffent les
animaux, et doivent toujours être employées contre les effets des
grands froids. Elles sont, pour remplir ce dernier but, bien préférables à l'action du feu, car elles n'ont pas, comme ce dernier,
le grave inconvénient de faire porter le sang à la tête. Elles peuvent contribuer à faire cesser les affections cutanées, les hydropisies, les engorgemens, les indigestions, les coliques et toutes
les maladies susceptibles d'être guéries par les révulsifs appliqués sur la peau, ou par la douce excitation que déterminent
les frictions. Sur tous les animaux, elles tendent à maintenir la
santé, agissent comme prophylactiques et préservent des épizooties ; ou du moins, contribuent beaucoup en excitant la peau,
en augmentant la transpiration cutanée, à prévenir les bronchites, les pleurésies, les entérites et les pneumonies, dont les
les arrêts de transpiration sont, ainsi que nous le verrons en
parlant des sécrétions, les causes les plus ordinaires. Sous ce
rapport, les frictions sur la peau par le bouchon et l'étrille peuvent éviter les plus graves maladies. Les frictions produisent les
effets que nous observons sur tous les animaux ; mais en outre
elles peuvent servir à remplir sur le cheval et les bêtes à cornes
quelques indications particulières que nous avons fait connaître
dans l'hygiène appliquée.

2° BAINS. — On appelle bain le séjour du corps dans un *milieu* autre que celui dans lequel vivent ordinairement les animaux : on nomme aussi bain le milieu dans lequel le corps est
plongé : faire *prendre un bain*, c'est mettre les animaux dans
l'eau, dans le sable ou dans le fumier ; et *préparer un bain* c'est
disposer le milieu qui doit recevoir l'animal.

Les bains sont divisés en *généraux* et en *partiels ;* en *solides,*
en *liquides* et en *gazeux;* en *chauds,* en *tempérés* et en *froids;*
en *nutritifs,* en *émolliens* et en *toniques ;* selon qu'on plonge
tout le corps ou seulement une partie dans le bain ; selon que
celui-ci est liquide, solide ou gazeux: qu'il est froid, tempéré

ou chaud ; et enfin selon qu'il a des propriétés alibiles , adoucis-santes ou fortifiantes.

Les bains solides sont en sable, en fumier, en marc de raisin, et les liquides en eau, en lait, en huile; la vapeur d'eau, le chlore, l'air atmosphérique comprimé et l'acide sulfureux, constituent les gazeux. Dans les bains chauds liquides, la température du milieu varie de + 25 à + 30°; elle est de + 18 à + 25 dans les tempérés, de + 15 à + 18 dans les frais, et de + 10 à + 15° dans les froids. On prépare les bains nutritifs avec des bouillons, du lait, l'on en fait usage lorsque la déglutition ne peut pas s'o-pérer. Les bains émolliens sont composés avec de l'eau tiède ou avec des décoctions mucilagineuses, auxquelles on ajoute quel-quefois des décoctions calmantes, faites avec des têtes de pavot ; avec l'eau froide, pure, salée ou vinaigrée, on prépare les bains toniques employés assez fréquemment en bains partiels. Parmi les bains généraux, les bains frais, composés avec l'eau ordi-naire, sont presque les seuls usités dans des vues hygiéniques.

En été , nous faisons prendre des bains frais dans les rivières, dans les étangs. On ne doit les donner que lorsque la terre et l'eau ont été échauffées par le soleil et après que les animaux se sont reposés , quand ils ont la circulation calme, et que la diges-tion est terminée ou bien avancée ; ils restent dans le bain dix, quinze minutes, quelquefois plus ; ils s'y tiennent en repos , ou exécutent des mouvemens. On doit les garder immobiles dans un endroit où l'eau n'ait pas un mouvement apparent , si l'on attend du bain un effet calmant, si l'on veut combattre une irritation cutanée ; mais on les fera marcher dans l'eau, nager, on les exposera à un courant rapide pour obtenir un effet résolutif, pour traiter une entorse, un effort de tendon. Après le bain ils auront la peau essuyée, seront frictionnés et promenés dans un milieu chaud , à l'abri des courans d'air et de la poussière.

Les bains nettoient le corps, rendent la peau souple, douce, extensible, et en favorisent les fonctions sécrétoires; si l'eau est fraîche ils raffermissent les tissus, les fortifient, et l'action pro-duite à l'extérieur agit sympathiquement sur les viscères: l'appétit augmente, la digestion et la nutrition se font bien; si l'eau est courante, que les animaux s'agitent, il en résulte un frottement

qui augmente l'action tonique du liquide et qui peut faire disparaître des engorgemens dus à des piqûres, à des coups, à des
entorses, à des écarts et à des efforts. Sous l'influence des bains,
on voit aussi diminuer des indurations cutanées, des éruptions
et des dartres.

Ils sont utiles aux animaux échauffés par l'usage de la nourriture sèche; à ceux qui ont la peau malpropre, épaisse, qui sont
atteints d'affections cutanées. C'est au porc et au chien qu'ils
conviennent le mieux; puis au cheval, et enfin au bœuf et au
mouton. L'on en donne à ce dernier quelques jours avant la tonte
pour nettoyer sa toison. L'usage des bains, dit M. Rodat, est
très salutaire aux bœufs, aux chevaux et même aux bêtes à laine :
c'est un moyen de les préserver des maladies que causent les
grandes chaleurs, et notamment du charbon.

Il ne faut pas donner de bains quand le pouls est agité et la
peau couverte de sueur, ni immédiatement après les repas; dans
le premier cas on pourrait occasionner des pleurésies, des péritonites et des pneumonies; et dans le second des indigestions et
des apoplexies mortelles. Ils ne produisent, du reste, des effets
nuisibles que lorsqu'ils sont de longue durée, quand les animaux
étaient échauffés, avant de se mettre dans le liquide, et qu'ils
restent ensuite immobiles dans un lieu frais et humide. Pendant
toute la belle saison, nous voyons les grands herbivores traverser
nos rivières à toutes les heures du jour, avant comme après les
repas, sans qu'il en résulte, de long-temps du moins, des accidens; il paraît cependant que dans certains cas l'eau peut, à la
longue, occasionner des affections chroniques, l'éléphantiasis dans
le bœuf.

Dans les saisons froides, les bains produisent des refroidissemens, des frissons, et peuvent être plus nuisibles qu'utiles;
l'immersion du corps dans des eaux impures, croupies, rarement
salutaire, produit souvent des maladies, des fièvres de mauvaise
nature.

3° LOTIONS. — On ne les emploie guère de même que les bains
locaux, que pour le cheval; elles seraient cependant fort utiles
dans quelques circonstances pour tous les animaux : il ne faut
jamais négliger, quand on ne peut pas plonger la totalité du

corps dans l'eau, d'en pratiquer sur les parties de la peau qui sont dures, épaisses, couvertes de poussière; elles font surtout beaucoup de bien au pourtour des ouvertures naturelles après une marche à la chaleur et à la poussière.

4° INJECTIONS. — Les injections sont utiles pour débarrasser les conduits qui aboutissent à la peau, comme l'oreille externe, le fourreau, le vagin, de la poussière, des dépôts de cérumen, de cambouis, etc., qui s'y forment. On les pratique dans l'utérus avec de l'eau tiède, des décoctions de mauves pour faciliter le part et la délivrance, ou pour combattre les suites des manœuvres qu'exige quelquefois l'accouchement.

5° LAVEMENS. — Les lavemens sont des injections pratiquées dans le rectum pour faciliter la sortie des matières fécales ou pour agir sur l'intestin et sur les reins; ils peuvent prévenir des indigestions, combattre celles qui existent en déterminant les mouvemens péristaltiques des intestins et l'évacuation des excré-mens. On doit en donner aux animaux échauffés par une nour-riture sèche, par le travail, par les douleurs et par la chaleur; tenir le ventre libre est un moyen peu dispendieux et très propre à maintenir la santé. Les lavemens tièdes produisent un effet re-lâchant, très utile dans les irritations de l'intestin, des reins, de la vessie et de la matrice; on doit en administrer aux bœufs, aux chevaux qui ont les lombes douloureuses, les urines rouges et rares. Ils sont utiles pour faciliter le part; ils vident le rectum, débarrassent le bassin et ramollissent par contiguïté le col de l'utérus et le vagin, en facilitant la dilatation et favorisant le passage du fœtus.

6° GARGARISMES. — On appelle gargarismes les injections qu'on fait dans la bouche; on les pratique avec l'eau tiède pour nettoyer la membrane buccale, avec des décoctions de feuilles de ronces, avec de l'eau salée, acidulée, avec de l'acide hydrochlorique étendu d'eau pour faire cicatriser les aphthes; avec des liquides excitans, avec du vinaigre tenant en suspension de l'ail et du poivre, pour exciter la salivation, donner de l'appétit, fortifier les organes digestifs, communiquer du ton à tout l'organisme, et prévenir des maladies épizootiques.

7° DOUCHES. — Elles sont *froides* ou *chaudes,* ces dernières

sont rarement employées pour les animaux ; les premières s'admi·
nistrent souvent, et sont fort utiles sur les boulets et les tendons
engorgés et distendus : on doit en faire usage dans les saisons
où les bains de rivière ne sont pas praticables. Pour faire prendre
des douches aux membres du cheval, du bœuf, il suffit de les
exposer aux courans rapides des ruisseaux.

8° AFFUSIONS. — Faire des *affusions*, c'est répandre de grandes
masses d'eau sur une partie du corps : elles peuvent être fort utiles pour combattre un coup de soleil sur le crâne, et pour prévenir une attaque d'apoplexie, une inflammation des membranes du
cerveau. On doit en faire usage lorsque, après avoir été exposés à
un soleil ardent, les animaux tombent subitement. Si l'on agit
alors avec assez de promptitude, plusieurs seaux d'eau froide,
versés rapidement sur le crâne peuvent produire les meilleurs
effets : les propriétaires ne doivent pas manquer d'avoir recours
à ces moyens en attendant l'arrivée du vétérinaire.

9° ONCTIONS. — Les onctions rendent les parties sur lesquelles
on les applique souples, les préservent de l'humidité, et cependant en préviennent le desséchement ; elles sont utiles sur tous
les organes qui sont susceptibles de se dessécher, de devenir
raides et de se fendre. Nous les pratiquons presque exclusivement
sur le cheval qui, en effet, en réclame souvent en raison de
l'exercice forcé que nous lui faisons faire, et de la construction
de son pied, dont l'ongle est si exposé à se resserrer et à se
fendre ; mais elles pourraient être souvent salutaires à tous nos
autres animaux.

ART. II. — **Punitions et instrumens qui servent à contenir et à punir
les animaux.**

1° PUNITIONS. — On doit infliger les punitions aux animaux
avec discernement, en leur faisant comprendre qu'ils sont coupa-
bles, et immédiatement après qu'ils ont mérité d'être punis, afin
que le souvenir de leur faute leur rappelle la correction qui en a
été la suite. Le grand secret, dit M. Rodat, consiste à savoir
donner aux bêtes la conscience de leurs méfaits, sans quoi leur
âme muette bouillonne sourdement le sentiment de l'injustice.

On doit toujours dans leur jeunesse, les traiter avec douceur, gagner leur affection par des caresses et par des friandises, du pain, du sucre et du sel : bien dressés, ils peuvent plus tard être conduits et dirigés sans brutalité et sans punitions. Ils apprécient tous nos sentimens à leur égard, sont susceptibles d'attachement, de crainte, de respect, et quelques-uns ont beaucoup d'amour-propre ; ils ont donc besoin d'être aimés, caressés et loués. On ne doit d'abord les punir, à l'exemple des peuples de la Circassie, qu'en les privant des marques d'attachement qu'on a l'habitude de leur donner ; F. Cuvier a prouvé (1), sur un loup, sur un renard, que les caresses ont la plus grande influence, même sur les bêtes simplement apprivoisées.

Les distinctions, les humiliations peuvent être aussi de grands moyens de dressage : l'ardeur, la fierté d'un cheval richement harnaché et monté par un grand personnage ; la hardiesse, l'orgueil que témoignent, malgré leur grande fatigue, le coq, le taureau, sortis victorieux d'un combat ; la honte, l'humilité du rival vaincu nous le prouvent. Ces sentimens des animaux offrent des ressources dont nous devrions savoir profiter avant d'en venir aux punitions physiques. Les muletiers espagnols, dit le professeur Grognier, ornent de plumets leurs animaux les plus ardens et les plus dociles, et ils les en privent pour un temps déterminé, s'ils ont à s'en plaindre. Des rouliers du midi de la France, qui remarquent une bête d'attelage tirant avec langueur, lui crient, en l'appelant par son nom et dans un langage connu d'elle, qu'elle sera attachée derrière la voiture, et si l'avertissement est sans effet, elle y est attachée avec ignominie, et, pour aggraver la honte, c'est à l'entrée d'un village que la peine est infligée. Nous ajouterons que les autres rouliers ne manquent pas de faire honte à l'animal paresseux.

Nous voyons des animaux remplis de crainte, de vénération pour leur maître, et lui obéir, quoique naturellement méchans et indociles. Beaucoup de chevaux, de bœufs, ne se laissent approcher que de la personne qui est accoutumée à les conduire ; et

____

(1) *Observations de F. Cuvier sur l'instinct et l'intelligence des animaux*, par M. Flourens.

combien ne voit-on pas de chevaux, d'ailleurs très pacifiques, qui sont désobéissans, rétifs lorsqu'ils sentent les rênes entre des mains trop faibles pour les corriger. L'on observe, à cet égard, de grandes différences qui dépendent souvent moins des animaux que des conducteurs ; il y a des personnes qui sans peine se font obéir par les chevaux, par les chiens les plus revêches, tandis que d'autres ne peuvent jamais se faire craindre. Nous étions dans un régiment, lorsque parut en France la brochure de C. Balassa sur l'art de ferrer le cheval sans l'emploi de la force ; des essais nombreux nous prouvèrent que les caresses, la crainte, ne sont des moyens coërcitifs efficaces que lorsque les animaux sont vis-à-vis de personnes qui ont su les dresser, et s'en faire craindre.

Beaucoup d'animaux ne sont difficiles à conduire que parce qu'ils ont trop de force, ils sont impatiens, incapables de rester tranquilles, ni d'obéir ; ils suivent involontairement toutes les impulsions de leur organisation. Il faut diminuer leur régime, les saigner et les soumettre à un travail assez pénible pour user leur excès de vie et les rendre plus paisibles.

Si ces moyens sont insuffisans, on élevera la voix, on aura recours à des menaces ; toutefois, il faut encore les employer rarement, afin qu'elles soient efficaces quand on sera obligé d'y avoir recours.

La privation du sommeil, la diète sont d'excellens moyens de dompter les caractères rebelles aux moyens ordinaires de correction. Pendant quelques jours on les empêche de dormir, on ne leur donne point à manger, et l'on se présente ensuite à eux avec de la nourriture. S'ils sont dociles, obéissans, on leur offre des alimens, des friandises et on les laisse tranquilles ; dans le cas contraire on continue à les contrarier et à les tenir à la diète.

Enfin, si tous ces moyens sont inefficaces, les instrumens dont nous allons parler seront mis en usage ; mais ils ne doivent être employés que dans des cas exceptionnels ; et il faut toujours choisir de préférence ceux qui ne peuvent produire ni plaie ni contusion, ceux qui occasionnent une douleur de courte durée, serait-elle vive.

2° Instrumens qui servent a contenir et a punir les animaux. — Ces instrumens agissent toujours en comprimant les

45.

parties, en produisant de la douleur , et déterminent quelquefois des accidens : il faut les employer rarement. Nous devons chercher à nous rendre maîtres des animaux par la douceur, et par la crainte.

Entraves. — Les entraves sont des instrumens en fer ou en cuir, destinés à embrasser les paturons ; elles sont pourvues d'un lien et d'anneaux qui servent à les fixer les unes aux autres. Pour abattre les animaux et les maintenir couchés, on met une entrave à chaque paturon ; pour les assujettir debout, les empêcher de lancer des ruades, on place une entrave à un paturon de derrière, et on la fixe au moyen d'une corde au cou, à une bricole placée au poitrail ou aux cornes, de manière que le membre entravé étant porté en avant, les animaux, ne s'appuyant que sur trois pieds, ne puissent pas se défendre avec le membre postérieur resté libre. On entrave ainsi les grands animaux auxquels on veut faire des opérations douloureuses sur le train postérieur; ce moyen sert aussi pour maintenir les femelles qui ne veulent pas se laisser téter, traire, saillir. Une *plate-longe* placée dans le paturon et fixée à l'encolure remplacerait l'entravon. — La corde qui embrasse le cou peut comprimer la trachée-artère et les jugulaires ; il faut l'attacher avec une boucle ou par un nœud coulant, afin qu'on puisse, en cas d'accident, la lâcher avec facilité.

Pour retenir les herbivores dans les pâturages, pour les empêcher de franchir les barrières, on réunit quelquefois les deux membres antérieurs l'un à l'autre au moyen d'une corde, avec ou sans entraves, et l'on fixe, avec la longe, la tête, au lien qui réunit les deux paturons ; d'autres fois, on attache seulement la tête à un paturon, ou l'on fixe un membre de derrière à celui de devant, du même côté. Pour retenir les porcs et les vaches, on leur attache au cou une corde dont la partie libre, passée sous le corps entre les quatre membres, suivant le plan médian, traîne une barre de bois.

Les entraves ne doivent être employées que pour assujettir les animaux auxquels on veut faire des opérations. Mises aux bêtes qui pâturent, elles gênent les mouvemens, faussent les aplombs, blessent les membres, occasionnent des chutes, des fractures, et l'avortement; elles sont surtout nuisibles aux poulains et aux bouvillons qui ont besoin d'exercice. Quand on est obligé d'en employer, il faut se servir de liens rembourrés, laisser les mouvemens libres autant que possible, surveiller les animaux et être à même de porter secours à ceux qui s'abattent.

Trousse-pied. — C'est un instrument avec lequel on fléchit le membre antérieur d'un animal, afin de le forcer à s'appuyer sur trois pieds. Le trousse-pied peut être formé d'une courroie pourvue d'une boucle à une extrémité. Pour s'en servir on fléchit le genou, on embrasse le canon et l'avant-bras, et l'on fixe ces deux rayons l'un à côté de l'autre, en bouclant la courroie; d'autres fois on fait entrer le genou dans un anneau ovale, et l'on fixe celui-ci au moyen d'une cheville passée entre le canon et l'avant-bras. Ces instrumens rendent pénibles la position de l'animal, et peuvent être employés pour faire rester immobiles les femelles chatouilleuses qui ne veulent pas se laisser traire, et les chevaux, les bœufs que l'on veut tondre.

Morailles. — Elles sont formées de deux tiges en fer réunies à une de leurs extrémités, au moyen d'un clou qui leur permet de tourner l'une sur l'autre. Pour se servir de l'instrument, on fait former aux deux branches un angle où l'on place la lèvre supérieure ou l'oreille que l'on veut presser, on rapproche les deux branches et l'on fixe leur extrémité libre avec un anneau en fer. Il y a des morailles en bois, dont les branches sont réunies avec une ficelle.

On peut avec ces instrumens produire la mortification de la partie comprimée. On doit les employer rarement, avec précaution, et les laisser peu de temps; à la longue ils amincissent les parties, et la compression, produite seulement par l'élasticité de l'instrument, cesse en partie; d'ailleurs, en peu de temps, ils épuisent la sensibilité, nuisent et peuvent occasionner la gangrène, sans produire l'effet douloureux qui en est attendu.

Serre-nez, torche-nez. — C'est un bâton long de 3 à 4 décimètres, dont une extrémité est pourvue d'un trou dans lequel passe une grosse ficelle; celle-ci forme une anse de 2 décimètres environ. Pour se servir de l'instrument, on place le bout du nez ou l'oreille à comprimer dans l'anse, et l'on presse en tordant au moyen du bâton. Cet instrument produit beaucoup de douleur ; il faut en user avec précaution.

Mors d'Allemagne. — C'est une grosse ficelle formant une anse qui embrasse la tête en passant derrière les oreilles, sur les joues et dans la bouche. Quand on a ainsi placé ce *mors*, on passe un billot et l'on tord jusqu'à ce que l'anse raccourcie produise, sur la commissure des lèvres, une pression douloureuse.

Dans la Hongrie, on perce deux balles de fusil, on les réunit par une ficelle passée dans les trous, et on les place une dans chaque oreille du cheval qu'on veut faire rester tranquille.

Lunettes, capote. — Les *lunettes* sont des instrumens destinés à empêcher les animaux d'y voir ; elles sont en tissus opaques, quelquefois elles ont la forme d'hémisphères creuses qui s'appliquent sur les yeux. On les attache à un montant du licol. A la place des lunettes on peut se servir de la *capote,* espèce de couverture matelassée qui recouvre la tête ; on l'emploie aussi pour envelopper la tête des animaux qu'on veut abattre, et pour prévenir des contusions. Si après avoir privé les animaux de la vue, on leur fait faire un ou deux tours sur eux-mêmes, on peut ensuite les ferrer, les opérer sans qu'ils se défendent.

SECTION II.

ANIMAUX NUISIBLES.

Nous traiterons des bêtes féroces qui dévorent nos moutons et nos vaches, en parlant de la garde des troupeaux. Nous ne devons parler ici que des animaux qui gênent et rendent malades les espèces domestiques.

Ils sont nombreux et variés : les uns nuisent surtout par le venin qu'ils déposent dans les parties vivantes, et les autres incommodent par leurs piqûres, épuisent en absorbant le sang, ou arrêtent certaines fonctions en comprimant ou désorganisant les tissus ou les viscères.

CHAPITRE PREMIER. — ANIMAUX VENIMEUX.

Ils appartiennent à la classe des insectes et à celle des reptiles; ils sont peu dangereux dans nos climats.

ART. I. — Insectes venimeux.

Les insectes nuisibles venimeux sont, les uns *aptères*, les autres *pourvus d'ailes*.

1° INSECTES VENIMEUX APTÈRES. — Ils sont assez rares en France, et ne se trouvent que dans le Midi.

ARAIGNÉES. — Les araignées sont des insectes aptères de la famille des aranéides, appelées sédentaires, parce que loin de poursuivre leur proie elles l'attendent dans leur retraite. Il en existe plusieurs espèces qu'on a considérées comme pouvant nuire par leurs piqûres; mais il n'y a que celle des caves, SEGESTRIA CELLARIA, dont la morsure soit à craindre; encore elle produit à peine une légère enflure et un peu de fièvre dans les petits quadrupèdes: du reste, les araignées peuvent être introduites dans les voies digestives sans inconvénient. Elles rendent même des services en détruisant les mouches : on doit cependant enlever avec soin les toiles qu'elles tendent dans les habitations; c'est une cause de malpropreté, et avalées par le bétail elles peuvent occasionner des toux.

TARENTULE. — La *tarentule*, LYCOSA TARENTULA appartient encore à la famille des aranéides; elle présente un corps long de 3 centimètres, un thorax séparé de l'abdomen par un étranglement, des mandibules noires terminées en griffes, et huit yeux rougeâtres; cet insecte se trouve dans le midi de l'Italie : sa morsure agit comme celle de l'araignée.

Les *scorpions* sont pourvus de fortes mandibules et de palpes très grandes ; leur thorax est carré, marqué d'un sillon médian. L'abdomen, peu distinct du thorax, porte les peignes, espèces de bras : il est formé de plusieurs anneaux dont les derniers forment le dard, qui sert d'arme défensive et offensive. Ce dard est noueux, long, grêle, très flexible, pourvu à son extrémité de petites ouvertures, qui sont les orifices excréteurs d'un réservoir intérieur. Les scorpions vivent dans les pays chauds, où ils recherchent les lieux sombres et humides : on les trouve sous les pierres, dans des troncs d'arbres et même dans les maisons ; ils sont agiles, marchent en ayant la queue relevée en arc sur le dos, mais ils la dirigent avec promptitude dans tous les sens, en piquent leur proie ou leurs ennemis, et déposent une liqueur venimeuse dans les plaies ; leur piqûre est cependant peu dangereuse pour les grands quadrupèdes ; mais celle d'un scorpion fort, adulte et qui est irrité, peut causer l'enflure et quelquefois la mort d'un chien (1). Ces animaux sont très voraces, ils détruisent une foule d'insectes ; on dit même qu'ils se dévorent mutuellement, sans épargner leur progéniture. Les naturalistes connaissent plusieurs espèces de scorpions, dont une seule se trouve en Europe : c'est le *scorpion commun, S. d'Europe*, SCORPIO EUROPEUS , qu'on rencontre dans le midi de la France ; il est d'un brun foncé avec les parties postérieures du corps plus claires ; il a neuf dents à chaque peigne , et celui d'Afrique en a treize.

2° INSECTES VENIMEUX AILÉS. — Ces insectes sont plus nombreux et surtout beaucoup plus communs dans nos contrées que les précédens , mais leurs piqûres sont beaucoup moins dangereuses.

GUÊPE. — Le genre *guêpe*, VESPA , de la famille des *hyménoptères*, renferme plusieurs espèces. La *G. frelon*, V. CRABRA , a le corps long de 2 à 3 centimètres, la tête ferrugineuse, pubescente avec le devant jaune ; elle fait son nid dans le coin abrité d'une roche, d'un mur, et pique les animaux qui s'approchent de sa demeure. La *G. commune,* V. VULGARIS , assez connue, est moins dangereuse que la précédente.

____

(1) Voir *Instructions vétérinaires*, T. V, p. 295.

Bourdon. — Une espèce, le *B. des pierres*, bombus lapida-
rius, insecte hyménoptère dont le corps est noir, l'anus jaune,
les ailes incolores, fait son nid dans la terre, contre les pierres ;
il pique les animaux et les fait fuir, mais produit rarement des
accidens.

Abeille. — L'*A. domestique*, apis mellifica, produit des piqûres douloureuses qui, réunies en grand nombre sur un petit
espace, peuvent produire de graves effets.

Cousins. — Les *cousins* ont une trompe saillante, cinq piquans distincts, placés dans un fourreau, et à l'aide desquels ils
percent la peau pour en sucer le sang. Les femelles déposent
leurs œufs sur l'eau où elles les réunissent au nombre de 2 à 300
sous forme de radeau ; les insectes ne quittent ce liquide que
lorsqu'ils sont parvenus à l'état d'insecte parfait. Les cousins
aiment les pays chauds et humides, le voisinage des eaux stagnantes ; dans nos climats ils abondent à l'époque de la maturité
des fruits, surtout le matin et le soir ; en Amérique, dans toutes
les saisons. Le *C. commun*, culex pipiens, est cendré ; il a l'abdomen annelé de brun et les ailes tachées : c'est le plus répandu
dans nos pays.

Les cousins piquent les animaux et déposent dans la plaie une
liqueur venimeuse qui détermine la cuisson. Il y a dans la
vallée du Danube, rapporte M. de Raguse, des nuées de ces
insectes qui nuisent beaucoup aux bœufs et aux chevaux ; « il
arrive quelquefois, lorsque ceux-ci ont été en butte à leurs atta-
ques, qu'ils meurent en peu d'heures. Le moyen de les en prévenir est de les laver avec une décoction d'absinthe. » Dans nos
contrées, ces diptères ont très peu de venin, et ils n'agissent sur
les quadrupèdes qu'en irritant par leur nombre, quelquefois très
considérable.

3° **Moyens a employer contre la piqure des insectes venimeux.** — Quoique la piqure de ces insectes nécessite rarement
des remèdes particuliers, si une partie avait été piquée on
emploierait des lotions d'eau vinaigrée, d'eau végéto-minérale,
ou des plumasseaux imbibés des mêmes liquides. Les moyens
que nous indiquerons en parlant de la vipère pourraient être
utiles si le mal était grave. On doit du reste prendre toujours

des précautions pour éloigner les animaux des ruches et des nids de guêpe.

ART. II. — Reptiles venimeux.

Plusieurs espèces de serpens sont venimeux. On les reconnaît en ce qu'ils ont une glande particulière destinée à sécréter le venin, et occupant une partie de la place où se trouve, dans les serpens non venimeux, la glande salivaire sus-maxillaire; des crochets situées en avant ou en arrière du maxillaire et offrant une cannelure destinée à transmettre au dehors la liqueur nuisible.

Vipère. — Les vipères ont les crochets cannelés, placés à l'extrémité antérieure du maxillaire, ce qui les rend plus dangereuses, car elles peuvent piquer tous les corps qu'elles parviennent à atteindre. Classées parmi les serpens à sonnettes, elles ont la tête triangulaire, plate, large et s'élargissant encore davantage quand ces reptiles sont irrités. Leur museau est à bord saillant. Nous en avons, en France, deux espèces.

La *V. commune*, COLUBER BERUS, a le corps long de 7 décimètres à-peu-près, la queue un peu obtuse; elle est brune et pourvue sur le dos d'une ligne de plaques noires, disposées en zigzags; elle présente des taches ardoisées sur le flanc, et son corps est couvert d'écailles. La vipère a la langue fourchue, le museau couvert d'une grande écaille tachée de noir et de blanc, et sur la tête deux lignes noires en V et séparées par une tache blanche; ses yeux sont étincelans, l'iris est rouge et la prunelle noire.

La *vipère aspic*, COLUBER ASPIS, est petite; elle présente quatre séries de lignes noires sur le dos.

Les vipères sont vivipares : elles se nourrissent d'insectes, d'oiseaux, de petits mammifères; elles sont timides, vivent dans les endroits boisés, rocailleux, isolés, ne sortent qu'après le lever du soleil et rentrent lorsque les rayons de cet astre sont trop chauds. La vipère ne mord les grands animaux, l'homme, que lorsqu'elle est irritée, et plutôt pour se défendre que pour attaquer; lorsqu'elle mord, les crochets redressés déposent le venin dans la plaie. Ce liquide agit comme un poison très actif;

les effets en sont en rapport avec la quantité : la piqûre produit, d'abord dans la partie blessée, un gonflement considérable, une vive douleur, et bientôt se manifestent des symptômes généraux très graves. La morsure d'une vipère est mortelle pour les oiseaux, pour le chien, le mouton, la chèvre, le lapin, le furet, mais le porc, le hérisson, résistent au venin de ce reptile. Dans les grands herbivores, tous les phénomènes sont locaux. Les chats ne souffrent pas beaucoup de la morsure des vipères ; ils sont tristes pendant deux jours (Belliol).

Lorsque les animaux fréquentent une localité où ils sont exposés à être mordus par les serpens venimeux, par les scorpions, on recommande aux conducteurs d'être munis d'un flacon d'ammoniaque ; si des accidens ont lieu, on lavera les piqûres avec ce liquide ; si la partie blessée devient livide, froide, on donnera à l'intérieur quelques gouttes de ce médicament. Mais M. Belliol, qui habite un pays où les vipères sont communes, dit que ce moyen, dont on a tant vanté la vertu contre le venin de ces reptiles, est tout-à-fait sans action. Notre savant confrère conseille de chercher de suite la partie mordue, de faire sur la piqûre une incision cruciale et de bien laver la plaie avec le premier liquide que l'on a à sa portée, ou mieux avec un acide ; de conduire ensuite l'animal dans une habitation et de cautériser la morsure avec un fer rouge. Il faut agir avec promptitude, car une fois le venin absorbé, tout remède est inutile.

CHAPITRE II. — ANIMAUX NON VENIMEUX.

Parmi ces animaux, les uns vivent et meurent sur les êtres qui les nourrissent ; les autres ne s'appliquent sur la peau que temporairement. Il en est qui habitent l'intérieur des organes ou des cavités ; tandis que quelques espèces s'attachent à la surface extérieure du corps.

§ 1. — **ENTOZOAIRES**.

Les *entozoaires* vivent sur les membranes muqueuses, dans le péritoine, le crâne, le foie et le tissu cellulaire. On les appelle *vers,* et on nomme *intestinaux*, *helmintes,* ceux qui habitent l'intérieur du tube digestif.

ART. I. — Indication des principales espèces d'entozoaires.

On divise ces animaux, d'après leur forme, en *cylindriques*, en *aplatis* et en *vésiculaires*, et d'après leur organisation on les distingue en *cavitaires* et en *parenchymateux*.

1° Vers cavitaires.—Ils constituent l'ordre des *nématoïdes,*— qui ont la forme d'un fil, — de Rudolphi. Ils ont le corps cylindrique ou fusiforme; un volume très variable; une peau garnie de fibres musculaires et ridée transversalement; une cavité dans laquelle se trouve un tube digestif communiquant avec l'extérieur par deux ouvertures; des organes sexuels distincts et des sexes séparés. Ces animaux sont pourvus de filets nerveux.

Filaires. — Les filaires sont des vers presque cylindriques, petits, grêles. Le genre renferme plusieurs espèces. Il en a été trouvé dans diverses parties du corps des mammifères, des oiseaux et même des insectes. La *F. papilleuse*, filaria papillosa, dont la bouche est garnie de papilles, vient dans la poitrine et dans l'œil de nos quadrupèdes.

Trichocéphales. — Les trichocéphales ont la tête beaucoup plus mince que la queue, et la bouche orbiculaire. Le trichoce-phalus depressiusculus habite les intestins du chien.

Oxyures.—Les oxyures ont la partie postérieure du corps fili-forme. L'O. vermicularis, qu'on appelait *ascaride vermiculaire*, se trouve dans tous nos herbivores, dans le porc et dans le chien. L'O. curvula habite le cœcum du cheval.

Ascarides. — Les ascarides sont fusiformes, à bouche entou-rée de trois tubercules, à pénis formé d'un double aiguillon. Ce genre renferme plus de 80 espèces trouvées dans toutes les parties du corps animal. L'*A. lombricoïde* a la tête nue; il est très commun dans nos quadrupèdes. Sa longueur peut être de 3 décimètres. Chabert en a trouvé un paquet de 7 kilogrammes, dans l'intestin d'un cheval. Il est commun dans tous les herbivores. L'*A. à moustaches*, l'*A. tacheté*, dont les noms indiquent les caractères, se rencontrent aussi dans nos animaux.

STRONGLES. — Les strongles ont le corps fusiforme, la bouche entourée de papilles, de crochets ; l'anus du mâle est enveloppé d'une bourse d'où sort le pénis. Ces vers sont communs : on en trouve dans les intestins, dans le cœur, la trachée-artère, le tympan ; on a rencontré le *S. du cheval* dans l'artère mésaraïque de ce quadrupède. Le *S. filaire* est quelquefois en grand nombre dans les bronches ; le *S. vésiculeux*, le *S. dentelé*, le *S. contourné* vivent dans la chèvre, le porc, le mouton ; le *S. géant* dans les reins du chien, du cheval, du bœuf.

2° VERS PARENCHYMATEUX. — Ils sont formés de tissu cellulaire. On ne distingue point en eux d'intestin libre, ni d'anus, ni de nerfs ; ils se nourrissent par imbibition. Quelques-uns ont cependant des canaux où semble s'introduire la nourriture. Les organes sexuels sont peu connus.

Ces vers se multiplient par division : plats, vésiculeux ou globuleux, ils ont été classés en plusieurs ordres : les *acantocéphales*, les *trématoïdes*, les *ténioïdes* et les *cystoïdes* de Rudolphi.

1° ACANTHOCÉPHALES. — Corps orbiculaire, élastique ; extrémité antérieure garnie de crochets ; sexes séparés. Cet ordre renferme l'*échinorhynque géant* qu'on trouve en grande quantité dans l'intestin du porc, où il peut acquérir 3 décimètres de long. On le rencontre quelquefois logé dans l'épaisseur des membranes ; il peut même perforer ces tuniques et pénétrer dans le péritoine.

2° TRÉMATOÏDES. — Les trématoïdes sont mous, linéaires, elliptiques ou un peu arrondis, quelquefois denticulés sur les bords ; leur tête est peu distincte ; ils sont androgynes. Ces animaux sont pourvus d'espèces de ventouses, simples ou garnies d'aiguillons. On divise les trématoïdes en genres, d'après le nombre et la position des *ventouses*.

DISTÔME. — Le genre distôme, dont les espèces ont deux ventouses, une antérieure, l'autre ventrale, renferme plus de cent espè-

ces : l'une, le *distôme du foie*, *douve du foie*, DISTOMA HEPATI-
CUM , *fasciola hepatica* (L.), est aplati, ovale, pointu en arrière;
il a la tête à peine distincte. A son extrémité antérieure on remarque un suçoir par où s'introduit la nourriture. La verge est
au milieu du corps et les ovaires sont logés dans les intervalles
des intestins. Cette espèce se trouve dans le foie de beaucoup d'a-
nimaux; elle est surtout commune dans les ruminans, notamment dans les bêtes à laine ; tous les animaux atteints d'hydropisie dite pourriture en présentent. Ces entozoaires sont-ils la cause
ou l'effet de la maladie ?

PENTASTÒME. — La bouche de ces entozoaires présente deux
pores de chaque côté et un aiguillon. On en trouve des espèces
dans les sinus frontaux, dans le foie et le poumon des quadrupèdes. On rencontre dans le chien et le cheval, le *P. ténioïde,*
PENTASTOMA TENIOIDES.

3° TÉNIOIDES. — Les ténioïdes ont la tête pourvue de deux ou
de quatre suçoirs, la bouche quelquefois garnie d'un pore ou
même pourvue d'une trompe, ou armée d'épines, le corps aplati,
allongé et les sexes réunis.

TÆNIA. — Le genre tænia, qui forme le type de cet ordre, a
le corps plat, à articulations plus ou moins marquées ; une tête
pourvue de quatre suçoirs, armée ou non de crochets. Les articles ont des formes diverses et sont pourvus d'orifices le plus
souvent faciles à apercevoir. Parmi les espèces qui attaquent
nos animaux nous parlerons des suivantes, qui vivent dans les
intestins.

T. EQUINA : sans suçoirs visibles, articulations courtes, larges;
T. PERFOLIATA : tête bilobée postérieurement , articles courts.
Ces deux espèces vivent dans le cheval. T. EXPANSA : articles
courts, pourvus d'orifices latéraux doubles; il habite l'intestin
des agneaux ; T. CUCUMIS : ce tænia a le cou court, les articles
grands et les pores alternatifs : on l'a comparé aux semences des
courges ; T. SERRATA : le tænia en scie a la tête pourvue d'une
trompe et de crochets; le *T. en scie* et le *cucurbitain* vivent
dans le chien. T. DENTICULA : il est denté sur les côtés, la tête
en est nue; il vit dans le bœuf; le T. CUNEICEPS, *tænia en coin,*
se trouve dans le chat.

4° **Cystoïdes.** — Les cystoïdes ont le corps formé d'une vessie simple ou de plusieurs vessies concentriques, renfermant un liquide séreux. Ces vessies sont surmontées de têtes nues ou pourvues de trompes ou de fossettes. Dans quelques espèces on ne remarque pas de tête à la vessie; on les appelle *acéphales*. Le cysticerque et le cœnure appartiennent aux cystoïdes.

Cysticerque. — Le cysticerque est un *cystoïde monocéphale* formé d'une vessie simple; la tête est unique, garnie de quatre suçoirs. On trouve cet entozoaire dans le tissu cellulaire, le cerveau, le foie et le cœur de plusieurs animaux.

Le *C. celluleux*, ou *ladrique*, CYSTICERCUS CELLULOSA, *tænia cellulosa*, se trouve dans le porc : il constitue le caractère de la ladrerie. Beaucoup de naturalistes placent parmi les cysticerques le TÆNIA CAPRINA, le T. OVINA, le T. BOVINA, le T. CORDATA.

Cœnure. — Les espèces du genre cœnure sont pourvues de plusieurs têtes garnies de suçoirs ou de crochets. Le *C. cérébral*, *hydatide cérébrale*, CŒNURUS CEREBRALIS, se développe dans le cerveau du mouton; il peut acquérir un grand volume, distendre, désorganiser le viscère qui le renferme et même amincir les os du crâne et dilater cette cavité. Cet entozoaire produit la maladie connue sous le nom de tournis. On l'a rencontré sur des animaux autres que le mouton.

Echinocoque. — Le genre échinocoque est remarquable par la quantité d'œufs ou de petits vers qu'on remarque sur la surface de sa vessie. L'*échinocoque des vétérinaires* se trouve sur plusieurs animaux.

ART. II. — **Effets** des entozoaires, symptômes, causes, traitement
des maladies vermineuses.

Effets, symptômes. — Tous les entozoaires produisent dans les animaux qui les portent, la tristesse, la lenteur des mouvemens, la sécheresse de la peau; rendent le poil sec, hérissé, les membranes muqueuses pâles; occasionnent la maigreur, le marasme et même la mort s'ils sont en grande quantité. L'animal qui nourrit ces parasites a l'appétit inégal, irrégulier et dépravé;

il lèche les murailles, a le flanc rétracté, des bâillemens fréquens; il éprouve des coliques, rend ses excrémens mous, fétides, mêlés de mucosités.

Le signe le plus certain de l'existence des vers dans les intestins, c'est la présence de quelques-uns de ces parasites dans les
excrémens. — Dans les oiseaux, les vers produisent les symptômes suivans : cessation de la ponte, tristesse, pâleur de la
bouche, ailes basses, traînantes, plumes hérissées, diarrhée,
coliques, trépignement, dégoût, maigreur (1).

La présence des vers dans les cavités de la poitrine s'annonce
par des signes d'une violente inflammation, par des toux fortes,
quinteuses, suffocantes. Le distôme du foie occasionne la maigreur du corps, la pâleur des membranes muqueuses, des œdèmes, ensuite l'hydropisie. La laine du mouton s'arrache, le tissu
cellulaire placé sous la langue s'infiltre de sérosité surtout, vers
le soir par l'effet de la fatigue. Les animaux présentent ce que les
bergers appellent *la bouteille*.

Le cysticerque ladrique n'a pas de signes spéciaux : il rend la
peau épaisse, rude, les soies hérissées et la voix rauque. On
n'est certain de son existence, quand il y en.a peu, que lorsqu'on
l'aperçoit sous les membranes de l'œil ou de la bouche.

Le cœnure cérébral rend les animaux lents; les moutons qui
en ont ne suivent pas le troupeau; dans le pâturage ils tournent
souvent sur eux-mêmes sans cesser de manger; ils maigrissent, éprouvent des convulsions. Avant la mort, on voit quelquefois le crâne se déformer, devenir mou, flexible, proéminent
sur la partie qui correspond au parasite.

A ces signes, il faut ajouter, pour tous les entozoaires, les
renseignemens sur le régime suivi par les animaux malades;
l'état sanitaire des troupeaux, des poulains, les années précédentes aux mêmes époques; l'autopsie des bêtes déjà mortes.

Causes. — On trouve des vers dans les fœtus des mammifères,
dans des poussins non éclos et dans les poissons, comme dans les
animaux terrestres. Les germes s'introduisent-ils dans le corps
avec les alimens et traversent-ils, sans être altérés les organes

(1) Blavette, *Recueil de médecine vétérinaire*, 1840.

digestifs? Parviennent-ils, avec le sang artériel, au centre de la pulpe cérébrale et dans les chambres de l'œil? Le sang de la mère les porte-t-il dans le fœtus? Comment arrivent-ils dans l'œuf? Est-ce au moment de la fécondation que leurs germes passent des pères aux enfans? Un bélier qui n'a pas des hydatides visibles peut-il en communiquer à ses descendans? Quelles sont, dans ce cas, les circonstances qui en empêchent ou en provoquent le développement? La difficulté de répondre à ces questions a fait admettre par plusieurs naturalistes une génération spontanée; on a supposé que des êtres vivans peuvent se former directement de toutes pièces. Mais comment expliquer par la génération spontanée la ressemblance des êtres créés et la perpétuité des espèces? On répond à cette objection que les entozoaires ne se forment que dans certaines circonstances, toujours les mêmes, et que des causes semblables doivent produire des effets qui se ressemblent.

De quelque manière que la question de l'origine des entozoaires soit résolue, serait-il même prouvé qu'ils se multiplient exclusivement par génération, il n'en resterait pas moins démontré que leur production est subordonnée à l'action des agens hygiéniques; qu'ils se développent plus souvent dans certaines circonstances que dans d'autres, et qu'il est possible, en plusieurs cas, d'en prévenir la naissance ou de les détruire, en soignant les êtres dans lesquels ils vivent, et sans employer aucun moyen particulier. Malheureusement les causes qui les produisent sont encore peu connues: nous savons cependant que le jeune âge et le tempérament lymphatique sont prédisposés aux maladies vermineuses; que ces affections sont favorisées par les pâturages marécageux, par l'herbe fade et peu nutritive, par l'air humide, par les alimens aqueux, par les mauvaises boissons, par la malpropreté des auges et des étables, par les saisons froides et humides, par les hivers pluvieux; en un mot, par tout ce qui tend à produire une constitution molle, à affaiblir les animaux. Quoique l'hérédité et la contagion ne soient pas démontrées, il est prudent de ne pas employer à la reproduction les animaux affectés de maladies vermineuses, et de les séparer avec soin de ceux qui sont sains et qu'on veut préserver.

46

Moyens de prévenir les entozoaires. — Lorsqu'on aura lieu de croire les animaux menacés d'une affection vermineuse, soit que celle-ci ait existé les années précédentes, soit qu'elle règne dans le pays, on les soignera d'une manière particulière ; on les éloignera des lieux humides, des pâturages marécageux ; on leur donnera des alimens toniques et bien alibiles, des boissons saines, et au besoin salées ; s'ils vivent dans des pâturages, on leur distribuera, au râtelier, pour la nuit, quelques livres de bon foin et quelques poignées d'avoine. Pour préserver les bêtes à laine de la pourriture, on leur administrera de la chicorée, du bon foin de luzerne ; on les conduira sur les montagnes ; si on les nourrit avec des racines, on y ajoutera du sel, de la poudre de gentiane, des baies de genièvre, du gland. On peut employer comme préservatifs les moyens dont on se sert pour détruire les vers ; donner la poudre de fougère mâle, la graine de *semen-contra* dans des décoctions de *tanaisie*, ou les mêler à de la farine, les incorporer dans l'*extrait de genièvre*, en faire des pâtes et des bols. On recommande surtout contre l'A. lombricoïde et l'O. vermiculaire le semen-contra et les décoctions de tanaisie ; contre le tænia, l'écorce de *grenadier*, la *poudre d'étain*. Chabert administrait aux chevaux à la dose de 32 à 64 grammes, l'*huile empyreumatique* dans une infusion de *sarriette*, SATUREIA HORTENSIS. La *suie de cheminée* est très efficace ; elle agit comme amer et comme empyreumatique. On a remarqué que l'*essence de térébenthine* est la substance qui détruit le plus tôt les larves d'œstre dont nous parlerons plus loin. Enfin, le sel est peut-être le meilleur préservatif contre les vers : il convient contre tous les entozoaires. Les vermifuges qu'on emploie ordinairement agissent comme toniques et fortifians, ils combattent la diathèse vermineuse ; il y en a aussi qui nuisent directement aux vers. Pour qu'un vermifuge produise un bon effet, il faut faire suivre son administration de l'emploi d'un purgatif ; ce dernier chasse les vers que le premier remède a engourdis.

On ne connaît contre le cœnure cérébral d'autre moyen que l'extraction de ce parasite ; on peut aussi le détruire en implantant par une simple ponction un trois-quart dans le cerveau ; mais, pour que ces opérations très chanceuses réussissent, il faut savoir la place qu'occupe le ver.

Contre le cysticerque ladrique, il faut employer une grande propreté, une nourriture saine, le sel; l'urine humaine prévient le développement de la ladrerie.

MM. Gellé, Vigney conseillent de diriger des fumigations faites avec *du vieux cuir* dans la poitrine des animaux qui ont des vers dans les bronches.

§ 2. — ECTOZOAIRES.

On appelle ainsi les insectes qui attaquent la peau de nos animaux; les uns sont *aptères*, les autres *pourvus d'ailes*.

ART. I. — Insectes aptères.

1° INDICATIONS DES ESPÈCES PRINCIPALES.—POU.—Les poux ont un corps aplati formé de segmens, six pattes munies de crochets, à l'aide desquels ils se fixent aux poils des quadrupèdes et aux plumes des oiseaux. Ils sont très prolifiques; les œufs, *lentes*, sont enduits de viscosité, et adhèrent aux poils.

On connaît plusieurs espèces de poux : l'homme en nourrit deux, le *pou du linge* qui est blanc, et celui *de la tête* qui est noirâtre. Le *pou du bœuf* a des bandes rougeâtres sur les deux faces; celui *du veau* est plus gros et grisâtre; le *pou de l'âne* est strié et de couleur foncée; on le trouve sur l'âne et sur le cheval; celui *du mouton* est gros, s'attache à toutes les parties du corps, et fatigue beaucoup les animaux.

RICIN. — Les ricins sont agiles, actifs; ils ont deux mandibules, deux mâchoires et des pattes pourvues de crochets. Ils attaquent principalement les oiseaux. On connaît le *R. du coq d'inde* qui a l'abdomen blanc, gris sur les côtés; le *R. de la poule* dont la tête est échancrée en arrière et l'abdomen long; le *R. de l'oie* qui est grêle, pâle; le *R. du pigeon* qui est petit, jaunâtre, pourvu d'une raie brune.

PUCES. — Les puces ont deux suçoirs, un abdomen volumineux, et sont pourvues de six pattes dont les postérieures fort longues. Les femelles déposent des œufs sur la peau, sous l'ongle, dans des ordures ou des nids d'oiseaux; la bourre, les plumes, la malpropreté en favorisent singulièrement la multiplication; elles

46.

éprouvent trois métamorphoses ; leurs larves sont grêles, allongées, armées de crochets, et se nourrissent de sang; lorsqu'elles sont nombreuses, elles épuisent quelquefois le pigeon qui les porte. En été, elles parviennent à l'état d'insecte parfait plus tôt qu'en hiver. La *puce commune* appelée irritante, attaque le chien, le chat, le pigeon et plusieurs autres animaux : la *puce pénétrante,* commune en Amérique, pond ses œufs sous la plante du pied de l'homme ; si les larves s'y développent, elles produisent des douleurs atroces.

Acares. — Les acares sont souvent microscopiques; ils ont la bouche pourvue de mâchoires terminées par une pince ou par un suçoir muni d'un dard qui sert à percer la peau des animaux. Ces insectes sont ovipares et se multiplient rapidement. On les rencontre sous les pierres, dans les fentes des arbres, dans la viande desséchée, dans le fromage, et presque sur tous les animaux. Le sarcopte se trouve sur les animaux galeux : cet insecte a un suçoir, huit pattes armées de griffes et un corps mou, pointu.

Ixodes. — Les ixodes vivent dans les lisières des bois, dans les lieux touffus; ils sont suspendus à des broussailles par leurs pattes antérieures et se jettent, à la première occasion, sur les animaux qui passent à leur portée. Ils supportent de longues abstinences ; mais, lorsqu'ils rencontrent de la nourriture, ils en prennent beaucoup et leur corps augmente prodigieusement de volume; ils se fixent si fortement sur les animaux, qu'on ne peut les faire partir qu'en les coupant ou en arrachant les tissus embrassés par leurs suçoirs. On les trouve sur le cheval, le bœuf, le mouton, et même sur la tortue. Ils se multiplient avec une rapidité prodigieuse, et le nombre peut en devenir tel, que les animaux qui les portent en dépérissent. L'*ixode ricin* est un peu poilu et d'un rouge de sang; les chasseurs l'appellent *louvette, tiquet des chiens.* L'*ixode réticulé, tique, tiquet,* est cendré, ridé ; il s'attache au bœuf et aux bêtes à laine. L'*ixode sanguin,* quoique microscopique, produit des démangeaisons insupportables.

2° Moyens de garantir les animaux des insectes aptères. — On emploie contre ces parasites la grande propreté, des pansages fréquens, des lotions, des bains, des lavages au savon pour dissoudre les mucosités des lentes et entraîner ces œufs; il faut aussi tondre les animaux si la saison le permet, et ce moyen suffit presque toujours. Une bonne nourriture forme le meilleur remède contre les poux : des alimens substantiels de facile digestion, le grand air, nettoient la peau, la rendent souple et le poil luisant ; les aptères résistent rarement au vert pris en liberté. Si tous ces moyens sont sans efficacité, il faut laver les animaux avec des décoctions de tabac, de staphisaigre ; faire des onctions avec l'onguent mercuriel, avec des pommades antipsoriques, avec de la fleur de soufre mêlée à du beurre frais, ou simplement avec un corps gras. La fumée de tabac a été conseillée contre les poux et la tique des bêtes à laine.

Dans quelques cas, les solutions d'arsenic, de sublimé corrosif très étendues peuvent être utiles et ont été recommandées ; mais on doit les employer avec la plus grande circonspection et quand on ne peut pas faire usage d'autres moyens. On arrachera les parasites gros et en petit nombre, ou plutôt on les coupera avec des ciseaux pour ne pas produire de la douleur aux animaux qui les portent.

ART. II. — Insectes ailés.

1° INDICATION DES ESPÈCES PRINCIPALES. — ASILES. — Les asiles ont le corps long, velu ; une trompe saillante, courte, forte, renfermant un suçoir ; des ailes croisées sur le dos ; des pattes longues, fortes, garnies de crochets. On en compte un grand nombre d'espèces. L'*A. frelon* est jaune, il a les trois premiers anneaux de l'abdomen veloutés et les pattes brunâtres. Cet insecte est le plus grand des asiles d'Europe, mais il est plus petit que l'*A. géant* qui se trouve en Amérique. L'*A. cendré*, gris, poilu, est long de 12 à 15 millimètres. Ces diptères, très forts et très carnassiers, dévorent beaucoup d'autres insectes et font aux quadrupèdes et à l'homme des piqûres profondes qui cependant ne sont pas long-temps douloureuses.

TAONS. — Les taons ont la tête grosse, presque hémisphérique ; les trompes saillantes, garnies de six piquans et terminées le plus souvent par deux lèvres allongées ; les palpes avancées, épaisses, velues, coniques ; les antennes courtes, ayant le dernier article en croissant; les yeux brillans, d'un vert doré, avec des taches pourpres. Ces insectes habitent les lieux humides, les lisières des bois; ils peuvent produire de l'enflure, des hémorrhagies, et sont plus dangereux dans les temps chauds, à l'approche des orages : leur bourdonnement fait fuir les animaux. Le *T. du bœuf* a le corps long de 3 centimètres, brun en dessus, gris en dessous; des taches jaunes sur l'abdomen, des pattes jaunes, des ailes transparentes, roussâtres. La larve est allongée, a la tête armée de deux crochets; elle vit dans la terre. Cet insecte est commun; il pique les ruminans, les solipèdes. Le *T. du chameau :* corps noir, taches jaunes sur l'abdomen; le *T. nègre* qu'on trouve dans le midi; le *T. aveuglant :* yeux dorés, thorax jaunâtre, rayé de noir, tourmentent aussi les herbivores domestiques.

OEstres. — Les œstres ont une tête large, portant à la place de la trompe trois tubercules; des yeux grands; des antennes courtes; des ailes écartées, triangulaires; des pattes terminées par des crochets et des pelotes. L'insecte parfait vit très peu de temps. Les larves nuisent à nos herbivores; elles habitent dans les fosses nasales du mouton, dans le tube digestif du cheval, et sous la peau du bœuf; si nous plaçons les œstres parmi les ectozoaires, c'est à cause de leur ressemblance avec les insectes ailés.

L'œstre du bœuf a le corps long de 15 millimètres, très velu, le thorax jaune avec une bande noire; l'abdomen blanc, pourvu d'une tarière composée de quatre tuyaux rentrant les uns dans les autres. C'est avec cet organe que la femelle perce la peau du bœuf, du cerf, pour déposer ses œufs; elle ne place qu'un œuf dans chaque trou, et quoique très féconde, elle ne met que peu d'œufs sur chaque animal pour ne pas l'épuiser et exposer l'avenir de sa progéniture. Les larves sont apodes, mais garnies d'anneaux assez rudes pour déterminer une petite tumeur et une irritation sécrétoire qui fournit un liquide aux dépens duquel elles vivent. Elles restent environ onze mois dans leur retraite et en sortent au printemps.

L'œstre du mouton a le corps long de 10 millimètres, légèrement velu, la tête grisâtre, le thorax cendré, l'abdomen jaunâtre, tacheté, les ailes transparentes. La femelle pond en juillet; elle dépose ses œufs à l'entrée des cavités nasales du mouton, du cerf et de la chèvre. Entraînés dans le nez par l'air inspiré, ces germes y éclosent. Les larves sont pourvues de deux crampons; elles pénètrent dans les sinus et y vivent dix ou onze mois du mucus que leur présence fait sécréter. Si après leur développement elles ne peuvent sortir, elles s'agitent, déterminent des douleurs d'où peuvent résulter des convulsions, le tournis et même la mort. L'insecte parfait ne pique pas, cependant son bourdonnement effraie les moutons qui l'entendent; ils s'agitent, s'agglomèrent et cachent leur nez.

L'œstre du cheval se distingue par un corselet ferrugineux et rayé de brun, par un abdomen poilu et deux points noirs sur les ailes. Les larves vivent dans l'estomac du cheval; elles ont la peau dure, le corps garni d'anneaux, et la tête pourvue de deux crochets; elles s'attachent à la muqueuse gastrique, et de préférence près du pylore, irritent cette membrane et vivent dix à onze mois de mucus. Ces larves sont inoffensives s'il y en a peu; mais si elles sont nombreuses elles peuvent déterminer des accidens mortels, quelquefois elles perforent l'estomac.

L'œstre vétérinaire est presque aussi grand que le précédent : il est rougeâtre, couvert de poils roux; ses ailes n'ont pas de taches. Nous trouvons ses larves dans l'estomac et dans l'intestin du cheval.

L'œstre hémorrhoïdal, très velu, a le thorax noir et l'abdomen blanc, noir et fauve; ses ailes sont tachées. Cet insecte est plus petit que celui du cheval. Ses larves ont des crochets longs et forts; on les trouve dans le rectum et même dans l'estomac.

Il est difficile de prévenir le développement des œstres, et l'on ne possède pas de substance susceptible d'en détruire les larves. On connaît d'ailleurs fort peu de signes qui annoncent leur présence dans un animal ; si l'on a lieu d'en soupçonner, d'après la maigreur ou d'après des signes commémoratifs qui peuvent résulter de la mort et de l'autopsie d'autres animaux de la même espèce, il faut faire usage des vermifuges les plus actifs. On conseille, pour détruire les larves de l'œstre du bœuf, de les écraser, en perçant la tumeur dans laquelle elles sont logées, avec une grosse aiguille à tricoter. On parle d'un oiseau qui va dans les pâturages et saute sur le bétail pour extraire ces larves.

STOMOXE. — Le *S. piquant* a le corps cendré, taché de noir, long de 3 millimètres, la tête blanche, la trompe longue et noire. Cet insecte ressemble à la mouche commune; il pique surtout à l'approche de la pluie, s'agglomère sur les jambes, sur les paupières. Le *S. irritant* est pourvu de lignes noires sur l'abdomen et blanches sur les pattes: plus petit que le précédent, il pique aussi nos animaux.

MOUCHES. — Nous en connaissons plusieurs espèces. La *M. bleue* de la viande a le front fauve, le corselet noir, l'abdomen bleu avec des raies noires; les larves vivent dans la viande, où la mouche dépose ses œufs. La *M. domestique* présente un abdomen brunâtre, court, des ailes jaunâtres à la base; la larve vit dans le fumier. Cet insecte est plus petit que le précédent.

La *M. vivipare* ou *carnassière* a le corps cendré, les yeux rouges, plus écartés que dans la mouche proprement dite. La femelle dépose ses larves dans la viande. La *M. des pluies* présente un corps cendré avec des taches noires. Les mouches sont plus actives dans les temps chauds et à l'approche des orages. Leurs piqûres quelquefois irritantes, sont toujours incommodes. La *M. carnassière* hâte la décomposition des matières animales; elle se multiplie beaucoup, et ses larves servent, sous le nom d'asticots, à engraisser la volaille.

HIPPOBOSQUE. — L'hippobosque a la tête presque confondue avec le thorax; son corps est épais, aplati, mou. Cet insecte vole difficilement, mais il marche avec rapidité. La femelle garde l'œuf dans l'abdomen jusqu'à ce qu'il soit transformé en nymphe. On connaît l'*hippobosque du cheval*, celui du *mouton*, celui de l'*hirondelle*. Ces insectes produisent des prurits incommodes, mais ils n'occasionnent pas de vives douleurs et nous voyons des animaux en porter un grand nombre sans paraître éprouver des souffrances.

2⁰ EFFETS DES INSECTES AILÉS; MOYENS D'EN GARANTIR LES ANIMAUX. — Les insectes ailés tourmentent beaucoup les animaux, les font maigrir, diminuent la sécrétion du lait des femelles; ils peuvent même occasionner des plaies, ou du moins ils s'opposent à la cicatrisation de celles qui existent.

Pour prévenir leurs ravages, il faut l'été, pendant les fortes chaleurs, laisser les animaux au frais, à l'ombre, ne les faire travailler que le matin et le soir ; tenir les fenêtres des étables fermées avec des persiennes, des paillassons qui diminuent la clarté tout en laissant renouveler l'air.

Pour garantir des insectes ailés les animaux qu'on laisse exposés au soleil, on recommande de les laver avec des décoctions de feuilles de noyer, de courges (Olivier de Serres) ou d'autres substances amères. On conseille un liniment composé avec savon vert, essence de térébenthine, huile d'aspic ou de laurier, alcool, de chaque cinq parties. Appliqué avec une brosse, ce composé tient le poil des animaux luisant et éloigne les mouches.

Il faut faire des onctions avec des pommades irritantes sur les bords des plaies, pour en écarter les insectes qui en retarderaient la guérison. Des couvertures légères qui, sans échauffer les animaux les préservent des insectes, sont les moyens le plus souvent employés.

Émouchoirs. — Le caparaçon est une espèce de filet que l'on place sur les animaux pour les garantir des mouches. C'est l'émouchoir le plus usité ; il embrasse assez souvent tout le corps, à l'exception des régions qui sont couvertes par les harnais ; il est bordé d'une frange en longues ficelles rendues pendantes par de gros nœuds qui les terminent. Par l'effet des mouvemens que les animaux exécutent, ces ficelles préservent les parties qui ne sont pas recouvertes par le caparaçon.

D'autres fois, les émouchoirs se composent de simples franges qui garnissent seulement les parties du corps les plus sensibles ; on les attache aux traits pour préserver le flanc, les avant-bras ; aux cornes, pour garantir les yeux et le mufle ; à la base de l'encolure, pour chasser les mouches du poitrail, des genoux, etc.

Le dessous du ventre est préservé au moyen d'une pièce de toile, espèce de tablier qui recouvre cette région. Ce harnais protége une partie sensible, les environs du nombril où les mouches se réunissent en grand nombre. Les animaux, pour chasser ces insectes , font des efforts continus , portent le pied postérieur en avant, et s'exposent à s'entraver, à s'abattre, etc.

Cousinières. — Les femelles des cousins sont plus à craindre que les mâles. Les Américains les appellent maringouins, moustiques ; ils s'en préservent au moyen de tissus clairs, appelés *cousinières, moustiquières*. Hérodote, rapporte M. Spence, dit que les cousins, les mouches, font des efforts pour passer au travers d'une toile serrée , tandis qu'ils ne cherchent pas à traverser un filet ou un tissu clair.

QUATRIÈME CLASSE.

EXCRETA.

Le mot *excreta* ne comprend littéralement que les choses excrétées ; mais nous étudierons dans cette classe l'influence exercée sur la santé par les diverses sécrétions, et par tous les produits qui doivent être rejetés du corps , par les résidus de la digestion comme par l'urine, et les autres fluides sécrétés.

On divise les sécrétions en deux catégories : les unes comme celles du lait, du sperme, sont plus ou moins irrégulières ou intermittentes, et n'ont lieu qu'à certaines périodes de la vie ; les autres, celles de la peau , des membranes muqueuses, de l'urine, de la synovie et des fluides divers qui servent à la digestion, sont continues, et durent depuis la naissance jusqu'à la mort.

Les premières, loin d'être nécessaires à l'existence des individus, les épuisent, et leur supression n'est nuisible que si, faite trop brusquement, elle produit un changement subit dans l'économie animale ; les organes qui les exécutent peuvent même être extirpés sans qu'il en résulte d'autres effets que l'engraissement des animaux. Les liquides qu'elles fournissent ne nuisent à la santé que par leur quantité. Ces sécrétions appartiennent aux fonctions génératrices. Elles offrent des considérations qui varient selon les animaux, et nous en avons parlé dans l'hygiène appliquée, en traitant de la multiplication du cheval, du bœuf, du mouton et du porc.

Nous diviserons les sécrétions que nous avons à étudier en *sécrétions normales,* ou celles qui ont lieu dans l'état de santé, et en *sécrétions* purement *accidentelles*, ou qui sont le résultat d'un travail pathologique.

§ 1. — SÉCRÉTIONS ET EXCRÉTIONS NORMALES.

Les unes sont destinées à débarrasser l'économie animale de produits qui lui sont inutiles et lui deviendraient nuisibles ; d'autres ont charge de créer un liquide qui, comme la salive, le mucus doit remplir un rôle spécial dans l'économie vivante. C'est d'après cette considération, qui est la plus intéressante pour nous, que nous diviserons l'étude de ces fonctions : nous rappellerons seulement que les physiologistes les distinguent en exhalations, en sécrétions muqueuses et en sécrétions glandulaires, selon qu'elles résultent de la simple exhalation faite par une surface qui ne montre d'autre organe spécial que ses pores, ou de la sécrétion des corps glanduleux qu'on nomme *follicules, cryptes muqueuses*, et qu'on trouve surtout sur les membranes muqueuses ; ou enfin selon qu'elles sont le produit d'un organe particulier ayant un siége spécial comme la parotide, le foie et le pancréas.

ART. I. — Sécrétions dépuratives.

Les physiologistes les appellent *excrémentitielles,* pour exprimer qu'elles doivent être rejetées du corps comme excrémens ; nous les appelons *dépuratives* pour indiquer qu'elles purifient l'économie animale, qu'elles lui enlèvent des substances nuisibles. Cette dénomination leur convient beaucoup mieux qu'aux agens médicinaux auxquels l'appliquent les pharmacologistes.

Ces fonctions sont destinées à séparer du sang les parties que le mouvement vital détache des organes, et les produits de la digestion qui ne peuvent pas être assimilés. D'après les élémens chimiques qu'elles ont pour but d'éliminer principalement, nous en formerons trois catégories : dans l'une est comprise l'exhalation pulmonaire, qui rejette du corps la surabondance de carbone et d'hydrogène fournie par les alimens; dans la seconde , la transpiration cutanée qui excrète surtout l'excès de matière minérale qui se trouve dans le sang; enfin, dans la troisième, nous plaçons l'urine dont le rôle semble principalement être de transmettre au-dehors l'excès d'azote fourni à l'économie animale par la nourriture. Nous placerons dans ce paragraphe l'évacuation des matières alimentaires qui, n'ayant pas été absorbées dans le tube digestif, sont rendues sous forme d'excrémens. Nous n'ignorons pas que les reins comme la peau excrètent des substances minérales; que toutes les sécrétions émettent plus ou moins d'azote, de carbone et d'hydrogène, et nous n'ajoutons pas une bien grande importance à cette division; mais nous la suivons parce qu'elle peut, mieux que celles des physiologistes, nous faire connaître les conditions hygiéniques les plus favorables aux animaux que nous entretenons.

1° *Exhalation pulmonaire.* — La membrane muqueuse des voies respiratoires est le siége d'absorptions ou d'exhalations qu'il n'entre pas dans notre plan d'étudier ; nous devons seulement constater que c'est par cette voie que l'économie animale rejette, en très grande partie, sous forme de vapeur d'eau et d'acide carbonique, le carbone et l'hydrogène dont la combustion par l'oxygène de l'air produit la chaleur nécessaire à la conservation de la vie ; que plus l'air est pur, plus il contient d'oxygène, plus les déperditions que font les animaux par les bronches sont considérables ; que si cette déperdition dépasse la somme de carbone et d'hydrogène fournis par les alimens, la respiration se ralentit ou elle s'opère aux dépens des mêmes produits combustibles qui sont alors tirés, ou de la graisse qui circule avec le sang, ou de celle qui était déposée dans le tissu adipeux.

De ces résultats, démontrés par l'expérience, nous devons déduire la nécessité de nourrir en hiver, quand l'air est dense et la température basse, avec des alimens substantiels, capables de bien entretenir la combustion nécessaire au dégagement du calorique ; de placer les animaux dans une atmosphère pure quand nous voulons que la vie soit très active en eux ; {de les mettre, au contraire, dans un lieu chaud, chargé de vapeurs, pauvre plutôt que riche en oxygène, quand nous désirons que la nourriture se dépose sous forme de graisse ou se transforme en lait.

2° *Sécrétions cutanées.* — La peau est le siége de plusieurs sécrétions ayant pour but de débarrasser l'économie animale de produits qui doivent être rejetés du corps, et qui entretiennent la surface cutanée dans un état de souplesse favorable à la santé.

La peau émet une liqueur aqueuse, de l'acide carbonique et une substance minérale formée en grande partie de carbonate et de phosphate de chaux. La première a pour base l'eau qui contient des sels et des substances animales; après l'évaporation des liquides, les parties fixes constituent la crasse qu'on remarque sur la surface de l'épiderme. Si le liquide exhalé par la peau s'évapore à mesure qu'il est produit, il produit la *transpiration insensible*, et il est appelé *sueur* lorsqu'il stagne sur la surface du corps et le rend humide. La sueur provient d'une exhalation abondante ou d'un défaut d'évaporation des liquides exhalés : les animaux travaillent quelquefois à l'ardeur du soleil sans que les produits fournis par leur peau deviennent apparens; mais ils en sont immédiatement mouillés s'ils se placent sous un abri, à l'ombre, lors même qu'ils restent en repos : le changement de lieu n'a pas augmenté la fonction des exhalans, elle n'a fait que diminuer l'évaporation des produits exhalés.

La transpiration varie selon les individus et l'état dans lequel ils se trouvent. Tout ce qui excite la circulation — la douleur, le travail, la chaleur, les couvertures, — l'active; elle est aussi accrue par ce qui augmente la sérosité du sang, par les boissons aqueuses, par les fourrages verts et par la diminution des exhalations intestinales, de la sécrétion urinaire et de celle du lait; elle est plus abondante après la digestion que lorsque l'estomac est plein ; les infusions aromatiques, qui excitent en même temps qu'elles fournissent des fluides au corps, en accroissent la quantité.

L'exhalation cutanée réagit, de son côté, sur les sécrétions intérieures : ce qui la diminue augmente la fonction des glandes, des membranes muqueuses et des surfaces séreuses ; ne croyez pas cependant que la fonction excrétoire de la peau puisse être remplacée par celle d'autres organes. Elle présente quelque chose de spécial que n'offrent ni la production du lait, ni la formation de l'urine, ni l'exhalation de la sérosité ; elle est de la plus grande importance pour le maintien de la santé : s'arrête-t-elle, nous observons aussitôt les effets les plus graves et les plus variés, selon que la suppression ou la diminution sont plus ou moins subites, et durent plus ou moins long-temps ; mais, en général, on remarque d'abord les conséquences que produit dans l'économie animale le liquide qui aurait dû être exhalé : elles se manifestent par des diarrhées, des catarrhes des voies respiratoires et des inflammations de la plèvre, du péricarde ou du péritoine ; ces affections résultent de ce que les fluides qui se portaient à la peau se dirigent vers un organe intérieur et y déterminent, tantôt une sécrétion morbide, tantôt une simple fluxion. Les dispositions individuelles exercent la plus grande influence sur la naissance de ces maladies : ainsi, les femelles qui ont eu le péritoine, l'utérus irrité par le part, les animaux qui ont eu l'intestin surexcité par une indigestion, par un purgatif, souffrent souvent beaucoup d'un arrêt de transpiration qui ne produit aucun effet sur un animal qui est dans des conditions de santé différentes.

Une autre série de phénomènes se montre si les fonctions de la peau languissent pendant long-temps : dans ce cas les parties fluides prennent une autre voie qui paraît être normale et sont rendues le plus souvent sans accidens, soit par les intestins, soit par les reins ; cependant il n'est pas rare de voir des diarrhées chroniques, des hydropisies produites par cette cause et ne cesser que lorsque la transpiration est bien établie ; mais le plus ordinairement ce sont les substances terreuses restées dans le corps, qui donnent lieu aux plus grands désordres : elles se déposent dans les parenchymes des organes, dans les viscères, dans le mésentère, dans le foie, dans le poumon et constituent la pommelière dans la vache, l'engorgement des ganglions lymphatiques, d'où résultent la morve et le farcin dans l'espèce chevaline, et la phthisie tuberculeuse dans tous les animaux.

Enfin la cause des maladies que nous étudions détermine des phénomènes locaux qui se font observer uniquement sur la peau : ce sont la raideur et l'épaisseur de cette membrane, le redressement et la chute des poils, des crevasses, des gales, des dartres, des croûtes, des exsudations, et même les eaux aux jambes. L'expérience directe, comme l'observation, nous prouve la nécessité de maintenir en activité les fonctions cutanées. En les supprimant, M. Fourcault a produit des altérations du sang, la stagnation des liquides dans les gros vaisseaux, des congestions, des obstructions, des lésions de tissus, la désorganisation des viscères, et la mort; d'un autre côté, nous voyons le séjour dans des étables petites, chaudes et humides; l'impression de la rosée, du serein, de l'air froid et humide, produire toutes les affections tuberculeuses.

Mais si la transpiration cutanée ne doit pas être supprimée ni même diminuée au-delà de certaines limites, il ne faut pas non plus qu'elle soit surabondante : trop copieuse elle refroidirait d'abord la peau par le calorique qu'absorberait en s'évaporant le produit de l'exhalation, et elle nécessiterait, pour maintenir le corps au degré de température convenable, « une combustion plus active, et par conséquent aussi une respiration plus accélérée; » d'où résulterait, comme le démontre M. le docteur Favre (1), une plus grande fatigue pour le poumon qui en éprouverait lui-même une déperdition plus grande de calorique, puisqu'il aurait à échauffer un plus grand volume d'air et à fournir une quantité plus considérable de vapeur.

Ensuite la déperdition du carbone et de l'hydrogène produirait l'amaigrissement ou nécessiterait une consommation plus grande de nourriture sans donner aucun produit utile. Elle affaiblirait les animaux et les rendrait plus sensibles aux causes morbifiques; elle nuirait surtout à ceux qui prennent peu de nourriture et qui travaillent, ou qui sont déjà affaiblis par des maladies. On remarque de ces sueurs trop copieuses pendant les convalescences, et elles disparaissent à mesure que les forces reviennent; mais l'on doit ménager le bœuf et le cheval qui les présentent. Les solipèdes qui fatiguent transpirent quelquefois beaucoup aux ars, et à la face interne des cuisses; les toniques et les astringens appli-

____

(1) *Thèse sur les fonctions des poumons et leurs relations avec celles de la peau,* Paris, 1844.

qués sur la peau ou donnés à l'intérieur arrêtent souvent ces sueurs (Rainard). Les habitans des pays chauds modèrent la transpiration cutanée par des applications qui privent la peau du contact de l'air. Ce que nous avons dit sur la nécessité de modérer les phénomènes respiratoires pour faciliter l'engraissement s'applique aux fonctions cutanées.

Les considérations qui précèdent prouvent, que le maintien de la transpiration cutanée est un très bon moyen de prévenir les maladies et de rétablir la santé, mais qu'il est nécessaire de tenir cette fonction dans de justes limites; qu'on ne doit jamais négliger le pansage, les bains et autres moyens de propreté qui ouvrent les pores et facilitent l'exhalation cutanée; qu'il importe toujours de préserver les animaux qui ont la peau échauffée, des courans d'air froid, de la pluie et de tout ce qui peut resserrer les capillaires, obstruer les exhalans et repousser le sang à l'intérieur. Les boissons froides, en agissant par sympathie sur la surface dermoïde, produisent les mêmes effets que les réfrigérans appliqués à l'extérieur du corps; mais les boissons aromatiques un peu chaudes, les couvertures, un exercice un peu pénible dans un air sec donnent lieu à des phénomènes opposés.

Quelques parties de la peau sécrètent des matières particulières : l'intérieur des oreilles fournit le cérumen, substance amère; et les organes de la génération sécrètent une matière sébacée; ces produits ne donnent naissance qu'à des phénomènes locaux; ils écartent les insectes, lubréfient les organes et disparaissent ordinairement à mesure qu'ils sont sécrétés; mais dans certaines circonstances ils s'accumulent, forment des concrétions qui nuisent à l'audition, à la sortie des urines, et déterminent des irritations cutanées ou des catarrhes. Il faut, pour prévenir ces accidens, tenir propres les oreilles des chiens, le fourreau des solipèdes dont le membre ne sort que rarement de son enveloppe.

Les bêtes à laine ont deux organes sécréteurs spéciaux, le canal biflexe et une poche située sur le chanfrein. Ces réservoirs, formés par un repli de la peau, sécrètent des matières qui s'écoulent à mesure qu'elles sont formées; mais qui, dans certains cas, s'accumulent et produisent des accidens auxquels on remédie au moyen d'injections d'eau tiède, d'eau vinaigrée, ou d'eau de mauve.

3° *Sécrétion rhénale.* — L'urine varie beaucoup en quantité et en qualité, selon l'état des animaux qui la rendent. Elle est abondante dans ceux qui transpirent peu, qui habitent des lieux froids et humides, et qui boivent beaucoup, tandis qu'elle est rare dans les circonstances opposées.

Elle est très chargée, forme beaucoup de dépôts dans les oiseaux qui transpirent très peu; fétide, contenant beaucoup de substances azotées, de l'acide urique, des urates, qui sont généralement insolubles dans les carnivores et les omnivores, qui prennent beaucoup de substances animales, et font peu de déperditions; pauvre en azote, mais riche en sels minéraux, en carbonates, en phosphates, dont les dépôts sont plus facilement attaqués par les réactifs, dans les herbivores; aqueuse, peu colorée, peu odorante, immédiatement après l'ingestion d'alimens aqueux et des boissons, dans tous les animaux; rare, sédimenteuse, après des travaux pénibles, après de fortes souffrances, pendant la diète, et surtout celle des boissons; certaines maladies la rendent très chargée.

L'urine doit être souvent excrétée. Le séjour de ce liquide dans la vessie donne lieu à des coliques, dilate le réservoir urinaire, peut en produire la paralysie, l'inflammation, la gangrène, la rupture, et déterminer l'épanchement du liquide dans l'abdomen, et la mort.

Les rétentions d'urine sont dues à des échauffemens produits par des alimens trop substantiels, malsains, et par un excès de travail; elles sont aussi occasionnées par une distension trop grande de la vessie, ce qui arrive quand les animaux n'urinent pas assez souvent; par la paralysie et par des causes mécaniques, par des concrétions, du cambouis ou des calculs.

Il faut d'abord enlever l'obstacle qui s'oppose à la sortie du liquide: si la rétention d'urine tient à un échauffement, on promènera lentement les animaux, on remuera la litière, on chatouillera le bout de l'urèthre, on introduira même dans ce canal des poudres irritantes, etc.; si ces moyens sont inefficaces, on introduira le bras dans le rectum, et l'on pressera la vessie d'avant en arrière. La saignée peut quelquefois produire de grands effets en très peu de temps. Les mucilagineux, le sel de nitre, en boissons, doivent être administrés avec précaution. Pour l'emploi de ces moyens, les propriétaires doivent en général consulter le vétérinaire ; mais il sera toujours plus avantageux de prévenir le mal : à cet effet, toutes les fois que des animaux s'arrêtent en route, on doit examiner s'ils cherchent à uriner ; il faut même surveiller ceux qui sont sujets aux coliques, et s'assurer s'ils rendent leur urine régulièrement et assez souvent. On ne manquera pas de soumettre à un régime rafraîchissant ceux qui sont exposés aux rétentions d'urine.

4° *Défécation*. — Les excrémens sont formés du résidu de la digestion : ils varient par leur quantité et leur nature, selon les alimens que les animaux prennent, l'état des organes digestifs et l'activité des vaisseaux absorbans.

Ils sont peu abondans, homogènes, offrent peu de débris reconnaissables de plantes quand ils proviennent d'une nourriture bonne, riche en principes nourrisans, tendre, poreuse, ou ayant éprouvé la cuisson, la fermentation, ou toute autre préparation qui l'a ramollie ; ceux qui sont fournis par l'herbe sont mous et verdâtres, souvent aqueux ; ceux qui résultent de la paille sont secs, blanchâtres, remplis de fibre végétale ; en général, ils sont rares, plutôt secs que fluides, quand l'estomac digère bien, et que les vaisseaux chylifères remplissent convenablement leurs fonctions. Ils peuvent donner de bonnes indications sur la santé des animaux, la formation des rations, et la manière dont il convient de préparer les fourrages. On doit toujours les examiner de temps en temps, et si l'on s'aperçoit qu'ils soient trop durs ou trop peu consistans, que la nourriture n'ait pas été bien digérée, s'il y reste des grains entiers, on devra en rechercher la cause et la faire cesser. On peut ainsi augmenter de beaucoup l'effet nutritif des alimens, prévenir des maladies et rétablir la santé sans aucun frais.

Dans la santé, ils sont rendus avec assez de régularité. Le chien, s'il mange des os surtout, est celui de nos animaux qui est le plus souvent constipé. Cet état peu commun dans les herbivores entraîne bien rarement des accidens. Si, cependant, la consistance des matières alvines est trop grande pour prévenir leur accumulation dans l'intestin, la formation de pelotes stercorales et le développement d'une irritation, on administrera des lavemens. Toutefois, il est bien de prévenir le mal, en donnant des fourrages aqueux, aussitôt que les excrémens deviennent un peu trop durs. Il suffit de quelques repas de vert, de racines, surtout si les bêtes n'y sont pas accoutumées, pour produire l'effet que l'on désire.

La diarrhée qui vient après un changement de régime ne doit pas inquiéter lors même qu'elle affaiblirait les animaux et qu'elle les rendrait un peu efflanqués. Mais si elle persiste, si elle provient d'une cause qu'on ne peut pas faire cesser à volonté, il faut la combattre par le régime d'abord : il suffit, le plus souvent, lorsqu'elle tient à la nourriture, à la pomme de terre, à l'herbe d'un pré aqueux, etc., de donner, pendant quelques jours mais avec précaution, des alimens toniques substantiels et même un peu échauffans : du fenugrec, du bon foin, des féveroles, ou tout autre grain non relâchant. On n'oubliera pas cependant qu'elle peut dépendre d'une irritation des intestins, de l'usage de fourrages irritans, de la suppression d'une affection cutanée, et qu'il faut alors le plus souvent recourir à la médecine. Les matières rendues peuvent donner de bonnes indications à ce sujet. Si elles contiennent beaucoup d'alimens mal digérés, elles indiquent un état facile à guérir ; mais si elles sont formées de mucosités, de sang, ou d'autres produits provenant d'un état maladif des organes digestifs la cure en est plus difficile : il n'y a jamais d'inconvénient à essayer d'abord de la diète, d'une nourriture bonne, mais adoucissante et de lavemens préparés avec des décoctions de mauve, de têtes de pavot, ou des dissolutions d'amidon.

ART. II. — Sécrétions des humeurs récrémentitielles.

Les physiologistes appellent récrémentitielles les humeurs sécrétées qui doivent rentrer dans le torrent de la circulation. Elles remplissent dans l'économie animale des usages forts divers : les unes contribuent à ramollir les alimens et concourent à la digestion ; d'autres sont destinées à rendre les membranes souples, à faciliter les frottemens des parties solides les unes sur les autres, ou enfin le glissement de corps étrangers sur les organes.

47.

Si quelques-unes comme la synovie, la sérosité sont réellement récrémenteuses, il en est, comme la salive, le mucus et surtout la bile qui ne doivent rentrer qu'en partie dans les organes de la circulation. Sans avoir égard à cette considération, cependant d'une grande importance physiologique, nous les diviserons en *séreuses*, en *muqueuses* et en *glandulaires*.

1° *Exhalations séreuses.* — Le tissu cellulaire, les membranes séreuses sécrètent un fluide qui les lubréfie, les rend souples et susceptibles d'éprouver des frottemens sans s'irriter. Dans l'état physiologique, ni cette sécrétion, ni le fluide qu'elle produit, n'offrent rien de particulier relativement à l'hygiène : le liquide, absorbé à mesure qu'il est formé, ne manifeste sa présence par aucun phénomène visible à l'extérieur du corps. Mais dans quelques circonstances, soit que la fonction sécrétoire devienne plus active, soit que l'absorption se ralentisse, le produit sécrété s'accumule dans les alvéoles du tissu cellulaire, et dans les cavités splanchniques, et constitue les hydropisies, ou les œdèmes si le phénomène est limité à une petite partie du corps.

Ces derniers, caractérisés par des tumeurs en général très peu douloureuses, se remarquent dans les parties déclives, vers les régions inférieures des membres, aux boulets, sous le ventre, et au fourreau : ils sont produits par des obstacles qui s'opposent à la circulation du sang veineux et au cours de la lymphe, par le séjour long-temps continué des animaux dans une étable obscure et humide, par les grandes fatigues suivies d'un repos trop prolongé, par une nourriture ligneuse contenant beaucoup d'eau, par l'air humide et par les marais. Les animaux faibles ou vieux, ceux qui ont la constitution altérée, qui ont été épuisés par le travail et une mauvaise nourriture, et ceux qui sont atteints de maladies chroniques, de lésions organiques, y sont prédisposés.

Lorsque ces engorgemens dépendent d'une affection intérieure, ils exigent des remèdes particuliers que la médecine fait connaître ; mais s'ils sont le résultat d'une faiblesse passagère, d'un trop long repos, l'hygiène peut les guérir. On cherchera à les combattre en plaçant les animaux dans un air pur, chaud, sec plutôt qu'humide, en les promenant régulièrement deux fois par jour, sans cependant les fatiguer ; en leur donnant une nourriture alibile, saine et de facile digestion ; en administrant des sudorifiques, des diurétiques, sans donner néanmoins beaucoup d'eau ; surtout en employant des couvertures chaudes et en frictionnant souvent la peau. Dans quelques cas, il peut être nécessaire de faire des compressions et de pratiquer des mouchetures sur les parties tuméfiées ; enfin, s'il y a fièvre, pléthore, une saignée peut faire disparaître, en très peu de temps, les engorgemens des membres.

Les hydropisies proprement dites ne sont pas du ressort de l'hygiène ; cependant nous dirons que ces maladies dépendent le plus souvent des causes qui produisent les œdèmes, de l'air froid et humide, des émanations marécageuses et d'une nourriture insalubre ; que celles qu'on observe le plus souvent sur les animaux, et qui portent de grands préjudices aux agriculteurs, — la pourriture, la ladrerie, — peuvent être souvent prévenues par l'emploi judicieux des moyens hygiéniques, des bons alimens et des condimens ; qu'elles sont très difficiles à guérir ; « que les moyens de la médecine sont à-peu-près inutiles contre elles (Rainard) (1)» ; qu'on doit employer pour les traiter l'émigration des troupeaux dans des lieux salubres, l'emploi d'une nourriture convenable, et les autres moyens que nous avons dit être propres à guérir les œdèmes.

2° *Sécrétions muqueuses.* — Les membranes muqueuses sécrètent un fluide onctueux, un mucus qui les lubréfie, facilite leur frottement et le passage des corps solides qui les traversent ; elles exhalent aussi une liqueur limpide qui est ordinairement en très petite quantité. Dans l'état ordinaire ces produits n'offrent rien de particulier ; mais s'ils deviennent trop abondans, ils constituent des catarrhes du nez, du vagin, des bronches et des intestins. Ces accidens tiennent quelquefois à des causes qui ont agi sur les membranes muqueuses ; d'autres fois ils résultent d'un arrêt de transpiration. S'ils proviennent d'une cause locale, d'entozoaires dans les fosses nasales, de polypes dans le vagin, du placenta resté dans l'utérus, il faut d'abord extraire le corps étranger, en provoquer la sortie par des injections ; si la sécré-

(1) Rainard, *Traité de pathologie générale.*

tion morbide résulte de la diminution des fonctions de la peau, on donnera aux animaux des infusions chaudes, on pratiquera des frictions, on fera usage de couvertures et de fumigations aromatiques. Dans quelques cas, il est utile d'établir des sécrétions extraordinaires, de passer des sétons, de donner des purgatifs, pour détourner les humeurs, de faire usage de lotions astringentes sur les membranes qui sécrètent surabondamment. Mais l'emploi de ces moyens réclame les secours de la médecine ; il est même certaines sécrétions anormales qu'on ne doit pas supprimer, mais qu'il faut plutôt favoriser afin de prévenir des accidens plus graves.

3° *Sécrétions glandulaires.*—Elles sont extrêmement variées. Nous avons précédemment parlé de celle de l'urine ; celles du lait et du sperme appartiennent à l'hygiène appliquée ; il nous reste à dire un mot de celles des larmes et de la salive. Quand à la *bile* et au *suc pancréatique*, elles n'intéressent que sous le rapport de la physiologie et de la pathologie.

Sécrétion des larmes.—Cette fonction peut être dérangée par un corps étranger introduit sous les paupières, par les vapeurs irritantes du fumier, par un courant d'air ou une trop vive lumière : aussitôt que les larmes coulent hors de l'œil, il faut explorer cet organe, le nettoyer avec précaution, y faire des lotions et sortir avec régularité le fumier des étables, bien aérer pour chasser les gaz irritans, chercher en un mot à faire cesser la cause qui produit le mal ; on aura soin de laver souvent la partie du chanfrein mouillée par les larmes afin de prévenir la chute des poils.

Sécrétion salivaire. — La sécrétion de la salive peut être augmentée par les plantes âcres, irritantes, que mangent les animaux. Dans ce cas, il faut changer la nourriture, donner des végétaux doux, cuits, et des boissons adoucissantes. La salive est nécessaire à la digestion, on ne doit pas chercher à la faire couler inutilement hors de la bouche par l'emploi des masticatoires, et si le mors produit cet effet, on le changera.

§ 2. — SÉCRÉTIONS ET EXCRÉTIONS ANORMALES.

Elles peuvent avoir lieu dans les appareils des sécrétions que nous venons d'examiner ou dans un tissu qui ne sécrète qu'accidentellement. Dans le premier cas, elles fournissent un produit quelquefois semblable à celui de la sécrétion anormale qui est simplement augmentée d'une manière extraordinaire ; mais d'autrefois il en diffère beaucoup : c'est ainsi qu'il n'est pas rare de voir du sang, du pus fournis par des membranes et des glandes qui ordinairement émettent de la sérosité, du mucus limpide ou un liquide ayant presque les caractères de l'eau.

Les sécrétions anormales qui ont lieu dans des organes qui ne sécrètent pas dans l'état ordinaire, sont déterminées par des causes morbifiques accidentelles ou produites par la volonté de l'homme. Les premières, qui peuvent être occasionnées par tout ce qui est susceptible de blesser et de déranger la santé, ne sont pas du ressort de l'hygiène ; mais les secondes, quoique souvent employées comme moyens thérapeutiques, sont aussi provoquées dans des vues hygiéniques : elles peuvent servir à faire rentrer dans l'état normal une sécrétion devenue accidentellement trop active ; car il existe, entre les divers organes qui sécrètent, une sympathie très intime ; et toutes les fois que l'action d'une glande ou d'une membrane se ralentit, aussitôt se montre dans l'économie un autre organe sécréteur dont l'action dépasse le rhythme naturel ; de sorte que le meilleur moyen de ramener une sécrétion à l'activité qu'elle doit avoir, c'est d'en exciter ou d'en produire une autre par l'emploi des sudorifiques, des purgatifs ou des sétons.

1° *Sétons, trochisques, cautères.* — Nous déterminons au moyen des sétons, des trochisques et des cautères, la sécrétion du pus dans le tissu cellulaire sous-cutané, afin d'attirer les humeurs à la peau, de prévenir la formation d'une congestion ou de la guérir. Ces exutoires sont souvent mis en usage au printemps comme moyens préservatifs. Ils peuvent être utiles lorsque les animaux, ayant été mal nourris pendant l'hiver, prennent des alimens substantiels qui les rendent pléthoriques, lorsqu'ils sont exposés aux brusques variations de température, si fréquentes au commencement de la belle saison : un trochisque peut alors prévenir les inflammations que ces deux ordres de causes tendent à produire. Mais il ne faut pas oublier que ce moyen nuit, en affaiblissant l'économie animale, par les douleurs qu'il occasionne et par les excrétions qu'il entraîne. Lorsqu'il est inutile, on ne doit jamais en faire usage. Les sétons, qu'on place comme préservatifs des maladies épizootiques, sont souvent plus nuisibles qu'utiles ; en diminuant la masse du sang, ils disposent les animaux à être impressionnés par les causes morbifiques. Quand on a appliqué des exutoires, il faut employer avec ménagement les moyens capables de les faire suppurer : on secondera leur effet par le repos, par une nourriture convenable, sans être trop abondante.

Si les sétons ont duré long-temps et ont bien suppuré, il faut les supprimer avec précaution, et s'il y en a plusieurs, les uns après les autres ; quand on enlève le dernier, il faut soigner le régime, employer même les purgatifs et établir d'autres exutoires qu'on laissera peu de temps. Les furoncles, les abcès spontanés, réclament les mêmes soins hygiéniques que les trochisques : s'ils entraînent une suppuration abondante, ils produisent de grandes déperditions, épuisent et nécessitent une nourriture copieuse ; il faut employer avec précaution les astringens pour les faire cicatriser.

2° *Purgatifs.* — Les purgatifs agissent sur une surface très vasculaire, fort sensible et d'une grande étendue, d'où il résulte qu'ils produisent des effets locaux et des effets généraux extrêmement remarquables. On croit vulgairement qu'ils chassent, par les entrailles, les mauvaises humeurs qui existent toutes formées dans le corps ; et lorsqu'ils déterminent des évacuations abondantes, on dit qu'ils ont été salutaires et qu'on doit en administrer d'autres. Ce raisonnement a souvent de funestes conséquences. Les purgatifs agissent en irritant l'intestin : ils y attirent les humeurs et augmentent l'exhalation et la sécrétion de la membrane muqueuse de ce tube ; au lieu de produire la sortie de matières préexistantes dans l'économie, ils déterminent, aux dépens du sang, la formation accidentelle de la bile et des mucosités rendues par les selles, et diminuent ainsi la quantité du fluide qui porte la vie à tous les organes. Ils occasionnent même souvent sur l'intestin des irritations très graves, affaiblissent les animaux, et les rendent sensibles aux causes de maladie. Lorsqu'un purgatif a produit beaucoup d'effet, c'est presque toujours une preuve qu'il a fortement irrité les organes, soit qu'il fût trop fort, soit que le sujet fût très irritable. Dans tous les cas, si l'on en donne un second, on est exposé à produire une superpurgation, une dyssenterie, et la mort. Il est toujours d'autant plus difficile de remédier à la faiblesse qu'ils occasionnent, que dérangeant l'appareil de la digestion, ils nuisent quelquefois pour long-temps à cette fonction.

Les purgatifs peuvent être fort utiles cependant pour débarrasser l'intestin dans des constipations anciennes, pour attirer sur le rectum le sang qui se porte en trop grande quantité sur les yeux, aux mamelles ou à la peau, et pour favoriser la cure des ophthalmies, diminuer la sécrétion du lait et guérir les gales; ils sont aussi quelquefois favorables pour la cure des engorgemens, des œdèmes et des vieilles plaies; ils peuvent être très utiles pour chasser de l'intestin les vers engourdis par un vermifuge préalablement administré. Mais on ne doit en faire usage que pour des cas déterminés, et ne les employer comme des préservatifs capables de purifier le sang et de préserver des épizooties, que dans des cas où leur indication est positive: ils sont, sous ce rapport, plus nuisibles que le séton : car celui-ci attire à l'extérieur la fluxion qu'ils produisent sur un organe essentiel à la vie ; donnés au printemps à des animaux que le vert a déjà purgés, ils augmentent la faiblesse, peuvent irriter l'intestin et produire l'inflammation de ce tube; ils aggraveraient le mal si l'herbe avait produit une prédominance des fluides aqueux et de la sérosité du sang.

3° *Saignées de précaution.* — Si les saignées n'ont, par la manière dont elles se produisent, aucune analogie avec les excrétions, elles leur ressemblent beaucoup par les effets auxquels elles donnent lieu. Nous avons à dire un mot seulement de celles qu'on pratique dans des vues hygiéniques, notamment sur le bœuf et le cheval.

Les saignées de précaution peuvent être salutaires, mais pratiquées au printemps, sur tous les animaux d'une ferme, elles sont souvent nuisibles. Malheureusement le vulgaire craint les évacuations sanguines au début des maladies, souvent quand elles seraient bien indiquées ; tandis qu'il les réclame comme moyen hygiénique, dans des cas où elles sont au moins inutiles et peuvent devenir malfaisantes.

Cependant elles seront favorables aux animaux sains, forts, soumis à un changement de régime qui augmente rapidement leur sang ; à ceux qu'on engraisse subitement ou qui sont dans de bons pâturages après avoir été mal nourris en hiver ; à ceux qui cessent tout-à-coup un exercice épuisant, comme la monte, un travail pénible ; aux femelles qui ont perdu leur nourrisson ; et encore, dans ces cas, il peut être plus convenable de faire travailler les animaux, de diminuer leur nourriture, de remplacer les alimens trop nutritifs par des substances rafraîchissantes. A moins d'indications positives, on doit s'abstenir des saignées pour les jeunes animaux qu'elles épuisent, et pour les vieux qui réparent difficilement leur sang.

Au lieu de préserver les animaux des épizooties, des graves maladies, les moyens que nous étudions les rendent faibles, sensibles aux causes morbifiques et aux principes contagieux. Si l'on saigne les chevaux, les bœufs, plusieurs années consécutives, ils s'habituent à ces évacuations, et si l'on néglige ensuite de renouveler l'opération, ils sont exposés aux congestions, aux inflammations, de sorte qu'on est presque forcé de suivre une pratique inutile et souvent dangereuse quand les bestiaux y sont habitués.

— ◦ —

CINQUIÈME CLASSE.

PERCEPTA.

Le mot *perception* a deux significations : il exprime l'action par laquelle le cerveau perçoit une sensation, et l'impression perçue.

Nous étudierons, dans cette classe, l'influence hygiénique des perceptions, *percepta*.

SENSATIONS.—On appelle *sensations* les impressions perçues; elles sont *internes* ou *externes*. Les premières font connaître aux animaux ce qui se produit dans l'intérieur de leur corps, et les avertissent des besoins de l'économie; elles les excitent à chercher de la nourriture, à prendre des boissons, à manger, à respirer et à se reproduire; les autres indiquent quels sont les objets extérieurs qui peuvent être utiles ou nuisibles, et qu'il faut saisir ou éviter. Les unes et les autres présentent, dans les divers animaux, une infinité de nuances de force, de variété, qu'il n'entre pas dans notre plan de faire connaître. Les considérant exclusivement sous le rapport de l'hygiène, nous les diviserons en celles qui, quelles qu'en soient la source et la cause, sont nuisibles, pénibles, produisent le malaise, la douleur, et doivent être évitées; et en celles qui sont salutaires ou agréables, occasionnent du bien-être, du plaisir, et sont recherchées.

ART. I. — **Douleur, ses effets, moyens de la aire cesser.**

Les douleurs sont des sensations pénibles; dépourvues de tout caractère positif, elles se distinguent par une impression désagréable que voudrait voir cesser l'être qui la ressent; elles concourent à la conservation des animaux en leur faisant éviter les objets nuisibles. Comme tout ce qui tient à la manière de sentir, elles offrent des nuances infinies, variant selon les causes, le tempérament, l'état de santé, l'habitude et le régime des individus qui les ressentent. Les unes sont brûlantes, portent les animaux à rechercher les corps froids; d'autres sont prurigineuses, les excitent à se gratter. Il en est qui, d'abord très douloureuses, deviennent, par l'habitude, indifférentes et quelquefois agréables; d'autres qui sont douloureuses, insupportables pour un individu, agréables, recherchées pour un second, et indifférentes pour un troisième. Les opérations les plus cruelles ne produisent aucune sensation sur certains mâles excités par le besoin de féconder leurs femelles; car la division du corps, l'amputation des membres, ne sont pas ressenties par des reptiles et quelques insectes, au moment de l'accouplement. D'un autre côté, il y a des êtres très irritables, pour lesquels une piqûre qui serait à peine sensible pour d'autres individus des mêmes espèces, est un supplice insupportable, qui cause les plus graves accidens. La physiologie possède à cet égard des faits extrêmement remarquables, qui, en nous démontrant combien les caractères des impressions peuvent varier selon les sujets qui les éprouvent, nous apprennent qu'il ne faut pas apprécier la douleur d'après les causes qui la produisent, mais d'après les souffrances témoignées par les êtres qui la ressentent.

Effets de la douleur.—Les grandes variations que présente la douleur, persuadent au vulgaire qu'elle n'est rien par elle-même, qu'elle peut être pénible, mais qu'elle ne diminue pas la durée de la vie. Si nous voyons périr des sujets d'affections douloureuses, nous attribuons leur mort à la cause, à la lésion qui produit la douleur, comme si l'effet pouvait ici être séparé de la cause. Les hommes peuvent quelquefois supporter impunément de vives souffrances. Nous en voyons souvent qui, quoique blessés, exécutent de pénibles travaux; si la fatigue augmente leurs peines, ils ressentent, d'un autre côté, d'un labeur fait avec plaisir, une satisfaction qui les dédommage de la douleur, et leur santé n'est pas dérangée. Mais il n'en est pas ainsi pour les animaux : rien ne compense les souffrances qu'ils endurent quand ils sont gênés par les harnais, et le désir de sortir de leur état de malaise les occupe exclusivement, et absorbe toutes leurs facultés : ils travaillent mal, sont rétifs, se fatiguent vite et occasionnent souvent des accidens.

S'ils ressentent des douleurs très intenses, ils éprouvent des phénomènes qui varient selon les individus; mais en général on remarque une très grande excitation, les membranes muqueuses apparentes sont rouges, et les yeux hagards, les oreilles, la queue et les lèvres montrent des mouvemens convulsifs; les muscles des membres, de la vessie et des intestins se contractent, les sphincters se relâchent, et les excrémens sont rejetés au dehors; la circulation est extraordinairement accélérée, la respiration précipitée, la chaleur animale augmente et des sueurs se montrent sur différentes parties du corps ; les voies pulmonaires s'engorgent, l'hématose est incomplète, le fluide nutritif est mal élaboré, l'influx nerveux s'épuise et le centre cérébro-spinal ne recevant qu'un mauvais sang, cesse d'agir sur le cœur et sur le poumon ; la respiration s'interrompt, la circulation s'arrête et la mort survient au milieu d'angoisses, de spasmes qui varient selon la constitution des animaux et la durée des souffrances.

Des douleurs légères ne produisent pas les mêmes effets; mais elles n'en sont pas moins préjudiciables : se prolongent-elles, les animaux ne ressentent ni la soif ni la faim; et si, pressés par le besoin, ils prennent des substances alimentaires ils les digèrent imparfaitement et contractent des indigestions, font de mauvais chyle, se nourrissent mal, maigrissent, sont faibles, incapables de travailler, ne donnent qu'un lait séreux et peu abondant, perdent la laine sèche, grêle et cassante qui les recouvre, ont la constitution altérée et périssent de consomption. Les déperditions occasionnées par l'excitation fébrile accélèrent les déperditions, le marasme et la mort.

La douleur occasionne des effets particuliers, selon le tempérament des êtres qui la ressentent, selon leur état, les parties où elle siége et les causes qui la produisent : dans les individus irritables, elle détermine des convulsions qui entraînent souvent la rupture de la vessie, de l'estomac, de l'aorte et du diaphragme surtout si les viscères de l'abdomen et du bassin sont pleins ; elle est souvent la cause de l'avortement et de la mort des femelles pleines : siége-t-elle sur un membre, et en empêche-t-elle l'appui? elle fait naître sur l'autre membre des engorgemens et la fourbure, ou rend l'allure incertaine, vacillante, et produit des glissades, des chutes, des efforts et des fractures, selon que les malades restent en repos, debout, ou marchent.

Est-elle occasionnée par un harnais mal ajusté, elle rend le bœuf comme le cheval vicieux et rétif: ils sont difficiles à seller, se défendent quand on veut leur passer le collier, et malgré tous les efforts que l'on fait pour les faire avancer ils reculent et donnent lieu aux plus graves accidens.

Peu de souffrances sont plus préjudiciables que celles occasionnées par le manque d'alimens et de boissons. Elles ruinent en très peu de temps les élèves qui donnent les plus belles espérances. C'est autant le sentiment pénible de la faim que le manque de matières pouvant être assimilées, qui produit les maigreurs subites, les changemens prompts qu'on remarque alors dans les poulains, les génisses et les agneaux ; car on peut maintenir ces animaux, pendant quelques jours , en trompant leur appétit par l'administration de produits non nourrissans.

On doit noter encore les conséquences de la douleur sur les bêtes de boucherie : elle peut donner lieu en peu de jours à des affections putrides et gangréneuses sur les bœufs gras, et rendre la viande de ces animaux dangereuse pour l'homme. Les plus graves accidens de ce genre sont quelquefois produits par les seules fatigues, ainsi que le prouvent des faits rapportés dans les mémoires de l'Académie royale des sciences (1) , ou observés principalement sur les troupeaux de bœufs qui suivaient nos armées vers la fin du siècle dernier ; mais ils sont le plus ordinairement occasionnés par des plaies , des maladies locales qui prennent les caractères du charbon. Les plus profondes altérations peuvent être produites en très peu de temps dans les ruminans qui souffrent ; il peut même arriver que la chair d'animaux surmenés , épuisés de fatigue ou frappés de terreur soit assez altérée pour déterminer, par son ingestion dans les voies digestives, les plus graves maladies, quoique les caractères physiques et chimiques de ces alimens ne décèlent aucun principe toxique, aucune modification appréciable de texture ni de composition. « Tout récemment, dans le grand-duché de Bade, un chevreuil étant tombé dans un filet se livra à des efforts extraordinaires pour se dégager de ses liens ; il redoubla d'énergie quand les chasseurs s'approchèrent et finirent par le mettre à mort épuisé par la fatigue et la terreur : presque toutes les personnes qui en mangèrent présentèrent des symptômes d'irritation gastro-intestinale violente, quoique la chair de l'animal abattu ne présentât aucune altération appréciable (1). »

Soins hygiéniques contre les douleurs. — Il appartient à la pathologie d'apprendre à faire cesser les maladies douloureu-

----

(1) 1776.

(2) *Journ. de pharmacie et de chimie,* août 1842.

ses ; nous avons voulu seulement ici faire sentir la nécessité de préserver, autant que possible, des souffrances, les êtres sensibles qui nous sont soumis; prouver que nous devons, ne fût-ce que par calcul, faire tous nos efforts pour leur épargner même de légères douleurs ; et nous ajouterons qu'il est de notre intérêt de les surveiller avec sollicitude, et aussitôt qu'ils paraissent agités, qu'ils poussent des plaintes et veulent se soustraire aux corps qui les pressent, de les examiner avec attention, d'inspecter les harnais, de visiter toutes les parties du corps, de lever les pieds, de voir si les excrémens et les urines sont rendus avec exactitude, si la respiration se fait bien et si les mouvemens du flanc sont réguliers ; que, si l'on découvre la cause du mal, il faut d'abord chercher à la faire cesser et appliquer ensuite avec diligence les remèdes convenables ; que, dans tous les cas, on ne doit pas négliger de donner aux malades des soins particuliers, de les placer dans un lieu tranquille, sur une bonne litière, de leur distribuer une nourriture choisie et de facile digestion. Nous devons non-seulement faire cesser des sentimens pénibles, mais encore procurer aux animaux du bien-être.

ART. II. — Effets de la brutalité.

Nous ne voulons pas rappeler les scènes de cruauté dont nous pouvons journellement voir le triste spectacle ; notre tâche est de faire connaître la funeste influence qu'elles exercent sur l'intelligence, comme sur les formes et la santé des êtres qui en sont les victimes.

Stupides, méfians, indociles, les animaux conduits avec brutalité, sont toujours d'un mauvais service et donnent peu de produits. « Presque tous les chevaux méchans ne le sont devenus que pour avoir été maltraités dans leur enfance. Ils étaient d'un caractère fier : un brutal a excité leur colère vindicative, et ils ont pris en haine l'espèce humaine tout entière (Grognier). »

La dureté est un très mauvais moyen de gouverner les animaux : c'est elle qui rend quelques-unes de nos races si chétives, si faibles, malgré les quantités de nourriture qu'elles consomment. Quel est le propriétaire qui n'a pas remarqué dans ses étables des bêtes plus maigres que les autres, quoique mangeant

beaucoup et ne travaillant pas extraordinairement? Sans cesse
tourmentées, celles qui sont conduites par des valets méchans,
irascibles et peu intelligens, sont toujours en mauvais état, souvent boiteuses et malades ; elles sont molles, ne travaillent que
par secousses et quand elles sont battues; elles font alors des
efforts instantanés, se jettent à droite, à gauche, glissent, tombent et contractent des efforts, des contusions, des fractures ou
des anévrysmes.

Continuellement chagrinés, les animaux conduits avec cruauté
digèrent mal, sont maigres, souvent malades, ont le poil terne
et la peau adhérente. Soit qu'ils manquent de tranquillité, soit
que leur constitution ait été altérée, soit qu'ils craignent
l'homme, ils ne profitent ni de la nourriture qu'ils consomment
ni des soins qu'on leur donne. Tous les nourrisseurs savent que
les bœufs qui aiment le bouvier, qui le recherchent, qui reçoivent ses soins et ses caresses avec plaisir, sont infiniment plus
faciles à engraisser que ceux à moitié sauvages qui ne sentent
approcher la personne qui les soigne qu'avec méfiance.

Il n'est pas rare de voir les actes de brutalité occasionner des
accidens immédiats. Combien de fois les bergers, les cochers, les
soldats, les maréchaux, produisent-ils des boiteries, des avorte-
mens, des plaies, des fractures, des maladies de poitrine, des
kystes dans les plèvres et dans le péritoine, dont les causes restent inconnues du propriétaire des animaux.

Dans les bêtes de boucherie la cruauté a peut-être encore des
suites plus funestes pour nous; car un coup qui n'aurait eu aucune
conséquence apparente chez un animal qu'on aurait laissé vivre,
en déprécie la viande si on le tue peu après qu'il a été frappé. Le
sang est attiré sur la partie blessée, il s'y forme une fluxion, la
chair devient noirâtre, imprégnée de fluides souvent altérés ; elle
a un mauvait goût et se conserve peu de temps. Si les animaux
sont très gras, un coup peut déterminer la gangrène, et rendre la
viande insalubre. Dans tous les cas la chair d'un animal qui a été
battu se corrompt promptement. Les bouchers, surtout les char-
cutiers, ont bien fait ces remarques, et l'on ne voit jamais ceux
qui sont intelligens et intéressés battre les porcs qui leur appartiennent.

Et nous appelons de tous nos vœux le moment où la France, qui rend des lois pour protéger les cailles et les perdrix, n'abandonnera plus le bœuf et le cheval, à d'impitoyables maîtres qui « semblent, comme le dit M. C. Paganel, se faire un jeu d'épuiser sur ses fidèles compagnons, leur gagne-pain pourtant, tous les raffinemens d'une sauvage et ingrate cruauté. « Puisse, répéterons-nous après M. le secrétaire-général, la législation française s'émouvoir, enfin, et ne plus rester long-temps en arrière. « Puisse-t-elle ne plus laisser nos utiles serviteurs, source de notre plus précieuse nourriture comme de nos meilleurs vêtemens à la merci de l'ignorance qui les dégrade par les plus mauvais traitemens, les épuise de fatigues quand ils se portent bien, et les fait martyriser par des charlatans quand ils ne peuvent plus supporter leurs privations et leurs souffrances ! Qu'on n'objecte pas la difficulté de faire des réglemens à cet égard, l'exemple nous est donné depuis long-temps par d'autres peuples, et nous n'avons qu'à imiter ce qui se fait déjà dans plusieurs états de l'Europe et dans le Nouveau Monde.

Le Wurtemberg, les États-Unis, plusieurs cantons suisses ont défendu par des lois de traiter les bêtes avec brutalité. « Un réglement publié à Berlin prononce, selon la gravité des cas, l'emprisonnement ou les châtimens personnels contre quiconque aura sur la voie publique tourmenté les animaux méchamment et de propos délibéré (1) ». Il s'est formé à Londres, il y aura bientôt vingt ans, une société pour réprimer les actes de cruauté envers les animaux ; elle a sollicité et obtenu une loi, acte de Georges IV, qui punit quiconque est convaincu d'avoir maltraité les chevaux, les bœufs, les moutons, etc. La société, qui surveille aujourd'hui l'exécution de cette loi avec la plus grande sollicitude, soutient tous les ans un grand nombre de procès ; elle répand dans les pensionnats de jeunes gens des livres pour démontrer la nécessité de la douceur et les inconvéniens de la rudesse ; elle fonde des prix sur le même sujet et met les questions au concours dans les écoles. En France, nous avons défendu les combats d'animaux, les courses de taureaux ; mais que l'administration ne s'arrête

(1) Bixio, *Journ. d'agric. pratique*, 6ᵉ année, p. 115.

48

pas aux sages mesures qu'elle a déjà prises, qu'elle défende et poursuive tous les actes de brutalité. Toutes les mesures qu'elle prendra à cet égard, exerceront une influence salutaire sur les mœurs publiques et sur la richesse nationale; car il est de l'intérêt de la société que les hommes s'habituent à entretenir convenablement, à traiter avec douceur « les êtres doués d'intelligence et de sensibilité qui naissent, vivent, travaillent et meurent pour nous. »

Mais les habitudes de brutalité envers les espèces domestiques ne portent pas seulement préjudice à la société, en dépréciant une des principales branches de la richesse publique; elles lui nuisent plus encore peut-être, par les mœurs grossières, barbares qu'elles font naître et qu'elles entretiennent. Tous nos penchans sont plus ou moins subordonnés à l'habitude et à l'exemple qui peuvent les développer ou les réprimer; l'homme accoutumé à mener avec rudesse des êtres inférieurs, celui qui voit traiter, qui traite les animaux avec brutalité, peut-il conserver des sentimens doux, humains pour sa femme, pour ses enfans et pour son serviteur; et celui qui sait réprimer ses mouvemens de vivacité, sa colère, qui est juste, raisonnable envers son chien et son cheval, pourrait-il être méchant, cruel envers ses semblables.

ART. III. — Effets de la douceur et des bons traitemens.

Nos malheureux animaux souffrent plus de notre incurie et de notre brutalité que par l'effet des causes accidentelles qui les rendent malades ou leur occasionnent des douleurs. Et indépendamment de toute considération morale, nous devrions les traiter avec douceur et bonté; car la manière dont nous les conduisons exerce la plus grande influence sur leur santé, leur embonpoint, les produits qu'ils nous donnent et les services qu'ils rendent: autant la douleur, les mauvais traitemens leur nuisent, autant la douceur leur est salutaire.

Traités avec bienveillance, les animaux sont vifs, ardens, dociles, travaillent à leur aise, emploient leur force d'une manière régulière, continue, et font beaucoup de travail sans se fatiguer et sans contracter des efforts. Tous les voyageurs qui ont visité l'Orient attribuent les qualités du cheval arabe, l'attachement, la fidélité extraordinaire dont il donne des preuves à son maître, aux soins avec lesquels il est élevé sous la tente de la tribu. Le Circassien traite son cheval à la manière des Bédouins : il le regarde comme son propre enfant, couche, joue avec lui; si le cheval commet quelque faute, il ne le frappe jamais, mais il met un terme momentané à ses jeux et à ses caresses. Cette privation est pour les chevaux la plus sévère punition, et, lorsqu'ils sont assez forts pour porter un homme, on les dirige sans avoir recours à des moyens violens. Ces chevaux ressemblent à ceux du Nedji par les formes, par la légèreté et la solidité de la marche, par la force et l'énergie comme par le caractère; ils sont très intelligens, comprennent merveilleusement la parole du maître. On voit le cavalier circassien, obligé de battre en retraite, et voulant arrêter ou retarder l'ennemi, « faire signe à son cheval de se coucher, de s'étendre et de faire le mort, pendant que, couché derrière le corps de sa monture, il ajuste son fusil et fait feu, en appuyant sur la tête de l'animal le canon de son arme. » Ces chevaux « jouent avec les enfans, se prêtent à leurs fantaisies, et évitent soigneusement de leur faire mal. »

La manière de conduire les femelles a beaucoup d'influence sur la sécrétion et l'excrétion du lait. Une main amie ou la bouche du nourrisson produisent sur les mamelles une sensation de volupté dont la vache témoigne l'impression en ruminant lentement, et en regardant la trayeuse avec satisfaction et tendresse. Cet état d'érection des mamelles est favorable à la sécrétion du lait, et nécessaire à l'excrétion de ce liquide : les vaches qui ne l'éprouvent pas, celles qui regrettent leurs veaux, celles qui sont traites par des personnes étrangères ou brutales ne donnent souvent pas une goutte de lait; il en est beaucoup qui ne se laissent traire que par des mains connues ou amies, et d'autres quand elles reçoivent des friandises.

Les sensations agréables sont presque toujours salutaires; du reste les animaux sont peu exigeans et en éprouvent toutes les fois qu'ils ne ressentent pas de souffrances, qu'ils n'ont pas d'impressions pénibles; libres dans un bon pâturage, ou placés sur une bonne litière, dans une étable, où ils sont accoutumés, et où

48.

ils reçoivent une nourriture convenable, ils jouissent de tout le bien-être qui leur est nécessaire ; ils sont gais, ont les yeux vifs, mangent bien et digèrent facilement ; le sang est riche, la nutrition se fait bien, les chairs sont fermes, dures, le poil est luisant, la peau souple et la santé robuste. Avec ces conditions, ils résistent à beaucoup de causes de maladies, ont un accroissement prompt et un engraissement rapide ; leur viande est de bonne nature, savoureuse et peut se conserver facilement.

ART. IV. — Effets du chagrin.

Le propriétaire qui comprendra ses devoirs et ses intérêts ne se bornera pas à faire éviter à ses animaux les douleurs physiques, les coups et les privations d'alimens ; il éloignera d'eux, autant que possible, tout ce qui peut les affecter d'une manière désagréable ; il leur fera éviter la colère, la peur, la frayeur qui, en altérant les fonctions du cerveau, troublent souvent le cours du sang, la respiration, suspendent la digestion, produisent l'embarras du cœur, la gêne du poumon, des convulsions et même la mort.

De toutes les affections tristes, le chagrin est celle qui nuit le plus souvent à nos animaux ; pour la leur faire éviter, on aura soin de ne pas séparer sans précaution ceux accoutumés à vivre à travailler ensemble ; l'éloignement produit des effets très variables selon les individus, mais il peut entraîner tous les accidens qu'occasionnent les douleurs physiques, une grande agitation, la perte de l'appétit, la diminution du lait, la maigreur, le marasme et quelquefois la mort.

La séparation des petits d'avec les nourrices, exige beaucoup de soins au moment du sevrage ; car les uns et les autres sont alors exposés à souffrir : chez la mère les déperditions deviennent tout-à-coup moindres, il y a surabondance de sang et disposition aux affections inflammatoires ; les mamelles pleines, distendues, rouges et chaudes, réagissent sur le système nerveux et augmentent l'état fébrile ; la douleur du pis rappelle l'objet qui pourrait la faire cesser, et augmente le chagrin en excitant le sentiment maternel. Les jeunes animaux qu'on sèvre souffrent de la privation d'une substance de facile digestion, et d'une saveur agréable, qui avait formé leur nourriture principale et quelquefois exclusive ; ils ont à s'habituer à des alimens qu'ils appètent souvent peu et auxquels leur estomac n'est pas accoutumé ; ils perdent l'appétit, digèrent mal, maigrissent, sont tristes et souffrent d'autant plus de l'absence de leur mère que les organes digestifs la leur rappellent sans cesse.

On a souvent vu des animaux regretter le pays qu'ils avaient habité. Il y a des femelles qui reviennent mettre bas dans une ferme qu'elles ont depuis long temps quittée. Le chagrin, en agissant avec le changement d'air et de régime, peut produire des maladies ; dans tous les cas, il indispose les animaux et les rend peu aptes à se reproduire. On ne doit employer à la génération ceux qu'on a importés que lorsqu'ils sont acclimatés et accoutumés à leur nouvelle habitation.

<hr />

SIXIÈME CLASSE.

GESTA.

Quoique le mot GESTA, *actions*, ne s'applique qu'aux phénomènes actifs, aux déplacemens, nous étudierons, dans cette classe, l'influence hygiénique exercée par les divers états des *organes locomoteurs* et des *appareils sensoriaux*.

§ 1. — REPOS, EXERCICE DES ORGANES DE LA LOCOMOTION.

ART. I. — Repos, ses effets.

Inaction absolue et de longue durée. — « La nature ne nous a pas donné des organes pour les laisser dans l'inaction ; c'est de leur exercice modéré que dépend la santé (1). Les parties qui

(1) Rostan.

restent long-temps sans se mouvoir cessent de se nourrir; le sang n'y arrive qu'en petite quantité, la chaleur s'y éteint et les muscles y deviennent flasques, incapables de se contracter.

Si l'ensemble du corps reste immobile, toutes les fonctions se ralentissent; l'appétit diminue, la digestion se fait mal, le cœur se contracte faiblement, la respiration est lente, les fluides séjournent dans les tissus, des œdèmes se forment et les membres s'engorgent; si ce repos dure long-temps, les animaux deviennent faibles, incapables de se soutenir, tombent dans le marasme et meurent.

Repos passager. — Les animaux peuvent être en repos couchés ou debout; s'ils sont couchés, les organes du mouvement restent presque dans l'inaction : cet état est favorable, nécessaire même après le travail. L'économie animale fait alors peu de déperditions; toute la vie reste concentrée sur les viscères intérieurs : la digestion se fait bien et le chyle est abondant; les contractions du cœur sont lentes mais fortes; la respiration est aisée, l'hématose complète, le sang devient abondant et riche ; la nutrition est très active, l'économie répare les pertes faites pendant l'exercice et le volume du corps augmente rapidement si la nourriture est assez copieuse. Cette position est la plus favorable à l'engraissement : l'assimilation se fait d'une manière particulière, elle est incomplète; les principes du sang se déposent, sont mis en disponibilité dans les alvéoles du tissu adipeux, mais sans être réellement unis aux organes.

Le repos est nécessaire après un exercice forcé : les muscles fatigués se délassent, les abouts articulaires foulés, pressés, se dilatent, la douleur des membres cesse, les animaux éprouvent du bien-être ; mais ceux échauffés par un exercice violent ne doivent se reposer que dans un lieu chaud ou après avoir été préservés du froid par des couvertures.

Dans le repos debout, le poids du corps tend à tomber en arrière, à cause de la direction que présentent de ce côté les abouts articulaires; les muscles fléchisseurs des membres agissent, et sont secondés dans leur action par des cordes tendineuses, qui dans nos grands animaux se trouvent en arrière des rayons osseux. Si les quatre membres sont sains, ils se reposent alternativement, et comme la force des muscles est en général proportionnelle au poids du corps, l'attitude debout est peu fatigante. Il y a des quadrupèdes qui se couchent rarement, qui digèrent, se reposent, dorment debout ; cependant il convient que tous les animaux se couchent, même les chevaux, car rien ne les ruine autant , comme le dit Chabert, que de rester trop long-temps sur leurs jambes.

La station est surtout pénible pour les grands animaux qui ont un membre malade ; le membre qui est opposé à celui qui souffre supporte seul la moitié du corps ; il devient douloureux, se fatigue, le sang y afflue en trop grande quantité, un engorgement survient, et quelquefois la fourbure se déclare. Il faut prévenir ces accidens en soutenant les animaux par des courroies passées sous le ventre, en ferrant bien le pied qui supporte le corps ou en le déferrant et en plaçant l'animal sur un sol mou ou une litière épaisse.

Si le repos, couché ou debout, se continue trop long-temps, les mouvemens partiels n'entretiennent pas suffisamment la vitalité du corps ; les muscles imprégnés de graisse, devenus flasques, perdent avec l'habitude d'agir la force de se contracter. Aux effets du repos s'ajoutent presque toujours ceux qui résultent du manque de lumière et de bon air, pour produire la débilité, l'atonie, qui suivent généralement un trop long séjour dans les étables. Si les animaux restent long-temps couchés , c'est un signe de paresse : on le remarque sur les bêtes qui s'engraissent facilement.

ART. II. — Exercice, ses effets.

L'exercice doit être étudié par le vétérinaire, eu égard à la conservation de la santé et à la guérison des maladies. Il a sous ce double rapport une influence que les anciens avaient su apprécier, que le moyen âge avait méconnu, mais dont les médecins modernes ont démontré l'importance.

Nous étudierons d'abord l'exercice en général, et nous traiterons ensuite des divers mouvemens qu'exécutent nos animaux nous nous occuperons principalement des organes locomoteurs, mais nous devons faire observer que ce que nous dirons des effets salutaires et nuisibles de l'exercice considéré dans l'appareil de locomotion s'applique à toutes les autres parties du corps; que toutes ces parties ont besoin d'agir, mais qu'elles doivent le faire avec modération.

1° Effets de l'exercice en général. — Considérés sous le rapport de la physiologie, les effets de l'exercice peuvent être divisés en *locaux* et en *généraux*.

Effets locaux. — Ces effets se manifestent dans la partie qui agit, et doivent être divisés en *primitifs* et en *secondaires* : ceux-là sont l'excitation de l'organe qui se meut, l'abord d'une quantité considérable de sang, et l'augmentation de la chaleur animale ; si l'exercice est violent ou trop long-temps continué, il donne lieu à un sentiment pénible qui constitue la lassitude : cet état peut devenir douloureux et déterminer une maladie.

Lorsque l'excitation, produite par les mouvemens, a une certaine durée et qu'elle se renouvelle souvent, elle produit des effets *secondaires* qui se font remarquer sur la nutrition de l'organe qui est en action : les mouvemens de composition et de décomposition sont augmentés ; si les animaux prennent assez de nourriture, si l'exercice se renouvelle fréquemment, s'il est interrompu par des temps de repos assez longs, les tissus acquièrent du volume, deviennent fermes, de bonne nature ; ils ne sont gorgés ni de sérosité, ni d'un excès de graisse. Faire agir un membre qui ne prend pas assez de nourriture, c'est le meilleur moyen de le fortifier ; dans ce but on ferre (avec des fers à patin) les membres sains de manière à en rendre l'appui peu solide, et à forcer les animaux à s'appuyer sur les pieds du côté malade : ces derniers doivent alors être très bien ferrés. Trop fort ou trop long-temps prolongé, l'exercice a pour conséquence des lésions qui varient selon la composition de l'organe qui se meut.

Effets généraux. — On les distinguera en *primitifs* et en *secondaires*. L'excitation se propage de l'organe qui agit à toute l'économie, et donne lieu à des phénomènes que nous considérons comme *primitifs :* la circulation, facilitée par les contractions des muscles qui poussent le sang de la circonférence au centre, et par le relâchement des mêmes organes qui l'attirent du centre à la circonférence, devient plus active ; la respiration s'accélère dans le même rapport, la poitrine se dilate et se resserre avec d'autant plus de rapidité que la quantité de sang qui traverse le poumon est plus considérable.

Les *effets secondaires* sont moins uniformes, mais généralement on observe qu'il n'y a pas de stagnation de fluides dans les viscères ni dans les tissus ; que le sang est uniformément distribué à tous les organes, et que les membranes muqueuses sont roses, les capillaires de la peau injectés, la chaleur animale augmentée, l'urine rare, colorée, mais la transpiration cutanée abondante , et la sérosité du sang diminuée ; l'absorption interstitielle est activée, et les hydropisies disparaissent avec les engorgemens des membres. Si l'exercice se renouvelle souvent, le système nerveux prend de l'activité sans acquérir cependant une prépondérance capable de troubler l'équilibre des fonctions.

Les animaux qui font de l'exercice mangent beaucoup, se nourrissent bien et leur corps n'acquiert cependant qu'un volume moyen : car si les mouvemens activent la digestion, font éprouver au ventricule un balancement favorable à la chymification, au passage du chyle dans l'intestin et à l'arrivée dans ce tube de la bile et du suc pancréatique ; si les évacuations occasionnées par l'exercice activent l'absorption du chyle, et rendent le sang riche en matériaux propres à l'assimilation ; d'un autre côté, sous l'influence de l'exercice, la circulation étant plus accélérée la transpiration cutanée est plus active et la respiration étant plus fréquente, l'air enlève au sang veineux une plus grande quantité d'hydrogène et de carbone.

Tous ces phénomènes réagissent sur les organes respiratoires. On remarque que, sous l'influence des mouvemens, la poitrine se dilate plus que dans le repos ; que les poumons sont bien perméables à l'air et aux fluides du corps ; que la respiration est aisée et que le sang, riche des principes que lui fournit la digestion , est bien hématosé. Sous ce rapport, l'exercice si favorable à l'état sanitaire des viscères pectoraux exerce la plus salutaire influence sur la nutrition de toutes les autres parties du corps.

Nous devons considérer l'exercice comme un moyen de conserver la santé ou de la rétablir, de perfectionner, de dresser les individus, et de les rendre forts, agiles, adroits, obéissans et propres aux divers services auxquels ils sont destinés, enfin de perfectionner les espèces et de créer des races. Quoique indispensable au développement et à l'entretien des organes, il peut être nuisible s'il dépasse certaines limites, ainsi que cela arrive trop souvent dans les bêtes de travail.

a. EFFETS SALUTAIRES DE L'EXERCICE. — L'exercice surtout en plein air et même à tous les temps, à la pluie, au froid comme aux fortes chaleurs, est favorable en général à la santé des animaux robustes ; c'est même un tonique qui, administré à propos et avec ménagement, pour les individus faibles, peut être utile aux bêtes jeunes et à celles qui sont convalescentes. Il combat, lorsque l'air est frais et sec, l'atonie des organes, la faiblesse qui provient du manque de soins, la constitution lymphatique ; il favorise la résolution d'inflammations chroniques, de tumeurs indolentes, d'engorgemens des membres ; il donne aux poulains, aux bouvillons de la force, de l'agilité, de la souplesse dans les articulations, et les rend vigoureux, rustiques, capables de résister aux plus durs travaux et à toutes les intempéries.

En augmentant progressivement et avec intelligence le travail des animaux, on obtient sous tous les rapports des effets prodigieux ; on les rend capables de résister à tous les temps, de supporter impunément les pluies froides, les neiges qu'ils reçoivent étant en sueur ; de résister à de longues abstinences ; de faire des efforts extraordinaires soit pour tirer de lourds fardeaux, soit pour courir avec rapidité ; d'exécuter des mouvemens, des travaux qui nécessitent beaucoup d'adresse ; enfin de devenir d'une obéissance qui suppose un degré d'intelligence dont les animaux sont généralement crus incapables. Sous ces rapports, les entrepreneurs de diligence et les rouliers sur les grands chemins, les commissionnaires chargeurs dans nos rues, les jockeys sur l'hippodrome et les écuyers dans leur cirque, nous offrent des exemples qui dépassent tout ce qu'on pourrait dire.

Les mouvemens raffermissent les tissus, chassent la sérosité, la graisse du centre des fibres musculaires et rendent les chairs dures. Dans les animaux qui agissent beaucoup, les muscles sont fermes et peut être moins savoureux que dans ceux qui restent en repos, la viande des bestiaux qui pendant long-temps ont fait beaucoup d'exercice, n'est jamais tendre ; toutefois nous verrons, en parlant de l'engraissement, que dans quelques circonstances il peut être avantageux de faire agir les organes locomoteurs des bœufs à l'engrais ; mais, dans tous les cas, si les mouvemens des bêtes de boucherie ne sont pas toujours sous ce rapport favorables à l'homme, ils n'en contribuent pas moins à l'amélioration de la santé des êtres qui les exécutent.

b. **Effets nuisibles de l'exercice.** — Un exercice disproportionné avec les forces, la résistance des animaux peut produire de graves et de nombreux accidens. Si c'est un travail trop long-temps continué, mais qui n'exige pas de très grands efforts, il n'occasionne pas de lésions immédiates : il détériore la constitution, rend impressionnable aux causes morbifiques, et prédispose à des maladies toujours graves, difficiles à guérir et souvent mortelles. De grandes fatigues agissent même sur les facultés intellectuelles ; les animaux bien soignés qui ne travaillent que médiocrement sont les plus intelligens ; tandis que les races de bœufs, de chevaux exténués de fatigue sont stupides. Tous les auteurs disent que le cheval anglais pur sang est le plus intelligent des chevaux de nos pays.

Si l'exercice exige de très grands efforts, il peut occasionner des distensions des tendons et des ligamens, des luxations, le refoulement des abouts articulaires, des exostoses, des anévrysmes du cœur ou des grosses artères, la rupture de quelque viscère et une mort instantanée. Trop long-temps continué, il agit sur la constitution des humeurs, et les animaux, très fatigués, souffrent, ont peu d'appétit et digèrent mal ; s'ils viennent de prendre leur repas, s'ils ont l'estomac plein, au moment où ils commencent à agir, la vie se porte sur les muscles, l'estomac fonctionne mal et, ou les indigestions surviennent, ou la nourriture passe dans l'intestin imparfaitement élaborée, et fournit un chyle peu abondant et peu réparateur. Si le travail qui produit ces effets est de longue durée, les humeurs s'altèrent, la constitution se détériore et les animaux contractent des maladies graves, des fièvres typhoïdes ou des lésions organiques. Les bœufs qui ont fait un excès de travail s'engraissent très difficilement, et les chevaux prennent souvent le farcin, la morve.

L'exercice forcé exerce surtout une action funeste sur les organes de la circulation et de la respiration. Ces deux fonctions sont accélérées et pénibles : les muscles, dans un état presque continuel de contraction, reçoivent difficilement le sang ; ce fluid séjourne dans les viscères mous, dans le foie, la rate, le poumon et produit l'engorgement de ces viscères. Les mouvemens respiratoires sont très fréquens, mais ils se font avec difficulté : plusieurs muscles locomoteurs, prenant leur appui sur les parois pectorales, celles-ci sont fixes, peu mobiles, se dilatent à peine, d'où résulte, ainsi que l'a démontré M. Renault, une fatigue excessive pour les animaux qui, comme les chevaux de poste, sont obligés d'avoir une allure rapide, tout en traînant de lourds fardeaux ; peu d'air est introduit dans le poumon, et ce viscère, gorgé d'un autre côté du sang veineux que les muscles poussent, élabore imparfaitement ce fluide ; il s'engorge, et des pneumonies, des bronchites, des pleurésies, des anévrysmes se déclarent, les humeurs s'altèrent, etc.

Dans le cheval, l'excès de travail agit surtout sur les membres et sur les pieds. « La maigreur, le retroussement, et souvent l'altération du flanc, le ternissement du poil, le flageolement des jambes, leur courbure en forme d'arc, leur éloignement de tout aplomb, la faiblesse de leurs articulations, la lenteur, la mollesse et la difficulté de leur action, sont les symptômes de cet excès trop long-temps continué et qui, lorsqu'il est subit, est assez fréquemment suivi de la fortraiture, de la fourbure, de la courbature, de la morfondure, de la fièvre, etc. (Bourgelat) (1). » M. Renault (2) affirme que sur cent chevaux faisant le service des malles, tel qu'il est monté aujourd'hui, il n'en est pas vingt qui, au bout d'un an, ne soient plus ou moins atteints de la pousse. On reconnaît que le cheval de poste ne peut continuer de

____

(1) *Traité de la conformation extérieure du cheval*, p. 402.

(2) *Le Cultivateur, Journal des progrès agricoles*, 1841.

servir au-delà de deux ans, et que celui de diligence ne dépasse pas quatre ans (F. d'Aldéguier) (1).

Pour apprécier l'influence de l'exercice pénible, il faudrait avoir égard à la nature des travaux qu'exécutent les animaux, et à l'état des routes. On remarquerait, que si les courses rapides qui exigent des efforts continus, mais réguliers, nuisent à l'appareil respiratoire, le tirage pénible, saccadé, altère rapidement les organes locomoteurs; que le service des postes produit la pousse dans les plaines, et des efforts des reins, des jarrets et des boulets, des écarts dans les routes de montagne, ainsi que nous l'avons remarqué dans quelques relais des environs de Lyon. On ne devra pas non plus négliger de tenir compte de la continuité des services, et on n'oubliera pas que l'interruption fréquente, la variation des travaux est un moyen de faire durer long-temps les animaux.

Les travaux excessifs sont plus nuisibles aux jeunes animaux qu'aux adultes. Les poulains, les bouvillons n'ont ni la force ni la consistance nécessaires pour faire de rudes travaux, ni pour supporter de pénibles fatigues. On est bien ennemi de son intérêt quand, « à grands coups d'aiguillon ou de fouet, on prétend leur donner la force, la vigueur que la nature n'a pas encore développées... C'est en abusant ainsi de l'enfance d'un poulain que, tout en avilissant son caractère, on altère pour toujours sa constitution. Il montrera de bonne heure tous les signes de l'usure sénile; il sera réformé à un âge, où dans l'ordre de la nature, il devrait avoir toute son énergie (Grognier). »

c. EFFETS DE L'EXERCICE SUR L'AMÉLIORATION DES RACES.—L'exercice d'une partie en y faisant affluer le sang en active la nutrition, en augmente la force et la rend plus habile à se mouvoir; de sorte que par le travail, la puissance des organes devient plus grande en même temps que, par l'habitude, les animaux deviennent plus adroits. Les individus qui, jeunes, font beaucoup d'exercice, ont les muscles développés et forts, les articulations des membres souples, la poitrine ample, la respiration étendue et facile; ils sont susceptibles d'exécuter des mouvemens étendus, variés, et peuvent faire des travaux long-temps continués; les

(1) Des remontes, 1842.

chevaux qui ont été bien entraînés avant d'être soumis à l'épreuve définitive de l'hippodrome, ont beaucoup d'avantage sur ceux qui paraissent aux courses pour la première fois.

On attribue généralement la force, la vigueur des races de montagne à l'exercice dans des pâturages escarpés; cette cause, puissamment secondée, du reste, par un air vif et pur, une nourriture riche et stimulante, exerce une grande influence, mais elle n'est pas indispensable à la production des belles races; car le cheval, celui des animaux auquel la force musculaire et la vitesse sont le plus nécessaires, en raison de sa destination exclusive au travail, le cheval peut être élevé à l'écurie sans le secours des pâturages, et devenir cependant fort et vigoureux.

Si un organe est plus exercé que l'ensemble du corps, il prend un accroissement anormal; le service de la selle, du bât, allonge le corps, tiraille les muscles de la colonne épinière, et donne à la croupe une direction horizontale; mais s'il est trop pénible, il rend les animaux ensellés; le tirage raccourcit le tronc, produit des lombes doubles, larges, droites et convexes même, une croupe oblique et courte, des jarrets courbés et des paturons droits. Quand on tiendra compte de ces influences, on ne conseillera plus d'entraîner un cheval reproducteur qui, par sa conformation, est destiné exclusivement à la course; on comprendra qu'il serait préférable, si c'était possible, de le faire tirer pour corriger ses défauts, tandis qu'on devrait faire galoper les animaux de trait.

Les glandes, les organes de la nutrition peuvent, comme l'appareil locomoteur, acquérir par l'exercice un grand développement. Les vaches qui ont nourri plusieurs veaux, celles qui ont donné du lait pendant long-temps ont des mamelles grandes et actives, surtout si la sécrétion du lait a été facilitée par l'usage d'alimens alibiles mêlés à une quantité suffisante de principes aqueux.

M. Lauvergne, qui a long-temps exercé la médecine sur des hommes bien différens les uns des autres, et qui les a particulièrement observés, a remarqué que la forme de la tête change lorsque les individus quittent la vie agreste des Alpes pour vivre dans une cité. Dès la troisième génération, dit-il (1), on recon-

(1) *Les Forçats considérés sous le rapport physiologique, moral et intellectuel*, p. 316.

naît à l'inspection de la tête « que si le grand-père devait avoir
des déterminations rudes et instinctives, son fils les a amendées
au profit de l'intelligence, et que le petit-fils en a pris le caractère
phrénologique pour le transmettre à sa race, qui le conservera
tant que les circonstances ne le feront point absolument dévier. »

L'influence de l'exercice sur l'encéphale des animaux a été re-
marquée aussi : le cheval domestique a plus d'intelligence que ne
le comporte son angle facial. « Nous ne doutons pas, dit Dugès,
que cet avantage ne provienne d'une transmission héréditaire des
dispositions produites par l'éducation (1). » Le cheval anglais,
élevé avec douceur, auquel on parle souvent, a le front large et
une grande intelligence pour son espèce. Les chiens domestiques
sont beaucoup plus intelligens que les types sauvages dont ils
descendent. « Leur encéphale, principalement leurs hémisphères
cérébraux, leur crâne, se sont accrus, et leur museau est devenu
un peu plus court (2). » Parmi les animaux sauvages, on remarque
que les herbivores dont la nourriture est abondante, facile à
saisir, sont paresseux et stupides, tandis que les carnassiers, les
chats, les renards, obligés de vivre de vols, de rapines, sont cou-
rageux, intelligens et rusés ; la nécessité leur fait opposer la
ruse et les combinaisons, aux précautions et aux obstacles, et suppléer par la hardiesse des entreprises à la difficulté des occasions.
Les besoins, les résistances augmentent les facultés et développent l'industrie, surtout dans les animaux qui ne se meuvent très
probablement que par les impulsions de leur instinct et de leurs
sentimens.

Les aptitudes acquises par l'exercice se transmettent des pères
aux enfans. La faculté de courir avec une très grande rapidité
passe souvent de l'étalon à ses descendans ; la génisse issue
d'une vache qui donne beaucoup de lait est presque toujours
bonne laitière ; qui ne sait combien l'aptitude qu'ont certains
chiens à chasser, à conduire les troupeaux, influe sur le mérite
de leurs descendans ?

Nombre d'exemples que l'on a pris parmi les animaux domes-

(1) *Physiologie comparée*, t. i, p. 5o1.
(2) I.-G. Saint-Hilaire.

tiques, dit Hartmann, prouvent que les inclinations, les habitudes, la direction, le pli que l'art a fait prendre pour l'utilité et le plaisir des hommes, deviennent quelquefois héréditaires comme les bonnes et les mauvaises qualités originelles; que telle capacité particulière, ou du moins la disposition, l'aptitude à l'acquérir, qui vient originairement de l'éducation, se transmet aux descendans : c'est ainsi qu'en Amérique on perpétue l'allure des chevaux et mulets qui vont à l'amble, en empêchant seulement qu'ils se mêlent dans les haras avec les animaux qui vont au trot. Le même hippiatre recommande (1) de n'employer dans les haras que des étalons dressés. Le trot, si commun parmi nos chevaux, qu'on le croit un pas naturel, ne provient que de l'éducation ; mais, depuis l'usage des voitures, on fait trotter si souvent les chevaux, que cette allure est devenue héréditaire.

2° Effets des divers mouvemens qu'exécutent les animaux. — Les mouvemens que nous voulons étudier sont produits par les contractions musculaires agissant sur les os; et ils ont pour but de déplacer l'ensemble du corps ou seulement l'une de ses parties. Nous les diviserons en mouvemens *généraux* et en *partiels*; mais en faisant observer que si, dans ces derniers, l'ensemble du corps ne change pas de place, il n'en est pas moins fortement secoué.

a. Mouvemens partiels.—On appelle ainsi les mouvemens qui ont lieu sans que le corps change de place. Ils sont extrêmement nombreux et variés. Les uns—ceux de la queue—sont destinés à chasser les mouches ou à délivrer les animaux des corps qui les incommodent; les autres—ceux de la tête—ont pour but de prendre la nourriture, les boissons, ou de maintenir le tronc en équilibre sur les membres. Fort curieux les uns et les autres, sous le rapport de la physiologie, ils sont moins intéressans pour l'hygiène, car ils ont bien rarement de l'influence sur la santé ; cependant ceux de la tête agissent sur la progression, et peuvent par leur répétition, dans le cheval surtout, modifier la pose, la direction de l'encolure, et avoir ainsi de l'influence sur l'amélioration des races.

Les mouvemens que les membres exécutent isolément sont

____

(1) *Traité des Haras,* p. 75.

beaucoup moins intéressans dans les animaux que dans l'homme : les vices de conformation, si nombreux, les infirmités que l'usage exclusif des bras, des jambes, produit dans les ouvriers occupés à nos divers métiers, ne s'observent jamais dans le cheval ni dans le bœuf.

Élévation du train antérieur. — On dit qu'un animal se *cabre* lorsque, soulevant son train antérieur, il tend à donner à la colonne vertébrale une direction qui se rapproche de la verticale. Pour prendre cette position, les animaux font agir les muscles extenseurs des membres postérieurs, du tronc, de l'encolure et de la tête ; le tibia, le fémur sont dressés sur le jarret, le rachis sur les os des cuisses et l'encolure sur le tronc. Les quadrupèdes ne sont pas conformés pour avoir le devant du corps dressé sur les membres abdominaux : leur tête, articulée au rachis par son sommet, attire le corps en avant ; le bassin et l'os de la cuisse, réunis de manière à former un angle, ne peuvent être mis sur la même direction que par de très grands efforts ; le tibia et les os tarsiens sont placés presque sur la même ligne et l'appui ne se faisant que sur le dernier phalangien est trop limité ; les muscles fessiers sont trop faibles pour soutenir le corps dressé, et ceux qui fléchissent la jambe sont insérés trop près de l'extrémité inférieure du tibia ; celui-ci ne peut pas s'étendre sur le fémur, de manière que les deux os soient sur la même ligne, ainsi que cela a lieu dans l'homme qui est debout. Ils ne peuvent vaincre toutes ces résistances que pendant un temps fort court et par de très grands efforts qui occasionnent souvent des distensions aux lombes, aux jarrets et à l'articulation coxo-fémorale, qui distendent les vaisseaux situés au pli du jarret et à la face interne du rachis, et produisent des anévrysmes et des varices. Il faut, pour empêcher les animaux de se cabrer, les traiter avec douceur, conduire les étalons à la cavale avec précaution, pour qu'ils ne marchent sur les membres abdominaux, ni en avançant quand ils vont à la jument, ni en reculant quand ils ont effectué la copulation. Dans les petits quadrupèdes, l'action de se cabrer a peu d'inconvéniens ; on remarque même que les chevaux de petite taille en souffrent beaucoup moins que les gros boulonnais. Le phénomène que nous étudions exerce sur les viscères une

action qui varie selon leur état : il peut, si l'estomac est surchargé, la vessie pleine, occasionner les plus graves accidens
dans l'abdomen et faire porter le sang au cerveau. Pour ce motif,
il importe de bien choisir le moment pour faire effectuer la
monte.

Elévation du train postérieur. — Les muscles que contractent
les animaux pour se cabrer sont encore ceux qui, dans la ruade,
soulèvent la partie postérieure du corps; l'extrémité de ces
muscles qui en était le point fixe devient la partie mobile, et
vice versâ : ceux de l'encolure prennent leur appui au sommet
de la tête, qui est baissée et fixe; ceux de l'épine dorsale vers le
garrot; et les fessiers à la région postérieure du tronc. Toutes
ces puissances agissent à-la-fois : les muscles fessiers portent les
membres en arrière et en haut, pendant que les autres soulèvent
la croupe. La ruade est un mouvement brusque qui fatigue les
animaux et peut rendre malades les lombes, les articulations des
membres. On ne doit jamais contrarier les chevaux qui ruent,
mais chercher à leur faire perdre cette habitude en les approchant avec douceur et en tenant leur tête très relevée.

b. Mouvemens généraux. — Ils ont pour but de transporter
le corps d'un lieu dans un autre. D'après l'ordre suivant lequel
les membres se déplacent, on distingue le *pas*, l'*amble*, le *trot*,
le *galop*, et le *saut*.

Dans la station debout, si les animaux restent appuyés uniformément sur les quatre pieds, ils n'emploient les muscles que pour
tenir les membres tendus, et même ces organes contractiles sont
très fortement secondés par les cordes ligamenteuses et tendineuses qui occupent la face postérieure du canon. Quoique la
base de sustentation soit étroite, les quadrupèdes immobiles
restent debout sans beaucoup d'efforts; mais il n'en est pas de
même dans la progression : aussitôt qu'un membre est soulevé le
corps tend à tomber de côté, il ne reste debout que par les efforts
que font les animaux pour porter le centre de gravité du côté où
se fait l'appui. En outre, dans les déplacemens du corps, la force
impulsive tend aussi à rompre l'équilibre qui existe entre la pesanteur et l'action des muscles. Ces deux causes de chute, étroi-
tesse de la base de sustentation et force qui pousse le corps en

avant, sont d'autant plus puissantes que le mouvement est plus
rapide et le corps plus lourd. Dans quelques cas les efforts, pour
prévenir la chute, doivent être prompts et intenses : les déplacemens des membres, quoique irréfléchis, se font alors avec
une admirable précision ; mais ils exigent, dans les allures rapides, beaucoup de puissance et la concentration de toutes les
facultés vitales sur l'appareil locomoteur.

Pas. — Dans le pas, les animaux s'appuient alternativement
sur les bipèdes latéraux et sur les diagonaux ; mais quelquefois
l'appui se fait sur trois pieds. Les quatre membres se meuvent
successivement. Cette allure peu rapide exige peu d'efforts ; elle
est favorable à la santé et convient aux animaux faibles, convalescens, à ceux qui ont l'estomac plein. Les deux bipèdes agissant
d'une manière égale, aucun n'est exposé à contracter des efforts.

Dans le *trot* les membres se meuvent par paires diagonales ;
la base de sustentation du corps est étroite et la force impulsive
grande ; les animaux ne se soutiennent que par de grands efforts.
Cette allure est fatigante et dure ; elle secoue les viscères de la
poitrine et de l'abdomen : elle est nuisible aux animaux qui ont le
poumon sensible, aux femelles et surtout aux vaches qui ont la
matrice pleine.

Amble. — Dans cette allure, les membres se meuvent par bipèdes latéraux ; le centre de gravité est porté alternativement
de droite à gauche, et le corps a beaucoup de tendance à se renverser ; mais les animaux préviennent leur chute en déplaçant
très rapidement leurs membres qu'ils relèvent aussi fort peu.
Cette allure est très vite, et le balancement que le corps
éprouve, le peu d'élévation des pieds la rendent plus douce que
le trot.

Galop. — Dans le galop, l'allure commence par un membre antérieur, soit par le droit ; l'animal soulève ensuite le gauche et
en même temps ou en troisième lieu le droit postérieur, et enfin
le gauche. Le membre qui quitte le sol le dernier, pousse, par
sa détente, le corps dans la direction de la marche, retombe à
terre le premier, et le droit antérieur regagne le sol le dernier.
Il résulte de ce mécanisme que l'extrémité postérieure, qui agit
après les autres, se fatigue beaucoup, supporte seule le poids
49.

d u corps, le lance par sa détente subite, et le reçoit quand il retombe animé par sa vitesse. On doit soumettre rarement les chevaux à cette allure et les faire galoper tantôt sur le membre droit, tantôt sur le gauche.

Dans le galop de course, les extrémités se meuvent par paires : les deux antérieures quittent le sol les premières et le regagnent ensemble; les deux membres abdominaux, agissant simultanément pour supporter et pour lancer le corps, se fatiguent peu. Cette allure se compose d'une succession de sauts dirigés en avant : elle secoue les viscères et peut être nuisible aux animaux qui ont les poumons sensibles, l'estomac plein et aux femelles qui portent.

Saut. — Dans le saut, les quatre membres se contractent subitement et le corps est lancé en l'air; il est dirigé verticalement ou en avant ou en arrière selon que les deux bipèdes se contractent avec une force égale ou que les postérieurs ou les antérieurs exercent une action plus intense.

Le saut, le galop sont très pénibles; ils exigent de grands efforts musculaires et produisent de violentes secousses. On ne doit soumettre au galop que des animaux bien conformés pour l'effectuer; à ceux qui ont le corps lourd, relativement à la force des membres, cette allure occasionne des distensions articulaires, des efforts des lombes, des écarts; quand la vessie, la matrice sont pleines, que l'estomac est surchargé d'alimens, elle peut entraîner la rupture de ces viscères, produire l'avortement et des indigestions. La grande vitesse que la course imprime à la circulation peut donner lieu à des anévrysmes, à des ruptures de vaisseaux, à celle du diaphragme et à la mort.

Les allures rapides sont toujours fatigantes, les animaux qu les exécutent y emploient toute leur force et ils ne peuvent ni porter, ni tirer; aussi le pas ordinaire, celui qui laisse une grande partie de la puissance musculaire disponible, est le plus favorable à la production du travail comme à la santé.

Mouvement circulaire. — Les mouvemens circulaires n'offrent rien de particulier si les animaux suivent de grands contours ou s'ils marchent lentement; mais s'ils parcourent rapidement de petits cercles, la force centrifuge ralentit la circulation et occasionne la stagnation des humeurs dans les vaisseaux capillaires des organes mous ; le sang séjourne dans le cerveau et produit des étourdissemens, des vertiges et l'apoplexie ; en outre, les deux bipèdes se fatiguent inégalement et pour prévenir l'usure anticipée des membres il faut faire tourner les animaux tantôt d'un côté, tantôt de l'autre ; du reste cette précaution est favorable à la conservation des roues dont les dents sont plus tôt hors d'usage si elles frottent toujours dans la même partie. Toutes les bêtes ne s'habituent pas avec une égale facilité à tourner un manége, on est obligé quelquefois en commençant de leur couvrir les yeux, de les faire marcher lentement, et de les nourrir avec modération, de ne les atteler qu'après qu'elles ont digéré en partie et de les saigner même si elles sont pléthoriques : ces dernières précautions ont pour but de prévenir l'abord trop considérable du sang à la tête.

Natation.—Nos quadrupèdes ne peuvent se soutenir sur l'eau que par de pénibles efforts : mais ceux qui ont la poitrine ample, le squelette grêle, qui sont gras, nagent facilement. La pratique de la natation apprend à faire cet exercice : les Circassiens l'enseignent à leurs chevaux et les rendent capables de traverser, à la nage les rivières les plus rapides. La natation nécessite le concours de tout l'appareil locomoteur ; c'est un exercice gymnastique favorable en été aux animaux qui ont besoin de bains fortifians : les efforts assez pénibles nécessaires pour soutenir le corps et pour déplacer l'eau, le frottement du liquide produisent des effets qui peuvent combattre une atonie générale et fortifier les membres.

3° INFLUENCE DU SOL SUR LA PROGRESSION. — Le sol influe sur les animaux qui marchent par la direction de sa surface et par sa consistance. Sur un terrain horizontal, la progression est aisée ; dans les montées, les animaux ont à se pousser en avant comme en plaine, et de plus à se soulever ; dans les descentes, les pieds, les genoux, les jarrets ont à supporter le poids du corps et à résister à la vitesse que la pesanteur lui imprime à chaque pas. Les quadrupèdes lourds, ceux qui sont chargés, ou qui marchent rapidement, les limoniers, éprouvent, si la pente est très rapide et le chemin irrégulier, des secousses qui peuvent être dangereuses et produire des efforts dans les membres et des commotions dans les viscères.

Les digitigrades sont mieux organisés pour monter que les plantigrades ; ceux-ci appuyant tout le pied sur le sol ne soulèvent le calcanéum que par de grands efforts musculaires qui fatiguent les muscles de la face postérieure du tibia ; un escalier est, à cause des plans horizontaux que les marches présentent, moins pénible à monter, pour l'homme, qu'un terrain en pente qui serait moins rapide ; mais pour les solipèdes et les ruminans la disposition du sol en degrés n'offrirait pas de grands avantages, ces animaux ayant peu de peine à soulever les parties qui correspondent au talon et à faire culbuter leur sabot en général très court. Mais dans les descentes, les ongulés se fatiguent plus que les animaux qui marchent sur les métatarses ; les pieds des premiers culbutent trop facilement et les boulets se portent en avant. Il faut mener sans précipitation, charger peu les bêtes de somme dans les montées comme dans les descentes ; ne faire promener que sur un plan uni, horizontal ou montant légèrement, toutes celles qui, à cause de douleurs des membres, ou de maladies des viscères, craignent les secousses.

Dans les terrains mous, la marche est difficile, les pieds y ont un appui peu solide. Chaque fois que les animaux étendent le membre pour pousser le corps en avant, le sol fuit et le déplacement qu'il éprouve absorbe une partie de la force déployée par les muscles. La terre molle nuit encore à la progression en adhérant aux pieds qu'elle tend à retenir ; la partie que les animaux soulèvent à chaque pas, quoique peu considérable, les fatigue après un certain temps ; car les leviers représentés par les rayons des membres, très bien disposés pour l'étendue de la vélocité des mouvemens, sont peu favorables à l'intensité et à la force.

Tout sol glissant rend la marche fatigante ; les membres ne peuvent pas y prendre un appui convenable pour pousser le corps en avant, les pieds glissent, et ce mouvement absorbe une partie de la force, rend la marche peu assurée : sur un pareil terrain les animaux sont exposés à s'abattre, à contracter des fractures et des écarts. Une route ferme, très sèche ou gelée, élastique, mais non glissante, facilite la marche ; elle réagit sur le pied, tend à le soulever, et tout l'effort produit par les muscles extenseurs est employé à pousser le corps ; mais le choc sur un plan dur peut être pénible, et la réaction forte, surtout si les animaux ont les paturons courts, les membres droits, la colonne vertébrale convexe supérieurement, et les pieds durs, ferrés, non élastiques ; si l'allure est rapide, elle peut produire alors des secousses sur les viscères lourds, tirailler les ligamens du foie, de la matrice, produire des inflammations du poumon, déterminer l'avortement et la rupture des organes creux qui sont pleins. Lorsque les boulets sont portés en arrière, que le dos est long, concave supérieurement, le choc est divisé, une partie de la force est absorbée par les ligamens, et la réaction est peu sensible ; elle est aussi presque nulle si la marche est lente, incertaine, si l'appui n'est pas franc, si les membres sont douloureux, ou peu relevés comme dans l'amble, s'ils fléchissent et s'affaissent sous le poids du corps.

§ 2. — **EXERCICE, REPOS DES ORGANES DES SENS.**

ART. I. — **Exercice des organes des sens.**

Les sens sont destinés à mettre les animaux en rapport avec les corps environnans. C'est par ces organes que nous prenons connaissance des objets que nous devons éviter ou rechercher. Les cinq sens ont chacun un appareil plus ou moins spécial destiné à recevoir l'impression, et un nerf qui la transmet au cerveau. Celui-ci perçoit l'impression, l'apprécie et suggère aux animaux ce qu'ils ont à faire.

La perfection des sens est variable dans l'échelle zoologique. Le *toucher* est peu développé dans nos animaux, et d'une utilité secondaire dans beaucoup d'espèces.

Le sens de la *vue* est plus utile à l'existence des individus et aux services que nous rendent les chevaux et les bœufs. Malheureusement, de toutes nos espèces, les solipèdes auxquels la vue est le plus utile, sont ceux qui la perdent le plus souvent.

L'œil est un organe sphéroïde très délicat ; il est formé de corps transparens qui concentrent les rayons lumineux, et d'un nerf, nommé *rétine*, destiné à ressentir l'impression produite par la lumière. La plus légère altération des premiers les rend opaques, troubles et impropres à laisser passer la lumière. La rétine cesse également de remplir ses fonctions par l'effet de plusieurs maladies; de sorte que l'usage de l'œil nécessite l'état sain de tout l'appareil de la vision.

Cet organe peut être altéré par la lumière et par les autres agens hygiéniques. Si la nourriture est trop substantielle, elle le dispose aux inflammations; si elle est insuffisante, le corps devient faible, les fluides répandus dans les tissus et les cavités sont absorbés, et il perd sa convexité, se couvre de nuages, s'aplatit, et distingue moins bien les objets. On croit qu'une nourriture dure, difficile à écraser, attire le sang à la tête et produit des ophthalmies; on avait, d'après cette considération, défendu de donner des grains aux jeunes chevaux, mais l'expérience a appris que ces craintes sont mal fondées.

L'atmosphère agit sur l'œil; l'air sec dessèche la conjonctive et la dispose à être irritée par les paupières; mais l'humidité, les brouillards peuvent aussi nuire à l'organe de la vue; les collines exposées aux vents pluvieux, celles qui avoisinent des montagnes produisent souvent la fluxion périodique. Le vent est nuisible, en plein air, par la poussière qu'il charrie, et à l'étable par l'impression froide qu'il exerce.

L'œil est un des sens qu'il faut exercer avec le plus de mesure : un repos trop long-temps prolongé le rend extrêmement sensible, et le dispose à la paralysie; mais le travail continué sans interruption, l'affaiblit, et donne lieu à la fin au même résultat. Il faut donc que les animaux passent souvent, mais graduellement, du grand jour à l'obscurité.

L'odorat est très actif dans les chiens. Ces animaux suivent la trace du gibier avec une grande facilité, sans beaucoup approcher le nez du sol, en flairant les émanations répandues dans l'air et celles que le contact léger et instantané de la patte du lièvre a laissées sur la terre. La perfection de ce sens est en rapport avec l'étendue des fosses nasales; il est développé quand le museau est gros et allongé. Si l'exercice n'a pas la propriété d'en augmenter la sensibilité, elle le rend plus habile à apprécier les odeurs ;

cependant celles-ci l'affaiblissent à la longue lorsqu'elles sont trop fortes. Indispensable au chien de chasse pour le service que nous rend ce quadrupède, il concourt dans tous les animaux, avec le goût, à l'appréciation des alimens.

Goût. — Ce sens a son siége sur la membrane de la bouche ; il est beaucoup plus développé dans les bêtes sauvages, obligées de trier leurs alimens, que dans les animaux domestiques, qui reçoivent une nourriture préparée : nos herbivores, trompés par leur instinct, s'empoisonnent en mangeant des plantes vénéneuses volontairement, et sans être pressés par la faim ; mais le lièvre ne se trompe jamais : s'il a besoin de manger, il préférera les végétaux les plus durs, les plus insipides, aux herbes malfaisantes. Comme l'odorat, le goût s'améliore par l'usage modéré, et devient sinon plus sensible du moins plus propre à distinguer certaines saveurs ; mais les substances fortement sapides nuisent à sa perfection.

L'*ouïe* est utile aux animaux timides et aux carnassiers ; elle avertit ceux-ci de l'approche de la proie, et ceux-là de l'arrivée de l'ennemi : elle est assez développée dans les principales espèces domestiques, pour saisir les plus légers sons, et dans quelques-unes, pour apprécier l'harmonie. On a vu des chiens goûter les charmes de la mélodie, écouter la musique avec une grande satisfaction. Le cheval, animé par des fanfares guerrières, marche avec plus d'ardeur au combat. La musique active la marche du bétail, excite les bœufs à l'engrais à manger. « Si l'ardeur des animaux de travail se ralentit, le bouvier la ranime en chantant. C'est aussi en chantant, et non en les déchirant à coups d'aiguillon ou de fouet, que les conducteurs des charrois auvergnats accélèrent le pas des bœufs (Groguier). » Dans le Poitou, on appelle *noteur* celui qui, par ses airs, excite les attelages à travailler. Les animaux qui ont le sens de l'ouïe développé sont faciles à garder, à conduire ; ils saisissent facilement les ordres qu'on leur donne ; l'habitude de juger les sons rend l'ouïe propre à les apprécier ; mais il n'est pas prouvé qu'elle rende l'oreille plus sensible.

Les appareils que nous étudions peuvent être fatigués directement par leurs excitans spéciaux, et indirectement par ce qui modifie l'économie animale en général. La surexcitation doit être prévenue : elle est souvent suivie de la paralysie, qui peut être également la suite d'une faiblesse de l'ensemble du corps, d'une lésion des centres nerveux ou des nerfs propres au sens. Le repos des organes des sens est le premier moyen qu'il faut employer pour en combattre les maladies.

ART. II. — Repos des organes des sens ; sommeil.

Les organes des sens et ceux qui perçoivent les impressions ont, comme ceux du mouvement, besoin de se reposer après avoir agi : le cerveau, qui, pendant la veille, est constamment occupé, qui reçoit des impressions par la vue, par le goût, l'ouïe et l'odorat, qui est souvent excité par des souvenirs, qui préside à tous les mouvemens volontaires, doit prendre du repos toutes les vingt-quatre heures. Ce viscère se repose pendant le sommeil, lorsque les sens, les muscles locomoteurs sont dans l'inaction. Le sommeil est indispensable à tous les animaux; quelques-uns dorment debout, la plupart couchés, tous dans une position peu fatigante; mais quelques-uns fort peu : les individus adultes moins que les jeunes; ceux qui font des travaux pénibles plus que ceux qui restent dans l'inaction; enfin, les granivores moins que les carnassiers et plus que les herbivores. Une nourriture substantielle, un peu relâchante, favorise le sommeil; un état pléthorique occasionne un assoupissement qui n'est pas toujours tranquille. Le froid en repoussant le sang dans l'intérieur du corps, la chaleur en dilatant ce liquide, produisent l'engorgement des viscères, la compression du cerveau, et donnent lieu à un état de torpeur qu'il ne faut pas confondre avec l'état que nous étudions.

Le besoin de dormir s'annonce par l'affaiblissement des sens : les animaux deviennent inactifs, laissent aller la tête, cherchent à se coucher, ferment les yeux; si on les excite, ils retombent bientôt dans cet assoupissement : ce besoin est très pressant quand il n'a pas été satisfait depuis long-temps. La privation du sommeil est une souffrance cruelle : on l'emploie comme punition pour dompter les chevaux méchans, rebelles aux punitions ordinaires. Le repos des sens, du cerveau est aussi salutaire à la santé qu'agréable : il rend le pouls calme, la respiration lente, aisée ; il facilite beaucoup la nutrition, l'engraissement, est favorable surtout, aux individus irritables, à ceux qui ont des maladies nerveuses et aux convalescens ; il agit en favorisant l'assimilation et en ralentissant les déperditions du corps, et diminue ainsi le besoin de prendre de la nourriture. Dans les expériences sur les effets de l'abstinence, on a observé que le sommeil prolonge la vie des animaux qui ne prennent point d'alimens.

Tous les instans ne conviennent pas également pour dormir : quelques espèces animales, dont l'œil très sensible ne peut pas supporter la lumière du soleil, mais distingue les objets pendant la nuit, dorment le jour au fond de leur tanière, et cherchent leur nourriture pendant l'obscurité ; mais la plupart se livrent au sommeil la nuit, lorsque les yeux ne sont plus excités par une vive lumière, ni l'ouïe par le bruit de la nature vivante, plongée alors dans le repos. C'est rarement sans danger qu'on change les heures que la nature a destinées au sommeil. « Deux colonels, rapporte M. Rostan, d'après Sinclair, avaient eu entre eux une longue discussion pour savoir lequel convenait le mieux, pour une longue marche au milieu de l'été, de se reposer la nuit ou le jour. Comme la chose était sous un point de vue militaire, assez intéressante, ils obtinrent de leur général d'en faire l'essai. Ils partirent l'un et l'autre avec leur régiment et parcoururent deux cents lieues. Celui qui marchait le jour et se reposait la nuit arriva à sa destination sans aucune perte d'hommes ni de chevaux, tandis que celui qui avait cru préférable de profiter de la fraîcheur de la nuit pour faire le chemin, et de se reposer dans le milieu du jour, perdit la plupart de ses chevaux et plusieurs de ses soldats. » Les régimens qui voyagent la nuit ont fréquemment des chevaux blessés, garrottés, par des hommes endormis qui se tiennent mal en selle.

Le sommeil des animaux n'est pas toujours complet. « Ils rêvent assez souvent et nous avons remarqué qu'ils rêvaient d'autant plus qu'ils étaient d'une nature plus sensible et plus irritable (1). » Le rêve indique que les animaux ont besoin de

(1) Chabert, *Mémoire sur le sommeil.*

prendre des alimens, de se reproduire, ou qu'ils sont surexcités.

Pendant le sommeil les organes n'ont pas besoin d'une grande excitation : ils sont dans un état de langueur, d'assoupissement qui se prolonge même quelque temps après le réveil, si une secousse ne vient pas ranimer la vie ; mais ordinairement surviennent des pandiculations, des bâillemens qui dilatent la poitrine, activent la circulation, la respiration, dégagent le poumon et donnent au sang artériel les propriétés stimulantes qui doivent communiquer aux solides l'énergie dont ils ont besoin. On a remarqué, dans les bêtes à cornes principalement, que ces phénomènes sont un signe de santé.

§ 3. — **TRAVAUX.**

Nous aurions à faire ici l'application des règles d'hygiène que nous venons d'étudier dans ce cours ; mais nous examinerons seulement d'une manière générale les diverses manières de faire travailler les animaux ; nous rechercherons quelles sont les conditions les plus favorables pour les attelages, et les soins que réclament toutes les bêtes de travail.

EFFETS DES DIVERS TRAVAUX. — *Action de porter.* — Les animaux dont la colonne vertébrale est horizontale et supportée seulement par ses deux extrémités, sont moins bien organisés que l'homme pour porter des fardeaux. Cependant, cette colonne présente plusieurs dispositions qui la rendent plus résistante qu'elle ne devrait l'être d'après sa position et le nombre de pièces qui la forment : elle offre dans sa longueur plusieurs courbures opposées qui en font une colonne torse et en augmentent beaucoup la résistance ; elle est maintenue dans un état de tension plus ou moins forte, par la tête, qui tend à s'opposer à ce qu'elle soit fléchie par les fardeaux placés sur le dos ; elle est également soutenue par les muscles de l'abdomen, fixés au bassinet et au thorax, qui contribuent à sa solidité en s'opposant à sa trop grande flexion : leur action, transmise à ses deux extrémités la tiennent courbée en arc, et lui donnent beaucoup de force ; en outre, les muscles extenseurs de l'épine s'insérant à tous les os qui concourent à la former, tendent à la tenir relevée. A toutes ces conditions de solidité que présente la colonne épinière, il

faut ajouter la force des ligamens qui unissent les vertèbres, le
canal que ces os présentent à leur centre, leur forme triangulaire et leurs modes d'articulation.

Les fardeaux lourds tiraillent à la longue les ligamens verté-
braux et les muscles placés au-dessous de la colonne épinière.
Les animaux qui portent pendant long-temps ont le corps déformé
et le dos concave. Les ânes, les mulets, dont l'épine dorsale est
courte et convexe, souffrent moins du service du bât que les chevaux. Pour diminuer le tiraillement du rachis, et les autres accidens auxquels sont exposées les bêtes de somme, il faut placer
les charges un peu en avant pour le cheval, en ayant soin cependant que les membres antérieurs, destinés à entamer la marche,
ne soient pas surchargés; et en arrièrepour les ânes, afin de soulager le garrot, qui, étant bas, est souvent écrasé, blessé par le bât.

Tirage. — Les quadrupèdes sont mieux conformés pour tirer
que pour porter, et un cheval tirerait plus aisément six, sept
fois le poids de son corps, qu'il n'en porterait la moitié. Les animaux qui tirent sont attelés par les épaules ou par la tête. L'attelage par l'encolure se fait avec le collier ou avec la bricole. Le
corps représente toujours, dans le tirage, un arc formé de plusieurs leviers qui se poussent les uns les autres, et produisent une
résultante sur le point où est appliqué le fardeau. Lorsqu'un cheval veut tirer, il fléchit la colonne vertébrale, *tend l'arc* en portant les membres postérieurs en avant, et il le détend ensuite en
contractant les muscles extenseurs de la colonne vertébrale et
des membres postérieurs, et en inclinant fortement en avant et
en bas la partie antérieure du corps; le poids de la tête et l'action des muscles tendent à redresser les colonnes osseuses du
squelette, à faire avancer le garrot ou à faire reculer les pieds
postérieurs: or, si ceux-ci sont appuyés sur un sol résistant, les
épaules avancent en poussant le fardeau. Dans le tirage comme
dans les allures des animaux libres, ce sont les extrémités postérieures et le rachis qui agissent le plus; les membres antérieurs
tendent plutôt à soutenir le corps qu'à le pousser en avant; aussi,
lorsque les animaux veulent faire de très grands efforts, ils
prennent tout leur appui sur les jambes de derrière, le poids de
l'avant-main tire la résistance en avant, et s'ajoute ainsi à l'action

des extenseurs pour redresser l'arc qui s'étend depuis le garrot jusqu'aux pieds postérieurs. Il faut faire tirer avec précaution lorsque les lombes et les membres abdominaux sont faibles. Nous verrons dans l'hygiène appliquée que l'attelage par la tête, au joug, gêne les animaux, est peu favorable au déploiement de la force musculaire et à l'effet que celle-ci doit produire.

Action de reculer. — Les animaux éprouvent beaucoup de difficultés et de grandes fatigues à reculer. La direction des rayons osseux des membres, les angles que présentent les boulets et les jarrets, la longueur du calcanéum si bien disposés pour la progression en avant, le sont très mal pour porter le corps en arrière ; mais, du reste, les animaux qui poussent des fardeaux en reculant et ceux qui retiennent des voitures dans les descentes, agissent de la même manière. Les membres abdominaux représentent un levier du deuxième genre : la résistance est au milieu, sur le point où s'applique le reculement ; le point d'appui se prend sur le sol et la puissance représentée par les muscles extenseurs du rachis, et par le poids du corps, agit sur l'extrémité supérieure des membres. Tout l'effort se concentre sur la région lombaire et sur les jarrets : ces parties doivent être larges dans les chevaux de limon, et pour les soulager il faut ralentir la marche dans les descentes et enrayer les voitures, surtout quand un seul animal est obligé de retenir la charge de plusieurs.

Soins des animaux de travail. — *Choix.* — Nous plaçons en première ligne la nécessité de bien choisir les animaux. Lorsqu'ils sont soumis à des services en rapport avec leur conformation, ils font beaucoup de travail sans se fatiguer. Pour apprécier leur aptitude, il faut prendre en considération le rôle que remplissent les diverses parties du corps : leur énergie, l'ampleur de leur poitrine et la forme des articulations. Dans toutes les bêtes de travail, c'est la puissance musculaire qui agit particulièrement, et leur poids n'est utile que dans le tirage très lent qui exige de grands efforts, et encore, dans ce cas, absorbe-t-il une partie de la puissance active déployée par les muscles.

Appareillage. — Nous n'avons pas à nous occuper du choix des animaux pour les appareiller sous le rapport de la robe : c'est une affaire de mode que chacun peut résoudre selon son goût ; l'assortissement sous le rapport de la force, de l'ardeur, de la taille est le plus important : il peut avoir une grande influence sur la santé et sur le travail des attelages. Tous les animaux d'un popriétaire doivent avoir la même taille et le même volume ; alors les harnais des uns peuvent, sans être arrangés et sans produire des blessures, être adaptés aux autres, le service est plus facile et le compte du bourrelier moins élevé. Mais on ne doit jamais mettre le collier d'un cheval à un autre quand il n'est pas parfaitement bien ajusté aux deux animaux.

On tiendra beaucoup à ce que les animaux qui doivent travailler ensemble aient la même taille, la même allure et la même énergie. S'ils portent la tête au même niveau, et s'ils ont le même pas, ils marchent aisément ; mais si l'un a l'allure allongée, et que l'autre relève beaucoup les pieds, ils sont sans harmonie, sans accord, se contrarient souvent et se lassent en fatigues inutiles ; s'ils diffèrent par leur vivacité, leur caractère, ou le plus ardent s'épuise et contracte des efforts, ou ne pouvant pas vaincre la résistance qu'il traîne et voyant ses efforts inutiles, il se rebute et devient rétif. C'est surtout quand les animaux sont attelés par couples qu'ils doivent se ressembler et avoir la même force comme la même marche, car si l'un est plus fort, il rend le joug et la voiture obliques, rejette en grande partie le fardeau sur son compagnon et l'écrase.

Distribution des attelages. — On appelle attelage isolé celui qui est formé d'une seule bête, et multiple celui qui en comprend plusieurs : il y a dans le premier, liberté, aisance, pour les animaux et grande économie pour les propriétaires, car l'effet utile produit, diminue, proportionnellement, à mesure que le nombre d'animaux augmente, et la diminution qui peut être égale au 1/4 au 1/3 et même au 3/5 de la force déployée est surtout considérable dans les attelages des fermes, à cause du mauvais état des harnais et du peu de soin qu'on met à les ajuster convenablement. Il est certain que dans beaucoup d'exploitations rurales, on pourrait, pour beaucoup de travaux, économiser la moitié des bêtes de travail en les attelant isolément.

Le résultat diffère encore selon que les animaux sont de front ou à la suite les uns des autres : de front, ils sont bien disposés pour produire un grand effort momentané, pour donner un bon coup de collier ; mais l'attelage en ligne est favorable, dit-on, à la traction uniforme et lente, il convient pour le labour et le roulage sur les grands chemins ; cependant, si l'attelage est nombreux, la perte occasionnée par la longueur des traits devient énorme, et la conduite de l'équipage est difficile, de sorte qu'il y a toujours avantage quand il y a 4, 5, 6 chevaux à les mettre ainsi qu'on le fait pour les diligences.

Le désavantage des attelages multiples résulte des angles que forment les traits, dans tous les sens, du poids des cordages, de leur raideur, de leur extensibilité et de la résistance qu'offrent les animaux placés en arrière à la force qui tend à les placer sur la ligne du tirage des premiers, du peu d'effort qu'exécute le limonier fatigué par la pression des brancards, et de ce que tous les animaux n'agissent pas à-la-fois. On obvie à ces inconvéniens en plaçant les traits en ligne droite, et en les employant aussi courts que possible. Lorsque les animaux tirent de front les palonniers doivent être disposés de manière que les traits soient parallèles entre eux ; s'ils sont à la file les uns des autres, il faut mettre au limon celui dont la taille est le plus en rapport avec la hauteur des roues, et ensuite placer les autres par rang de taille, de manière que les traits forment, pendant le tirage, une ligne droite.

Pour que tous les efforts produits donnassent un résultat utile, il faudrait qu'on pût déterminer la direction de la résultante des puissances qui agissent : on choisirait ensuite des roues dont l'é-lévation fût telle que les traits fussent directement opposés à la résistance. Avec cette disposition toute la force produirait une action utile. Mais on ne doit pas espérer d'arriver à ce résultat ; on ne peut donner à cet égard que des règles générales : les animaux représentent, dans le tirage, un levier du deuxième genre qui s'étend du garrot à terre ; plus les traits sont attachés bas, plus le bras du levier de la résistance est raccourci. D'après la théorie, il faudrait placer le timon ou les traits sur le plan du diamètre horizontal des deux roues, comme nous l'avons vu en parlant des voitures, mais l'expérience a appris que, si les traits ont une légère direction de haut en bas et d'arrière en avant, les animaux ont un appui plus solide et tirent avec plus de force.

Les conditions favorables au tirage sont surtout nécessaires, comme le fait remarquer M. Lalanne, lorsque les attelages doivent avoir une allure très rapide, quand les animaux emploient la plus grande partie de leur force à mouvoir leur corps, à produire leur grande vitesse; car la puissance qui reste libre alors est très précieuse, il importe beaucoup de la bien employer, de remédier à tout ce qui peut l'absorber inutilement.

Précautions relatives aux animaux qui travaillent. — Il faut que la transition du repos à l'exercice soit graduée. Si les animaux n'ont jamais travaillé, s'ils se sont long-temps reposés, on commencera par des promenades, afin de les accoutumer à la marche et aux harnais, et dans les premiers temps du travail on ne fera que de petites journées.

Pour régler la quantité de travail qu'on doit exiger des animaux, il faut avoir égard à leur état de santé et à l'économie de la ferme. On ne doit jamais les surmener; mais les bêtes qui reçoivent une nourriture substantielle, assez excitante pour entretenir l'énergie des fonctions sans irriter trop fortement, et celles qui sont bien soignées, bien portantes, assez âgées sans être trop vieilles, peuvent faire de fortes journées sans que leur santé soit dérangée. Sous le rapport de l'économie, il est même bien important d'exiger des animaux l'emploi de toutes leurs forces. Mais tout en les conduisant sans mollesse, il faut les mener avec douceur; on doit les dresser à marcher rapidement, et ensuite les laisser travailler à leur aise, et ne pas les tenir continuellement en garde par de petits coups souvent répétés.

Il faut avoir égard au sol, à la température de l'air, ménager les animaux sur des terrains échauffés, rocailleux, où ils sont exposés à contracter la fourbure, faire ralentir la marche dans les montées, les faire reposer de temps en temps, et les presser davantage en plaine et dans les descentes.

Le travail doit être régulier et continu; les occupations de la ferme seront distribuées de manière qu'elles durent toute l'année sans interruption. Les animaux qu'on nourrit oisifs paient mal les fourrages, vendent très cher leur fumier, et enlèvent, en quelques jours les bénéfices de toute l'année. D'ailleurs, le temps employé en hiver à tourner des machines, à battre les grains, à sortir le fumier, à rompre les gazons, etc., permet de consacrer ensuite aux travaux de la belle saison les hommes et les bestiaux de la ferme; et ces occupations, loin de fatiguer les animaux dans les temps froids, leur font faire un exercice salutaire.

En hiver, et pour les travaux très pénibles, dans toutes les saisons, les animaux peuvent faire leur journée sans être dételés; mais en été, il convient de les faire travailler le matin et le soir, afin de les garantir des fortes chaleurs, de la poussière et des mouches; au printemps, on doit chercher à prévenir les conséquences de l'ardeur du soleil sur les bêtes qui ont été affaiblies par un long hivernage et qui reçoivent une bonne nourriture; car elles sont alors prédisposées à contracter des congestions cérébrales et des inflammations.

Toutefois, s'il faut éviter les heures des fortes chaleurs, on ne doit pas cependant faire travailler les animaux pendant la nuit. L'économie animale manque de stimulans lorsqu'elle est plongée dans l'obscurité; la présence du soleil sur l'horizon rend les êtres organisés plus forts, plus vigoureux, capables de résister aux causes de maladies. D'ailleurs, pendant la nuit on surveille difficilement les harnais, et il arrive des accidens qu'on préviendrait durant le jour.

Pendant les heures de travail, il faut de temps en temps laisser reposer les animaux, leur permettre de rendre les excrémens, les urines, de prendre haleine; mais s'ils sont essouflés, échauffés, en sueur, ils sont sensibles à l'action de l'air froid et humide; le repos doit alors durer très peu de temps, être pris après que les animaux ont été couverts.

Nous recommanderons particulièrement de varier le plus possible l'emploi des attelages, de faire alterner les défoncemens avec les binages, le charroi sur une route en plaine avec les voyages sur les montagnes. Cette règle, de première nécessité pour la conservation des chevaux de poste et de diligence, est utile pour toutes les bêtes de travail. Chaque genre de service fatigue principalement une partie, le boulet, le jarret, l'épaule, les lombes ou la poitrine : or, en changeant d'occupation, on donne aux organes fatigués le temps de revenir à l'état naturel.

Le conducteur zélé placera son attelage, immédiatement après le travail, dans un lieu abrité des courans d'air, sur une bonne litière, loin des mouches et du grand jour ; il prendra soin surtout de ne conduire ses bestiaux au pâturage, le soir, qu'après les avoir laissés se refroidir dans un lieu propice ; souvent même il leur distribuera préalablement une ration au râtelier.

Quand on veut faire cesser le travail, il faut ralentir graduellement le pas, afin que les animaux se refroidissent insensiblement. En arrivant à l'étable, ils ne doivent pas être en sueur ni agités, mais avoir la circulation et la respiration dans l'état ordinaire. S'ils sont en sueur ou mouillés, il faut faire tomber l'humidité qui les couvre avec le couteau de chaleur, passer un linge, une éponge pour essuyer le corps, bouchonner pour faire évaporer l'humidité qui adhère au poil, et qui agirait comme un bain froid, si on la laissait sur les animaux ; on frictionnera surtout les parties qui ont été comprimées par les harnais, ou serrées par des courroies, afin d'y rétablir la circulation, et mettre ensuite une couverture, ou remettre, jusqu'à ce que la peau soit refroidie, la selle en laissant les sangles lâches et sans passer la croupière.

Plus de détails sur le choix et la disposition des attelages, sur le genre et la quantité de travail qu'il convient d'en exiger, appartiennent au cours d'hygiène appliquée ; nous ajouterons seulement ici qu'en suivant les règles générales qui précèdent, nous obtiendrons de tous les animaux beaucoup de travail et de produits, nous les conserverons long-temps, nous les aurons toujours en bon état ; et, après en avoir retiré d'excellens services, il nous sera facile d'engraisser ceux qui seront destinés à la boucherie.

FIN.

50.

TABLE.

FIN DE LA TABLE.